高等医药院校系列教材

诊断病理学教程

策　划　倪衡建　南通大学杏林学院
　　　　强福林　南通大学附属肿瘤医院
主　编　何　松　陈　莉
副主编　杨书云　陈旭东　王桂兰
编　者　（以姓氏笔画为序）

卫颖泽	南通大学附属肿瘤医院	陈　莉	南通大学医学院/南通大学杏林学院
王东林	南通大学医学院	陈旭东	南通大学附属肿瘤医院
王桂兰	南通大学医学院	金晓霞	南通大学附属肿瘤医院
尹海兵	南通大学附属肿瘤医院	周家名	南通大学杏林学院
朱兴华	南通大学附属肿瘤医院	宗桂娟	南通大学附属肿瘤医院
杨书云	南通大学附属肿瘤医院	郑桂华	南通大学附属肿瘤医院
李杏玉	南通大学医学院	赵　敏	南通大学附属肿瘤医院
李春笋	南通大学附属肿瘤医院	秦　婧	南通大学医学院
吴亚珣	南通大学附属肿瘤医院	袁明明	南通瑞慈医院
何　松	南通大学附属肿瘤医院	郭　燕	南通大学附属肿瘤医院
张邢松	南通大学附属肿瘤医院	曹晓蕾	南通大学医学院
陆　鹏	南通大学医学院	缪小兵	南通大学附属肿瘤医院

科学出版社

北　京

内 容 简 介

本书由长期从事诊断病理和病理教学工作的专家、教授及资深教师共同编写而成。全书共分十八章,内容突出诊断病理特色,以常见病和多发病为重点。全面系统地阐述了各大系统的组胚解剖学及各疾病的概况、诊断依据及鉴别诊断要点。编写过程中注意突出学科特色,力求知识新颖性和实用性,既能帮助读者学习、记忆,又能作为日常工作的工具书参阅。

本书适用于临床医学病理学专业 5 年制学生及病理进修医生学习使用,也可作为研究生、肿瘤科医生的参考教材。

图书在版编目(CIP)数据

诊断病理学教程 / 何松,陈莉主编 . —北京:科学出版社,2016.2

ISBN 978-7-03-047279-3

Ⅰ.①诊… Ⅱ.①何… ②陈… Ⅲ.诊断学-病理学-高等学校-教材 Ⅳ.①R365

中国版本图书馆 CIP 数据核字(2016)第 025435 号

责任编辑:胡治国　王　超 / 责任校对:张怡君
责任印制:赵　博 / 封面设计:陈　敬

科 学 出 版 社 出版
北京东黄城根北街 16 号
邮政编码:100717
http://www.sciencep.com
涿州市般润文化传播有限公司印刷
科学出版社发行　各地新华书店经销
*
2016 年 2 月第 一 版　开本:850×1168　1/16
2023 年 7 月第三次印刷　印张:28
字数:936 000
定价:198.00 元
(如有印装质量问题,我社负责调换)

前　言

　　随着医学科技的发展,对肿瘤检查的方法愈来愈多,设备也越来越先进,但病理检查仍为肿瘤诊断最直接、最可靠的方法,也是肿瘤的最后诊断,这是医学界早已形成的共识。病理学是研究疾病病因、发病机制、形态结构、功能、代谢变化的一门基础医学及其与临床医学之间的桥梁学科。它主要包括基础病理学、实验病理学及诊断病理学(或称外科病理学)。大学低年级学生所学的病理学就属于基础病理学,它主要介绍疾病的发生、发展、机制、形态改变、转归等,目的是使学生在已掌握的人体生理状态基础上,通过学习疾病状态下的病理改变,为后阶段学习临床知识打下基础、架起桥梁,使学生更容易理解和掌握疾病的临床表现,从而提高学生分析临床问题和解决临床问题的能力。而各级医院病理科所从事的工作则属于诊断病理学,其内容通常包括活体组织检查、手术切除标本检查、术中冷冻检查、细胞学检查、尸体解剖检查等;病理检查的手段很多,如:HE 常规检查、特殊染色(组织化学)、免疫组化、原位分子杂交、聚合酶链反应(PCR)、电子显微镜检查、图像分析、流式细胞检查、细胞培养、基因测序等。在病理科的诸多工作任务中,肿瘤的诊断尤为重要,占常规工作量的 70% 或更多,是普通病理医生的工作重心。

　　从教学医院的实际情况来看,目前我们面对的教学对象主要是临床医学专业病理学方向的本科生、病理学研究生及病理进修医生,因此,供这些读者使用的教材应当注重实用性和先进性。然而,从我们 6 年多的教学工作中体会到,要找到一本读者对象与内容匹配的教材并非易事,因为当今的医学发展速度实在太快,WHO 肿瘤组织学分类几乎每年都有一些分册新版,新类型、新标准、新指南、新共识不断涌现,让人感觉稍不学习立刻就会"out",这必然使得教材的再版更新速度无法满足现实需求。但无论如何,教材还是需要的。近年我们一直在努力做这件事。

　　在学校领导及医院领导的关心、支持下,我们组织相关老师编写了这本《诊断病理学教程》。本教材从病理日常工作的实际出发,突出知识的实用和更新,主要参考 WHO 肿瘤新分类,着重对常见肿瘤的临床特征、巨检改变、HE 形态及免疫组化等内容进行描述,而限于篇幅对肿瘤的超微结构、细胞遗传学及分子遗传学特点仅作选择性介绍;另外,考虑到这些学生已学过本科阶段的基础病理学,因而对非肿瘤性病变的病理改变也未详细描述,学生可参考基础病理学的相关章节自学。我们在本书每章的开始部都编排了"本章提纲",在每章的结尾部也都附有"思考题",便于学生复习。我们的目标是,通过"教"与"学",努力使每位学生能成为合格的病理医生,将来能真正担当起"医生的医生"这一重要角色。

　　限于我们的认识和能力,在编写本教材的过程中,虽然我们尽了很大的努力,但难免存在一些缺点和不足,恳请读者给予批评与指正。

编　者

2015 年 9 月

目　　录

第 1 章 诊断病理学概述

病理学(pathology)是用自然科学的方法研究疾病的病因、发病机制、病理变化、结局和转归的医学基础学科。病理学的研究目的是认识和掌握疾病的本质和发生、发展的规律,从而为防治疾病提供必要的理论基础和实践依据。在临床医疗实践中,病理学为许多疾病进行诊断、鉴别诊断,并提供治疗依据,是临床医学的重要学科之一。

诊断病理学(diagnosispathology)又称为临床病理学(clinical pathology),或称为外科病理学(surgical pathology),侧重于对疾病的诊断,是医院病理科的核心工作。目前的各种诊断学方法包括物理诊断、生化诊断、血清学诊断、影像学诊断(X线、B超、核磁共振等)、免疫学诊断(CEA、PSA、AFP等)、病理诊断及基因诊断等,其中应用最广泛、最直观、也最可靠的是病理学诊断。病理诊断的差错可能会延误病情,造成误截肢、摘除脏器等不可挽回的严重后果,并负有法律责任。因此,在临床诊疗中病理诊断被认为是"金标准",在国家病情统计资料中被列为第一诊断,具有其他任何检查都不可替代的权威性,病理报告书成为具有法律效力的文件。医院病理科被认为是反映大型医院综合诊治水平高低的重要窗口。

近年来,我国临床病理学科发展的突出表现是在大、中型医院普遍开展了免疫组织化学技术与基因检测,这不仅加强了诊断的正确性,更能做出在基因水平

上的疾病分类,使临床评估疾病预后有了科学依据;同时,遗传学与病理学的结合,又对疾病的观察进入染色体基因水平。病理学并不是病变组织形态学的同义词,这是一个过时的概念。当今的病理学研究已经深入到病变分子水平,研究疾病中基因的功能、核酸蛋白质的改变、组织形态结构的变化及其相关的临床病理联系。随着精准治疗时代的来临,又为病理医生带来新的挑战与机遇,准确的病理诊断是个体化治疗的前提,这使病理诊断在临床诊疗中的作用更加凸显。可以预见,在疾病治疗的多学科合作中临床医生与病理医生的良好合作,必将极大地有利于患者的治疗。病理工作者参与的现代多学科综合治疗(contemporary multi-disciplinary therapy)终将会成为新的诊治模式。

第一节 病理诊断的意义

在临床诊疗过程中,病理医生以细胞形态学为基础,从标本的获取、切片染色方式(普通染色、特殊染色、荧光染色、免疫抗体标记染色等)的改进、观察方式和思维的升华(图像微机处理、信息数码远程传输)等一系列变革,将基因组学、蛋白质组学以及表观遗传学资料进行整合,对疾病标志物"表达、缺失、差异性表达"进行分析、对"伴随诊断"和相关的生物学标志物综合判断。在疾病治疗过程中伴随出现的异

常、副作用以及耐药性等现象及时跟踪及分析,确定这些变化背后的遗传或分子背景,凭借对细胞生物学行为的敏锐洞察,协助临床确定最合理的治疗、应对方案,以及提供预测及预后信息。这些工作极大地丰富了病理学的知识宝库,奠定了诊断病理学基础。

一、病理诊断的作用

病理学诊断是根据临床表现、手术所见、肉眼变化和光镜下特征综合作出的。在临床诊断中不管临床医生有多少把握,缺乏组织学的诊断既不安全,也不能最终确定。坚持对疾病的病理诊断正是大多数医院的规章与共识。如恶性胸腺瘤没有病理诊断报告是不能进行放疗的,恶性淋巴瘤未经病理确诊也不能进行化疗。在医疗事故认定中病理报告有责任的转移、呈堂证供、举证倒置的重要作用。

1. 作出正确的诊断 随着生物学,尤其是细胞分子生物学技术的飞速发展,人们在探究疾病发生、发展的奥秘的基础上病理诊断的内容不断扩展,特别是在肿瘤诊断中包括对肿瘤的全面了解和分析,如肿瘤的起源,详细的分类、分型、分化、分级、分期以及侵袭、转移程度、激素受体表达、特异性酶活性、核分裂象、在 S 期的细胞百分比等,以足够综合的诊断提供给临床,有助于临床医生能为患者采取最佳的治疗方案。如对不同类型的肺癌,临床治疗手段不尽相同,除适应手术治疗者外,肺鳞癌宜放疗,腺癌宜化疗,小细胞癌宜放疗加化疗等。

2. 为患者临床治疗提供进一步依据 肿瘤病理诊断能为临床治疗提供进一步依据。如乳腺作为女性激素的靶器官,在对乳腺癌病理诊断中利用免疫组化技术检测雌、孕激素受体(ER/PR)和 C-erbB-2(HER2)可以对乳腺癌进行分子亚型分类,提供临床治疗的依据。在癌组织中 ER/PR 阳性是进行内分泌干预治疗(如使用三苯氧胺)的依据。HER2 是表皮生长因子家族成员之一,编码细胞膜磷酸糖蛋白。在乳腺癌中 HER2 扩增、过渡表达是其他腺癌的 3 倍,其阳性表达是应用靶向性 HER2(赫赛汀、曲妥珠单抗)治疗的依据。肿瘤化疗中最难处理的问题之一就是出现瘤细胞对许多常用化疗药物产生抗药性和交叉抗药性,有些肿瘤开始敏感,但经过一段时间后出现耐药性,即表现为肿瘤细胞对多种结构不同、作用靶位不同、作用方式不同的抗肿瘤药物具有抵抗性,称为多药耐药(multidruge resistance,MDR)。进一步研究发现 MDR 与肿瘤细胞的某些耐药基因相关,主要的耐药基因是多药耐药基因 1(MDR1),编码相对分子质量为 170 000 的跨膜糖蛋白(P-gp/P-170)。这种糖蛋白具有药泵的作用,当其表达增高或功能异常增强时,能将肿瘤细胞内的药物“泵”出细胞外,使肿瘤细胞产生耐药。因此

在各种肿瘤中进行 MDR 的检测有助于选择合理的化疗药物,应用 MDR 逆转剂与化疗药物联合使用以克服耐药性。通过免疫组化检测耐药预测物还有:乳腺癌 HER2 过表达对含有环磷酰胺、氨甲蝶呤和氟尿嘧啶的化疗方案耐药;N-myc 表达增强的小细胞肺癌和神经母细胞瘤对化疗缺乏反应并进展快速;Bcl-2 高表达的肿瘤对多数抗癌药物、放射治疗耐受等。

3. 正确的病理诊断提供患者预后信息 现已知除肿瘤分化程度、有无转移、肿瘤分期等与患者预后有关外,许多癌基因、抑癌基因、DNA 修复基因、细胞周期蛋白、各种酶类等均能影响肿瘤的预后。如免疫组化检测与细胞增殖活性有关的 P53 蛋白、PCNA、Ki67 对判断患者预后有一定的意义;抑癌基因 PTEN、p16 缺失率与预后呈负相关;nm23 基因在乳腺癌、肝癌、黑色素瘤、胃癌中缺失与这些肿瘤转移密切相关;Cyclin D、P27 等也作为某些肿瘤预后的独立因素。如 ER、PR 和 HER2 均为阴性的三阴乳腺癌,因其缺乏内分泌干预的靶点和 HER2 靶点,使其恶性程度高,预后差。相反在癌组织中 ER/PR 阳性表达是预后好的指征,而乳腺癌中 HER2 扩增、过渡表达是预后差(5 年生存率低)的指征。有时不同的报道对同一种肿瘤的研究的结果不尽相同,这些说明了肿瘤异质性的特点,使这些基因作为一个简单化的肿瘤转移抑制、或促进的角色受到挑战。

4. 病理学诊断的局限性 由于病理诊断迄今仍然是所有诊断方法中最有权威性的“金标准”,而临床和病理医生双方在“金标准”光环的影响下,容易忽视其具有的局限性。

影响病理诊断正确性的因素很多,如:①疾病的多形性,同一病灶中不同区域可具有不同的形态变化,或不同的疾病也可有相似的形态变化即“同形异病”。活检标本、巨体取材和切片检查均属抽样检查,最终在光镜下见到的仅是病变的极小部分,病理诊断受制于标本代表性程度。②一次活检的病理诊断只诊断有形态改变者,只反映疾病阶段变化,当一种疾病处于非特征性病变时期,病理检查难以作出确切的诊断。③病理诊断是根据临床送检标本的观察所得出的结论,当临床未取到病灶时(如出血、坏死、感染等),则不能作出诊断,此时应再取或补取组织,以免造成误诊和漏诊。④病理学诊断是一门依赖经验积累的诊断学科,只反映当时对某种疾病认知程度与诊断标准,随着认识的加深,诊断标准会有所变化,特别是一些灰区病变、交界性肿瘤有一定的不确定性。⑤病理诊断标准虽是客观的,但病理医师对诊断标准的掌握带有主观性和经验性,一张切片经不同专家会诊可能会出现几种诊断,临床医生和患者对此都应知情。因此在病理诊断中不能过于夸大“金标准”的作用。

二、病理与临床的联系

病理诊断是有关临床科室与病理科之间特殊形式的会诊,是临床医师与病理医师诊断疾病的合力行为,正确和及时的病理诊断需要临床和病理工作者良好的合作,双方均应认真履行各自的义务和承担相应的责任。

1. 病理医师与临床医师的关系 现代病理学的迅速发展,学科间在技术应用上的界限日渐缩小,病理医生和临床医生的联系更加紧密。分子生物学家虽然掌握分子生物学的理论和技术,但不熟悉疾病,临床医生了解疾病,但没有足够的时间和条件来钻研新技术及应用。因此学习、研究、应用分子生物学新技术的任务,病理工作者责无旁贷地担负起来,并力争将新技术、新成果推广到临床工作中,使临床医生更好地利用这些有价值的资料,从这个意义上说病理医生是"医生的医生"(doctors' doctors)。因此在临床医生诊治病人的过程中病理医生是临床医生最好的咨询者和合作者。高明的临床医生应掌握相关病理知识,并能时刻依靠病理。若病理诊断与临床不符,应及时与病理医师联系,以便复查。由于病理学是一门基础学科,或认为是介于临床与基础之间的桥梁学科,但病理诊断又是所有临床诊断的第一诊断,是临床治疗、预后判断的重要指标,这就要求病理医师不仅要具备扎实的医学基础知识、丰富的病理诊断经验,还必须具有一定的临床经验。因此优秀的病理医生应全面了解病人的临床情况及临床医生的判断,对不能确定的病例应与临床医生共同讨论,作必要的解释。特别是出现了病理检查结果是临床医师未能估计到的恶性病变、恶性肿瘤出现切缘阳性、送检标本与送检单不符、术后常规报告与术中冷冻报告不相符等情况时,病理医师应即时与临床医师进行充分沟通和详细的备案。

许多疾病的诊断和治疗是由临床、影像和病理多学科参与、共同完成的。如骨组织肿瘤、脑肿瘤的诊断中强调了临床、影像和病理三结合的作用。如影像学上骨肉瘤有十分明显的特征,肿瘤破坏骨皮质,肿瘤上下两端的骨皮质和掀起的骨外膜之间形成三角形隆起,构成 X 线检查所见的 Codman 三角;由骨外膜产生的新生骨,在骨外膜和骨皮质之间,可形成与骨表面垂直的放射状反应性新生骨小梁,在 X 线上表现为日光放射状阴影。结合病理观察镜下肿瘤细胞异型性明显,梭形或多边形,直接形成肿瘤性骨样组织或骨组织的组织学依据,可以对骨肉瘤作出正确的诊断。在对淋巴结穿刺活检的标本,由于固定方法的原因,HE 形态显示肿瘤性淋巴细胞变小,使病理上很难判断是小 B 细胞淋巴瘤还是大 B 细胞淋巴瘤,此时深入了解疾病的临床进展,结合影像学资料,鉴别诊断

就不会太难,小 B 细胞淋巴瘤往往是惰性,多为结节状,而大 B 细胞淋巴瘤则呈侵袭性临床过程。手术治疗乳腺癌已被广大患者所接受,病理诊断腋窝淋巴结的转移仍然是目前准确进行预后判断的最佳单项依据,腋窝淋巴结清扫为降低术后腋窝淋巴结复发提供了最佳保护措施。但对手术带来的并发症,尤其是淋巴漏和上臂活动功能受限等副作用也有了清醒的认识。基于乳腺癌的病理亚型中导管原位癌侵犯淋巴结的可能性很小,检测"前哨淋巴结"(sentinel lymphnode,SLN)可以为临床淋巴结活检阴性的患者减少腋窝淋巴结清扫,使早期乳腺癌保乳微创手术更趋完善,这里需要外科医生与病理医生的密切合作。

随着医疗技术的进展,手术越做越细,病理项目越来越多。各种穿刺手术使标本越来越小、腔镜手术使标本越来越碎、术中电切使标本越来越煳。同时患者的维权意识越来越强,病理报告的法律作用越来越大。对病理诊断的准确性和科学性要求越来越高。仅从 HE 形态来进行病理分析,其带来的风险也随之增高,因此在临床活检或手术标本中大约有 10% ~ 15% 的实体性病变需用组织化学、免疫组化、电镜技术等来辅助诊断。为了进行这些补充性的研究,标本在新鲜时就应该进行分门别类的处理,病理医生应协调这些工作,并结合每项工作提供的信息,最后作出综合性诊断,为临床医生提供尽可能多的信息。临床医生应熟悉各种病理诊断方法的适应范围及其局限性,正确填写检查申请单。活检标本取材与送检应注意:①活检标本要有代表性,对送检的各种病理标本应在取出后保持完整,也绝对有必要先送病理医生进行全面检查;②应在病变与正常组织的交界处取材;避免坏死组织及明显并发感染区;③不要沿病灶做水平切取,而应垂直切取且有一定的深度;④活检取材应避免挤压或用无齿镊钳夹;⑤大的标本宜对解剖位置标记,同一病人的不同标本应分别置于不同的容器中,及时固定与送检。从诊断病理工作的全过程看,每一份病理报告都是临床医生和病理医生、技术人员密切合作、相互配合完成的。

2. 在转化医学中病理医生的作用 1992 年美国 *Science* 首先提出 B to B(bench to bedside)即从实验室的研究发现转化成临床使用的诊疗技术和方法的过程。1996 年英国 *Lancet* 认为"B to B"是双向的(two-way road),即从"bench to bedside and bedside to bench",即"B to B to B"。在此基础上提出转化医学的概念。所谓转化医学是把生物基础研究的最新成果快速有效地转化为临床医学技术的过程,即从实验室到病床再从病床到实验室的连续过程,简称为"B-to-B"。表明转化医学的研究过程是从实验台到病床边的闭联集或连续统一体(continuum),是个没有"起

点"(starting points)和"终点"(ending points)信号的循环式研究模式。转化医学也常被用作"分子医学"(Molecular Medicine)和"个体化医学"(Personalized Medicine)两者结合的同义词,即将分子手段贯穿从实验室发现到临床诊疗的全过程。21世纪生命科学飞速发展,转化医学成为沟通基础研究与临床应用的有效桥梁。作为基础与临床的桥梁学科病理学,其在转化医学中的作用越来越受到关注。

转化医学研究是一门多学科交叉的医学研究模式。转化医学的研究需要包括分子生物学、临床医学、生物信息学、化学以及材料科学等领域的科学家共同配合组成的团队。其任务是加快基础研究成果向临床实践和应用的转化;其核心是创新科研成果快速转化形成生产力;其目标是采用分子生物学(包括基因组学、蛋白质组学和代谢组学)和细胞生物学技术,将同种病人进行遗传学上(基因突变、基因多态性等)的分类,并实行全程监测,通过往复式的研究,获得用于患者治疗与预后密切相关的临床效果。转化医学的内容决定了病理医生的重要作用,即从基因及蛋白质水平上了解疾病的性质、预测治疗反应、识别药物的潜在获益人群,通过临床与实验室关联性研究(clinical-laboratory correlative studies)找出规律,阐明疾病的发生、发展机制,进而帮助临床确定分子靶向药物治疗方案,以循证医学的原则实施对疾病的诊治工作。

3. 精准治疗模式下的病理-临床合作 过去对疾病的治疗是粗放式治疗模式,即对所有相同疾病的患者采用相同的治疗方案。在这种治疗模式下,病患个体是否真正获益值得怀疑。由于每个个体遗传背景不同,疾病过程中发生变化的分子不同,治疗应该依据每个病患个体的特点来进行,一种治疗标准适合所有人(one size fits all)的医疗时代已经过去。由此提出了基于患者的遗传、分子生物学特征和疾病特征进行分子分型为基础实施的个体化治疗(靶向治疗)策略,即通过合理选择治疗方法和药物、确定合适的剂量、采用合适的治疗时间,以达到有效、经济和最小的毒副作用的目的。并在此基础上进一步提出了精准治疗的概念。在精准治疗模式下病理与临床的密切合作能让患者早日从现代科技带来的发展中获益,助其延长生存期、提高生活质量,这正是现代医学发展的必然选择。

精准治疗的核心是分子靶向治疗,是指在细胞分子水平上,针对已经明确的致病位点而设计开发相应的治疗药物。该药物进入人体后会特异性地选择与致病位点相结合,继而发生作用,使病变细胞特异性死亡,而不会波及周围的正常组织细胞,所以分子靶向治疗又被称为"生物导弹"。分子靶向性药物的共同特点是对正常组织细胞影响较小,毒性轻微,起效慢,其通过特异性针对病变细胞中的一个或几个靶点抑制病变

细胞的行为。准确的病理诊断是疾病分子靶向治疗的前提,贯穿于个体化治疗的全过程。从送检组织的选取、固定、染色及病理报告的模式、内容,甚至免疫组化试剂的选择等,均需要临床医生和病理医生的共同努力,双方有效、顺畅的交流、沟通和合作。又如,经过病理与临床的共同努力,很多医院已经做到严格控制组织离体到进入固定的时间,将固定工作从传统的在病理科进行前移到手术室进行,大大缩短了组织冷缺血时间,为后续获得真正确的病理诊断奠定了基础。同时,建立了病理与各专科的定期会诊、联合查房等制度,为有效执行个体治疗方案提供了条件,这些工作都将有利于病理医生作出精准诊断,为临床使用靶向性药物提供依据,并在患者治疗中监测靶向药物的疗效,为患者获得个体化治疗的最大利益保驾。

4. 病理进步对临床的贡献 随着科学技术的进步,病理诊断的内容也逐渐增多,如过去单凭形态不能区别的小细胞恶性肿瘤,现在已能依靠免疫组化和电镜区别出淋巴瘤、小细胞未分化癌、胚胎性横纹肌肉瘤、神经母细胞瘤或 Ewing 瘤;分子生物学技术的应用使病理医生能从患者的组织(新鲜或石蜡包埋组织)中检测出不同的病原体,如细菌、病毒等;通过发现基因重排而将克隆性增生的肿瘤淋巴细胞与反应性淋巴细胞区别;通过细胞遗传学检测特殊染色体异常来区别急、慢性非淋巴细胞性白血病和急性淋巴细胞白血病;应用流式细胞仪分析确定细胞倍体(ploidy),计算出不同细胞周期中细胞的百分比,肿瘤中异倍体(aneuploidy)和 S 期细胞百分比增加与其恶性程度以及增殖活性有关,如膀胱癌、肾癌、乳腺癌等出现这些指标说明预后差;DNA 分析可预测一些癌前病变的生物学行为和发展趋势。

评估一个国家的健康状况,运用病理学的方法无论在活体活检或死后尸检中都是最可靠的。这门学科在计算人群疾病的发生率上起着重要的作用。通过落实国家两癌筛查项目,我国妇女定期作宫颈刮片检查,脱落细胞镜检,以判定有无与癌症发生及有关的癌前病变,使宫颈癌早期诊断并得到有效的干预,其死亡率下降。尽管筛查乳腺癌主要通过乳房 X 线影像,但任何异常都将通过从可疑部位获取细胞或组织检查来进一步确诊。当癌症统计数据是根据组织学所提供诊断作为基础时,其结论最为可靠。卫生主管部门可以根据这些资料来部署预防和治疗资源使患者能得到最大的利益。

第二节 病理诊断报告的内容与方式

一、病理申请单的内容与意义

病理申请单是临床医生会诊的一种书面申请,申

请单的内容应该逐一填写,因为它对病理诊断提供诊断线索与思路。

1. 年龄 大部分疾病均有其好发年龄。如大部分母细胞瘤(肾母细胞瘤、神经母细胞瘤、髓母细胞瘤、肝母细胞瘤、肺母细胞瘤、胰母细胞瘤及嗅母细胞瘤等)好发于儿童。大部分癌肿好发于中老年(恶性黑色素瘤及基底细胞癌几乎不发生于儿童)。恶性纤维组织细胞瘤几乎不发生于 20 岁以前,骨肿瘤中 Ewing 肉瘤好发于 5~19 岁,骨巨细胞瘤多见于 20~39 岁,多发性骨髓瘤和转移癌绝大多数在 40 岁以上,而 Paget 病几乎不发生于 40 岁以上。相同类型的肿瘤发生在婴儿和成人时表现不一致,其诊断标准与预后也不一致,如幼年性黑色素瘤、胎儿型横纹肌瘤中癌细胞幼稚不成熟时不能误诊为恶性。对年轻人发生在外耳道、声带、阴茎等处的鳞状上皮乳头状瘤的恶性诊断标准较严,而老年患者诊断恶性时标准相对较松。儿童睾丸或卵巢的未成熟畸胎瘤,临床表现良性,预后良好,但发生在成人均为恶性,预后较差。各种淋巴瘤都有其发病年龄和不同的临床经过,如果临床表现为侵袭过程,该淋巴瘤就不可能是一种低度恶性的淋巴瘤;儿童一般不可能发生老年常发生的淋巴瘤。

2. 性别 除了生殖系统疾病外,大部分疾病均可发生在男性或女性。其中有些疾病以男性多于女性,也有些疾病女性多于男性。诊断男性乳腺发育时性别是诊断的主要依据。腹膜播散性平滑肌瘤几乎都发生于女性。

3. 部位 很多疾病均有其好发部位。如平滑肌瘤常见于皮肤竖毛肌、血管、子宫等。神经母细胞瘤好发于肾上腺髓质及颅底至骨盆中线的两侧(与交感神经链有关)。副神经节瘤好发于颈部(颈动脉体及迷走神经)、眼眶(睫状神经节)、腹膜后(腹膜后体)、大腿中部内收肌管中(股动脉体)、外耳道(颈静脉球)等。生殖细胞来源的肿瘤好发于生殖腺(睾丸、卵巢)及身体中线(松果体、纵隔、后腹膜及骶尾部)。胚胎性横纹肌肉瘤除发生在头颈部外,也好发于胆囊、阴囊、阴道、宫颈及后腹膜,而四肢少见。黏膜相关淋巴组织淋巴瘤好发于胃、乳腺、甲状腺、肺等,弹力纤维瘤几乎都发生于老年人背部、肩胛下区。血管球瘤以四肢末端,尤其是指(趾)甲下,其他部位罕见;宫颈一般不可能发生淋巴瘤,除非是全身淋巴瘤的一部分;青少年扁桃体诊断淋巴瘤要特别当心。对于肿瘤发生在不同部位时病理诊断有几点值得注意:①相同的肿瘤在不同的部位有不同的诊断标准,如圆柱瘤除发生在皮肤外,其余均称为腺样囊腺癌,即发生在皮肤为良性,乳腺为低度恶性,唾液腺和肺为中度恶性。平滑肌肉瘤在不同的部位标准不同,在皮肤中核分裂≥1 个/10 高倍视野,胃肠道≥4 个/10 高倍

视野,后腹膜≥5 个/10 高倍视野,子宫≥5 个~10 个/10 高倍视野。②发生肿瘤部位的深浅与肿瘤良恶性诊断有关,如脂肪组织肿瘤,肉瘤样组织学表现在浅表部位时诊断为多形性脂肪瘤,而在深部则诊断为脂肪肉瘤。纤维组织肿瘤在浅表部位的肉瘤样结构诊断为非典型性纤维黄色瘤,在深部则诊断为恶性纤维组织细胞瘤,浅表部位纤维肉瘤罕见。③同类肿瘤在不同部位其生物学行为和预后不同,如副节瘤发生于横膈以上生物学行为好,横膈以下生物学行为差,发生于腹膜及腹膜后恶性者多见;在小肠、胃的类癌较阑尾类癌恶性行为增加。

4. 病史与临床症状 临床资料在病理诊断中具有重要的作用。如与外伤有关的病变,骨折后的骨痂易误诊为骨肉瘤;术后梭形细胞结节易误诊为梭形细胞肉瘤;骨化性肌炎易误诊为骨旁骨肉瘤;有疼痛的良性肿瘤多为竖毛肌或血管平滑肌瘤、血管球瘤、神经鞘瘤、血管脂肪瘤;因用药后的宫内膜改变与月经周期不吻合,宫内膜上皮在大量孕激素作用下可出现假恶性改变易误诊为癌;是海绵状血管瘤还是高分化的血管肉瘤通过临床对肿瘤生长快慢的了解就能知道如何区分。Ackerman(1997)指出"对病变淋巴结的组织学诊断相当困难,在淋巴结上作出错误诊断要比任何器官都高,最常见的是将淋巴结良性病变误诊为恶性淋巴瘤"。反应性增生的淋巴结是有先发热后肿大,时大时小,有疼痛,近期有病毒感染、疫苗注射及过敏史或引流区域感染灶等病史。恶性淋巴瘤的淋巴结常是先肿大后发热,进行性肿大,无疼痛,无明确原因可查。如果诊断了一个单病灶的淋巴瘤,患者没有经过正规的化疗,病灶就逐渐缩小,必须反思诊断的淋巴瘤是否正确。在皮肤病的病理诊断中银屑病和蕈样霉菌病都有各自独特的临床表现,根据临床表现和病理特点有利于作出正确的诊断。在鉴别皮肤原发性肿瘤(如汗腺瘤)还是转移癌时,了解皮肤原发肿瘤往往是慢性和惰性的过程,可以几年,甚至十几年的病史,而转移肿瘤则是癌症患者的终末表现,其病程短、进展快的特点将有助于作出病理鉴别。在软组织肿瘤诊断中,如年轻人肿块出现一个月并逐渐增大,则假肉瘤(如结节筋膜炎、骨化性肌炎等)的可能性就大。妊娠期的宫颈微囊型腺体增生酷似腺癌、鳞形上皮基底细胞增生活跃可与原位癌相似,结合临床就可以避免误诊。肺癌放疗、化疗后,肺泡上皮细胞出现异型性改变,胞核增大深染,且有纤维化的背景,易误诊为肺癌。但追问临床病史,患者曾做过化疗上述现象显然为化疗所致,从而排除了癌症复发的诊断。

二、病理诊断报告的内容和形式

病理学检查的结果最终要体现在病理诊断报告

书中。病理诊断常被称为"最后诊断",特别是肿瘤病理报告常宣告着患者的命运。作为一份具有法律效应的重要医疗文件,病理医师应及时、准确、简明地描述送检病例全部有关的资料和检查结果,做出病理诊断,必要时还要向临床或患方说明一些问题,提出一些建议。由于病理诊断的局限性,再加上疾病的千变万化和个人经验的限制,使病理诊断具有不同程度的相对性。为了实事求是的根据送检标本做到不过诊也不漏诊,病理医生一般采取不同等级的病理报告形式,临床医生应当了解报告书的各项内容及其确切含义。

1. 病理诊断报告的形式 病理诊断常见以下四类。

Ⅰ类(完全肯定的报告):是对检材部位、疾病名称、病变性质明确和基本明确的病理学诊断,是病理诊断的主要形式,也是对患者进行合理的治疗和判断预后的依据。如果诊断有误,给病人造成了伤害,病理医生应负相应的法律责任。

Ⅱ类(病理学意向性诊断):对疾病名称、病变性质不能完全肯定,或是对于拟诊的疾病名称、病变性质有所保留。根据意向程度的不同,可在拟诊的疾病(病变名称前冠以诸如"符合""考虑""倾向""提示""可能""疑为""不能排除"之类的词语)。值得强调的是,由于目前医患矛盾时有发生,病理医生的心理压力有所增加,因此,这类不肯定的病理报告有可能增多。特别是术中冷冻快速诊断,病理医生担负更大的责任,如果没有百分之百的把握,往往发出此类病理报告。因此病理与临床医生之间需要更多的理解、沟通和默契。

Ⅲ类(病变依据不足的诊断):切片所显示的病变不足以作出上述Ⅰ或Ⅱ类诊断,只能在报告中对病变的形态要点进行描述,即描述性报告,没有诊断意见。如:(吻合口)炎性肉芽组织中可见少数异型细胞。该报告并未对异型细胞进行定性。

Ⅳ类(无法作出病理学诊断):送检标本因过小、过破碎、固定不当、自溶、严重挤压、烧灼、干涸、无法制片等原因无法作出病理学诊断,此时病理报告应如实说明不能诊断的原因。

2. 病理学诊断报告书的基本内容 病理报告的格式尚无统一规范,原则上应该尽可能用描写性、可理解性与标准化术语,使外科病理实验室的信息更有意义、更完整地传达给临床医师。

(1)患者的基本情况,包括病理号,姓名,性别,年龄,送检医院/科室(住院/门诊),住院号/门诊号,送检/收验日期等,以便以后复查与比对。

(2)作为病理报告的主要内容应包括肉眼检查所见、显微镜检查所见和病理诊断三部分,有与病理诊断相关技术的检查结果时应同时附上。病理诊断有主要部分(可独立存在的诊断,如食管鳞状细胞癌、胃低分化腺癌等)和辅助部分(对主要诊断的进一步补充说明,一般不能独立存在依附于主要诊断之前后),如右肺上叶巨块型中分化鳞状细胞癌,伴坏死及空洞形成,后者为辅助部分。少数疑难和少见病例有时只能作出定性诊断,进一步分型有困难,如:(腹膜后)小细胞恶性肿瘤,考虑为未分化癌可能性大。这类报告肯定了肿瘤的性质,临床可根据这种诊断进行恶性肿瘤的治疗处理。实际工作中,确有极少数的病例,经过免疫组织化学和电镜等辅助检查仍不能作出明确的分型。如果术中报告与最后诊断不符,应将这些不符记录以附注形式补充说明或加以讨论,以利于临床医生进一步了解病理诊断。

(3)对于疑难病例或作出Ⅱ、Ⅲ类病理诊断的病例,可酌情就病理诊断及其相关问题附加:①建议(例如进行其他有关检查、再做活检、科外病理会诊、密切随诊/随访等);②注释(对一些新发现或新命名肿瘤的进一步解释等);或③讨论(对诊断与鉴别诊断进行必要的讨论、文献引证等)。

(4)经过本病理科或(和)科外病理会诊的病例,可将各方病理会诊意见列于该例患者的病理学诊断报告书中。

(5)对病灶的各种变异特征都应反映在病理报告中。

3. 病理学诊断报告书的书写要求 病理诊断报告是关于疾病诊断的重要医学文书,具有严肃性。发生医疗争议时,相关的病理学诊断报告书具有法律意义。病理学诊断报告书一般应由具有执业资格的注册主治医师以上的病理医师签发。

病理学诊断报告书的文字表述力求严谨、恰当、精练、条理和层次清楚。必须与病理学检查申请单/病理学检查记录单一并存档。主检病理医师应在每一份病理学诊断报告书上签名。计算机打印的图文病理学诊断报告书提供的病变图像要准确,具有典型(代表)性,放大倍数适当。

常规病理报告一般在接受送检标本后4个工作日以内送发。由于某些原因如延迟取材(传染性标本、骨脱钙延长固定时间等)、延长制片时间(包括深切片、补取材制片等)、进行其他相关技术检测(特殊染色、免疫组织化学染色等),或是疑难病例会诊等,不能如期签发病理学诊断报告书时,应以口头或书面告知有关临床医师或患方说明延迟的原因。

三、病理诊断的质量控制

医院病理科是一个专业性强、技术含量和业务要求高的科室,其设施及基本条件均应有严格的要求。随着医疗事业的发展和国民保健意识的增强,病理科在医院诊疗工作中的重要作用更加突出,其自身建设亦显得尤为迫切。病理诊断作为一个极其严肃、科学、谨慎的过程,为确保正确诊断与优质医疗服务,制定一套全面、系统、科学的工作规范,全程实施病理质量控制是监督病理诊断质量的重要保证,对病理科规范化建设,提高病理诊断水平意义重大。

病理质量控制(Quality Control,QC)分为内部质控和外部质控两部分。内部质控由病理科内部执行规范管理,包括对作出病理诊断各个环节的技术质量控制。如对高素质医技人员的规范管理,发挥病理诊断团队协作精神;按病理项目检查的基本要求进行操作,完成标本的验收、固定、取材和 HE 和冷冻、免疫组化、细胞学制片等过程;病理诊断报告的准确性、及时性、规范性。还包括设备保养、试剂耗材、危险化学品管理、生物安全、环境保护、及医疗废弃物管理等,以及疑难少见病理会诊、病理资料即时归档管理等。外部质控是在病理科之间进行,或相关机构进行质量检查与评估。包括对科内会诊、手术中会诊、随机病例复查、科内与科外的讨论会、医院间的复检、标本满意程度的记录、丢失标本的记录(指标本到病理科后发生了无法弥补的丢失,以至于对此标本不能进行正确的病理检查)、个别事件的报告、对病理报告周转时间、尸检的周转时间、诊断的正确性等提出明确的要求。目前我国医院病理科质量认证的选择有美国 CAP 诊断病理实验室标准和中国 CNAS(China National Accreditation Service for Conformity Assessment)认证的诊断病理实验室的标准。特别是由中国合格评定国家认可委员会制定的 CNAS 认证系统与 ISO15189 接轨,将成为国内绝大多数病理科认证的选择。

第三节 病理诊断的基本流程

肿瘤病理检验主要通过人体解剖、外科手术和使用某些特殊器具等手段,获取人体肿瘤组织,包括对切取、咬取、内窥镜钳取活检及穿刺的活检病理标本,手术切除标本通过病理切片、光学显微镜下观察作出病理诊断,包括冷冻或快速石蜡切片的病理诊断和常规病理诊断。

一、活体组织病理学检查

(一)病理学检查的基本程序

1. 标本接收、查验、登记、编号 病理医生必须即时验收送检标本,注意查对姓名、编号、标本与送检单记载是否相符,了解有关临床病史、相关的实验室检查结果。根据外科医生送检的标本所应用的钳夹、缝合或涂墨水的方法标明解剖学位置,特别对标明组织学的切缘要仔细观察,详细描述在病理报告中。组织离体后必须及时固定,固定液的量应为组织体积的10 倍以上。最常用的固定液为 10% 中性福尔马林(formalin),其余还有 Zenker、Bouin 等,10% 福尔马林渗透组织的能力为 1 mm/h,大标本一般需 6~12h,小标本一般需 3~6h。大标本在新鲜时取成 0.2~0.3 cm 厚,待固定后再修整为 1.5cm×1.5 cm×0.2~0.3 cm。胃肠等腔道器官应剪开,用大头针钉在硬纸板上,面朝下固定。肺固定时其上应加上脱脂棉,不但可以防止肺表面干燥,而且有利于固定液渗入。脑组织宜用纱布包起来固定。骨标本一般需 2~3 周脱钙固定,较大的骨肿瘤标本需要 4~5 周。结核病变应加长固定时间。特殊需要者可采用其他固定液,如检查组织含有糖原应固定于纯酒精中。手术切除较大的标本应切开固定于较大容器内过夜,次日再取材。若当时无合适的固定液,可将标本浸泡于生理盐水中冰箱内保存。标本长期暴露于空气中易失去水分而干枯,浸泡在固定液中的标本不能冻存,因冷冻后水分在组织内形成针状结晶,破坏组织和细胞内结构而影响诊断。若需要特殊处理标本,如微生物培养、免疫组织化学、电镜观察等,外科医生在手术前就应与病理医生联系来确定组织特殊的固定,或是否需术中快速冷冻切片。

2. 取材 病理医生应全面详细记录大体标本的外观与特征、病灶大小、病变边缘与组织切缘的距离及对淋巴结的检查情况。良性肿瘤常膨胀性生长,周围组织被压迫萎缩,相邻组织常形成一薄的纤维结缔组织性包膜,使其境界较清。恶性肿瘤常以浸润性生长为主,肿块固定,边界不清。对于肉眼上无法观察的病变如部分乳腺癌可以用相应样本的 X 线片对照观察。部分黏膜病变将组织切取薄片卷成面包卷样固定制片。用手术刀或其他取材刀切取组织时避免取材刀来回拖拉。将肿瘤组织按最大直径平行多条切开,观察肿瘤组织与周围组织的关系,分别取肿瘤组织、瘤与非瘤交界处组织及手术切缘或管道断端组织,仔细寻找肿瘤周围的淋巴结。鼓励多取材多切片,有时肿瘤为混合类型,只取少数瘤块不能代表肿瘤的全部成分或导致隐匿性癌的漏诊。切取不同部位的肿瘤组织或多发性肿瘤结节应逐一编号标记,或进行大体标本照相,或必要时画简图示意取材部位。取组织块厚薄要均匀,一般 1.5 cm × 2 cm × 0.2 cm。取材厚度不宜超过 3 mm。较容易发脆的组织如甲状腺、血块、淋巴结等可适当厚一点,在切取纤维组织、肌肉组织时,应注意纤维及肌肉纤维的走向,取材时尽可能按纤维平行走向切取,小组织如胃黏膜、肾活检组织、肝活检组织等应用滤纸包裹并用伊红标记。

3. 石蜡切片 石蜡切片是临床病理检查的常规切片,通过水洗(固定液甲醛尽量洗脱)、包埋(脱水和透明、浸蜡、包埋)、切片($4 \sim 6\mu m$)、苏木素-伊红(HE)染色、等步骤完成病理切片制备。镜下切片完整,厚薄均匀,染色核浆分明,红蓝适度,透明洁净。必要时连续病理切片,根据需要针对特定的组织成分如黏液、糖原、胞质内颗粒、色素、胶原、细菌、真菌等可采用特殊的组织化学染色、针对特定的抗原进行免疫组织化学染色、针对病毒颗粒进行原位杂交检测、超微病理研究亚细胞结构的改变以及其他分子病理学技术检测等。虽需较长的制备时间($12 \sim 24$ h),但石蜡切片的优点恰是冷冻切片所不具备的。如可以多取材、多切片、可以避免冷冻切片中的形成冰晶、造成的细胞肿大,一般石蜡切片质量较好。某些组织如脂肪、骨等冷冻切片难以切取,而石蜡切片可以获得满意的结果,特别是有些软组织的肿瘤最好用石蜡切片来诊断。石蜡切片也有利于永久性的保存。

4. 光镜观察、签发报告 病理医生在阅片前应根据肉眼取材记录,查对组织块是否相符,避免漏诊。阅片时务必全面、细致,从低倍镜到高倍镜观察。要客观,不可先入为主迎合临床诊断,而要全面记述观察的客观事实(病理变化)。在此基础上进行分析、判断,由表及里去伪存真作出病理诊断。诊断病理学的本质是诊断与鉴别诊断,进行考量的思路是:①评价正常,观察组织结构、细胞极性、实质与间质的关系,评价是否正常。②寻找异常,对组织中结构、细胞行为、分泌产物、间质反应等进行综合评价。③高倍镜下评价病灶实质细胞的胞质、胞核和核仁等形态、位置等的变化,得出初步诊断。④最后对诊断进行质疑和循证,可通过免疫组化、原位杂交等方法进行确诊。在作出病理诊断中要尽量将切片的平面看成立体,将静止的病变看成动态,大胆设想,小心求证,谨慎诊断。

(1) 观察切片全貌,通过识别正常组织来判读病变与正常组织的关系。

(2) 观察增生细胞种类,炎症性疾病常以混杂性增生为主,病变多样化明显,有的区域血管丰富,伴有出血及含铁血黄素沉积;有的区域透明变性显著,见有泡沫细胞聚集,淋巴细胞与浆细胞浸润,背景较复杂。肿瘤性疾病常呈单一性克隆性增生,背景较单一。①如果是炎症性疾病,还需观察其中是否存在特异性的致病因素、上皮是否存在或存在何种程度不典型增生?②如果是肿瘤性疾病,还需进一步分类是良、恶性肿瘤,恶性肿瘤浸润性生长,周围组织有癌性间质反应(Desmoplastic reaction)。

(3) 注意增生的成分:①通过鉴别细胞形态确认细胞的种类(是淋巴细胞、浆细胞和组织细胞/巨噬细胞,还是癌细胞,并注意是否有淹没在炎症背景中的癌细胞)。②通过观察细胞分布模式(散在、成片和结节/巢状)确认是肉芽肿性疾病还是癌细胞巢。③从上皮成分(鳞状上皮和腺上皮)增生(普通增生、不典型增生、原位癌到浸润癌)的过程了解炎症性疾病和肿瘤性疾病的关系。通过观察细胞结构异型(如增生层次,极性)和细胞异型(细胞核大小、核浆比、核染色质、核仁)来确定是否不典型增生。观察基膜是否完整来区别原位癌与浸润癌。观察肿瘤细胞是否浸润性生长,是否浸润脉管和神经;是否促结缔组织增生(幼稚纤维母细胞、黏液间质)和异型(结构异型和细胞异型)来区别良性肿瘤与恶性肿瘤。④间叶成分增生,包括纤维母细胞和胶原、血管内皮细胞和血管增生,炎症细胞增生与造血系统肿瘤等,特别注意增生的活化纤维母细胞、血管内皮细胞与癌细胞的鉴别、淋巴结反应性增生和淋巴瘤的鉴别。淋巴结切片一定要有被膜,从边缘窦、淋巴滤泡到淋巴窦逐项观察。特别是早期癌转移,病变往往在边缘窦,易被疏忽而漏诊。诊断恶性肿瘤时一定要注意手术切缘和局部淋巴结转移的情况。遇到一些疑难病例,当缺乏足够的组织学改变依据,或病理诊断与临床诊断有原则性分歧,或病理科内部对某一项诊断有原则性分歧时均不要勉强、主观和轻率地作出肯定诊断,不能采取少数服从多数,必要时应与临床医生讨论,发扬技术民主,集思广益,以便集中正确的意见,减少误诊。

(4) 如果确定肿瘤的存在,要进一步分类、分级与分期。不同类型的肿瘤具有不同的临床病理特点、治疗反应和预后。肿瘤的正确分类是拟定治疗计划、判断病人预后的重要依据。许多分类系统都是可行的。但目前推荐 WHO 的分类、分级与分期标准,通过相对一致的诊断标准、统一诊断术语,使病理诊断和学术交流更加规范,有利于与国际接轨。并且也是疾病统计、流行病学调查、病因和发病学研究以及对不同机构的研究结果进行比较分析的基本要求。

(二) 术中病理诊断

手术中快速切片亦称冷冻切片,1818 年由 Pieter de Riemer 首创。1891 年 Halsted 和 Accarty 将冷冻切片技术列为正式诊断方法。冷冻切片的基本原理是将手术中获取的人体肿瘤组织置于特定低温环境,使组织冻结成硬块,既能被专用切片机切削成 $5 \sim 8\mu m$ 厚,又能够做到被光学显微镜观察到组织形态结构,其他染色程序同常规病理检验。目前在国内外普遍应用冷冻切片技术和其他快速诊断技术来解决手术中的诊断问题,称为术中病理诊断(intraoperative pathologic diagnosis)。正如 Ackerman 所说:冷冻切片是为外科医生确定治疗的决心所必需。对病理医生来说诊断冷冻切片要求快、准、可靠。

1. 术中病理诊断的作用

(1) 决定病变的性质:如乳房肿块术中冷冻切片,一旦诊断为浸润性导管癌时,将帮助外科医生决定手术范围。

(2) 确定切除边缘是否有残留的癌组织:确定肺癌的支气管断端、胃肠癌、头颈部肿瘤等手术切缘是否有残留的癌组织,为进一步扩大手术范围明确部位。如直肠癌下切缘仍有肿瘤残留时,可立即再切除部分组织而不需二次手术,保留肛管的长度,尽量避免使用人造肛门。

(3) 辨认组织:盆腔或后腹膜肿瘤切除确定组织起源,或是否为输尿管组织;颈部和胸部手术时,有些组织需证实是否为迷走神经;先天性巨结肠症需证实在手术切缘的肠壁是否有肌间神经节细胞存在,因为先天性巨结肠症的病因是一段肠壁黏膜下和肌内神经丛发育异常,神经节细胞缺如,如果切缘仍无神经节细胞,则需进一步切除一段肠管,直至查见肌间神经节时方止。

(4) 确定有无淋巴转移癌:如发现肺癌转移到纵隔淋巴结、胰腺癌转移到胰周淋巴结等。

(5) 冷冻切片可以保存新鲜组织以适应随后需要的其他检查:如淋巴结病变确定为淋巴瘤时需进一步免疫组化检测细胞表面抗原标记和检查基因重排。

2. 术中病理诊断的注意事项

(1) 临床资料与病理所见相结合:如一例临床送检标本为唾液腺肿瘤,光镜下见细胞异型性明显,有巨细胞,如不结合临床病史,病理诊断易误诊为腮腺混合瘤伴有恶变,实际上是腮腺区皮下的结节性筋膜炎。另有腮腺区血管内血栓形成与静脉石,在冷冻切片上,由于血液成分凝聚成团似粉染分泌物,而误为腺腔内分泌物,特别是在腮腺区,很容易误诊为腮腺肿瘤的腺体成分。涉及大手术如截肢、胰十二指肠根治术等,要采取十分谨慎的态度。也要尽量减少假阴性诊断,因为再次手术会给病人增加痛苦。

(2) 要注意各部位可能发生的异位或胚胎残留组织:颈淋巴结有甲状腺或涎腺组织异位,特别是腮腺区淋巴结内唾液腺组织异位多见,多数只是唾液腺导管,所谓淋巴上皮病易误诊为转移癌;盆腔淋巴结、结肠、阑尾壁可有子宫内膜异位;肠系膜或主动脉旁淋巴结或纤维结缔组织内,有胚胎残余腺腔、肠囊肿或胰腺导管;胃壁和肠壁有胰腺组织异位。

(3) 做冷冻切片的组织不宜浸水(浸水后易形成细胞内空泡影响对细胞形态观察),最好用干纱布包裹组织送检。不要用湿纱布,或把组织放在生理盐水中送检。

3. 冷冻切片的形态特点

(1) 细胞形态不典型:①由于切片较厚,细胞密集,单层或双层细胞变成多层;②细胞体积胀大,上皮细胞易拉长、变形,有时产生细胞异型的错觉。

(2) 由于胞质境界不清,骨的多核巨细胞较难辨认,反之,有的神经鞘瘤细胞核栅栏状排列,在冷冻切片中往往造成多核巨细胞假象。在横纹肌萎缩的情况下,肌细胞核深染,容易误为瘤巨细胞。

(3) 胞质内嗜酸性颗粒(甲状腺嗜酸性细胞及嗜酸性粒细胞)不甚清楚。

(4) 由于角化物质在冷冻切片上着色不均,不易辨认高分化鳞癌的角化,或角化物脱落,而出现腺腔样结构,很易误诊。

(5) 细胞内易出现大量空泡,特别是含水多的组织,如脑组织,在冷冻切片时组织中的水分形成冰晶,在制片过程中溶解形成空泡。这些空泡易与黏液或脂类物质混淆。富于黏液样的肿瘤,包括上皮性肿瘤(如黏液腺癌)、间叶性肿瘤(如平滑肌肿瘤、神经鞘瘤、黏液型恶性纤维组织细胞瘤、黏液型脂肪肉瘤、软骨肉瘤、黏液瘤等),这些肿瘤在冷冻切片仅以黏液为主时,由于冷冻切片组织局限,难以确定肿瘤类型,作出定性诊断即可。有可能冷冻和石蜡切片诊断不相符合,临床医生应予理解。

(6) 间皮细胞增生,细胞增大,核仁明显,易误诊为腺癌细胞。如阑尾炎病例,局部腹膜见小结节内由大量间皮细胞局限性增生,聚集成团易误诊为腺癌。在某些炎症如输卵管炎、腹膜炎等表面增生的间皮细胞呈腺样结构或条索状结构,冷冻切片时不要误认为癌转移。但如仔细观察,核染色质不深,异型性不明显,核分裂象偶见等则可避免上述错误。

(7) 对一些腔隙结构辨认不清,特别是在某些情况下,把血管腔隙和腺管混淆,如血管内皮细胞增生肿胀、核仁明显,很像腺癌细胞。血窦丰富的组织或肿瘤,在冷冻切片上血窦呈空白区,如肝癌、腺泡状软组织肉瘤、肾透明细胞癌等,如不认识这种形态差异,往往造成误诊。印戒细胞的辨认,必要时可做快速 PAS 染色。

(8) 骨基质与透明变性区别,由于两者均为红染无结构物,同时冷冻所致组织收缩不明显,造成与实质与间质分界不清,病灶与周围组织关系不明确,使两者难以区分,从而将神经鞘瘤间质透明变性误认为是骨基质,而误诊为骨肉瘤(石蜡切片作免疫组化神经鞘瘤表达 S-100 阳性)。

(9) 脑肿瘤的冷冻切片,胶质细胞增生和胶质瘤的鉴别,脑膜瘤和胶质癌的鉴别、鞍区垂体瘤和脑膜瘤的鉴别,有时是困难的,必要时做快速组织纤维染色进行鉴别诊断。脑膜瘤网织纤维丰富,胶质瘤和垂体瘤网织纤维较少。脑膜瘤砂粒体在冷冻切片中同心圆改变不清楚,有时辨认较困难。

(10) 手术中确诊淋巴结内有无癌转移,有几种情况容易误诊:①淋巴窦内组织细胞增生,细胞呈灶状分布,细胞较大,见有核仁,核分裂象可见,容易把增生的组织细胞误诊为癌细胞。②淋巴结转移癌的组织中出现特殊结构。如一例鼻咽癌转移至淋巴结,有多量均匀红染的嗜酸性小体,易误认为是甲状腺类胶质,因此误诊为转移性甲状腺癌。在鼻咽癌中亦可见有类似的嗜酸性小体,这可能为肿瘤与机体之间的抗原抗体免疫反应的复合物。另一例淋巴结转移癌中见有色素易误诊为转移性恶性黑色素瘤,但患者甲状腺扫描发现甲状腺肿瘤,手术切除甲状腺证实为甲状腺髓样癌。③淋巴结结核结节中的上皮样细胞,在冷冻切片中有时可能误为癌细胞,特别是输卵管结核,上皮增生呈腺样结构,易误诊为腺癌。④淋巴结早期转移癌,边缘窦内仅有几个癌细胞,很容易忽略,从而发生假阴性诊断错误。

4. 冷冻切片诊断的局限性

(1) 冷冻切片质量不如石蜡切片,取材亦有限。

(2) 不适用于骨组织和脂肪组织(因骨组织必须脱钙处理;脂肪组织难以冷冻,亦不能切片)。淋巴结一般不需作冷冻切片,淋巴结原发的恶性淋巴瘤在手术中不涉及扩大手术问题,而且淋巴结组织经冷冻或快速石蜡处理后,切片质量较差,诊断很困难。

(3) 术中病理诊断要求有一定经验的病理医生承担。

(三) 关于疑难病例的病理处理方式及原则

1. 术中病理诊断中遇到疑难病例的病理处理方式及原则 快速切片的目的主要是外科医生在手术台上要求病理科在短时间内为手术标本判断病变类型(炎症?/肿瘤?/异位?)以及肿瘤的良、恶性,使外科医师在手术台上能进一步决定后续处理。但是,遇到有些病例的病变不典型,或缺乏足够的组织学改变依据(送检样本过小、标本受挤压)等,或当病理诊断与临床诊断有原则性分歧时,或病理科内部对某一项诊断有原则性分歧时,应即时与临床医生沟通。短时间内难以作出病理判断时:可先定为良性(或不能明确恶性),并告知手术者待石蜡切片确定诊断。但是要尽早作出石蜡切片诊断,便于临床及时对患者治疗。

2. 常规切片中遇到疑难病例的病理处理方式及原则 在常规切片诊断中遇到疑难病例,也不宜匆忙下结论。可采取如下方法解决:

(1) 利用现有资料做进一步的工作,如连续切

片、再取材、做一些特殊技术处理(求助特殊染色技术和免疫组织化学染色等)。

(2) 病理会诊:包括个人会诊(personal consultation)和医院会诊(institutional consultation),前者常是因为未能明确病理诊断或因同部门病理医师意见不统一,或患者想得到上一级医院专家的意见,邀请专家进行会诊。后者常是病人转院治疗时需要新单位的病理医师复查有关病理报告与切片,或是质控中心出于质量保证的需要来检查切片。病理会诊单上要标明会诊的原因,要保证提供切片具有代表性,能够充分显示出有疑问的病变,对严重的有分歧的病例要及时进行讨论,进行相关研究,以尽早明确病理诊断。

(3) 其他(如:建议密切观察、定期随诊或试验性治疗等)。

二、尸 体 剖 验

尸体剖验(autopsy)简称尸检,是检验治疗失败和成功的"金标准"。尸解是直接观察和分析病变与组织和器官的相互关系。通过尸检除验证诊断和治疗外,也常是医疗纠纷、医疗差错、事故、医学上"不可避免的问题"判定和处理的直接依据,许多新的病变通过尸检来认识,如艾滋病、SARS。在发达国家明文规定尸检率低于15%的医院不能承担教学任务。我国尸检率一直不高,主要是受传统观念和心理因素负性影响。因为目前针对肿瘤治疗的方法在延长患者生命的同时,也产生较为严重的副作用,所以死亡患者的家属会觉得患者生命的最后阶段已经受够了病痛的折磨,而不愿意对患者进行尸检,况且人死不能复生,尸检对患者本人来说已无济于事。而且尸检对临床医生来说往往是一种失败的象征,它会使临床医生想到他未能治好患者,担心因尸检揭示出病人存活时未能诊断出的病变,而影响自己的声誉。医院管理部门也害怕因尸检而引起的医学诉讼,忽视了对尸检重要性的强调。对病理科来说尸检所消耗的检材、制片、特殊处理等费用得不到及时补偿等。无论是病理医生、医院主管部门,还是临床医生都不愿意进行尸检。

事实上临床病理等方面的技术进步并没有改变尸检可以发现意料之外的有临床意义的情况,而意料之外的尸检发现导致医学诉讼是很少见的,何况如果给病人诊断中出现了严重错误,难道医学专家不应该揭示它吗?人体病理材料是研究疾病最为宝贵的材料,有助于研究肿瘤的病因和发病机制。通过尸检结果是支持还是悖于临床诊断,进而审查临床诊断的准确性;通过确定残余病变的程度、评价治疗是否充分、新疗法是否有效,确认死亡原因。如一患者肺部无明

显病变,仅胸膜增厚,病情逐渐恶化,诊断不明,尸检证实为少见的弥漫型恶性间皮瘤、胸膜弥漫增厚似盔甲。通过尸检可以发现错误,如一例法洛四联症行室间隔高位缺损人工修补术,但术后病人死于心功能不全,尸检证实人工补片缝合良好,但缝合时将心侧壁"挂"了一针,导致心腔不能完全舒张。又如一肾移植患者术后发热不退,抗生素治疗无效,尸检见多脏器无反应性坏死灶,抗酸染色见大量结核杆菌,再结合病人早期X片上有钙化点被忽视,未能进行结核的诊断与处理。通过尸检能确定一些不可预料与无法避免的情况,如一产妇临产时突然死亡,尸检证实为母体羊水栓塞。一严重外伤股骨骨折,术后发生脂肪栓塞死亡,病人家属不解,甚至告到法院,其实这种情况是难以预料和预防的,医学上也未能解决其治疗问题。这样尸检结果为法律解决提供了权威性的依据。通过尸检可收集到有关肿瘤发生率的确切统计数字。对医学生来说,尸检是学习病理的重要媒介,是一个将临床体征和病理解释联系的机会;通过尸检将提高医疗水平,增加经验。

临床病理讨论会(clinical pathological conferencing,CPC)对提高临床诊断和治疗水平,对医学发展有重要的意义,从某种意义上讲是尸检的延伸,是从更深的层次上探讨临床对患者进行治疗的成功或失败。使尸检工作结果上升为理性认识,探讨临床工作中忽视的现象,吸取教训,提高临床对疾病的认识,促进诊疗水平的提高。

三、细胞学检查

细胞学诊断是临床病理发展最快的领域之一。

1. 细针穿刺吸取活检(Fine needle aspiration biopsy,FNAB) FNAB最早在20世纪30年代初由纽约纪念医院报道,随后该技术在欧洲兴起,50～60年代英国、瑞典、荷兰等国广泛应用于临床各科,直到70年代才在美国"重新发现"。目前FNAB是临床细胞学的发展最快和学术内容最丰富的部分。FNAB通过特殊穿刺针(外径0.6～0.9 mm或20～25号细针)利用负压通过体表抽吸器官的组织液或细胞,所吸取的成分做形态学观察及其属性研究,该方法具有设备简单、操作方便、安全易行、诊断快速和正确诊断率高等优点。FNAB检查唯一的禁忌证是有出血性素质或出血倾向的病人。关于并发症主要是考虑有无使癌细胞转移或沿针道扩散的问题,极少发生这种并发症。

(1)FNAB不同于脱落细胞学检查:脱落细胞包括阴道、呼吸道、泌尿道和浆膜腔等,虽具有创伤小的特点,但取得细胞大部分为变性坏死细胞,只能用于形态学检查。而且取材范围较为局限,不能深入病灶。FNAB所取到的细胞是活细胞,其方法不造成过多的创伤,检查范围也扩大到肝、肺、脾、肾、前列腺、纵隔、胰、腹膜后腔等部位。检查深度从浅表淋巴结、体表器官发展到在B超及CT引导下深部内脏的FNAB。吸取的细胞除了可进行诊断外,还可以为细胞培养和DNA提取等提供标本。通过对活细胞进行一系列有意义的检查,如细胞化学染色、细胞免疫组化、电镜下超微结构观察细胞器、测定DNA含量、进行细胞培养建立细胞株、检测细胞标记、肝细胞中糖原定量及荧光免疫检查。FNAB还将在形态学、组织结构和功能学方面进一步扩展。

(2)FNAB的成败在于:①医生穿刺能击中目标;②制成的一张薄而均匀的涂片;③诊断医生对细胞学的经验。究竟谁最有资格进行这项工作,目前细胞病理学家、外科医生、影像学医生(在CT与B超监测下进行)都能成功地开展此项工作。但目前逐步形成共识,即主张穿刺、制片阅片、诊断最好由同一医生操作进行,这样对患者穿刺时的情况、病变部位可以有较全面了解,提高诊断正确性。

(3)FNAB的局限性:①吸取组织较少,有时为诊断带来困难,可以在重复针吸复查中加以解决。②FNAB与手术标本的组织学检查有所不同,对肿瘤生长的组织特异性与分型以及判断转移癌的组织起源尚有局限性。③在FNAB操作的过程中任何一个环节均会影响诊断的正确性,当针吸操作不当,吸取物主要是血液或病变组织碎片或太少而无法诊断,又因为肿瘤病变生长不均匀,在FNAB中未能获得有意义的病变细胞而漏诊或误诊。

2. 脱落细胞学诊断 细胞的来源可以是自然分泌物(如痰液)及排泄物(如尿、乳腺溢液、前列腺液)、体液(如胸腹腔积液、心包积液和脑脊液中的细胞),通过直接从女性生殖道、口腔、食管、鼻咽部等病变部位采集脱落的细胞,或可通过各种采集器在采集病变处的细胞,涂片染色后进行诊断。常用于健康普查。此法设备简单,操作简便,病人痛苦少而易于接受,但最后确定是否为恶性病变尚需进一步作活检证实。此外,还可用于对激素水平的测定(如阴道脱落细胞涂片)。

3. 术中细胞学检查 手术中细胞印片或涂片与冷冻切片诊断互为补充,有助于确保手术中快速病理诊断的准确性。早在1927年Dudgeon首先开创了"手术中细胞学诊断",近年来已经形成共识,术中细胞学检查是冷冻切片诊断重要的补充,细胞学检查可见细胞清晰结构与冷冻切片组织学观察相结合,是最为理想的术中病理诊断方法。术中细胞学检查具有无可置疑的实用价值。手术中细胞学诊断的总准确率约97%~98%，比冷冻切片诊断准确率略低。

（1）术中细胞学诊断的优点：①适合于基层医院，不受设备的限制；辅助手术中疑难病例诊断。②细胞的细微结构清晰，这是手术中细胞学检查的最大优点。由于细胞固定及时，细胞核结构清晰，核染色质凝聚，核膜增厚，核浆比例增加，核仁明显，有利于确诊为恶性肿瘤细胞，辅助冷冻切片中良性与恶性肿瘤的鉴别诊断。细胞质中有黑色素沉积，在冷冻切片，甚至在石蜡切片中不能识别，而在涂片或印片上都能见到，有助于黑色素瘤的诊断。此外，软斑症的诊断，胞质内的软斑小体比组织切片清楚。③适用于难以切片的组织，如脂肪、骨和钙化组织、小活检标本与液体标本，这些标本无法作切片。④制片速度快。⑤适用于传染性疾病的诊断，避免恒冷切片机的污染和消毒。如结核中大量干酪样坏死，冷冻切片困难，可经涂片诊断。组织中有霉菌、寄生虫等在涂片中均清晰可见，同时可做快速PAS法确诊霉菌感染。

（2）术中细胞学诊断的局限性：①细胞印片或涂片没有组织结构，有时难以确定细胞的排列和浸润性生长的方式。②炎症或其他原因可引起细胞异质性改变，核染色质深染，核固缩，细胞大小不等，在细胞学观察可能误为恶性肿瘤细胞，造成假阳性错误诊断。③内分泌肿瘤的良性与恶性肿瘤的诊断，不能以细胞异型性来区别，在细胞印片或涂片中见到一些大细胞，易误认为恶性肿瘤细胞。内分泌腺恶性肿瘤（包括甲状腺滤泡癌和嗜酸细胞腺癌、甲状旁腺癌、肾上腺皮质与髓质肿瘤、肾球旁瘤、胰岛细胞瘤等）必须以被膜与血管浸润或转移为诊断恶性肿瘤的指标，因此，细胞学检查不适合于确定内分泌腺良恶性肿瘤的鉴别诊断。④细胞涂片不均匀，质量差，印片中细胞成分少等均影响细胞学诊断的准确性。

第四节　诊断病理学的发展前景

现代医学发展日新月异，新方法、新技术不断涌现，如超声临床病理学成像、计算机断层（computed tomography，CT）扫描、磁共振磁共振成像（Magnetic Resonance Imaging，MRI）扫描等技术，已经不需手术即可了解人体各断层形态，使诊断方法上发生了革命性的变化和进步。不可否认，今后影像技术可能会发展到亚显微或显微水平。但是，建立在人体解剖学和组织学基础上的病理学，这种疾病分类对治疗和预后仍然具有不可取代的意义。

随着免疫学、细胞生物学、分子生物学、细胞遗传学的进展以及免疫组织化学、流式细胞术、图像分析技术和分子生物学等理论和技术的应用，极大地推动了传统病理学的发展。经过数十年的发展，经典的病理学在形态学观察的基础上逐步吸收并融合了当今分子生物学等学科的新技术精华，弥补了经典病理诊断的不足，使病理诊断水平得到显著提高。病理诊断已经进入了形态结构与功能代谢（蛋白质、基因）相结合的现代病理学的崭新历史时期，使形态学观察从定位、定性走向定量，而且与功能代谢改变的基础—蛋白质、基因的改变联系在一起。随着分子病理学理论和技术的日臻完善，分子病理学有望成为近年来临床病理发展最快的领域。对大多数疾病而言，不管是先天性，还是获得性的，均具有一定的遗传学基础。应用分子病理学方法检测人染色体上基因的改变以确定遗传性疾病的诊断；在感染性疾病中不仅可检出正在生长的病原体，而且可以检出潜伏的病原微生物；通过检测肿瘤中特定基因的改变可作为分子靶向治疗的基础；在组织器官移植中通过组织抗原匹配、显示移植物在体内过程的踪迹，监测疾病的复发；在刑事案件法医鉴定中，DNA指纹技术可以精确到一个细胞、一根毛发和一个精子，就可取得个体特征的基因图谱。随着3G网络时代和大数据时代的到来，借助图像数字化以及数字存储传输技术的发展，将整张病理切片进行无缝拼接成高分辨率的数字化图像（whole slide image，WSI）即数字切片（digital slide）或虚拟切片（virtual slide）的数字病理学（digital pathology）时代的开启，将极大地推进诊断病理学的进步与病理事业的快速发展，诊断病理学必定将以全新的面貌展示在世人面前。

我国是幅员广阔、人口和民族众多的大国，在疾病谱和疾病的种类上都具有自己的特点。我国的现代病理学始建于20世纪初，归功于老一辈病理学家。如胡正祥、徐涌明、梁伯强、谷镜研、侯宝璋、林振纲、秦光煜、江晴芬、李佩林、吴在东、杨述祖、杨简、刘永等为我国的病理学学科建设、人才培养、科学研究、呕心沥血、艰苦创业、功勋卓著。他们的名家风范、人格魅力一直在激励着病理学后继人才的茁壮成长。进一步做好诊断病理工作，密切关注相邻新兴学科的发展，学习和吸取它们的先进成果，来创造性地丰富诊断病理学的研究方法和内容，在某些领域能够达到或赶超世界先进水平，为医学事业的发展和人类健康作出应有的贡献，这也是我国当代病理学工作者的责任和任务。

（陈　莉）

第 2 章 病理大体标本检查与取材

本 章 提 纲

第一节　标本种类 ·· (13)
　　一、小标本 ·· (13)
　　二、大标本 ·· (13)
第二节　病理大体标本检查的内容与顺序 ················ (13)
　　一、大体标本检查的内容 ···························· (13)
　　二、大体标本检查的顺序 ···························· (14)
第三节　大体标本取材的原则 ························· (14)
第四节　大体标本取材的注意事项 ·················· (14)
第五节　各系统常见的病理标本取材及注意事项 ····· (14)
　　一、口咽 ·· (14)
　　二、食管,胃,肠,肛门 ······························· (15)
　　三、肝脏,胆囊,胰腺(包括脾脏) ··················· (17)
　　四、腹膜,网膜,肠系膜,腹膜后 ····················· (20)
　　五、鼻腔,鼻窦,咽,喉 ································· (20)
　　六、气管,支气管和肺 ································· (20)
　　七、纵隔,胸膜和心包 ································· (21)
　　八、内分泌系统 ·· (21)
　　九、泌尿系统 ·· (23)
　　十、生殖系统(女性、男性) ·························· (24)

第一节　标本种类

分类　通常根据标本大小分为小标本和大标本。

一、小标本

①各种内窥镜钳取或切取的组织;②在 B 超、CT 等引导下的穿刺组织;③宫颈的活检组织;④宫内膜的刮出物;⑤皮肤组织;⑥由微创手术切取的不完整组织等。

二、大标本

①手术切除的器官(包括联合器官的切除标本);②手术切除的肿瘤;③肿瘤姑息切除或根治清扫标本。

第二节　病理大体标本检查的内容与顺序

一、大体标本检查的内容

①查看患者病理检查的申请单,核对患者的姓名等一般资料;②了解患者的病史、送检标本的术式、另送的材料;③标本的固定液是否符合要求;④送检的小标本应描述组织的颜色、形状、数量、大小和质地等;⑤大标本通常描述切除标本的手术类型、标本的大小(三维)、形状、颜色、表面、质地等,必要时称重;通常沿标本长径切开,描述其性状特点;有的实性脏器,例如前列腺、胰腺、甲状腺等,应间隔一定距离做多个平行切面,检查有无微小肿块;带有脏器的标本,应描述病变与有关脏器的关系。

二、大体标本检查的顺序

1. 望 核对患者病理检查的申请单与标本联号标签是否一致,患者姓名、性别等一般资料是否一致;了解患者的病史、送检标本的术式、另送的材料;送检的小标本的颜色、形状;大标本的手术类型、形状、颜色、表面情况;病变的性状特点(包括生长方式、浸润深度、有无囊腔、出血、坏死、底部表面有无穿孔等)。必要时进行摄影。

2. 量 送检小标本组织的数量、大小;大标本的大小(三维),病变离切缘的距离,病变的大小;淋巴结的数量、大小。必要时标本称质量(特别是内分泌器官)。

3. 触 触摸病变所在部位、质地。

4. 切 通常沿标本长径切开,观察并切开病变(根据标本,切取病变最深处 2~4 块、病变与正常组织交界处 1~2 块、正常组织至少 1 块、上下或四周切缘各 1 块,仔细寻找、切取淋巴结等)。

第三节　大体标本取材的原则

送检的标本各不相同,无论简单与否,每个标本都应当仔细取材。病理工作的最终结果——外科病理报告,首先考虑一下报告中需要解决的问题,然后计划如何取材。即使最复杂的标本也可以归纳为三个基本问题:病变的结构、病变的性质、病变的范围。

1. 定位准确 ①通过申请单描述的临床资料,确定标本类型;②根据标本的解剖结构特征进行定位,若标本过于复杂、无法根据解剖来确定,或标本已被临床剖开破坏、难于辨认的,应与临床医生联系共同确认。

2. 标本处理 ①取材台应当干净有序,准备好常用工具,如尺子、取材刀、剪刀、镊子、探针和锯等器械;②标本取材之前,要固定良好。空腔器官、大的囊性标本、大的实性标本应先切开后给予足够的中性固定液固定(一般用大于 10~15 倍组织的 4% 中性甲醛);③打开标本,既要暴露病变又要保持病变与周围结构的关系。空腔器官(食管、胃、肠等)要沿着病变对侧切开,以便保持病变结构的完整性。实质器官的肿瘤标本应沿着肿瘤的最长轴切开,以显示肿瘤的最大切面,每隔 0.5~1.0cm 做多个平行切面切开而不离断;④取材后剩下的组织储存在有足够固定液的容器中,按顺序存放,有条件的可放在冰箱中冷藏。

3. 大体描述 好的大体描述能让医生复原标本的形态。要有逻辑并按一定的顺序、真实并简洁。①标本类型、结构;②按照取材顺序描述标本,从整体到局部,从主要病变到次要病变,要描述大小、形状、颜色、质地等;③标注取材部位,切片编号。

4. 标本取材 要全面检查并取材。根据病变性质,切取病变、病变与周围组织交界处、无"病变"组织、切缘、淋巴结以及另外标记送检的组织。

第四节　大体标本取材的注意事项

(1)每取一个标本应清洗标本台、取材器械,取材台上只放置必要的工具,如一把取材刀、剪刀、镊子、尺子、探针等,以防划伤。

(2)镊子夹取组织时须轻柔,严防挤压组织,勿用有齿镊;取材刀应锋利,向后拉动切割组织而不是从上而下挤压组织。

(3)小标本,原则上全部用易透水的薄纸包好取材制片;数量过多时,挑疑为异常的,尽可能多取材制片,剩余的保存备用。

(4)切取组织块的数量,依病变的具体情况而定,一般以满足诊断需要为准。组织块大小,通常在 2.0×1.5cm 以内,厚度不超过 3mm。切面尽量平整。

(5)清除多余成分,如淋巴结周围的脂肪组织,避免既浪费试剂,又影响切片质量。

(6)剔除组织中的线结、手术缝钉。

(7)钙化组织应先固定 24h 后脱钙,以大头针轻松刺入为宜,流水冲洗过夜。

第五节　各系统常见的病理标本取材及注意事项

一、口　咽

(一)口咽,涎腺,颌骨,颈部

1. 常用术式 ①活检组织;②单侧或双侧扁桃体切除;③肿瘤切除。

2. 大体观察 ①扁桃体、肿瘤组织的三维长度;②表面是否光滑、糜烂、溃疡、脓苔、纤维蛋白;③肿瘤形状,结节状、菜花样;④触摸肿块,了解质地;⑤一般沿肿瘤的长径切开,暴露其最大切面,每隔 0.5~1cm 平行切开,观察颜色、质地、出血、坏死、囊腔等;⑥肿瘤与各切缘的距离。

3. 切片取材 ①普通疾病、肿瘤组织,2~4 块;②肿瘤与邻近组织,至少 2 块;③无"病变"组织,1~2 块;④四周切缘、基底各 1 块。

(二)涎腺

1. 常用术式 ①活检组织;②涎腺部分腺叶或

全切除。

2. 大体观察 ①组织颜色、形状、三维大小;②触摸肿块,了解质地;③沿肿瘤的长径切开,暴露其最大切面,每隔0.5～1cm平行切开,观察病变数目、形状、颜色、质地、出血、坏死、囊腔、包膜、界限、与周围组织关系;④与各切缘的距离等。

3. 切片取材 ①肿瘤组织,2～4块;②肿瘤尽量带有包膜、周边毗邻组织;③非肿瘤组织,酌情取材;④四周切缘、基底各1块;⑤肿瘤旁淋巴结、颈清扫淋巴结,全部取材。

(三) 颌骨

颌骨包括上颌骨和下颌骨。

1. 常用术式 ①颌骨部分、全切除及扩大上颌骨切除;②下颌骨水平支、升支及全切除。

2. 大体观察 ①按解剖结构进行定位,测量三维大小;②将颌骨锯成若干0.5cm厚的切面,固定过夜后脱钙(切缘单独脱钙);③若为黏膜或软组织肿瘤,观察形状、三维大小;④触摸肿块,了解质地;⑤沿肿瘤的长径切开,暴露其最大切面,每隔0.5～1cm平行切开,观察颜色、质地、出血、坏死、界限、与骨及周围软组织关系;⑥与各切缘的距离;⑦牙齿的数目、形状;⑧淋巴结参见颈部章节。

3. 切片取材 ①肿瘤组织,2～4块;②肿块与毗邻组织1～2块;③受侵犯或可疑受侵犯的颌骨,至少2块;④骨切缘2块;⑤软组织四周切缘各1块;⑥淋巴结全部取材。

(四) 颈部

1. 常用术式 ①囊肿切除;②肿瘤切除;③颈部淋巴结清扫切除。

2. 大体观察

(1) 囊肿:①形状、三维大小;②沿囊肿的长径切开,观察囊内容物的颜色、囊壁是否光滑、有无突起,突起的质地。

(2) 肿瘤:①肿瘤组织的形状、三维大小;②触摸肿块,了解质地;③沿肿瘤的长径切开,暴露其最大切面,每隔0.5～1cm平行切开,观察切面颜色、质地、出血、坏死、界限,肿瘤有无包膜、包膜是否完整、与周围软组织关系;④与各切缘的距离等。

(3) 颈部淋巴结清扫标本:①组织形状、三维大小;②仔细在组织中分离淋巴结,并描述数目、大小,切面颜色、质地,剔除淋巴结周围的脂肪组织;③组织中可能有涎腺、肌肉组织,分别描述。

3. 切片取材

(1) 囊肿:①光滑囊壁2块,囊壁粗糙区至少2块;②乳头状突起,2～4块(肿瘤较大、良恶性不能肯

定的,适量带囊壁多取材)。

(2) 肿瘤:①肿瘤组织,2～4块;②肿瘤与毗邻组织1～2块;③四周切缘各1块。

(3) 颈清扫标本:①淋巴结全部取材;②颈部淋巴结清扫标本的涎腺、肌肉组织酌情取材。

二、食管,胃,肠,肛门

(一) 食管和食管胃结合部

1. 常用术式 ①食管切除;②食管和部分胃切除。

2. 大体观察 ①辨认食管的断端;触摸食管、胃,找到肿瘤,沿肿瘤对侧壁将食管纵行剪开、沿胃大弯侧剪开胃,订板固定过夜,隔天取材(图2-1);②测量食管长度、最大、最小周径及胃大弯、小弯的长度;③检查肿瘤的数目、部位、肿瘤与两侧切缘的距离、肿瘤大小、形状(糜烂型、溃疡型、髓质型、蕈伞型、缩窄型、弥漫型);④沿食管(胃)长轴纵行切开肿瘤,每隔0.3～0.5cm平行切开,检查切面颜色、质地、浸润(深度、范围)、与周围组织的关系;⑤仔细查找食管旁、胃(大弯侧、小弯侧)脂肪组织中的淋巴结,并按解剖的位置顺序分别描述另送的分组淋巴结。

3. 切片取材 ①肿瘤组织,2～4块,包括肿瘤浸润最深处的管壁全层及肿瘤边缘带有近、远端非肿瘤黏膜;②非肿瘤黏膜1～2块;③鳞—柱状上皮连接处1块;④上、下切缘各1块(若切缘离肿瘤较近,则肿瘤连切缘纵行切取);⑤淋巴结全部取材;⑥若有另送分组淋巴结,按顺序分别全部取材(图2-1)。

(二) 胃

1. 常用术式 ①胃大部切除;②全胃切除;③残胃切除。

2. 大体观察 ①观察浆膜面(充血、出血、附着、纤维性粘连、穿孔、肿瘤浸润等);②沿胃大弯剪开胃(触摸胃,若病变在大弯侧,则沿小弯剪开胃),订板固定过夜,隔天取材;③测量胃大弯、小弯长度;④检查肿瘤的数目、部位(解剖部位图2-2)肿瘤与两侧切缘的距离、肿瘤大小、形状(糜烂型、溃疡型、黏液型、弥漫型、浸润型),沿胃长轴纵行切开肿块,每隔0.3～0.5cm平行切开,检查切面颜色、质地、浸润(深度、范围)、与周围组织的关系;⑤仔细查找大弯侧、小弯侧脂肪组织中的结节(癌结节、淋巴结);⑥网膜组织的三维大小,每隔0.3～0.5cm平行切开,查找有无转移癌结节。

3. 切片取材 ①肿瘤组织,2～4块,包括肿瘤浸润最深处的胃壁全层及肿瘤边缘带有近、远端非肿瘤

黏膜;若疑为糜烂型的早期胃癌,则纵向全部切取糜烂黏膜胃壁,并带适量周围黏膜;②非肿瘤黏膜1~2块;③上、下切缘各1块;④癌结节、淋巴结全部取材;

⑤网膜组织中的癌结节2块(若有较多癌结节,酌情取材),若无癌结节,则取1~2块;⑥若有另送分组淋巴结,按解剖的位置顺序分别全部取材(图2-2)。

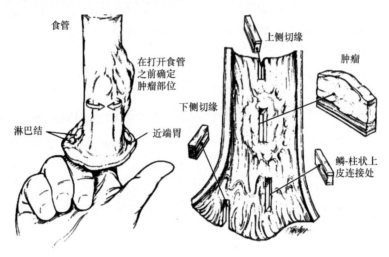

图 2-1 食管肿瘤的取材

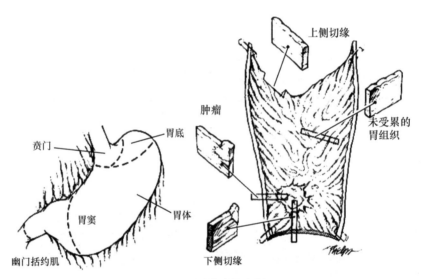

图 2-2 胃肿瘤的取材

(三) 肠(小肠、阑尾、结肠、直肠、肛门)

1. 常用术式 ①活检组织;②手术切除。

2. 大体观察

(1) 触摸肠管,找到病变,沿病变对侧壁将肠管纵行剪开,订板固定过夜,隔天取材;测量肠管长度、最大、最小周径;观察浆膜面(充血、出血、附着、纤维性粘连、穿孔、肿瘤浸润、肠管扩张、缩窄等);检查溃疡、肿瘤的数目、部位,溃疡、肿瘤与两侧切缘的距离,病变的大小、形状,沿肠管长轴纵行切开病变,每隔0.3~0.5cm平行切开,检查切面颜色、质地、浸润(深度、范围),与周围组织的关系;检查有无憩室(数目、大小、位置、溃疡、穿孔等);无肿瘤处的黏膜情况(有无水肿、糜烂、卵石路面样、裂隙、出血、自溶等);仔细

查找肠旁脂肪组织中的淋巴结(图2-3)。

(2) 若为回盲部肿瘤或升结肠肿瘤切除带有回盲部的,则应观察回肠情况(同上1),另应寻找有无阑尾,测量其长度、最大直径;观察其浆膜面(充血、纤维蛋白、脓苔、出血、穿孔、肿瘤浸润等),在阑尾中间处、离断端0.5cm处、盲端2cm处横断切开,把盲端阑尾段水平纵向对剖。若无阑尾,及时与临床联系。

(3) 肛门肿瘤及带肛门的直肠肿瘤根治标本,另应观察肿瘤与齿状线的位置关系。

3. 切片取材 ①肿瘤组织,2~4块,包括肿瘤浸润最深处的肠壁全层及肿瘤边缘带有近、远端非肿瘤黏膜;②非肿瘤黏膜1~2块;③上、下切缘各1块;④憩室的底、壁及相邻的肠壁各1块;⑤淋巴结全部取材(图2-3);⑥阑尾中间处1块、离断端0.5cm处

1 块、盲端阑尾段对剖的一半 1 块(图 2-4)。

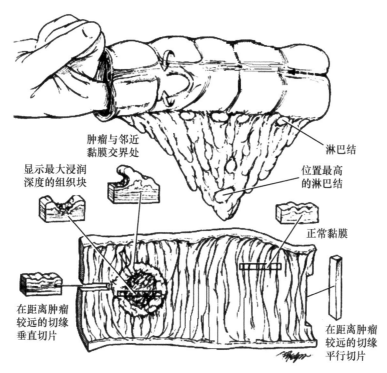

图 2-3　肠肿瘤的取材

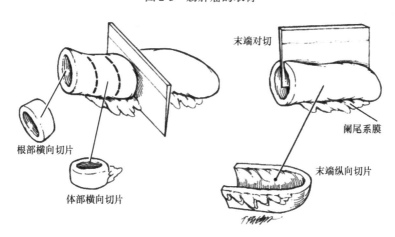

图 2-4　阑尾的取材

三、肝脏,胆囊,胰腺(包括脾脏)

(一)肝脏

1. 常用术式　①楔形切除;②肝段、叶切除;③半肝切除;④全肝切除。

2. 大体观察　①检查、触摸肝脏,找到病变,沿肝脏长轴并间隔 1cm 左右平行切开,但不离断肝脏,固定过夜,隔天取材;②测量三维长度;观察形状、颜色、包膜是否光滑、破裂、结节的数目及大小;③触摸肝脏,了解质地;④肿瘤的大小、颜色、质地,卫星结节的数目、大小,肿瘤与切缘的距离;⑤注意脉管有无瘤栓;⑥胆囊(详见下述胆囊内容)。

3. 切片取材　①肿瘤组织,2~4 块;②肿瘤连包膜 1 块;③肿瘤与非肿瘤性肝组织 1 块;④非肿瘤性肝组织 1 块;⑤每个卫星结节各 1 块;⑥切缘 1 块(若肿瘤离切缘很近,则肿瘤连切缘取);⑦脉管瘤栓 1~2 块;⑧胆囊 3 块(图 2-5、图 2-6)。

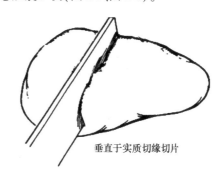

垂直于实质切缘切片

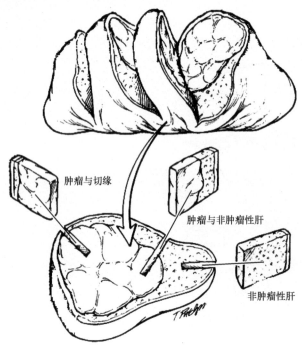

肿瘤与切缘

肿瘤与非肿瘤性肝

非肿瘤性肝

图 2-5　肝脏肿瘤的取材

（二）胆囊

1. 常用术式　　手术切除。

2. 大体观察　①触摸胆囊,若有明显病变,沿长轴病变对侧剪开,固定过夜,隔天取材;②观察胆汁颜色、黏稠度;③测量三维长度;④结石数目、大小、颜色、质地(结石类型);⑤囊壁厚度、质地;⑥黏膜粗糙程度、颜色;息肉的颜色、数目、大小;⑦肿瘤数目、大小、形状、质地、浸润深度、部位(离切缘的距离)(图2-6)。

3. 切片取材

(1) 一般情况取囊壁3块(颈、体、底各1块)。

(2) 息肉连囊壁,酌情取材。

(3) 肿瘤:①肿瘤组织,2~4块;②肿瘤及邻近囊壁1块;③非肿瘤组织1块;④切缘1块(若肿瘤离切缘很近,则肿瘤连切缘取)(图2-6)。

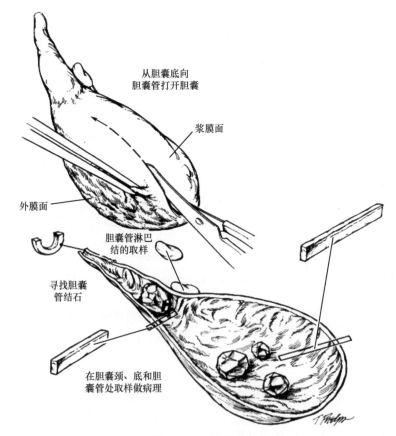

从胆囊底向
胆囊管打开胆囊

浆膜面

外膜面

胆囊管淋巴
结的取样

寻找胆囊
管结石

在胆囊颈、底和胆
囊管处取样做病理

图 2-6　胆囊的取材

（三）胰腺

1. 常用术式　①Whipple 式切除(部分胰、部分胃及十二指肠切除);②全胰切除(全胰、部分胃、十二指肠及脾切除);③远端胰切除(胰尾切除或胰尾、

胰体切除,脾切除);④区域性胰切除(全胰、部分胃、十二指肠、胆囊及脾等切除)。

2. 大体观察

(1)定位确认术式。

(2) 若有胃、十二指肠,则先从胃小弯侧断端向十二指肠乳头对侧剪开。

（3）将胰腺从短轴方向间隔1cm左右平行切开，但不离断胰腺以保持完整性。

（4）若有脾脏，沿短轴间隔1～2cm平行切开，但不离断脾脏。

（5）若有胆囊，沿长轴剪开，固定过夜，隔天取材。

（6）测量各器官的三维长度，并分别进行检查。①如为十二指肠乳头肿瘤:观察形态(乳头内型、乳头周围型、混合型)、大小、颜色、质地等;累及范围(壶腹十二指肠黏膜、胆总管、胰管、胰腺);②胆总管、胰管:检查其直径，是否有结石、肿瘤并分别描述;③胰腺肿瘤:肿瘤的大小、切面颜色、质地、界限、浸润范围;④脾:检查副脾的数目、大小，脾包膜的颜色、厚度、渗出物(纤维素)、破裂口(部位、长度、深度);脾切面的颜色、质地、脾小体(是否明显、大小)，肿瘤(数量、大小、颜色、质地)。

（7）分别检查胰周、胰十二指肠、胆总管、胃大小弯、脾的淋巴结(图2-7)。

3. 切片取材

（1）肿瘤组织2～4块。

（2）肿瘤与毗邻组织至少1块(胰腺或十二指肠等)。

（3）胰腺的非肿瘤组织1块。

（4）胰腺切缘1块。

（5）胆总管的切缘1块、横断面1块。

（6）十二指肠的非肿瘤组织1块，上、下切缘各1块。

（7）胃组织2块，其中1块包括切缘。

（8）脾脏:①常规取材至少2块(含包膜);②肿瘤2～4块，其中至少有1块应包括包膜及周围脾的非肿瘤组织;③破裂处 沿与破裂口垂直方向取2块;④副脾1块。

（9）各部位的淋巴结全部取材(图2-7)。

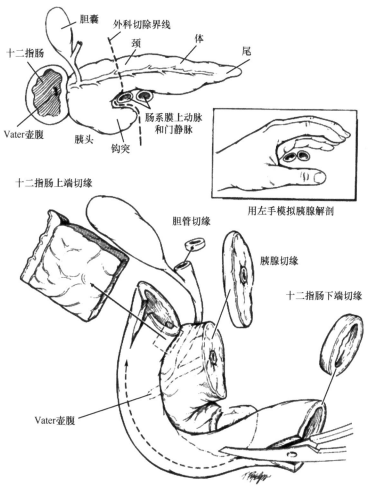

图2-7 胰腺肿瘤的取材

四、腹膜,网膜,肠系膜,腹膜后

1. 常用术式 ①活检或穿刺组织;②手术切除。

2. 大体观察

（1）囊性肿块:形状、三维长度、单或多房、囊壁厚度、囊壁内表面光滑与否、乳头状物的数目及分布、大小、囊内容物(浆液、黏液、皮脂、毛发、坏死、钙化等)。

（2）实性(淋巴结、肿瘤):数目、形状、三维长度、质地、切面颜色、有无出血坏死、囊性变、包膜是否完整。

（3）网膜组织参见胃章节。

3. 切片取材

（1）囊性肿块:①光滑囊壁2块,囊壁粗糙区至少2块;②实性区2~4块(肿瘤较大、良恶性不能肯定的,适量多取材),其中至少有1块应包括包膜及其周围组织。

（2）实性(淋巴结、一般肿瘤):不同区域都应取材,至少4块以上,其中至少有1块应包括包膜及其周围组织。

（3）网膜组织参见胃章节。

五、鼻腔,鼻窦,咽,喉

（一）鼻腔 鼻窦 咽

1. 常用术式 ①活检组织;②炎性病变切除;③肿瘤切除。

2. 大体观察 ①一般病变 三维长度、颜色、质地;②肿瘤 三维长度、颜色、质地,与周围组织关系(参见上颌骨、喉章节)。

3. 切片取材

（1）①活检组织:全部取材;②炎性病变,2块或以上(酌情取材)。

（2）肿瘤:①肿瘤组织2~4块;②肿瘤与毗邻组织1~2块;③非肿瘤组织1块;④四周切缘各1块;⑤骨组织固定24h后脱钙,酌情取材。

（二）喉

1. 常用术式 ①半喉切除;②全喉切除。

2. 大体观察 以全喉切除为例。

（1）标本的定位(上、下、左、右);查找是否带有其他结构。

（2）①标本的长度、直径;②沿后中线将喉打开,固定过夜,隔天取材;③肿块:a.部位(根据前联合、室带、喉室和声带,辨认是位于左侧、右侧,判定位于声门、声门上

或声门下);b.肿块的大小、形态(菜花状外生型、内生溃疡型)、颜色、质地、距会厌根部及气管切缘的距离、侵及范围(越过中线,包括深度)、骨质有无破坏。

（3）若有附着的甲状腺,则称其质量、检查三维大小、外观、是否被肿瘤侵犯。

（4）若有附着的甲状旁腺,则称其质量、检查三维大小、外观、是否被肿瘤侵犯。

（5）查找喉前淋巴结。

3. 切片取材 ①肿瘤组织2~4块(纵行切开),其中至少1块包括下方毗邻的软组织(判断侵及深度);②其他部位受肿瘤侵犯处的各1块;③非肿瘤组织1块;④上、下及四周切缘各1块;⑤若有甲状腺、甲状旁腺,至少各1块;⑥淋巴结全部取材(图2-8)。

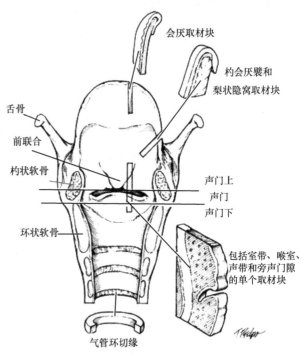

图2-8　喉肿瘤的取材

六、气管,支气管和肺

1. 常用术式 ①肺楔形切除;②肺段切除;③肺叶切除;④一侧全肺切除。

2. 大体观察

（1）确定肺标本的前后、部位。

（2）肺的三维长度、支气管的长度及直径。

（3）胸膜的厚度、光滑、增厚、粘连、附着(纤维蛋白,脓苔,纤维化)、肿瘤浸润局部收缩凹陷或突出等。

（4）肺的剖开:①方法:a.用剪刀从主支气管或其大分支的断端纵行剪开支气管及其分支,接着将肺组织(包括肿瘤)平行地切多个切面(间隔约1~2cm);方法b.经由主支气管向肺内灌入足够量的4%

中性甲醛,并将该主支气管结扎或夹住,固定过夜。然后每间隔1~2cm将肺平行切开;②怀疑有结核病或其他传染性疾病的肺标本,先用4%中性甲醛固定48~72h,然后再进行大体观察和取材。

(5)胸膜切面是否被病变累及。

(6)支气管肿瘤 肿瘤三维大小、形态、质地、与支气管的关系、与支气管切缘的距离、仔细查找支气管旁、肺门淋巴结及另送分组的淋巴结。

(7)肺内病变:①肿瘤的部位(肺叶、肺段),与气管、主支气管切缘的距离,肿瘤的三维大小,与支气管的关系,肿瘤类型(中央型、外周型、弥漫型),有无出血、坏死、空洞,是否侵犯胸膜(或与胸膜表面的距离),仔细查找支气管旁、肺门淋巴结及另送分组的淋巴结。②结核病,结核球和结核性空洞的部位,与气管、主支气管切缘的距离,数目,大小,边界,切面颜色、坏死、有无钙化,结核性空洞的另检查洞壁厚度,病变周围肺组织,肺门淋巴结等。③肺脓肿,参见结核病。④支气管扩张,扩张的部位、范围、受累及支气管的级别、类型、最大管径、管壁厚度、管腔黏膜情况、扩张支气管周围肺组织等。

3. 切片取材

(1)支气管肿瘤:①肿瘤2~4块,其中1块应包括支气管管壁;②支气管切缘1块(横切全环)(注意清除手术缝钉)。

(2)肺肿瘤:①肿瘤2~4块,其中1块应包括与肿瘤毗邻的支气管、周围组织(若肿瘤大片坏死,应尽量取肿瘤的周边组织),位于周围的肿瘤应包括胸膜;②无明显病变的肺组织2~3块,其中1块应远离肿瘤并包括胸膜;③支气管切缘1块(横切全环)(注意清除手术缝钉)。

(3)肺的非肿瘤病变:①病变区域2~3块;②无病变区域每个肺叶1块;③支气管切缘。

(4)淋巴结按一定顺序全部取材(图2-9)。

七、纵隔,胸膜和心包

1. 常用术式 ①活检或穿刺组织;②手术切除。

2. 大体观察

(1)囊性肿块:形状、三维长度、单或多房、囊壁厚度、囊壁内表面光滑与否、乳头状物数目及分布、结节性突起(头结节)的组成(毛发、牙齿、骨质、脂肪)、囊内容物(浆液、黏液、皮脂、毛发、坏死、钙化等)。

(2)实性(淋巴结、一般肿瘤):数目、形状、三维长度、质地、出血、坏死、包膜(完整性)、生长方式。

(3)胸腺瘤:①胸腺的外表面是否光滑,包膜是否完整;②称标本质量,三维长度;③最大面间隔3~

5mm纵行切开,观察切面均质或分叶状、囊性或实性、有无坏死和纤维化;④肿瘤是否浸润邻近结构或器官。

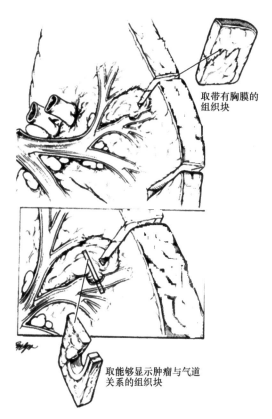

取带有胸膜的组织块

取能够显示肿瘤与气道关系的组织块

图2-9 肺肿瘤的取材

3. 切片取材

(1)囊性肿块:①光滑囊壁2块,囊壁粗糙区至少2块,"头结节"(至少1~2块);②实性区2~4块(肿瘤较大、良恶性不能肯定的,适量多取材),其中至少有1块应包括包膜及其周围组织。

(2)实性(淋巴结、一般肿瘤):不同区域都应取材,至少4块以上,其中至少有1块应包括包膜及其周围组织。

(3)胸腺瘤:①肿瘤组织,至少5块或全部取材(应取可疑包膜浸润的区域);②肿瘤与毗邻组织,每面各1块;③各邻近器官,酌情取材;④四周切缘各1块;⑤无明显病变,不同区域酌情取材。

八、内分泌系统

(一)甲状腺

1. 常用术式 ①肿块切除;②腺叶或峡部切除;③次全切除;④全甲状腺切除。

2. 大体观察

(1)表面的形状、三维长度、质量、肿大形式(弥漫型、结节性、肿块突出表面)、颜色、质地、有无囊肿。

(2) 在甲状腺周围的脂肪组织中仔细寻找有无甲状旁腺。

(3) 定位好甲状腺后,于甲状腺组织最宽处纵行切开,间隔2~5mm平行地切开,但勿切断。①甲状腺包膜是否完整;②囊肿、结节、肿瘤的数目、大小、部位、与切缘的距离、颜色、质地、浸润范围;③囊壁是否光滑、乳头状物的大小;④囊内容物:胶状、出血、坏死、钙化。

3. 切片取材

(1) 弥漫型病变:每叶3块,峡部1块。

(2) 囊性肿块:光滑囊壁1块,粗糙囊壁(乳头状)处酌情取材(2~3块),应包括周围甲状腺组织。

(3) 实性肿物:①直径<5cm者,应全部取材;②直径>5cm者,其直径每增加1cm增加1块,应尽量带包膜及周围组织取肿块。

(4) 多结节性病变:每个结节至少1块,应尽量带包膜及周围组织取肿块。

(5) 若有甲状旁腺,全部取材。

(6) 若有淋巴结,全部取材(图2-10)。

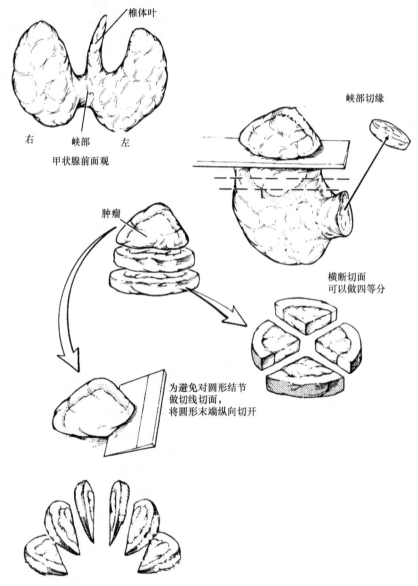

椎体叶

右　峡部　左

甲状腺前面观

峡部切缘

肿瘤

横断切面
可以做四等分

为避免对圆形结节
做切线切面,
将圆形末端纵向切开

图2-10　甲状腺肿瘤的取材

(二)甲状旁腺

1. 常用术式　手术切除。

2. 大体观察　①数目,左侧、右侧;②冷冻之前,应先去除其表面的脂肪组织,对每个腺体进行称质量,检查大小,颜色,质地等。

3. 切片取材　①无明显病变的,每个腺体1块(一般为全部取材制片);②肿瘤(或肿大的腺体)2~4块,其中至少有1块应包括包膜及其周围的甲状旁腺组织。

（三）肾上腺

1. 常用术式　手术切除。

2. 大体观察　①去除腺体周围的脂肪组织；②腺体的形状、三维长度、称其质量；③沿与腺体横径相垂直的方向，每间隔 2~3mm 做数个平行切面（勿离断腺体）；④皮、髓质的厚度；⑤包膜内、外结节（数目、大小、切面颜色、质地）；⑥肿瘤的部位、形状、三维长度，切面颜色、质地，有无出血、坏死，包膜是否完整、边界是否清楚，是否浸润周围组织。

3. 切片取材　①肿瘤 2~4 块，其中至少有 1 块应包括包膜及其周围的肾上腺组织；②无明显病变区域 1 块（包括皮、髓质）；③其他病变处酌情取材。

九、泌尿系统

（一）肾脏

1. 常用术式　手术切除。

2. 大体观察

（1）三维长度、形状、表面形态、质地，脓肿的数目、大小，突出结节的大小及囊实性等。

（2）肾门：①肾动脉的长度、直径，有无狭窄、血栓；②肾静脉有无血栓形成、肿瘤侵犯等；③输尿管的长度、直径、有无结石、肿块等；④肾盂有无扩张、结石的数目、大小、颜色、形状，有无肿块等；⑤肾门淋巴结的数目、大小。

（3）肾的切开：①方法 1：由肾脏外缘切至肾门等分为二；②方法 2：由输尿管断端注入 4% 中性甲醛，结扎输尿管断端，固定过夜，若可疑肾结核者须固定 48~72h，然后切开肾脏（参见方法 1）。

（4）肾内病变：包膜厚度、与肾实质关系；皮、髓质的厚度及其颜色，行走规律；肾盂大小、结石的数目、大小、颜色、形状等；肿瘤大小，形状，部位（上极、下极、肾盂），切面质地、颜色、坏死、出血、侵及范围等。

3. 切片取材

（1）肾肿瘤：①成人肿瘤：2~4 块，其中至少 1 块应包括与肿瘤毗邻肾组织；②儿童肿瘤：每 1cm 直径切取 1 块；③无"肿瘤"的皮髓质、肾盏各 1 块；④输尿管切缘 1 块。

（2）肾的非肿瘤性病变：①主要病变区域：2~3 块；②无病变区域：2~3 块（包括皮质和髓质）；③肾盂：1~2 块；④输尿管切缘 1 块（图 2-11）。

（二）膀胱

1. 常用术式　①部分膀胱切除；②全膀胱切除。

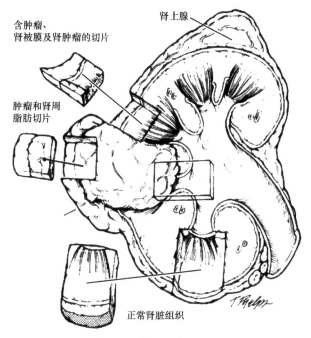

图 2-11　肾脏肿瘤的取材

2. 大体观察

（1）膀胱的定位：①腹膜沿膀胱的后壁向下移行；②以其他器官为参照，如精囊腺、输尿管位于膀胱的后壁，输尿管伴精囊腺周围的脂肪组织。

（2）膀胱三维大小，输尿管的长度、直径。

（3）剖开膀胱：从膀胱的尿道口断端至膀胱底部剪开膀胱前壁（避免剪开后壁，因输尿管的开口位于后壁）固定过夜，隔天取材。

（4）肿瘤的部位（三角区、膀胱颈、底部、侧壁）、数目、大小、形状（乳头状、是否有蒂、扁平、溃疡性等）颜色、质地、坏死、侵及膀胱壁的深度及周围组织的情况等。

（5）无"肿瘤"区域的黏膜情况等。

（6）腔内有无结石（数目、大小、颜色、形状）。

（7）查找膀胱周围有无淋巴结。

3. 切片取材　①肿瘤 2~4 块，其中至少 1 块应包括膀胱壁全层；②膀胱颈 1 块，三角区、前壁、后壁和底部各 2 块；③双侧输尿管的根部、切缘各 1 块；④膀胱尿道口切缘 1 块；⑤男性标本的前列腺、精囊腺、输精管切缘，左、右各 1 块；⑥若有淋巴结，全部取材（图 2-12）。

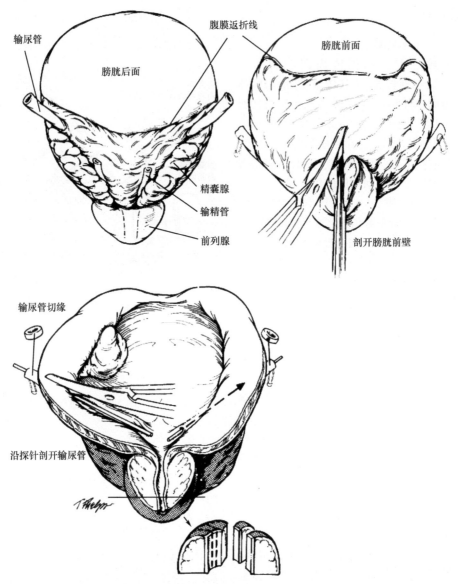

图 2-12　膀胱肿瘤的取材

十、生殖系统(女性、男性)

女性生殖系统

(一) 子宫

1. 常用式式　①宫颈锥形切除;②次全子宫切除;③全子宫切除;④根治性子宫切除。

2. 大体观察

(1) 定位确认式式。

(2) 辨认子宫的前后位置:①子宫前面具有圆韧带;②腹膜向子宫后下伸展;③参照附件,卵巢通过韧带附在输卵管后方。

(3) 子宫体的三维长度、浆膜下突起物的部位、大小。

(4) 宫颈的直径,形态:糜烂、囊肿、息肉、肿块(形状、大小、质地)、有无做过锥形切除、Leep 刀切除等。

(5) 子宫的剖开:①"Y" 形切开 从宫颈外口中间向宫底纵行切开,再分别从宫底向两侧子宫角处切开,形似"Y"形(适用于检查宫体病变);②"T"形切开 沿宫颈向宫底方向将子宫颈两侧壁剪开,止于子宫颈、体交界处,将子宫切成前、后两部分,分别做若干横切面(间隔约 1cm),勿将宫壁完全切断以保持其完整,仔细检查各切面(适用于检查宫体、内膜病变);③是否有阴道,长度,是否被肿瘤累及;④将宫颈与宫体离断,在宫颈 3 点钟处剪开宫颈管,因宫颈病变常在前面或后面,而非侧面(钉板固定后,按顺时针方向将宫颈做"12 个钟点"切块)。

（6）子宫肌壁厚度、质地、增厚区域有无大小不等的出血灶；肿块的部位（肌壁间、黏膜下、浆膜下）、数目、大小、颜色、质地、纹理、出血、坏死、囊性变、边界等，较大肿块须平行做多个切面。

（7）子宫内膜：①厚度、是否均匀，增厚区域（局灶或弥漫性）；②肿块，形状：息肉样、菜花样、是否有散在性或葡萄串样水泡、大小、数目、部位（累及范围）、颜色、出血、坏死、边界、侵及深度等。

（8）若有卵巢、输卵管，参考卵巢、输卵管章节。

3. 切片取材

（1）宫颈

常规取材（无明显病变时）：①12 点、6 点处各 1 块；②囊肿、息肉酌情取材；③肿瘤（包括已确诊或怀疑原位癌、早期浸润癌者、已作锥形切除者等）：按顺时针方向将宫颈做"12 个钟点"取材。

宫颈"12 点"取材法：①在单纯锥形切除的宫颈或由全切除子宫上离断下来的宫颈 12 点处做一标记；②自 3 点处开始将宫颈纵行剪开，等分为 4 大块：A1（右端块，1 ~ 3 点钟），A2（中右块，4 ~ 6 点钟），A3（中左块，7 ~ 9 点钟）和 A4 左端块，（10 ~ 12 点钟）；③将该 4 块组织等分成小块（厚度不超过 3mm），可对每块间质部分进行必要修剪，但都应包括黏膜上皮（含鳞、柱上皮交界处）（图 2-13）。

（2）子宫壁：①常规取材（无明显病变时）：子宫底、前壁和后壁至少各 1 块；②肿瘤 每个肿瘤 2 ~ 4 块（若肿瘤较大、质嫩、出血、坏死、边界不清的应适量多取并包括肿瘤周围组织）。

（3）子宫内膜：①常规取材（无明显病变时）：子宫底、前壁和后壁处内膜至少各 1 块；②病变（包括肿瘤）处：2 ~ 4 块，其中至少有 1 块应包括肌壁和浆膜（组织过大时可分为 2 块，但须注明）；出血、坏死处的周围组织多取材；③若有阴道，切缘 1 块，有肿瘤累及或其他病变酌情取材；④恶性肿瘤标本的两侧宫旁组织各 1 块；⑤卵巢、输卵管参见相关章节；⑥淋巴结全部取材（图 2-14）。

（二）卵巢

1. 常用术式 ①卵巢囊肿剥除；②部分或全卵巢切除。

2. 大体观察

（1）单侧或双侧，连或不连有输卵管。

（2）形状、三维长度、颜色、质地、与输卵管的关系。

（3）被膜 是否光滑、不规则，有无囊肿、破裂出血等。

（4）切面观察皮髓质、黄体（大小、出血）、白体（大

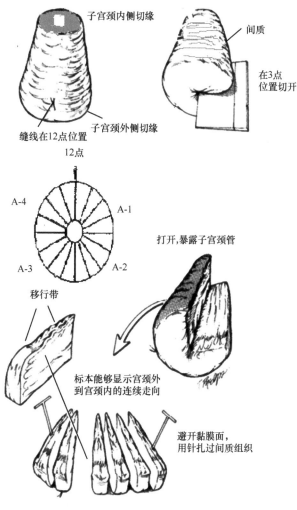

图 2-13 宫颈"12 点"的取材

小）、囊肿数目、大小、囊内容物。

（5）肿瘤：①囊性、实性、囊实性（各占比例）；②囊性：形状、三维长度、单或多房，将囊肿放入适当的容器，剪一小切口使内容物流出，观察囊液的颜色、质地并记录，用剪刀剪开囊壁完全暴露内表面，囊壁厚度、囊内容物（浆液、黏液、皮脂、毛发、坏死、钙化等）、囊壁内表面光滑与否、乳头状物数目及分布、结节状突起（头结节）的组成（毛发、脂肪、牙齿、骨质等），条件许可时用热水冲洗囊肿内黏稠的油脂；③实性：形状、三维长度、质地、出血坏死、包膜是否完整、生长方式。

3. 切片取材 ①无明显病变时，常规取每侧卵巢最大切面的皮、髓质各 1 块；②囊性肿块：光滑囊壁 1 块、囊壁粗糙区（至少 1 ~ 2 块）、"头结节"及周围粗糙区应全部取材以寻找不成熟成分；③实性区 2 ~ 4 块（肿瘤较大、良恶性不能肯定的，适量多取材），其中至少有 1 块应包括包膜及其周围组织；④恶性肿瘤清扫的淋巴结全部取材。

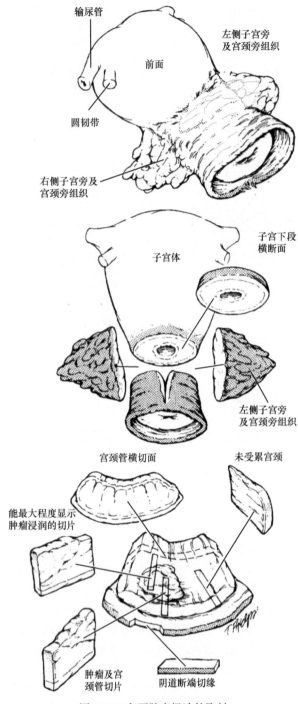

图 2-14 宫颈肿瘤根治的取材

（图中标注）
输尿管
左侧子宫旁及宫颈旁组织
前面
圆韧带
右侧子宫旁及宫颈旁组织
子宫下段横断面
子宫体
左侧子宫旁及宫颈旁组织
宫颈管横切面
未受累宫颈
能最大程度显示肿瘤浸润的切片
肿瘤及宫颈管切片
阴道断端切缘

（三）输卵管

1. 常用术式 手术切除。

2. 大体观察 ①长度,最大直径;②形状异常:囊性扩张(积水、积脓、内容物颜色)、肿瘤大小、切面颜色、质地、浸润深度、有无侵及周围组织、邻近器官;③浆膜面:纤维蛋白、脓苔、粟粒样结节、紫蓝色结节、破裂(破裂口大小)、纤维性粘连(与卵巢粘连)、囊肿(数目、大小、囊内容物、囊壁厚度);④伞

端是否完整开放、闭锁;⑤壶腹是否膨大、破裂、凝血块中是否有灰白色的胎盘绒毛、胚胎成分;⑥一般将输卵管每间隔0.5cm平行作横切面(勿将管壁离断)。

3. 切片取材

（1）无明显病变时,常规取输卵管的峡部、中间部和近壶腹部各1块。

（2）输卵管妊娠:①胚胎成分、胎盘绒毛应全部取材;②凝血块中灰白色的成分应多取材。

（3）囊肿 酌情取材。

（4）肿瘤组织2～4块。

（四）外阴

1. 常用术式 手术切除。

2. 大体观察 ①将标本展开、进行定位;②三维长度;③皮肤的颜色、形状、大小范围;④肿瘤的部位、大小、形状、质地、边界、累及范围、浸润深度等。

3. 切片取材 ①肿瘤2～4块,其中至少1块应包括正常皮肤和皮下组织;②其他病变酌情取材;③大、小阴唇的非肿瘤处皮肤各1块;④淋巴结全部取材。

（五）乳房

1. 常用术式 ①肿块切除;②单纯性乳房切除;③改良的根治性乳房切除;④根治性乳房切除。

2. 大体观察

（1）肿块切除:①组织形状、三维大小、质地、有无包膜、包膜是否完整;②肿块形状、位置(是否位于导管内)、切面颜色、质地、有无粉刺样坏死、是否浸润周围脂肪组织。

（2）改良的根治性乳房切除

1）确定切除的乳房是左侧或右侧。

2）标本是否包括皮肤、乳头、腋窝组织。

3）①整个标本的三维长度;②皮肤的形状、长短径的长度、颜色、有无橘皮样改变;③乳头直径、乳头及乳晕是否糜烂、溃疡、内陷、能否挤出分泌物(性质)、与下方乳腺组织是否粘连(被癌侵犯);④手术切口或疤痕的位置、长度。

4）①触摸乳腺:肿块的大小、数目、部位(与乳头的距离),观察切面颜色、质地、活动度、边界是否清楚;②于乳头与肿块中心的连线处切开乳腺,再于两侧间隔1～2cm,做若干平行的切面,然后仔细观察:囊肿,扩张导管的部位、数目、大小、内容物;肿块(同1);若为肿块活检术后的根治标本,则应观察描述手术残腔形态、大小,是否肿块残存。

5）仔细查找剥离腋窝淋巴结。

3. 切片取材 ①乳头、乳晕及其下方的乳腺组织 1~2 块;②肿瘤:至少 3 块(至少有 1 块应包括肿瘤边缘及其周围的乳腺组织),酌情增加取材;③肿瘤表面皮肤交界处 1~2 块;④肿瘤深面乳腺组织与其毗邻的组织 1~2 块;⑤若为肿块活检术后的根治

标本,手术残腔的周围组织 2 块,疑似肿块残留,则酌情多取材;⑥其他病变酌情取材;⑦无明显病变处,四个象限区域各取 1 块;⑧清扫的淋巴结全部取材(图 2-15)。

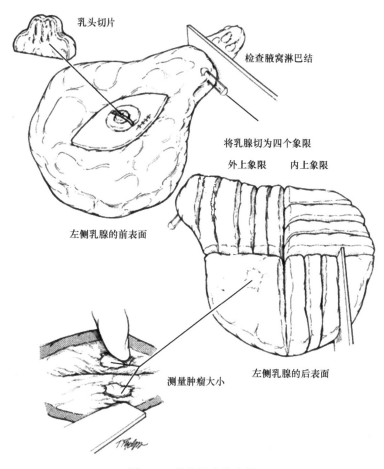

乳头切片

检查腋窝淋巴结

将乳腺切为四个象限

外上象限　内上象限

左侧乳腺的前表面

左侧乳腺的后表面

测量肿瘤大小

图 2-15　乳腺肿瘤的取材

男性生殖系统

(一)前列腺

1. 常用术式　①穿刺组织;②经尿道切除的碎组织;③手术切除。

2. 大体观察

(1) 经尿道切除的碎组织:合计三维长度,观察颜色、质地,仔细寻找组织发黄、质地较硬的可疑癌组织。

(2) 前列腺全切标本:①三维长度、尿道长度,精囊腺三维长度,必要时称质量;②前列腺包膜表面(光滑、结节状),腺体是否对称,是否有质硬区;③从近端至远端将前列腺做多个平行切面(间隔约 5mm),仔

细检查各切面的颜色、有无肿瘤、质地、肿瘤所在腺叶位置、大小、颜色、边界、与尿道、精囊腺的关系等;挤压前列腺切面,观察有无乳白色液体流出。

3. 切片取材　①肿瘤:2~4 块(视肿瘤大小),包括包膜和尿道;②增生性结节、囊肿、钙化,酌情取材;③无明显病变的,每叶 1 块;④精囊腺 1 块;⑤尿道切缘 1 块;⑥远端前列腺尖及近端膀胱颈的切缘各 1 块(图 2-16)。

(二)睾丸和附睾

1. 常用术式　手术切除。

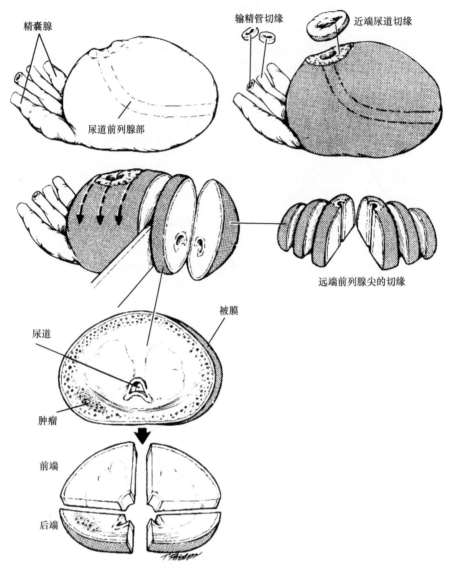

精囊腺

输精管切缘　近端尿道切缘

尿道前列腺部

远端前列腺尖的切缘

尿道　被膜

肿瘤

前端

后端

图 2-16　前列腺肿瘤的取材

2. 大体观察

（1）剪开鞘膜，显示睾丸和附睾。

（2）检查睾丸：①形状、三维长度、必要时称质量；②矢向切开睾丸，等分为两部分，固定过夜，隔天取材；③与睾丸长径垂直的方向做多个平行切面（间隔 3mm，勿离断）；④睾丸切面颜色、质地，肿瘤的大小、颜色、质地、坏死等，与白膜、附睾、精索的关系；⑤无明显病变区域的颜色，有无结节、质地等。

（3）附睾的大小、切面颜色、有无肿块、大小、坏死等。

（4）精索的长度，有无静脉曲张等。

3. 切片取材　①肿瘤组织 2～4 块，其中至少 1 块应包括肿瘤与毗邻的睾丸组织；②无"肿瘤"睾丸组织 1 块；③附睾肿块 2～4 块、附睾及精索无明显病变时 2 块；④精索及其周围软组织的手术切缘 1 块。

（三）阴茎

1. 常用术式　①部分阴茎切除；②全阴茎切除。

2. 大体观察　①阴茎长度、直径；②剪开尿道，沿剪开的尿道长轴将阴茎对半剖开，等分为左、右两半；③肿瘤部位、离阴茎体断端（切缘）的距离、形状、颜色、大小、出血、坏死、与周围的关系等。

3. 切片取材　①肿瘤组织 2～4 块，其中至少 1 块应包括皮肤和尿道；②龟头、尿道各 1 块；③切缘（应包含皮肤、海绵体及尿道）1 块；④淋巴结全部取材（图 2-17）。

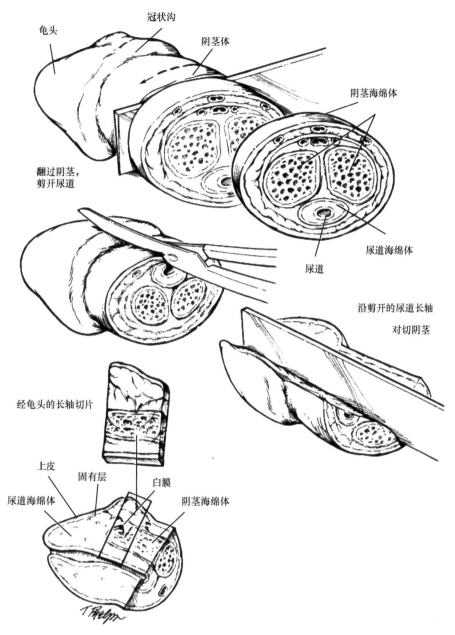

图 2-17　阴茎肿瘤的取材

（赵　敏　李春笋）

思考题

1. 大体标本取材的原则是什么？
2. 大体标本取材的注意事项有哪些？
3. 如何进行胃病变的大体观察与切片取材？
4. 如何进行胰腺肿瘤的大体观察与切片取材？
5. 如何进行喉肿瘤的大体观察与切片取材？
6. 如何进行肺病变的大体观察与切片取材？

7. 如何进行甲状腺病变的大体观察与切片取材？
8. 子宫的"T"形、"Y"形切开及宫颈"12点"取材如何操作？
9. 改良根治性乳房切除标本的大体观察与切片取材？
10. 全膀胱切除的大体观察与切片取材？

第 3 章 皮 肤

第一节　总　　论

一、胚胎和组织学

1. 皮肤的胚胎发生　皮肤起源于两个胚层,结构比较复杂。表皮(包括黑色素细胞)和附属器的大部分起源于外胚层;真皮、皮下组织、淋巴管和血管等则起源于中胚层的间叶组织。

(1) 表皮(包括黑色素细胞)和附属器的发生:在胚胎初期,表皮由单层细胞组成。胚胎第4~6周时,表皮演变为内层和外层,内层又称生发层,由大立方形细胞组成。外层又称周皮层,由扁平细胞组成。胚胎第2个月时,表皮演变为三层,在内外两层之间产生了中间层,中间层的细胞大、胞质透明,以后发展成为复层鳞形上皮。胚胎第4个月时,周皮层细胞开始角化,形成胎儿皮脂;同时中间层变为复层鳞形上皮,并开始出现细胞间桥。至胎儿第3个月后,表皮基层内出现黑色素细胞。黑色素细胞起源于神经嵴,同时,生发层也向下长出原始上皮芽,由此而衍化成毛发、皮脂腺和大汗腺。第5个月时,生发层又长出小汗腺芽,继而演变成小汗腺。

(2) 真皮和皮下组织的发生:胚胎早期,真皮细胞间隙中有黏液样间质填充。胚胎第一个月时,间叶细胞为紧密集合的梭形细胞。第二个月时,出现嗜银纤维。第3个月时,真皮中出现纤维,初为网状纤维,后为胶原纤维,同时间质细胞分化成纤维母细胞。弹力纤维常在胎儿第6个月时出现。在这阶段皮下脂肪已开始朋显,第三个月时皮下脂肪形成。

2. 皮肤的组织结构　皮肤由表皮和真皮组成,借皮下组织与深部组织相连。皮肤还包括毛、皮脂腺、汗腺和指(趾)甲等,它们是由表皮衍生而来的附属器。

(1) 表皮(epidermis):皮肤的浅层,由角化的复层扁平上皮构成。人体各部位的表皮厚薄不等,一般厚0.07~0.12mm,手掌和足蹠最厚,约0.8~1.5mm。表皮细胞分为两大类:一类是角质形成细胞(keratinocyte),占表皮细胞的绝大多数,它们在分化中合成大量角蛋白,细胞角化并脱落;另一类是树枝状细胞(dendritic cells),数量少,分散存在于角质形成细胞之间,包括黑(色)素细胞、郎格汉斯细胞和梅克尔细胞。这两类细胞具有细胞间桥以及丰富的胞质,用HE染色即可着色;而树枝状细胞则无细胞间桥,其胞质需用特殊染色或组织化学方法,甚至在电镜下才能识别。

1) 表皮的角质形成细胞:角质形成细胞最终形成角质蛋白,角化过程中一般可以分为四层,即基底层、棘层、颗粒层以及角质层。另外,比如在手掌和足蹠的厚表皮这些部位,在角质层的下方还可见到透明层。

a. 基底层(strantum basale):为表皮最底层,由一层矮柱状或立方形的基底细胞(basal cell)组成,附着于基膜上,长轴与基膜带垂直。细胞核相对较大,呈椭圆形或圆形,染色较浅,核仁明显,核分裂象常见(分裂活动细胞)。胞质内含有丰富的游离核糖体,因此在HE染色标本上呈强嗜碱性。基底细胞间有多少不多的黑素细胞,其含量的多少与皮肤的颜色是一致的。基膜带在HE染色时不易辨认,只有用特殊染色,如过碘酸雪夫(PAS)反应时才能显示出来。基底细胞是未分化的幼稚细胞,有活跃的分裂增生能力,新生的细胞向浅层推移,分化为其他各层细胞,故又称生发层(stratum germinativum)。

b. 棘层(stratum spinosum):在基底层上方,一般由4~8层细胞组成,深部细胞呈多角形,浅层细胞渐扁。细胞间可见明显间隙,细胞向四周伸出许多细短的突起,称为棘突,故这层细胞又名棘细胞。棘细胞核较大,圆形或椭圆形,核仁明显,胞质丰富,游离核糖体较多,故呈弱嗜碱性。相邻棘细胞突起以间桥相连,在棘层中部还有散在分布的核扭曲呈脑回状的朗格汉斯细胞,它与皮肤免疫有关。

c. 颗粒层(stratum granulosum):由1~3层扁平或梭形细胞组成,位于棘层上方,胞核和细胞器已退化。此层细胞最显著的特点是细胞内含有许多强嗜碱性的透明角质颗粒(keratohyalin granule)。此层与角化程度有关,角化不全时常不见颗粒层。

d. 透明层(stratum lucidum):只在厚表皮可见,由数层鳞状、透明、折光强的细胞组成。细胞核和细胞器均已退化消失,细胞界限不清。胞质内充满由透明角质颗粒转化而来的角母蛋白(eleidin)。如取材用福尔马林固定,切片用HE染色后,在角质层的最下部位,可见一薄层均匀一致的嗜酸性带,故称之为透明层。

e. 角质层(stratum corneum):由几层至几十层扁平无核的角质细胞(horny cell)组成。角质细胞内充满角蛋白,无胞核、无细胞器,已完全角化死亡,呈均质状嗜酸性。HE染为红色,可呈波浪状,此层经常生理性脱落。在福尔马林固定的标本中,角质层内因有较大的细胞内外间隙,故往往呈网状,这是制片过程中所造成的。角质层细胞有重要的保护功能,能吸收短波紫外线、反射可见光线、防止体液丢失,是防止化学物质和微生物入侵机体的主要屏障。

表皮从基底细胞产生棘细胞逐渐演变为颗粒细胞最后形成角质层,故这些细胞又称角朊细胞。从表皮的基底层到角质层是角质形成细胞的增殖、分化、移动、死亡和脱落的动态变化过程。如某种因素破坏了表皮的动态平衡,就会出现角化异常等病理变化。人表皮的更新周期为3~4周。

2)表皮的树枝状细胞:在表皮内有四种类型的树枝状细胞,其功能各不相同。其中只有一种,即黑素细胞,在HE染色的组织切片内可以辨认;而第二种,即朗格汉斯细胞(Langerhans cell,LC),需要用组织化学或免疫组织化学或电镜才能辨认;第三种为未定型树枝状细胞,则只能用电镜才能辨认;第四种是梅克尔细胞(Merkel cell),这类细胞的情况尚不完全清楚,在HE染色切片中也不能辨认,需要用电镜或免疫组化方法加以确认。

a. 黑素细胞(melanocyte):位于基底层,主要功能是生成黑色素。大多散在于表皮基底细胞之间,真皮中可有少数,它们在身体各部的数目有明显差别。在HE染色的切片中,黑色素细胞胞质透明,核较小深染。用银染法和多巴(DOPA)反应可显示细胞的全貌,为有多个较长并分支突起的细胞。电镜下,黑色素细胞胞质内有不同发育阶段的黑色素小体,用免疫组化HMB45可特异性地显示出来。黑色素能吸收和散射紫外线,可保护表皮深层的幼稚细胞不受辐射损伤。

b. 朗格汉斯细胞(Langerhans cell,LC):为具有树枝状突起的细胞,主要散在于棘细胞之间。在HE染色切片上,胞核着色深,胞质很浅;用氯化金或ATP酶法可观察到该细胞有许多较长突起伸入相邻细胞之间、上达颗粒层,下抵真皮-表皮连接。LC如用氯化金浸染,可以表现为树枝状细胞,而多巴反应则为阴性,同时ATP酶阳性,电镜下证实胞质内有独特的伯贝克颗粒(Birbeck granule),故与黑素细胞可以区别。免疫组化LCA弱阳性或阴性,S-100阳性,最为特异性的标记抗体为CD-1及CD-4。朗格汉斯细胞系来自单核细胞。

c. 未定型细胞(indeterminate cell):此种树突状细胞常位于表皮最下层,只有电镜下才能证实。

d. 梅克尔细胞(Merkel cell):位于表皮和口腔黏膜的下面,相当罕见,分布不规则,偶尔成群排列。在HE染色标本上不易辨别。电镜下可见特征性的致密胞质颗粒,免疫组化可用NSE、嗜铬素A(CgA)等抗体标记。梅克尔细胞的功能仍未完全确知。

(2)真皮(dermis):位于表皮下面,主要由致密结缔组织组成,包含血管淋巴管、皮肤附件、神经肌肉。真皮深部与皮下组织相连,但两者之间没有明显地界限。真皮可分为乳头层和网状层,两者之间无明显界限。

a. 乳头层(papillary layer):位于两个表皮突之间的真皮部位,含乳头体和其下方的真皮浅层。此层的纤维纤细,疏松,毛细血管丰富。故炎症细胞多在此层。

b. 网状层(reticular layer):位于乳头层下方,较厚,是真皮的主体部分,与乳头层无明显的分界,内有粗大的胶原纤维束交织成网,弹性纤维丰富,使皮肤具有较大的韧性和弹性。此层内还有较多的血管、淋巴管和神经束。毛囊皮脂腺和汗腺也多存在于网织层内,深部常见环层小体。

(3)皮下组织:皮下组织(hypodermis)由疏松结缔组织和脂肪组织组成。皮肤借皮下组织与深部组织相连,使皮肤有一定的活动性。分布到皮肤的血管、淋巴管和神经束,由皮下组织中通过。毛囊和汗腺也常延伸到该层组织中。

(4) 皮肤的纤维组织:系指真皮和皮下组织中的纤维组织。其中有三种纤维:①胶原纤维;②弹力纤维;③网状纤维。

(5) 皮肤结缔组织中的细胞

1) 成纤维细胞:呈梭形,胞膜薄有时可有核仁,染色质均匀细致,能产生胶原纤维,也能产生弹力纤维和网状纤维。

2) 组织细胞:呈圆形或短梭形,核圆或肾形,核膜清楚,胞质不规则着色较浅,量少分布于血管周围。可分化形成上皮样细胞、成纤维细胞和巨噬细胞,也可产生网织纤维。

3) 肥大细胞:呈立方形椭圆形或梭形,核圆或卵圆形,胞质中有粗大的嗜碱性颗粒,HE 片上胞质清晰,呈紫红色,不见颗粒(甲苯胺兰染色,可见紫红色颗粒)。肥大细胞脱颗粒时产生组织胺、肝素、5-羟色胺及嗜酸细胞趋化因子,在变态反应中起重要作用。

(6) 皮肤的附属器:包括毛发、毛囊、皮脂腺与指(趾)甲等。

1) 毛:毛的结构从外向内分 4 部分:

a. 毛干——由完全角化细胞组成,在表皮内开口处叫毛漏斗。

b. 毛根——由未完全角化的上皮细胞组成,由中心向外分为:髓质(由 2～3 层色淡的立方细胞组成,核退化,胞质内含黑色素颗粒),皮质(由多层梭形角化细胞组成,核萎缩深染。含有皮质纤维和成串的黑素颗粒),毛小皮(由单层鳞片状排列的死细胞组成与毛囊内毛根鞘的鞘小皮细胞嵌合)。

c. 毛球——毛根基底部膨大部分,为毛及内根鞘的生发点。

d. 毛乳头——毛球底面向内凹陷处,有真皮结缔组织及血管神经。

此外还有毛囊、立毛肌等结构。

2) 皮脂腺——为泡状腺,无腺腔,细胞崩解后的分泌物为皮脂。眼睑的睑板腺是变异的皮脂腺,皮脂腺分泌物经导管排入毛囊,导管壁与外毛根鞘相连,由复层鳞状上皮构成。

3) 大汗腺——成人仅见于腋窝、脐周、乳晕、外阴及肛门。外耳道耵聍腺,睑缘腺,乳腺等均为变异的大汗腺。大汗腺分泌部为单层立方细胞胞质嗜酸,外有一层肌上皮细胞,导管较直亦为两层细胞组成。

小汗腺——广布全身,尤其在掌跖及腋部,分泌部盘曲呈丝球状,分布于真皮与皮下组织交界处,由单层矮柱状细胞组成,其外有肌上皮细胞。导管部为汗管,开口于皮肤表面,真皮内汗管由两层细胞组成。

4) 指(趾)甲——由甲体以及它周围和下面的几部分组织组成。甲体(nail body)是长在指(趾)末节背面的外露部分,为坚硬透明的长方形角质板,由多层连接牢固的角化细胞构成,细胞内充满角蛋白丝。甲体下面的组织称甲床(nail bed),由非角化的复层扁平上皮和真皮组成。甲体的近端埋在皮肤所成的深凹内,称甲根(nail root)。甲体两侧嵌在皮肤所成的甲襞(nail fole)内。甲根周围为复层扁平上皮,其基底层细胞分裂活跃,称甲母质(nail matrix),是甲体的生长区。甲母质新生的细胞发生角化,并向甲体方向移动,成为构成甲体的细胞,使甲体生长。甲床下的真皮中有丰富的感觉神经末梢。

二、基本病变及其常用术语

由于皮肤具有独特的结构和生理功能,在皮肤病变中,除可发生一般的病理变化外,常具有某些特殊的病变而有特定的名称。现将表皮和真皮的一些常用病变术语解释如下。

(一) 表皮病变

1. 表皮型角化和毛鞘型角化(epidermal keratosis and trichilemmal keratinization) 在正常和某些病变皮肤的表皮角化过程中经过颗粒层产生透明角质而形成角化层,角化物呈板层状排列,这种角化的方式称为表皮型角化;而正常毛鞘峡部或指、趾甲基质和某些病变角化却不经过颗粒层(即不呈现透明角质颗粒)而陡然角化,则称为毛鞘型角化。毛鞘型角化物与表皮型的不同,呈不规则颗粒状或均质状,而不是板层状。

2. 角化过渡(hyperkeratosis) 亦称过渡角化,系指表皮角质层过渡增厚,且完全角化,无残留细胞核,故又称正常角化过渡。角化过渡可由于角质蛋白形成过多、角质滞留或两者原因所致。

3. 角化不全(parakeratosis) 以角化层内有细胞核残留,细胞核固缩,多呈梭形,其长轴与皮面平行,伴颗粒细胞层减薄或缺乏为特征。大概是由于表皮细胞角化紊乱所致。角化不全常伴随角化过渡,如寻常疣和尖锐湿疣。

4. 角化不良(dyskeratosis) 系指表皮内个别细胞角化异常的现象,是个别细胞提前角化(或称早熟)和胚胎性角化所致。表现为表皮内个别细胞胞核浓缩变小,而胞质则提前角化,HE 染色时呈红色。有两种不同的类型:①良性角化不良:如毛囊角化病时的圆体(corps ronds)和谷粒(grains),即属于这种变化。圆体为一同质性嗜碱性质块,外周有透明晕的小体,晕周为嗜碱性壳状角化不良物;谷粒细胞似角化不全细胞,较圆体小得多,细胞核固缩,呈不规则状态,似谷粒形。②恶性角化不良:见于某些表皮肿瘤,如鲍温病、日光角化病、鳞状细胞癌和角化棘皮瘤等,属于肿瘤性角化不良,常称此为单个细胞角化。组织学上表现个别角化复层扁平上皮细胞角化,细胞大,胞质呈强嗜酸性,表现为同质性嗜酸性小体,直径约10nm,偶有核残余。

5. 角化病(keratosis)**和角质栓**(keratin plug) 角化病是指局部皮肤角化增加,并常有角化物黏着的一类皮肤病,如日光角化病、砷角化病和脂溢角化病等。角质栓一般是指某些皮肤病由于表皮角化过渡,伸展至毛囊开口处及毛囊内,形成一团栓子样角化物质,如鱼鳞癣和盘状红斑性狼疮时所见。

6. 颗粒层增厚或减薄(hypergranulosis or hypogranulosis) 正常薄皮肤(掌、跖以外的皮肤)颗粒层由1~2层细胞组成。某些皮肤病时颗粒层细胞增多(颗粒层增厚)或减薄消失(颗粒层减薄)。如显性遗传先天性鱼鳞癣型红皮病时颗粒层增厚,寻常性牛皮癣时颗粒层消失。

7. 棘细胞层增厚(acanthosis) 由于棘细胞过度增生致棘细胞层比正常增厚,称为棘细胞层增厚或棘皮症。正常表皮在真皮乳头上的棘细胞层较薄,4~5层,表皮钉突的棘细胞层较厚,可达10~12层。当棘层增厚时,表皮各部分的棘细胞均可呈现明显增多,如尖锐湿疣和角化棘皮瘤时,棘细胞层因棘细胞显著增多而增厚。

8. 棘突松解(acantholysis) 系指表皮或附属器角朊细胞,由于细胞间黏合质或细胞间桥变性或在形成上有缺陷,失去连接而松解,可导致表皮内形成裂隙、裂缝、腔隙、水疱或大疱。常见于天疱疮、家族性良性天疱疮、毛囊角化病、病毒性疱疹性皮肤病、日光性角化病和假腺样鳞状细胞癌等。也可见于其他表皮内脓疱性和水疱性疾病,特别是有大量中性粒细胞存在的时候容易见到,因中性粒细胞的蛋白分解酶作用于角朊细胞,而形成棘突松解细胞。

9. 疣状增生(verrucosus hyperplasia) 是指表皮增厚,表面呈疣状隆起而不平,常伴角化过渡和乳头状瘤样增殖,如见于疣状皮肤结核。

10. 假上皮瘤样增生(pseudoepitheliomatous hyperplasia) 又称假癌样上皮增生,系因慢性刺激所致的表皮良性增生,常见于慢性溃疡边缘或烧伤瘢痕处。停止刺激后可消退。光镜下表现为高度不规则棘层肥厚,表皮突明显伸长。表皮突伸长愈深则愈细,可达小汗腺水平以下,断面可呈岛屿状散布于真皮内(图3-1)。增生的棘细胞和基底细胞分化良好,排列也有层次,偶见核分裂象。这种病变只限于溃疡及其附近炎性细胞浸润或肉芽组织处。

11. 表皮萎缩(epidermal atrophy) 是指整个表皮特别是棘层变薄,表皮突不明显甚至消失。见于各

种皮肤异色病、萎缩性扁平苔藓、红斑性狼疮、萎缩硬化性苔藓和萎缩性慢性肢端皮炎等。

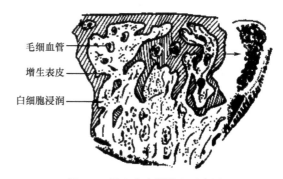

图3-1 假上皮瘤样增生示意图

左侧标注:毛细血管、增生表皮、白细胞浸润

12. 乳头上表皮层变薄(thinning of suprapapillarye epidermis) 是指个别真皮乳头上表皮萎缩。常见于银屑病和某些有乳头状瘤样增殖的疾患。

13. 基底细胞液化变性(liquefaction degeneration of the basal cells) 亦称空泡变,表皮基底细胞空泡形成,导致真皮与表皮交界处(基膜上下区)微小空泡形成,可引起成片基底细胞消失,色素失禁(即色素进入真皮内)和表皮下水疱形成。常见于红斑性狼疮、扁平苔藓等。

14. 色素增加(hyperpigmentation) 是指表皮基底层和(或)真皮上部黑色素增加。

15. 色素减退(hypopigmentation) 是指表皮基底层内黑色素减少或缺如。

16. 色素失禁(incontinence of pigment) 基底层细胞(包括黑色素细胞)受损致色素丧失和真皮上部呈现噬黑色素细胞的现象,称色素失禁。见于色素失禁症、扁平苔藓、红斑性狼疮和血管萎缩性皮肤异色病等。

17. 空泡形成(vacuolation) 系指表皮或附属器角朊细胞,以及黏膜上皮细胞的一种变性。胞质内出现蛋白质的水滴,或称为水滴状变性(hydmpic degeneration)。这种水滴由于标本制作关系消失,留下大小不等的空泡。常见于上皮营养不良、发育障碍或炎症,如维生素A缺乏病、某些病毒性皮肤病如扁平疣等。

18. 表皮颗粒状变性(granular degeneration of epidermis),**或称表皮松解性角化过渡**(epidermolytic hyperkeratosis),**或网状形成**(reticular formation) 见于生发层中上部。可见:①细胞内水肿;②细胞界限不清楚;③过多和过早形成透明角质颗粒和④角化过渡。见于显性先天性鱼鳞病样红皮病,偶见于显性掌跖角化病和线形表皮痣。

19. 表皮气球样变性(ballooning degeneration) 是指表皮或附属器角化复层扁平上皮细胞的一种变

性。变性细胞因细胞内显著水肿,变成气球样,失去细胞间桥,引起棘突松解,形成水疱。多见于病毒性疱疹性皮肤病,如带状疱疹等。

20. 海绵形成(spongiosis) 表皮细胞间水肿致细胞间隙增宽的过程,称海绵形成(图3-2)。这种变化在皮肤炎症过程中常见。急性和亚急性皮炎时,表皮海绵形成是产生海绵状水疱(spongiotic blister)的基本原因。严重的海绵形成可伴随细胞内水肿,导致表皮发生网状变性。

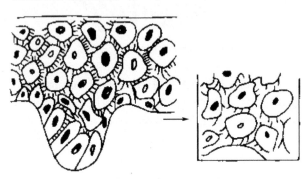

图 3-2 表皮海绵状态示意图

21. 网状变性(reticular degeneration) 表皮细胞由于严重水肿而破裂,形成多房性水疱,称网状变性。水疱的房间隔由残留的细胞壁构成,核浓缩、碎裂以致消失。见于急性皮炎的水疱,常伴海绵状态。病毒性水疱和接触性皮炎的水疱,均可见到这种变性。

22. 水疱(vesicule)**和大疱**(bulla) 表皮内或表皮下形成含有组织液和血液的囊腔,其中常混有炎性细胞,囊腔直径小于5mm时称水疱,大于5mm时称为大疱。表皮内的小裂隙状水疱称裂隙(lacuna)。如天花、水痘时皮肤出现水疱,并可扩大成大疱;在天疱疮时皮肤出现大疱;毛囊角化病和因光角化病时,皮肤可出现裂隙。

23. 脓疱(pustules) 含有脓液,脓液的主要成分是破坏的白细胞(脓细胞)和组织的残骸。kogoj海绵状脓疱(spongioform pustules)是一种位于表皮生发层上部的多房性脓疱,其特点为表皮细胞内和细胞间有白细胞的聚集,细胞的胞膜形成海绵状网络。

24. 微脓肿(microabscesses) 有三种类型:①Munro微脓肿:由角化不全处破碎的中性粒细胞组成,见于银屑病;②Pautrier微脓肿:在棘层内由单个核细胞组成,见于蕈样肉芽肿;③乳头顶端微脓肿:a. 主要由中性粒细胞组成,见于疱疹样皮炎;b. 主要由嗜酸粒细胞组成,见于大疱性类天疱疮。

25. 表皮增生(epidermal hyperplasia) 皮肤慢性炎症、慢性溃疡和某些肿瘤,常伴有上皮增生。表皮增生可从棘细胞的层数增多来判断。有时,由于棘细胞层显著增生肥厚伴钉突往下生长,形成所谓假上皮

瘤样或假癌样增生(pseudoepitheliomatous or pseudo-carcinomatous hyperplasia)。皮肤慢性溃疡和颗粒性肌母细胞瘤等,常伴表皮假癌样增生。

26. 表皮萎缩(epidermal atrophy) 皮肤萎缩可发生于表皮或真皮,或两者同时参与。表皮萎缩时表皮细胞数目或层次减少而变薄,同时伴表皮钉突变短或消失。

27. 细胞渗入表皮(exocytosis) 即真皮内的炎症细胞渗入其覆盖的表皮,在表皮内呈现炎性细胞浸润。

28. 乳头状瘤病(papillomatosis) 一般意为真皮乳头向上增生,使皮面呈乳头状突起。实际上,乳头状瘤病往往用作多发性乳头状瘤的代名词,这时表皮和真皮结缔组织同时发生增生。皮肤真正乳头状瘤少见,大都属炎性或其他性质的增生,如尖锐湿疣、寻常疣和脂溢角化病等,呈乳头瘤样增生。

29. 弹性纤维增生(elastosis)**和弹性纤维变性**(degeneration of the elastic fibers) 某些皮肤病时呈现弹性纤维增生或变性。如弹性纤维痣(nevus elasticus),真皮弹性纤维增生、增粗和数量增多;皮肤松弛症(cutis laxa)时,真皮弹性纤维减少,并呈颗粒变性和溶解。电子显微镜下亦显示弹性纤维变性,电子致密度增加。

30. 胶样变性(colloid degeneration) 见于皮肤胶样粟丘疹(colloid milium)。胶样物的组织学、组织化学表现和来源均与淀粉样物质相似,为同质性嗜酸性染色的块状物质,由纤维母细胞产生。电镜下,胶样物为细丝和无定形物质,细丝呈波纹状、有分支且互相吻合。淀粉样物质在电镜下亦由细丝和无定形物质组成,但其细丝直而不分支,据此可与胶样变性区别。

31. 坏死性溶解(necrolysis) 指表皮急性坏死。生发层细胞呈嗜伊红染色,角质层呈嗜碱性染色。

32. 核固缩 指细胞核皱缩而言,细胞质往往呈空泡状,常见于表皮细胞出现空泡化的疾病,如急性二度烧伤。

33. 核碎裂 指细胞核的破碎,为细胞死亡的象征。不仅表皮细胞可以发生,中性粒细胞也可破裂成嗜碱性的颗粒。后者又名白细胞破裂(leukocytoclasis),而微细的核染色质颗粒又名核尘(nuclear dust)。核碎裂常见于脓疱性皮肤病以及变应性血管炎等。

34. 浅表结痂 在角质层及颗粒层内有很多炎症细胞、红细胞、纤维蛋白以及血浆的干涸,称为浅表结痂。颗粒层细胞往往减少或消失,有时角质层也变薄或被渗出物所代替。在某些疾病的浅表结痂区域,尚可见到细菌的菌落、变性表皮细胞、角化不全细胞

或毛发碎片,甚至在肿瘤病变中,尚可见到癌细胞。

35. 退行发育或异形(anaplasia) 系指在皮肤恶变前和恶性肿瘤中,细胞不典型成熟,或返回到未分化的状态。异形细胞核大、深染、不规则形,核仁往往明显,预示不典型分裂象。细胞彼此失去连接。

36. 发育异常或发育不良(dysplasia) 在皮肤病学中,有时用来描述皮肤癌前期损害中不典型的细胞改变。

37. 细胞巢(cell nesting) 系指表皮、末端毛囊、毛囊漏斗、末端汗管和(或)真皮中细胞簇或巢,与邻近附属器的界限常十分鲜明。见于 Jadassohn 表皮内上皮瘤、倒置性毛囊角化病、角化棘皮瘤、鳞状细胞癌等。

38. 鳞状回旋(squamous eddy) 意即在角朊细胞增生区中鳞状细胞排列成旋涡状,不显示角化不良或不典型。见于倒置性毛囊角化病和有炎症的脂溢性角化病损害,也可见于角化棘皮瘤、Jadassohn 表皮内上皮瘤等。

39. 化生 指一种组织转变为另一种组织。例如,疤痕中的骨质形成及钙化上皮瘤的骨化等。

40. 角化珠(horny pearls) 指不典型鳞状角朊细胞作同心圆排列,接近中心时逐渐出现角化或不全角化,而形成角珠。常见于高分化鳞状细胞癌或假癌性增生。

(二)真皮病变

1. 彩球状(festooning) 指彼此连接成波状、回状或曲线状的真皮乳头突向大疱腔内。见于大疱性类天疱疮、良性黏膜性类天疱疮、皮肤迟发性卟啉病、先天性卟啉病、营养不良型大疱性表皮松解症和Ⅱ级烧伤等。有时也见于疱疹样皮炎、局限性慢性类天疱疮和多形性红斑。

2. 绒毛(villi) 是指伸长和有时扭曲的真皮乳头,照例仅覆以单层或双层上皮细胞,并伸向水疱、大疱或腔隙内。见于毛囊角化病、家族性良性天疱疮、寻常性天疱疮、乳头状汗管囊腺瘤和乳头状汗腺腺瘤等。

3. 乳头状瘤样增殖(papillomatosis) 真皮乳头向上延伸,致表皮表面呈不规则的波状。见于银屑病和增殖型天疱疮等。这和表皮疣状增生不同,后者表皮表面呈疣状角化过渡。

4. 乳头状瘤(papilloma) 系指皮肤呈瘤性或瘤样增生,其特点为乳头瘤样增殖和角化过渡。见于线形表皮痣、寻常疣、脂溢性角化病、日光性角化病和黑棘皮病等。

5. 境界带(grenze zone) 系指有病变的真皮与表皮之间的狭窄区,该处组织相对地未受损害。这种特点见于面部肉芽肿、萎缩性慢性肢端皮炎、皮内痣、Jessner 淋巴细胞浸润症、皮肤淋巴细胞瘤、瘤型麻风和胶样粟丘疹等。

6. 均质化(homogenization) 系指真皮结缔组织显示均匀一致的无定形变化。病变处组织呈嗜碱性或嗜酸性染色,淡染、暗晦或透明。见于萎缩硬化性苔藓、闭塞干燥性龟头炎、日光性弹力纤维病、慢性射线皮炎等。

7. 胶原透明化(collagen hyalinization) 是指胶原融合,嗜伊红性增加。

8. 嗜碱性变性(basophilic degeneration) 有两种:①真皮乳头层结缔组织显示无定形、颗粒状、嗜碱性变性,如用显示弹力组织的染色,病变处肿胀变性、断裂破碎的弹力纤维排列成团,故又称弹力纤维破裂或弹力纤维碎裂,上述病变为非特异性,多见于曝光部位;②嗜碱性变性是指胶原变性过程中对酸性染料失去反应而对碱性染料呈亲和性反应。

9. 胶样变性(colloid degeneration) 是指组织内出现均质性嗜伊红胶样物质。这个名称常专用胶样粟丘疹。胶样物质是由成纤维细胞产生的。

10. 透明变性(hyaline degeneration) 是指血管壁、组织或细胞内出现玻璃样半透明的均质性嗜酸性物质。血管壁和组织中的透明变性常由于血管内膜下嗜银纤维受损、通透性增高、血浆蛋白漏出所致。见于圆柱瘤、类脂质蛋白质病、胶样粒丘疹、卟啉病等。

11. 纤维蛋白样变性(fibrinoid degeneration) 多发生于结缔组织和血管。因病变显示纤维蛋白的染色反应而称之。病变初为基质成分增加,PAS 染色证实有大量黏多糖,以后胶原纤维断裂、崩解,形成一种均质性或细颗粒状嗜酸性物质。病灶内常有血浆蛋白(包括血中纤维蛋白原)和大量丙种球蛋白的沉积。这种病变常见于每一些自身免疫性疾病如红斑性狼疮等。

12. 胶原溶解(collagenolysis) 是指真皮乳头层胶原纤维破碎和颗粒状变性。见于疱疹样皮炎。

13. 淀粉样变性(amyloid degeneration) 是指器官或组织内出现颗粒状、原纤维样或团块状无结构性半透明的淀粉样蛋白。它是一种复合蛋白,不溶于水,耐酸、碱,对结晶紫或甲基紫呈异染性,呈紫红色;对刚果红具亲和性,染成棕红色;经碱性刚果红染色,在偏光显微镜下呈墨绿色,具双折光性;经硫代黄素 T 染色,在荧光显微镜下发黄绿色荧光;经 PAS 和奥新蓝染色,显示其中含有中性和酸性黏多糖。常见于原发性皮肤淀粉样变性。

14. 黏液变性(mucinous degeneration) 胶原纤维因营养障碍或缺氧而发生黏液变性。巨体形态为透明黏稠样液状物。病变处出现不正常的黏蛋白。在黏蛋白沉积处，胶原束及个别纤维肿胀，分离和溶解，呈嗜碱性染色，成纤维细胞呈星状、三角形或菱形。如用硫堇染色，黏蛋白可染成红紫色。黏液变性见于黏液性水肿，也见于纤维瘤、神经纤维瘤或肉瘤等。

15. 炎症细胞浸润 一般炎症细胞多在真皮乳头层血管周围，但也可同时在网状层血管和附属器周围。炎症细胞的浸润方式可为：

（1）袖口状浸润：浸润细胞在血管周围排列成层，如袖口状。①以浆细胞为主，小动脉有阻塞性内膜炎，见于梅毒；②以淋巴细胞为主，血管本身无明显变化，见于麻风。

（2）管套状浸润：浸润细胞呈管套状排列在附属器周围，如见于红斑性狼疮。

（3）带状浸润：表皮下方真皮上部乳头层血管周围有以淋巴细胞为主的带状浸润。典型者见于扁平苔癣。

（4）片状浸润：浸润细胞呈片状分布于真皮血管和附属器周围，边界清楚。浸润细胞主要为淋巴细胞，少数为浆细胞和组织细胞。如见于结核样型麻风。

（5）无细胞浸润带：表皮下方有一狭窄条状区，无细胞浸润。如见于瘤型麻风。

（6）弥漫性浸润：整个真皮甚至皮下组织内有大片弥漫性细胞浸润。

（三）皮下组织的基本病变

1. 脂肪坏死性肉芽肿或称嗜脂性肉芽肿 即肉芽肿中央有明显的脂肪坏死，坏死周围有明显的组织细胞反应，吞噬脂肪或类脂，形成大量泡沫细胞聚积。脂质坏死性肉芽肿见于创伤性及寒冷性脂膜炎等。

2. 脂膜炎 为皮下脂肪组织炎症的总称。各种原因所致皮下脂肪变性、坏死而招致的炎性反应，有急、慢性炎细胞浸润，嗜脂性肉芽肿形成，纤维增生，并常伴血管炎性病变。见于结节性红斑、硬红斑、亚急性结节性游走性脂膜炎、胰腺炎皮下结节性脂肪坏死、新生儿皮下脂肪坏死、外伤性脂肪坏死、深在性红斑狼疮（狼疮性脂膜炎）及类固醇激素后脂膜炎等。

第二节 各 论

一、非肿瘤性疾病

（一）常见病毒性皮肤病

1. 疣（verruca or wart） 疣是由人类乳头瘤病毒（HPV）选择性感染皮肤或黏膜上皮所引起的表皮良性赘生物。一般依其病变形态结构、发生部位和感染HPV种类的不同而分为四型，即寻常疣、扁平疣、跖疣及尖锐湿疣。

（1）寻常疣（verruca vulgaris，common wart）

【概述】 寻常疣是由HPV引起的一种良性鳞状细胞乳头状瘤病变。多见于儿童和青年人的手指、手背、足、甲缘和面部，稀少病例可发生于口腔黏膜。皮损无自觉症状，为扁平或圆顶状丘疹，直径2~10mm。单发或多发，一般约针头大至黄豆大小，表面乳头状和角化过渡，质硬，呈灰色、灰褐色或灰黄色。损害可密集出现，相互融合，形成更大的损害。早期的寻常疣表面光滑，成熟的寻常疣表面粗糙，角化过渡可呈灰色、棕色或深灰色。皮损有时呈线形，这是由于搔抓引起的病毒自体接种——像"种下了一排飞铃薯"（Koebner现象）（图3-3）。免疫组化，一般可检出HPV-2。寻常疣病程慢，约65%可在两年内自然消退。

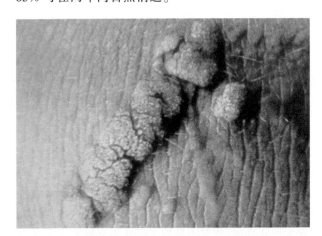

图3-3 寻常疣显示 Koebner 现象
示病变的线状排列是搔抓的后果

【诊断依据】 表皮棘层增生、乳头状瘤病、角化过渡和角化不全。表皮突延长，边缘之表皮突向内弯曲，形成中心辐射状排列或向中心弯曲形成抱球状（图3-4）。棘层肥厚，棘层上部及颗粒层可见空泡细胞。乳头状隆起嵴上方角层内可见叠瓦状角化不全，嵴间凹陷处颗粒层细胞大小及数量均增加。早期，在表皮上部的棘细胞层和颗粒层内呈现大空泡状细胞，具有圆形、深嗜碱性核，核周有一透明带包绕，含少量或不含透明角质颗粒。颗粒层除空泡状细胞外，富含粗团块透明角质颗粒。角化不全的细胞核比一般角化不全较大、深嗜碱性，且不似一般角化不全的核长形，而呈圆形。

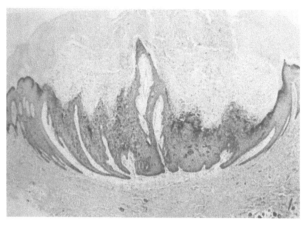

图 3-4　寻常疣
示具有角化过渡、多发乳头状瘤形成、上皮脚拉长、内弯

（2）扁平疣（verruca plana）

【概述】　扁平疣是 HPV 引起的略微隆起的、顶端扁平的良性光滑丘疹。扁平疣相当常见，好发于青少年，好发于面部、手背、前臂。皮损大多骤然出现，为米粒、绿豆大小般的扁平的丘疹，略高出皮面，表面光滑，境界清楚，圆形，椭圆形或略带不规则形，呈正常肤色或灰色。皮疹数目较多，散在或密集分布，偶见线状分布（Koebner 现象）。扁平疣有时突然自行消退，愈后不留疤痕，但亦可持续多年不愈。自觉症状轻微或无。病程呈慢性经过，多数患者在 1～2 年或更久自行消退，但可复发。

【诊断依据】　表皮角化过渡，颗粒层增厚，棘层肥厚。较特征的是棘层上部特别是颗粒层细胞空泡形成，角质层因细胞空泡形成而排列疏松，呈特别明显的编织网状。与寻常疣相比，扁平疣缺乏乳头状瘤病和角化不全的变化，但表皮上部的空泡细胞变化比较明显广泛。真皮可有不同程度的炎性变化。颗粒层和棘层上部空泡形成较寻常疣更多且广泛。空泡细胞的核周有空晕，胞质内含少量透明角质颗粒。附近无空泡化的颗粒细胞内含有大量粗大透明角质颗粒（灶性表皮松解性角化过渡）。真皮无炎症改变。

疣状表皮结构不良（epidermodysplasia）：在全身皮肤广泛出现扁平疣丘疹时，除面、手背以外，躯干和四肢也受侵犯。常有一家数人发生的现象。其组织学图像与扁平疣相同，但比较容易发生癌变。

（3）尖锐湿疣（condyloma acuminatum）

【概况】　尖锐湿疣是由 HPV 引起的疣状增生性病变。是所有性传播疾病里面最容易复发的一种，且反复发作有癌变的可能性。多发生于外生殖器及其附近、肛门及其周围等湿润的皮肤和黏膜面，初为散在针头大丘疹，迅速增大和增多，聚集成簇而形成菜

花样，基底常有蒂，表面潮湿，有臭味。免疫组化 HPV 染色常呈阳性。

【诊断依据】　棘细胞高度增生，核分裂象较多见，表皮乳头瘤样增生。表皮与真皮之间界限清楚。较有特点的组织病理表现为颗粒层和棘层上部细胞有明显空泡形成，空泡细胞大、胞质颜色淡，中央有大而圆着色深的核，细胞核周围可见空晕（图 3-5）。真皮水肿、毛细血管扩张、周围有较致密的慢性炎症细胞浸润。无明显角化过渡，但常有弥漫性角化不全。乳头及乳头下层内毛细血管增生、扭曲、扩张、淋巴间隙扩大、血管周围有较密集的以中性粒细胞为主的炎症细胞浸润。

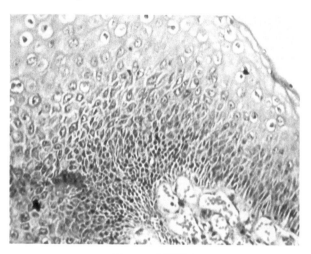

图 3-5　尖锐湿疣

2. 传染性软疣（molluscum contagiosum）

【概况】　儿童多见，好发于躯干和臀部。由传染性软疣病毒引起，生长缓慢，可通过接触传染，也可自体传染。皮损表现为米粒至黄豆大半球形丘疹，呈皮色或淡红色，表面呈蜡样光泽，中央有脐窝，能挤出乳白色豆渣样物。

【诊断依据】　棘层高度肥厚，并向下增生，呈多数梨形小叶。基底层内黑素消失。特征性的是表皮细胞内出现多数细胞质内包涵体，称为软疣小体。（图 3-6，图 3-7）其小体挤压每个受损细胞的细胞核，使胞核呈弯月状，位于细胞的边缘；软疣小体由嗜伊红变成嗜碱性，在角质层可见多数 35μm 直径大小的嗜碱性软疣小体，若中心的角质层破裂，排出软疣小体，形成有中心的火山口样。毛囊性传染性软疣，真皮内有多数扩大的毛囊，其中充满了软疣小体。小体最初在棘细胞层下部、细胞质内被病毒包涵体占据，称为软疣小体，随小叶上移由嗜碱性变为嗜酸性，小体内含有无数的软疣病毒。

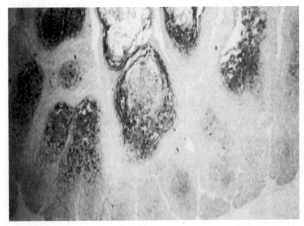

图 3-6　传染性软疣

示表皮棘细胞层增厚,表皮突增生肥大、呈多数梨形小叶,表皮
细胞质内由包涵体占据,该包涵体即软疣小体

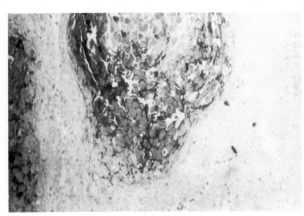

图 3-7　传染性软疣

示梨状小叶在高倍镜下见到无数软疣小体

(二)常见细菌性皮肤病——麻风

【概况】　麻风(leprosy)是一种由麻风杆菌所引起的接触性慢性传染病,主要侵犯皮肤和周围神经,晚期有的病例尚可累及深部组织和内脏器官。1962

年 Ridley 等主要根据机体的免疫状态提出 5 级分类法。未定类可视为各型麻风的早期病变,不列入具体分类。两个极型为结核样型和瘤型。各型麻风的简要特征见表3-1。

表3-1　各型麻风的特征

检查项目		结核样型麻风	偏结核样型界线类麻风	中间界限类麻风	偏瘤型限类麻风	瘤型麻风*
患者抵抗力		强	较强	介于偏结核样型与偏瘤型界限类麻风之间	较弱	弱
皮损特点	分布	不对称	不对称	不对称	不对称	对称
	数目	少	较结核样型麻风多	较偏结核样型界限类麻风多	较中间界限类麻风多	多
	边缘	清楚	清楚	清楚或不清楚	不清楚	不清楚
周围神经受累		粗大、变硬	较晚于结核样型麻风	较晚于偏结核样型界限类麻风	较晚于中间界限类麻风	较晚,较轻
局部细菌检查		常阳性	1～3+	2～4+	4～5+	4～6+
麻风菌素试验		强阳性	晚期弱阳性或阴性	晚期阴性	阴性	阴性

*组织细胞瘤样麻风瘤可见于此型

麻风反应,系指麻风病过程中所出现的急性发作现象,有两种类型:一为原有皮损加剧,另一为结节性红斑,仅见于瘤型,称为瘤型结节性红斑(lepromatous erythema nodosum, LENL)。此外,瘤

型麻风还可有一种特殊反应,称为 Lucio 现象,即成批发生红斑。

【诊断依据】　各型麻风的主要组织病理特征见表3-2,镜下形态见图3-8～图3-12。

表3-2　各型麻风的组织病学特点

组织病变	结核样型麻风	偏结核样型界线类麻风	中间界限类麻风	偏瘤型限类麻风	瘤型麻风
无细胞浸润带	无	常见(狭窄,不完整)	明显	明显	明显
淋巴细胞浸润	较多	较多	不多,分散	少,分散	少,分散
上皮样细胞浸润	多	较多	不多	少	无
巨噬细胞浸润	少	不多	较多,弥漫	较少	少

续表

组织病变	结核样型麻风	偏结核样型界线类麻风	中间界限类麻风	偏瘤型限类麻风	瘤型麻风
麻风细胞浸润	无	无	无	较多	多
周围神经内	上皮样细胞性	较多	不多	很少	麻风细胞
炎症细胞浸润	肉芽肿,偶见坏死				

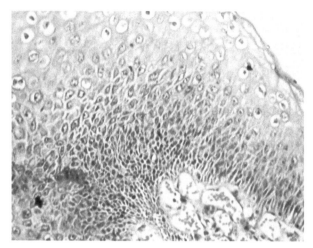

图 3-8　结核型麻风,上皮样肉芽肿

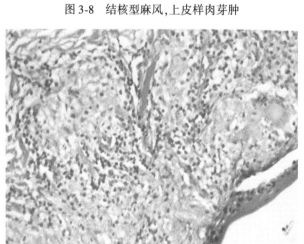

图 3-9　中间界限型麻风,组织细胞及多核细胞

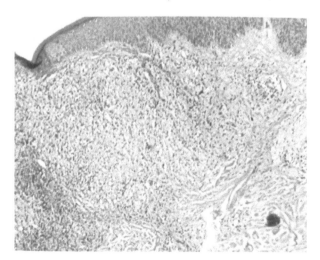

图 3-10　瘤型麻风,表皮下境界带

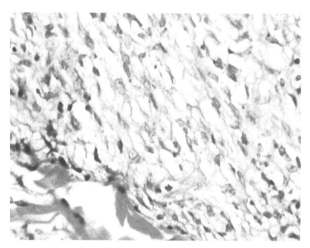

图 3-11　瘤型麻风,大量泡沫细胞

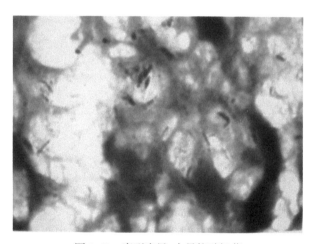

图 3-12　瘤型麻风,大量抗酸杆菌

(三)常见螺旋体性疾病——梅毒(syphilis)

【概况】　由不洁性交传染的。后天性梅毒的皮肤损害可分为早期和晚期。早期分为第一期和第二期,晚期为第三期。

第一期梅毒:具有硬下疳的特点,为外生殖器上(有时在口唇等其他部位)发生无痛无痒坚实结节,局部淋巴结肿大。

第二期梅毒:此期梅毒疹分为早发和复发。前者发生于感染后10周左右,皮损分布广泛而对称,黏膜可同时累及,发生于肛周、外生殖器部位,称为扁平湿疣(condylomalatum)。后者发生于早发梅毒疹后至感染后的 4 年内。皮损与早发者同,但较稀少,只见于某个部位如掌、跖或黏膜。

第三期梅毒:其皮损以梅毒瘤和结节多见,后者常集簇分布于一处,排列成环形、弧形或匐行性。如破溃,溃疡有凿缘。

【诊断依据】 第一期梅毒:硬下疳处表皮缺损。真皮内毛细血管和淋巴管增生,内皮细胞增生。较大血管管壁增厚,管腔血栓形成和闭塞。血管周围大量浆细胞和少数淋巴细胞浸润。如用 Levaditi 染色,在血管壁及其周围可发现大量梅毒螺旋体。

第二期梅毒:斑疹处真皮内血管变化轻微,浆细胞不多,一般找不到梅毒螺旋体。丘疹处真皮内可有血管内膜炎和明显浆细胞浸润而有助于诊断(图 3-13),血管壁及其周围偶见梅毒螺旋体。扁平湿疣的真皮变化同丘疹,但棘层肥厚较显著,可有假上皮瘤样增生,真皮乳头甚至表皮内可见大量梅毒螺旋体。皮肤病变用 Steiner 染色,71% 病例可证明梅毒螺旋体。

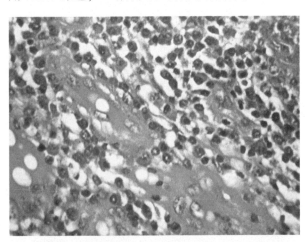

图 3-13 梅毒,血管内膜炎和血管周围炎

第三期梅毒:除血管内膜炎和明显浆细胞浸润外,常见结核样结节和干酪样坏死,晚期有明显纤维化。结节性梅毒疹的病变位置较浅,巨细胞大都为异物型,干酪样坏死常不广泛或缺如,梅毒瘤的病变位置较深,上皮样细胞和巨细胞较多,中心有广泛而显著的干酪样坏死。

(四) 常见结缔组织病

1. 红斑性狼疮(lupus erythematosus,LE)主要分为局限性盘状和系统性两型。

(1) 局限性盘状红斑性狼疮(discoid,LE)

【概况】 多见于青年女性。对光敏感,好发于颊部、头皮、耳廓和唇黏膜,损害表现为边界清楚,有黏着性鳞屑之红色片块,除去鳞屑,可见扩大毛孔,晚期中央萎缩,边缘色素沉着。面部典型者呈蝶形分布。

【诊断依据】 早期表现为真皮浅层血管和淋巴

管扩张,周围轻度水肿和淋巴细胞浸润,继而淋巴细胞浸润至表皮,致真皮与表皮交界处结构模糊不清,基底细胞液化变性,表皮常稍变薄,角质板紧密。随着病变的进一步发展,浸润细胞增多、密集,真皮深层血管和附属器周围常有片状浸润,毛囊漏斗扩大,充以角质栓,表皮下和毛囊漏斗周围基膜带增厚,真皮胶原纤维束肿胀,束间有不等量黏蛋白沉积,浅层轻度纤维化,成纤维细胞呈星状,常有多个细胞核。晚期真皮浅层的炎症细胞减少,硬化,常伴噬黑色素细胞。表皮下和毛囊漏斗周围基膜带明显增厚,毛囊减少或消失,表皮萎缩(图 3-14,图 3-15)。免疫荧光法检查能证实真皮和表皮交界处有补体和免疫球蛋白沉积。

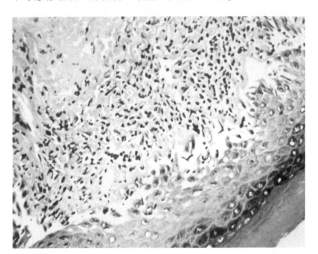

图 3-14 慢性盘状红斑狼疮

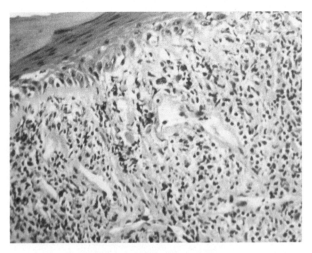

图 3-15 慢性盘状红斑狼疮

(2) 系统性红斑性狼疮(systemic LE)

【概况】 好发于青年女性。临床上常有不规则发热、关节痛和乏力等全身症状。面都红斑呈蝶形。可侵犯心、肾、肝、脾、胃肠道和神经系统等,周围血液和骨髓内可找到红斑性狼疮细胞。血清抗核抗体试验常阳性。

【诊断依据】 典型的皮肤病变与系统性红斑性狼疮相似,唯真皮内水肿和表皮基底细胞液化变性较著,常见灶性红细胞漏出,真皮内纤维蛋白样变性和黏蛋白沉积较明显,有时见表皮下水疱。

内脏(特别是心、肾、脾)病变以小血管和浆膜较明显,表现为坏死性血管炎,纤维蛋白样坏死显著。此外,还可发现所谓"苏木精小体"而有诊断价值。

2. 硬皮病(scleroderma)

【概况】 女性多见。好发于躯干、四肢或面部。皮损初为圆形或不规则形淡红或紫红色片块,后硬化,变成淡黄或象牙色,表面干燥、平滑、稍发亮,毛发稀少,不出汗,常绕以淡紫或紫红色晕,数年后留下萎缩性瘢痕,面部可缺乏表情,张口受限,手指呈半曲状态,指尖变成梭形等。

【诊断依据】 早期,真皮、皮下脂肪小叶间隔炎症反应,血管周围和间质内中等致密的炎症细胞浸润,真皮浅层往往明显水肿。真皮特别是网状层胶原纤维束增粗、均质化、透明变性或纵裂,其方向大多与皮面平行,束间间隙变窄,同时弹力纤维受累,胶原纤维束间和血管壁及其周围酸性黏多糖增加。上述病变渐波及真皮乳头层和皮下组织甚至筋膜,并代之以硬化。血管壁增厚,管腔狭窄,表皮和附属器萎缩,表皮内黑色素增加或减少。皮下脂肪小叶间隔,早期可见淋巴细胞;晚期增宽,硬化。

3. 皮肌炎(dermatomyositis)

【概况】 多见于成人,早期面部特别是眼眶周围呈特殊暗红色实质性水肿。骨骼肌(特别是四肢近端)肌肉乏力、疼痛或压痛,最后可萎缩,其他因动眼肌、咽、喉、食管、肋间肌或心肌等受累而出现相应症状,通常急性或亚急性发作,有不规则发热,尿中肌酸增加。

【诊断依据】 皮肤病变视皮损形态而异,可与红斑性狼疮、皮肤异色病和硬皮病相似,无特异性。

肌肉病变有诊断价值,主要为实质性肌炎。横纹肌纤维肿胀,粗细不一,横纹消失,肌质透明化,肌膜增生,以至分离、断裂,呈颗粒状和空泡变性,嗜碱性染色,并见巨噬细胞吞噬肌纤维现象。间质改变为继发性,肌束间淋巴细胞浸润,最后肌束萎缩,发生纤维化和硬化,其中特别是在儿童患者有广泛钙盐沉积。

(五)脂膜炎和脂膜病

脂膜炎(panniculitis)系指发生于皮下脂肪小叶结缔组织间隔内的一般炎症,以皮下脂肪细胞变性、坏死即脂质溶解为主要特征的一种病变,称为脂膜病(paanniculoses)。回归热性结节性非化脓性脂膜炎、胰腺炎性皮下结节性脂肪坏死症、新生儿皮下脂肪坏死症、新生儿硬皮病等属于脂膜病,关于脂膜炎所属的病种范围目前尚不统一,已明确的如结节性红斑。硬红斑以往多归类于血源性皮肤结核,但近年来则多归类于脂膜炎或血管炎。

(六)代谢性、先天性皮肤病

1. 原发性皮肤淀粉样变性(amyloidosis)

【概况】 约1/3患者有遗传史。男性稍多见。损害初为针头大褐色斑疹,变成丘疹,顶部常有角质栓。寻常型好发于小腿和上背。脂溢性皮炎样型的皮损分布和形态酷似脂溢性皮炎,但基本损害同寻常型。皮肤异色病样型的皮损酷似皮肤异色病,发病常较早,全身对称分布,夏季可发生水疱。

【诊断依据】 淀粉样蛋白沉积于真皮乳头层。淀粉样蛋白沉积处常见噬黑色素细胞,其上方表皮角化过渡,颗粒层增厚,基底细胞液化变性。

2. 皮肤黄色瘤 皮肤黄色瘤(cutaneous xanthoma)系指皮肤内由成群黄色瘤细胞组成的黄色或橘黄色丘疹、结节或片块,各型体特点见表3-3。

表3-3 各型高脂血症伴发皮肤黄色瘤等情况

血脂蛋白过高症的类型	I	II	III	IV	V
遗传性	隐性	显性	未定	显性	未定
发病年龄	儿童	儿童或成人	成人	成人	成人
疹性黄色瘤	+++	-	-或+	++	++
睑黄色瘤	-	++	-或+	-	-
腱黄色瘤	-	++	+	-	-
结节性黄色瘤	-	++	+	-或+	-或+
扁平黄色瘤	-	-	++	+	-
眼损害	视网膜病变	角膜弧	角膜弧	视网膜病变角膜弧	-
肝脾大	+	-	-	-	-
胰腺炎	+	-	-	+	+
动脉硬化	-	++	+	++	-或+

3. 汗管角化病

【概况】 汗管角化病（porokeratosis）属显性遗传。男性多见。好发于手背和面部。损害为单个偶或多个黄豆大或更大的淡褐色斑片，中央萎缩，边缘狭窄鲜明，隆起如堤状，堤壁顶部中央有充以角质的沟槽。

【诊断依据】 损害边缘堤壁顶部中央沟槽内充以大的角质栓，称为"鸡眼样板层"，其中有排列成柱状的角化不全细胞，其正下方颗粒层消失，棘层萎缩，并见少数角化不良细胞（图3-16）。

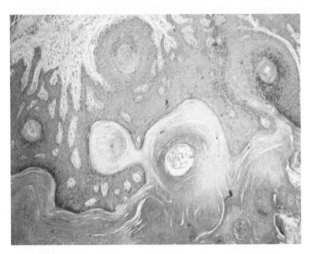

图3-16 汗孔角化病

4. 毛囊角化病（keratosis follicularis）

【概况】 属显性遗传。男性多见。好发于躯干、头皮、面、颈、耳后、腋窝和腹股沟等处。损害呈对称分布，为灰或褐色角化毛囊丘疹，密集成片，覆以油腻性结痂。

【诊断依据】 表皮基层上部或棘层下部因细胞角化不良和棘突松解而形成可与皮面相通的开放性腔隙（图3-17）。腔隙周围特别是上部表皮细胞角化不良形成特殊的圆体细胞和谷粒细胞。腔隙底部可呈绒毛状。

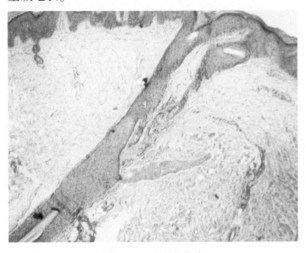

图3-17 毛囊角化病

5. 弹力纤维性假黄色瘤（pseudoxanthoma elasticum）

【概况】 属隐性遗传。女性多见。皮损好发于颈侧，为黄色至橘黄色针头至绿豆大蜡样软丘疹，常伴以毛细血管扩张。眼底有"血管样条纹"。心血管和胃肠道也可因弹力纤维异常而出现症状。

【诊断依据】 真皮中、下部弹力纤维异常。通常用HE染色而不着色的弹力纤维呈嗜碱性染色而变得明显。如用弹力组织染色，异常弹力纤维表现为肿胀、粒状变性、破碎、分裂和卷曲成堆，似丝绒团状（图3-18）。病变处可有钙质沉积。

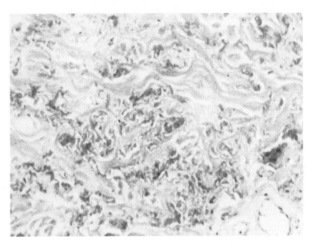

图3-18 弹力纤维性假黄瘤，变性的弹力纤维

二、囊肿和肿瘤

（一）皮肤囊肿

1. 表皮囊肿（epidermal cyst）

【概况】 又名角质囊肿，是一种常见的真皮内含有角质的囊肿。表皮囊肿位于真皮或皮下组织内，多见于头皮、颈、背、阴囊、躯干，具有单发性或者以多发性。手足部位的表皮囊肿常有手足刺伤病史。囊肿生长缓慢或停止不长，可并发破裂、继发感染或钙化。

【诊断依据】 大体，囊肿界清，有壁，圆球形，囊内含灰白色或银灰色鳞片状物或碎软的豆渣样物，乃是角质、鳞屑、脂肪及胆固醇所组成囊壁为复层扁平上皮，自腔内壁至外层依次为角化层细胞，极薄的颗粒层，大多为棘细胞层，基底层在最外。囊腔内为嗜伊红色呈同心圆排列的角化物，有时可伴有异物巨细胞反应。囊肿如有破裂，便可引起异物肉芽肿反应，出现泡沫细胞、组织细胞、异物巨细胞、鳞屑和胆固醇。

2. 皮脂囊肿（sebaceous cyst） 这是类似于皮脂腺导管分化的囊肿性病变。皮脂囊肿长在真皮内，外观和表皮囊肿难于区分，但皮脂囊肿体积较小，直径为1mm至数毫米。切面囊腔内见黄色油状物。囊壁为很薄的复层扁平上皮，表皮角化，无颗粒层、无分层也无钉脚存在，在扁平上皮之外侧，可见到散在的皮脂腺组织。

3. 皮样囊肿（dermoid cyst） 皮样囊肿的发生由沿胚胎闭合线分离的原始上皮组织陷入真皮后发育所致。此囊肿中含有外胚层组织，包括皮肤及其附属器等，因此，又可称为毛发皮脂囊肿。若它仅含表皮成分时便成为表皮囊肿。此囊肿生长于脸、颈部中线、骶尾部等处。约40%见于出生时，其他则多见于5岁以下儿童。骶尾部皮样囊肿直径可达10cm左右，腔内充满鳞屑状角化物，在临床上称为旋毛囊肿。囊壁主要由外胚层组织构成，包括皮肤及其附件，如皮脂腺、毛囊和毛发等，因此又可称为毛发皮脂囊肿。其形成机制为发育过程中原始上皮组织陷入真皮后发展而为囊肿。

（二）表皮良性肿瘤和瘤样病变

1. 表皮乳头状瘤（papilloma） 这是一种非感染性的表皮乳头状增生所形成的良性肿瘤。常为单发，偶可多发，但在外生殖器、会阴部及肛门部多发性乳头状瘤实为尖锐湿疣。肿瘤切面显示大部分为表皮增厚，呈无数乳头状突起，乳头分支明显，多有2级以上的分支，表皮与真皮间分界清楚，质韧不脆。光镜下可见增生表皮的各层比例如常，层次分明，细胞大小正常，分化良好，无异形（图3-19）。常有明显角化亢进。表皮分化良好，常无假上皮瘤样增生。表皮内一般无炎症反应。

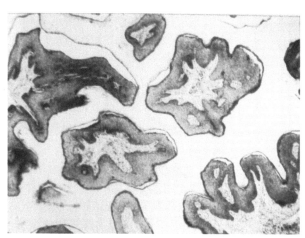

图 3-19 皮肤乳头状瘤
示鳞状上皮呈乳头状增生，形成多级分支，并有角化亢进

2. 基底细胞乳头状瘤（basal cell papilloma）
【概况】 又称基底细胞棘皮瘤、色素性乳头状疣、老年性疣及脂溢性角化症。这是基底细胞的良性肿瘤。主要见于男性老年人，也可见于青年人。随着年龄的增大而肿瘤体积也增大，数目也可增多。肿瘤多位于头面、背、胸、下腹或臀部等处，单个或多个，四肢少见。常无自觉症状，恶变罕见。

【诊断依据】 ①皮损常呈浅棕或棕褐色，扁平结节或丘疹，表面常有油腻性鳞屑或结痂。常为单发。直径常为0.5～1cm，偶可稍大。有时可呈息肉状。病变局限于真皮浅层。②表皮增生部分的底部与两旁正常表皮的底部在同一水平面。③增生细胞，一是基底细胞：胞质少，无细胞间桥，常含较多色素；二是棘细胞层：表面为角化过渡，增生的角化细胞在表皮凹下处常形成一个个角化小囊，囊内含角化物及脱落的上皮（图3-20）。因此，基底细胞、角化细胞和色素三者的增多是本瘤组织病理学特征。

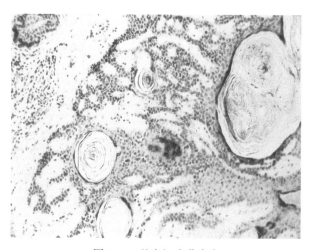

图 3-20 基底细胞乳头瘤
示基底细胞增生，并形成角质囊肿

疣状、乳头状或结节状基底细胞增生。增生病变常位于皮肤表皮水平面以上，即以隆起性增生为主。常有角质囊肿形成，角质囊肿可开口于表面，囊肿周围上皮常呈棘上皮分化，可有颗粒层或无颗粒层。疣状或乳头状增生表皮有明显基底细胞增生，增生基底细胞分化良好。增生基底细胞索或团绝大多数与表皮相连。不在真皮内形成实性孤立性团或索。细胞团边缘无栅栏状基底细胞分化。细胞团索内可有色素形成。

根据组织形态、结构的不同又可分以下几种组织学类型：

（1）刺激性或激惹性脂溢性角化病：此型的特点就是具有明显的角化亢进，基底细胞成灶状或结节状增生（图3-21）。增生的基底细胞出现两种较为特征性的变化：①有鳞状上皮灶状化生，这些化生的鳞状上皮呈洋葱皮样或漩涡状，细胞扁平，分化良好，胞质宽，浅红染，称为鳞状上皮漩涡（squamoid eddy）；②增生基底细胞有不同程度松懈。此型易误诊为鳞状细胞癌。

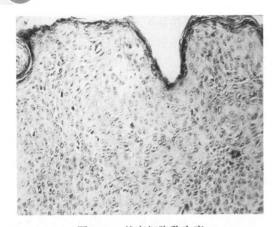

图 3-21　基底细胞乳头瘤
示刺激型基底细胞乳头瘤,基底细胞增生,并有鳞状上皮旋涡形成

（2）角化型:此型特点是有明显角化亢进及鳞状上皮乳头状增生(图 3-22),它不同于鳞状上皮乳头状瘤之处在于前者有明显不同程度分化良好基底细胞增生。

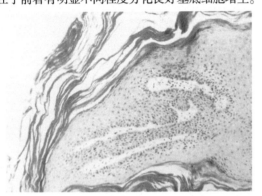

图 3-22　基底细胞乳头状瘤
示角化型基底细胞乳头状瘤,基底细胞呈乳头状
增生,同时伴角化亢进

（3）棘层肥厚型:棘层明显增生肥厚,成结节状或团索状增生,增生细胞主要为基底细胞,其中常有色素及角质囊肿形成(图 3-23)。表面无明显角化亢进及乳头状增生,增生细胞团索周无栅栏状基底细胞,基底细胞分化良好,增生细胞团与表皮相连,很难找见分裂象,真皮内可有慢性炎症细胞浸润。这型要注意与基底细胞癌及汗孔上皮瘤鉴别。

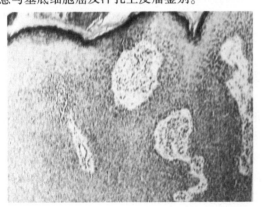

图 3-23　基底细胞乳头瘤
示实性型基底细胞乳头瘤,棘细胞样基底细胞呈团索状增生

（4）腺样型:亦称网状型或腺样型。此型较少见。此型特点是增生的分化良好的基底细胞由两层细胞形成索状或腺样结构(图 3-24)。互相交织成网状或分支状。肿瘤细胞内常有色素,可有或无角质囊肿。

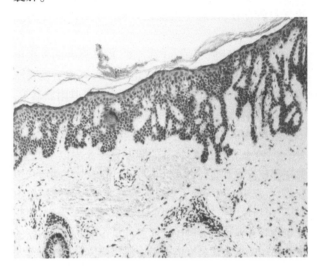

图 3-24　基底细胞乳头状瘤
示腺样型基底细胞乳头状瘤,基底细胞增生并交织形成网状或
腺样结构

（5）表皮内上皮瘤型:此型又称克隆性(clonal)或菌落型。增生基底细胞成团状位于表皮内,可见鳞状上皮旋涡形成(图 3-25),这些基底细胞样上皮团在表皮内呈多灶性分布,病变皮肤成结节状肥厚。

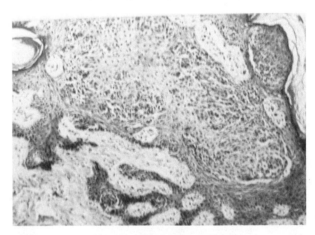

图 3-25　基底细胞乳头状瘤
示表皮内上皮瘤型

（6）色素型:此型甚为罕见。组织学特点基本上呈基底细胞乳头瘤的组织像,主要为棘层肥厚型,肿瘤组织内有明显色素和色素细胞,HMB45 染色有阳性细胞。

（7）内翻性或翻转性毛囊角化病：此型特点是脂溢性角化病的病变，主要起始于毛囊上皮，形成主要向真皮内内翻或内折的小叶状或结节状增生，增生结节或小叶呈分叶状或烧瓶样（图3-26）。瓶口或瓶腔常开口于毛囊，瓶壁主要为增生基底细胞样细胞，并有松解及鳞状上皮旋涡（图3-27）。

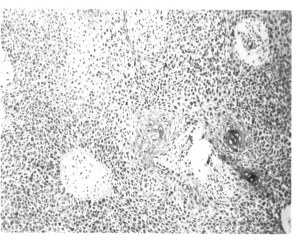

图3-27　基底细胞乳头状瘤

示增生基底细胞松懈，并有鳞状上皮旋涡形成

【鉴别诊断】

a. 基底细胞上皮瘤或基底细胞癌：此癌与基底细胞乳头瘤或称良性基底细胞瘤的鉴别特点见表3-4。

b. 汗孔上皮瘤：具有汗孔上皮分化特点的良性肿瘤，主要肿瘤细胞为小型基底细胞样细胞，分化良好，上皮团大多与表皮相连等；这些特点与基底细胞乳头瘤相似，但前者无角质囊肿形成，而有汗孔分化。

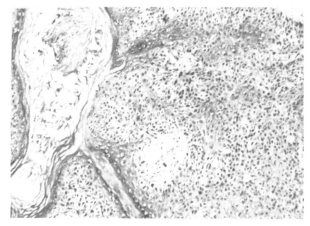

图3-26　基底细胞乳头状瘤

示翻转性毛囊角化病型，病变呈分叶状，开口毛囊

表3-4　基底细胞乳头瘤（良性）与基底细胞癌（恶性）的鉴别要点

鉴别要点	良性	恶性
大小	较小，常<1cm	较大，常>1cm
表面溃疡	无	可见
乳头或疣状增生	常有	常无
肿瘤位置	常在皮肤表皮水平面以上	常在水平面以下
真皮乳头状瘤病	有	无
真皮内孤立实性团索	无，增生细胞团常与表皮相连	常有，增生细胞团常与表皮不相连
角质囊肿	常有	常无
坏死或变性囊腔形成	无	可有
真皮内细胞团周栅栏状细胞	无	常有
附属器分化细胞异型性	无	有
分裂象	极难找（0～1/10HPF）	易找（2～5/10HPF）
真皮纤维间质反应	常无	常有，可有黏液或钙化
真皮炎症	常无	常有

c. 老年性角化病：角化型或乳头瘤样型基底细胞乳头瘤要注意与老年性角化病鉴别，前者基底细胞增生无异型性，细胞较小、较一致。

d. 鳞状上皮乳头状瘤：角化型或乳头状瘤型应与鳞状上皮乳头状瘤鉴别，后者上皮成明显乳头状增生，无基底细胞增生及明显棘层肥厚。

3. 角化性棘皮瘤（keratoacanthoma）

【概况】　是一种特殊的棘上皮增生性肿瘤样病

变或良性肿瘤。常见于老年人。角化性棘皮瘤的特征为棘细胞层增生并浸润而伸入真皮,由于增生的表皮向真皮生长,因此病理上很像分化性鳞形细胞癌。此瘤在诊断中一定要注意与鳞状细胞癌鉴别。

多发于日光照射部位,如头面部,也可见于身体其他部位,特别是腹股沟部位,形成一种特殊临床亚型。病变常为单发,也可多发。临床主要表现为无明显症状的结节状肿物,外形呈火山口样或火盆样,火盆内充满角化物质,形成假溃疡,它与真溃疡不同,前者表面为角化物质,不是结痂,无炎症渗出,底部无出血,仍是表皮。

【诊断依据】 ①病变圆整,直径大小一般为0.5~2cm,大多为1cm。与周围皮肤界限清楚,有唇样边缘,底部界清,呈水平状,不成树根样,切面典型图像是火盆状,盆底水平面清楚,内充角化物质,成假溃疡状。②低倍镜或肉眼观察切面时可见病变周边界限清楚,有唇样边缘,火盆状,内盛大量角化物质,盆底界限清楚,向下增生的上皮团或索止于盆底的水平面上(图3-28)。③表面无坏死及真溃疡形成,这是良恶性鉴别的重要指标,恶性者有真溃疡形成。明显角化亢进,常伴有角化不全。④棘层明显增生肥厚,有假上皮瘤样增生,增生棘细胞胞质宽,红染或透明,也有人称为毛玻璃样胞质,显示增生棘细胞有明显"角化"现象(图3-29),故称为"角化性棘皮瘤"。⑤绝大多数增生棘上皮团或靠外有一层基底细胞,活跃期病例增生细胞稍活跃,可见少数分裂象和假角化珠形成,似高分化鳞癌。⑥增生上皮局限于真皮浅层或中层,一般无真皮深层浸润,不侵及皮下组织,有侵及者要考虑恶性或恶变。⑦间质中常有多少不一的慢性炎症细胞浸润,常有嗜中性及嗜酸粒细胞,也可有多核巨细胞及肉芽肿反应,炎症可破坏细胞团外基底层细胞,使棘细胞团埋于炎症性间质中,似角化珠或浸润性鳞癌细胞巢。

【鉴别诊断】 角化性棘上皮瘤诊断中最主要的是与分化型鳞状细胞癌鉴别。

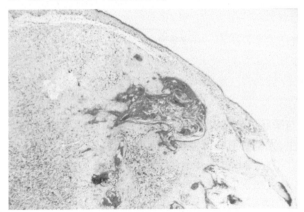

图3-28 角化性棘皮瘤
示唇样皮缘

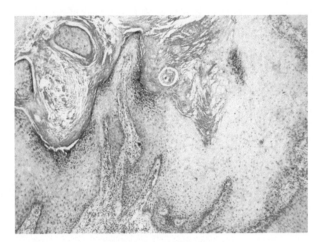

图3-29 角化性棘皮瘤
示棘层增厚,胞质红染"角化"

4. 钙化上皮瘤(calcified epithelioma)

【概况】 这是类似于毛发基质部上皮分化的良性肿瘤。临床上以青年人为多见,亦可见于儿童。常见于头颈部和前壁皮肤的深处。肿瘤多为单发性,质地坚硬,生长缓慢,到一定时间后停止生长,直径大多小于2cm,大的甚至可达5~10cm。

【诊断依据】 ①病变内可见大小不等多少不一的上皮巢,上皮细胞为大小较一致的基底细胞样细胞,核大、圆形或卵圆形,质少,核密集,细胞界限不清,但不排列成栅栏,部分细胞胞质宽红染,有角化。②典型病变为部分,甚至全部上皮细胞巢细胞退变,胞核及胞质均着色不好,只见细胞影像,即为影细胞。影细胞呈淡伊红色,细胞界限清楚,核不着色,在胞核部位出现阴影,故称影细胞(图3-30)。较晚期病变上皮细胞全部变为影细胞,甚至上皮成分完全消失。③变性上皮细胞可见程度不同钙化。④上皮巢之间为增生的纤维性间质,玻璃样变性,间质内也可见不同程度钙化,甚至骨化。偶可见软骨化生和骨髓形成。

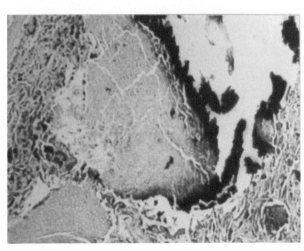

图3-30 钙化上皮瘤
示影细胞和钙化

【鉴别诊断】

a. 基底细胞癌：其区别在于基底细胞癌呈浸润性生化，基底细胞有异形，并出现异常核分裂象，皮肤常破溃，很少钙化，没有影细胞。

b. 毛发基质癌：增生性毛发基质瘤肿瘤较大、生长稍快，基底细胞样上皮细胞较多，影细胞较少，要注意与毛发基质癌鉴别[后者有浸润，常有溃疡形成，分裂象较多(>5/10HPF)，常有坏死、细胞有异型性等可与良性型鉴别。

c. 钙化性毛囊瘤：此瘤与钙化上皮瘤不同的是，肿瘤主要由角化性毛发上皮组成，有毛囊腔隙形成，钙化主要发生于毛发上皮。

d. 表皮囊肿：无嗜碱性细胞和影细胞。

（三）皮肤癌前病变

1. 日光性角化病(actinic dermatosis)

【概况】 又称老年性角化症(senilekeratosis)，是皮肤表皮非典型性增生。本病与慢性日光性皮症有关。常见于日光照射部位及老年性的角化亢进非典型性增生，但日光照射不是发病的必要条件。

根据表皮的增生及萎缩情况可分为肥厚型及萎缩两型，后者表皮变薄，或棘层萎缩，但基底层有不同程度非典型增生。老年性角化病的非典型性增生病变不仅可以发生在被覆表皮，也可见于附属器表皮，它是一个谱系疾病，从轻度到重度，甚至原位癌。

根据异型性及累及表皮(包括附属器表皮)程度分为Ⅰ，Ⅱ及Ⅲ级或低、高级别两级。Ⅲ级或高级别者可视为重度非典型性增生及原位癌。

【诊断依据】 ①疣状乳头状或扁平增生伴不同程度角化亢进及角化不全。角化亢进处颗粒层肥厚；角化不全处颗粒层萎缩或消失。②棘层肥厚或萎缩。③基底层细胞有灶状不同程度增生，并有异型性，异型性增生细胞也可单个或散在分布于表皮内，表皮内可见角化不良细胞。④非典型性增生细胞显示细胞大，极向紊乱，细胞大小不一，核深染(图3-31)。⑤当这些病变累及全层或异型性较明显时可视为原位癌。⑥有的病例伴有基底层色素细胞增生，称为日光性黑色素细胞增生，此种病例可称为色素性老年性角化病。⑦真皮层常有慢性炎症细胞浸润，但这些细胞呈带状分布时，即称为苔藓样角化病；真皮层可见色素沉着，常可见不同程度胶原纤维嗜碱性变性。

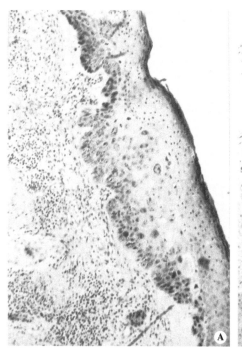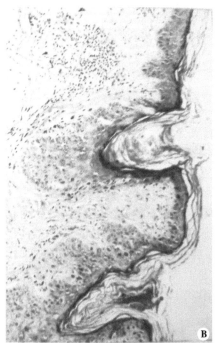

图 3-31 日光性角化病
示鳞状上皮非典型性增生，主要位于表皮中下层。A 为肥厚型，B 为萎缩型

【鉴别诊断】 ①老年疣：增生细胞主要为基底细胞，鳞状上皮无非典型性增生，有角质囊肿形成。②早期鳞状细胞癌：重度非典型性增生老年性角化病较难与早期鳞状细胞癌鉴别，后者可由前者恶变而来，主要鉴别点是早期鳞癌异型上皮细胞有表皮内散在或灶状浸润；基膜有浸润破坏。③当有重度或高级别非典型性增生的老年性角化病或细胞异型性明显时要注意真皮内有无浸润，以确定是否有癌变，或是早期鳞癌。

2. X 线引起的皮肤病变 X 射线过量照射能引

起皮肤严重的损伤。头皮和肢体伸面耐受力较好,而较为潮湿处,如会阴处耐受力差;细胞生长活跃处,如表皮耐受力差,易于受损。X线引起的皮肤病变常见有发射性皮炎和X射线性角化症。

(四) 表皮恶性肿瘤

1. 原位癌

(1) 鳞状细胞原位癌:皮肤鳞状细胞癌原位癌较少见,皮肤鳞状细胞癌大多不经过非浸润性原位癌(图3-32)。皮肤老年性角化病(重度非典型性增生者)及Bowen病是皮肤特殊类型原位癌。有人认为非日光照射部位老年性角化病就是Bowen病。

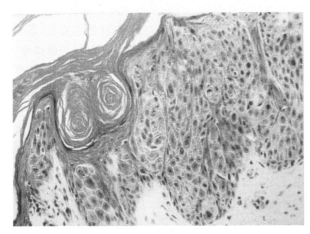

图3-32 皮肤原位鳞状细胞癌
示鳞状上皮非典型性增生累及表皮全层

(2) 鲍文病(Bowen disease)

【概况】 常见于老年人,为非日光照射部位的一种特殊类型的鳞状上皮原位癌。以臀部、四肢,躯干等部位为多见。一般病程较长,可持续多年而不发展。

【诊断依据】 ①鳞状上皮角化亢进,可伴角化不全。②鳞状上皮多灶性大小不一的非典型性增生,非典型性程度轻重不一。少数灶状非典型性增生上皮可贯通上皮全层,呈原位癌变。③少数非典型性增生鳞状上皮细胞胞质宽、浅染或空泡状,也可是红染,个别细胞胞质明显红染角化;核大染色深有异型性,称为Bowen细胞(图3-33)。④分裂象较多见,较易见病理分裂象。⑤病变可累及毛囊及汗腺开口部,少数增生上皮有腺腔分化或分泌黏液上皮分化,偶可见挖空细胞。⑥真皮乳头层结缔组织水肿,有淋巴细胞和浆细胞浸润,毛细血管扩张。

【鉴别诊断】 本病需与老年性角化症区别。只是在程度上有所不同,老年性角化症之不典型细胞程度轻而数量少,并常和日光性皮疹症合并存在。服用

无机砷者可引起相似病变。

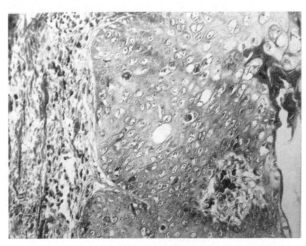

图3-33 Bowen病
示灶状表皮细胞呈非典型性增生及散在Bowen细胞

(3) 增殖性红斑(erythroplsia of Queyrat):指发生于黏膜面的鳞屑性红斑,主要见于阴茎龟头。患者年龄30~80岁。大体上为边界清楚之红色斑。组织病理学上它是一种与鲍文病相似的原位癌,但多核巨细胞和角化不良少见。此病为自然发生或在包皮手术后愈合不良,因有渗出液长期刺激而引起。

(4) 表皮内上皮瘤(intraepidermal epithelioma of Jadassohn):又称为Jadassohn表皮内上皮瘤。病灶特点为表皮呈轻度乳头状增生增厚,并形成垂直带条状,互相吻合成网状结构。在网孔中存在不典型细胞巢,表皮基膜完整,表面则为过渡角化所覆盖。

(5) 基底细胞癌(basal cell carcinoma,bcc)

【概况】 本病发生年龄多在50~60岁,偶见于年轻人。病灶为单发或多发性,病变位于表皮较薄、皮脂腺丰富或直接暴露于日光照射处,如面和颈部。在面部者则好发于鼻两侧、鼻唇沟、内外眦、下颌、额、颊和耳后乳突处。此癌生长缓慢,罕有转移。

【大体形态】 由于肿瘤起源于表皮或皮肤附属器的基底细胞,以及浸润的深度不同,所以在临床上肿瘤呈现各种不同的形态。通常分为下列五型:①结节溃荡型:病灶初为蜡样小结节,以后中央可以发生溃疡,表面有坏死物覆盖,溃疡边缘不规则,如虫咬状。此型多见于鼻、眼眶和脸部;②色素沉着型:指肿瘤有大量黑色素沉着,状如黑色素瘤;③硬斑型:肿瘤为略突起的硬斑,色苍白,表面光滑;④多发性浅表型:病灶呈一个或数个轻度浸润性红斑,表面有溃疡或痂形成,多见于躯干、背、腹和臀部;⑤爬行扩散结疤型:开始表面为脱屑、糜烂或小结节状,后扩大成斑,边缘不规则,中央萎缩并有浅溃疡形成。

【诊断依据】 ①肿瘤由增生的基底细胞构成。细胞小,胞质少,边界不清,细胞核大,卵圆形,深嗜碱性。

②瘤细胞多呈实质性细胞团排列,大小不等,团之周围常有特征性的栅栏状排列的单层柱状上皮细胞。③癌细胞常有不同程度的局部浸润,但一般不发生转移。④由于正常基底细胞具有多向潜在分化的能力,故分化良好的基底细胞癌中可有向毛发、皮脂腺或大汗腺等附属器的结构。根据此癌分化不同可分为两类。

1)单向分化型基底细胞癌:系指向单一基底细胞分化的类型,根据细胞排列结构又可分为四型:①实质型:真皮内癌巢排列成实性团块,如地图状。其周边细胞呈柱形排列成栅栏状为特征(图3-34)。中央部的细胞呈多边形、卵圆形或梭形,细胞质少,核深染,排列紊乱。肿瘤组织可与表皮相连或无关。癌灶处的表皮常发生萎缩或形成溃疡,真皮内有不同程度的炎症反应和纤维组织增生;②色素型:呈典型基底细胞形态,但癌细胞内含黑色素,位于核之顶部;③硬化型:癌细胞灶周围纤维组织增生,将许多癌细胞挤压成紧密排列的条索;④浅表型:常为多发性,增生基底细胞癌巢往往与表皮基底层相连,并侵入真皮浅层(图3-35)。以后它可发展为浸润性基底细胞癌。

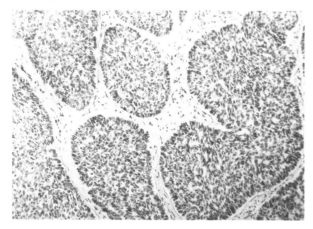

图3-34 基底细胞癌
示肿瘤细胞形成实性团巢状结构,团巢周边有栅栏状排列的基底细胞样细胞

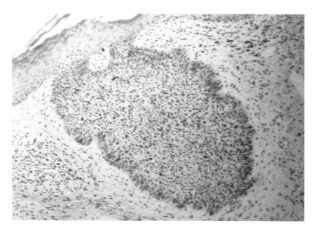

图3-35 表浅型基底细胞璃
示肿瘤性基底细胞呈出芽状增生

2)多向分化型基底细胞癌:本型再根据细胞分化方向不同分为下列三型:①囊性型:即基底细胞向皮脂腺方向分化,基底细胞癌团中央出现囊腔,其周围的瘤细胞常发生空泡变,甚至出现泡沫细胞,有形成皮脂腺的倾向;②腺样型:瘤细胞向汗腺方向分化,部分瘤细胞排列成管样或腺样结构,周围细胞呈立方形,似腺上皮细胞,但无分泌活动(图3-36),有的呈无数微囊结构,称微囊性腺样型;③角化型:癌细胞向毛发方向分化,基底细胞排列成2~6层细胞组成的带状,细胞核较长,或细胞呈不规则环形排列,其中心为角化物或无角化。如中心为大角化团则可称它为角囊肿。

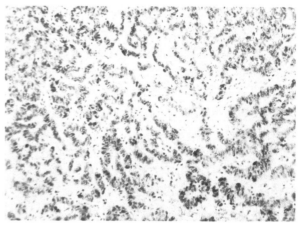

图3-36 腺样型基底细胞癌
分化良好型基底细胞癌则是含有基底细胞及其向附属器分化的
两种成分所组成

2. 基底鳞形细胞癌(basosquamous cell carcinoma)

【概况】 又称角化基底细胞癌。此瘤在临床上与组织学上都具有基底细胞癌和鳞形细胞癌两者的特点。瘤组织由两种成分组成,在基底细胞癌内有鳞形细胞巢和角化珠。基底细胞癌混合有鳞形细胞癌时,可发生转移,故应按鳞形细胞癌处理。

3. 鳞形细胞癌(squamous cell carcinoma, scc)

【概况】 这是发生于皮肤或黏膜,且具有鳞状上皮分化特点的较常见的恶性肿瘤,简称鳞癌。任何部位皮肤均可发生,但以中老年日光照射部位皮肤多见。年龄越大发生率越高。鳞癌原因不清,部分与日光照射有关,部分与HPV或EBV感染有关,部分与煤烟或砷有关,还有一部分与皮肤瘢痕、慢性溃疡、肾等器官移植、慢性淤滞性皮炎、鱼鳞病、汗孔角化病以及先天性及皮肤色素失禁等先天性及后天性皮肤病有关。老年性角化症常为皮肤鳞形细胞癌的癌前期病变;慢性骨髓炎所引起的瘘管和下肢慢性溃疡易发生鳞形细胞癌。因本癌常发生转移,故其病程较基底细胞癌为短。

【诊断依据】

a. 鳞癌的组织学表现多种多样,但其基本特点是具有鳞状上皮分化。显示鳞状上皮分化特点是:①肿瘤细胞胞质较宽,排列紧密,有细胞间桥;②细胞有角化或角珠形成；③有鳞状上皮层次或排列结构。

b. 分化较低的鳞癌不一定显示有这三个分化特点，即肿瘤细胞有类似于基底细胞、棘细胞、颗粒层细胞及角化鳞状上皮分化。

普通型鳞癌：具有较为典型的鳞状上皮分化特点的癌，也可简单分为角化型和非角化型两类。根据鳞形细胞癌分化程度分为：分化性、Ⅰ、Ⅱ、Ⅲ及Ⅳ级：

分化性鳞形细胞癌：占皮肤鳞形细胞癌的大多数，分化性鳞形细胞癌以棘细胞和角化细胞为主，细胞排列有层次，棘细胞异形不明显。主要变化在基底层钉脚部分，该处基膜不完整，钉脚呈不规则浸润性生化，紊乱地深入真皮深层，钉脚的上部粗细不一，其末端膨大如棒槌状，浸润最深处有孤立的鳞形细胞团，内含角化珠，在基底层内有散在角化不良，基底层细胞内有部分细胞异形，核分裂象多见。这一级见于长期慢性溃疡而发生恶变，如老烂脚、慢性骨髓炎瘘管等。

Ⅰ级鳞形细胞癌：特征为分化成熟的鳞形细胞，具有细胞间桥和角化珠结构。

Ⅱ级鳞形细胞癌：是以棘细胞为主要成分，尤其是棘细胞显示明显的异形，细胞变大、核异形、大小和染色深浅均不一、核分裂象多。角化程度较Ⅰ级为轻；角化珠不多，角化珠中心有角化不全。

Ⅲ级鳞形细胞癌：细胞分化差，表皮层大部分细胞排列紊乱，细胞大，核大，异形很明显，核分裂象也多；无角化珠，只有个别角化不良。但浸润入真皮较晚，而向着表皮内平面扩展的较多。这一级多见于日光照射或放射线照射后，由癌前期病变发展而来。

Ⅳ级鳞形细胞癌：为未分化型，无棘细胞，无细胞间桥，也无角化，细胞小并呈梭形，核瘦长而染色深，伴有坏死和假腺结构，仔细观察可找到少数鳞形细胞状的瘤细胞、角化细胞，有助于诊断。

特殊类型鳞癌：

1）疣状癌（verrucous carcinoma）：这是一种高分化鳞状细胞癌。浸润能力低，主要向外生长，形成疣状、息肉状或结节或巨大湿疣状。常见于皮肤与黏膜交界处或鳞状上皮被覆黏膜，皮肤很少见。此型癌诊断的主要依据是：①有较大疣状或结节状突起的鳞状上皮乳头状及疣状增生，同时有明显假上皮瘤样增生。②假上皮瘤样增生上皮侵及较深层组织，有局部破坏浸润，可达肌层，甚至骨组织或阴茎海绵体等。取材较浅活检较难诊断，怀疑病例进行深部组织取材。疣状癌生长缓慢，预后很好。

2）腺样鳞状细胞癌（adenoid scc）：大多数为中分化鳞状细胞癌，癌巢内有多数腺腔样呈裂隙状分化。此种腺样分化与真正的腺分化不同的是：前者腔内无分泌物，被覆细胞内也无分泌现象，也无腺上皮特点，而似基底细胞或棘细胞样细胞（图3-37）。如组织学

上显示有真正的腺分化，则诊断为腺鳞癌。

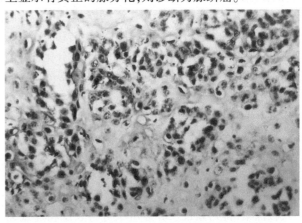

图 3-37 腺样鳞癌
示肿瘤性鳞状细胞呈腺样排列

3）梭形细胞型鳞癌（spindle cell scc）：此型癌肿瘤细胞大多为梭形细胞，似肉瘤，是低级别的鳞状细胞癌。可见具有癌特点的巢状结构，常可找见鳞状细胞分化特点的细胞巢。梭形细胞大部分无明显巢状，呈肉瘤样结构。免疫组化上梭形细胞仍有上皮表达特点，可称为肉瘤样癌；如无上皮表达者，则可称为癌肉瘤。

4）透明细胞型鳞状细胞癌（clear cell scc）：肿瘤具有典型的鳞状细胞癌分化特点，但大部分肿瘤细胞为胞质宽浅染或透明的细胞（图3-38）。此型鳞癌需要与皮脂腺癌鉴别，后者也有鳞状上皮癌分化，但肿瘤常与表皮无关，癌巢周为皮脂腺生发细胞，逐渐向巢中心分化为较成熟皮脂腺细胞特点，皮脂腺细胞呈浅染透明，且常有细小的脂滴空泡；而透明细胞癌常为透明而伴细颗粒状胞质，后者脂肪染色阳性。透明细胞鳞癌还需与透明细胞汗腺瘤或恶性透明细胞肌上皮瘤鉴别，后者细胞之间很难找见细胞间桥或角化巢等典型鳞癌分化，而且常见分泌黏液等分泌上皮及肌上皮分化，免疫组化上肌标记抗体及S-100等常阳性。

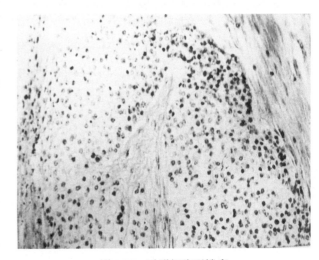

图 3-38 透明细胞型鳞癌
示肿瘤细胞胞质透明，形成巢状结构

（五）皮肤附属器肿瘤及瘤样病变

1. 毛囊肿瘤

（1）毛发上皮瘤（trichoepithelioma）

【概况】 又称毛母质细胞瘤。此瘤分化良好时可见毛囊样结构,在分化不良时形态和基底细胞相似。临床上此肿瘤多见于青春期。一种是单个性或少数几个,好发于脸、眼睑、鼻、额,为突起之结节,直径数毫米;另一种为多发性对称性分布,有家族史,在幼年时出现,生长缓慢,分布于鼻两侧、颊、额、头皮、背之上部,女性患者多,到青春发育期时则明显,病变表面的皮肤完好或萎缩。

【诊断依据】

a. 为不同分化阶段的毛囊组织形成的肿瘤,肿瘤分化良好者可见毛囊结构,分化不良者与基底细胞相似,不同分化阶段的毛囊组织常同时存在(图3-39)。

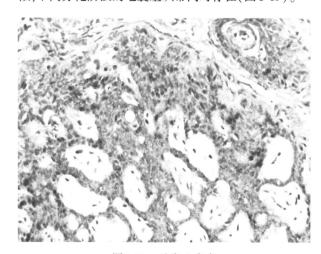

图3-39 毛发上皮瘤

b. 常有多种形态:①鳞形细胞角化囊肿,即中央为角化物,边缘围以扁平基底细胞。②发育不良之毛囊,为一簇小的细胞,似基底细胞,形成不成熟的毛乳头。③基底细胞条索,可由鳞形细胞角化囊肿发出,形成互相吻合的分支,与毛囊和表皮基底层相连。

c. 瘤组织内无皮脂腺和汗腺。

（2）毛发上皮癌（毛母质细胞癌,pilomarixal carcinoma）：由无数嗜碱性细胞组成,周边部的嗜碱性细胞增生显著,细胞核大、深染而异形明显,核分裂象多,至瘤体中央部则嗜碱细胞渐转变为嗜酸性影子细胞。

2. 皮脂腺增生与肿瘤

（1）皮脂腺增生（hyperplasia of sebaceous gland）

1）先天性皮脂腺增生或皮脂痣、皮脂腺瘤（neavussebaceous of Jadassohn）：是一种发育异常所引起的局限性皮脂腺增生,常为毛发皮脂复合器畸形的一种。光镜下见局灶性或较广的区域有成群的皮脂腺小叶,形态和正常皮脂腺相同,但其腺体数目明显增多。腺细胞占小叶中央之大部分,周围有不成熟或较小的立方形细胞。增生的组织中可夹有未成熟的毛囊或大汗腺。

2）腺瘤样皮脂腺增生（aenomatous hyperplasia of sebaceous gland）：又称后天性皮脂腺腺瘤、老年性皮脂腺增生、老年性皮脂腺痣。发生于中、老年人。长在额、鼻、颊表面,有一小开口。组织形态:和先天性皮脂腺增生相同,同时还伴有表皮棘层增生和角化过渡。

（2）皮脂腺瘤（sebaceous adenoma）

【概况】 良性,进行性生长,少见。大多见于中老年人的头面部,成半球状、结节状或息肉状,最大直径多在1cm左右。

【诊断依据】 ①肿瘤位于真皮内或与表皮相连,与周围分界清楚,无包膜/偶有不完整包膜,非浸润性生长。②呈结节状/成分叶状,类似于正常皮脂腺(图3-40)。肿瘤被结缔组织隔成大小形态不一的小叶。③小叶内可见两种细胞,它们按不同比例组成:第一种为生发细胞或基底细胞,位于小叶周边,嗜碱性,不含脂质,核圆形。第二种为皮脂腺细胞或泡沫细胞,胞质丰富,呈细网状,内含脂肪,核小,圆形。两种细胞之间有移行细胞(脂肪染色均呈阳性),愈向中心细胞愈成熟,空泡愈明显。④导管上皮常在小叶中心部,为无颗粒层角化鳞状上皮。细胞无明显异型性,核分裂象难找见。

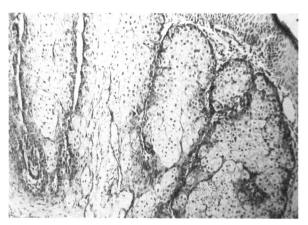

图3-40 皮脂腺瘤
示分叶状皮脂腺增生

【鉴别诊断】 皮脂腺癌:特别是较大的皮脂腺瘤易误诊为皮脂腺癌,但前者与后者不同的是:较大者常呈息肉状外生性生长,或界限清楚不浸润;表面无溃疡;导管(鳞状上皮)及腺上皮均分化良好,不足以诊断恶性;无坏死;分裂象极难找,偶可见个别分裂象。

（3）皮脂腺癌（carcinoma of sebaceous gland）

【概况】 为皮肤导管性、具有皮脂腺分化特点的恶性上皮性肿瘤。发生部位为鼻、颊、颞、眼睑、耳、腮、乳房、腋、阴囊、背和头皮等处。肿瘤呈硬结节或硬斑状，表面可发生溃疡。

组织学上可见有皮脂腺分泌上皮及导管上皮分化，后者类似于鳞癌分化。凡皮肤或有关组织类似于鳞癌的恶性肿瘤，但具有明显皮脂腺分化者即应归入皮脂腺癌。眼的睑板腺类似于皮脂腺，眼睑睑板腺癌在形态学上及生物学行为上与皮脂腺癌基本相似，故发生于眼睑或相邻部位的皮脂腺癌称为睑板腺癌。皮脂腺癌根据发生部位可分为眼部及眼外，前者称为睑板腺癌，后者称为皮脂腺癌，少见。皮脂腺癌一般为低度恶性，主要是局部复发及局部浸润，转移少见。鳞癌成分多者恶性度偏高，反之皮脂腺癌成分较多，分化较好者恶性度较低。此癌易复发，也有发生转移。

【组织形态】 ①肿瘤呈分叶或巢或索状，浸润性生长，无包膜，分化差者呈小巢或细索状，甚至单个细胞浸润间质。②巢索状细胞周有不同厚度的基底细胞样细胞或生发细胞，这些细胞无明显空泡，有向中心逐渐分化为皮脂腺细胞的倾向（图3-41）。有些上皮巢完全为鳞状上皮分化，或仅有少数皮脂腺细胞分化，典型的鳞癌及皮脂腺分化两者成分多少各例不一。③肿瘤细胞有明显异型性，分裂象易找。④肿瘤可侵及表面上皮及附属器。间质有不同程度的纤维化及淋巴浆细胞反应。

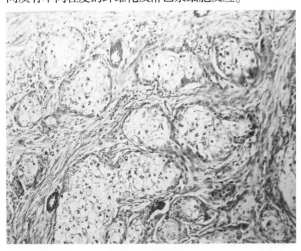

图 3-41　皮脂腺癌
示肿瘤性生发细胞及皮脂腺分化

【鉴别诊断】

a.鳞癌：皮脂腺癌可有典型鳞癌分化成分，但前者有如下特点可与鳞癌鉴别：主要见于眼睑部，故诊断眼睑部鳞癌时要注意除外皮脂腺癌或睑板腺癌，必要时要多取材。不同于一般鳞癌，有类似于皮脂腺导管分化。可见皮脂腺分化或皮脂腺细胞分化。

b.透明细胞型鳞癌：皮脂腺癌中皮脂腺分化细胞胞质浅染，似透明细胞分化，但这不同于透明细胞者胞质内有脂滴样小空泡，PAS 染色阴性，脂肪染色阳性。

3. 汗腺肿瘤 汗腺瘤种类和名称繁多。汗腺瘤可来自不同的组织，即小汗腺或大汗腺；不同的部位，如分泌管或排泄管；不同的细胞如腺体上皮细胞、腺管上皮细胞或肌上皮细胞。因此，汗腺肿瘤的命名也较复杂。

（1）小汗腺痣（eccrine neavus）：系正常成熟小汗腺腺体增生。临床表现为 1~2 个结节，或孤立性斑块。从幼年或出生即有，可随年龄增大而稍有增生，但呈自限性。可有压痛。组织学上结节由分化良好的小汗腺腺泡及导管组成，数量超过正常汗腺。组织亚型①汗腺血管瘤性错构瘤；②小汗腺汗孔角化及真皮导管痣；③汗腺纤维腺瘤。

（2）小汗腺囊瘤（eccrine hidrocystoma）：又称汗管扩张症。常见于中年妇女之面、眶周和颊部。临床表现为单个或多个囊性透明结节，直径为 1~3mm。光镜下见囊壁有两层细胞组成，内层为柱形细胞，外层为扁平细胞。此囊瘤因汗管不畅导致汗液潴留引起。

（3）汗腺囊瘤（hidrocystoma）：好发于中年人眼周，尤其是内眦，也有在鼻侧。病灶为单个针头至豌豆大半透明光滑结节，有时呈蓝色。切面示囊内有 PAS 染色阳性液体。囊壁有乳头生长，衬以高柱形、染成伊红色顶质分泌的大汗腺细胞，外周以肌上皮细胞。

（4）汗孔瘤（poroma）：这是一种类似于表皮内或接近表皮的小汗腺导管或螺旋导管末端分化的良性肿瘤。

【诊断依据】 ①多见于成年人足部，常为丘疹或结节状病变，界清而无包膜，直径一般为 10mm，表面光滑，淡红色，此瘤最初在表皮内生长，以后可扩展到真皮内（图3-42，图3-43）。②肿瘤细胞成团状、巢状或索状。③细胞大小较一致，细胞较小、胞质较少，似基底细胞样或棘细胞样细胞，最主要特点是这些细胞团内有多少不等、大小不一的汗孔或汗管分化。这些汗管分化可呈管状或腺样或小囊状（图3-44）。典型汗孔衬覆角化有颗粒层的上皮；也可衬覆柱状上皮，其内可有分泌物，也可有黏液，甚至可有杯状细胞分化。可见灶状鳞状上皮分化。

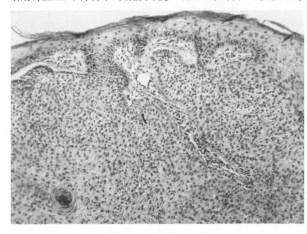

图 3-42　汗孔上皮瘤
示肿瘤与表皮相连，状似老年疣

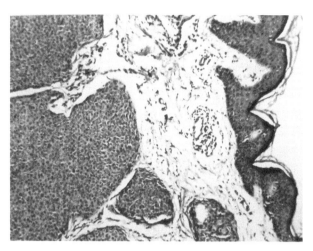

图 3-43　汗孔上皮瘤
示肿瘤位于真皮内,与表皮无关联

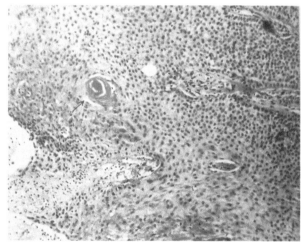

图 3-44　汗孔上皮瘤
示汗孔分化(箭头示)

【鉴别诊断】　主要应注意与老年疣鉴别,后者一定与表皮相连、常有角质囊肿、表面有疣状或乳头状增生以及无汗孔分化等特点,较易鉴别。真皮内汗孔瘤要注意与基底细胞癌鉴别,后者细胞有一定异型性、细胞团周边有栅栏状细胞以及无汗孔分化等特点。

(5) 汗管瘤(syringoma)

【概况】　常见于成人头颈部,特别是眼睑部。常呈丘疹或小结节状,可单发或多发;在眼睑者常多发,可成丘疹样多发,称为丘疹样汗管瘤,后者较常见于年轻人。肿瘤位于真皮上部,无包膜。

【诊断依据】　①组织学上肿瘤成巢状、索状、管状、小囊状,或蝌蚪状(图3-45)。②管壁衬覆单层或双层矮立方上皮,外层为肌上皮细胞,胞质可透明。有些肿瘤较小,只由少数几个腺管组成。③少数腺管可有复层或部分复层,也可角化,形成同心圆似的汗管结构。汗管外肌上皮增生明显时可诊断为汗管肌上皮瘤或腺肌上皮瘤。管内

汗腺外溢时,可引起炎症反应或异物巨细胞反应。

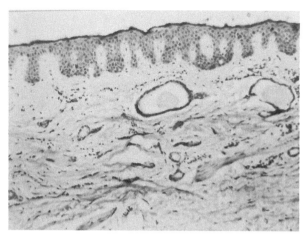

图 3-45　小汗腺汗管瘤
示肿瘤细胞形成管状、小囊状及蝌蚪状结构

(6) 乳头状大汗腺瘤(papillary hidradenoma,乳头状汗腺瘤):

【概况】　是一种大汗腺瘤,好发于女性大阴唇及会阴,男性会阴及腋下也可发生。整个瘤的直径大小常为1～3cm,呈囊肿状,腔内有无数乳头状突起,偶有乳头从一开口处突出于外。囊肿在真皮内,表面皮肤完好。

【诊断依据】　①光镜下见肿瘤呈分叶状结构,位于真皮浅层,如一个大囊腔,表面有表皮。②囊壁外层为纤维组织,内衬一层高柱形上皮细胞,细胞质伊红色,核大、圆形而淡染。③在其外有肌上皮细胞。腔内有由两层上皮和间质所构成的乳头,曲折迂回犹如花边状结构。④乳头内尚有许多腺泡。

(7) 汗腺腺瘤(hindradenoma)

【概况】　又称小汗腺腺瘤(eccrine spiradenoma),来自小汗腺真皮内盘曲的分泌部腺上皮。常见于成年人躯干部。此瘤是真皮内常以结节或分叶状实性结构为主要特点具有汗腺分化指征的良性肿瘤。瘤为单个、实质性结节状肿块,有完整包膜,生长缓慢。光镜下见两种细胞:一是立方形透明细胞,内含糖原,细胞核呈圆形,居中,大小形态一致;另一种是肌上皮细胞,占多数,呈交织排列,如带状或小叶状。

【诊断依据】　①常呈囊性。②肿瘤细胞大部呈团索状结构。③腺或囊内充以分泌物、或蛋白性物质或红细胞,似血管。④肿瘤细胞主要有两型(图3-46):一型细胞稍大,胞质少,核染色浅,核呈空泡状,常有较小核仁;另外一型常在前一型周边排列,细胞较小,核染色较深。此两型细胞组成索状,互相连接成网状,网之间有血管结缔组织间质。⑤瘤组织结构有多样性,如血管瘤样型或称血管性汗腺瘤(肿瘤较大,有许多血管样腺腔形成)、伴圆柱瘤结构型、腺样型、囊状或囊性型、实性型等。

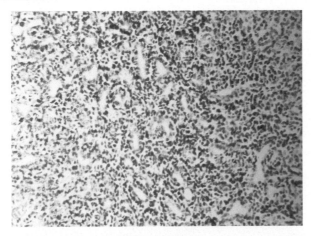

图 3-46　汗腺瘤
示肿瘤由两型细胞构成

（8）圆柱状汗腺瘤（eccrine dermal cylindroma）

【概况】　真皮内成结节状或小叶状结构伴有明显基膜形成、其发生可能与小汗腺有关的、类似于小汗腺瘤分化的良性肿瘤，常见于成年人头颈部，多为单发，偶可多发，多发者可布满头部，呈头巾状，称为头巾瘤（tudban tumor）。这种瘤出现于青年人，生长慢，并随病程而数目增多。

【诊断依据】　①组织学上成结节或分叶状，界清无包膜。②肿瘤细胞大小较一致，为基底细胞样细胞，团索固有较明显红染均一化基膜样物围绕，细胞团成比萨饼样。肿瘤细胞有相似于汗腺瘤的两型细胞，细胞团中可有小的圆形腔或假腔分化。

（9）透明细胞肌上皮瘤（clear cell myoepithelioma）

【诊断依据】　①肿瘤呈实性，也可呈腺样或囊腺状结构。②腺或囊衬以矮立方或柱状上皮，胞质红染、浅染或透明。③肿瘤由两型细胞组成（图3-47）：一型为分泌上皮或腺上皮，核嗜碱性，深染；另外一型为透明细胞，呈立方形，细胞膜清楚，细胞质内含糖原，核圆形，大小形态一致，位于中央，瘤内可见腺样结构或角化细胞团。两型细胞混杂排列，常以透明细胞为主。

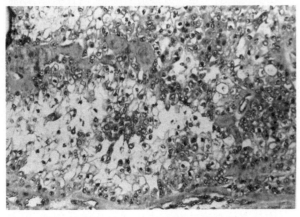

图 3-47　透明细胞肌上皮瘤
示肿瘤由腺上皮及透明细胞两型细胞构成

（10）皮肤混合瘤（mixed tumor）：或称软骨样汗腺瘤（chondroid syringoma）。常见于鼻、颈和颊部，也可见于手部。此瘤很小，位于真皮。大体上瘤边界清楚，无包膜，肿瘤由实质和间质混合组成。实质部分为上皮细胞，腺上皮细胞排列成巢状或索状，其间出现小管腔，管壁由一或二层上皮细胞组成，有立方形分泌细胞或梭形的肌上皮细胞。间质在肿瘤细胞周围形成纤维壁，并伸出纤维间隔将瘤细胞分为小叶，间质可伴有软骨样化生、黏液样变、玻璃样变等，与唾腺混合瘤有相似之处。

（11）汗腺癌（sweat gland carcinoma）

【概况】　这是呈浸润性生长具有汗腺分化特点的低度恶性肿瘤。主要见于成年人的头颈部，特别是面部。为硬化性斑块或结节状病变。局部有浸润，但常可活动，一般无破溃。生长缓慢，局部切除常可治愈，少数可复发，极少数病例可发生转移。

【诊断依据】　①大体，肿瘤直径常在 3cm 以上，呈灰白色，一般为单个。②肿瘤细胞成索状或小巢状或腺样或导管或微囊状结构。细胞团索或腺管之间有明显纤维性间质。③细胞大小较一致，肿瘤可出现角质囊肿似毛囊、皮脂腺、鳞状上皮及透明细胞等多种附件分化。细胞有一定异型性，分裂象较易找，少数病例细胞有多形性，异型性较明显。④肿瘤侵及真皮较深层，常连至皮下，呈浸润性生长，无清楚界限及包膜。

（六）皮肤黑色素病变与肿瘤

1. 黑色素细胞痣或良性黑色素细胞病变

【概况】　所谓痣，是先天性或常见于青少年的良性分化型自限性增生性病变，一般不形成肿瘤样团块或较大结节状病变，而是点状、斑或层状病变。由什么成分增长构成的病变就称为什么痣，如结缔组织痣、弹力纤维痣、血管痣、小汗腺痣、皮脂腺痣、脂肪痣以及疣状表皮痣等。由黑色素细胞增生构成的痣是痣中最常见的一种。痣一般较小，偶可较大形成巨大色素痣。痣偶可恶变为恶性黑色素瘤，较大或结节状痣及痣细胞有非典型性的痣较易恶变。痣未切净可复发，但复发痣与痣恶变无关。一般认为痣是黑色素细胞的良性肿瘤。起病多见于儿童或少年，少数为青年或成年。单发或多发或成批发生。可随年龄逐渐增大或增多，有自限性，大多长期处于稳定状态。体积一般较小，绝大多数直径小于 0.5cm，偶可较大。无自觉症状，偶可自行消退。如出现微痒、较快增大、周围充血、糜烂或破溃时则可能有恶变。

【诊断依据】　痣由色素性痣细胞组成。痣细胞与皮肤黑色素细胞形态基本一致，细胞内有多少不一的色素。痣细胞可位于表皮内及真皮内，单个或成团或索状排列，也可弥漫。

痣细胞在形态上可分为如下几型:①淋巴细胞样或小型痣细胞。②上皮样痣细胞:痣细胞胞质较宽、边界清、似上皮样细胞,胞质有多染性。③透明细胞:胞质较宽、透明、似表皮内正常黑色素细胞。④梭形痣细胞:细胞椭圆、梭形或雪茄形。⑤纤维细胞样痣细胞:细胞细长,似成熟的纤维母细胞。⑥多核痣细胞:细胞较大多核,但比一般异型多核细胞小,核也小,较少,多为3~6个,似小型多核巨细胞。⑦气球状痣细胞:细胞圆形,胞质宽而透明,核较小,位于细胞中心,形如气球。

组织学类型:

(1)普通型色素痣

1)皮内痣(intradermal melanocytic nevus):痣细胞位于真皮内。大多为小型或上皮样痣细胞,不侵及表皮。有时痣细胞团紧贴表皮,似交界痣,而基底细胞完好。痣细胞团可形成神经小体样结构,也可以是神经纤维瘤样结构(纤维样痣细胞为主)。有的病例痣细胞可掺杂一些脂肪细胞形成脂肪细胞痣。痣细胞团大多为实性,也可呈裂隙状,形成血管样或腺样结构。

2)交界痣(junctional melanocytic nevus):痣细胞位于表皮与真皮交界处,表皮内,占据基底细胞或表皮细胞位置。可以单个(基底层)或3~5个以上成团状排列,细胞团与表皮分界清,无浸润。单个细胞位于基底层、无细胞异型性,是良性病变。

3)混合痣(compound melanocytic nevus):交界痣与皮内痣的混合型。

(2)色素痣特殊类型

1)单纯雀斑痣(lentigo simplex):大多见于青少年。表皮脚轻、中度延长增生,基底层色素增多,基底层色素细胞可无明显增生或有轻度单个增生,主要表现为黑色素细胞密度增大(图3-48)。单纯雀斑痣临床上可有如下类型:泛发性雀斑样痣综合征、多发性雀斑样痣综合征(雀斑痣伴两眼间距过远、肺动脉狭窄及卵巢发育不全等畸形)、唇部黑斑以及斑痣或斑点状雀斑样痣等。

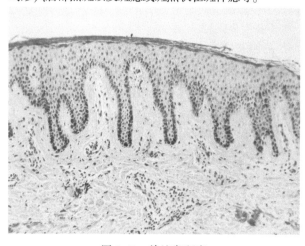

图3-48 单纯雀斑痣

示表皮脚延长、色素增多、黑色素细胞密度增大

2)晕痣(halo nevus):常见于青年人。常为多发性。色素痣周围绕以环状的脱色区或浅色晕,偶有炎症现象。组织学上主要有较明显淋巴单核细胞为主炎症细胞浸润,痣细胞散在于炎症细胞中,可受此破坏,甚至消失。

3)复合痣(combined nevus):可形成普通痣合并蓝痣及Spitz痣,或上皮样及梭形细胞痣混有普通痣等几型。

4)深部穿透性痣(deep penetrating nevus):由良性蓝痣、Spilz痣及其他痣组成复合痣。痣细胞侵及真皮深层,甚至皮下及浅筋膜。有的病例少数痣细胞较大,核仁清楚,有一定异型性,可误诊为恶性黑色素瘤,但分裂象少、无坏死、无间质反应、无表皮内浸润等恶性指标,可与之鉴别。

5)再发性黑色素痣(recurrent melanocytic nevus):也称为假性黑色素瘤,是由于良性黑色素痣未切净复发的痣。此痣因为易诊断为恶性黑色素瘤而备受关注。

如下几点可与恶性黑色素瘤鉴别:a.临床上复发较快,通常为几周,而恶性黑色素瘤一般为几月或几年。b.表皮内无单个或成团的恶性浸润。c.细胞无明显异型性。d.增生纤维只存在于真皮浅层,是修复性间质增生,无癌性间质反应。e.病变两侧无异型性黑色素细胞水平扩散浸润。

6)神经纤维瘤样黑色素细胞痣(neurofibromatoid melanocytic nevus):痣呈神经纤维瘤样及神经小体样(图3-49),有多少不一的一般真皮内痣细胞,有痣细胞存在是其区别于神经纤维瘤的关键要点。

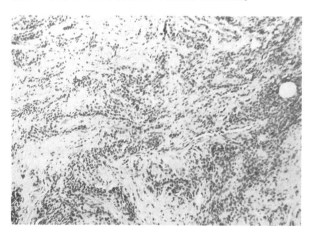

图3-49 神经纤维瘤样痣

示痣细胞形成神经纤维瘤样结构

7)疣状黑色素细胞痣(verrcous melanocytic nevus):也简称为疣状色素痣。普通型皮内痣或混合痣形成疣状或结节状增生,它不同于疣状痣或疣状表皮痣,后者痣的成分是疣状或乳头状增生的表皮。

8）巨大先天性色素痣（giant congenital nevus）：痣的直径可大于 l0cm 或更大，可占据一个肢体或躯干大部，形成套袖、背心状。少数病例可恶变。

9）梭形细胞及上皮样细胞痣（spindle and epitheliod cell nevus）：此痣也称为 Spitz 痣及良性幼年性黑色素瘤（benign juvenile melanoma），大多见于儿童，偶可见于青年或成年。一般为孤立性斑块或小结节状病变，绝大多数直径小于 1cm，偶可多发。

它不同于一般痣的特点是：a. 常为混合痣，也可为皮内痣及交界痣，但痣细胞较大，呈梭形或上皮样，常在表皮内形成痣细胞闭，这些痣细胞团也可见于表皮脚内。b. 细胞大，核大，有时核仁清楚，有一定异型性，易被误诊为恶性。c. 痣细胞内多无色素。d. 细胞需有一定异型性，但分裂象很少，难以找见。e. 表皮常有增生肥厚，表皮脚也常有延长增宽，常呈网状，其内常有痣细胞团。

10）色素性 Spitz 痣（pigmented Spitz nevus）：又称 Reed 色素性梭型细胞痣，这是一种特殊的小型皮内或交界痣，痣细胞呈明显梭形。它不同于一般痣的是，痣细胞较大，呈梭形，尚可见大的上皮样痣细胞，似 Spitz 痣，但又有明显色素，不同于一般 Spitz 痣。

11）气球样细胞痣（balloon cell nevus）：青少年多见，偶见于成人。大多较小，小于 5mm。组织学上显示为皮内痣，痣细胞大多为胞质宽透明或浅染核，小位于中央似气球状痣细胞。PAS 染色及脂肪染色阴性。少数细胞内可见黑色素，病变内常可见少量其他普通型痣细胞，一般位于痣周边部。

12）蓝痣（blue nevus）：痣细胞位置较深，位于真皮中及深层。痣细胞梭形或分支状。痣细胞内有较多黑色素，色素常呈粗大颗粒状。蓝痣不但见于皮肤，也可见于口腔、阴道、前列腺、子宫、宫颈、肠道、骨及腋窝淋巴结等。可分为：

a. 普通型蓝痣：具有上述蓝痣的典型特征。

b. 细胞型蓝痣：此型痣细胞多为梭形或分支状或上皮样痣细胞。细胞呈弥漫也可呈巢状。也可呈腺泡状或神经痣样分化，少数病例可见透明的梭形痣细胞。大多比普通型蓝痣大呈结节状，细胞丰富，有一定异型性，比普通蓝痣较易恶变。

诊断恶性蓝痣的指标是：a. 结节较大，直径常大于 3cm。b. 细胞丰富，病变由梭形细胞组成，色素较少。c. 常有坏死。d. 分裂象较多（>5/10HPP）。e. 常有皮下及表皮浅层浸润。

13）真皮内几种特殊色素斑：蒙古斑（Mongolian spot）、Ota 痣（Ota nevus）、真皮黑色素细胞错构瘤（demal melanocytic hamadoma）、Ito 痣（Ito nevus）。

14）非典型性黑色素细胞痣或非典型性痣（dysplastic melanocytic nevus Or atypical nevus）：是痣细胞有一定非典型性或异型性的特殊痣。可以是皮内型痣，也可以是交界痣或混合痣。1985 年 WHO 确定非典型性色素痣的诊断标准如下：

• 临近真皮层色素细胞痣区至少有 3 个表皮脚的基底层有非典型性黑色素细胞增生。

• 表皮内有雀斑样（交界处）或 L 皮样非典型性黑色素细胞增生。

此痣的参考指标是：

• 伴有异型性细胞的上皮脚周有嗜酸性较强的纤维组织增生或板层状纤维化。

• 新生血管较明显。

• 真皮层常有较明显炎症细胞浸润。

是否有恶变注意如下几点：

• 表皮是否有单个异型黑色素细胞表层浸润，如有可能为恶性。

• 表皮内是否有不规则浸润性非典型性细胞团，如有可能为恶性。

• 有无较广泛恶性雀斑样浸润，如有可能为恶性。

• 细胞的异型性，特别是核大、核仁清楚者可能为恶性。

• 分裂象较多，大于 5 个/HPF，可能为恶性。

• 异型细胞浸润较深，肿瘤较大（直径大于 3cm）以及表皮破溃者倾向于恶性。

【鉴别诊断】

a. 恶性鉴别：良性黑色素瘤（梭形细胞及上皮样细胞痣）与恶性黑色素瘤的鉴别，鉴别要点见表3-5。

表3-5　良性黑色素瘤与恶性黑色素瘤的鉴别

鉴别要点	良性黑色素瘤	恶性黑色素瘤
年龄	青少年多见	中老年多见
生长速度	较慢，有自限性	较快，无自限性
大小	较小，一般不大于3cm	大小不一
卫星结节	无	可有
表面糜烂或溃疡	无	常有
表皮增生	常有	常无

鉴别要点	良性黑色素瘤	恶性黑色素瘤
肿瘤细胞色素	几乎无	多少不一,常有
细胞类型	基本两型(上皮/梭形)	多样
上皮内细胞	非浸润性,圆整,界清,与表皮之间常有环状裂隙	浸润性,不圆整,界不清,与表皮之间常无裂隙
单个异型性色素细胞浸润表皮浅层	无	常有
细胞异型性	不明显	常较明显
表皮内透明性黑色素细胞浸润	无	常有
真皮深层以下浸润	无	常有
出血坏死	无	常有
交界活性	无	常有
真皮水肿	常有	常无
炎症细胞	常无	常有

b. 老年性(又称日光性雀斑) 与单纯性雀斑的鉴别要点;见表3-6。

c. 日光性雀斑或老年性雀斑与恶性雀斑样痣的鉴别:恶性雀斑样痣是一种特殊类型原位恶性黑色素瘤,它与日光性雀斑不同的是:表皮常有变薄。色素增加明显,常扩展到表皮中层。上皮脚延长不明显,甚至消失。黑色素细胞在基底层灶状增生,有不典型性。表皮内有个别黑色素细胞浸润。

表3-6 老年性雀斑与单纯性雀斑鉴别要点

鉴别要点	单纯性雀斑	老年性雀斑
年龄	多见于儿童	多为50岁以上老年人
发病部位	不局限于日光照射部位	多见于日光照射部位
日光照射后色加深	无	有
表皮脚延长	较轻,较均匀,较规则	较明显,不甚均一,粗细不一,可呈网状(上皮脚弯曲融合)
基底层色素增多	+	+
上皮脚之间表皮萎缩	-	-
基底层色素细胞	无明显变化,密度增加,偶呈小灶状	无明显变化,密度增加,不呈小灶状
色素细胞非典型性	-	-
表皮非典型性	-	-/+
真皮胶原纤维嗜碱性变	-	+/-
真皮炎症	-/+	+/-
真皮噬色素细胞	-/+	+/-

d. 非典型性痣与普通型痣的鉴别:非典型性色素痣与普通型色素痣最主要的鉴别点是前者既具有普通型痣的基本特点,又具有痣细胞的非典型性,但不具备恶性黑色素瘤的诊断要点及梭形细胞和上皮样细胞痣的基本特点。

e. 黑色素良性病变(痣)与恶性病变的鉴别:痣可以恶变,恶性病变也可呈痣样结构,良性病变(痣)与恶性病变鉴别的基本要点见表3-7。

表3-7 黑色素细胞良恶性病变鉴别要点

鉴别要点	良性	恶性
年龄	大多小于30岁	大多大于30岁
病变发展速度	较慢	较快

续表

鉴别要点	良性	恶性
卫星结节	无	可有
大小	较小,常小于1cm	较大,常大于1cm
糜烂或溃疡	无	常有
病变浸润破坏表皮	无	常有
表皮内较浅层单个	无	有
异型细胞浸润		
表皮内浸润团或灶	无	常有
色素细胞异型性	-/+	+
色素细胞坏死	-	+/-
分裂象	<2/10HPF	>2/10HPF
纤维间质反应	-/+	+/-
炎症细胞	-/+	+/-

2. 恶性黑色素瘤(malignant melanoma)

【概况】 恶性黑色素瘤是皮肤较常见、恶性度较高的肿瘤。白色人种较黑人多见,成年人多见,儿童也可发生,但12岁以下儿童的发病率不足5%,大多见于50岁以上的老年人。可起源于黑色素细胞痣恶变,也可直接发生,后者多见于老年人,前者较年轻,但生长较快,预后较后者差。

恶性黑色素瘤诊断为痣恶变者必须符合如下指标:①有明显5年以上良性色素痣历史。②组织学上有良性痣成分。单纯有良性痣成分的恶性黑色素瘤不一定是恶变;但单纯有较长病史(10年以上),近来较快增大,组织学无良性痣成分也可考虑为恶变。

恶性黑色素瘤类型较多,临床及组织学上都表现各异。恶性黑色素瘤的瘤细胞基本特征是胞质内有黑色素小体,产生黑色素,但光镜水平不一定能检见黑色素。不能检见黑色素者称为无色素性恶性黑色素瘤,但此类黑色素瘤电镜及免疫组化上也具有黑色素细胞特点,即电镜下有不同发育阶段黑色素小体;免疫组化上S-100蛋白及HMB45阳性,CK阴性或阳性。

黑色素颗粒是水溶性,它可以在细胞间弥散,也可被其他细胞吞噬,故细胞内有色素或有色素颗粒不一定是黑色素细胞肿瘤。有色素或黑色素小体分化的肿瘤不一定是黑色素瘤。如肾及肝等的血管平滑肌脂肪瘤、神经鞘瘤、脑膜瘤以及脾的良性透明细胞瘤(糖瘤)等都可有黑色素小体和色素分化。黑色素瘤的诊断必须坚持两条:①病理组织学上的基本特点支持黑色素瘤的诊断。②肿瘤细胞特殊的免疫组化标记(HMB45)阳性和电镜下找到黑色素小体。肿瘤细胞内有黑色素是重要的参考指标。

1)原位恶性黑色素瘤(malignant melanoma in si-tu):这是一组从细胞异型性及表皮浸润表现判断可诊断为恶性黑色索瘤,但尚无真皮浸润的一组恶性黑色素细胞增生性病变,即恶性黑色素细胞局限于表皮内生长浸润。这是一组疾病,临床病理上可以分为若干类型。这组疾病预后较好,可以切除干净。

a. 恶性雀斑(lentigo maligna):又称为老年性恶性雀斑或Hutchinson黑色素性雀斑。常见于50~60岁以上老年人,少见。常见于日光照射部位皮肤,尤其面部。

【组织形态】 ①表皮基底层色素细胞增多,可呈单排或大小不等巢状增生。增生细胞有不同程度异型性。②异型性细胞单个或成群侵及表皮,特别是单个异型性黑色素细胞侵及表皮浅层具有诊断意义(图3-50)。增生黑色素细胞可沿水平扩展,也可侵及附属器表皮。③增生黑色素细胞呈梭形、多角形、上皮样,有多形性,多为梭形,胞质大多透明,胞质内常见多少不等色素。④在表皮内细胞团与其周表皮界限不清,呈浸润性,胞核较大,深染,形状不规则,极向紊乱。表皮内浸润细胞胞质宽透明,似乳腺外Paget病,要注意与之鉴别。

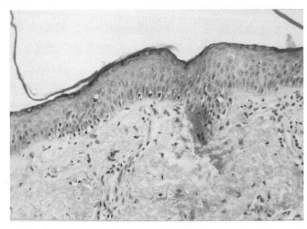

图3-50 恶性雀斑
示表皮基底层有单个和小灶状恶性黑色素细胞呈雀斑样浸润

b. 肢端雀斑性原位恶性黑色素瘤(acral lentiginous melanoma in situ):黑色及黄色人种多见。好发于手及脚末端指趾及甲等部位。皮损表现为深浅不一色素斑,如在甲部常有甲或甲床纵行色素条纹。

【诊断依据】 早期主要在表皮基底部色素细胞增多,有灶状黑色素细胞异型性。表皮内有单个及小灶状异型性黑色素细胞浸润,也可见 Paget 样损害。真皮层常有轻重不一炎症,常可见噬黑色素细胞。

c. 浅表扩散性原位恶性黑色素瘤(superficial-spreading malignant melanoma in situ):又称 Paget 样原位恶性黑色素瘤,多见于白色人种。常见于中年人,下肢及背部多见。常小于恶性雀斑性痣,大多在 2 ~ 3cm 内。进展较快。常在 2 ~ 3 年发展为浸润性恶性黑色素瘤。组织学上基本特点与上面两型相似,肿瘤性黑色素细胞主要位于表皮下部,聚集形成大小不等浸润巢,有 Paget 样病变,常见单个胞质丰富、细胞核大、明显异型性的细胞浸润于表皮内,这些浸润细胞浸润范围较宽,扩展到正常表皮内,呈表浅扩散状态,这是此型主要特征(图 3-51)。

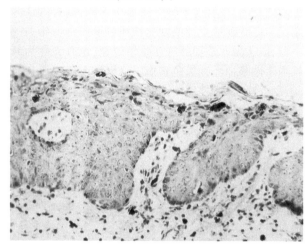

图 3-51 表浅扩散性原位恶性黑色素瘤
示病变周围正常表皮内单个及小团状异型细胞浸润

2)浸润性恶性黑色素瘤(malignant Hielanoma)

【概况】 此瘤简称为恶性黑色素瘤,它的发生可以分别从前述 3 型原位恶性黑色素瘤发展而来,也可以从痣恶变而来,还可直接发生。大多发生于中老年人,30 岁以下者少见,发生在儿童极罕见,但也有所谓先天性恶性黑色素瘤。恶性黑色素瘤一般经淋巴道转移,也可经血行,较为特殊是所谓嗜或亲表皮性转移及卫星式转移,恶性黑色素瘤周围卫星结节形成,可能通过血行或淋巴道转移所致,后者即称为中途转移(原发灶与局部淋巴结之间)。恶性黑色素瘤的转移状况各例不一,有的较早即发生转移,有的多年不见转移,有的切除后数年,甚至 10 多年才发生转移。恶性黑色素瘤直径小于 2mm 者很少转移,但发生于上背部、臂伸侧、颈后及头后部肿瘤例外,即这些部位的肿瘤很小即可发生转移。个别黑色素瘤可见黑色素较明显退变现

象,甚至可以完全消退。此种病例常有较明显淋巴浆细胞浸润。黑色素瘤除具有多少不一胶原和纤维反应外,个别病例,特别是处在生长活跃期病例可伴有黏液样间质反应。有的恶性黑色素瘤只发现转移病变,而难以找到原发灶,甚至经多种方法均找不到原发病灶者,大约占恶性黑色素瘤的 4% 。

【诊断依据】 ①肿瘤细胞主要集中于表皮与真皮交界处,呈团或巢状排列,并常有表皮内浸润,显示肿瘤细胞亲表皮性(图 3-52)。②肿瘤细胞性状、大小,胞质着色情况,核的大小、性状,核仁大小以及黑色素多少等各例不一,同一肿瘤不同区域都非常不一。最常见的有两型细胞,一型为胞质较宽上皮样,一型为梭形细胞。梭形细胞可呈巢状、束索及肉瘤样;上皮样细胞常呈巢状,痣细胞团状,也可呈腺样或腺泡状。因此,肿瘤可呈癌及肉瘤样结构。③除了上述两型主要细胞外,尚可见气球样、多核巨细胞、横纹肌样细胞、透明细胞、淋巴样或单核样小型细胞、平滑肌样、豆芽瓣细胞以及畸异形巨细胞等。④免疫组化,S-100 蛋白、NSE、vimentin 及 HMB45 阳性,CK 可阳性,Bcl-2 也可阳性。

根据常规光镜下肿瘤内有无色素,将肿瘤分为色素性及无色素性恶性黑色素瘤,后者在免疫组化及电镜下仍具有黑色素细胞特点。

如果肿瘤具有如下组织学特点提示可能为恶性黑色素瘤:上皮样肿瘤,但瘤细胞黏着力低,松散。肿瘤细胞形态多样,但主要为上皮样及梭形两型细胞。肿瘤细胞具有似肉瘤非肉瘤、似癌非癌的结构。上皮性肿瘤,主要位于表皮和真皮交界处。肿瘤位于直肠和胆管部,形似淋巴单核细胞的小细胞肿瘤,但形态特点及免疫表型又不支持淋巴造血细胞肿瘤。肿瘤细胞具有痣细胞巢状结构。肿瘤细胞具有黏着力低,同时有明显豆芽瓣样小型双核细胞。有小型痣样多核细胞。肿瘤细胞主要为梭形及上皮样细胞,同时具有核仁明显、红核仁的肿瘤细胞。

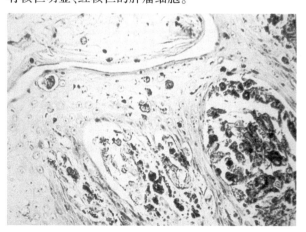

图 3-52 恶性黑色素瘤
示团巢状肿瘤细胞在表皮真皮交界处及表皮内浸润

组织学分级:根据肿瘤浸润深度或水平将其分为:Ⅰ级:原位恶性黑色素瘤,所有肿瘤细胞都局限于表皮内,无真皮浸润。Ⅱ级:肿瘤侵及真皮乳头层及附属器周,可充满真皮乳头,偶及真皮组织层浅层。Ⅲ级:充满真皮乳头,明显侵及真皮乳头层及网织层之间,少数侵及网织层。Ⅳ级:明显侵及网织层。

【病理分型】

a. 表浅扩散性恶性黑色素瘤(superficial spreading malignant melanoma):黑色素性非典型的肿瘤细胞侵及表皮内及真皮层,具有侵袭性黑色素瘤的一般特点。肿瘤细胞主要沿着表皮及真皮浅层浸润,在表皮内上皮样肿瘤细胞呈小团状或个别浸润于表皮的不同层次,可形成Paget样(Pagetoid)病变。表皮基底层大多消失,被黑色素性肿瘤细胞占据。肿瘤性黑色素细胞内色素多少不一,胞质常为浅染或透明,似Paget样细胞。真皮浸润一般局限于浅层,相当于ClarL的Ⅰ级或Ⅱ级。偶有结节状生长浸润,可向结节型转化。真皮层可有多少不等炎症细胞浸润,也可苔藓样带状浸润。真皮浅层常有纤维组织增生,增生纤维常有融合。此型表面常有糜烂或溃疡,边界常不清,隆起程度不一。此型预后较好,可转化为结节型。

b. 结节性恶性黑色素瘤(nodular malignant melanoma):最主要特点是肿瘤呈垂直性生长,在真皮层形成深浅不一的结节,肉眼常无明显斑片形成,而形成结节、息肉状或斑块样团块。常有糜烂或溃疡形成。此型易发生转移,预后较差。肿瘤性黑色素细胞形态多样,常含有多少不一的色素。异型性黑色素细胞可在表皮内形成巢状、Paget样或单个浸润。肿瘤细胞在真皮内形成结节状浸润为特点,表皮可有萎缩、糜烂及破溃。肿瘤细胞形态大多为上皮样、梭形、多核巨细胞、小型黑色素细胞、气球样或透明细胞等,色素多少不一,也可为无色素性黑色素瘤,常有大核仁及豆芽瓣样核细胞。

c. 恶性雀斑(lentiginous melanomas):常见于老年人日光照射部位,其次是躯干上部皮肤。肿瘤性黑色素细胞主要沿着表皮基底层单个或小巢状雀斑样浸润,这型病变可以累及毛囊及皮脂腺导管。肿瘤细胞大小不一,大多为小型或透明肿瘤细胞;黑色素细胞及邻近上皮内常有较多量黑色素,似雀斑样病变,但黑色素细胞有一定异型性并呈单个或小巢状浸润表皮,是不同于雀斑的最主要特点。肿瘤细胞常侵及真皮乳头层,真皮层细胞常为梭形细胞,也可无明显真皮浸润,真皮常有炎症细胞浸润及纤维化。

d. 肢端雀斑性恶性黑色素瘤(acral lentiginous malignant melanomas):这型黑色素瘤常位于足趾部,有其独特的临床病理特点,也可见于足趾的甲部。常见于黄种人,可由痣恶变而来,此型黑色素瘤预后较好。表皮常有增生肥厚、角化亢进。黑色素细胞沿着表皮与真皮交界处增生,形成雀斑样病变,或似表浅扩散型黑色素瘤。表皮内有单个或小灶状浸润,肿瘤细胞可呈上皮样或梭形,色素多少不一。肿瘤细胞可侵及真皮浅层但常无明显结节病变,常有苔藓样炎症。真皮梭形细胞可形成神经样结构。

e. 黏膜雀斑性黑色素瘤(mucosal lentiginous melanoma):此型黑色素瘤组织学特点基本类似于恶性雀斑或肢端雀斑性黑色素瘤,但发生于黏膜,常见于外阴、阴道、口腔、鼻腔、鼻窦、肛管、尿道及食管等鳞状或复层上皮被覆黏膜。

f. 外生殖器及女性外阴黑色素瘤(anoperinegenital and vulval melanomas):这是一型较少见的发生于外生殖器或女性外阴的恶性黑色素瘤。组织学除上皮样及梭形细胞外,有较为突出的多核细胞。

g. 嗜神经性黑色素瘤(neurotropic melanoma):常见于头颈部。有明显浸润神经现象,表现为神经周或神经内浸润,且有明显促纤维增生现象,故有人认为它是与促纤维增生性或硬化性黑色素瘤密切相关的一型,或认为它是促纤维增生性亚型,也有人称为纤维增生性嗜神经性黑色素瘤。组织学上最主要特点是浸润神经或沿神经周浸润生长或形成神经样结构及明显纤维化。细胞异型性不明显,故要与硬化性痣鉴别。

h. 硬化性黑色素瘤:肿瘤常见于日光照射部位或四肢,皮肤病变常无明显黑色,为较硬斑块或结节,临床及病理均较易误诊。肿瘤细胞常以梭形为主,表皮内常无交界性或Paget样病变,肿瘤细胞较少,纤维增生明显,易误诊。

i. 恶性蓝痣(malignant blue nevus):这是伴有良性蓝痣的真皮层梭形细胞型黑色素瘤,蓝痣常为细胞型蓝痣。大多见于头部,且常有蓝痣历史,常为单结节,也可为多结节的蓝色或蓝黑色病变,肿瘤直径一般大于3cm。此型黑色素瘤非常少见。覆盖结节的表皮常不受累。肿瘤主要由梭形细胞组成,似蓝痣,但它与蓝痣不同的是肿瘤较大、细胞丰富、常侵及皮下、常有坏死以及分裂象较多等。

j. 先天性黑色素细胞痣内恶性黑色素瘤(melanoma in congenital melanocytic nevus):先天性巨大色素痣恶变率较高,可达4.6%~10%。临床上有较长痣的病史,近期有发展或恶变征。组织学上恶性黑色素瘤病变与痣的病变共存。痣常为交界痣或混合痣。早期恶变可呈表浅扩散型黑色素瘤病变,有时可见异源性成分,如横纹肌及软骨等。

k. 微小偏离性恶性黑色素瘤(minimal deviation malignant melanoma):这是黑色素瘤的一个特殊类型。主要特点是肿瘤呈结节性生长,但细胞异型性不明显,难与痣鉴别。分化好,异型性小,但浸润性较强,也易发生转移。

l. 软组织原发性恶性黑色素瘤:即透明细胞肉瘤。

m. 印戒细胞样黑色素瘤(signet-ring cell melanoma):肿瘤细胞较大,胞质宽,红染或透明,核偏位呈印戒样,细胞形态学上相似于印戒细胞癌,但可有黑色素,免疫组化及电镜下肿瘤细胞特点是黑色素细胞。

n. 横纹肌样肉瘤样恶性黑色素瘤(rhabdoid sarcoma-like malignant melanoma,rhabdoid melanoma):少见。此型黑色素瘤的肿瘤细胞许多呈横纹肌样细胞分化,细胞松散呈上皮样,胞质宽红染,形成包涵体样小体,似横纹肌样细胞。免疫组化及电镜下具有黑色素细胞特点。

o. 气球样细胞型黑色素瘤(balloon cell melanoma):这型黑色素瘤的特点是肿瘤细胞大圆形,胞质宽透明呈气球样。一些黑色素瘤中可见少数此型细胞,但当此型细胞较多时,就可作为一种特殊类型诊断,组织化学或特染显示胞质含有糖原。此型黑色素瘤的诊断及鉴别诊断要依赖于肿瘤的其他组织学特点及免疫组化和电镜等,特殊检查上肿瘤细胞仍具有黑色素细胞特点。

(七)皮肤淋巴组织增生病变与皮肤 T 细胞淋巴瘤

1. 皮肤淋巴细胞增生 乃属于一种反应性淋巴细胞增生,常出现于虫咬、创伤后或其他因素的刺激后。病变多发生于女性脸部,常表现为红色结节或斑片。组织学变化为血管和附属器周围的淋巴细胞、浆细胞和组织细胞浸润,甚至有嗜酸粒细胞,常伴有淋巴滤泡形成、吞噬现象和血管增生。浸润的细胞与表皮之间以一狭条状的胶原带相隔。抗生素对本病治疗无效。

2. 皮肤恶性淋巴瘤—蕈样霉菌病 蕈样霉菌病,也称蕈样肉芽肿(mycosis fungoides,MF),是皮肤原发性嗜表皮性 T 细胞淋巴瘤。临床经过较长,较早期病变不典型,较难与一些炎症性皮肤病变鉴别。从经过及病变发展上可分为三期,各期病变可混合存在。根据皮损数量可分为多发性及单发性或孤立性,前者多见,后者少见,后者预后好。

【分期】

a. 蕈样前期:又称红斑期或称湿疹样期。皮肤呈红斑样,可有鳞屑,皮损及症状多样,似银屑病、湿疹。神经纤维性皮炎以及鱼鳞病等。可持续数月到数年,甚至 30 年以上。

b. 斑块期(或浸润期):可由第一期发展而来;也可一开始即为此期,从无明显浸润斑状发展为浸润性斑块,形状多样。大多经数月即发展为下期,也可呈较长经过。

c. 肿瘤期:呈明显肿块性病变,可侵及深部组织,也可累及淋巴结,常有破溃,晚期病变也可累及内脏,本病在长期经过中可时轻时重,一些皮损可暂时自愈。

【诊断依据】 详见淋巴瘤章节相关内容。

(八)其他肿瘤

1. 良性肿瘤

(1)皮肤炎性假瘤:为纤维性硬化性结节。孤立性,边界清楚而无包膜,位于手臂、小腿、颈后等处。光镜下见病灶在真皮网状层或表皮下,界限清楚。中央为组织细胞、中性粒细胞、嗜酸粒细胞浸润和不同程度的纤维化;或以血管为中心的纤维化同心圆结构,结节的周边区为致密的淋巴细胞和浆细胞浸润带,根据图像可以推断是由早期炎性病变过渡到纤维硬化。因此,这是反应性病变,无局部或全身性原因可查找。

(2)皮肤颗粒细胞瘤:是由细胞质内含嗜酸性颗粒的大细胞组成的一种良性肿瘤。组织来源尚未完全明确,但认为与神经鞘膜细胞有关。临床上见于任何年龄,以 30~50 岁者为多见。此瘤最多见于舌部。生长于皮肤和皮下的颗粒细胞瘤,边界清楚,高出皮面,肿块质地坚实,其直径为 0.5~3cm,呈红或黄色,偶尔表面粗糙如疣状。光镜下见成片大的多边形或椭圆形细胞,细胞质丰富,细胞核小而圆,细胞质内充满大小一致的嗜酸性颗粒,对 PAS 呈阳性反应,脂肪染色则阴性。大多数皮肤颗粒细胞瘤由电镜和免疫组织化学证明为神经源性,其中绝大部分为良性。

2. 恶性肿瘤

(1)派杰病和乳腺外派杰病:乳腺派杰病和乳腺外派杰病为表皮内腺癌,其特点是体积较大的异型性浅染细胞呈单个或小簇状散在分布于表皮内。

1)乳腺派杰病(Paget's disease)

【概况】 乳头派杰病为见于中老年妇女的单侧性乳头乳晕部经久不愈的湿疹样病变,男性罕见。病变早期为乳头部小片红斑伴鳞屑、角化,逐渐扩展到整个乳头乳晕部,然后出现渗液、结痂,有搔痒和胀痛感。最后发展为湿疹样病变,边缘清楚,痂皮形成,痂下为湿润肉芽样。乳头回缩有或无。病变经过缓慢,时经几年、十几年,但无自然痊愈倾向。

【诊断依据】 ①棘层出现 Paget 细胞,其特征为细胞大而圆,胞质丰富浅染,内含糖原,有时有色素颗粒;核大,圆形深染。没有细胞间桥。核分裂多。②Paget 细胞在棘层内分布散在或成巢(图 3-53),同时也可出现在毛囊、皮脂腺、汗腺及乳腺导管壁内。当它分化完全时，则失去与邻近细胞的联系，而呈游离状态。它对殊染色PAS(耐淀粉酶)染色阳性、中性酸性黏多糖黏液色阳性，因此有别于表皮内癌。真皮层炎细胞明显浸润，但不见Paget 细胞侵入。

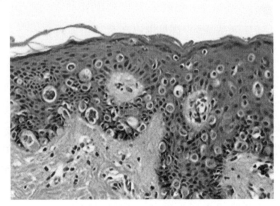

图 3-53　Paget 病
示表皮及上皮角内有散在 Paget 细胞

2）乳腺外派杰病（extramammary Paget's disease）：可发生于下述几种不同的情况：一种是发生于腋窝、生殖器和肛门周围而不伴有邻近的皮肤附属器癌；另一种是发生于上述区域而伴有邻近皮肤附属器癌；还有一种是发生于肛门周围伴邻近的直肠癌。此外，有少数例来自乳腺癌的皮肤转移灶，以及双侧腋窝和生殖器同时发生的病例报道。发生部位多于大汗腺或变态大汗腺分布有关。乳腺外派杰病的临床表现与乳腺派杰病相似。镜下所见亦与乳腺派杰病相似。治疗方面首选为手术切除，其次为 X 线放射治疗、应用 5-氟尿嘧啶软膏外涂也有良好效果。

（2）Merkel 细胞癌（Merkel cell carcinoma，MMC）

【概况】　Merkel 细胞癌是一种少见的呈上皮和神经内分泌分化的原发性皮肤肿瘤，肿瘤细胞具有独特的超微结构改变和免疫组化染色特征。大多数MMC 好发于阳光照射部位皮肤，其中头颈 47%、肢端40%、躯干 8%、不明原发部位 5%。主要发生于成年人和老年人，也可见于儿童。大多数肿瘤为孤立性病变，典型的表现是无痛性、半球形结节或硬结节样包块，为红色、紫色或肉色，有时有溃疡。一般在数周或数月内快速生长，大多数病变直径小于 2cm。在皮肤源性的肿瘤中，它的病死率最高，具高转移潜能，通过淋巴结和血液转移到消化道、肺、肝、骨骼、脑、深部淋巴结和其他部位，如咽部、腮腺、胰头、心、肾、膀胱等。

【诊断依据】　①MCC 主要位于真皮，有时可位于皮下组织，一般不累及被覆表皮。肿瘤在真皮内呈弥漫片状或实性巢状分布，缎带或彩带样小梁状结构主要见于肿瘤周边部，很少形成假菊样团。②肿瘤细胞大小一致，核呈圆形、椭圆或不规则形，似小淋巴细胞，呈弥漫性分布，亦可呈大片巢状、索状或小梁状。肿瘤细胞胞质很少，但在细胞边缘仍可见一圈嗜酸性的胞质；胞核圆，呈空泡状，伴典型的细颗粒状（"尘样"）染色质及多个核仁。分裂象和碎片状核（可能为凋亡所致）很多（图 3-54，图 3-55）。③间质内有增生性血管及丛状增生内皮细胞，这个特点可见于其他很多有原始神经表型的恶性肿瘤。④电镜下肿瘤细胞内可见致密核心神经内分泌颗粒（有时紧贴细胞膜排列）和紧密堆积的核周中间丝。少数病例可见与正常 Merkel 相似的富于微丝的胞质实起。有时细胞表面可有无数的丝状突起形成"白头翁细胞"外观。⑤肿瘤细胞 Grimelius 反应有嗜银性，当组织用Bouin 液固定时尤为明显。⑥免疫组化上，低分子量角蛋白、NF 和 NSE 常阳性。呈阳性反应的角蛋白主要是 20 型，而且阳性信号在核周，呈逗点状，这种分布特点仅偶见于内脏小细胞癌。Merkel 细胞癌 NF 常为阳性，此特点可用于与来源于肺或其他器官的小细胞癌鉴别，后者 NF 常阴性。除上述标记外，有些Merkel 细胞癌 CgA、Syn、肠血管活性肽、胰多肽、降钙素、P 物质、生长激素、促肾上腺皮质激素以及其他肽类激素等呈局灶阳性反应。

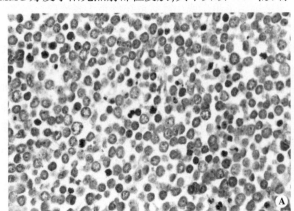
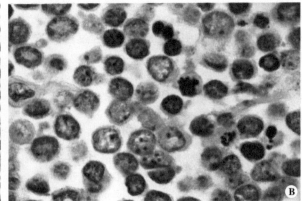

图 3-54　Merkerl 细胞癌
A 和 B 分别为 Merkel 细胞癌的中倍和高倍像，注意染色质呈尘样细颗粒状，核仁很小

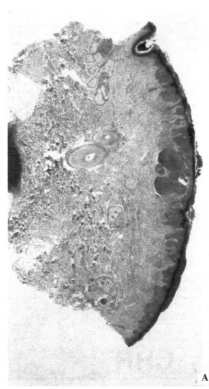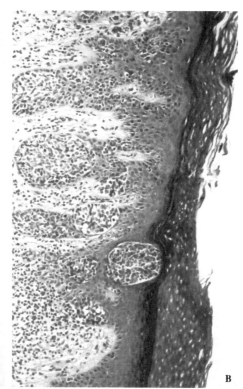

图 3-55　Merkerl 细胞癌
示肿瘤细胞有明显亲表皮性

【鉴别诊断】 ①皮肤原发鳞状细胞癌(SCC):SCC 细胞较大,胞质较多,核大小不一,异型性明显,免疫组化染色瘤细胞表达 CK(+),但不表达 NF、CgA 和 Syn 等神经内分泌标记。②恶性淋巴瘤:恶性淋巴瘤细胞均匀一致,分布较弥漫,无片巢状、索状及小梁状排列,可累及表皮,细胞为圆形,较少见到椭圆或者不规则形,免疫组化表达 LCA 阳性,CK 阴性,NSE、NF 及 Syn 等神经内分泌标记阴性。③皮肤转移性小细胞肺癌(SCLC):两者组织形态及电镜检查非常相似,SCLC 可有菊形团状结构,肿瘤细胞较小,核染色深,也可表达 CgA 和 Syn,但同时表现 TTF-1(+)和 CK20(-),而 MCC 则表现为 CK20(+)和 TTF-1(-),故两者结合及详细体检寻找原发癌病灶可以鉴别。④恶性黑色素瘤(MM):MM 常累及表皮,肿瘤细胞呈多形性,HMB45、NK1/C3 和 S-100 蛋白(+),而 MCC 显示 NSE、CK18、CK20 和 hromogranin A(+)。⑤皮肤原始神经外胚层肿瘤(PNET):PNET 发病年龄偏小(22 个月至 81 岁,平均 21.5 岁)。肿瘤大部分可见假血管样腔隙、纤维血管间隔和菊形团样结构。CD99 强阳性,NSE 和 NF 多数阳性,角蛋白阴性。而 MCC 通常发病年龄较大,多为成年人和老年人,CK 弥漫强阳性,CgA 和 Syn 阳性,CD99 通常阴性,偶见阳性,其阳性部位为肿瘤细胞胞质,与 PNET 肿瘤细胞 CD99 膜阳性不同。⑥促纤维增生性小细胞性肿瘤:MCC 肿瘤细胞在免疫表型上 CgA 强阳性,显示有明显的神经内分泌分化,又位于皮肤表皮及皮下。而促纤维增生性小细胞性肿瘤只有少数细胞可显示 CgA 阳性,是无特异性分化的小细

胞性肿瘤。值得注意的是,由于 MCC 少见,有时虽然运用了免疫组化方法,但仍有可能由于选取标记物的局限性而造成漏诊,故对于发生于皮肤的、组织学表现为小细胞肿瘤的病例,应考虑到 MCC 的可能性。

(李杏玉)

> **思考题**
>
> 1. 掌握寻常疣、扁平疣、尖锐湿疣、传染性软疣、麻风、梅毒的临床及病理特点?
>
> 2. 掌握表皮乳头状瘤、基底细胞乳头状瘤、角化棘皮瘤、钙化上皮瘤、日光性角化病的临床、病理特征?
>
> 3. 表皮恶性肿瘤有哪些类型? 各型有何形态学表现?
>
> 4. 皮肤附属器肿瘤有哪些类型? 各型主要的形态学特点是什么?
>
> 5. 掌握毛囊肿瘤、皮脂腺肿瘤、汗腺肿瘤的良恶性鉴别诊断?
>
> 6. 了解良性黑色素细胞病变的分型及各型主要病理特征?
>
> 7. 掌握黑色素细胞肿瘤的恶变诊断要点?
>
> 8. 掌握恶性黑色素瘤的组织学分型及细胞学分型,并弄清各自的诊断要点?
>
> 9. 掌握皮肤颗粒细胞瘤、派杰病、Merkel 细胞癌的临床、病理特点?

第 4 章 软组织肿瘤

第一节　总　　论

一、基　本　概　念

1. 软组织　是指除骨骼、淋巴造血组织和神经胶质以外的所有非上皮性组织,包括纤维组织、脂肪组织、平滑肌组织、横纹肌组织、脉管组织、外周神经组织。各种实质脏器的支持组织也属软组织范畴。

2. 软组织肿瘤　以往将起源于上述组织的肿瘤定义为软组织肿瘤,比如脂肪肉瘤起源于脂肪组织,横纹肌肉瘤起源于横纹肌组织等,但现在认为这样的定义并不贴切。其理由是:①肿瘤并不直接起自于已经完全分化成熟的组织;②有一些软组织肿瘤可以发生于人体无对应正常组织的部位,如横纹肌肉瘤可发生于子宫颈、阴道和膀胱;③有一些软组织肿瘤在人体内找不到相对应的正常组织,如滑膜肉瘤和腺泡状软组织肉瘤等。

目前认为:包括软组织肿瘤在内的所有肿瘤均起自于多潜能性前驱细胞或称干细胞。干细胞向不同的方向分化形成各种不同类型的成熟细胞。

二、软组织肿瘤的生物学行为

分为三大类,即:良性、中间性(也称交界性)、恶性肿瘤(也称肉瘤),其中中间性肿瘤又包括局部侵袭性和偶有转移性。

1. 良性病变　①包括良性肿瘤和瘤样病变,切除后一般不会发生局部复发;②少数良性肿瘤或瘤样病变可局部复发,其原因多数是切除不净(如肌内或肌间脂肪瘤)或病变的再生(如缺血性筋膜炎)所致;而且这种肿瘤对局部不会造成破坏性,经完整切除后仍可治愈;③极少数形态学上良性的肿瘤可发生远处转移,但并无可靠的组织学指标来预测转移,如:皮肤的富于细胞性纤维组织细胞瘤。

2. 中间性局部侵袭性　①肿瘤可在局部形成侵袭性和破坏性生长,并易发生局部复发;②不具备发生转移的潜能;③临床上常需做局部扩大切除以控制局部复发(如:韧带样纤维瘤病、隆突性皮肤纤维肉瘤)。

3. 中间性偶有转移性 ①肿瘤除在局部呈侵袭性生长外,还具备发生转移的能力,多转移至区域淋巴结和肺;②转移率多小于2%(如:丛状纤维组织细胞瘤、血管瘤样纤维组织细胞瘤)。

4. 恶性 指肿瘤除可在局部形成侵袭性和破坏性生长并易发生局部复发外,还可发生远处转移。

三、软组织肿瘤的临床特点

1. 年龄

(1) 好发于婴幼儿和儿童:如包涵体性纤维瘤病、颈纤维瘤病(先天性斜颈)、幼年性玻璃样变纤维瘤病、婴儿纤维性错构瘤、肌纤维瘤/肌纤维瘤病、青春期前外阴纤维瘤、先天性/婴幼儿型纤维肉瘤、幼年性黄色肉芽肿、巨细胞纤维母细胞瘤、脂肪母细胞瘤、葡萄簇样横纹肌肉瘤、婴幼儿型毛细血管瘤、淋巴管瘤、婴幼儿卡波西型血管内皮瘤、淋巴管内乳头状血管内皮瘤、神经母细胞瘤、Askin瘤和肝胚胎性肉瘤等。

(2) 多见于青少年:如疤痕疙瘩、隆突性皮纤维肉瘤、血管瘤样纤维组织细胞瘤、丛状纤维组织细胞瘤、腺泡状横纹肌肉瘤和促结缔组织增生性小圆细胞瘤等。

(3) 多见于中老年:如缺血性筋膜炎、增生性肌炎、阴茎纤维瘤病、多形性恶性纤维组织细胞瘤/未分化多形性肉瘤、脂肪瘤、脂肪肉瘤和血管肉瘤等。

2. 性别 ①好发于男性:卡波西肉瘤;②好发于女性:侵袭性血管黏液瘤、血管肌纤维母细胞瘤等。

3. 好发部位 ①好发于皮肤和皮下组织:血管瘤、纤维组织细胞瘤、脂肪瘤;②好发于腔道器官:葡萄簇样横纹肌肉瘤;③好发于四肢:腺泡状横纹肌肉瘤;④好发于睾丸旁和头颈部:梭形细胞横纹肌肉瘤、成年型横纹肌瘤;⑤好发于下肢:多形性横纹肌肉瘤;⑥好发于胃肠道:胃肠道间质瘤;⑦好发于躯干(胸腹壁):隆突性皮纤维肉瘤;⑧好发于肩、背、项部:梭形细胞/多形性脂肪瘤;⑨好发于肩胛下骨之间的深部软组织内:弹力纤维瘤;⑩好发于鼻咽:血管纤维瘤;⑪好发于四肢末端:掌跖纤维瘤病、腱鞘巨细胞瘤、腱鞘纤维瘤、软组织透明细胞肉瘤、(肢端)黏液炎性纤维母细胞性肉瘤;⑫好发于头皮、乳腺、大腿深部:血管肉瘤;⑬好发于肢体大关节附近:滑膜肉瘤;⑭好发于前臂、手、小腿:上皮样肉瘤;⑮好发于腹膜后:分化良好型脂肪肉瘤;⑯好发于大腿深部:黏液性脂肪肉瘤;⑰好发于肾和肾周围:血管平滑肌脂肪瘤;⑱好发于肾上腺及其附近:髓性脂肪瘤;⑲好发于附睾、睾

丸、子宫、输卵管:腺瘤样瘤;⑳好发于女性下生殖区:软纤维瘤、青春期前外阴纤维瘤、侵袭性血管黏液瘤、血管肌纤维母细胞瘤、富于细胞性血管纤维瘤、宫颈阴道浅表肌纤维母细胞瘤。

四、WHO软组织分类

2013年WHO软组织肿瘤分类

脂肪细胞性肿瘤	包涵体性纤维瘤病
良性	腱鞘纤维瘤
脂肪瘤	促纤维组织增生性纤维母细胞瘤
脂肪瘤病	
神经脂肪瘤病	乳腺型肌纤维母细胞瘤
脂肪母细胞瘤\脂肪母细胞瘤病	钙化性腱膜纤维瘤
	血管肌纤维母细胞瘤
血管脂肪瘤	富于细胞型血管纤维瘤
平滑肌脂肪瘤	项型纤维瘤
软骨样脂肪瘤	Gardner纤维瘤
肾外血管平滑肌脂肪瘤	钙化性纤维性肿瘤
肾上腺外髓脂肪瘤	**中间性(局部侵袭性)**
梭形细胞/多形性脂肪瘤	浅表纤维瘤病(掌/跖)
冬眠瘤	韧带样型纤维瘤病
中间性(局部侵袭性)	脂肪纤维瘤病
非典型性脂肪瘤性肿瘤/高分化 脂肪肉瘤	巨细胞纤维母细胞瘤
恶性	**中间性(偶见转移性)**
去分化脂肪肉瘤	孤立性纤维性肿瘤(巨细胞血管纤维瘤)
黏液样脂肪肉瘤	炎症性肌纤维母细胞性肿瘤
圆形细胞脂肪肉瘤	低度恶性肌纤维母细胞肉瘤
多形性脂肪肉瘤	黏液炎症性纤维母细胞肉瘤
混合型脂肪肉瘤	婴儿型纤维肉瘤
脂肪肉瘤,非特异性	隆突性皮肤纤维肉瘤(色素型、黏液型、伴肌样分化型、斑块型、纤维肉瘤样型)
纤维母细胞性/肌纤维母细胞性肿瘤	
良性	**恶性**
结节性筋膜炎	成人型纤维肉瘤
增生性筋膜炎	黏液纤维肉瘤
增生性肌炎	低度恶性纤维黏液样肉瘤
骨化性肌炎	玻璃样变梭形细胞肿瘤
指(趾)纤维骨性假瘤	硬化性上皮样纤维肉瘤
缺血性筋膜炎	**所谓纤维组织细胞性肿瘤**
弹力纤维瘤	**良性**
婴儿纤维性错构瘤	腱鞘滑膜巨细胞肿瘤,局限型
颈纤维瘤病	腱鞘滑膜巨细胞肿瘤,弥漫型
幼年性玻璃样变纤维瘤病	深在性良性纤维组织细胞瘤

中间性(偶见转移型)	滑膜
丛状纤维组织细胞性肿瘤	上皮样血管瘤
软组织巨细胞肿瘤	血管瘤病*
恶性	淋巴管瘤
多形性未分化肉瘤	**中间性(局部侵袭性)**
平滑肌肿瘤	Kaposi型血管内皮细胞瘤
良性	**中间性(偶见转移性)**
血管平滑肌瘤	网状血管内皮细胞瘤
深在性平滑肌瘤	乳头状淋巴管内血管内皮细胞瘤
生殖道平滑肌瘤	
恶性	混合性血管内皮细胞瘤
平滑肌肉瘤(皮肤之外)	Kaposi肉瘤
周细胞性(血管周细胞性)肿瘤	假肌源性血管内皮瘤/上皮样肉瘤样血管内皮瘤
血管平滑肌瘤	**恶性**
肌纤维瘤/肌纤维瘤病	上皮样血管内皮细胞瘤
血管球瘤(及其变异型)	软组织血管肉瘤
恶性血管球瘤	**胃肠道间质瘤(GIST)**
肌性周细胞瘤	琥珀酸脱氢酶缺陷型GIST
骨骼肌肿瘤	**神经鞘瘤**
良性	**良性**
横纹肌瘤	神经鞘瘤
成人型	微囊性/网状神经鞘瘤
胎儿型	混杂性神经鞘瘤
生殖道型	神经束膜瘤
恶性	神经纤维瘤
胚胎性横纹肌肉瘤(包括梭形细胞、硬化性、葡萄样、间变性)	良性颗粒细胞瘤
腺泡状横纹肌肉瘤(包括经典型实性、间变性)	皮肤神经鞘黏液瘤
多形性横纹肌肉瘤	孤立性包被性神经瘤
脉管肿瘤	**恶性**
良性	恶性外周神经鞘瘤
血管瘤	恶性颗粒细胞瘤
皮下/深部软组织	**软骨性-骨性肿瘤**
毛细血管性	软组织软骨瘤
海绵状	间叶性软骨肉瘤
动静脉性	骨外骨肉瘤
静脉性	**分化不确定的肿瘤**
肌内	**良性**
	指趾纤维黏液瘤
	肌内黏液瘤(包括富于细胞型)
	关节旁黏液瘤

深在性("侵袭性")血管黏液瘤	软组织透明细胞肉瘤
磷酸盐尿性间叶性肿瘤	骨外黏液样软骨肉瘤("脊索样")
多形性玻璃样变血管扩张性肿瘤	PNET/骨外Ewing肿瘤
	pPNET
异位性错构瘤性胸腺瘤	骨外Ewing肿瘤
中间性(局部侵袭性)	促纤维组织增生性小圆细胞肿瘤
含铁血黄素沉着性纤维脂肪样肿瘤	肾外横纹肌样肿瘤
不典型性纤维黄色瘤	恶性间叶瘤
中间性(偶见转移型)	有血管周上皮样细胞分化的肿瘤(PEComa)*
血管瘤样纤维组织细胞瘤	透明细胞肌黑色素细胞瘤*
骨化性纤维黏液样肿瘤(包括非典型性/恶性)	血管内膜肉瘤
混合瘤/肌上皮瘤/副脊索瘤	**未分化/未能分类肿瘤(USTS)**
恶性	多形性未分化肉瘤
滑膜肉瘤	梭形细胞未分化肉瘤
上皮样肉瘤	圆细胞性未分化肉瘤
腺泡状软组织肉瘤	上皮样未分化肉瘤

注:"*"标志的肿瘤为良恶性未定的肿瘤

第二节　各　　论

一、纤维母细胞/肌纤维母细胞性肿瘤(fibrolastic/myofibroblastic tumours)

(一)结节性筋膜炎(nodular fasciitis)

【概况】　是一种良性纤维增生性病变。常见于青年人。一般位于皮下,偶尔位于肌肉内。全身各部位均可受累,但以上肢、躯干和头颈部最常见。生长迅速,病程大多不超过1~2个月。可有疼痛和触痛。大小一般为2cm或<2cm,极少超过5cm。可为局限性或浸润性病变,无包膜。切面黏液样或纤维性,偶尔中心有囊性变。血管内筋膜炎病变为结节状或丛状。

【诊断依据】　①由大小一致的肥胖的梭形纤维母细胞或肌纤维母细胞构成。②胞核无深染和多形性。③分裂象可以较多,但无非典型性核分裂。④细胞丰富,部分区域疏松、黏液样,可见部分炎症细胞浸润和红细胞渗出(图4-1~图4-4)。⑤SMA和MSA一般阳性,demnim罕见阳性,破骨细胞样巨细胞CD68阳性,梭形细胞偶尔阳性,角蛋白和S-100阴性。

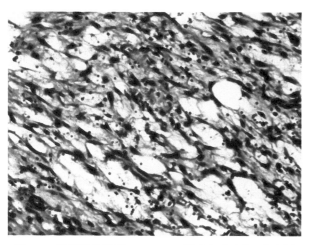

图 4-1　结节性筋膜炎(HE100×),肿瘤细胞疏松、黏液样

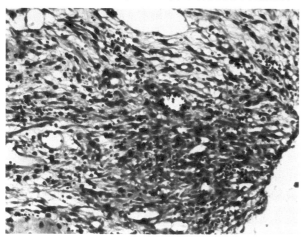

图 4-2　结节性筋膜炎(HE100×),肿瘤边缘血管丰富,
似肉芽组织

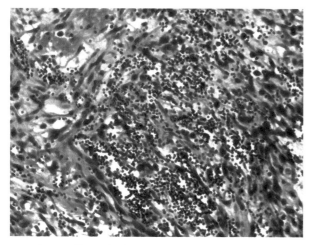

图 4-3　结节性筋膜炎(HE100×),间质红细胞外渗

(二)增生性筋膜炎和增生性肌炎 (proliferative fasciitis and proliferative myositis)

【概况】　是发生于皮下的一种良性纤维细胞增

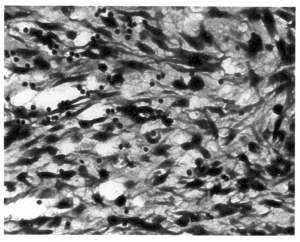

图 4-4　结节性筋膜炎(HE200×),大小一致的肥胖的梭
形纤维母细胞或肌纤维母细胞核分裂丰富

生性病变,除了具有肥胖性纤维母细胞/肌纤维母细胞增生之外,尚有神经节样细胞。增生性肌炎和增生性筋膜炎的细胞成分相同,但发生于骨骼肌内。增生性筋膜炎和增生性肌炎以生长迅速为特征,病程一般不超过 2 个月。增生性筋膜炎形成的肿物几乎全部<5cm,大多<3cm,增生性肌炎可稍大。两者均可有疼痛和触痛,但以增生性筋膜炎更常见。

【诊断依据】　①界限不清的肿物。②肥胖的纤维母细胞/肌纤维母细胞性梭形细胞增生。③核圆形、核仁明显、胞质丰富、嗜双染或嗜碱性的神经节样细胞。④可有分裂象,有时甚至较多见,但无非典型性分裂象。⑤间质黏液样或富于胶原,边界不清,浸润性生长(图 4-5 ~ 图 4-7)。⑥增生性肌炎在肌纤维间浸润,形成特征性"棋盘"样结构。⑦一般 SMA 和 MSA 阳性,Desmin 阴性,但神经节样细胞 actins 可仅局灶阳性或弱阳性,某些细胞 CD68 可阳性,但角蛋白和 S-100 阴性。

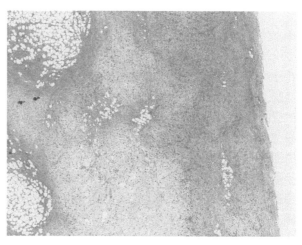

图 4-5　增生性筋膜炎(HE25×),界限不清

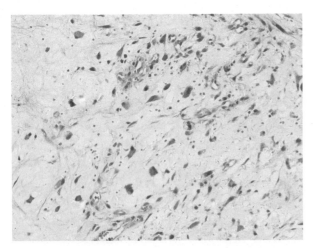

图 4-6　增生性结膜炎（HE200×），核圆形、核仁明显、胞质丰富、嗜双染或嗜碱性的神经节样细胞

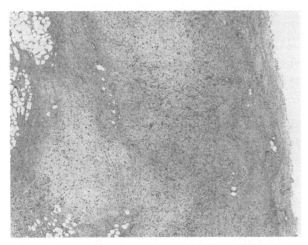

图 4-7　增生性筋膜炎（HE40×），间质黏液样或富于胶原

（三）骨化性肌炎和指（趾）纤维骨性假瘤（myositis ossificans and fibroosseous pseudotumour of digits）

【概况】　是局灶性、自限性、修复性病变，由细胞丰富的反应性纤维组织和骨构成。形态类似的病变可发生于皮下、腱鞘或筋膜，分别称为骨化性脂膜炎和骨化性筋膜炎。其生长迅速，细胞丰富并有异型性，生长活跃，临床上经常怀疑为恶性病变，是一种典型的软组织假肉瘤。骨化性肌炎可发生于身体各部位，包括四肢、躯干和头颈部，以容易受到创伤的部位最常见，如肘部、大腿、臀部和肩部。指趾纤维骨性假瘤一般累及手指近端指节皮下组织。骨化性肌炎是界限清楚的椭圆形褐色肿物，中心质软有光泽，外周质硬灰白色砂砾感。大小 2～12 cm，最大直径大多5cm 左右。

【诊断依据】　①以纤维母细胞和形成骨的骨母细胞区带状增生为特点。②富于细胞的中心区，类似结节性筋膜炎。③纤维母细胞界限不清，两端尖，胞

质弱嗜酸，核空泡状或细颗粒状，核膜光滑，核仁大小不等。④核分裂多见，但无非典型性分裂象。⑤病变外周纤维母细胞过渡为不规则骨小梁和片状无钙盐沉积的编织骨，编织骨内有体积大的骨细胞，边缘排列有明显的骨母细胞。

【鉴别诊断】　主要和骨外骨肉瘤鉴别：后者缺乏带状表现，以不规则排列的深染的多形性细胞为特征，伴有花边状骨样组织形成。

（四）缺血性筋膜炎（ischaemic fasciitis）

【概况】　是一种独特的假肉瘤性纤维母细胞增生性病变。典型病变发生在骨突起部位，一般见于活动不便的患者。一般发生在反复受压的骨骼突起处（如大转子或肩部），形成无痛性界限不清的软组织肿物，直径一般< 10cm，病变位于皮下，有时蔓延至肌肉和真皮。

【诊断依据】　①有多结节性纤维素样（凝固性）坏死、纤维化、脂肪组织黏液样变性和血管增生。②坏死具有特征性：中心是液化性纤维素样坏死，边界清楚但不规则，坏死灶周围是花边状或栅栏状排列的增生的毛细血管和纤维母细胞。③肌性血管管壁常有纤维素样变性，管腔内有血栓形成和不同程度机化再通。④细胞 Vimentin 阳性，偶尔纤维母细胞性细胞 SMA 和 CD68 阳性，而 S-100 和 Desmin 阴性，增大的奇异型纤维母细胞性细胞 CD34 阳性。

（五）弹力纤维瘤（elastofibroma）

【概况】　一种界限不清的弹力纤维性肿瘤样病变，主要发生于老年人肩胛骨下部和胸壁之间的软组织，以含有大量粗大的、增生肥大的弹力纤维为特征。

【诊断依据】　①病变由细胞稀少的胶原组织和大量弹力纤维构成，伴有少量黏液样间质，内有成熟脂肪细胞。②弹力纤维强嗜酸性、呈串珠状线性排列的球形或锯齿状排列的圆盘形。③弹力染色可见大的分支或不分支的纤维，有致密轴心和不规则锯齿状边缘，胰蛋白酶消化后弹性蛋白样物质消失。

（六）婴幼儿纤维性错构瘤（fibrous hamartoma of infancy）

【概况】　是发生于儿童的界限欠清的良性表浅软组织肿瘤，由下述 3 种成分混合构成特征性的器官样结构：交叉梁状排列的致密纤维组织、含不成熟小圆形细胞的原始间叶组织以及成熟脂肪组织。

【诊断依据】　①梁状交叉排列的致密纤维胶原组织、胶原之间有良性纤维母细胞性和肌纤维母细胞性梭形细胞，核直线形或波浪形。②纤维性梁状胶原组织之间，常在小血管周围点缀有疏松岛状结构：含有丰富的对透明质酸酶敏感的黏多糖成分的黏液样

间质,内有不成熟的小圆或星形、胞质稀少的原始间叶细胞。③纤维母细胞和黏液样区域内分裂象缺如或少见。④上述两种成分之间散在有成熟脂肪组织。⑤不同病例中三种成分的相对含量可明显不同,脂肪可以只存在于肿瘤周边,也可以是肿瘤的主要成分,某些病例,尤其年长儿童,肿瘤大部分为硬化性结构,类似结构紊乱的纤维化性增生或神经纤维瘤。

【鉴别诊断】 应与脂肪瘤病、脂母细胞瘤、纤维瘤病及神经纤维瘤等肿瘤相鉴别。

(七)颈纤维瘤病(fibromatosis colli)

【概况】 是累及婴幼儿胸锁乳突肌特定部位的良性病变,使肌肉梭形增粗缩短,并引起斜颈。主要累及胸锁乳突肌的下 1/3 段,左右侧无差异。肿物局限于肌肉内、褐色、砂砾感,无出血或坏死区。

【诊断依据】 ①在富于细胞性增殖期,表现为黏液样或胶原背景中一致性肥胖梭形细胞的增生。②病变明显侵犯骨骼肌,可见萎缩的多核骨骼肌细胞。③Vimentin 和肌动蛋白阳性。

(八)幼年性玻璃样变纤维瘤病(juvenile hyaline fibromatosis)

【概况】 主要见于婴幼儿的非肿瘤性功能紊乱性疾病,以皮肤、躯体软组织和骨骼肌内有细胞外"玻璃样变物质"沉积并形成瘤样肿物为特征。玻璃样变物质由异常的纤维母细胞产生。

【诊断依据】 ①结节呈一致实性,白色或蜡样外观。②结节由肥胖的纤维母细胞样细胞和细胞外一致性玻璃样物质混合构成。③无细胞异型性和坏死。④玻璃样物质 PAS 染色强阳性,并拮抗淀粉酶的消化;⑤Vimentin 阳性,肌动蛋白和 S-100 阴性。

(九)包涵体性纤维瘤病(inclusion body fibromatosis)

【概况】 为纤维母细胞和肌纤维母细胞良性增生性病变,主要见于年幼儿童指/趾部。因病变内少部分细胞含有胞质内包涵体而得名。

【诊断依据】 ①病变位于真皮内,由片状和束状排列的梭形细胞和数量不等的细胞外胶原混合构成。②部分胞质内有球形嗜酸性包涵体,包涵体三色染色阳性,PAS染色阴性。③病变内细胞 Vimentin 和肌动蛋白阳性。

(十)腱鞘纤维瘤 (fibroma of tendon sheath)

【概况】 是一种少见的位于肌腱附近的良性纤维性小结节,大多见于成年男性手部。典型的表现为小的质硬无痛性缓慢增大的肿物,可有神经压迫、腕管综合征、疼痛、指弹响等症状。

【诊断依据】 ①由界限清楚的结节构成。②结节之间有狭窄的裂隙穿插。③典型病变结节内细胞成分较少,胶原性间质内含有一些梭形纤维母细胞(图4-8~图4-10)。④常见散在的裂隙状血管腔隙。⑤细胞表达SMA 和 Vimentin(图4-11)。

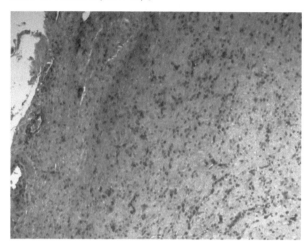

图 4-8　腱鞘纤维瘤(HE40×)界限清楚

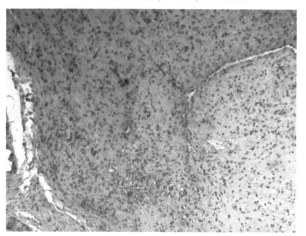

图 4-9　腱鞘纤维瘤(HE40×)裂隙状血管腔隙

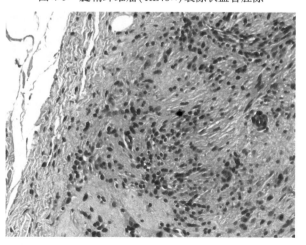

图 4-10　腱鞘纤维瘤(HE100×)结节内细胞成分较少,胶原性间质内含有一些梭形纤维母细胞和数量不等的淋巴细胞

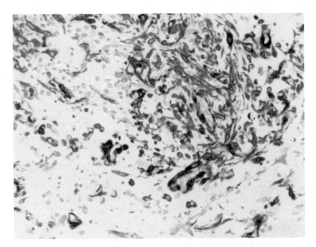

图4-11 腱鞘纤维瘤（HE200×）肿瘤细胞SMA浆（+）

（十一）硬化性纤维母细胞瘤（desmoplasic fibroblastoma）

【概况】 一种罕见的细胞稀少的良性肿瘤，主要见于成年男性，由致密胶原和星芒状的纤维母细胞构成。可有黏液样间质。生物学行为良性，需要与韧带样瘤相鉴别。

【诊断依据】 肿瘤细胞Vimentin阳性，SMA不同程度阳性，角蛋白AE1、AE3偶尔阳性，Desmin、EMA、S-100和CD34阴性。

（十二）乳腺型肌纤维母细胞瘤（mammary type myofibroblastoma）

【概况】 由具有肌纤维母细胞特征的细胞构成的良性间叶性肿瘤，间质内含有玻璃样变的粗大胶原纤维和明显的肥大细胞。伴有数量不等的脂肪组织。肿瘤的组织学特点显示与乳腺的肌纤维母细胞瘤相似。

【诊断依据】 ①肿瘤无包膜，但界限清楚，由梭形细胞和脂肪组织混合构成，形态与乳腺的肌纤维母细胞瘤一致。②间质为胶原性，内有束状呈锯齿形的粗大玻璃样变胶原。③间质内常有大量肥大细胞。④可有上皮样细胞、局灶核增大的非典型性细胞和多核细胞增生。⑤梭形细胞弥漫性Desmin和CD34双表达，1/3病例表达SMA。

【鉴别诊断】 此肿瘤应与梭形细胞脂肪瘤鉴别。

（十三）钙化性腱膜纤维瘤（calcifying aponeurotic fibroma）

【概况】 是一种多发生生于儿童手掌和足底的小肿瘤，易局部复发。以钙化灶、栅栏状排列的圆形细胞和放射状排列的纤维母细胞为特征。

【诊断依据】 ①结节状钙化，钙化灶周围有平行排列的圆形细胞和软骨样细胞围绕。②融合的钙化结节之间为稀少的梭形纤维母细胞，常浸润至周围软组织（图4-12～图4-14）。③不同程度表达Vimentin、SMA、MSA、CD99和S-100。

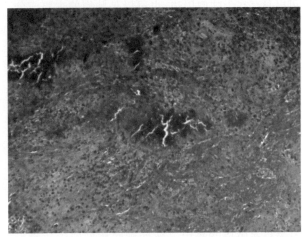

图4-12 钙化性腱膜纤维瘤（HE40×）结节状钙化

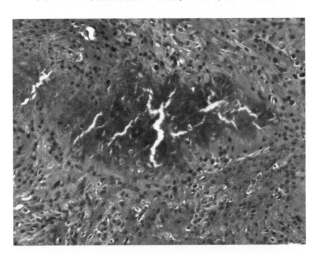

图4-13 钙化性腱膜纤维瘤（HE100×）钙化灶周围有平行排列的圆形细胞和软骨样细胞围绕

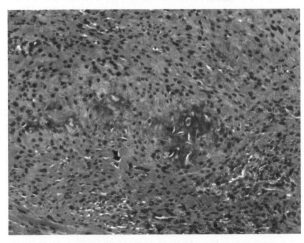

图4-14 钙化性腱膜纤维瘤（HE100×）钙化结节之间为稀少的梭形纤维母细胞

（十四）血管肌纤维母细胞瘤（angiomy-ofibroblastoma）

【概况】 一种界限清楚的良性肌纤维母细胞性肿瘤，一般位于盆腔会阴区，尤其外阴部位，由该解剖部位独特的间质细胞构成。形态上和富于细胞性血管纤维瘤有重叠。

【诊断依据】 ①肿瘤一般界限清楚，周围有薄的纤维性假包膜。②病变内可见明显的薄壁扩张的小血管，周围有丰富的疏松水肿性间质。③细胞集中位于血管周围，罕见核分裂，常见双核和多核肿瘤细胞。④Desmin、SMA、ER、PR 阳性，偶尔 CD34 阳性，S-100 蛋白、角蛋白和快速肌球蛋白（fastmyosin）阴性。

（十五）富于细胞性血管纤维瘤（celluar angiofibroma）

【概况】 是一种良性、细胞高度密集、血管丰富的间叶性肿瘤，一般位于外阴和男性腹股沟阴囊区浅表软组织。较为少见。

【诊断依据】 ①界限清楚，可有/无纤维性假包膜。②细胞密度不等。③梭形细胞良性，无非典型性核分裂和坏死。④整个病变内均匀分布，有较多一致的中等大小的血管，有一定程度的血管周围玻璃样变性。⑤间质主要由纤细的胶原纤维构成。⑥近 1/3 病例 Vimentin 和 CD34 弥漫强阳性，女性病例不表达 actin 和 Desmin，男性病例 MSA、SMA 和 Desmin 的表达不确定。

（十六）项型纤维瘤（nuchal type fibroma）

【概况】 是一种罕见的良性玻璃样变纤维母细胞增生性疾病，累及真皮和皮下组织。典型者位于颈后部。项外肿瘤大多位于上背部，也可见于面部、四肢等其他部位。

【诊断依据】 ①无包膜，界限不清，细胞成分稀少。②含有粗大的杂乱分布的胶原纤维。③病变中心部位的胶原纤维束交叉排列，形成模糊的小叶结构。④病变组织 Vimentin、CD34 和 CD99 阳性，actin 和 Desmin 阴性。

（十七）Gardner 纤维瘤（gardner fibroma）

【概况】 是一种良性软组织病变，粗大胶原纤维束中散在有良性纤维母细胞。肿物浸润和包围周围组织。与韧带样型纤维瘤病和家族性腺瘤性息肉病/Gardner 综合征有相关性。

【诊断依据】 ①病变内细胞成分稀少。②有杂乱分布的粗胶原纤维束、散在分布的良性梭形细胞和小血管。③病变中心部位结构一致，致密胶原束间有裂隙，为人工假象。④外周部胶原组织浸润至附近组织，并包围脂肪、肌肉和神经。⑤梭形细胞 Vimentin 和 CD34 阳性，SMA、MSA、Desmin、雌激素受体和孕激素受体阴性。

（十八）钙化性纤维性肿瘤（calcifying fibrous tumour）

【概况】 是一种罕见的良性纤维性病变，一般见于儿童和青年。肿瘤细胞稀少，有纤维母细胞、致密胶原、砂砾体性及萎缩性钙化及斑片状淋巴浆细胞浸润。

（十九）表浅性纤维瘤病（superficial fibromatosis）

【概况】 是发生于手掌和足底软组织的纤维母细胞增生性病变，以浸润性生长为特征。有局部复发的倾向，但不转移。

【诊断依据】 ①肥胖的不成熟梭形细胞增生。②细胞丰富。③细胞大小和形状差异非常小，核染色正常，核仁极小。④病变内有中等量的胶原和长形血管。

（二十）韧带样型纤维瘤病（desmoid type fibromatosis

【概况】 是纤维母细胞克隆性增生性病变，位于深部软组织，以浸润性生长和易于局部复发为特征，但不转移。

【诊断依据】 ①病变界限不清，浸润至周围软组织。②一致性长形纤细的梭形细胞增生，有胶原性间质和数量不等的明显血管。③细胞核无异型性，核小、浅染，有 1~3 个小核仁。④细胞常排列成连绵的束状结构（图 4-15 ~ 图 4-17）。⑤Vimentin 及 β-catenin 阳性（图 4-18），MSA 和 SMA 阳性程度不等；少数细胞可同时表达 Desmin 和 S-100 蛋白。

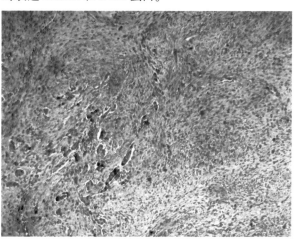

图 4-15 韧带样型纤维瘤病（HE40×）病变界限不清，浸润至周围组织，肿瘤内有胶原性间质和少量明显血管

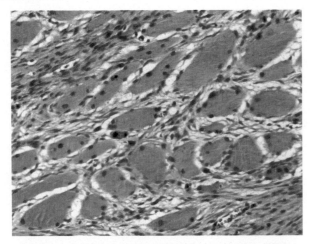

图 4-16 韧带样型纤维瘤病(HE200×)肿瘤细胞分离肌肉组织,呈棋盘样

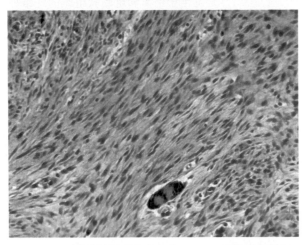

图 4-17 韧带样型纤维瘤病(HE200×)一致性长型纤细的梭形细胞增生,细胞核无异型性,核小、浅染,细胞常排列成束状结构,肿瘤下部可见萎缩的横纹肌组织

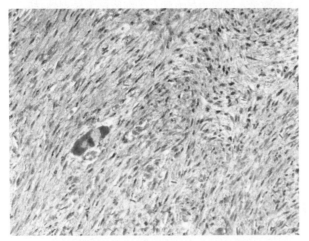

图 4-18 韧带样型纤维瘤病(IHC100×)肿瘤细胞 β-catenin 核(+)

(二十一) 脂肪纤维瘤病(lipofibromatosis)

【概况】 一种发生于儿童的组织学表现独特的纤维脂肪性肿瘤,过去称为婴儿非韧带样型纤维瘤病,好发于四肢末端。

【诊断依据】 ①肿瘤含有交错分布的成熟脂肪组织和纤维性梭形细胞成分,但缺乏黏液样间质和原始的圆形细胞成分。②分裂活性低,细胞核无异型性。③许多病变在纤维母细胞成分和成熟脂肪细胞交界处附近有小空泡状细胞的小聚集灶。④梭形细胞经常 CD34、bcl-2、S-100、actin 和 EMA 局灶阳性,也可 CD99 阳性,未见 Desmin 和角蛋白阳性。

(二十二) 胸膜外孤立性纤维性肿瘤 (extrapleural solitary fibrous tumour)

【概况】 胸膜外孤立性纤维性肿瘤和血管外周细胞瘤在 2004 版 WHO 分类中还把他当做两种肿瘤,因血管外周细胞瘤的组织学表现可见于多种软组织肿瘤,因此 2013 版 WHO 不再把它当做一种独立的病变类型。

【诊断依据】 ①细胞稀少区和细胞丰富区交替分布(图 4-19、图 4-20)。②两者之间有粗的玻璃样变胶原和分支状"鹿角样"血管分隔。③圆形和梭形肿瘤细胞无异型性,胞质少,细胞界限不清,核空泡状。④常见黏液变、纤维化和间质肥大细胞浸润。⑤核分裂象少。⑥肿瘤细胞特征性表达 CD34 和 CD99,不同程度表达 EMA、bcl-2 和 SMA,偶尔 CK 和(或)Desmin 局灶性弱阳性。

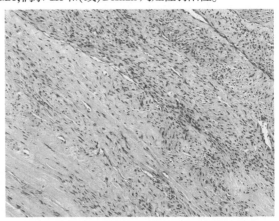

图 4-19 孤立性纤维性肿瘤(HE40×)玻璃样变胶原

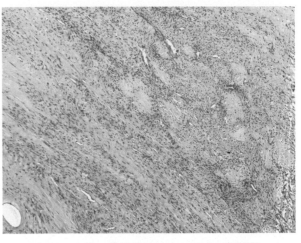

图 4-20 孤立性纤维性肿瘤(HE25×)细胞稀少区和细胞丰富区交替分布

（二十三）炎症性肌纤维母细胞性肿瘤
（inflammatory myofibroblastic tumour）

【概况】　是一种特殊类型的病变,由肌纤维母细胞性梭形细胞和浆细胞、淋巴细胞、嗜酸粒细胞等炎症细胞构成。主要发生于儿童和年轻人的软组织和内脏。可发生在全身各处,最常见的部位是肺、肠系膜和网膜。

【诊断依据】　①肥胖或梭形肌纤维母细胞疏松排列,周围有水肿性黏液样背景,其中有大量血管和浆细胞、淋巴细胞以及嗜酸细胞浸润(图4-21)。②增生的梭形细胞密集束状排列,以及独特的弥漫性炎细胞浸润。③类似瘢痕或韧带样型纤维瘤病,有致密胶原,细胞密度低、炎症成相对稀少,有浆细胞和嗜酸细胞。④细胞Vimentin、肌球蛋白弥漫性强阳性。梭形细胞胞质SMA和MSA局灶或弥漫阳性,部分病例Desmin及ALK阳性。

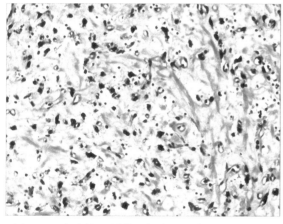

图4-21　炎症性肌纤维母细胞性肿瘤(HE100×)肌纤维母细胞疏松排列,背景水肿黏液样,有大量血管和浆细胞、淋巴细胞以及嗜酸细胞浸润

（二十四）低度恶性肌纤维母细胞肉瘤
（low grade myofibroblastic sarcoma）

【概况】　是一种特殊的非典型性肌纤维母细胞性肿瘤,常有纤维瘤病样结构,好发于头颈部。

【诊断依据】　①弥漫性浸润生长。②由富于细胞的细胞束构成,或者梭形肿瘤细胞排列成编织状结构。③肿瘤细胞胞质界限不清,淡嗜酸性,纺锤形核为细长形或波浪状,染色质均匀分布。④肿瘤细胞核至少有局灶性中度非典型性,核增大、深染、不规则。⑤肿瘤内可含有大量薄壁毛细血管。⑥免疫表型多样,通常SMA及MSA阳性,部分病例Desmin、ALK阳性,Calponin常常阳性,但CD34、CD99、S-100、上皮细胞标记物、层粘连蛋白和h-caldesmon阴性。

（二十五）黏液炎症性纤维母细胞性肉瘤
（myxoinflammatory fibroblastic sarcoma）

【概况】　是一种独特的低度恶性肉瘤,具有黏液样间质、炎细胞浸润和病毒细胞样细胞,主要累及手足。肿瘤好发于肢体末端。

【诊断依据】　①明显的急性和慢性炎症细胞浸润。②交替分布的玻璃样变间质带和黏液带。③巨噬细胞和一致性单核细胞聚集以及局灶含铁血黄素沉积。④肿瘤细胞主要有3种:梭形细胞、具有大的包涵体样核仁的大的多角形和奇异型神经节样细胞、大小不等的多空泡脂肪母细胞样细胞(图4-22~图4-27)。⑤肿瘤细胞Vimentin强阳性,CD68和CD34不同程度阳性,SMA罕见阳性,LCA、T和B淋巴细胞标记物和CD30阴性。

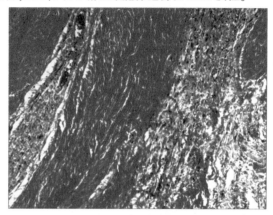

图4-22　黏液炎症性纤维母细胞性肉瘤(HE40×)交替分布的玻璃样变间质带和黏液带

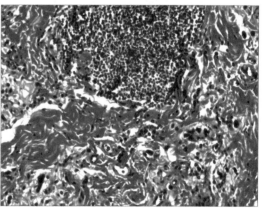

图4-23　黏液炎症性纤维母细胞性肉瘤(HE100×)明显的急性和慢性炎症细胞浸润

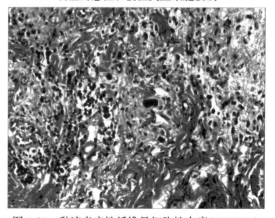

图4-24　黏液炎症性纤维母细胞性肉瘤(HE100×)异形细胞

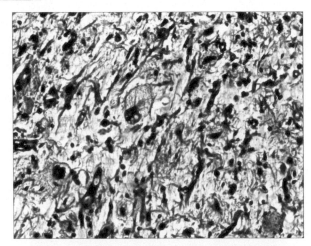

图4-25　黏液炎症性纤维母细胞性肉瘤（HE200×）
大小不等的多空泡脂肪母细胞样细胞

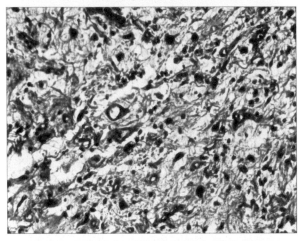

图4-26　黏液炎症性纤维母细胞性肉瘤（HE200×）
具有大的包涵体样核仁的大的多角形细胞

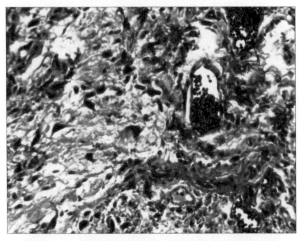

图4-27　黏液炎症性纤维母细胞性肉瘤（HE200×）
梭形细胞和大的奇异型神经节样细胞

（二十六）婴儿型纤维肉瘤（infantile fibrosarcoma）

【概况】　婴儿型纤维肉瘤的组织学表现与典型的成人型纤维肉瘤相同，但预后明显较好。发生于婴儿和年幼儿童，罕见转移，自然病程类似于纤维瘤病。形态和遗传学表现与先天性中胚叶肾瘤有相关性。

【诊断依据】　①细胞非常丰富，原始的椭圆形或梭形肿瘤细胞排列成束状，并交叉排列形成鱼骨样结构，或交错的细胞索及片状结构。②常见带状坏死和出血，并可伴有营养不良性钙化。③肿瘤细胞没有多形性，一般无巨细胞，胶原量不等，细胞分裂活性明显。④多数有慢性炎症细胞散在分布，可有局灶性髓外造血。

（二十七）成人型纤维肉瘤（adult fibrosarcoma）

【概况】　是一种由纤维母细胞及其产生的数量不等的胶原构成的恶性肿瘤，典型病例有鱼骨样结构，常见于中年人和老年人。

【诊断依据】　①梭形细胞排列成特征性的束状结构，细胞束排列成角，类似Ⅴ形臂章或鱼骨样，可见编席状结构。②细胞核两端渐细、深染，核仁明显或不明显、胞质稀少，常可见到不同程度的分裂活性。③间质含有数量不等的胶原成分。④Vimentin阳性，SMA阳性的肿瘤细胞较少。

（二十八）黏液纤维肉瘤（myxofibrosarcoma）

【概况】　是一系列恶性纤维母细胞性病变，有不同程度的黏液样间质，多形性，并有独特的曲线形血管。是老年人最常见的肉瘤之一。

【诊断依据】　①结节性生长。②由透明质酸构成的黏液样间质。③细胞成分少，略嗜酸，并且核有异型性、大而深染，分裂象不常见。④存在显著的长形、曲线形、薄壁血管，血管周围分布有密集的梭形或多角形肿瘤细胞和（或）炎症细胞（图4-28、图4-29）。⑤肿瘤细胞Vimentin阳性，少数病例中有些梭形或较大的嗜酸性肿瘤细胞表达肌特异性肌动蛋白和（或）SMA，Desmin和组织细胞标记物（CD68、Mac387、FXⅢa）阴性。

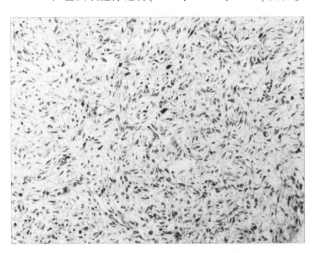

图4-28　黏液纤维肉瘤（HE100×）黏液样间质

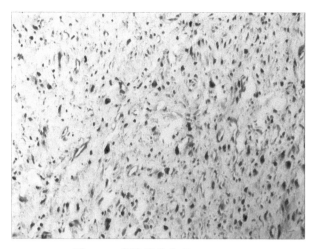

图4-29 黏液纤维肉瘤(HE100×)
细胞核有异形性、大而深染

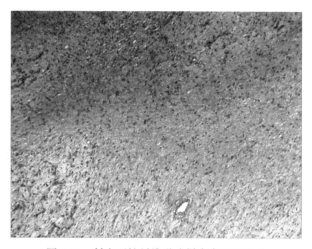

图4-31 低度恶性纤维黏液样肉瘤(HE40×)
明显胶原化,细胞稀少

(二十九)低度恶性纤维黏液样肉瘤
(low grade fibromyxoid sarcoma)

【概况】 是一种特殊类型的纤维肉瘤,以明显胶原区域和黏液样区域混合存在为特征,并有看似良性的梭形细胞构成的漩涡结构和弓状曲线形血管结构。

【诊断依据】 ①一种区域明显胶原化,细胞稀少,另一种区域为细胞较丰富的黏液样结节(图4-30～图4-32)。②可见短束状和特征性漩涡结构。③血管有弓形小血管和小动脉型血管,伴有血管周围硬化。④只有散在的核深染细胞,分裂象非常少见。⑤典型的低度恶性纤维黏液样肉瘤表达 Vimentin,偶然可见局灶 SMA 阳性,几乎从不表达 Desmin、S-100 蛋白、EMA 和 CD34。

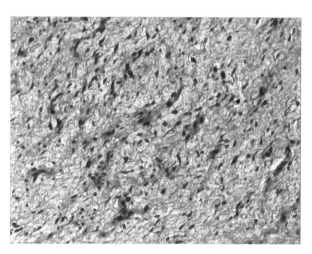

图4-32 低度恶性纤维黏液样肉瘤(HE200×)
弓形小血管和小动脉型血管,伴有血管周围硬化

(三十)硬化性上皮样纤维肉瘤
(sclerosing epithelioid fibrosarcoma)

【概况】 是一种特殊类型的纤维肉瘤,在硬化性胶原性间质背景中有上皮样肿瘤细胞呈巢或索状排列,因此类似于分化差的癌或硬化性淋巴瘤。

【诊断依据】 ①明显硬化,含有小的上皮样细胞构成的巢状、条索状和腺泡状结构。②异型性不明显,分裂活性低。③肿瘤有丰富的胶原性间质,并排列成粗大的纤维条带、花边状结构或纤维性玻璃条带。④常有血管周细胞瘤样血管结构。⑤Vimentin阳性,但 CD34/LCA、HMB45、CD68、Desmin、GFAP 和TP53 阴性,少数病例 EMA 和 S-100 蛋白局灶弱阳性,细胞角蛋白少见阳性。

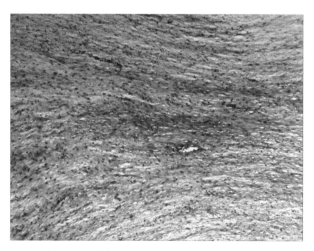

图4-30 低度恶性纤维黏液样肉瘤(HE40×)
胶原区域和黏液样区域混合存在

二、纤维组织细胞性肿瘤
（fibrohistiocytic tumours）

（一）局限型腱鞘巨细胞瘤（localized type giant cell tumor of tendon sheath）

【概况】 是一种局限型滑膜样单个核细胞增生病变，伴有数量不等的多核破骨细胞样细胞、泡沫细胞、含铁血黄素细胞和炎症细胞，最常见的发病部位是手指，是最常见的一种巨细胞肿瘤。

【诊断依据】 ①肿瘤为分叶状，界限清楚，少部分区域有纤维性包膜。②破骨细胞样细胞。③单核细胞；④上皮样细胞。⑤多核巨细胞。⑥黄色瘤细胞。⑦含铁血黄素沉积。⑧间质有不同程度玻璃样变。⑨单个核细胞 CD68 阳性，有些细胞可以同时表达肌特异性肌动蛋白（HHF35），据报道约 50% 病例含有 Desmin 阳性的树状突细胞，多核巨细胞表达 CD68、CD45 和酒石酸拮抗性酸性磷酸酶等标记物。

（二）弥漫型腱鞘巨细胞瘤（diffuse type giant cell tumour of tendon sheath）

【概况】 是一种滑膜样单个核细胞破坏性增生病变，内混有多核巨细胞、泡沫细胞、吞噬含铁血黄素的细胞和炎症细胞。发生在关节外者表现为浸润性生长的软组织肿物，伴有（不伴有）临近关节受累。

【诊断依据】 ①大多数肿瘤具有浸润性，为弥漫性或膨胀性生长。②细胞密度不等，致密区与疏松区域交替分布。③常有裂隙或有滑膜上皮被覆的腔隙。④单个核细胞有两种：小的组织细胞样细胞和较大细胞。⑤大多数病例可见成片泡沫细胞和含铁血黄素沉积。⑥单个核细胞 CD68 和其他巨噬细胞标记物阳性，巨细胞 CD68 和 CD45 阳性。

（三）深在性良性纤维组织细胞瘤（deep benign fibrous histiocytoma）

【概况】 是一种罕见的良性纤维组织细胞性肿瘤，肿瘤组织全部位于皮下组织、深部软组织或实质器官内。最常见的发病部位是下肢和头颈部。

【诊断依据】 ①明显的编织状（storiform）结构。②血管外周细胞瘤样区域。③病变结构单一。④肿瘤细胞形态良善。⑤上皮标记物、Desmin

和 S-100 阴性，有些区域 α-SMA 阳性，CD34 一般阴性。

【鉴别诊断】 主要和孤立性纤维瘤鉴别。

（四）丛状纤维组织细胞性肿瘤（plexiform fibrohistiocytic tumor）

【概况】 是一种发生于儿童、青少年和年轻人的间叶性肿瘤，以纤维组织细胞形态和多结节性生长方式为特征。罕见转移。

【诊断依据】 ①由丛状分布的小结节或长形细胞簇构成。②三种类型细胞：单个核组织细胞样细胞、梭形纤维母细胞样细胞和多核巨细胞。③三种组织学亚型：纤维组织细胞性亚型、纤维母细胞性亚型、混合型。④Vimentin、CD68（KP1）和 SMA 阳性，CD68阳性的细胞主要是多核巨细胞和单个核组织细胞样细胞表达，纤维母细胞样细胞 SMA 阳性，组织细胞样细胞偶尔 SMA 阳性。

（五）软组织巨细胞肿瘤（giant cell tumor of soft tissue）

【概况】 是原发于软组织的肿瘤，其临床和组织学表现类似于骨的巨细胞肿瘤，很少转移。

【诊断依据】 ①为多结节状。②富于细胞性结节间有厚薄不一的纤维结缔组织间隔，并有含铁血黄素细胞。③结节由单个核的圆形或椭圆形细胞和破骨细胞样多核巨细胞混合构成，两种细胞周围有血管丰富的间质（图 4-33、图 4-34）。④Vimentin、CD68 和 SMA 阳性，CD68染色多核巨细胞强阳性，而单个核细胞仅局灶阳性，SMA染色少数单个核细胞阳性，而多核巨细胞阴性，少数情况下，局灶性 CK 和 S-100 阳性。

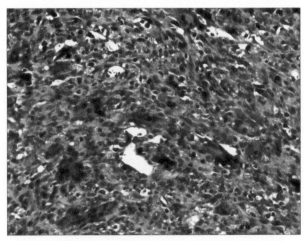

图 4-33 软组织巨细胞肿瘤（HE25×）肿瘤由单个核的圆形或椭圆形细胞和破骨细胞样多核巨细胞混合构成

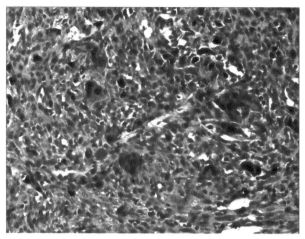

图 4-34　软组织巨细胞肿瘤(HE40×)
单个细胞核与破骨细胞样多核巨细胞的核大小一致

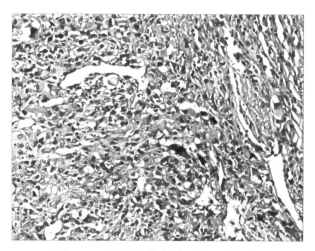

图 4-36　多形性恶性纤维组织细胞瘤/未
分化高级别多形性肉瘤(HE40×)
奇异型肿瘤巨细胞易见,并混合有数量不等的梭形细胞和圆形
组织细胞样细胞,间质慢性炎细胞浸润

(六) 多形性恶性纤维组织细胞瘤/未分化高级别多形性肉瘤(pleomorphic malignant fibrous histiocytoma/undifferentiated high grade pleomorphic sarcoma)

【概况】　目前指少数未分化多形性肉瘤,两个名称可作为同义词使用。目前的技术水平还不能确定肿瘤的分化方向。

【诊断依据】　①经充分取材和谨慎使用各种辅助检查手段之后做出的一种排除性诊断。②细胞及细胞核有明显多形性,常伴有奇异型肿瘤巨细胞,并混合有数量不等的梭形细胞和圆形组织细胞样细胞。③常有编席状结构和间质慢性炎细胞浸润。④梭形细胞最常表现为纤维母细胞、肌纤维母细胞或平滑肌样细胞(图4-35、图4-36)。

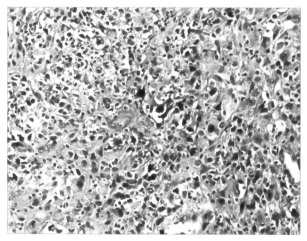

图 4-35　多形性恶性纤维组织细胞瘤/未分
化高级别多形性肉瘤(HE40×)
细胞及细胞核有明显多形性,伴有奇异型肿瘤巨细胞,并混合有数量
不等的梭形细胞和圆形组织细胞样细胞;间质慢性炎细胞浸润

(七) 巨细胞恶性纤维组织细胞瘤/伴有巨细胞的未分化多形性肉瘤(giant cell malignant fibroous histiocytoma/undifferentiated pleomorphic sarcoma with giant cell)

【概况】　过去称为伴有明显破骨细胞性巨细胞的恶性纤维组织细胞瘤(MFH)亚型,现在认识到这种形态可见于多种类型的肿瘤。

【诊断依据】　①不同程度多形性的椭圆形至梭形细胞。②间质有明显破骨细胞性巨细胞。③梭形细胞成分 SMA 和 Desmin 阳性。

(八) 炎症性恶性纤维组织细胞瘤/伴有明显炎症反应的未分化多形性肉瘤(inflammatory malignant fibrous histiocytoma/undifferentiated pleomorphic sarcoma with prominent inflammation)

【概况】　是一种含有大量良性和恶性黄瘤细胞、非典型性梭形细胞和急慢性炎症细胞的恶性肿瘤。最初被认为是所谓的恶性纤维组织细胞瘤(MFH)的一种亚型,目前对此种肿瘤分化的了解仍很少,其形态既有间叶性肿瘤又有上皮性肿瘤的特点。炎症性 MFH 这一名称现指含有明显肿瘤性组织细胞和炎症细胞浸润的未分化多形性肉瘤。

【诊断依据】　肿瘤表达 Vimentin,偶尔表达 CD68,但 CD15、CD20、CD30、CD43 和 CD45 阴性。

三、脂肪细胞性肿瘤
（adipocytic tumours）

（一）脂肪瘤（lipoma）

【概况】 由成熟脂肪细胞构成的良性肿瘤,是成年人最常见的间叶性软组织肿瘤。一般表现为无痛性软组织肿物,较大脂肪瘤压迫外周神经时可有疼痛。表浅脂肪瘤一般较小,深部脂肪瘤一般较大。发生在肌间或肌内者,称肌间/肌内脂肪瘤,发生在滑膜者,称滑膜脂肪瘤。发生在腱鞘者,称腱鞘脂肪瘤。发生在神经内或周围者,称神经内和神经周脂肪瘤。

【诊断依据】 ①大体界限清楚,切面黄色油脂状。②肿瘤由分叶状成熟脂肪细胞构成。③脂肪瘤内细胞与周围脂肪组织细胞基本相同,仅大小和形状略有差异(图4-37)。④成熟脂肪细胞 Vimentin、S-100 染色阳性。

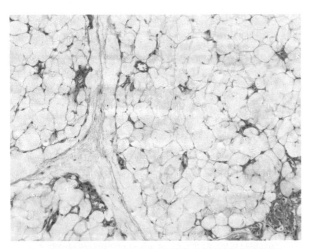

图4-37 脂肪瘤(HE25×)肿瘤由分叶状成熟脂肪细胞构成,脂肪瘤内细胞与周围脂肪组织细胞相似

【鉴别诊断】 脂肪瘤需要和黏液瘤、高分化脂肪肉瘤及黏液样脂肪肉瘤鉴别。

（二）脂肪瘤病（lipomatosis）

【概况】 脂肪瘤病指成熟的脂肪组织弥漫性过渡生长,可累及身体不同部位。类型有弥漫性脂肪瘤病、对称性脂肪瘤病、类固醇脂肪瘤病等。大体表现为受累部位积聚的黄色脂肪组织无界限,脂肪组织的部位和分布异常。

【诊断依据】 ①肿瘤无包膜。②病变由小叶状和片状成熟脂肪细胞构成。③呈浸润性生长。④脂肪组织 Vimentin 和 S-l00 染色阳性。

（三）神经脂肪瘤病（lipomatosis of nerve）

【概况】 神经脂肪瘤病的特征是脂肪组织和纤维组织浸润神经外膜,并在神经束衣之间和周围生长,因此使受累神经增粗。神经脂肪瘤病经常在出生时即有或于幼儿期开始出现,但可能至青年或中年时才就诊,患者年龄 11～39 岁。约 1/3 患者伴有巨指。正中神经及其手指分支最常受累,其次为尺神经。

【诊断依据】 ①受累神经呈纺锤形增粗,内有黄色纤维脂肪组织浸润,一般局限于神经鞘膜内。②受累神经鞘膜内及周围有成熟脂肪组织和纤维组织混合性浸润,分隔神经束。③神经周围纤维组织呈同心圆状是其显著特点之一。④有时受累神经形成假洋葱皮样结构,类似神经内神经束膜瘤。⑤可伴有骨化。

（四）脂肪母细胞瘤/脂肪母细胞瘤病
（lipoblastoma/ lipoblastomatosis）

【概况】 又称胎儿型脂肪瘤,是一种发生于儿童,类似胎儿脂肪的良性分叶状肿瘤。主要发生于 3 岁以下的婴幼儿,男性多见,男：女＝2：1。多见于肢体,少数位于头颈部、躯干、纵隔、肠系膜和腹膜后。表现为生长缓慢的无痛性局限性肿块。部分病例呈弥漫性生长,不仅累及皮下,且常累及深部的肌肉组织,称脂肪母细胞瘤病。

【诊断依据】 ①脂肪母细胞瘤相对较小(一般 2～5cm)。②分叶状结构。③局灶性的黏液样基质。④丛状血管以及含有脂肪母细胞的大量脂肪成分。⑤脂肪母细胞瘤(病)为良性病变,不发生恶变或转移。

【鉴别诊断】 ①与脂肪瘤和脂肪瘤病的不同之处在于脂肪母细胞瘤内含有分化较为原始的未成熟性脂肪细胞成分,且基质常呈黏液样,类似黏液性脂肪肉瘤;而脂肪瘤和脂肪瘤病镜下由成熟的脂肪细胞构成;②与黏液样脂肪肉瘤鉴别在于黏液样脂肪肉瘤主要见于成年人,细胞异型性大,分叶状结构不明显。

（五）血管脂肪瘤（angiolipoma）

【概况】 是由脂肪细胞和薄壁小血管交织在一起构成的皮下结节,小血管内常有纤维素血栓。血管脂肪瘤相对常见,患者一般为 20 岁左右年轻人。男性相对较多,并有家族倾向。最常见的表现是多发性皮下结节,常有触痛。

【诊断依据】 ①有包膜的黄红色肿块。②镜下可见成熟脂肪细胞和有分支的毛细血管两种间叶成分,血管内常有纤维素血栓。

【鉴别诊断】 应与血管肿瘤相鉴别。

（六）平滑肌脂肪瘤（myolipoma）

【概况】　是由成熟平滑肌和成熟脂肪组织构成的良性肿瘤,非常罕见,发生于成年人,男女发病率之比为1:2。大部分肿瘤位于腹腔和腹股沟区的深部组织。也可以是胸壁和四肢的皮下肿物,向深部生长,侵及浅表肌筋膜。

【诊断依据】　①含平滑肌和脂肪两种成分。②平滑肌细胞有强嗜酸性胞质,核染色质均匀分布,核仁不明显,无核分裂。③肌脂肪瘤中的成熟脂肪成分无任何异型性。无花环状细胞和脂肪母细胞,无血管平滑肌脂肪瘤中的中等大小厚壁血管。④SMA 和 Desmin 染色弥漫强阳性。

（七）软骨样脂肪瘤（chondroid lipoma）

【概况】　是新近认识的一种独特的良性脂肪组织肿瘤,含有脂肪母细胞、成熟脂肪和软骨样基质。

【诊断依据】　①大量单泡和多泡脂肪母细胞排列成巢和索,埋藏于明显的黏液样或玻璃样变的软骨样基质中,其中混杂有数量不等的成熟脂肪组织。②细胞可有颗粒状嗜酸性胞质。③间质血管丰富,常有出血和纤维化。④脂肪母细胞 S-100 弱阳性,所有细胞 Vimentin 阳性;少数病例 CK 阳性,但 EMA 阴性;Ki67<1%。

【鉴别诊断】　应与黏液样脂肪肉瘤和骨外黏液样软骨肉瘤相鉴别。

（八）梭形细胞脂肪瘤/多形性脂肪瘤（spindle cell lipoma/pleomorphic lipoma）

【概况】　为境界清楚的皮下结节,典型病变常位于男性颈部和背部,由数量不等的纤维母细胞样梭形细胞、核深染畸形巨细胞、花环状多核巨细胞和绳索状胶原混合构成。典型病变见于老年人。本病为良性行为,采取局部切除即可。

【诊断依据】　①梭形细胞脂肪瘤,脂肪细胞之间有平行排列分化良好的梭形细胞,无分裂活性。②梭形细胞之间常有大量肥大细胞,也可有淋巴细胞和浆细胞,在多形性脂肪瘤中尤其明显。③某些梭形细胞脂肪瘤间质有黏液变或血管样裂隙。④多形性脂肪瘤,含有核深染单核或多核畸形巨细胞以及细胞核放射状排列呈"花环状"的多核巨细胞。⑤间质可见粗大的绳索样胶原束(图4-38～图4-41)。⑥CD34 强阳性,S-100 罕见阳性(图4-42)。

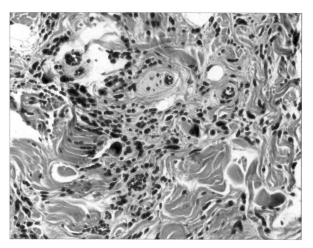

图 4-38　多形性/梭形细胞脂肪瘤（HE100×）
间质中粗大的绳索样胶原束,含有核深染单核或多核畸形巨细胞

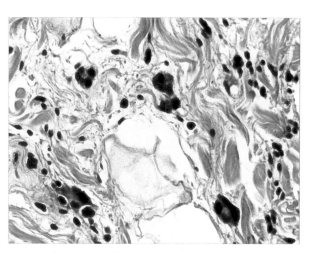

图 4-39　多形性/梭形细胞脂肪瘤（HE100×）
细胞核放射状排列呈"花环状"的多核巨细胞

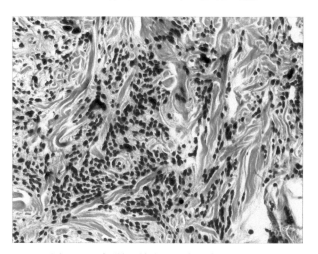

图 4-40　多形性/梭形细胞脂肪瘤（HE40×）
分化良好的梭形细胞,并可见浆细胞和淋巴细胞及粗大的绳索样胶原束

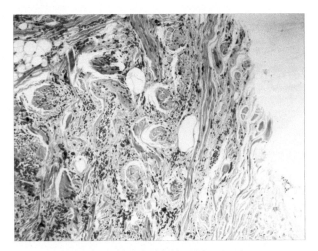

图 4-41 多形性/梭形细胞脂肪瘤(HE25×)

肿瘤边界不清

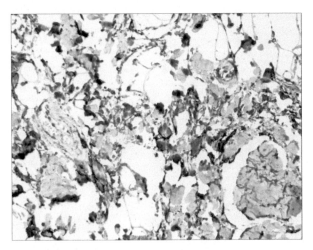

图 4-42 多形性脂肪瘤(IHC200×)

肿瘤细胞 CD34(+)

(九) 冬眠瘤(hibernoma)

【概况】 又称棕色脂肪瘤,是一种由棕色脂肪细胞组成的良性脂肪瘤,肿瘤内尚含有数量不等的成熟脂肪组织。可发生于任何年龄,但主要见于青年人,平均年龄为 26 岁。好发于原本有棕色脂肪的部位:肩胛间区、大腿、腋窝、胸壁、腹壁、背部及腹股沟等处。表现为皮下缓慢性生长的无痛性肿块,10% 的病例位于肌内。冬眠瘤为良胜肿瘤,局部完整切除后不复发。

【诊断依据】 ①肿瘤境界清楚,由片状或小叶状排列的多边形或类圆形瘤细胞组成。②瘤细胞膜较厚,胞质丰富,嗜伊红色,颗粒状,或呈细小的多空泡状,核小而圆,深染,居中。③瘤细胞间可见成熟脂肪细胞。④冬眠瘤细胞不同程度表达 S-100 蛋白。⑤伴较多梭形细胞的冬眠瘤中梭形细胞 CD34 阳性。

(十) 非典型性脂肪瘤性肿瘤/高分化脂肪肉瘤(atypical lipomatous tumour/well differentiated liposarcoma)

【概况】 是具有局部侵袭性的中间恶性间叶性肿瘤,肿瘤全部或部分由成熟脂肪组织构成,细胞大小有显著差异,脂肪细胞和间质细胞有一定异型性。占全部脂肪肉瘤的 40% ~45%,患者大多为中年人,发病高峰年龄 50 ~60 岁。最常见于肢体深部软组织。发生在腹膜后者体积可较大。大体表现为界限清楚的分叶状肿物。根据脂肪细胞、纤维成分和黏液成分含量的不同可呈黄色至白色。较大病变常见坏死区域。肿瘤预后取决于解剖部位,如发生于容易被完整切除的部位,术后一般不复发,而发生于深部者,如腹膜后和纵隔等部位,常因肿瘤不能完整切除而容易复发。

【诊断依据】 肿瘤包括 4 种主要亚型:

a. 脂肪瘤样型脂肪肉瘤:①最为多见;②肿瘤由纤维组织分隔成大小不等的小叶;③肿瘤主要由成熟脂肪组织和少量散在的脂肪母细胞组成;④肿瘤内脂肪细胞大小不一致;⑤在纤维性分隔内可见散在的核深染、外形不规则的异形梭形细胞(图 4-43);⑥单泡状或多空泡状的脂肪母细胞在病例之间多少不等。

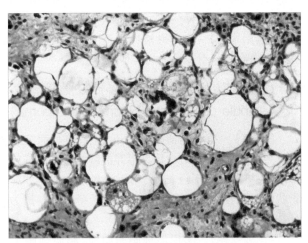

图 4-43 脂肪瘤样型脂肪肉瘤(HE100×)

由大小不一致脂肪细胞和少量散在的脂肪母细胞组成,纤维性分隔内可见散在的核深染、外形不规则的异型梭形细胞

b. 硬化性脂肪肉瘤:①多发生于腹膜后和睾丸旁;②镜下由近似成熟的脂肪细胞和内含散在核深染不典型性细胞及少量多空泡状脂肪母细胞的致密胶原纤维化区域组成,后者穿插于脂肪细胞之间(图 4-44);③部分病例纤维组织占据肿瘤的绝大部分,而脂肪细胞很少或在阅片时被忽视,此时特别容易被误诊为其他各种类型的肿瘤。

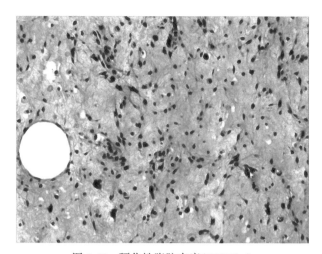

图 4-44　硬化性脂肪肉瘤（HE100×）

易见致密胶原纤维化区域，核深染不典型性细胞，近似成熟的脂肪细胞

c. 炎症型脂肪肉瘤：①多位于腹膜后；②在脂肪瘤样型脂肪肉瘤或在硬化性脂肪肉瘤内含有数量不等的淋巴细胞和浆细胞浸润，常形成结节状的聚集灶，有时脂肪成分可被炎症背景所掩盖（图 4-45）。

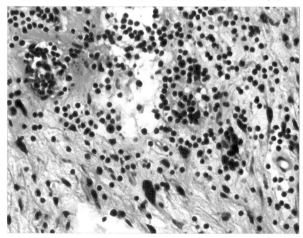

图 4-45　炎症型脂肪肉瘤（HE100×）

炎症背景中含有数量不等的核深染不典型性细胞

d. 梭形细胞脂肪肉瘤：①由条束状或呈漩涡状排列的增生性纤维母细胞样梭形细胞和脂肪瘤样脂肪肉瘤组成；②梭形细胞成分内的间质可伴有程度不等的胶原变性和（或）黏液样变性。

（十一）去分化脂肪肉瘤（dedifferentiated liposarcoma）

【概况】　是原发性或复发性恶性脂肪细胞性肿瘤，显示从非典型性脂肪瘤性肿瘤/高分化脂肪肉瘤向不同分化程度的非脂肪细胞性肉瘤的移行。一般为大的无痛性肿物，可偶然发现（尤其发生于腹膜后者）。肿瘤局部复发率为 50% 左右，远处转移率约为 20%。

【诊断依据】　①肿瘤由两种不同分化和形态结构的成分所组成。②分化性成分多为分化良好型脂肪肉瘤。③去分化成分可分成高度恶性和低度恶性两种，前

者呈恶性纤维组织细胞瘤样或纤维肉瘤样，后者呈纤维瘤病样或分化好的纤维肉瘤样。④去分化成分中也可含有异源性成分，如恶性神经鞘、横纹肌肉瘤、平滑肌肉瘤、软骨肉瘤、骨肉瘤或血管肉瘤。⑤脂肪肉瘤与去分化成分之间多有清楚的界限，或呈镶嵌状，少数情况下可见到逐渐移行的现象（图 4-46 ～图 4-49）。

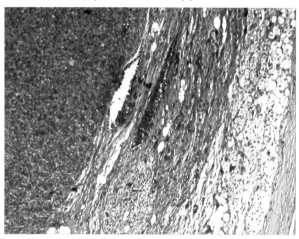

图 4-46　去分化脂肪肉瘤（HE40×）

肿瘤由两种不同分化和形态结构的成分所组成

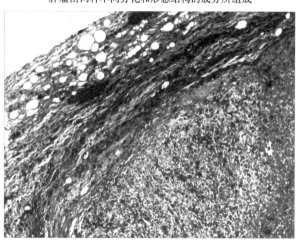

图 4-47　去分化脂肪肉瘤（HE40×）

肿瘤由 2 种不同分化和形态结构的成分所组成；去分化成分可见肿瘤坏死

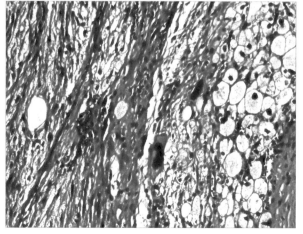

图 4-48　去分化脂肪肉瘤（HE100×）

高分化成分为脂肪瘤样型脂肪肉瘤

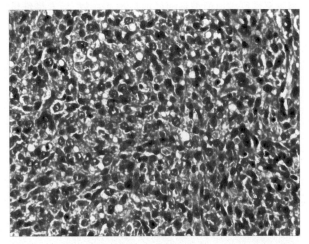

图 4-49　去分化脂肪肉瘤（HE100×）

去分化成分为未分化肉瘤

（十二）黏液性/圆细胞性脂肪肉瘤（myxoid liposarcoma）

【概况】　好发于四肢深部软组织。表现为四肢深部软组织内大的、无痛性肿物。低度恶性者切面褐色、胶冻状。高度恶性的圆形细胞区域呈白色、肉质感。常无肉眼可见的坏死。本型的发生率仅次于分化良好的脂肪肉瘤，占30%左右。预后取决于肿瘤内含有圆细胞脂肪肉瘤成分的多少。

【诊断依据】　①低倍镜下呈分叶状结构、小叶周边部分细胞丰富。②一致性圆形和椭圆形原始非脂肪性间叶细胞和小的印戒样脂肪母细胞混合存在。③间质呈明显黏液样，含有丰富的"鸡爪样或分支样"小血管，常见间质内出血（图4-50～图4-53）。

图 4-50　黏液性脂肪肉瘤（HE25×）

"鸡爪样或分支样"小血管

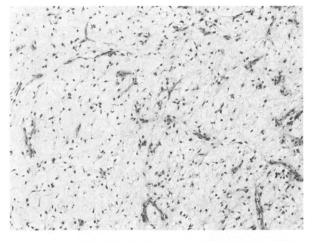

图 4-51　黏液性脂肪肉瘤（HE40×），间质呈明显黏液样

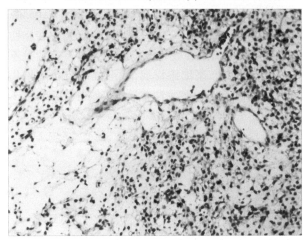

图 4-52　圆细胞性脂肪肉瘤（HE40×）

分叶状结构、小叶周边部分细胞丰富

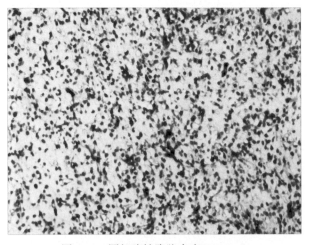

图 4-53　圆细胞性脂肪肉瘤（HE40×）

一致性圆形和椭圆形原始非脂肪性间叶细胞和小的印戒样脂肪
母细胞混合存在

（十三）多形性脂肪肉瘤（pleomorphic liposarcoma）

【概况】　是一种多形性的高度恶性肉瘤，含有数量不等的多形性脂肪母细胞。是脂肪肉瘤的最少

见类型。大多数患者 50 岁以上,无性别差异。好发于四肢,大多数为质硬、不断增大的肿物。本型 5 年生存率为 21%。肿瘤位置深、体积大、核分裂象>20/10HPF 及伴有坏死者提示预后不佳。

【诊断依据】 ①肿物无包膜,与周围组织界限不清,侵袭性生长。②背景为高级别多形性肉瘤,其中有数量不等的多形性脂肪母细胞。③常见细胞内和细胞外嗜酸性玻璃样小滴或小球,很可能是溶酶体结构。④肿瘤细胞 Vimentin 阳性,部分病例 S-100 阳性,某些上皮样多形性脂肪肉瘤局灶表达上皮性标记物。

四、骨骼肌肿瘤(skeletal muscle tumors)

(一)横纹肌瘤(rhabdomyoma)

【概况】 是一种由骨骼肌分化的间叶组织良性肿瘤,根据部位分为心和心外两种类型。横纹肌瘤包括三种类型:①成人型横纹肌瘤;②胎儿型横纹肌瘤;③生殖系横纹肌瘤。

(二)胚胎性横纹肌肉瘤(embryonal rhabdomyosarcoma)

【概况】 一种由原始小圆形细胞和不同分化阶段的横纹肌母细胞以不同比例混合组成的横纹肌肉瘤,本型约占横纹肌肉瘤的一半左右。

【诊断依据】 ①好发于婴幼儿和儿童。②常见部位为头颈部、泌尿生殖道和盆腔腹膜后。③肿瘤由未分化的原始间叶细胞、分化较为原始的细胞(呈星形细胞和小圆形细胞,核呈圆形或卵圆形,深染,核分裂象易见,胞质稀少,淡嗜伊红色)。④当瘤细胞逐渐向成熟方向分化时,胞质增多,呈嗜伊红色,瘤细胞形态上也由星形和小圆形变为蝌蚪样、梭形、带状、网球拍样、大圆形或大卵圆形、窄带虫样或蜘蛛网状等各种形态的横纹肌母细胞(图 4-54 ~ 图 4-56)。

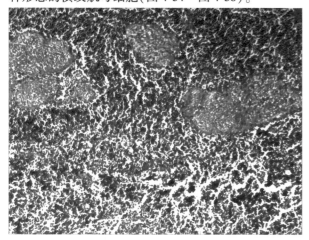

图 4-54 胚胎性横纹肌肉瘤(HE25×)
由未分化的原始间叶细胞、分化较为原始的细胞组成

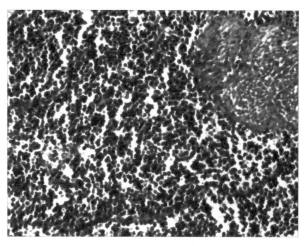

图 4-55 胚胎性横纹肌肉瘤(HE40×)
分化较为原始的细胞呈星形细胞和小圆形细胞,核呈圆形或卵圆形,深染,核分裂象易见,胞质稀少,淡嗜伊红色

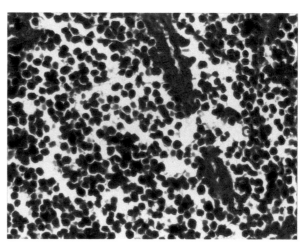

图 4-56 胚胎性横纹肌肉瘤(HE200×)
瘤细胞胞质增多,呈嗜伊红色

(三)腺泡状横纹肌肉瘤(alveolar rhabdomyosarcoma)

【概况】 腺泡状横纹肌肉瘤是一种细胞学类似淋巴瘤的圆形细胞恶性肿瘤,并有部分骨骼肌分化特点,常发生于四肢。

【诊断依据】 ①有三种组织学亚型:经典型、实性型以及胚胎性和腺泡状混合型。②由圆形细胞构成,类似淋巴瘤,但具有原始肌母细胞性分化。③含有纤维血管间隔,肿瘤细胞被分隔成清楚的巢状结构。④细胞巢中心部位的细胞呈簇状,而外周细胞黏附性差(图 4-57、图 4-58)。

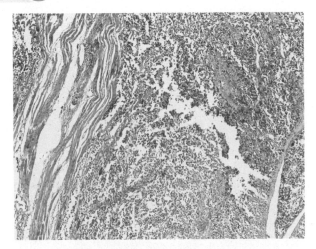

图 4-57　腺泡状横纹肌肉瘤（HE25×）
腺泡状,肿瘤细胞圆形,含有纤维血管间隔

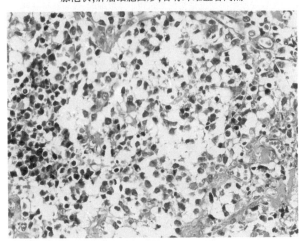

图 4-58　腺泡状横纹肌肉瘤（HE100×）
可见原始肌母细胞性分化的细胞

（四）硬化性横纹肌肉瘤（selerosing rhabdomyosarcoma）

【概况】　主要发生于四肢和头颈部,好发于成年人,也可见于儿童;肿瘤以含大量玻璃样变基质为特征,可类似于软骨样或骨样基质。

【诊断依据】

（1）原始的瘤细胞排列多样,可成束状、梁状、索状和实性小巢状排列,还可呈小腺泡状、腺管状或假血管腔样生长,部分还可有梭形细胞成分（图 4-59 ~ 图 4-61）。

（2）间质明显玻璃样变和黏液变。

（3）生物学行为上,成人的梭形细胞/硬化性横纹肌肉瘤复发率和转移率较高,预后差;发生于儿童的梭形细胞横纹肌肉瘤,因常发生于体表部位（睾丸旁区）,较易早期发现,预后较好。

（4）2013 年 WHO 分类将梭形细胞横纹肌肉瘤与硬化性横纹肌肉瘤合并为梭形细胞/硬化性横纹肌肉瘤,但两者免疫表型仍有不同:①梭形细胞横纹肌肉瘤与胚胎性

横纹肌肉瘤相同表达 Desmin、Myogenin、SMA 和 MSA;②硬化性横纹肌肉瘤呈 MyoD1 弥漫阳性,Desmin 和 Myogenin 常为灶性阳性,少数情况下还灶性表达 S-100 和 CK。

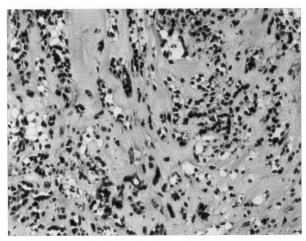

图 4-59　硬化性横纹肌肉瘤（HE40×）
间质明显玻璃样变和黏液变,原始的瘤细胞排列成束状、梁状、
索状和实性小巢状排列

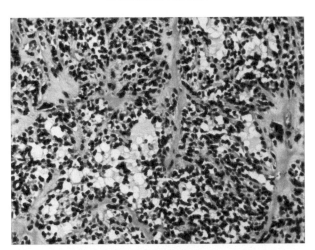

图 4-60　硬化性横纹肌肉瘤（HE40×）
间质明显玻璃样变和黏液变

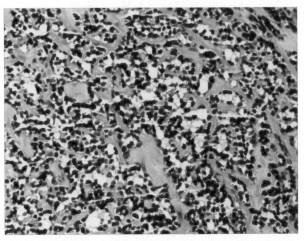

图 4-61　硬化性横纹肌肉瘤（HE40×）
原始的瘤细胞呈小腺泡状、腺管状或假血管腔样生长

（五）多形性横纹肌肉瘤（pleomorphic rhabdomyosarcoma）

【概况】 是一种高度恶性的肉瘤，几乎只发生在成年人，由具有骨骼肌分化的奇异的多边形、圆形和梭形细胞构成。不存在胚胎性或腺泡状横纹肌肉瘤成分。

【诊断依据】 ①由未分化圆形至梭形细胞以及胞质明显嗜酸性的梭形、蝌蚪形和球拍样多边形细胞混合构成。②横纹罕见。③常规 HE 染色切片中存在多形性横纹肌母细胞，并且免疫组化至少一项骨骼肌特异性标记物阳性，才能做出诊断。④免疫组化：肿瘤细胞表达 myoglobin、MyoD1、Myogenin 和 Desmin。不同程度表达 MSA、SMA。不表达上皮标记物和 S-100。

五、平滑肌肿瘤
（smooth muscle tumors）

（一）深部软组织平滑肌瘤
（leiomyoma of deep soft tissue）

【概况】 是一种非常罕见的平滑肌瘤，发生于深部软组织或腹膜后/腹腔。原发于软组织，与子宫平滑肌瘤无关系。

【诊断依据】 ①肿瘤细胞类似于正常的平滑肌细胞（图 4-62）。②肿瘤细胞 actin 阳性，Desmin 和 S-100 至少局灶阳性，H-caldesmon 阴性。

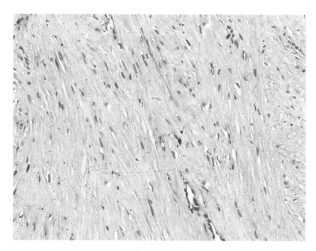

图 4-62 平滑肌瘤（HE40×） 肿瘤细胞类似于正常的平滑肌细胞

（二）平滑肌肉瘤（leiomyosarcoma）

【概况】 是由具有明确平滑肌特点的细胞构成的恶性肿瘤。

【诊断依据】 ①梭形细胞束交织排列，界限清楚。②肿瘤细胞核长形、两端钝、可有切迹或呈分叶状。③核常显著深染并有多形性（图 4-63、图 4-64）。④一般易见分裂象，常见非典型性核分裂。⑤常有明显的胞质空泡，横切面尤其明显。⑥SMA、Desmin 和 h-caldesmon 阳性。

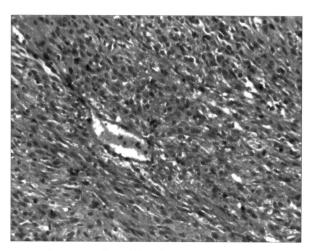

图 4-63 上皮样平滑肌肉瘤（HE40×） 肿瘤细胞呈圆形或卵圆形，异型性不明显

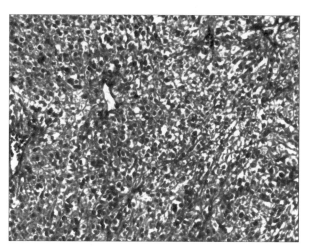

图 4-64 上皮样平滑肌肉瘤（HE40×）肿瘤细胞核有一定的异型性，可见分裂象，有明显的胞质空泡

六、血管周细胞性肿瘤
（pericytic【perivascular】tumors）

（一）血管平滑肌瘤（angioleiomyoma）

【概况】 是皮下或真皮良性肿瘤，常有疼痛，肿瘤内成熟的平滑肌束位于血管周围或穿插分布于血管之间。

【诊断依据】 ①血管平滑肌瘤内的平滑肌成熟、分化好，分裂象一般缺如或罕见。②包含 3 种亚型：实性型、静脉型和海绵型。③大多数细胞 α-SMA、Desmin、Vimentin 和Ⅳ型胶原阳性。

（二）血管球瘤（glomus tumors）

【概况】　由与正常血管球小体中的特殊平滑肌细胞非常类似的细胞构成的间叶性肿瘤。大部分血管球肿瘤发生于四肢末端，常有长期疼痛史，疼痛尤其发生在受寒和轻触刺激时。

【诊断依据】　①边界清楚的结节。②成片或者成巢的均匀一致的圆形细胞，细胞核深染，核分裂少见。③免疫组化表达 Vimentin 及 SMA，细胞周围有丰富的Ⅳ型胶原，H-caldesmon 阳性；其他标记物一般阴性，如 Desmin、CD34、细胞角蛋白和 S-100。

（三）肌周细胞瘤（myopericytoma）

【概况】　是一种良性肿瘤，一般位于皮下，由椭圆形或梭形的肌样细胞构成，在血管周围呈显著的同心圆状排列。细胞被认为有明显向血管周肌样细胞和肌周细胞分化的趋势。

【诊断依据】　①无包膜，大多有明显界限。②由相对单形性的椭圆形至梭形肌样细胞构成。③血管周围有同心圆状梭形细胞增生。④含有大量大小不等的血管。⑤血管壁内皮下肿瘤细胞增生。⑥免疫组化，梭形细胞 SMA、CD34 阳性，一般为弥漫阳性，但也可以在血管周围局灶阳性。Desmin 偶尔局灶阳性。某些病例 S-100 局灶阳性。大部分病例细胞角蛋白阴性。

（四）肌纤维瘤/肌纤维瘤病（myofibroma/myofibromatosis）

【概况】　是指有收缩功能的肌样细胞排列在薄壁血管周围形成的良性肿瘤，孤立性者称为肌纤维瘤，多发性者为肌纤维瘤病。

【诊断依据】　①结节状或多结节状增生，呈带状分布。②结节周边肌纤维母细胞排列成短束状或旋涡状结构，常有玻璃样变，呈假软骨样。③结节中心部位为发育不良的圆形、多角形或梭形细胞，核稍大、深染；④Vimentin 和 SMA 阳性，S-100 蛋白、EMA 和角蛋白均阴性。

七、血管肿瘤（vascular tumors）

（一）滑膜血管瘤（synovial haemangioma）

滑膜血管瘤是一种良性血管增生性病变，发生在表面有滑膜被覆的组织，包括关节内腔隙和关节囊。发生在腱鞘内的类似病变不属于该诊断类型。

（二）肌内血管瘤（intramuscular angioma）

肌内血管瘤是骨骼肌内良性血管增生，大多伴有数量不等的成熟脂肪组织（图4-65）。虽然相对少见，但却是最常见深在性软组织肿瘤之一。发病年龄广。

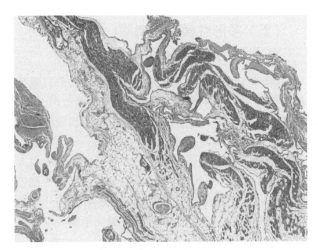

图 4-65　肌内血管瘤（HE25×）　骨骼肌内血管增生，并伴有数量不等的成熟脂肪组织

（三）静脉性血管瘤（vanous haemangioma）

静脉性血管瘤由大小不等的、常有厚肌层的静脉构成。肌内血管瘤和血管瘤病可以几乎全部由静脉构成，但经常与其他类型血管混合存在（图4-66、图4-67）。

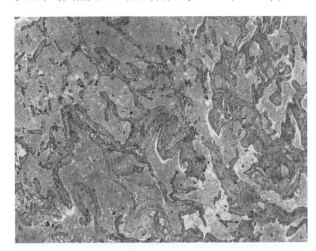

图 4-66　静脉血管瘤（HE25×）海绵状结构

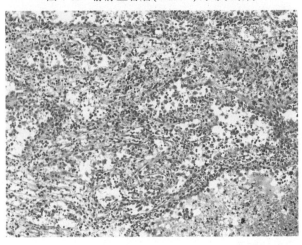

图 4-67　微静脉血管瘤（HE40×）　脾脏的小静脉血管瘤（窦岸细胞血管瘤）

（四）动静脉性血管瘤
（arteriovenous haemangioma）

动静脉性血管瘤是一种非肿瘤性血管病变,以存在动静脉分流为特征;包括2种独立亚型:深在型和皮肤型。

（五）上皮样血管瘤
（epithelioid haemangioma）

【概况】 一种良性血管肿瘤,由管腔形成良好但不成熟的血管构成,大部分血管衬覆肥胖的上皮样（组织细胞样）内皮细胞,胞质嗜双染或嗜酸性,核大、浅染、有中位核仁。发生于皮下者一般与肌性动脉有关。大部分病变伴有明显的炎性成分。

【诊断依据】 ①小的毛细血管型血管明显增生,血管腔衬覆有肥胖的上皮样内皮细胞。②血管有不成熟表现,缺乏形成良好的血管腔,但有单层内皮细胞层和完整的肌外周细胞平滑肌层（图 4-68 ~ 图 4-70）。③内皮细胞的胞质嗜双染或嗜酸性,常有中位核仁。④免疫组化 CD31、角蛋白和因子Ⅷ、CD34 阳性。

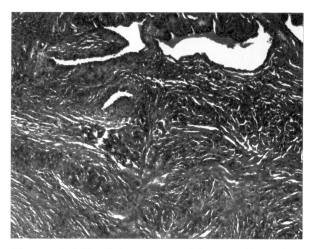

图4-68 上皮样血管瘤（HE40×） 小的毛细血管型血管明显增生,血管腔衬覆有肥胖的上皮样内皮细胞

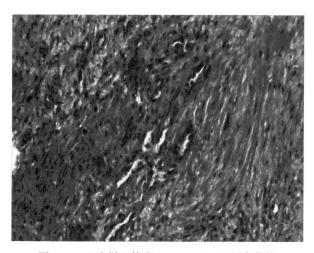

图4-69 上皮样血管瘤（HE100×） 上图高倍镜

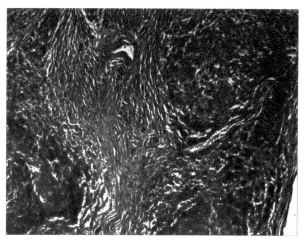

图4-70 上皮样血管瘤（HE40×） 肿瘤周围淋巴细胞套

（六）血管瘤病（angiomatosis）

【概况】 是一种弥漫性血管瘤,累及身体大片连续区域,或者垂直蔓延累及多个组织平面（如皮肤、皮下、肌肉和骨）,或者穿过肌肉分隔累及相似组织（如多个肌肉）。

【诊断依据】 ①诊断需结合临床情况和病理所见。②界限不清的肿物。③多数病变因含成熟脂肪组织,外观呈脂肪样。④两种结构,较常见的一种结构是静脉型、海绵样和毛细血管型血管混合构成,静脉型血管的管壁不规则变薄,自血管壁发出花束状排列的簇状小血管;第二种结构类似浸润性毛细血管型血管瘤。

（七）淋巴管瘤（lymphangioma）

【概况】 由扩张的淋巴管构成的海绵/囊性良性淋巴管病变。是常见的儿童肿瘤。

【诊断依据】 ①含有大小不等的薄壁扩张的淋巴管（图 4-71）。②管壁衬覆扁平内皮细胞。③周围常有淋巴细胞聚集。④管腔空或含有蛋白性液体和淋巴细胞,有时有红细胞。⑤免疫组化内皮细胞表达 D2-40,不同程度表达 FⅧ、CD31 和 CD34。

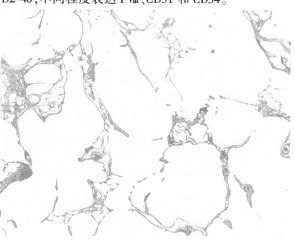

图4-71 淋巴管瘤（HE25×）
含有大小不等的薄壁扩张的淋巴管

（八）Kaposi 型血管内皮细胞瘤（Kaposiform haemangioendothelioma）

【概况】 是具有局部侵袭性的、由不成熟血管构成的肿瘤,主要含有 Kaposi 肉瘤样束状梭形细胞结构。

【诊断依据】 ①肿物浸润性生长,由纤维间隔分隔成隐约小叶结构。②主要含有交叉排列的梭形细胞束,其中相间有毛细血管。③细胞束或弯或直,可排列紧密,也可较疏松,之间有裂隙状、筛状或月牙形血管腔(图 4-72、图 4-73)。④细胞核异型性和分裂活性一般不明显。⑤免疫组化梭形细胞一般Ⅷ因子相关抗原阴性,但 CD34 和 CD31 阳性。

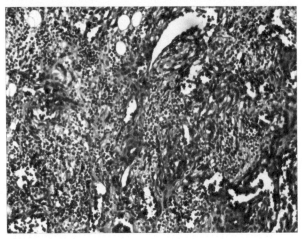

图 4-72 Kaposi 型血管内皮细胞瘤(HE40×)交叉排列的细胞束或弯或直,之间有裂隙状、筛状或月牙形血管腔

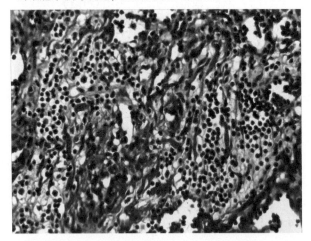

图 4-73 Kaposi 型血管内皮细胞瘤(HE100×)细胞核异型性和分裂活性不明显

（九）网状型血管内皮细胞瘤（retiform haemangioendothelioma）

【概况】 是一种具有局部浸润性的罕见转移型血管病变,含有独特的、衬覆特征性鞋钉状内皮细胞的分支状血管。此肿瘤和乳头状淋巴管内血管内皮瘤密切相关。

【诊断依据】 ①长形、狭窄的分支状血管网,非

常类似于正常的睾丸网结构。②血管壁衬覆一致性核深染的内皮细胞,细胞核明显突起呈特征性墓碑样或鞋钉样。③细胞无多形性,罕见分裂象。④免疫组化 CD31、CD34 和 vWF(von Willebrand factor) 阳性。

（十）乳头状淋巴管内血管内皮细胞瘤（papillary intralymphatic angioendothelioma）

【概况】 是一种具有局部侵袭性的罕见转移型血管病变,以淋巴管样腔隙和乳头状排列的内皮细胞增生为特征。此肿瘤似乎和网状型血管内皮瘤密切相关。

【诊断依据】 ①扩张的薄壁血管腔隙,常相似于海绵状淋巴管瘤。②管腔内有明显乳头状皱褶形成,乳头有玻璃样变轴心并衬覆鞋钉状内皮细胞。③衬覆管腔的内皮细胞胞质稀少、粉红色,细胞核显著、异型性很小或无,典型细胞为鞋钉状或图钉状(图 4-74、图 4-75)。④玻璃样变的轴心内含有肿瘤细胞合成的基膜物质。⑤免疫组化 CD31、vWF 和 CD34 阳性。

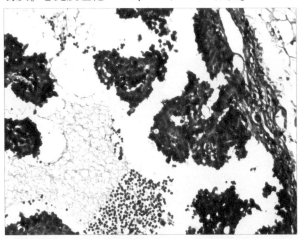

图 4-74 乳头状淋巴管内血管内皮细胞瘤(HE25×)扩张的薄壁血管腔隙,管腔内有明显乳头状皱褶形成,乳头有玻璃样变轴心,衬覆鞋钉状内皮细胞

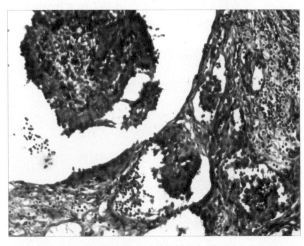

图 4-75 乳头状淋巴管内血管内皮细胞瘤(HE40×)衬覆管腔的内皮细胞胞质稀少、粉红色,细胞核显著、异型性很小,细胞为鞋钉状或图钉状

（十一）假肌源性血管内皮瘤/上皮样肉瘤样血管内皮瘤

【概况】 好发于青年男性的四肢,特别是下肢。约2/3病例呈多灶性或多中心性,可累及软组织浅表或深处的多个组织平面,临床表现与上皮样肉瘤十分相似。生物学行为:属中间性偶有转移型,可局部复发,但转移罕见。

【诊断依据】 ①主要由嗜伊红色的梭形细胞和胖梭形细胞组成,部分细胞呈多边形或上皮样,易被误诊为上皮样肉瘤。②瘤细胞胞质呈亮嗜伊红色,形态上酷似横纹肌母细胞,但不表达肌源性标记,故被描述为假肌源性。③免疫组化:keratin(AE1/AE3)、Fli-1、INI-1、CD31(50%)、SMA(33%)阳性,CD34阴性。④电镜:缺乏其他肿瘤的特征性结构(如:微绒毛,致密体)。⑤部分细胞有染色体异位 t(7;9)(q22;q13)。

（十二）混合性血管内皮细胞瘤（composite haemangioendothelioma）

【概况】 是一种具有局部侵袭性的罕见转移性并且有血管分化的肿瘤,由组织学表现良性、中间性和恶性的成分混合构成。

【诊断依据】 ①一种界限欠清的浸润性病变,以真皮和皮下组织为中心。②组织学上由良性、中间性和恶性血管成分混合构成,其相对比例可有很大变异(图4-76~图4-78)。③肿瘤对血管性标记物有阳性反应,如 CD31、CD34 和 vWF。

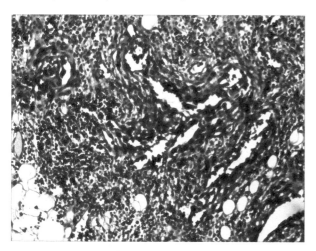

图4-76 混合性血管内皮细胞瘤(HE40×)
示网状血管内皮瘤成分

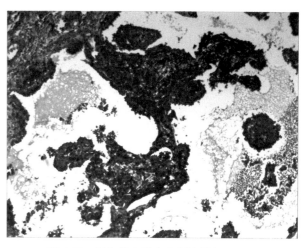

图4-77 混合性血管内皮细胞瘤(HE25×)
示乳头状淋巴管内血管内皮细胞瘤成分

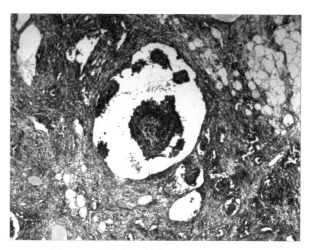

图4-78 混合性血管内皮细胞瘤(HE25×)
由两种血管内皮肿瘤成分混合构成

（十三）Kaposi 肉瘤（Kaposi sarcoma）

【概况】 是一种具有局部侵袭性的内皮细胞肿瘤,典型病变表现为皮肤多发性斑点状、斑块状或结节状病损,也可累及黏膜、淋巴结和内脏器官。此病和人类第8型疱疹病毒(HHV-8)感染有关。包括4种不同类型:①经典惰性型;②非洲地方性;③医源性;④获得性免疫缺陷综合征相关性,是 KS 最具侵袭性的类型。KS 的4种不同流行病学-临床类型在显微镜下没有区别。早期皮肤病损没有特征性,表现为轻微血管增生。

【诊断依据】 内皮细胞一般血管标记物阳性,然而梭形细胞 CD34 持续性阳性、CD31 经常阳性、而Ⅷ因子阴性。所有病例,不管属于哪个流行病学亚型,全部 HHV8 阳性。新的标记物 FLI1 是一种细胞核转录因子,几乎100%表达于各种血管肿瘤,其中包括 KS。

（十四）上皮样血管内皮细胞瘤
（epithelioid hemangioendothelioma）

【概况】 是一种以血管为中心的血管肿瘤，有转移潜能，由排列成短条索和巢状结构的上皮样内皮细胞构成，细胞周围有独特的黏液玻璃样间质。

【诊断要点】 ①为梭形血管内肿物，可类似于机化的血栓。②圆形或略呈梭形的嗜酸性内皮细胞形成短条形、索状和实性巢状结构。③肿瘤细胞有内皮细胞分化的证据，肿瘤细胞表现非常良善，分裂活性低或无。④肿瘤性上皮样内皮细胞被包埋在独特的富于硫酸盐的间质中，间质颜色从淡蓝色（软骨样）至深粉色（玻璃样）（图4-79、图4-80）。⑤上皮样血管内皮瘤可表达多种血管抗原，但CD31、CD34和Fli-1比von Willebrand因子更敏感更可靠。约25%～30%病例局灶性表达细胞角蛋白。

电镜观察，肿瘤细胞位于清楚的基膜上，表面有吞饮泡，偶有Weibel-Palade小体。与正常内皮细胞不同的是，肿瘤细胞含有丰富的中间丝（Vimentin）。

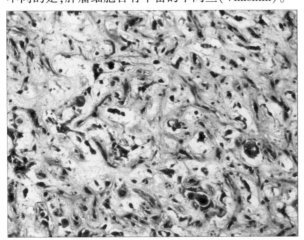

图4-79 上皮样血管内皮细胞瘤（HE×100） 肿瘤性上皮样内皮细胞被包埋在富于硫酸盐的间质中，嗜酸性内皮细胞形成短条形、索状和实性巢状结构

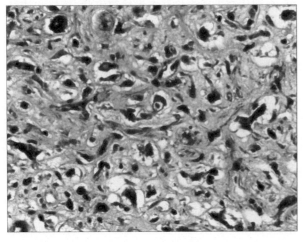

图4-80 上皮样血管内皮细胞瘤（HE×200） 肿瘤细胞可见含红细胞的胞质内腔隙

（十五）软组织血管肉瘤
（angiosarcoma of soft tissue）

【概况】 是一种恶性血管肿瘤，肿瘤细胞在一定程度上具有正常内皮细胞的形态和功能特点。

【诊断依据】 ①病变为多结节性出血性肿物，直径达数厘米。②细胞形态从梭形至上皮样不等；一个极端可类似纤维肉瘤或Kaposi肉瘤，而另一极端则类似于未分化癌（图4-81～图4-83）。③肿瘤细胞vWF、CD31和CD34阳性。

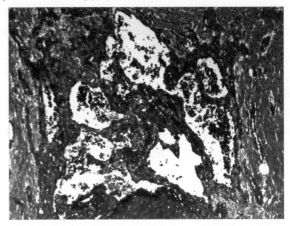

图4-81 软组织血管肉瘤（HE×40） 结节性出血性改变

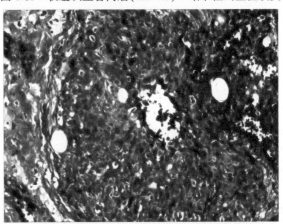

图4-82 软组织血管肉瘤（HE×100） 细胞短梭形或上皮样，有异型

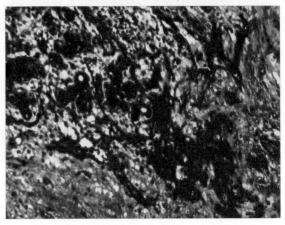

图4-83 软组织血管肉瘤（HE×100） 细胞类似Kaposi肉瘤，侵犯乳腺组织

八、间 皮 肿 瘤

（一）良性间皮瘤

【概况】 良性乳头状间皮瘤常见于腹膜腔,胸膜较罕见。其他良性间皮增生性病变,分别被称作良性多囊性间皮瘤和腺瘤样瘤,在腹膜腔常见,而在胸膜和生殖器官很少见。

【诊断依据】 ①质地软脆,呈粉色、灰色和黄色相混杂。②镜下可见一层或数层立方状间皮被覆的乳头状突起。③只有在各处增生的间皮均为扁平状才能诊断良性乳头状间皮瘤。④多中心或弥漫性高分化乳头状间皮瘤的诊断应极为谨慎,这是因为某些病变在后续观察中显示激进的临床过程。

【鉴别诊断】 与恶性上皮性间皮瘤的鉴别在于肿瘤无明显的异型性、境界清楚和病变的孤立性。

（二）恶性间皮瘤（malignant mesothelioma）

【概况】 恶性间皮瘤常见于老年人。典型临床表现为胸痛和胸腔积液。多数病例起初累及一侧胸腔的下半部,但亦可延及整个胸腔。肿瘤可蔓延到胸膜下肺组织。但是若表现为肺实质内的结节状肿块则更可能是肺癌蔓延至胸膜。恶性间皮瘤可有远隔转移,一般多发生在肿瘤晚期。若初诊表现为肺门和锁骨上淋巴结肿大则倾向于肺癌,而不是恶性间皮瘤。目前恶性间皮瘤无满意的治疗手段,通常为外科切除,有时行扩大的手术切除(包括肺切除、壁层和纵隔胸膜切除、横隔切除)。但总体治疗效果不令人满意。另一方面肿瘤主体切除辅以放疗和全身化疗,有时可获得长期缓解。其预后与分期、患者性别和肿瘤亚型有关。

【诊断依据】 ①肉眼的特征性表现为胸膜增厚,并有多发性灰白色境界不清的结节和胸腔积液。②显微镜下呈乳头状、假腺泡状或形成实性巢索,胞质丰富嗜酸性。③有深部组织浸润,明显的细胞异型性,细胞明显成团和坏死。④梭形细胞或肉瘤样间皮瘤主要或全部由梭形细胞构成,易呈结节状,而不呈斑片状,常伴有出血、坏死和囊性变;镜下肿瘤富于细胞成分、构成相互交织的梭形细胞束;核异型性明显,核分裂多见。少数病例有灶状骨和软骨化生(图4-84、图4-85)。⑤硬化性间皮瘤有很丰富的纤维组织沉着。⑥电镜在间皮瘤和转移癌的鉴别诊断中起着至关重要的作用,主要基于间皮瘤细胞顶部表面的微绒毛较腺癌更细长,微绒毛的长度应等于直径的15倍以上。⑦间皮瘤常产生大量透明质酸,可通过奥辛蓝、胶体染色或免疫组化证实。

【鉴别诊断】

（1）早期病变应与反应性间皮增生相鉴别,后者系肺内炎症和肿瘤性疾病的继发变化。

（2）恶性上皮性间皮瘤应与转移癌,特别是肺腺癌相鉴别。

（3）硬化性恶性胸膜间皮瘤主要需与胸膜富于细胞的孤立性纤维性肿瘤相区别,后者中的一部分肿瘤本身就是恶性的;角蛋白、钙网素和WT′-1免疫组化阳性是硬化间皮瘤的有力证据,它们在电镜下仍有上皮性分化的遗迹。

（4）硬化性间皮瘤尚需与致癌性炎症纤维化相区别。

（5）可用于鉴别恶性间皮瘤与累及胸膜的转移性肺腺癌的免疫组化标志物包括如下内容:①存在于两者的标志物(广谱角蛋白、HBME-1、EMA、基膜成分和S-100蛋白);②通常表达于肺腺癌,但不见于间皮瘤的标志物:CEA、CD15、B72.3、Ber-Ep4、Bg8、MOC-31、TTF-1和分泌成分SPA;③通常表达于间皮瘤但不见于肺腺癌的标志物:钙网素(Calretinin)、WT-1、角蛋白5/6、凝血调节蛋白、波形蛋白;④P53过表达见于大约一半的间皮瘤但与石棉暴露无关。

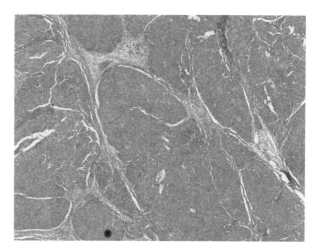

图4-84 恶性间皮瘤(HE25×) 肿瘤细胞呈巢状结构

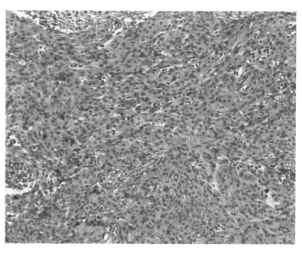

图4-85 恶性间皮瘤(HE40×) 肿瘤细胞呈上皮样

九、软组织软骨-骨性肿瘤

（一）骨外软骨瘤
（extraskeletal chondroma）

【概况】 是一种发生在骨外和滑膜外部位的良性软组织肿瘤,主要由成人型透明软骨构成,除骨性、纤维性和(或)黏液样间质外无其他成分分化。

【诊断依据】 ①由成熟的成人型透明软骨小叶构成。软骨细胞位于陷窝内,常呈簇状。②细胞丰富的亚型可称为软骨母细胞性软骨瘤;有显著纤维化的肿瘤可称为纤维软骨瘤;明显骨化或黏液变的肿瘤可分别归为骨软骨瘤或黏液软骨瘤。③瘤细胞S-100阳性。

（二）骨外骨肉瘤
（extraskeletal osteosarcoma）

【概况】 是一种软组织恶性间叶性肿瘤,肿瘤细胞有骨母细胞表型并合成骨。某些骨外骨肉瘤同时含有向软骨母细胞和纤维母细胞分化的细胞成分,因此,所有骨外骨肉瘤均有肿瘤性骨组织。同时也可含有软骨性和纤维母细胞性成分。根据定义,肿瘤无其他方向分化的证据。

【诊断依据】 组织形态和免疫表型与起源于骨的骨肉瘤相似。

（三）骨外间叶性软骨肉瘤（extraskeletal mesenchymal chondrosarcoma）

【概况】 是一种由分化较成熟的透明软骨小岛和未分化原始间叶细胞组成的软骨肉瘤。

【诊断依据】 ①好发于青少年。②主要位于头颈部。③肿瘤由成片圆形、卵圆形或小短梭形未分化间叶细胞和散在的软骨小岛组成。④肿瘤常呈血管外皮瘤样排列(图4-86~图4-88)。⑤免疫组化表达NSE、CD99和Sox9。

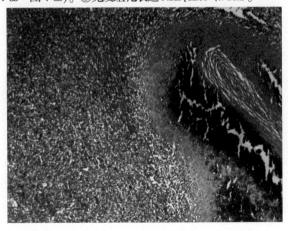

图4-86 间叶性软骨肉瘤(HE25×)
肿瘤由成片未分化间叶细胞和伴有钙化的软骨小岛组成

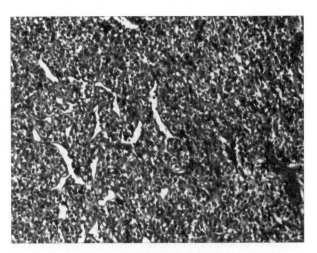

图4-87 间叶性软骨肉瘤(HE100×)
血管外皮瘤样排列方式

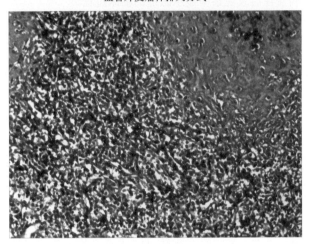

图4-88 间叶性软骨肉瘤(HE100×)
肿瘤由未分化间叶细胞和软骨小岛组成

十、周围神经肿瘤

（一）创伤性神经瘤（Traumatic neuroma）

【概况】 又称截断性神经瘤,是一种周围神经因外伤或手术后引起的神经再生,这种再生是神经束轴突、雪旺细胞及神经束膜纤维母细胞的紊乱性增生,属于一种不正常的重建,常在部分或完全性截断神经的一侧形成肿块。单纯性切除即可治愈。

【诊断依据】 ①多见于青壮年,男性多见;结节多位于受伤或截断神经的近端,与神经有延续性。②肉眼下结节界限清楚,灰白色,肿块小。③镜下可见再生的神经束包括轴突、雪旺细胞和神经束膜纤维母细胞组成,轴突多为无髓轴突,分布于胶原性间质内。④免疫组化,轴突表达NF,雪旺细胞表达S-100蛋白,神经束膜细胞表达EMA。

【鉴别诊断】 本病应注意与下述的神经鞘瘤和神经纤维瘤相鉴别。

（二）神经肌肉性错构瘤（Neuromuscular hamartoma）

【概况】 又称神经肌肉迷走瘤或良性蝾螈瘤，是一种极其罕见的病变，由位于肌鞘内的成熟骨骼肌和神经混合组成。患者均为儿童。好发于大的神经干，特别是臂丛和坐骨神经，多伴有明显的神经症状。

【诊断依据】 ①镜下呈结节性病变，再由纤维组织分隔成小的结节或条束；②每个结节或条束由高度分化、大小不一的骨骼肌组成，肌鞘内混杂有髓和无髓神经。

（三）神经鞘瘤（Schwannoma，neurilemoma）

1. 经典型神经鞘瘤（conventional schwannoma）

【概况】 是一种有包膜的良性神经鞘肿瘤，由排列有序、细胞丰富的束状区（Antoni A 区）和疏松黏液样的网状区（Antoni B 区）组成，瘤细胞在免疫表型和超微结构上具有雪旺细胞的形态特征。该肿瘤可发生于任何年龄，但最多见于 30～50 岁的中青年，无明显性别差异。

【诊断依据】 ①肿瘤境界清楚，可见形成完好的纤维胶原性包膜。②经典型的神经鞘瘤由交替性分布的 Antoni A 区和 Antoni B 区组成，两区的比例因病例而异。③Antoni A 区也称束状区，由短束状平行排列的雪旺细胞组成，可见栅栏状结构，有时瘤细胞可排列成洋葱皮样或漩涡状结构，或形成 Verocay 小体和环层小叶样结构。④A 区细胞核深染，核形不规则、不对称，核端呈圆形或锥形，逗点样或子弹头样。⑤Antoni B 区也称网状区，由排列疏松、零乱的星芒状雪旺细胞组成，核圆形或卵圆形，深染，有时可见核内假包涵体。⑥Antoni B 区中可有微囊形成。⑦Antoni B 区中可见大而不规则的血管，管腔内常见血栓，管壁厚，多伴有

程度不一的胶原变性，有时在血管周围可见含铁血黄素性沉着及灶性的泡沫样组织细胞反应（图 4-89～图 4-94）。⑧瘤细胞表达 S-100 蛋白、MBP、Leu7、PGP9.5 和 GFAP（图 4-95）。

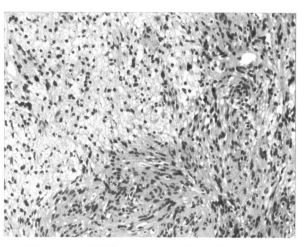

图 4-90　神经鞘瘤（HE100×）　肿瘤细胞疏密分布

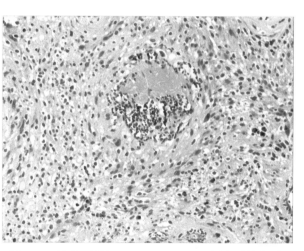

图 4-91　神经鞘瘤（HE100×）　Antoni B 区中可见大而不规则的血管，管腔内见血栓，管壁厚，伴有胶原变性

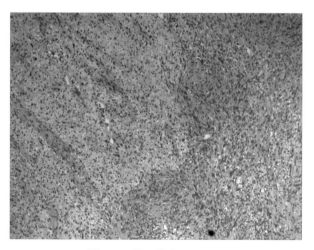

图 4-89　神经鞘瘤（HE40×）
交替性分布的 Antoni A 区和 Antoni B 区

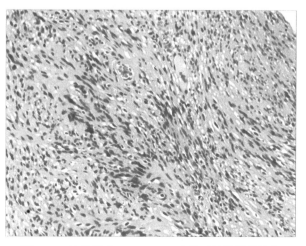

图 4-92　神经鞘瘤（HE100×）　束状区见栅栏状结构

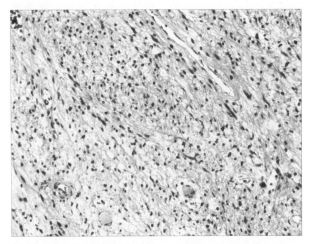

图4-93 神经鞘瘤(HE100×) 网状区 由排列疏松、零乱的星芒状雪旺细胞组成

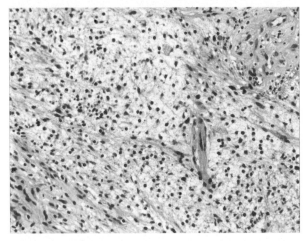

图4-94 神经鞘瘤(HE100×)网状区细胞核圆形或卵圆形,深染,似淋巴细胞

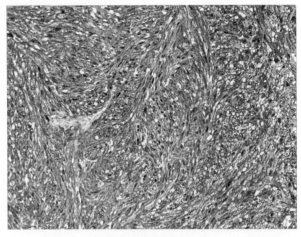

图4-95 神经鞘瘤(IHC100×)S-100(+)

2. 富于细胞性神经鞘瘤(cellular schwannoma)

【概况】 是一种主要由束状区(Antoni A 区)瘤细胞组成的神经鞘瘤,Verocay 小体很少看到或缺如,可见核分裂象,易被误诊为低度恶性的恶性周围神经

鞘膜瘤。比较少见,约占所有神经鞘膜瘤的 5% 。该肿瘤好发于后纵隔、盆腔和腹膜后的脊柱旁区域。

【诊断依据】 ①大体上与经典型神经鞘瘤相似,周界清楚,具有完整的包膜,但一般无囊性变,也无坏死。②镜下主要由束状区的雪旺细胞组成,网状区很少看到,且常分布于包膜的下方。③束状区的瘤细胞常呈长条束状排列,有时可呈鱼骨样,可见核分裂象。④多数病例内,于包膜外或包膜下及血管周围常可见淋巴细胞聚集。⑤肿瘤内血管壁常伴有透明样变性。

【鉴别诊断】 本瘤最主要应与低度恶性的恶性周围神经鞘膜瘤进行鉴别。

3. 丛状神经鞘瘤(plexiform schwannoma)

【概况】 是一种在大体上及光镜下均显示多结节性生长方式的神经鞘瘤,比较少见,约占神经鞘瘤的 5% 。好发于青年人,90% 的病例发生于真皮和皮下组织内,以肢体最为常见。

【诊断依据】 ①肿瘤位于真皮内或皮下,由大小不一的圆形至卵圆形结节组成。②每一个结节则由束状区的雪旺细胞所构成。

4. 色素性神经鞘瘤(melanotic schwannoma)

【概况】 多见于青年人,肿瘤好发于颈段和胸段脊神经;一部分病例发生于消化道的自主神经。组织学上前者多为非砂砾体性,而后者则以砂砾体性为主。

【诊断依据】 ①肿瘤多数境界清楚或有包膜,切面呈黑色、棕褐色或灰蓝色;②镜下细胞比较丰富,由梭形细胞至上皮样细胞组成,呈束状或交织状排列,核的栅栏状排列及 Verocay 小体不常见;③多数瘤细胞胞质内可见色素性颗粒;④砂砾体色素性神经鞘瘤的特征性形态之一为肿瘤内可见一些分层状的钙化性小球;另一特征性形态为胞质内空泡,可类似成熟脂肪组织。

【鉴别诊断】 本病应注意与恶性黑色素瘤相鉴别。

5. 上皮样神经鞘瘤(epithelioid schwannoma)

【诊断依据】 ①表现为浅表软组织内界有包膜的肿块。②镜下由小圆形上皮样的雪旺细胞组成,单个、小巢状或呈条束状排列,间质为胶原纤维,或部分伴有黏液样变性。③免疫组化标记示瘤细胞强阳性表达 S-100 蛋白、MBP 和 Leu-7,部分表达 GFAP。

6. 胃肠道型神经鞘瘤(gastrointestinal type schwannoma)

【概况】 一类发生于胃肠道的良性神经鞘瘤,容易被误诊为包括胃肠道间质瘤在内的其他各种类型的梭形细胞肿瘤。

【诊断依据】 ①肿块位于肌壁内,无包膜,切面呈实性,无出血、坏死或囊性变。②与胃肠道固有平滑肌之间的分界清楚。③肿瘤的周围可见淋巴细胞组成的"淋巴细胞套"。④瘤细胞呈波浪状,似神经纤维瘤。⑤瘤细胞弥漫强阳性表达 S-100 蛋白。

7. 腺样神经鞘瘤和假腺样神经鞘瘤（glandular and pseudoglandular schwannoma）

【概况】　腺样神经鞘瘤是一种含有类似于肠道、呼吸道或室管膜腺体的神经鞘瘤,比较少见。可发生于躯干和头颈部。肿瘤结节多较小。

【诊断依据】　①镜下特征表现为,在经典的神经鞘瘤性背景内,可见散在分布的大小和形态不一的腺样结构。②内衬的腺上皮呈立方形或柱状,胞质内可含有黏液腔内,有时可见淡嗜伊红色分泌样物质。③免疫组化标记显示肿瘤内的梭形细胞表达 S-100 蛋白,腺样结构表达 AE1/AE3 和 EMA。

假腺样神经鞘瘤是指在神经鞘瘤中出现类似腺体的囊腔或裂隙样结构,免疫组化标记显示这些囊腔或裂隙的内衬细胞表达 S-100 蛋白,不表达 AE1/AE3 和 EMA,表明为雪旺细胞而非上皮细胞,故称为假腺样。

（四）神经纤维瘤和神经纤维瘤病（Neurofibroma and neurofibromatosis）

【概况】　神经纤维瘤是一种良性的周围神经肿瘤,由雪旺细胞、神经束膜样细胞、纤维母细胞以及形态介于神经束膜样细胞和其他细胞之间的细胞所混合组成,肿瘤内常夹杂残留的有髓和无髓神经纤维,细胞之间可见多少不等的胶原纤维,背景常呈黏液样。根据临床及镜下特点,具体可分为:①局限性皮肤神经纤维瘤;②弥漫性皮肤神经纤维瘤;③局限性神经内神经纤维瘤;④丛状神经纤维瘤;⑤软组织巨神经纤维瘤;⑥色素性神经纤维瘤;⑦非典型性和细胞性神经纤维瘤七种类型。

神经纤维瘤病分为 I 型神经纤维瘤病和 II 型神经纤维瘤病两种类型。I 型神经纤维瘤病也称周围型神经纤维瘤病,简称 NF1,发生率为 1/3 000,约半数患者具有家族史。表现为皮肤上出现周界平整的色素性丘疹斑,随着时间的推移,这些色素斑可增大及颜色变深。对 NF1 来说,以腋窝或腹股沟处的皮肤出现咖啡斑特别具有意义。II 型神经纤维瘤病也称为中枢型或双侧性听神经纤维瘤病,相对 NF1 来说,比较少见,属于一种常染色体显性遗传性疾病,临床上诊断为 II 型神经纤维瘤病的依据为患有双侧前庭神经的神经鞘瘤,或患者患有一侧前庭神经的神经鞘瘤。

1. 局限性皮肤神经纤维瘤（localized cutaneous neurofibroma）

【概况】　是最常见的一种神经纤维瘤,可以是孤立性的病变,也可以表现为多个病变。常累及躯体

真皮和皮下,无特殊的好发部位。本病极少发生恶变,局部切除多可治愈。

【诊断依据】　①境界相对清楚,无包膜。②典型病例由交织状排列的梭形细胞束组成,细胞边界不清,胞质淡嗜伊红色,核深染,两端尖,波浪状或弯曲状。③部分病例中可见绳索样的胶原纤维,瘤细胞和胶原束之间为少至中等量的黏液,间质内可见散在的肥大细胞、淋巴细胞和少量的泡沫样组织细胞（图 4-96、图 4-97）。

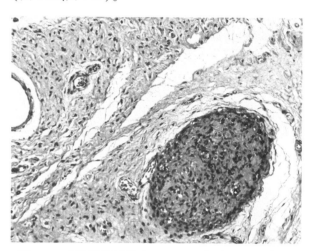

图 4-96　皮肤神经纤维瘤（HE100×）细胞边界不清,胞质淡嗜伊红色,核深染,两端尖,波浪状或弯曲状,肿瘤中央可见神经组织

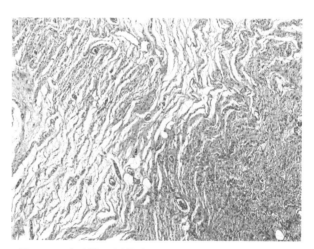

图 4-97　皮肤神经纤维瘤（HE40×）交织状排列的梭形细胞束呈波浪状,间质可见绳索样的胶原纤维

2. 弥漫性皮肤神经纤维瘤（diffuse cutaneous neurofibroma）

【概况】　好发于儿童和青年人,多发生在头颈部,其次为躯干和四肢,表现为皮肤表面斑块状的隆起。10% 的患者伴有 NF1。

【诊断依据】　①病变位于真皮层及皮下,境界不清,常沿结缔组织间隔和脂肪小叶间隔扩展性生长,可包绕皮肤附件组织。②形态上有点类似隆突性

皮纤维肉瘤。③瘤细胞呈短梭形或卵圆形。④间质多为均匀一致的原纤维状，常见有含有色素的树突状细胞。

3. 色素性神经纤维瘤（pigmented neurofibroma）

【概况】 是一种含有散在树突状色素细胞的神经纤维瘤，比较少见，占神经纤维瘤的 1% 不到，50% 的患者伴有 NF1。

【诊断依据】 ①组织学上常为弥漫性神经纤维瘤。②色素性细胞有成簇及位于肿瘤浅表部的倾向。

【鉴别诊断】 应与色素性隆突性皮纤维肉瘤（Bednar 瘤）相鉴别。

4. 非典型性和富于细胞的神经纤维瘤（atypical and cellular neurofibroma）

【概况】 在体积较大或病程较长的神经纤维瘤内可见散在的核有异型的细胞，类似退变性或陈旧性神经鞘瘤。这些散在的畸形细胞核大深染，核内可见胞质性的包涵体，染色质呈污浊状，核仁不明显，不见核分裂，称为非典型性神经纤维瘤。

因 MPNST 常发生于神经纤维瘤的基础上，故对富于细胞的神经纤维瘤需要多取材，多作切片，以确认是否合并有 MPNST 的成分。

（五）神经束膜瘤（Perineurioma）

1. 神经内神经束膜瘤（intraneural peroneurioma）

【概况】 一种发生于神经内主要由神经束膜细胞组成的肿瘤，非常罕见。好发于青少年，多发生于上肢的神经。临床上表现为进展性的肌无力，病程从数月至 15 年，体检显示局部肌肉萎缩。本病系良性肿瘤，不会复发和转移。

【诊断依据】 ①镜下显示受累神经呈梭形增大，常延伸至数厘米长。②神经束膜细胞呈同心圆状围绕神经束和雪旺细胞，形成小的"洋葱头"样结构。③细胞无异型性，核分裂象罕见。④神经束膜细胞表达 EMA，Schwann 细胞表达 S-100 蛋白。

2. 软组织神经束膜瘤（soft tissue perineurioma）

【概况】 一种由分化性的神经束膜细胞组成的良性肿瘤，瘤细胞形态上与纤维母细胞难以鉴别。患者多为中年人，女性多见。好发于肢体、躯干及手部的皮下组织内。

【诊断依据】 ①与神经多无关系。②肿瘤周界清楚，被覆纤维性包膜。③由纤维母细胞样的梭形细胞组成，排列成纤细的束状，有时可见疏松的漩涡状和模糊的席纹状结构。④梭形细胞表达 EMA，不表达 S-100 蛋白。⑤22 号染色体呈单倍体，NF2 基因（位于22q11-13.1）丢失。

另外可见两少见亚型：硬化性神经束膜瘤和网状神经束膜瘤。

（六）颗粒细胞瘤（Granular cell tumor）

【概况】 曾称为颗粒性肌母细胞瘤，是一种由胞质呈嗜伊红色细颗粒状的圆形或多边形细胞组成的良性肿瘤，免疫组化及电镜检测均提示瘤细胞具雪旺细胞分化。女性多见，最常见的单发部位为舌，位于乳腺者容易误诊为癌。临床表现为孤立性、无痛性小结节，位于真皮或皮下。本病系良性肿瘤，局部切除多可治愈。

【诊断依据】 ①肿瘤位于真皮、皮下或黏膜下。②界限不清。③直径均在 3cm 以下。④肿瘤呈巢状、片状或宽带状排列。⑤瘤细胞圆形或多边形。⑥细胞核小、圆形，居于细胞中央，一般无核分裂象。⑦胞质丰富，呈嗜伊红色细颗粒状，有时可见嗜伊红色小球，PAS 染色阳性（图 4-98、图 4-99）。⑧瘤细胞间为宽窄不等的纤维结缔组织间隔。⑨肿瘤表面被覆鳞状上皮常呈假上皮瘤样增生。⑩瘤细胞表达 S-100 蛋白。⑪电镜显示胞质内充满复合溶酶体。

【鉴别诊断】 包括恶性颗粒细胞瘤、颗粒性平滑肌瘤和横纹肌瘤。

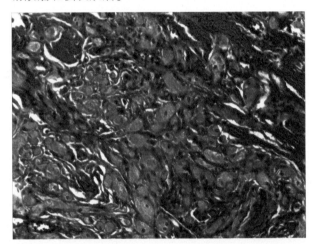

图 4-98 颗粒细胞瘤（HE100×）瘤细胞圆形或多边形，细胞核小、圆形，居于细胞中央，无核分裂象

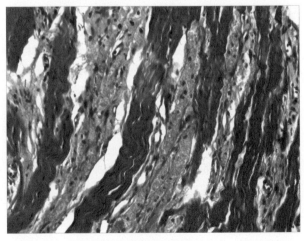

图 4-99 颗粒细胞瘤（HE100×）瘤细胞间为宽窄不等的纤维结缔组织

（七）恶性周围神经鞘膜瘤（Malignant peripheral nerve sheath tumor）

【概况】 简称 MPNST,一种起自于周围神经或显示神经鞘膜不同成分分化的梭形细胞肉瘤,本瘤约占软组织肉瘤的 5%～10%。肿瘤多发生于成年人,女性略多见,肿瘤最常见于大腿和臀部,以及上臂和脊柱旁。临床上多表现为逐渐增大的肿块,可伴有疼痛。多数 MPNST 为高度恶性的肉瘤,仅有一小部分的肿瘤为低度恶性 MPNST,表现为瘤细胞不如经典型 MPNST 丰富,细胞之间有多少不等的胶原纤维,其间散在少量核深染的细胞,可见少量的核分裂象,肿瘤的周边常见残留的神经纤维瘤成分,两者之间在形态上可见移行。肿瘤最常见的转移部位为肺,其次为骨、肝和脑。肿瘤位于脊柱旁、直径超过 5cm、手术切缘阳性、组织学分级为高度恶性、P53 阳性及患者伴有 NF1 者预后差。

恶性周围神经鞘膜瘤的诊断必须符合以下条件之一:①肿瘤起自于周围神经;②从良性神经肿瘤发展而来;③发生于伴有 NF1 的患者,瘤细胞形态与大多数发生于周围神经的 MPNST 相同;④患者不伴有 NF1,但瘤细胞的组织学形态与大多数的 MPNST 相同,免疫组化和或电镜观察也提示瘤细胞具雪旺细胞或神经束膜细胞分化。

【诊断依据】 组织学上,MPNST 是软组织肿瘤中最为复杂的一种梭形细胞肉瘤,在常规染色的切片上常常难以确定为神经源性,其诊断标准通常必须符合上述的几个条件之一:①能提示诊断的一些形态包括肿瘤起自于神经,或在神经内扩展,或累及神经节,或在肿瘤内能看到孤立性或丛状神经纤维瘤的成分。②绝大多数的 MPNST 类似纤维肉瘤,少数情况下,肿瘤细胞疏密相间。③高倍镜下,瘤细胞再现雪旺细胞的形态特点,核深染,核形不规则、不对称,核端呈圆形或锥形,逗点样或子弹头样,核分裂象易见(图 4-100～图 4-102)。④在稀疏细胞区内多呈细长的波浪状,瘤细胞的胞质多呈淡嗜伊红色或双色性。⑤部分肿瘤多形性明显与恶性纤维组织细胞瘤相似。⑥有时可见触觉小体样结构及栅栏状结构。⑦局部区域可形成血管外皮瘤样结构。⑧部分病例内可见异源性成分,如横纹肌肉瘤、软骨肉瘤、骨肉瘤、血管肉瘤、腺体、鳞状细胞和神经内分泌成分等。⑨上皮样 MPNST 主要由片状、疏松巢状、结节状或条索状排列的上皮样细胞组成,瘤细胞巢或条索之间为纤维性间隔。⑩部分瘤细胞可含有色素。⑪瘤细胞程度不等地表达 S-100 蛋白等神经性标记。

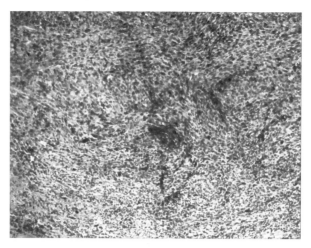

图 4-100 恶性周围神经鞘膜瘤(HE40×) 类似纤维肉瘤

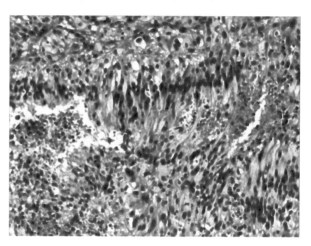

图 4-101 恶性周围神经鞘膜瘤(HE100×) 示肿瘤坏死

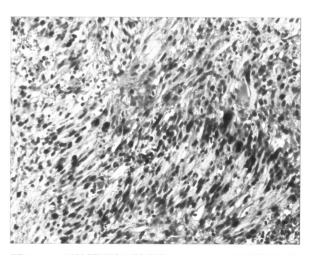

图 4-102 恶性周围神经鞘膜瘤(HE100×) 示栅栏状结构

【鉴别诊断】

(1) 纤维肉瘤:与 MPNST 相比,细胞核相对对称,瘤细胞不表达 S-100 蛋白等神经性标记。

(2) 单相纤维性滑膜肉瘤:瘤细胞表达 AE1/AE3、EMA 和 bcl-2 标记,需注意的是,30% 的滑膜肉瘤也可表达 S-100 蛋白,不能仅仅依靠 S-100 蛋白而诊断为 MPNST,细胞和分子遗传学检测分别显示 t（X;18）和 SYT-SSX1/2 融合性基因。

（3）平滑肌肉瘤:胞质呈嗜伊红色,胞核呈杆状、雪茄样,或可见核端空泡,免疫组化标记有助于鉴别诊断。

（4）恶性孤立性纤维瘤:部分肿瘤内可见经典的孤立性纤维瘤的成分。瘤细胞表达 CD34 和 bcl-2,而瘤细胞 S-100 蛋白为阴性。

（5）细胞性神经纤维瘤:如见到核分裂象提示有恶性的可能,但还需结合瘤细胞的丰富程度、细胞异型程度等因素综合决定。

（6）细胞性神经鞘瘤:肿瘤界限相对清楚或具有完整的包膜,瘤细胞异型性不明显,虽可见核分裂象,但多在 4/10HPF 以下,且无病理性核分裂。

（7）上皮样 MPNST 应与透明细胞肉瘤、转移性癌和上皮样肉瘤相鉴别。

（8）伴有腺样分化的 MPNST 与双相型滑膜肉瘤容易混淆。

（9）伴有横纹肌肉瘤的 MPNST（也称恶性蝾螈瘤）与分化好的胚胎性横纹肌肉瘤相混淆;10. 色素性 MPNST 与软组织透明细胞肉瘤很难鉴别。

（八）恶性颗粒细胞瘤（Malignant granular cell tumor）

【概况】　一种在组织学上或生物学上显示恶性特征的颗粒细胞瘤,极易被误诊为良性颗粒细胞瘤。属罕见肿瘤,占所有软组织颗粒细胞瘤的 2% 以下。平均年龄为 50 岁,最常见的部位依次为大腿、胸壁和腹/盆腔。恶性颗粒细胞瘤是一种高度恶性的肉瘤,目前,局部广泛切除,必要时加上区域淋巴结清扫仍为最主要的治疗手段。

【诊断依据】　①肿瘤位于深部软组织。②近期生长迅速。③平均直径 5cm。④肉眼偶见坏死灶。⑤肿瘤境界不清,常浸润到邻近的脂肪和或肌肉组织内。⑥肿瘤由成片或成巢的多边形细胞组成,其间为粗细不等的纤维结缔组织间隔。⑦瘤细胞胞质丰富,嗜伊红色细颗粒状。⑧局部区域可见:核增大,染色质呈空泡状及明显的核仁。⑨瘤细胞显示一定的多形性,核浆比增大。⑩可见核分裂象（≥5/50HPF）。⑪可见凝固性坏死。⑫瘤细胞均强阳性表达 S-100 蛋白。⑬电镜下可见大量退变的复合性溶酶体。

（九）神经母细胞瘤（neuroblastoma,NB）

【概况】　一种起自于自主神经链或肾上腺髓质的原始神经外胚层肿瘤,由片状分布的原始神经母细胞所组成,可见由瘤细胞胞质突起形成的菊形团,间质内可见神经纤维网。本瘤是婴幼儿常见的恶性肿瘤之一,居白血病、脑肿瘤和恶性淋巴瘤之后,列第四位。

多发生于 5 岁以下婴幼儿。发生部位与肾上腺髓质及交感神经节的分布密切相关,可发生在自颅底至盆腔的任何部位,其中绝大多数发生在腹膜后。患儿尿中儿茶酚胺及其代谢产物明显升高,对术前诊断及监控治疗有帮助。肿瘤转移较早,最常见于骨、淋巴结、肝脏、皮肤和睾丸。患者年龄大、临床处于进展期、肿瘤分化差、肿块位置深及对化疗不敏感提示预后不佳。

【诊断依据】

（1）肿块与肾上腺或交感神经链紧密相连。

（2）根据有无雪旺细胞性间质及节细胞分化,分成未分化、差分化和分化型三种亚型:① 未分化型完全由小至中等大的神经母细胞组成,并被纤细的纤维血管性间隔分隔成若干小叶,间质内不含有神经纤维网,常见出血和坏死,瘤细胞核深染,胞质稀少,可见核分裂象;②低分化型基本上由未分化型的神经母细胞组成,仅在局灶区域可见神经纤维背景,可见 Homer-Wright 菊形团（图 4-103）,瘤细胞核染色质呈粉尘状或点彩状,节细胞分化<5%,偶见体积较大、异型性明显的瘤细胞;③ 分化型（differentiated）即在间质内含有大量的神经纤维网,节细胞分化>5%,后者在低倍镜下即能识别,节细胞的体积超过核的两倍以上,纤维血管间质或间隔内常含有 S-100 蛋白阳性的雪旺细胞。局部区域,特别是在肿瘤的边缘,可形成雪旺细胞性间质及节细胞性分化（向混合型节细胞神经母细胞瘤过渡）,但量必须小于 50%。

（3）少数神经母细胞瘤的瘤细胞具有明显的多形性,核深染、不规则,也称间变型神经母细胞瘤。

（4）另有一小部分肿瘤富于血管,瘤细胞胞质内含有糖原,也称血管瘤样神经母细胞瘤。

（5）瘤细胞表达 NB84、NSE、NF、Leu-7、分泌素、神经节甘酯 D2、PGP9.5,不同程度表达 CgA 和 Syn,而 GFAP、MBP、CD99 和 β-2 微球蛋白均为阴性。

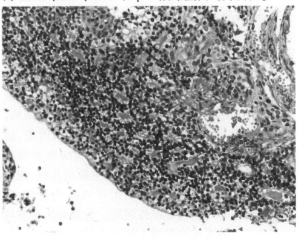

图 4-103　神经母细胞瘤（HE100×）
示 Homer-Wright 菊形团

【鉴别诊断】

（1）胚胎性横纹肌肉瘤：细胞形态和核的差异较神经母细胞瘤大，除小圆形细胞外，还可见带状、蝌蚪状细胞及大多边形的横纹肌母细胞。胞质多较丰富，嗜伊红色，并多含有糖原；免疫组化显示 Desmin、MyoD1、MSA 及 Myogenin 等肌源性标记物阳性。

（2）骨外尤文肉瘤/pPNET：患者年龄较神经母细胞瘤大；瘤细胞核规则，染色质细致，胞质内多含有糖原，肿瘤内多无神经纤维网，菊形团结构也稀少或无；瘤细胞表达 CD99，并能检测到由 t（11；22）（q24；q12）产生的 EWS/FLI-1 融合性 mRNA。

（3）小细胞癌或淋巴瘤：EMA 及 LCA 等标记物可资鉴别。

（4）髓母细胞瘤和视网膜母细胞瘤：分别发生在中枢神经系统和视网膜。

（十）节细胞神经瘤（Ganglioneuroma）

【概况】 一种由相对成熟的节细胞和神经纤维组成的良性肿瘤。多发生于 10 岁以上的患者。好发于后纵隔，其次为腹膜后。

【诊断依据】 ①分正在成熟型和成熟型两种。②正在成熟型主要由节细胞神经瘤性间质和少量散在的规则或不规则分布的分化性神经母细胞和或正在成熟的节细胞组成，肿瘤内可见到完全成熟的节细胞。③成熟型则由不规则纵横交错的雪旺细胞束和节细胞组成，节细胞常呈小簇状或小巢状分布，或单个孤立性地分布于神经纤维之间（图 4-104 ~ 图 4-106）。

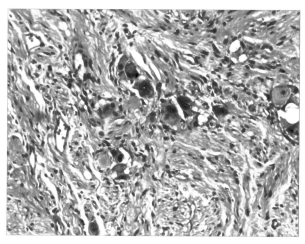

图 4-104 节细胞神经瘤（HE100×）
示成熟的节细胞和神经纤维

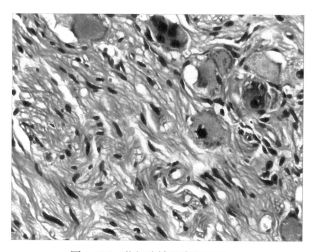

图 4-105 节细胞神经瘤（HE200×）
成熟的节细胞，胞质丰富，核 1 个或多个

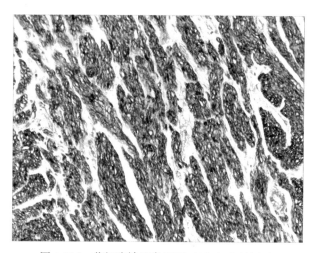

图 4-106 节细胞神经瘤（IHC，100×），S-100（+）

十一、分化不确定的肿瘤

（一）肌内黏液瘤（intramuscular myxoma）

【概况】 是一种良性软组织肿瘤，好发于女性。

【诊断依据】 ①间质有丰富黏液成分。②血管含量少，其中含有少量良性的梭形细胞（图 4-107）。③部分肌内黏液瘤可细胞丰富，并有富含血管的区域（"富于细胞性黏液瘤"）。④Vitnentin 阳性，CD34、Desmin 和 actin 染色结果不一致，S-100 阴性。⑤普通肌内黏液瘤一般不复发，富于细胞型发生局部复发的风险稍高。

图 4-107　黏液瘤（HE40×）
丰富的黏液成分，血管极少

（二）指趾纤维黏液瘤

【概况】　又称浅表性肢端纤维黏液瘤。好发于成年人的手指和足趾。常呈外生性生长，与甲床关系密切，特别是邻近甲床的末端部位，也有见于手掌、足跟的报道。临床上为缓慢生长的孤立性结节或肿块，良性，约40%伴有疼痛。

【诊断依据】　①肿瘤主要位于真皮层内。②梭形至星芒状纤维母细胞样细胞呈疏松的席纹状排列，细胞中等丰富，核分裂象少见（<1个/10HPF）。③黏液样或纤维黏液样基质以及纤细的薄壁血管，间质内可见散在的肥大细胞。④瘤细胞表达CD34。

（三）关节旁黏液瘤（juxta-articular myxoma）

【概况】　是罕见的良性软组织肿瘤，一般位于大关节附近，组织学表现类似富于细胞性黏液瘤，常伴有腱鞘囊肿样囊性变。大部分肿瘤发生在膝关节附近。

【诊断依据】　①血管稀少的黏液样间质内含有良性的梭形细胞。②分裂象缺如或罕见。③囊性腱鞘囊肿样腔隙，囊腔衬覆薄纤维层或较厚的胶原纤维层。④肿物周围界限不清，浸润周围组织，可见出血、含铁血黄素沉积、慢性炎症性纤维化和纤维母细胞反应区域。

（四）深部"侵袭性"血管黏液瘤（deep 'aggressive' angiomyxoma）

【概况】　是一种好发于盆腔和肛周区的软组织肿瘤，易于局部复发。肿瘤由小的星形和梭形细胞及其周围黏液水肿性基质构成，并将局部结构包围在肿瘤之内。

【诊断依据】　①细胞密度低至中等，由相对一致性的小的星形和梭形细胞构成。②背景为疏松的胶原性或黏液水肿性间质。③其中散在直径不等的血管，并有

局部结构被包围在肿瘤之内。④肿瘤细胞胞质稀少、淡染、嗜酸性、界限不清，细胞核相对较良善、染色质浅染，有单个小的中位核仁，偶尔可见多核细胞，分裂象不常见。⑤一般Vimentin弥漫性阳性，雌激素受体和孕激素受体中度至弥漫性细胞核阳性，actin和CD34不同程度阳性，几乎所有病例Desmin阳性，S-100阴性。

（五）磷酸盐尿性间叶性肿瘤

【概况】　是一种罕见的间叶性肿瘤，多发生于大腿、其次为足，也可发生于手、腰部、臀部和背部等处，罕见于腹膜后、内脏及纵隔。

【诊断依据】　①由温和的梭形至星芒状细胞组成。②间质内可见烟熏样基质，基质钙化后呈絮凝状、云雾状、污浊样，或被瘤细胞围于中央，形成"花样"灰岩结晶，似局灶形成骨或软骨样基质，基质周边可伴有破骨样多核巨细胞反应，间质内还可伴有出血和含铁血黄素沉着。③肿瘤内含血管，可以是毛细血管网，也可以是较大的血管，呈血管外皮瘤样结构或海绵状血管瘤样（图4-108～图4-110）。④部分肿瘤内可含有脂肪组织，部分病例经多次复发后可发生纤维肉瘤变。

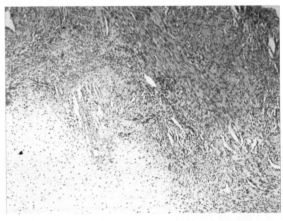

图 4-108　磷酸盐尿性间叶性肿瘤（HE40×）由温和的梭形细胞和软骨样成分组成

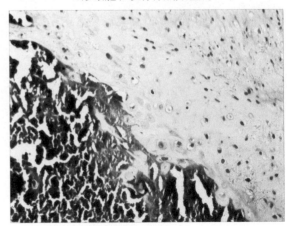

图 4-109　磷酸盐尿性间叶性肿瘤（HE100×）
骨样组织伴钙化。

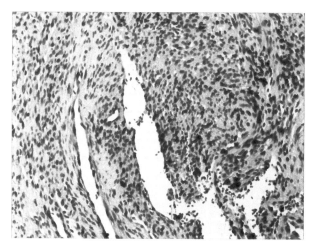

图 4-110 磷酸盐尿性间叶性肿瘤（HE100×） 扩张的血管

（六）软组织多形性玻璃样变血管扩张性肿瘤（pleomorphic hyalininzing angiectatic tumor of soft parts，PHAT）

【概况】 是一种分类尚未确定的非转移性肿瘤，以含有扩张的、血管壁有明显纤维素沉着的薄壁血管簇为特征，血管簇周围有多形性梭形肿瘤性间质细胞，其中含有不同程度炎性成分。约50%肿瘤局部复发，但无转移报道。复发肿瘤一般无破坏性。

【诊断依据】 ①片状增生的梭形细胞病变中散在薄壁扩张的血管，从小的镜下血管至肉眼可见的大血管，并倾向于形成清楚的簇状结构。②血管有内皮细胞衬覆。③玻璃样物质穿过血管壁蔓延至周围间质，将肿瘤细胞包围并形成间质玻璃样变区。④间质细胞为肥胖的梭形和圆形细胞，有深染的多形性，常有核内胞质性包涵体（假包涵体）。⑤肿瘤细胞稳定表达 Vimentin、Desmin，偶尔表达 CD34，有些病例 EMA 阳性，需要注意的是，肿瘤不表达 S-100 蛋白。其他阴性的抗原包括：actin、CK 和 CD31。

（七）异位性错构瘤性胸腺瘤（ectopic hamartomatous thymoma，EHT）

【概况】 是一种下颈部良性肿瘤，由梭形细胞、上皮细胞岛和脂肪细胞混合构成。

【诊断依据】 ①肿瘤组织由梭形细胞、上皮细胞岛和脂肪细胞构成，三者比例可有很大变异。②梭形细胞呈束状或格子状生长，细胞核长、两端尖、无恶性表现，胞质浅染，有些梭形细胞胞质嗜酸性，呈肌样表现。③上皮成分可表现为下述形式：鳞状细胞岛、汗腺腺瘤样小管、吻合的条索、简单的腺体结构和囊肿，上皮细胞岛周围有纤维鞘或逐渐移行为梭形细胞（图 4-111 ~ 图 4-113）。④免疫组化：上皮和梭形细胞

CK 染色均弥漫强阳性，尤其是高分子量 CK，提示梭形细胞也是上皮性，某些病例梭形细胞表达 actin 或 myoglobin，但 Desmin 阴性（图 4-114 ~ 图 4-116）。

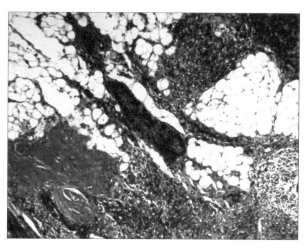

图 4-111 异位性错构瘤性胸腺瘤（HE40×）
肿瘤组织由梭形细胞、上皮细胞岛和脂肪细胞构成

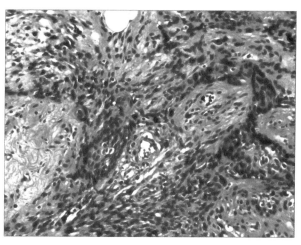

图 4-112 异位性错构瘤性胸腺瘤（HE40×）梭形细胞呈束状或格子状生长，细胞核长、两端尖、无恶性表现，胞质浅染

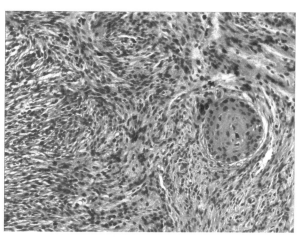

图 4-113 异位性错构瘤性胸腺瘤（HE40×）
上皮成分为鳞状细胞岛

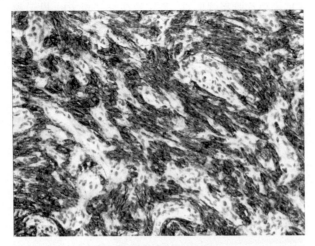

图 4-114 异位性错构瘤性胸腺瘤(IHC100×)CK5/6+

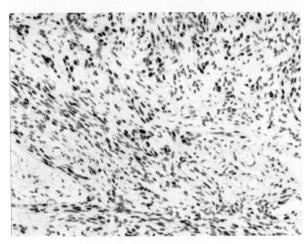

图 4-115 异位性错构瘤性胸腺瘤(IHC100×)P63+

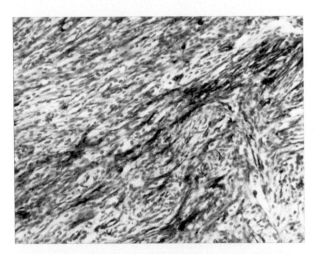

图 4-116 异位性错构瘤性胸腺瘤(IHC100×)SMA+

(八) 含铁血黄素沉着性纤维脂肪瘤样肿瘤

【概况】 中间型肿瘤,好发于 50 ~ 60 岁的女性,以足背脚踝、手背等处多见,表现为缓慢生长的皮下肿块,有时伴有疼痛。肿瘤体积大。易复发,常与手术切除不净有关。不发生远处转移。

【诊断依据】 ①为成簇的纤维母细胞样梭形细胞,其内混有成熟的脂肪组织。②梭形细胞胞质内常见含铁血黄素沉积,有时可见组织细胞或破骨样巨细胞,胞质内亦有含铁血黄素。③一般不出现坏死和异常核分裂,偶见核大异型。④表达 CD34 和 SMA。

(九) 血管瘤样纤维组织细胞瘤 (angiomatoid fibrous histiocytoma,AFT)

【概况】 一般发生于儿童和年轻人,具有部分肌样表型,转移潜能低。此瘤不同于皮肤的动脉瘤性纤维组织细胞瘤,两者不应混淆。

【诊断依据】

(1) 包括 4 种主要形态特点:①嗜酸性细胞、组织细胞样细胞和肌样细胞多结节状增生;②假血管瘤样腔隙;③厚的纤维性假包膜;④包膜周围淋巴细胞、浆细胞浸润形成"淋巴细胞套"。

(2) 免疫组化:50% 的病例 Desmin 阳性;约 40% 病例 EMA 阳性,许多病例 CD68 阳性;半数病例可显示 CD99 阳性。肿瘤细胞对其他标记物阴性,如网状细胞肿瘤标记物(CD21 和 CD35)、S-100、HMB45、角蛋白、CD34 和血管特异性标记物(CD31 和Ⅷ因子)。

(十) 骨化性纤维黏液样肿瘤(ossifying fibromyxoid tumor,OFT)

【概况】 是一种分类尚未确定的罕见肿瘤,在纤维黏液样基质中有排列成条索和小梁状结构的椭圆形细胞,肿物周围经常有不完整的板层骨壳包绕,偶尔可见恶性表型。

【诊断依据】 ①呈分叶状,一致的圆形或短梭形细胞排列成巢和索。②含有多少不等的纤维黏液样基质。③周围环绕有不完整的化生性(细胞成分少)板层骨壳。④血管丰富,可有血管周围玻璃样变,偶见钙化和(或)化生性软骨结节。⑤免疫组化表达 Vimentin 和 S-100,Desmin 常阳性,也可表达 Leu-7、NSE、GFAP 和 SMA(罕见),极少数病例角蛋白局灶阳性。

(十一) 混合瘤/肌上皮瘤/副脊索瘤(mixed tumor/myoepithelioma/parachordoma)

【概况】 混合瘤是一种局限性病变,含有不同比例的上皮和(或)肌上皮成分,间质玻璃样变或为软骨黏液样。其中主要由肌上皮细胞构成的肿瘤,非常类似于多形性腺瘤并没有明显导管分化,称为肌上皮瘤。副脊索瘤和混合瘤/肌上皮瘤非常类似,最近认为属于本类肿瘤。

【诊断依据】 ①组织学表现与涎腺的相应肿瘤

相同。②玻璃样或软骨黏液样间质中有数量不等的一致性上皮样细胞,并可有/无梭形细胞。③可见鳞状上皮、脂肪细胞、骨和软骨化生等多种分化(图4-117、图4-118)。④免疫组化:>95% 的病例表达细胞角蛋白、SMA、Vimentin 和 S-100 蛋白,阳性率较低的标记物有 calponin、GFAP、Desmin 和 EMA(图4-119、图4-120)。

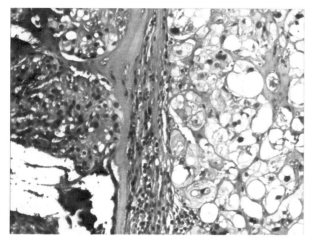

图 4-117　混合瘤/肌上皮瘤/副脊索瘤(HE100x)　软骨黏液样间质中有数量不等的一致性上皮样细胞

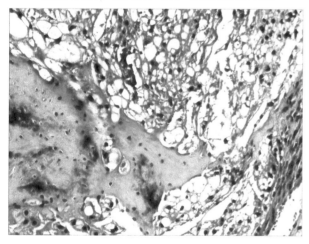

图 4-118　混合瘤/肌上皮瘤/副脊索瘤(HE100x)可见骨化生

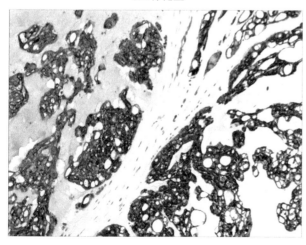

图 4-119　混合瘤/肌上皮瘤/副脊索瘤(IHC100x)CKp+

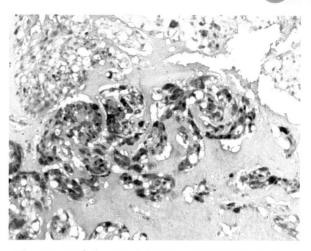

图 4-120　混合瘤/肌上皮瘤/副脊索瘤(IHC100x)S-100+

(十二)滑膜肉瘤(synovial sarcoma,SS)

【概况】　是一种显示一定程度上皮分化的间叶组织梭形细胞肿瘤,具有特征性染色体易位 t(X;18)(p11;q11)。

【诊断依据】　①组织学上有双相性和单相性,双相性具有上皮和梭形细胞成分,两者比例不定。②上皮细胞胞质丰富,核椭圆形,上皮细胞形成腺样腔隙,也可呈乳头结构,有时以腺体为主要结构,而梭形细胞成分稀少易被忽略,误认为腺癌。上皮成分也可形成实性条索、巢状或簇状结构,也可发生鳞状上皮化生。③梭形肿瘤细胞具有一致性,相对较小,核椭圆形、浅染,核仁不明显,胞质稀少,界限不清,除分化差的 SS 之外,分裂象少见(图4-121~图4-123)。④免疫组化,90% 表达 CK(上皮成分和少数梭形细胞成分阳性),单相性 SS 中 CK 阳性的细胞孤立性、条索状、巢状或片状存在,可为局灶阳性;EMA 比 CK 的表达更常见和广泛,尤其是分化差的 SS;约30% 滑膜肉瘤中可检测到 S-100 蛋白的表达;62% 滑膜肉瘤 CD99 阳性;所有滑膜肉瘤均弥漫性表达 bcl-2 蛋白,尤其是梭形细胞;但 CD34 一般阴性;在肌标记物中,大多数滑膜肉瘤表达 calponin,Desmin 阴性,但单相性 SS 偶尔 MSA 或 SMA 局灶阳性,梭形细胞 Vimentin 阳性。

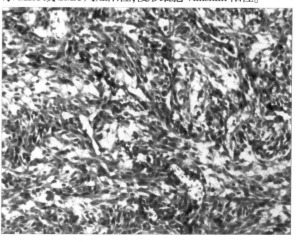

图 4-121　滑膜肉瘤(HE 25×)　示丰富的血管

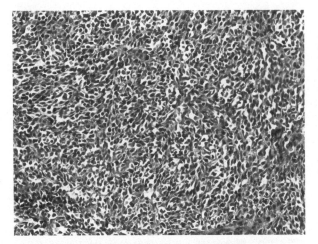

图 4-122　滑膜肉瘤(HE 40×)　肿瘤细胞呈腺泡状

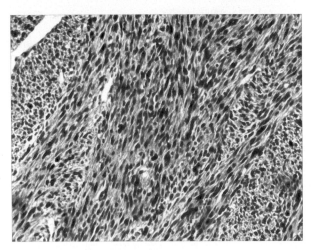

图 4-123　滑膜肉瘤(HE 100×)
肿瘤细胞呈梭形,类似纤维肉瘤

有阳性的报道(图 4-125、图 4-126)。

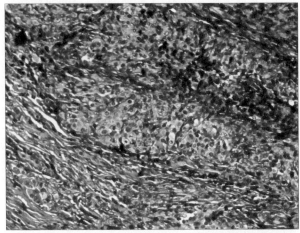

图 4-124　上皮样肉瘤(HE 100×)　肿瘤细胞呈结节状,
嗜酸性上皮样和梭形细胞混合性增生

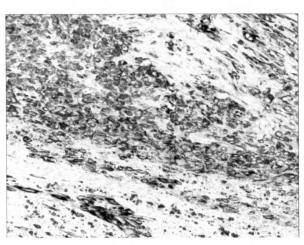

图 4-125　上皮样肉瘤(IHC 100×)CKp(+)

(十三)上皮样肉瘤(epithelioid sarcoma, ES)

【概况】　是一种独特的分类未明的肉瘤,在形态上主要由上皮样细胞构成,主要见于青少年和年轻人,可能被误诊为良性病变,特别是良性肉芽肿性病变。

【诊断依据】　①呈特征性结节性生长。②嗜酸性上皮样和梭形细胞混合性增生。③细胞核有轻度异型性,核空泡状并有小核仁。④肿瘤结节常有中心坏死,形成假性肉芽肿(图 4-124)。⑤免疫组化,Vimentin 和上皮标记物阳性,如低分子量和高分子量细胞角蛋白(CK8、CK19、EMA);半数病例同时 CD34 阳性;肌特异性肌动蛋白和平滑肌肌动蛋白、NSE 和 S-100 也偶

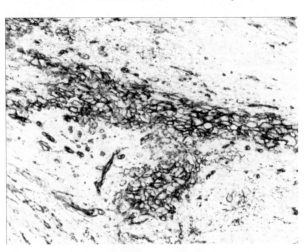

图 4-126　上皮样肉瘤(IHC 100×)CD34(+)

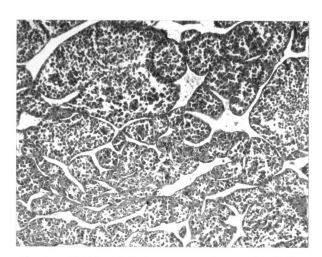

图 4-127　腺泡状软组织肉瘤(HE 40×)器官样或巢状结构

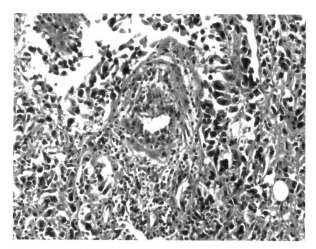

图 4-128　腺泡状软组织肉瘤(HE 100×)　瘤细胞呈腺泡状

(十四)腺泡状软组织肉瘤(alveolar soft part sarcoma,ASPS)

【概况】　是一种主要累及青少年和年轻人的罕见肿瘤。由含有丰富嗜酸性颗粒状胞质的一致性上皮样细胞构成,肿瘤细胞排列成实性巢或腺泡状结构,之间有薄的窦状血管分隔。

【诊断依据】　①最具特征性的表现是器官样或巢状结构。②巢间纤细结缔组织间隔内含有扁平内皮细胞衬覆的窦状血管,细胞集中心的肿瘤细胞缺乏黏附性,并有坏死,形成常见的假腺泡状结构。③肿瘤细胞为大圆形或多角形,大小和形状差异小,含 1 个或 2 个空泡状核,核仁明显,偶尔同一细胞内可见多个核仁(图 4-127 ~ 图 4-130)。④细胞内常含有菱形或棒状晶体样包涵体,淀粉酶消化后 PAS 染色可较清楚显示。⑤免疫组化,Desmin 有时阳性,MyoD1 经常胞质阳性(而不是核阳性),myogenin 阴性,约 1/4 病例 S-100 蛋白或 NSE 阳性,不表达 Syn、CgA、NF、CK 和 EMA。TFE3 染色阳性有参

考价值。

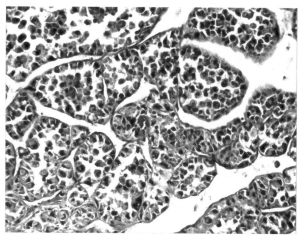

图 4-129　腺泡状软组织肉瘤(HE 100×)　肿瘤细胞为大圆形或多角形,大小和形状差异小,含 1 个或 2 个空泡状核,核仁明显

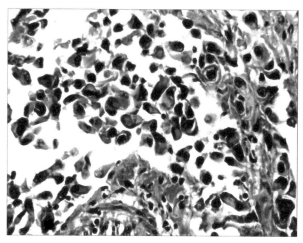

图 4-130　腺泡状软组织肉瘤(HE 200×)细胞呈横纹肌样改变

(十五)软组织透明细胞肉瘤(clear cell sarcoma,CCS)

【概况】　一种发生于年轻人的具有黑色素细胞分化特点的软组织肉瘤,典型病变累及肌腱和腱膜。

【诊断依据】　①瘤细胞排列呈巢状或束状。②肿瘤细胞为多角形或梭形,有丰富的嗜酸性或透明胞质。③纤维组织间隔包绕肿瘤细胞巢(图 4-131)。④免疫组化,几乎所有病例 S-100、CD57(Leu-7)、HMB45 和其他黑色素抗原阳性;NSE、Syn、CK 和 actin 也可阳性(图 4-132)。⑤电镜下大部分病例存在不同发育阶段的黑色素小体,以及数量不等的胞质内糖原,肿胀的线粒体和基膜。⑥细胞遗传学有 t(12;22)(q13;q12)。

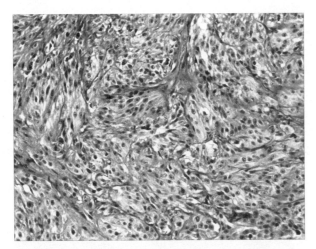

图4-131　透明细胞肉瘤（HE 100×）　肿瘤细胞
为多角形或梭形,有丰富的嗜酸性或透明胞质

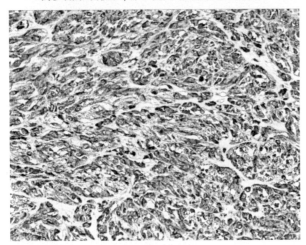

图4-132　透明细胞肉瘤（IHC 100×）HMB45（+）

（十六）骨外黏液样软骨肉瘤（extraskeletal myxoid chondrosarcoma）

【概况】　是一种少见的恶性软组织肿瘤,组织学特点包括多结节结构、丰富的黏液样间质以及恶性软骨母细胞样细胞排列成条索状、簇状和纤细网状结构。虽然名称如此,但该肿瘤没有软骨性分化令人信服的证据。

Vimentin 是该肿瘤唯一持续性表达的标记物;少部分肿瘤表达 S-100、CK 和 EMA,并且一般只是局灶阳性;有些肿瘤表达 Syn 或 NSE。

（十七）恶性间叶瘤（malignant mesenchymoma）

【概况】　恶性间叶瘤指有两个或更多方向特异分化的肉瘤。本组肿瘤并不是一个临床病理学的统一体,可以采用其他更合适的分类方式进行命名。含有脂肪成分的肿瘤包括:伴有软骨化生的黏液样脂肪肉瘤;伴有骨、软骨、平滑肌或骨骼肌成分的高分化脂肪肉瘤;有上述去分化成分的去分化脂肪肉瘤;伴有骨形成的多形性脂肪肉瘤等。符合此定义的非脂肪性肿瘤包括:罕见的伴有骨肉瘤样和横纹肌肉瘤样区域的平滑肌肉瘤;具有局灶软骨成分的胚胎性横纹肌肉瘤。

（十八）促纤维组织增生性小圆细胞肿瘤（desmoplastic small round cell tumor,DSRCT）

【概况】　由组织起源未定的小圆形肿瘤细胞构成,伴有明显间质硬化和多种表型分化。t(11;22)(p13;q12)易位是其稳定存在的细胞遗传学特点。主要累及儿童和年轻人。绝大多数肿瘤位于腹腔内。

【诊断依据】　①大小和形状不等的细胞巢。②周围有明显硬化性间质。③细胞巢大小差异很大,从小簇状至大的不规则融合片状,中心常见坏死,并可见囊性变。④有些肿瘤有局灶上皮分化,即出现腺体或菊形团结构。⑤肿瘤细胞大小一致,核小而深染,胞质稀少,界限不清。⑥免疫组化,大多数病例 CK、EMA、Vimentin、Desmin 和 NSE 阳性,Myogenin 和 myoDl 阴性,细胞核一般表达 WTl;间质 Vimentin 阳性或者 SMA 阳性,提示来源于肌纤维母细胞。

（十九）横纹肌样瘤（rhabdoid tumor）

【概况】　是发生于婴儿和儿童的恶性肿瘤,特征为肿瘤细胞核大、核仁明显。胞质丰富、偏位,有数量不等的明显的胞质内嗜酸性"包涵体"。超微结构显示包涵体为中间丝漩涡结构。由于多种类型肿瘤内可有横纹肌样细胞,尤其是成人肿瘤,因此诊断横纹肌样肿瘤需要排除其他肿瘤的不同方向分化。

【诊断依据】　①细胞密度大,肿瘤细胞排列成片或实性梁状,核大、空泡状、圆形或豆形,有明显的中位核仁,胞质丰富。②常见核分裂。坏死常见。③独特的球形、玻璃样、嗜酸性胞质内包涵体。④免疫组化,肿瘤同时表达 Vimentin 和上皮性抗原,如 keratin、EMA 和（或）CAM5.2;此外,很大部分肿瘤表达神经外胚层抗原,如 CD99、Syn 和（或）NSE;MSA 阳性和 S-100 局灶阳性并不少见,但不表达 Desmin、myoglobin 和 CD34。

（二十）具有血管周上皮样细胞分化的肿瘤（PEComa）

【概况】　是由组织学及免疫表型上独特表现的血管周上皮样细胞构成的间叶性肿瘤。PEComa 家族肿瘤包括:血管平滑肌脂肪瘤、肺透明细胞"糖"瘤、淋巴管平滑肌瘤病（图4-139、图4-140）、镰状韧带透明细胞肌黑色素细胞性肿瘤和少见的发生于胰腺、直肠、腹膜、子宫、阴道、大腿和心脏的透明细胞肿瘤。

【诊断依据】　①位于血管周围,常在血管腔周围放射状排列。②大多数紧邻血管周围的为上皮细胞样。

③离血管较远的呈梭形类似平滑肌细胞。上皮样细胞和梭形细胞的相对比例有较大差异(图4-133～图4-135、图4-141～图4-144)。④免疫组化,黑色素细胞标记物阳性是PEComa的特征,如HMB45、MelanA、酪氨酸酶、小眼转录因子(microp hthalmia转录因子)、NKI/C3;肌标记物阳性,如SMA、pan-muscle actin和肌钙蛋白;Desmin阳性少见,角蛋白和S-100一般阴性(图4-136～图4-138)。

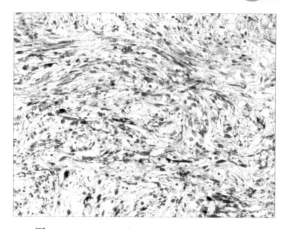

图4-136　PEComa(IHC 100×)MSA(+)

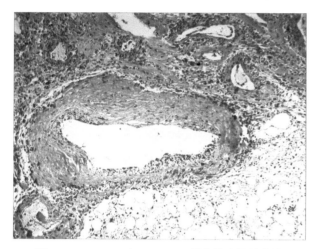

图4-133　PEComa(HE 40×)　粗大的血管及脂肪

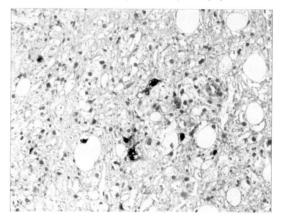

图4-137　PEComa(IHC 100×)HMB45(+)

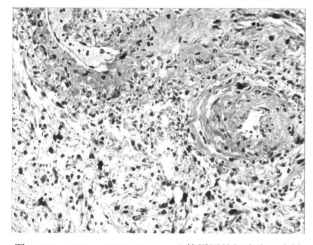

图4-134　PEComa(HE 100×)　血管周围的细胞为上皮样

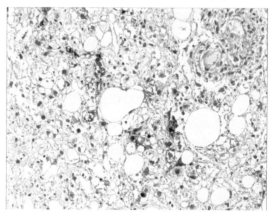

图4-138　PEComa(IHC 100×)MelanA(+)

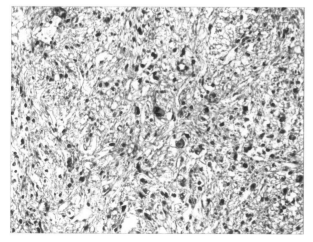

图4-135　PEComa(HE 100×)　细胞呈上皮样或梭形,可见核内包涵体,胞质丰富

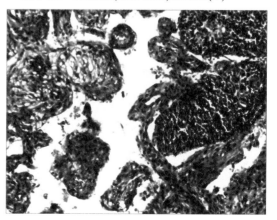

图4-139　淋巴管平滑肌瘤病(HE 100×)

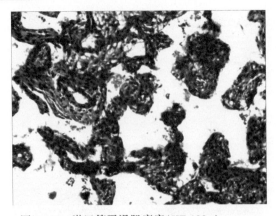

图 4-140　淋巴管平滑肌瘤病（HE 100×）

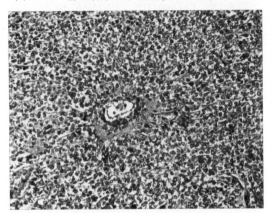

图 4-141　PEComa（HE 100×）肿瘤细胞似上皮样
平滑肌细胞

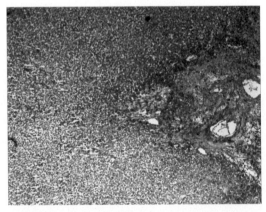

图 4-142　PEComa（HE 40×）　示粗大扩张的血管

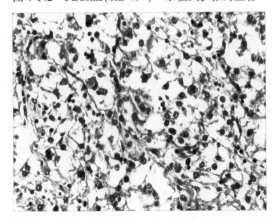

图 4-143　恶性 PEComa（HE200×）肿瘤细胞异型明显

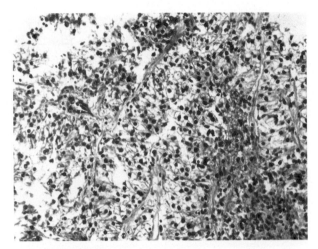

图 4-144　恶性 PEComa（HE100×）　肿瘤细胞有坏死

（二十一）内膜肉瘤（intimal sarcoma）

【概况】　内膜肉瘤是发生在体循环和肺循环大动脉壁的恶性间叶肿瘤。主要在血管腔内生长并阻塞血管腔,从而产生肿瘤性栓子,发生外周器官栓塞或种植是其特征性表现。

【诊断依据】　①有纤维母细胞或肌纤维母细胞分化。②梭形细胞具有异型性,分裂活性高,并可见坏死和核多形性。③有些肿瘤含有由上皮样细胞构成的大片黏液样区域。④少数病例可含有横纹肌肉瘤、血管肉瘤或骨肉瘤分化区域。⑤免疫组化,肿瘤细胞一般 Vimentin 阳性,也曾观察到 SMA 不同程度阳性,某些肿瘤 Desmin 一定程度阳性,血管标记物 CD31、CD34 和Ⅷ因子在典型的内膜肉瘤中阴性,但在血管肉瘤分化区可阳性。

（陈旭东）

思考题

1. 了解各种软组织肿瘤的名称及生物学行为?

2. 熟悉各种软组织肿瘤的概念?

3. 掌握各种软组织肿瘤的诊断依据?

4. 掌握黏液性软组织肿瘤的鉴别诊断?

5. 具有"横纹肌样细胞"形态学改变的软组织肿瘤有哪些? 如何鉴别诊断?

6. 掌握各种具有"双向性"形态学改变的软组织肿瘤的鉴别诊断?

7. 掌握各种具有"血管外皮瘤样结构"形态学改变的软组织肿瘤的鉴别诊断?

第 5 章 骨　骼

第一节　总　　论

一、骨的解剖组织学

（一）解剖学

人类骨骼系统由 206 块骨构成。
分类
a. 按部位:颅骨、躯干骨、四肢骨

b. 按形状:长骨、短骨、扁骨、不规则骨

1. 长骨　包括股骨、胫骨、腓骨、肱骨、桡骨和尺骨。长骨的解剖分区:长骨的两端称骨骺,由松质骨和骨髓组织构成,其表面覆盖关节软骨。骨的主体称骨干,由致密的密质骨及包绕的骨髓腔构成。在儿童,骨骺和骨干之间有一层软骨,称骺板。在成人,则完全被骨组织替代,骺板消失,遗留骺线。在骨的生长发育期,骺板与骨干之间的膨大部分称干骺端,是骨质生长区。

骨干组成

由外向内(横截面):①骨外膜:致密纤维组织;

109

②外环骨板;③哈佛系统:致密板层骨;④内环骨板;⑤骨内膜:菲薄;⑥髓腔:网状骨小梁、髓细胞、脂肪。

2. 短骨 多成群分布,由海绵骨表面覆盖一层密质骨组成,如腕骨和跗骨。

3. 扁骨 由内外两层骨板和中间一层松质骨构成,如颅骨、肩胛骨、髋骨和肋骨。

4. 不规则骨 以海绵骨为主,如椎骨。

(二)组织学

骨组织包括细胞及细胞外基质。

1. 骨细胞

(1)骨祖细胞(前骨母细胞)为原始间充质细胞,位于骨内膜和骨外膜中。

(2)骨母细胞(成骨细胞)位于骨表面。

(3)骨细胞 单个分散于骨板之间或骨板内的骨陷窝内。

(4)破骨细胞 为骨吸收细胞,体积大、多核。

2. 细胞外基质 包括:①有机成分;②无机成分。

二、骨的发育和生长

(一)膜内成骨(直接成骨)

见于胚胎时期的颅盖骨,部分颅底骨、面骨、锁骨及部分下颌骨,短骨的生长和长骨骨干增粗也以这种方式。在成骨部位首先出现梭形间充质细胞(骨祖细胞)增生,后发展为骨母细胞,并产生骨样基质,骨样基质分布于骨母细胞之间呈条索状,久之骨母细胞被骨样基质包埋于其中,且骨母细胞转变为骨细胞,此成骨方式称为膜内成骨。

(二)软骨内成骨(间接成骨)

指以软骨原基为前身,逐渐经破坏软骨而被骨代替的过程,见于四肢骨及中轴骨的胚胎发育过程。在形态上软骨成骨首先出现梭形间充质细胞增生聚集,产生软骨基质构成软骨原基,软骨内成骨始自软骨原基的中部,此处的软骨膜变成骨膜并以膜内成骨的方式形成原始骨领,同时位于中央的软骨细胞肥大,碱性磷酸酶活性增加,基质开始钙化,来自骨膜的血管穿入软骨并带入骨母细胞,构成初级骨化中心,继之软骨被破坏而代之以新生骨。四肢骨、躯干骨及部分颅底骨均以这种方式形成。

三、骨组织病理基本概念

(一)骨样组织、编织骨和板层骨

骨样组织又称类骨质,为未钙化、均质红染骨基质,表面由骨母细胞围绕。

骨样组织的基质钙化而成的骨称为编织骨,这是由于骨胶原粗大,排列紊乱,呈编织状而得名。编织骨表面可有薄层骨样组织和骨母细胞,其内的骨细胞体积较大,分布不规则。

编织骨经过改建而成板层骨,骨胶原变细,有规律分层排列,与骨盐和有机质结合紧密,共同构成板层骨,在偏光显微镜下呈双折光性,骨表面骨母细胞扁平,骨小梁内骨细胞变小,分布规则。

骨样组织和编织骨又称为不成熟骨;

儿童生长发育期可见不成熟骨;

成人除在牙床、颅缝、骨迷路和肌腱或韧带附着处尚保留少量编织骨外,其余部位均为成熟的板层骨。

骨骼发育成熟后出现骨样组织和(或)编织骨,表明这是一种修复性或病理性改变。

(二)密质骨和松质骨

密质骨又称皮质骨,位于扁骨表层、长骨骨干绝大部分(骨皮质)和骨骺表层。

松质骨又称髓质骨,位于扁骨板障、长骨骨干内表面一小部分以及干骺端和骨骺大部分。松质骨代谢一般较密质骨活跃,改建速率快,故局部病变或代谢异常引起骨结构改变往往先由松质骨反映出来,但须注意,无论密质骨还是松质骨均为板层骨。

(三)宿主骨、新生骨和死骨

宿主骨指原有正常板层骨,包括密质骨和松质骨。

新生骨指外伤、炎症、代谢性疾病和肿瘤等原因引起新形成的骨。

死骨指骨陷窝无骨细胞的坏死骨,骨髓脂肪也同时坏死。

四、骨肿瘤的分类(2002 WHO)

(一)软骨肿瘤

骨软骨瘤 9210/0

软骨瘤 9220/0

  内生软骨瘤 9220/0

  骨膜软骨瘤 9221/0

  多发性软骨瘤病 9220/1

软骨母细胞瘤 9230/0

软骨黏液样纤维瘤 9241/0

软骨肉瘤 9220/3

  中心的,原发和继发的 9220/3

外周的　9221/3

去分化的　9243/3

间叶性　9240/3

透明细胞　9242/3

（二）成骨性肿瘤

骨样骨瘤　9191/0

骨母细胞瘤　9200/0

骨肉瘤　9180/3

　　普通的　9180/3

　　　成软骨型　9181/3

　　　成纤维型　9182/3

　　　成骨型　9180/3

　　毛细血管扩张型　9183/3

　　小细胞　9185/3

　　低级别中心　9187/3

　　继发性　9180/3

　　骨旁的　9192/3

　　骨膜的　9193/3

　　高级别表面　9194/3

（三）成纤维肿瘤

促结缔组织增生性纤维瘤　8823/0

纤维肉瘤　8810/3

（四）纤维组织细胞性肿瘤

良性纤维组织细胞瘤　8830/0

恶性纤维组织细胞瘤　8830/3

（五）Ewing 肉瘤/原始神经外胚瘤（PNET）

Ewing 肉瘤　9260/3

（六）造血系统肿瘤

浆细胞骨髓瘤　9732/3

恶性淋巴瘤　9590/3

（七）巨细胞瘤

巨细胞瘤　9250/1

巨细胞瘤中的恶性　9250/3

（八）脊索的肿瘤

脊索瘤　9370/3

（九）血管肿瘤

血管瘤　9120/0

血管肉瘤　9120/3

（十）平滑肌肿瘤

平滑肌瘤　8890/0

平滑肌肉瘤　8890/3

（十一）脂肪性肿瘤

脂肪瘤　8850/0

脂肪肉瘤　8850/3

（十二）神经性肿瘤

神经鞘瘤　9560/0

（十三）杂类肿瘤

釉质瘤　9261/3

累及骨的转移恶性肿瘤

（十四）杂类病变

动脉瘤样骨囊肿

单纯性骨囊肿

纤维结构不良

骨性纤维结构不良

朗格汉斯细胞组织细胞增多症　9751/1

Erdheim-Chester 病

胸壁错构瘤

（十五）关节病变

滑膜软骨瘤病　9220/0

五、骨肿瘤的临床特征

（一）年龄

Ewing 肉瘤好发于 5～19 岁；骨肉瘤常见于 10～19 岁；巨细胞瘤 20～39 岁；脊索瘤和纤维肉瘤 30～59 岁；多发性骨髓瘤、恶性淋巴瘤和转移性癌则大多发生在 40 岁以上；良性肿瘤和瘤样病变则好发于 10～19 岁年龄组，但软骨瘤和血管瘤多见于中青年。

（二）病变部位

大多数骨肿瘤和瘤样病变好发在长骨；血管瘤和骨髓瘤主要发生在扁骨和椎骨；骨母细胞瘤、动脉瘤性骨囊肿、纤维结构不良、Ewing 肉瘤和软骨肉瘤除发生在长骨外，也常可累及扁骨和椎骨；短骨除软骨瘤外很少发生其他肿瘤；发生在长骨的肿瘤和瘤样病变大多数位于干骺端，这是因为在生长发育时干骺端是骨组织代谢最活跃的部位；骨骺是软骨母细胞瘤和巨细胞瘤的好发部位；骨干则是骨样骨瘤、Ewing 肉瘤和造釉细胞瘤的好发部位；

绝大多数骨肿瘤和瘤样病变起自骨髓腔内;骨样骨瘤、干骺端纤维性缺损和骨纤维结构不良起自骨皮质;少数骨肿瘤可起自骨表面和骨外软组织,如骨旁骨肉瘤、骨膜骨肉瘤、骨膜软骨瘤、骨膜软骨肉瘤、软组织软骨瘤、间叶性软骨肉瘤和骨外骨肉瘤等。

六、影像学检查

包括:①部位;②单骨性或多骨性;③病变范围;④骨破坏类型;⑤病变边缘;⑥病变密度;⑦骨膜反应;⑧软组织块影。

在上述X线征象中,病变直径大于5cm,病灶长径超过横径1.5倍以上,虫蚀状或渗透性骨破坏,病变边缘模糊不清,骨皮质断裂或穿破,"洋葱皮样"或"日光放射状"骨膜反应以及软组织块影,均提示为恶性骨肿瘤。

七、骨肿瘤的诊断

"三结合"原则:

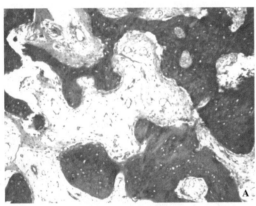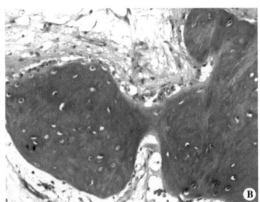

图 5-1 A. 新生的骨小梁,之间为疏松纤维组织(HE 40×);B. 骨小梁周围有骨母细胞围绕(HE 100×)

【鉴别诊断】 本瘤需与骨母细胞瘤鉴别,后者的直径常超过2cm,且骨母细胞较丰富。

(二)骨母细胞瘤(osteoblastoma)

【概况】 是一种良性成骨性肿瘤。男性多见(2.5∶1),多发生于10~30岁。好发于下肢长骨及脊柱等处。局部疼痛。一般预后良好,病灶刮除后少见复发。

【诊断依据】

1)影像学:一般形成圆形或卵圆形溶骨性缺损,边界清晰及见不等量反应骨。

2)病理学:①与骨样骨瘤基本形态类似,但瘤体范围较大(图 5-2);②可有核分裂象,但没有不典型核分裂;③少数可见透明软骨。

（1）临床:年龄、部位、既往或外伤病史等?

（2）影像学:部位(骨骺、干骺端、骨干;皮质内、髓内)?溶骨或成骨?边界?骨膜反应?病变大小?

（3）病理:反应性还是肿瘤性?

第二节 各 论

一、成骨性肿瘤

(一)骨样骨瘤(osteoid osteoma)

【概况】 是一种良性成骨性肿瘤。男性多见(2∶1),多发生于20~30岁。好发部位为胫骨,股骨,脊椎等。患者夜间疼痛明显。预后良好,复发少见,偶见自愈。

【诊断依据】

1)影像学:肿瘤位于皮质骨、松质骨或骨膜下,周围为高密度,其中可见放射透光性瘤巢,病变<2cm。

2)病理学:①瘤巢由新生的骨小梁构成,周围有骨母细胞围绕;②小梁间为富于血管的疏松纤维组织(图 5-1);③可见多核巨细胞。

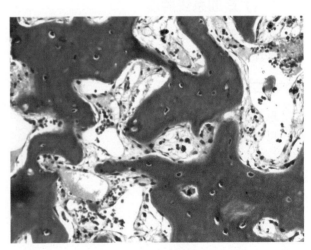

图 5-2 不规则的骨小梁,周围有骨母细胞围绕,与骨样骨瘤相似(HE 100×)

【鉴别诊断】 诊断骨母细胞瘤需与骨样骨瘤、骨肉瘤等鉴别。与高分化骨母细胞型骨肉瘤鉴别:①影像学示高分化骨母细胞性骨肉瘤病变周缘模糊及皮质破坏;②组织学高分化骨母细胞性骨肉瘤的瘤性新生骨不规则,并见细网状骨,瘤细胞排列紊乱而非沿新生骨小梁排列,有轻度异型性并见少数病理核分裂,侵袭性瘤周缘。

（三）普通性骨肉瘤（conventional osteosarcoma）

【概况】 是一种原发于髓内的高级别恶性肿瘤,为骨肉瘤中最常见的类型。男多于女(3:2),多见于10～20岁。以股骨远端、胫骨近端最多见。表现为渐进性疼痛、肿胀、功能障碍及发生病理骨折。局限性外科手术(保肢术)再佐以化疗等综合治疗,治疗效果与术前化疗关系密切,疗效好,5年存活率达70%～80%。

【诊断依据】

（1）影像学:呈溶骨、成骨或混合性破坏,骨膜反应(典型的 Codman 三角)及软组织包块。

（2）病理学:①高度间变的肉瘤细胞,异型性明显;②肿瘤细胞直接形成花边状肿瘤性骨样组织和不规则编织骨(图 5-3);③肿瘤明显侵犯髓腔;④肿瘤中可见出血、坏死,并散在多核巨细胞;⑤可见残存的正常骨和反应性新生骨;⑥根据基质的类型,分为3种主要亚型:成骨型(50%)、成软骨型(25%)和成纤维型(25%)。

成骨型骨肉瘤 此型的主要基质是骨和(或)骨样基质。

成软骨性骨肉瘤 此型肿瘤组织中1/2以上呈软骨肉瘤样结构,此外还必须见到肉瘤细胞直接形成肿瘤性骨样组织或肿瘤骨。

成纤维性骨肉瘤 此型肿瘤组织中1/2以上呈纤维肉瘤样结构。瘤细胞间常见少量肿瘤性骨样组织或肿瘤骨形成。

少见的组织形态:①成骨型骨肉瘤-硬化型;②骨

肉瘤类似骨母细胞瘤;③软骨黏液样纤维瘤样骨肉瘤;④软骨母细胞瘤样骨肉瘤;⑤透明细胞骨肉瘤;⑥恶性纤维组织细胞瘤样骨肉瘤;⑦富含巨细胞的骨肉瘤;⑧上皮样骨肉瘤

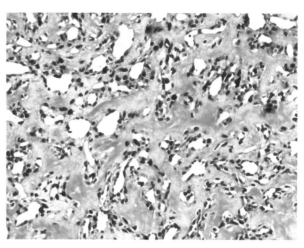

图5-3 显示骨样基质,伊红,致密(HE 100×)

【鉴别诊断】 需与软骨肉瘤、纤维肉瘤、恶性纤维组织细胞瘤等相鉴别。鉴别要点是能否找到肿瘤性骨。

（四）特殊类型骨肉瘤

1. 毛细血管扩张型骨肉瘤（telangiectatic osteosarcoma）

【概况】 与普通型骨肉瘤相似。

【诊断依据】

（1）影像学:为纯溶骨性破坏而无硬化,可有骨膜反应及软组织肿块。

（2）病理学:低倍镜下类似动脉瘤样骨囊肿的丰富的血腔及囊壁结构,高倍镜示除反应性破骨细胞样多核巨细胞及纤维细胞外,可见高度间变的肿瘤性大细胞,局灶有少量骨样组织(图5-4)。

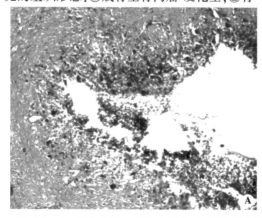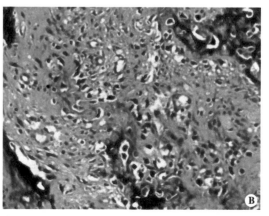

图5-4 A. 富含血腔的囊壁样结构,可见破骨细胞样多核巨细胞及纤维细胞(HE 40×);B. 肿瘤细胞产生的骨样基质(HE 100×)

【鉴别诊断】 ①动脉瘤样骨囊肿:影像学与低倍镜下表现都很相似。唯独高倍镜不见高度间变的细胞,不会转移。②巨细胞瘤 毛细血管扩张型骨肉瘤常含有大量巨细胞,可与恶性巨细胞瘤混淆。但骨肉瘤的发病年龄和部位与之不同,骨样组织一般能找到。

2. 小细胞骨肉瘤(small cell osteosarcoma)

【概况】 同普通性骨肉瘤。女性略多于男性(1.1∶1)。预后较普通型骨肉瘤略差。

【诊断依据】 ①影像学:溶骨性破坏,其内常混有高密度区,可伴有骨膜反应和软组织块影或渗透性改变。②病理学:细胞小,形态圆形、卵圆形或短梭形,胞质少,新生骨多为编织状细网状骨(图5-5)。

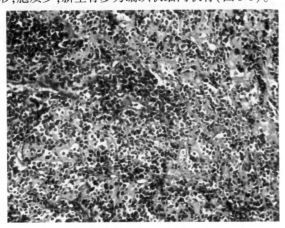

图5-5 细胞小,圆形、卵圆形或梭形,
可见骨样基质(HE 100×)

【鉴别诊断】

1)与尤文肉瘤鉴别:与小细胞骨肉瘤发病部位不同,尤文肉瘤多发生在长骨的骨干或偏干,影像学呈虫蚀样骨破坏及葱皮样骨膜反应;组织学尤文肉瘤细胞小而圆形,单一,无明显胞质,假菊花团结构,必要时借助免疫组化分析。

2)与间叶性软骨肉瘤鉴别:明显高分化肿瘤性软骨及有血管外周细胞瘤样结构的未分化小细胞。

3)与淋巴瘤鉴别:主要借助免疫组化结果鉴别。

3. 低级别中心性骨肉瘤(low grade central osteosarcoma)

【概况】 发生于髓腔的一种低级别骨肉瘤。较

普通型骨肉瘤病史长,年龄偏大。彻底切除预后较好,部分可复发,复发变成高级别的肿瘤。

【诊断依据】

1)影像学:大部分示骨破坏范围较大。周界不清,常伴硬化。可见侵袭性表现(骨皮质破坏或软组织侵犯)。

2)病理学:①由梭形细胞和骨样基质组成;细胞分化好,异型性小,核分裂象少(图5-6);②可见多种成骨现象;③可见灶性肿瘤性软骨;④局灶瘤组织呈侵袭性表现。

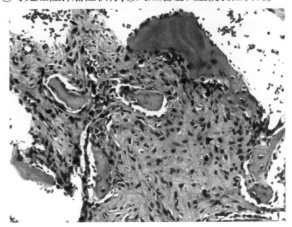

图5-6 不规则骨针被异型性很小的梭形细胞间质包围,与纤维结构不良的鉴别需要结合影像学(HE 100×)

【鉴别诊断】 主要与纤维结构不良鉴别。后者在影像学上无骨皮质破坏,病变呈毛玻璃样。镜下:具有"温和"的纤维细胞及"字母"样化生编织状骨,无侵袭性表现。

4. 骨旁骨肉瘤(parosteal osteosarcoma)

【概况】 发生骨表面的低级别骨肉瘤。年龄稍大(多在20~40岁),女性多见。好发股骨远端后侧,其次为胫骨与肱骨近端。生长缓慢,无明显症状或膝关节屈曲受限。彻底切除预后较好,5年生存率达91%,少数手术不完全可导致复发及去分化表现。

【诊断依据】

1)影像学:表现为高密度包块以宽基底附于骨表面。

2)病理学:①由形态良好的骨小梁和梭形细胞组成;②有软骨分化;③局灶瘤组织周围侵袭性表现(图5-7)。

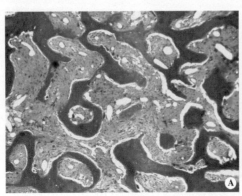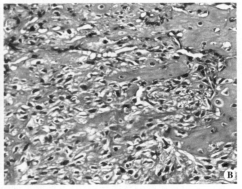

图5-7 A. 由形态良好的骨小梁和梭形细胞组成(HE 40×);B. 可见软骨分化(HE 100×)

【鉴别诊断】 主要与骨化性肌炎鉴别:骨化性肌炎常有外伤史,发病快,病程短并有自限性,影像学病变周围较中央部密度高并有周界。组织学从中央到病变周围依次为活跃的纤维血管及骨母细胞—骨样组织及编织状骨小梁—成熟骨及骨壳结构(分带结构)。

5. 骨膜骨肉瘤(periosteal osteosarcoma)

【概况】 发生于骨表面的中度恶性的成软骨性骨肉瘤。发病年龄 10~30 岁,男性略多。好发于长骨骨干或偏干部,一般疼痛及肿胀持续 6 个月到 1 年。预后介于骨旁骨肉瘤与表面骨肉瘤之间,部分病例复发后级别升高,预后较差。

【诊断依据】

1)影像学:形成垂直骨表面针状钙化沉积,像日光照射线。常见 Codman 三角。

2)病理学:表现为中等分化的分叶状肿瘤性软骨,瘤软骨可伴钙化及骨化,在软骨小叶间往往见灶状异型性成骨性肿瘤细胞及不规则新生骨(图 5-8)。

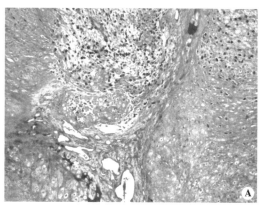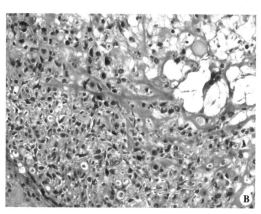

图 5-8　A. 表现为中等分化的分叶状肿瘤性软骨(HE 40×);B. 异型性成骨性肿瘤细胞及不规则新生骨(HE 100×)

【鉴别诊断】 主要与骨膜软骨肉瘤鉴别:①一般骨膜软骨肉瘤较骨膜骨肉瘤年龄稍大,好发于长骨(尤其是股骨)下段或远端。②影像学:骨膜骨肉瘤在骨表面多呈球形肿块,伴有钙化球、斑块及环形钙化,局部皮质见模糊的压迹。③组织学:骨膜软骨肉瘤均为分叶状肿瘤性软骨,钙化与骨化灶与软骨相移行,见不到骨膜骨肉瘤的肿瘤细胞直接成骨表现,骨膜骨肉瘤的软骨小叶结构一般不如骨膜软骨肉瘤明显。

6. 高级别表面骨肉瘤(high grade surface osteosarcoma)

【概况】 发生在骨表面的高度恶性成骨性肿瘤。最好发于股骨,其次为肱骨和胫骨。发病年龄、症状与普通骨肉瘤相似。预后与普通骨肉瘤相似,主要取决于对化疗的反应。

【诊断依据】

1)影像学:与骨膜骨肉瘤相似,呈边界模糊的肿块伴有不规则皮质破坏及骨膜反应。

2)病理学:与普通型骨肉瘤相似,由高度间变瘤细胞(成骨细胞、成软骨细胞、成纤维细胞)及分布不均的及不规则的肿瘤性新生骨(多为网状新生骨、编织状骨及骨样组织),也可见少量肿瘤性软骨,瘤组织内见残留的宿主成分及浸润性周缘。

【鉴别诊断】 主要与恶性纤维组织细胞瘤鉴别:尤其是在成骨不明显时,一般恶性纤维组织细胞瘤年龄偏大,恶性纤维组织细胞瘤很少侵犯皮质骨,而骨表面高恶性骨肉瘤因发生与皮质骨关系密切,故常常侵犯皮质骨,甚至进入髓腔。恶性纤维组织细胞瘤无肿瘤细胞直接成骨表现。

7. 继发性骨肉瘤(secondary osteosarcomas)

【概况】 在其他骨病变及损伤的基础上发生的高级别成骨性肿瘤。主要的原发病变包括:Paget 病及放疗后骨肉瘤,罕见骨梗死,纤维结构不良、人工关节及慢性骨髓炎。发病年龄大(50 岁以上),男性多见。见于原病变发生部位,其中多见于长骨(股骨、胫骨及肱骨)的骨干。如原有病变有剧烈疼痛及肿胀时应怀疑恶变。预后差,病程短,进展快;早期肺转移,5 年存活率较低。

【诊断依据】

1)影像学:Paget 病多见皮质内出现绒毛状溶骨性改变,少见成骨及硬化表现。

2)病理学:①高级别骨肉瘤(大部分为成骨性或成纤维性骨肉瘤);②有时可见大量的破骨细胞样巨细胞。

【鉴别诊断】 与恶性纤维组织细胞瘤鉴别:组织学方面后者无肿瘤性骨、软骨及原发病变结构。

二、软骨肿瘤

(一)骨软骨瘤(osteochondroma)

【概况】 是最常见的良性骨肿瘤。可孤立也可多发。好发年龄10～30岁,男女之比约为1.9:1,长骨干骺端最常见。局部呈骨性肿块,疼痛轻微。孤立性骨软骨瘤恶变率<1%,多发性约为1%～3%。

【诊断依据】

1)影像学:为骨表面的不规则隆起,骨软骨瘤的皮质与宿主骨的皮质相连,骨软骨瘤的髓腔与宿主骨的髓腔相通。

2)病理学:典型的三层结构:纤维层、透明软骨帽和软骨化骨(图5-9)。软骨帽厚度一般<2cm。

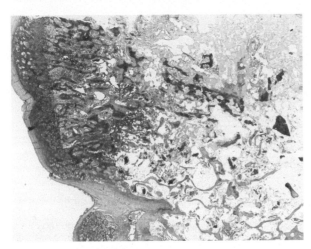

图5-9 示典型的三层结构(HE 40×)

【鉴别诊断】

1)继发性软骨肉瘤:当软骨帽不规则增厚或结节状增生,厚度超过2cm应怀疑恶性,超过3cm肯定恶性,出现肿瘤快速生长及疼痛,考虑恶变。

2)骨旁骨肉瘤:为骨表面高密度的肿瘤,附着处骨皮质不缺损,两者之间常有低密度带,镜下为纤维母细胞增殖且细胞有异型性。

(二)软骨瘤(chondroma)

1. 内生软骨瘤(enchondroma)

【概况】 良性透明软骨肿瘤,多为孤立,偶尔多发。好发年龄为10～40岁。半数以上位于手、足各骨(多为掌、指骨),也可发生在长骨和扁骨。生长缓慢,局部症状轻。内生软骨瘤发生在手足骨者,几乎都是良性,发生在长骨和扁骨者,恶性多于良性。良性者手术刮除可彻底治疗,偶见复发。

【诊断依据】

1)影像学:位于髓腔内,呈现边界清楚的局限性溶骨性破坏,骨皮质可膨胀变薄,可见小斑点状或环状钙化。

2)病理学:①镜下为细胞成分少,缺乏血管,伴丰富的透明软骨基质的分叶状或融合性软骨;②组织学表现因部位而不同,手足骨的软骨瘤细胞相对丰富,核可以比较大,有轻度异常,双核细胞常见,软骨

基质可以有灶性黏液变;长骨和扁骨的良性内生软骨瘤细胞稀疏,核小,细胞位于陷窝内,很少有双核细胞,无坏死和核分裂(图5-10)。如软骨细胞丰富或出现异型性应警惕恶性可能。

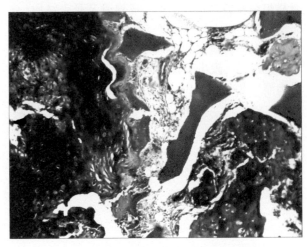

图5-10 由分叶状软骨岛构成(HE 40×)

【鉴别诊断】 主要与软骨肉瘤鉴别,需影像学检查、临床资料和组织学特征三方面结合做出诊断。在手足骨绝大多数为良性,除非肿瘤都表现为软骨肉瘤Ⅱ～Ⅲ级的细胞性特征方能诊断恶性。在长骨和扁骨有髓内和皮质浸润的影像学和组织学证据是比细胞学不典型性更可靠的恶性标志,软骨基质广泛黏液变性也是恶性的特征之一。去分化软骨肉瘤中的软骨成分分化较好,与内生软骨瘤相似,但含有骨肉瘤、纤维肉瘤或恶性纤维组织细胞瘤等恶性肿瘤成分,且与软骨成分分界清楚。

2. 骨膜软骨瘤(periosteal chondroma)

【概况】 发生在骨膜的骨表面良性透明软骨肿瘤。少见。肱骨近端是一个特征性部位。成人和儿童均可发病,无性别差异。手术切除后复发率低。

【诊断依据】

1)影像学:表现为透明或钙化的骨表面肿瘤,在皮质形成边界清晰的侵蚀。

2)病理学:与内生软骨瘤相似,偶尔细胞较多或出现核多形性及双核细胞。

【鉴别诊断】 需与骨膜软骨肉瘤鉴别,后者体积大,细胞异型性明显,穿透骨膜或浸润骨皮质。

3. 内生软骨瘤病(enchondromatosis)

【概况】 包括多发性内生软骨瘤、Ollier病和Maffucci综合征。为多发的内生软骨瘤累及同一骨的多个部位或多个不同的骨。内生软骨瘤病预后取决于病变累及的范围和严重程度,25%～30%病例可发生恶变。

【诊断依据】

1)影像学:为钙化区多发病灶,病变为透亮区和

钙化区。

2）病理学：与内生软骨瘤相同，但长骨病变细胞的密度及不典型性增加。

（三）软骨母细胞瘤（chondroblastoma）

【概况】 良性的成软骨性肿瘤。多位于股骨、胫骨、肱骨的骺端。年龄多在 10～25 岁，累及颅骨及颞骨者年龄较大。患部轻微疼痛，活动受限，病程长。80%～90% 病例单纯刮除可治愈，复发率 14%～18%。颞骨软骨母细胞瘤 50% 复发。偶尔发生肺转移，通过手术切除转移灶疗效满意。

【诊断依据】

1）影像学：为溶骨性病变，常在骨骺，边界清楚。一般没有骨膨胀和骨膜反应，部分有硬化边缘。

2）病理学：主要由软骨母细胞和随意分布的破骨巨细胞样巨细胞构成，软骨母细胞显著的单一性，圆形或多边形，细胞边界清楚，呈铺路石样。核圆形或卵圆形，常有核沟（图5-11）。许多病例细胞周围软骨基质可见纤细的网格状钙化。1/3 可出现类似动脉瘤样骨囊肿改变。免疫组化染色显示软骨母细胞呈 S-100 阳性。

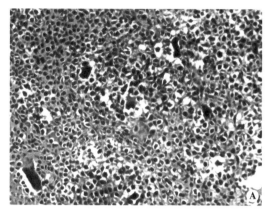
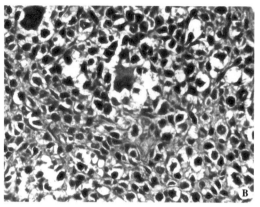

图5-11 A. 由成片的形态单一的软骨母细胞和随意分布的破骨巨细胞样巨细胞构成（HE 100×）；
B. 单个软骨母细胞圆形或多边形，细胞边界清楚，核圆形或卵圆形，常有核沟（HE 200×）

【鉴别诊断】 需与骨巨细胞瘤鉴别：后者年龄大于 20 岁，X 线下病变膨胀明显，少有钙化及硬化带形成，镜下单核细胞境界不清，多核巨细胞分布均匀，无软骨基质及网格状钙化，S-100 免疫标记多阴性。

（四）软骨黏液样纤维瘤（chondromyxoid fibroma）

【概况】 良性肿瘤。较少见，好发于 11～30 岁，男性多见。最多见于胫骨近端和股骨远端。偶有局部肿胀，功能受限。采用刮除植骨治疗，预后好，15% 复发。

【诊断依据】

1）影像学：干骺端偏心的边界锐利的卵圆形透亮区，皮质膨胀变薄。

2）病理学 ①分叶状结构；②黏液背景中含有梭形或星形细胞；③小叶中央细胞稀疏，周边密集；④少部分可以有透明软骨（图5-12）。

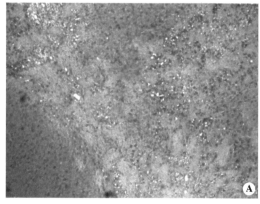
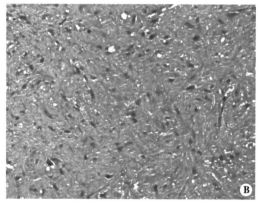

图5-12 A 分叶状结构，小叶中央细胞稀疏，周边密集（HE 40×）；B. 小叶内细胞呈梭形或星形，可见嗜酸性胞质突起（HE 100×）

【鉴别诊断】 主要与黏液软骨肉瘤鉴别：后者基质常有明显的液化或囊变，伴有大片坏死，呈浸润性生长。

（五）滑膜软骨瘤病（synovial chondromatosis）

【概况】 良性结节状增生性改变。发生在关节、滑囊或肌腱的滑膜。膝关节最多见。为自限性疾病，可复发，少见恶变。

【诊断依据】

1）影像学：可见关节腔内多发性游离体阴影。

2）病理学：镜下为边界清楚的软骨岛，可发生骨化（图5-13）。

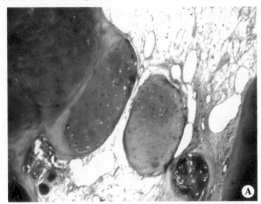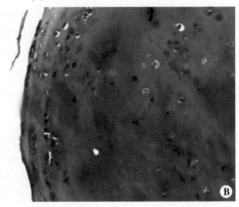

图5-13 A. 边界清楚的软骨岛（HE 40×）； B. 软骨结节被覆滑膜细胞（HE 100×）

【鉴别诊断】 退行性骨关节病、创伤性关节炎、类风湿关节炎也可出现关节内游离体，但一般小于4个。

（六）软骨肉瘤（chondrosarcoma）

1. 原发性软骨肉瘤（primary chondrosarcoma）

【概况】 又称普通软骨肉瘤，是纯软骨分化的恶性肿瘤，好发年龄为40～70岁，男性稍多。好发部位依次为骨盆、股骨、胫骨等。主要症状为疼痛和肿块。预后与组织学分级有关，I级5年生存率89%，Ⅱ-Ⅲ级为53%。

【诊断依据】

1）影像学：呈溶骨性破坏，边界不清。伴有点状或环状的钙化影。常有皮质侵蚀或破坏。

2）病理学：镜下为分叶结构的透明软骨，细胞有非典型性，按异性程度分为Ⅰ～Ⅲ级，软骨基质常有明显黏液变性，浸润性生长方式包括髓质骨浸润、皮质骨浸润、软组织浸润（图5-14）。

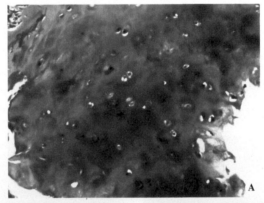

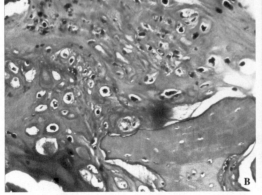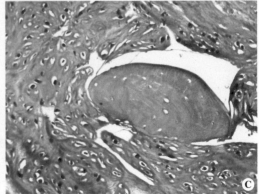

图5-14 A. I级：细胞稀疏，大小形状一致（HE 100×）；B.Ⅱ级：细胞增生，大小形状不一（HE 100×）；C. 宿主骨被侵犯（HE 100×）

【鉴别诊断】

1）分化好的软骨肉瘤需与良性内生软骨瘤鉴别：后者发生在手足骨时绝大多数为良性，发生在长骨和扁骨时，常体积小，长短径比<1.5：1，边界清楚，不伴浸润表现和广泛黏液变性，否则应考虑恶性。

2）与成软骨性骨肉瘤鉴别：软骨肉瘤多为高分化，常有黏液变性，不存在肉瘤细胞直接成骨，而骨肉瘤中的软骨成分多为低分化，青少年多发。

2. 骨膜软骨肉瘤（periosteal chondrosarcoma）

【概况】 发生于骨表面的透明软骨恶性肿瘤。发生于成人，少见。好发于长骨干骺部。主要症状为疼痛。

【诊断依据】

1）影像学：X线表现为贴附于与皮质骨的有点状致密影的透亮病变（>5cm），表面有骨膜覆盖，对皮质有不同程度的侵蚀，可侵入软组织。

2）病理学：与普通软骨肉瘤相似。

【鉴别诊断】 见骨膜软骨瘤。

3. 继发性软骨肉瘤（secondary chondrosarcoma）

【概况】 发生在先前存在的良性病变内：骨软骨瘤或内生软骨瘤。骨软骨瘤继发的软骨肉瘤预后好，内生软骨瘤继发的软骨肉瘤预后与普通型软骨肉瘤相同。

【诊断依据】

1）影像学：X线显示不规则的矿化和软骨帽厚度增加，骨皮质被渗透破坏或软组织肿块形成。

2）病理学：与普通型软骨肉瘤相似，多为低级别肿瘤。

【鉴别诊断】 见骨软骨瘤及内生软骨瘤。

（七）去分化软骨肉瘤（dedifferentiated chondrosarcoma）

【概况】 为软骨肉瘤的一种独特类型，含有两种分界清楚的成分，一种为分化良好的软骨肿瘤，另一种为高级别非软骨性肉瘤。好发年龄50~60岁。好发部位是骨盆、股骨和肱骨。最常见的症状是疼痛。预后差，90%的患者2年内出现转移并死亡。

【诊断依据】

1）影像学：境界不清的骨内溶骨性病变，局部有钙化影，常伴有软组织块影。

2）病理学：肿瘤由高级别肉瘤和低级别软骨肉瘤两种成分构成，两者突然转变，缺乏移行（图5-15）。高级别肉瘤成分可以是骨肉瘤、纤维肉瘤或恶性纤维组织细胞瘤。

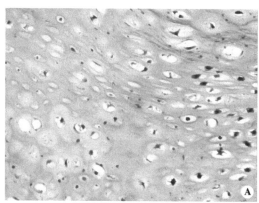
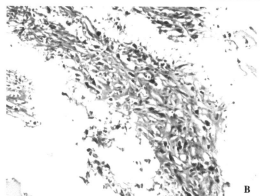
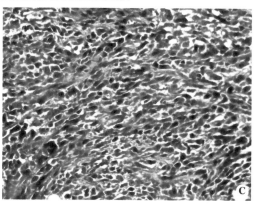

图5-15 A.低级别软骨肉瘤区域（HE 100×）；B.去分化部分：骨肉瘤区域（HE 100×）；C.去分化部分：恶性纤维组织细胞瘤区域（HE 100×）

【鉴别诊断】 与高级别软骨肉瘤和成软骨性骨肉瘤鉴别：后两者的软骨成分为Ⅱ~Ⅲ级，且软骨成分与梭形细胞或肉瘤细胞分界不清，互相混杂。

（八）间叶性软骨肉瘤（mesenchymal chondrosarcoma）

【概况】 以双向分化为特征的罕见恶性肿瘤，由幼稚的小圆细胞和高分化透明软骨岛构成。好发年龄20～30岁。主要症状为疼痛和肿胀。高度恶性，极易局部复发和远处转移。

【诊断依据】

1）影像学：X线表现与普通型软骨肉瘤类似。斑点状钙化常见。

2）病理学：为未分化的小圆细胞与透明软骨岛混合存在，两者分界较清也可逐渐混合，软骨成分的含量变异很大，小细胞成分可类似于Ewing肉瘤，可见血管外皮瘤样结构（图5-16）。

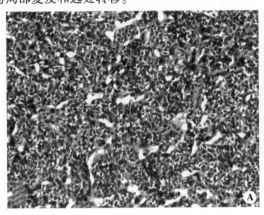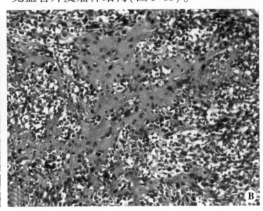

图5-16 A.小圆细胞呈血管外皮瘤样结构（HE 100×）；B.可见软骨的存在（HE 100×）

【鉴别诊断】 需与Ewing肉瘤，小细胞骨肉瘤鉴别：后两者缺乏高分化软骨岛，小细胞骨肉瘤有小细胞直接形成骨样组织。

（九）透明细胞软骨肉瘤（cleal cell chondrosarcoma）

【概况】 一种罕见的低级别软骨肉瘤。好发年龄25～50岁。好发部位在长骨干骺端。主要症状为疼痛。切除干净，常可治愈。

【诊断依据】

1）影像学：溶骨性病变，境界清楚，可有硬化缘和点彩状致密影。

2）病理学：由分叶状的透明细胞团构成，透明细胞间有反应性破骨细胞样巨细胞和新生骨，常含有普通软骨肉瘤成分，核分裂象罕见。部分细胞胞质淡红，与软骨母细胞相似（图5-17）。

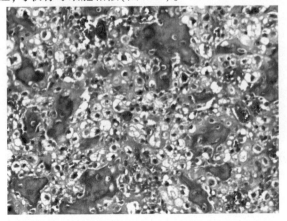

图5-17 片状分布的透明细胞，部分软骨可见骨化（HE 100×）

【鉴别诊断】

1）与软骨母细胞瘤鉴别：因为两者的发生部位和X线表现类似，但后者镜下为铺路石样的一致细胞，软骨基质可有网格样钙化，不含有透明细胞和软骨肉瘤成分。

2）与骨肉瘤鉴别：后者年龄较轻，不位于骨骺端，影像学为高度恶性表现，镜下细胞异型性明显，肿瘤细胞直接形成瘤骨而不是反应骨。

三、巨细胞瘤（giant cell tumour）

【概况】 局部侵袭性的良性肿瘤。好发年龄为20～40岁，女性稍多见。好发于长骨末端。主要症状为疼痛、肿胀和关节活动受限。有局部侵袭的生物学行为，偶尔发生远处转移。组织学不能预测局部侵袭的程度。

【诊断依据】

1）影像学：呈偏心性、膨胀性、溶骨性破坏。根据病变边缘分3型（1型：静止期；2型：活跃期；3型：侵袭期）。

2）病理学：①由单核基质细胞和均匀分布其间的破骨细胞样巨细胞组成；②单核细胞核与多核巨细胞的核形态基本一致，类圆形，没有明显的异型性（图5-18）；③常有继发性改变：出血、坏死、囊性变（类似动脉瘤样骨囊肿）、纤维化、纤维组织细胞瘤样改变；④核分裂象可见，但无病理性核分裂象。

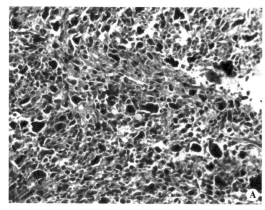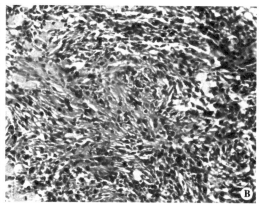

图5-18　A. 由单核基质细胞和均匀分布其间的破骨细胞样巨细胞组成,单核细胞核与多核巨细胞的核形态基本一致(HE 100×);B. 可见纤维组织细胞瘤样区域(HE 100×)

【鉴别诊断】　①软骨母细胞瘤;②巨细胞修复性肉芽肿;③动脉瘤样骨囊肿;④纤维组织细胞瘤;⑤骨肉瘤;⑥巨细胞瘤局部恶变。

四、纤维性肿瘤与纤维组织细胞来源肿瘤

(一)骨促结缔组织增生性纤维瘤(desmopiastic fibroma of bone)

【概况】　罕见的良性骨肿瘤。好发于青少年。生物学行为呈进行性/侵袭性,局部复发率为刮除术后72%、切除术后17%。

【诊断依据】

1)影像学:X线显示边界清楚的透亮病变,骨皮质膨胀变薄。

2)病理学:与软组织纤维瘤相同,丰富的胶原纤维背景中见数量不等有轻度非典型性的梭形细胞,少见核分裂。

【鉴别诊断】

1)低级别纤维肉瘤:细胞核更大,染色更深,胶原成分少,可见核分裂。

2)骨膜硬纤维瘤:常与外伤有关,放射学有助于鉴别。

3)非骨化性纤维瘤:见梭形成纤维细胞呈席纹状结构,可含有泡沫状细胞和良性多核巨细胞。

(二)骨纤维肉瘤(fibrosarcoma of bone)

【概况】　骨原发恶性梭形细胞肿瘤。好发于股骨远端。常见症状为疼痛和肿胀,1/3 发生病理性骨折。分为高分化纤维肉瘤和低分化纤维肉瘤两型。预后不佳,5 年存活率34%,影响预后的最主要因素是组织学分级。

【诊断依据】

1)影像学:地图样破坏伴侵犯软组织。

2)病理学:与软组织纤维肉瘤相同,高分化纤维肉瘤由单一梭形细胞构成,胶原多少不一,瘤细胞排列成"鲱鱼骨"样,细胞有轻度非典型性,有核分裂。低分化纤维肉瘤细胞更丰富,肿瘤细胞异型性及多形性较明显,细胞间缺乏丰富胶原组织,瘤细胞异型性更大,可伴有黏液丰富区域及坏死、出血。

【鉴别诊断】

1)骨促结缔组织增生性纤维瘤:与高分化骨纤维肉瘤相比,受累范围更局限,细胞成分稀少且成熟,以丰富胶原结构为主要成分,缺乏典型鱼骨样结构,细胞也没有异型性。

2)恶性纤维组织细胞瘤:是一种多形性肉瘤,梭形细胞有明显车辐状排列,可出现上皮样组织细胞及多核瘤巨细胞。

3)成纤维性骨肉瘤:仔细取材后一定要在纤维性背景下发现肿瘤性成骨此诊断才可以成立。

4)转移性梭形细胞肿瘤:常借助免疫组化方法鉴别。

(三)骨的良性纤维组织细胞瘤(benign fibrous histiocytoma of bine,BFH)

【概况】　骨的良性病变,少见。常见症状为疼痛。预后好,可治愈。

【诊断依据】

1)影像学:境界清楚,透射线髓质缺损,大约2/3病例有硬化缘。

2)病理学:梭形纤维母细胞呈车辐状排列,散在多少不等多核巨细胞(图5-19)。

3)少数病例梭形细胞有轻度核不典型性,更适

于诊断为非典型纤维组织细胞瘤。

4）黄瘤细胞常见，可伴有慢性炎细胞及含铁血黄素沉着。

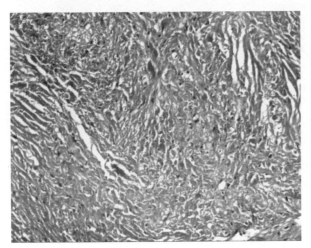

图5-19 丰富的胶原纤维背景中见数量不等的梭形细胞（HE 100×）

【鉴别诊断】

1）巨细胞瘤：常发生在成年人骨骺或扁骨，表现为溶骨性破坏，巨细胞瘤经典区域常见的外周或出血区周围常见类似良性纤维组织细胞瘤区域。

2）纤维组织退变或修复性组织：细胞较杂，常有出血炎性反应区域，而骨的良性纤维组织细胞瘤为真性肿瘤，细胞有 storiform 结构排列。

3）非骨化性纤维瘤：病理形态无法区分，只能依靠临床和影像学鉴别。

4）干骺端纤维缺损：发病年龄轻，可自行消退，如果病变累及髓腔成为非骨化性纤维瘤。

（四）骨的恶性纤维组织细胞瘤（malignant fibrous histiocytoma of bine，MFH）

【概况】 恶性肿瘤。好发于成人，多见于长骨干骺端，以股骨远端和胫骨近端最多见。局部疼痛和肿胀，常合并病理性骨折。

【诊断依据】

1）影像学：干骺部溶骨性破坏可伴有硬化区域，边缘常模糊，无骨膜反应，可伴有软组织侵犯。

2）病理学：多种细胞混杂，异型性及多形性明显的瘤细胞可呈车辐状排列伴多核巨细胞及泡沫细胞、慢性炎细胞，核分裂易见（图5-20）。少数为低级别病变。

【鉴别诊断】

1）骨肉瘤的成纤维型：其也是以异型性和多形

性明显的梭形细胞为主要成分伴有或多或少肿瘤性成骨，青少年为好发人群。

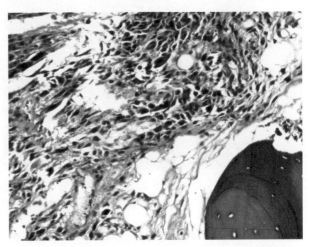

图5-20 由异型性及多形性明显的瘤细胞组织，侵犯骨皮质（HE 100×）

2）纤维肉瘤：骨内纤维肉瘤可见明确的鲱鱼骨样排列肿瘤细胞，一般为异型性较明显的恶性梭形细胞。

3）梭形细胞转移癌：有原发灶，梭形细胞部分有器官样结构，免疫组化可鉴别。

4）恶性黑色素瘤：骨内恶黑较罕见，部分梭形细胞可有或无色素，免疫组化 S-100、Melan-A、HMB45 可帮助鉴别。

五、尤文肉瘤/原始神经外胚层肿瘤（Ewing sarcoma/primitive neuroectodermal tumour，PNET）

【概况】 高度恶性小细胞肿瘤。好发于儿童和青少年（10～20岁），男女之比约为1.4∶1。多累及长骨干骺端和骨干部。主要症状为疼痛和包块。预后较差，与临床分期、部位、肿瘤大小有关。体积大、发生在骨盆或已有转移的患者预后更差。

【诊断依据】

1）影像学：渗透性或虫蚀样骨破坏，常伴葱皮样多层骨膜反应。

2）病理学：①细胞丰富，大部分区域由单一的小圆细胞构成，核圆形，染色质细腻，少量胞质透亮或轻度嗜酸，有时可见核仁（图5-21）。②肿瘤细胞部分可呈梭形，Homer-Wright 菊形团。③坏死常见。④免疫组化：CD99、FLI-1、NSE、CD56、Vimentin 阳性，少量 CK 可阳性。⑤85% 的病例出现第 11、12 号染色体易位。

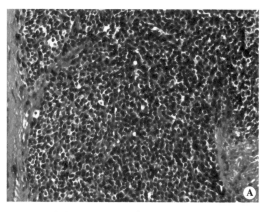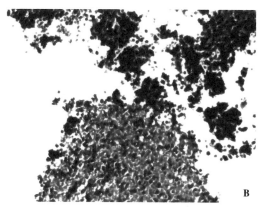

图 5-21　A. 由单一的小圆细胞组成,染色质细(HE 100×);B. 坏死常见(HE 100×)

【鉴别诊断】

1）小细胞骨肉瘤:小圆细胞间可见肿瘤性骨样组织。

2）转移性小细胞癌:有原发病灶,用免疫组化方法检测上皮来源抗体可帮助鉴别。

3）淋巴瘤:老年人好发,瘤细胞体积略大,常有大小两种淋巴细胞混杂,核形不规则,影像学肿瘤呈髓内弥漫浸润。免疫组化 LCA 等有重要价值。

4）浆细胞骨髓瘤:细胞常有明显浆样分化,免疫组化 MUM-1、CD38、CD138 等可助鉴别。

5）间叶性软骨肉瘤:小圆细胞间可见高分化肿瘤性软骨是鉴别要点。

6）转移性神经母细胞瘤:有原发灶,年龄多在 5 岁以下,尿中儿茶酚胺代谢产物水平明显升高,CD99 阴性,无 EWS/FLI-1 融合基因。

六、造血系统肿瘤(haematopoietic tumours)

(一) 骨髓瘤(plasma cell myeloma)

【概况】　骨髓浆细胞发生的恶性肿瘤,常有多骨破坏和血清单克隆性免疫球蛋白异常升高等特征。好发年龄 50～69 岁,含有红骨髓的骨为最常累及部位。常见症状:骨痛、病理性骨折、高钙血症和贫血。浆细胞骨髓瘤难以治愈,预后不良因素包括临床分期高,肾功能不全,骨髓被肿瘤替代范围广,细胞不成熟及明显非典型性,Ki-67 增殖指数高,染色体 13q14 和 17p13 缺失。孤立性者预后较好。

【诊断依据】

1）影像学:为穿孔样溶骨性破坏,边界清楚,但缺乏硬化缘,少数骨质破坏不明显,类似于全身骨质疏松改变。

2）病理学:①肿瘤细胞排列紧密,细胞间质少。

②细胞核卵圆形,偏位,染色质呈车辐状,可见核周空晕,胞质嗜酸性,细胞可具有从成熟浆细胞到高度异型性的不同分化程度(图 5-22)。③免疫球蛋白出现在胞质中呈桑套样外观,称为 Mott 细胞,在细胞外聚集形成小球状,称为 Russell 小体。④免疫组化:CD38、CD138、CD79a、MUM1 等浆细胞相关抗原阳性。

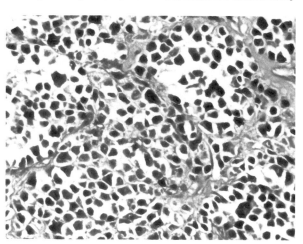

图 5-22　肿瘤细胞胞质丰富,核圆性或卵圆形,偏位,染色质呈车辐状(HE 200×)

【鉴别诊断】　主要与骨原发性及转移性小细胞肿瘤鉴别:包括恶性淋巴瘤,尤文肉瘤,小细胞骨肉瘤,转移性低分化癌。免疫组化有助于鉴别诊断。

(二) 恶性淋巴瘤(malignant lymphoma)

【概况】　由恶性淋巴细胞构成的骨内肿瘤。可以为原发性或继发性累及骨,并在骨内形成肿块。成人相对多见,好发部位:依次为股骨、椎骨和骨盆。原发性者多见于四肢,继发性者多见于中轴骨。常见症状:骨痛。恶性淋巴瘤治疗以化疗和放疗为主,不主张截肢,预后因素包括组织学类型、临床分期等,年龄大于 60 岁,免疫母细胞型预后差,单骨型较多骨型预后好。

【诊断依据】

（1）影像学：表现多样且无特异性，多为溶骨性及硬化性改变混合存在，可见骨质破坏及软组织包块形成。有时 X 线片改变不明显但核磁共振可显示骨髓信号异常。

（2）病理学：①多数肿瘤呈弥漫性生长，倾向于保留原有正常结构，如骨小梁和骨髓脂肪细胞，肿瘤在正常组织间呈渗透性浸润并取代骨髓造血组织。骨小梁可增粗，变细或不规则，呈 Paget 样改变，也可表现正常。②组织学分类和形态与骨外淋巴瘤类似，大多数为弥漫性大 B 细胞淋巴瘤（图 5-23）。③肿瘤细胞容易挤压导致结构不清。④免疫组化与骨外淋巴瘤类似。

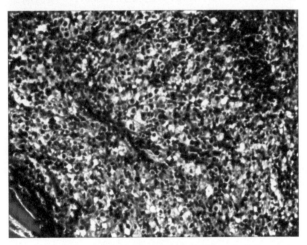

图 5-23　DLBCL，弥漫性生长方式，细胞中-大（HE 100×）

【鉴别诊断】　主要与骨原发性及转移性小细胞肿瘤鉴别，包括尤文肉瘤，小细胞骨肉瘤，浆细胞骨髓瘤，转移性低分化癌。免疫组化是重要的鉴别手段。

七、脊索瘤（chordoma）

【概况】　发生于原始脊索残余的低到中度恶性肿瘤。分为经典型、软骨样型和去分化型。半数以上发生于 41～60 岁，男女之比约为 1.8：1。好发于脊椎两端（尤其颅底和骶椎）。症状与部位和侵犯程度有关。脊索瘤是惰性的，低到中度恶性肿瘤，但由于中轴骨肿瘤难以完全切除而导致高复发率。软骨样型预后相对较好，去分化型多见于复发者，预后相对较差。晚期可发生远处转移，多见于肺。

【诊断依据】

（1）影像学：典型改变为中轴骨孤立性，中位性溶骨性破坏，可见软组织肿块及肿瘤内钙化。

（2）病理学：①分叶状，肿瘤小叶见有纤维性分隔带，瘤细胞片状、条索状，或散在分布于黏液性间质中，胞质内亦可见黏液而呈空泡样，细胞轻到中度异型性，分裂象不易见。②软骨样脊索瘤多位于颅底，具有软骨肉瘤和脊索瘤的双重组织学特征。③去分化脊索瘤（肉瘤样脊索瘤），即脊索瘤伴发高级别肉瘤。④免疫组化：波形蛋白、S-100 蛋白、广谱 CK、低分子量 CK、EMA 阳性。

【鉴别诊断】　主要与软骨肉瘤鉴别：后者免疫组化 CK、EMA 阴性。

八、釉质瘤（adamantinoma）

【概况】　又称长骨造釉细胞瘤，罕见。可能源于滑膜、血管或原始间叶细胞的化生。发病年龄范围宽（8～74 岁），位于骨干或干骺端偏骨干侧，多发生在胫骨。局部疼痛、肿胀。发展缓慢。低度恶性，常局部复发。常与纤维结构不良伴发。

【诊断依据】

（1）影像学：皮质内界清、分叶状溶骨性改变，并散布有硬化区，皮质略膨胀变薄，无明显骨膜反应，偶尔穿破骨皮质形成软组织肿块。

（2）病理学：形似颌骨造釉细胞瘤。分为四型：①鳞状上皮型（较多见）；②基底细胞型（图 5-24）；③血管型；④肉瘤型。免疫组化染色：瘤细胞呈 keratin 阳性。

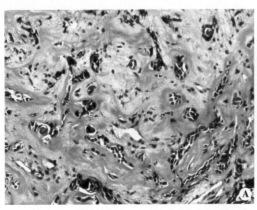
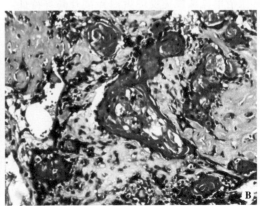

图 5-24　A. 基底细胞样形态（HE 100×）；B. 鳞状细胞样形态（HE 100×）

【鉴别诊断】 诊断长骨造釉细胞瘤需与骨的纤维结构不良、骨转移癌、血管肉瘤、滑膜肉瘤鉴别。

九、转移瘤及其他肿瘤

(一)累及骨的转移瘤(metastases involving bone)

【概况】 发生于其他部位(远隔处)的恶性肿瘤累及到骨,绝大部分上皮来源。

【诊断依据】 与原发肿瘤形态相似。

(二)血管瘤(hemangioma)

【概况】 内皮来源的具有脉管分化的良性病变。好发于40~50岁,男女比例2∶3。好发于脊椎骨,尤其是胸椎,其次为颅骨、颌骨。大部分症状不明显。预后好,局部复发率低。

【诊断依据】

1)影像学:典型表现为局部密度降低和纵向排列的条纹状反应性新生骨,形成"灯芯绒布"样结构。

2)病理学:与软组织血管瘤类似,以海绵状血管瘤多见(图5-25),也可以是毛细血管瘤,动静脉血管瘤或上述几种成分混合。

3)免疫组化:CD31、CD34、Ⅷ因子、FLI1蛋白阳性,上皮样血管瘤亦可表达CK、EMA或CEA。

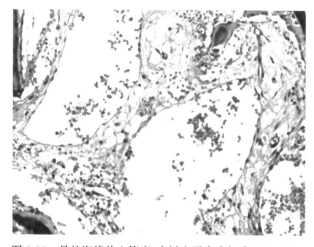

图5-25 骨的海绵状血管瘤,内衬扁平内皮细胞(HE 100×)

【鉴别诊断】 高分化血管肉瘤、转移癌、造釉细胞瘤。

(三)血管肉瘤(angiosarcoma)

【概况】 内皮细胞构成的恶性肿瘤。少见,年龄分布广。长骨和脊柱为主的中轴骨相对常见。常见症状:疼痛。组织学分化程度是其最重要的预后因素。

【诊断依据】

1)影像学:多为溶骨性改变,边界不清,可以有

硬化缘及软组织肿块形成,常为多中心性。

2)病理学:与软组织血管肉瘤相同,①肿瘤均具有形成血管的倾向,高、中分化者肿瘤形成迷路样血管网,缺乏分叶结构,甚至单个肿瘤细胞亦可形成管腔。②内皮细胞具有不同程度的非典型性,核分裂易见,可形成实性细胞团,肿瘤分化越低,细胞团越明显(图5-26)。③肿瘤内及边缘可见新骨形成,被覆成熟的骨母细胞。④上皮样血管肉瘤。细胞见丰富的嗜酸性胞质及明显核仁,胞质内有含铁血黄素沉积。⑤免疫组化:表达CD31、CD34、Ⅷ因子、FLIⅡ蛋白,上皮样血管肉瘤可表达CK、EMA。

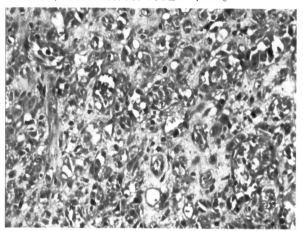

图5-26 骨的上皮样血管肉瘤,由成片的上皮样细胞组成,核大,核仁明显(HE 100×)

【鉴别诊断】 血管瘤及富含血管的其他肉瘤。

(四)骨的平滑肌瘤(leiomyma of bone)

【概况】 骨的良性梭形细胞肿瘤,有平滑肌分化。

【诊断依据】

1)影像学:显示溶骨性病变,常为多灶性,可出现硬化缘,有时出现骨皮质膨胀。

2)病理学:与其他部位的平滑肌瘤相同,由形态单一的梭形细胞呈束状排列,核分裂极为罕见。免疫组化:SMA和desmin阳性。

(五)骨的平滑肌肉瘤(leiomyosarcoma of bone)

【概况】 骨的极罕见的梭形细胞肉瘤。免疫组化和电镜分析显示平滑肌分化。

【诊断依据】

1)影像学:显示为侵袭性的溶骨性改变,边界不清,渗透性,有皮质破坏。

2)病理学:与其他部位的平滑肌肉瘤相同,肥硕的、多形性的梭形细胞呈束状排列,核分裂多见,常见坏死。免疫组化:SMA和desmin阳性。

(六)骨的脂肪瘤(lipoma of bone)

【概况】 是脂肪细胞的良性肿瘤,发生于髓腔、

皮质或骨表面等部位。

【诊断依据】

1)影像学:显示髓内脂肪瘤为境界清楚的溶骨性改变,外周有薄的硬化缘,病变内可有小梁或中心性的钙化。骨旁脂肪瘤为邻近皮质表面的透亮包块,可出现皮质增厚或骨膜反应。

2)病理学:由分叶状排列的成熟的脂肪细胞组成。免疫组化:S-100 阳性。

十、瘤样病变

(一)动脉瘤样骨囊肿(aneurismal bone cyst)

【概况】 骨的良性囊性病变,居瘤样病变第三位,分为原发性和继发性。多发于 30 岁以下。多见于长骨(依次是股骨、肱骨、胫骨)和脊椎。局部肿胀、疼痛、功能障碍,压痛明显,但无血管搏动和杂音。有局部复发潜能,刮除后可复发。

【诊断依据】

1)影像学:显示溶骨性、偏心性和膨胀性的肿块。CT 和 MRI 可显示囊内部的间隔和特征性的多液平面。

2)病理学:原发性动脉瘤样骨囊肿境界清楚,由纤维间隔分隔的充盈血液的囊腔构成,间隔由中等细胞密度成分构成,包括温和的纤维母细胞、散在的破骨细胞样巨细胞及围绕骨母细胞的编织骨成分(图 5-27)。继发性多与骨的良性肿瘤有关,如骨巨细胞瘤、骨母细胞瘤、软骨母细胞瘤,也可继发于恶性肿瘤,如骨肉瘤。

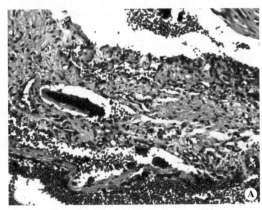
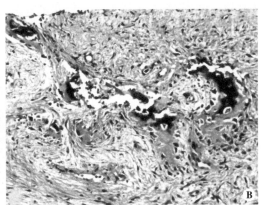

图 5-27　A. 间隔由反应性编织骨、纤维母细胞和散在的破骨巨细胞样巨细胞组成(HE 100×);B. 囊壁上所谓的"蓝骨"形成(HE 100×)

【鉴别诊断】

1)血管扩张型骨肉瘤:影像学边界不清伴皮质破坏,组织学囊壁内可见异型肿瘤细胞及肿瘤性成骨。

2)继发性动脉瘤样骨囊肿:如骨巨细胞瘤和软骨母细胞瘤可继发动脉瘤样骨囊肿。

3)单纯性骨囊肿:纤维囊壁组织,囊内含淡黄色液体。

(二)单纯性骨囊肿(simple bone cyst)

【概况】 骨髓腔内呈囊样充盈血样液体的病变,常呈单房性。良性病变,居骨瘤样病变第二位。男女之比约 3:1。好发于儿童和青年。多见于长骨。常无症状,可因病理性骨折就诊,或在外伤后经 X 线检查发现;可有轻微疼痛,功能障碍。10% ~ 20% 病例可以复发。

【诊断要点】

1)影像学:X 线显示干骺-骨干的透亮区域,可扩展至骺板。腔内可有部分或完全的间隔。

2)病理学:囊肿内衬一层光滑的纤维膜,常见血管丰富的结缔组织、含铁血黄素和胆固醇结晶(图 5-28)。

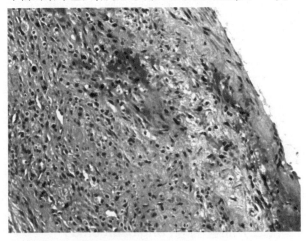

图 5-28　间隔由结缔组织组成,衬覆不明显(HE 100×)

(三)纤维结构不良(fibrous dysplasia)

【概况】 髓腔内良性的纤维-骨性病变,可累及单骨或多骨,又名骨纤维异常增殖症。多见于 11 ~ 30

岁。长骨好发于股骨、胫骨,扁平骨好发于颌骨、肋骨。预后好,很少恶变。

【诊断依据】

1)影像学:X线显示为非侵袭性的地图样,有毛玻璃样基质。

2)病理学:由纤维性和骨性成分构成。纤维性成分由温和的梭形细胞构成,骨性成分由不规则的弯曲编织骨骨小梁构成(图5-29)。

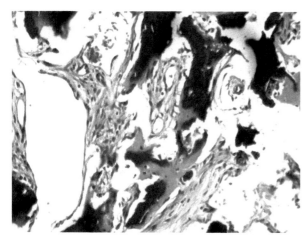

图5-29 "字母"形的骨针,周边无骨母细胞衬覆,及间质是疏松的梭形细胞(HE 100×)

【鉴别诊断】

1)骨性纤维结构不良:多发生于胫腓骨皮质,骨小梁周围可见增生活跃的骨母细胞。

2)低级别中心性骨肉瘤:较一致的梭形细胞显示轻度异型性,侵蚀骨皮质。

(四)骨性纤维结构不良(osteofibrous dysplasia)

【概况】 皮质发生的良性自限性纤维-骨性病变。多见于20岁以前的男童。常见症状为肿胀和受累骨段的无痛性弯曲。

【诊断依据】

1)影像学:病变位于皮质,境界清楚,皮质变薄、膨胀甚至消失。

2)病理学:不规则的编织骨碎片,边缘常衬覆板层骨,板层骨由轮廓分明的骨母细胞产生。纤维成分由温和的梭形细胞及其产生的胶原纤维构成(图5-30)。

【鉴别诊断】

1)纤维结构不良:发生于髓腔内,骨小梁周围多无骨母细胞围绕。

2)骨性纤维结构不良样釉质瘤:骨性纤维结构不良背景中存在上皮细胞巢。

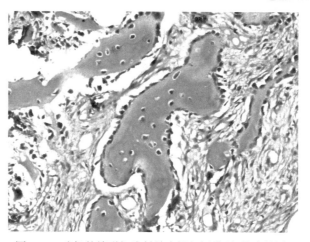

图5-30 疏松的梭形细胞与骨小梁相间排列,骨小梁周边有明显的骨母细胞衬覆(HE 100×)

第三节 关 节

一、解剖组织学

略。

二、囊 肿

(一)滑囊囊肿(synovial cyst)

【概况】 多与慢性损伤有关。最常见于腘窝,又称为腘窝囊肿、Baker囊肿或膝关节后疝等。部分囊肿可与膝关节相通。多发生在腓肠肌和半膜肌滑囊。发生于任何年龄,男性较多见。患处表现为肿块,可疼痛。

【诊断依据】 囊肿壁由致密纤维组织构成,可透明变性,可见软骨或骨化生,灶性淋巴细胞、单核细胞、浆细胞浸润。少数病例还可见到多核巨细胞、泡沫细胞和含铁血黄素沉着。囊壁内腔有时见滑膜细胞被覆,或附有纤维素性渗出物(图5-31)。

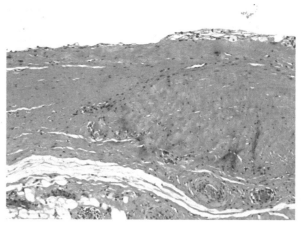

图5-31 囊壁可见滑膜细胞衬覆(HE 40×)

（二）腱鞘囊肿（ganglia）

【概况】　因关节囊或腱鞘结缔组织发生黏液变性和液化所致。多见于青年人,女性多见。常发生于手足(尤其腕关节背侧),也可见于膝关节半月板旁。囊肿侵蚀邻骨时,形成骨内性腱鞘囊肿。囊肿局部可钝痛。

【诊断依据】　囊壁衬于纤维结缔组织,可黏液样变,不易辨认出被覆细胞,较少炎细胞浸润。早期病变为疏松、淡染的星形或梭形纤维细胞,以后黏液逐渐增多,遂成囊肿(图 5-32)。

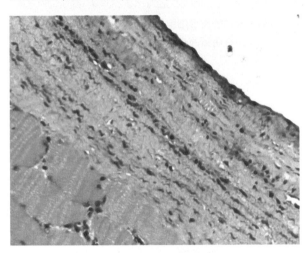

图 5-32　纤维结缔组织囊壁(HE 100×)

三、关节炎（arthritis）

（一）骨性关节炎（osteoarthritis）

【概况】　因关节退行性变而引起。

【诊断依据】　早期改变是关节面透明软骨的均匀变性。开始表现为以垂直裂隙为特征之软骨基质的原纤维变性,最后可导致在表面形成乳头状突起,有时还有软骨碎片脱落。关节软骨一旦消失,两侧的关节,骨面就会发生直接接触,并引发骨小梁的进行性骨质增生(骨质象牙化)。滑膜可保持正常,亦可增厚,并可形成乳头状化生性软骨、骨或脂肪组织瘤块。肿物大量脱落即成为关节腔内的游离体。

（二）类风湿关节炎（rheumatoid arthritis）

【概况】　是一种免疫复合物性疾病,表现为慢性多关节炎。多见于 10～30 岁女性。以手足小关节最为常见,其次为大关节。

【诊断依据】　早期,滑膜充血,衬覆细胞增生和浆细胞、淋巴细胞浸润,常有淋巴滤泡形成。滑膜小血管被覆的内皮细胞肥大。紧靠滑膜表面或间质中

常可见纤维素沉积。第二阶段,肉芽组织长入软骨下骨髓(图 5-33)。关节软骨表面可形成血管翳。血管翳中亦可见软骨或骨。软骨下的肉芽组织和关节中的血管翳可侵袭软骨。软骨破坏后出现纤维性关节强直,最后是骨性关节强直。

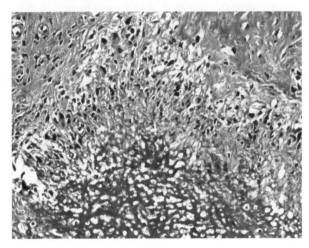

图 5-33　类风湿小结(HE 100×)

（三）痛风（gout）

【概况】　由于尿酸盐沉积进行性破坏软骨可致溶骨,并造成不规则的软骨下骨损伤。

【诊断依据】　炎性背景中可见大量组织细胞和异物巨细胞,并见尿酸盐结晶沉积(图 5-34)。

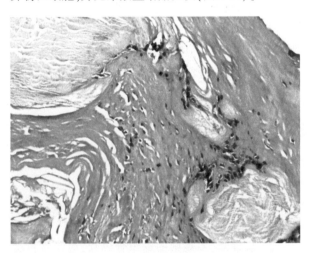

图 5-34　尿酸盐结晶(HE 100×)

四、滑膜骨软骨瘤病（synovial osteochondromatosis）

【概况】　又称滑膜软骨化生,以在滑膜中有骨软骨小体形成特征。大多为单关节受累。

【诊断依据】　骨软骨小体可在滑膜内,也可脱落至关节腔。常伴有钙化、骨化。软骨小体为透明软骨,软骨细胞可呈一定程度异型性。

五、腱鞘巨细胞瘤
（tendosynovial giant cell tumor）

【概况】 良性,起源于腱鞘的滑膜。多见于青、

中年,女性较多。多单发,最常发生于指关节周围,也见于腕、足和踝部。生长缓慢,切除不净可复发。按肿瘤的生长方式分局限型和弥漫型(图5-35)。

【诊断依据】 详见软组织肿瘤腱鞘巨细胞瘤章节。

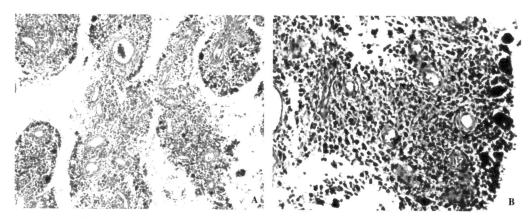

图5-35　A. 弥漫型腱鞘巨细胞瘤的绒毛状结构(HE 40×);B. 肿瘤内可见少量的多核巨细胞(HE 100×)

【鉴别诊断】 诊断腱鞘巨细胞瘤需与滑膜肉瘤、软组织巨细胞瘤、骨巨细胞瘤等鉴别。

（张邢松　尹海兵）

思考题
　　1. 普通型骨肉瘤的诊断依据及亚型?
　　2. 毛细血管扩张型骨肉瘤的诊断及鉴别诊断?
　　3. 小细胞骨肉瘤的诊断及鉴别诊断?

　　4. 内生软骨瘤的诊断与鉴别诊断?
　　5. 普通软骨肉瘤的诊断依据及鉴别诊断?
　　6. 间叶性软骨肉瘤的诊断依据?
　　7. 软骨母细胞瘤的诊断及鉴别诊断?
　　8. 巨细胞瘤的诊断及鉴别诊断?
　　9. 动脉瘤样骨囊肿的诊断及鉴别诊断?
　　10. 纤维结构不良的诊断及鉴别诊断?

第 6 章 淋巴造血系统

本 章 提 纲

第一节 淋 巴 结

一、胚胎学与组织学

（一）胚胎发生

人胚的淋巴结起源于中胚层。胚胎第 2 个月,间叶细胞间出现裂隙,其内衬细胞形成内皮细胞,许多裂隙互相连接形成淋巴管,扩张部分形成淋巴囊,囊壁周围的间叶细胞突入囊内聚集成团。胚胎第 3 个月,少量来自骨髓和胸腺的淋巴细胞迁入间叶细胞团内,并不断分裂增生。与此同时,来自中胚层组织毛细血管及小淋巴管不断增生并伸入细胞团,上皮样小静脉随后形成。以后间叶组织再逐渐形成淋巴结的被膜、小梁、门部、淋巴窦及输出淋巴管等结构。

胚胎 4~6 个月时,淋巴结的分布基本上与新生儿及成人相同,但淋巴结内尚无明显的皮、髓质之分。从 6~9 个月到出生时,淋巴结体积增大,出现皮质、髓质和初级淋巴滤泡。出生后 1~6 个月才形成生发中心,此时淋巴结的结构已和成人相似。

（二）组织结构

淋巴结外形多呈肾形或卵圆形,表面由薄层致密纤维组织、少量弹力纤维及平滑肌形成被膜。被膜向淋巴结内延伸形成纤维组织小梁,并将边缘部分淋巴组织分隔成细胞密集的淋巴滤泡(淋巴小结),滤泡和其间的淋巴索构成淋巴结的皮质区。淋巴结中央部分的淋巴组织形成索状,且互相吻合成网,即为髓索,髓索所在部分称为淋巴结的髓质区。皮质与髓质交界区域称为淋巴结的副皮质区。皮质、副皮质及髓质之间并无明显界限,其中副皮质和皮质的生发中心是免疫反应影响最明显的区域。

人体淋巴结的组织结构因其部位不同而稍有变异。同时也随年龄、机体的免疫状态而有所改变。例如肠系膜淋巴结皮质少、髓质多,有较宽的髓索和髓窦,髓索内淋巴细胞聚集,使髓索膨胀,很像“生发中心”;而易受引流抗原刺激的颈部淋巴结,则具有比较大而多的淋巴滤泡;腋窝淋巴结常被脂肪组织替代,随年龄增长而增加,有时可将淋巴组织挤压到一边呈半月形;腹股沟淋巴结的髓质内常见淋巴管和血管增生、扩张,伴纤维组织增生和胶原化,也可被脂肪组织取代。因此,活组织检查取材应尽量选择颈部淋巴结。

1. 淋巴结支架 又称间质。由被膜、小梁和网状组织组成。在淋巴结的一侧,有较多的疏松结缔组织与被膜相连续,进入淋巴结髓质形成门部。门部结缔组织中有小动脉、小静脉、较大的输出淋巴管及神

130

经纤维。血管从门部结缔组织进入小梁,再分支进入实质。小梁及门部结缔组织相连构成淋巴结的粗支架。

网状组织由网状细胞和网状纤维组成,位于结缔组织粗支架之间,构成淋巴结的细支架。淋巴索内网状纤维致密,淋巴窦内稀疏;滤泡生发中心内网状纤维少,周围淋巴细胞层内增多。

2. 皮质区 皮质区位于被膜下,主要由边缘窦、皮质窦、淋巴滤泡及其生发中心组成,占淋巴结的75%,是 B 淋巴细胞依赖区,与人体体液免疫功能有关。

淋巴滤泡又称淋巴小结,为圆形或椭圆形致密的淋巴组织,常沿淋巴结边缘部呈单层(或多层)排列。淋巴滤泡是一个异常活跃、形态经常变化的结构,静止时变小,甚至几乎消失,受到抗原刺激后体积增大,细胞增多。滤泡有初级和次级滤泡之分,前者为小而深染的淋巴细胞集结,无生发中心,见于刚出生的婴儿或有 B 淋巴细胞性免疫缺陷病人的淋巴结中。受抗原刺激后,滤泡生发中心(又称反应中心)发育形成,含有生发中心的滤泡称为次级滤泡,其中央区为染色较淡的生发中心,主要由大小和形态不一的淋巴样细胞、少量树突网状细胞、巨噬细胞组成。生发中心外围是着色深的套区,主要由密集的小淋巴细胞组成。套区的外层较疏松,在脾称其为"边缘区",但在淋巴结中较难辨认。

B 淋巴细胞在滤泡中心发生增殖、转化,产生记忆的 B 淋巴细胞及浆细胞前身细胞。在此过程中,树突网状细胞、淋巴样细胞及巨噬细胞相互协作,共同起作用。

(1)树突网状细胞:主要在生发中心内,也见于套区。细胞核中等大小,呈卵圆形,核染色质分布均匀而疏松,核仁不明显,偶见双核。光镜下细胞质不易见到,免疫组织化学染色能显示有许多细长的细胞质突起,并相互连接形成网眼状支架。电镜下见细胞之间有桥粒样连接。细胞无明显的吞噬功能,但其表面可能有捕获抗体依赖性抗原的作用,并将信息传递给相邻的 B 小淋巴细胞,促使致敏的小淋巴细胞增殖、转化,故与生发中心的形成可能有关。该细胞的起源尚未肯定,不一定来源于单核巨噬细胞系统,可能来源于血管周围间叶组织。

(2)淋巴样细胞:位于初级滤泡及次级滤泡套区的淋巴细胞小,细胞核呈圆形或稍不规则形,深染,染色质凝集,细胞质少;生发中心内的淋巴样细胞则包括:

1)中心母细胞:细胞核中到大,呈圆形或稍不规则圆形,空泡状,有多个小核仁常靠核膜分布,细胞质少到中等量,可呈嗜碱性,核分裂象多见。电镜下见

细胞质内有丰富的多核糖体及少量内质网。

2)中心细胞:核呈不规则圆形或带棱角。大细胞核染色质分散,核膜清楚,常有小核仁,居中位或靠核膜分布,细胞质较丰富,光镜下细胞界限不很清楚。小细胞核染色质凝集,细胞质稀少。电镜下见细胞质内常有单核糖体、较多的光面内质网,细胞中央有较多的膜囊泡。

3)尚有少量浆细胞、免疫母细胞和细胞核深染而呈不规则形的小淋巴细胞(可能是 T 小淋巴细胞)。

(3)巨噬细胞:细胞大,细胞核中等大小,细胞质丰富而透亮,含吞噬碎片。可因切面不同,时而核不明显,透亮的胞质构成所谓"星空"现象。

生发中心的细胞成分可随免疫反应不同时期而有所不同。受抗原刺激后的早期,主要为中心母细胞。然后,出现巨噬细胞、中心细胞及大量树突网状细胞,并可出现生发中心细胞的极性分布,即中心细胞主要分布在生发中心上半部,近淋巴结包膜的一极,构成生发中心的"亮带"。中心母细胞集中在下半部近髓质的一极,构成"暗带"。由于切面不同及免疫反应不同期,即使在同一淋巴结内,不同滤泡内的细胞成分及细胞分布可以不同,出现有极性分布和无极性分布的滤泡共存于一个淋巴结内。

3. 髓质区 由髓索及髓窦组成。髓索是浆细胞形成、增生及产生抗体的区域。当抗原引起淋巴结体液免疫反应后,浆细胞大量增生,髓索增宽甚至可扩展到皮质部。髓索内以淋巴样细胞为主,尚有少量巨噬细胞及其他类型细胞。

(1)淋巴样细胞:包括大量小淋巴细胞、浆细胞,少量浆细胞样淋巴细胞、浆母细胞及免疫母细胞。其特点分别为:①小淋巴细胞核小呈圆形或不规则圆形,细胞质少。有些细胞核较不规则的小淋巴细胞,可能为 T 小淋巴细胞,其对调节抗体的形成是必需的;②浆细胞核呈圆形或卵圆形,偏位,核染色质呈典型的车轮状排列,即在透亮圆形的核内,有小的凝集的染色质沿核膜分布。细胞质丰富,呈伊红色或双色性,派若宁染色呈阳性,在吉姆萨(Giemsa)染色片中易见到"核周空晕",即核周(相当于高尔基复合体的位置)有半月形的淡染区。PAS 染色有时可显示细胞质内 PAS 阳性的免疫球蛋白,谓之"拉塞尔小体"(Russell body)。电镜下见细胞质内有大量粗面内质网围绕细胞核,高尔基复合体相当大,尚有溶酶体。高尔基复合体及溶酶体显示比较强的酸性磷酸酶活性及中等度非特异性酯酶活性。细胞尚可表达 ATP酶活性;浆细胞样淋巴细胞的形态类似浆细胞,但细胞核染色质无典型的车轮状排列,也无明显的"核周空晕"。电镜下见细胞质内有丰富的粗面及滑面内质

网;③免疫母细胞少见,细胞大,直径在 20~40μm,细胞核大、圆、空,核仁大而圆,1~2 个,多居核中央,核膜明显。细胞质丰富,嗜碱性或嗜双色性,派若宁染色呈强阳性,无吞噬功能。电镜下见细胞核呈不规则形,沿核膜有一狭条染色质致密带,核仁大。细胞质内充满多核糖体,线粒体大且常有肿胀,偶见不规则积聚的糖原颗粒;浆母细胞偶见,形态类似免疫母细胞,但细胞核稍小些,有 1~3 个周边位的核仁,细胞质染成均匀伊红色或双色性,可以有"核周空晕",但一般不明显。

(2)巨噬细胞:少见。细胞核呈中至大,空泡状,稍不规则形,细胞质丰富,吞噬功能不如生发中心内的巨噬细胞那么强。

(3)其他类型细胞:包括肥大细胞以及偶见的嗜酸粒细胞、中性粒细胞。肥大细胞最常见于髓质,细胞中等大小,用吉姆萨或甲苯胺蓝(toluidine blue)染色能显示细胞质内紫色颗粒。

4. 副皮质区 为皮、髓质之间的一片弥散淋巴组织,约占淋巴结的 20% 左右。是淋巴结的胸腺依赖区(T区),在细胞免疫反应中起着重要作用,形成记忆 T 淋巴细胞、产生淋巴因子等。该区主要由淋巴样细胞、巨噬细胞、交指网状细胞及成串的上皮样小静脉组成,后两者为该区特征性的形态结构。

(1)淋巴样细胞:主要为 T 小淋巴细胞及少量 T 免疫母细胞。

1)T 小淋巴细胞,细胞核小而呈不规则形,核染色质深而凝集,细胞质少。受抗原刺激后可不断分裂增生,使该区明显扩大,有时可出现密集的淋巴细胞团,形态上近似于淋巴小结,称为"T 小结",但与 B 区淋巴小结不同,没有生发中心及淋巴细胞套。按细胞功能,T 淋巴细胞主要有两大类,即辅助 T 细胞及抑制 T 细胞,以前者居多,通常两者比例为 2~3∶1。对这些功能不同的淋巴细胞形态特点、转化过程中的形态改变尚不够清楚。

2)T 免疫母细胞,其部分细胞形态与 B 免疫母细胞相似,细胞核圆,有单个位于中心的核仁。而部分细胞核的形状不规则,有多个位于边缘的核仁,细胞质中等量。

(2)交指网状细胞:细胞大,细胞核大而畸形,有深的裂沟及折叠,染色质细,细胞核淡染,近乎透明,核仁不明显。细胞质丰富而淡染或透亮,细胞界限不清楚。电镜下见细胞表面有许多突起,与邻近的交指网状细胞及淋巴细胞交织在一起,但无桥粒样结构连接。细胞质内有典型的管泡系统。该细胞的功能尚不完全清楚,可能在启动免疫反应中有重要作用。其来源于骨髓,可能是从循环的单核或巨噬细胞衍生而来。形态上与皮肤的朗格汉斯细胞相似。

(3)上皮样小静脉:又称毛细血管后静脉,只存在于副皮质区。内衬立方形、圆柱形内皮细胞,细胞核大,呈卵圆形,有小核仁,细胞质中等量。有时内皮细胞肿胀而阻塞血管。血管腔内通常有较多淋巴细胞。血液循环中的淋巴细胞就是穿越这段血管而进入淋巴组织的。而且,通过淋巴细胞表面的特殊受体与血管内皮细胞表面的特殊配体相结合,对淋巴细胞的再循环、分布及"归巢"起重要作用。

5. 淋巴窦 按其在淋巴结内的不同部位而有不同名称。被膜与皮质间的淋巴窦称为"边缘窦",皮质淋巴滤泡之间者称为"皮窦";髓索和小梁之间者称为"髓窦"。一般说来,窦内只有少量淋巴细胞,在低倍光镜下呈疏松而染色较淡的索网状区域。淋巴液是经输入淋巴管穿过被膜进入淋巴结边缘窦,再经皮窦和髓窦,然后,由输出淋巴管流入下一群淋巴结。

淋巴窦隙内壁为一层扁平细胞(称为窦岸细胞)所覆盖,具有活跃的吞噬能力,并能游走到窦内,这与一般的内皮细胞不同,故称其为"窦组织细胞"。细胞形态与一般巨噬细胞相似,细胞核与细胞质比例较小,细胞核呈不规则形空泡状,细胞质内有吞噬物。在有些淋巴结反应性增生中(尤在弓形体淋巴结炎中常见),窦内有多量单核细胞样细胞,细胞呈中等大小,细胞核呈圆形、肾形或稍不规则圆形,细胞核的大小及形状较一致,细胞质中等量,曾称为"未成熟的窦组织细胞",现已证实为单核细胞样 B 淋巴细胞。

淋巴窦不仅是淋巴液从一群淋巴结到另一群淋巴结的通道,同时有过滤淋巴液、阻留异物的功能,并在抗原的处置中起重要作用。动物实验已证实淋巴结的静脉和淋巴窦直接相通,尤在淋巴引流受阻时更为明显,这一点与肿瘤的播散有很大关系。如果淋巴结内发生转移,就有发生血道转移的机会。同样,血道转移也能将肿瘤细胞带到远处的淋巴结内。

二、淋巴结反应性增生性疾病

淋巴结反应性增生的形态变化复杂,一般可分为滤泡增生型、窦性增生型、弥漫增生型及混合增生型四种。

(一)增生性淋巴结的组织形态类型

1. 滤泡增生型 多见于非特异性炎症,尤在儿童。也见于类风湿、梅毒、弓形体病、巨淋巴结增生等病变。主要形态变化为:淋巴滤泡明显增多、增大,主要局限在皮质部,而遍及整个淋巴结实质者罕见。滤泡大小往往不一,呈大圆形或不规则形,甚至畸形或相互融合。多数情况下,生发中心扩大呈不规则形,细胞增生活跃,核分裂象多见,有各种转化阶段的淋巴细胞,这些细胞之间有一定的比例及相互关系。吞噬细胞增生明显。有时可伴有大量浆细胞,用甲基绿-派洛宁(MGP)或吉姆萨染色能清晰显示。在反应旺盛时,不论是淋巴结或在结外淋巴组织中,滤泡生发中心细胞可有极性排列。在反应后期,生发中心可以萎缩,也称衰竭或静止的生发中心,由少量染色较淡的树突网状细胞及很少量的淋巴样细胞组成,偶见上皮样组织细胞,生发中心内核分裂象及吞噬细胞甚少,细胞之间有少量嗜伊红胶原样物质,这些物质与血管壁有明显联系。偶然的情况下,生发中心细胞质内有染成伊红色的免疫球蛋白,有时聚集形成拉塞尔小体。反应性增生的滤泡一般均有完整的淋巴细胞套,而靠近生发中心外围的几层小淋巴细胞可因生发中心扩大而被挤压,细胞变成立方形并排列成整齐的一行,如串珠状。

2. 窦性增生型 多数为非特异性窦组织细胞增生。恶性肿瘤引流区淋巴结内常见,也见于淋巴造影后的淋巴结及伴巨大淋巴结病的窦组织细胞增生症。表现为淋巴窦明显扩张,压迫周围淋巴索。窦组织细胞明显增生,髓质区也常有组织细胞及浆细胞增生。

3. 弥漫增生型 多见于病毒性淋巴结病,也见于疫苗接种后的淋巴结病、药物引起的淋巴结病、皮病性淋巴结病、红斑狼疮性淋巴结病。

【组织形态】 淋巴组织弥漫增生(包括窦、索、血管、滤泡等的变化),而淋巴结正常结构保存,界限不清楚。

(1)窦、索的变化:因其中均充满深染的淋巴细胞和浆细胞,窦组织细胞增生,故使窦和索的密度变得接近,使正常的窦(淡区)和索(深区)有规律的交错排列不明显,易误诊为恶性淋巴瘤。但若能仔细观察,尤其是用网状纤维染色,仍能发现淋巴结窦和索结构存在,血管多在索内而且沿小梁行走,淋巴滤泡周围有上皮样小静脉形成的蔓状血管丛。有时窦索内可出现退变的浆细胞和组织细胞,细胞核常偏位,细胞质丰富透亮,易被误认为印戒细胞癌,但这些退变细胞的核无恶性特征。

(2)血管的变化:主要为小静脉壁增厚,内皮细胞增生、肿胀,常呈立方形,似上皮细胞。当血管被横切时,会被误认为是异位或转移的腺体。当副皮质区上皮样小静脉明显增生,而血管周围又有呈片状分布的组织细胞、免疫母细胞,有多量核分裂象,则易误诊为恶性淋巴瘤,必须结合低倍光镜观察及病史来鉴别。

(3)生发中心的变化:常多种多样,生发中心细胞增生;生发中心扩大变形,但淋巴细胞套明显。随着病变进展,生发中心内的细胞与其外围的淋巴细胞互相交错,似浸润性生长。随之,生发中心可被分隔

为许多不规则的小团块。最后,生发中心内的细胞与滤泡间皮质索内增生的淋巴细胞、免疫母细胞、副皮质区增生的淋巴细胞及吞噬细胞混杂一起,弥漫成片,构造了"满天星"的图像。但增生的免疫母细胞主要出现在副皮质区,特别是上皮样小静脉周围,增生的大细胞呈散在分布,这种分布方式符合反应性增生的特点。

4. 混合增生型 在传染性单核细胞增生症、弓形体病性淋巴结病中可见到。该型形态特点为上述几种增生类型的复合。

5. 其他

(1)"血管增生型":少数情况下,病变主要表现为血管呈肉芽样分枝状增生,血管壁厚,血管内皮细胞增生。而血管的分布方式基本保持正常,即淋巴结门部的血管较粗,髓质部血管较细、直而短,且以纵切面者多见。皮髓质交界处和滤泡间的淋巴索内血管明显增生,常呈串状,顺着一个方向平行排列。而肿瘤性新生的毛细血管排列紊乱,多呈裂隙样的血管芽。

(2)"纤维结节型":是由于炎症反复发作,淋巴组织被纤维组织所代替而形成。大量增生的纤维组织有时自被膜向皮质内伸入,而将淋巴结分隔成许多小结节。这种纤维间隔可为粗大的胶原纤维索,或为较细的纤维,一般以淋巴结的边缘区较为显著。纤维间隔之间的淋巴细胞是成熟的,有时可见生发中心残余,此点显然与霍奇金淋巴瘤的结节硬化型不同。

(二)感染引起的淋巴结病

感染引起的淋巴结病包括病毒、细菌、原虫等引起的淋巴结炎。

1. 传染性单核细胞增多症(infectious mononucleosis)

【概述】 传染性单核细胞增多症是一种亚急性、良性、可自限性的淋巴组织增生性疾病,认为与EB病毒感染有关。多见于西方国家,亚洲国家中较少见。

病程一般为9~27天,长者可达数月。随病情发展,淋巴结可自行缩小、消退,有的病例需持续半年左右才完全消退。肝、脾可肿大,少数者出现肝功能异常,甚至黄疸。出现血小板减少症、自发性脾破裂或中枢神经系统状(例脑脊髓炎、急性感染性多神经炎)也有报道。极少数病例可死于这些严重的并发症。

周围血象显示白细胞计数升高,淋巴细胞高达60%~80%,并出现大量不典型的淋巴样细胞。这些细胞核较大,直径约12~16μm,有凹陷或皱褶,细胞质丰富、较透亮,免疫酶标证实,大部分为T淋巴细

胞。血清内有抗 EB 病毒抗体及异嗜性抗体,多数患者显示 Paul-Bunnell 试验(异嗜性抗体反应)阳性。

受累淋巴结的直径一般不超过 4cm,质软。

【诊断依据】 ①好发于青少年和青年,发病高峰年龄为 15～20 岁;②表现为不规则发热、咽痛、扁桃体炎,全身浅表淋巴结肿大,以颈部最明显。③淋巴结结构存在或部分不清楚。滤泡有不同程度增生,早期时明显,随后副皮质区增生扩大。④细胞增生以多量免疫母细胞增生和小淋巴细胞增生为突出。它们散在或集合分布于副皮质区,扩张的淋巴窦,包膜下小静脉和髓索内,以及包膜和包膜外脂肪内。⑤免疫母细胞可以为 T 细胞或 B 细胞,常 EBER 检测阳性,细胞核大,核仁明显,可见双核、多核或巨核,核分裂象多,与里-施细胞(Reed-Sternberg cell)相似,易误为恶性淋巴瘤。⑥可见小灶性坏死。

【鉴别诊断】 最重要的是与恶性淋巴瘤作鉴别,后者淋巴结结构常有破坏,除了有免疫母细胞样瘤细胞外,其他中小淋巴样细胞均有异型性。尚可参考病人的年龄、临床表现、周围血象、血清抗 EB 病毒抗体检测及 Paul--Bunnell 试验以帮助鉴别。此外,尚需与其他病毒相关的淋巴结病或药物引起的淋巴结病作鉴别。

2. 人类免疫缺陷病毒感染(human immunodeficiency virus,HIV)

【诊断依据】 ① 淋巴滤泡生发中心增生扩大,轮廓不规则,呈哑铃状、扭曲状或锯齿状。淋巴细胞套常较薄,甚至缺如,使滤泡中心呈"裸露状"。②如有小淋巴细胞浸润滤泡中心及其周围淋巴组织,则滤泡结构显得不清楚。滤泡中心内含多量吞噬细胞及浆细胞。③滤泡间区小静脉增生,浆细胞浸润。④巨噬细胞反应明显,呈单个分散或小簇状分布,出现多核巨细胞反应;滤泡旁 B 细胞(单核细胞样 B 细胞)增生及灶性出血等。⑤免疫酶标显示 CD4+与 CD8+的淋巴细胞比例减小,滤泡中心内的 T 细胞主要为 CD8+细胞。⑥电镜下能找到滤泡中心内有病毒颗粒的证据。

获得性免疫缺陷综合征(acqulred immunodeficiency syndrome,AIDS)病人的淋巴结示滤泡中心消失,血管增生,与免疫母细胞性淋巴结病(IBL)相似,但无 PAS 阳性物质沉着及免疫母细胞增生。随病变进展,淋巴结变小,淋巴细胞减少,淋巴窦内为巨噬细胞。可继发真菌感染。在 AIDS 相关的淋巴结病中,大 B 细胞性淋巴瘤常见,尚可见卡波西肉瘤,常累及淋巴结包膜下区。

3. 种痘后的淋巴结病(vaccinia lymphadenitis)

【诊断依据】 ①多表现为种痘后出现引流区淋巴结肿大、疼痛。②与其他病毒感染的淋巴结炎相似,

有免疫母细胞大量增生的特点,主要分布在副皮质区,也可分布于整个淋巴结实质及淋巴窦内。③伴有淋巴细胞、浆细胞增生、嗜酸粒细胞及巨细胞反应,以及血管增生、淋巴窦扩张。

【鉴别诊断】 此病的免疫母细胞体积大,细胞核可呈畸形或多个分叶,核分裂象常见,应与霍奇金淋巴瘤中的 R-S 细胞区别。

4. 巨细胞病毒性淋巴结炎(cytomegalovirus lymphadenitis)

【概述】 巨细胞病毒性淋巴结炎可见于婴幼儿,以及有免疫缺陷或免疫抑制的成年人。有些病例的临床表现与传染性单核细胞增多症相似,但无咽喉痛,血清 Paul-Bunnell 试验呈阴性。仅有少数病例因淋巴结有明显肿大才作淋巴结活组织检查。

【诊断依据】 ①淋巴滤泡增大,生发中心明显扩大。②副皮质区免疫母细胞明显增生,偶见多叶核的 R-S 样细胞。③生发中心及淋巴索内可见受病毒感染的巨大淋巴样细胞,内含典型的巨细胞病毒包涵体,呈圆形或卵圆形,强嗜碱性,外有透明空晕包绕,位于细胞核中央。巨细胞质内可见嗜碱性颗粒。④该病的确诊应根据血清学试验,即巨细胞病毒补体结合抗体的滴度升高才可作出。

5. 结核性淋巴结炎(tuberculous lymphadenitis)

【概述】 结核性淋巴结炎常见于颈部淋巴结,也可累及纵隔、肺门、腋下等部位的淋巴结,偶尔结核杆菌可首先侵入肠道,并由此累及肠系膜淋巴结。受累的淋巴结常相互粘连呈串状分布,颈部者常与皮肤发生粘连(此点不同于恶性淋巴瘤)。肿大的淋巴结可发生钙化,或伴淋巴结被膜的增厚或硬结。

【诊断依据】 淋巴结结核的典型组织形态为结核结节形成:结节中央常为干酪样坏死灶,周围为增生的长梭形类上皮细胞,有时它们可呈栅状排列在坏死灶周围(图 6-1)。此外,尚可见多核的朗汉斯巨细胞。

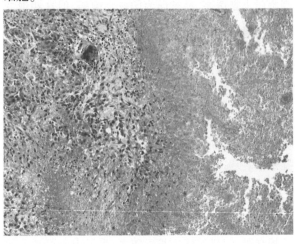

图 6-1 淋巴结结核

病期和宿主反应不同,组织形态变化可有所不同。疾病早期,可仅见上皮样细胞较少的小肉芽肿,无巨细胞反应或坏死,称"无反应的结核"。在宿主抵抗力低下时,病变发展很快,见大片非典型的干酪样坏死,内含多量细胞核碎片及红细胞,无明显的肉芽肿形成,也无巨细胞。有的病人对结核蛋白缺乏过敏反应,则无干酪样坏死,而出现大小较一致的上皮样细胞肉芽肿,含多核巨细胞,形态上需与结节病相鉴别。早期病变应与弓形体病变区别。

6. 梅毒性淋巴结炎(syphilitic lymphadenitis)

【概述】 原发性或继发性梅毒常伴淋巴结肿大,前者多为局部引流区淋巴结肿大(以腹股沟多见),后者常为全身性淋巴结肿大。

【诊断依据】 ①以淋巴滤泡呈不同程度增生、滤泡间区及滤泡内浆细胞明显增生为其特征。②上皮样组织细胞呈小簇状分布,或形成大而明显的肉芽肿,时见多核巨细胞。③包膜及其周围组织内大量慢性炎性细胞浸润、肉芽肿形成及纤维化。④小血管壁有炎性细胞浸润及纤维化。⑤用 Warthin-Starry 银染色可见螺旋体,尤其在小血管壁及血管周围。

7. 猫抓病(cat-scratch disease)

【概述】 猫抓病可能由一种小多形性革兰氏阴性杆菌引起。引流区淋巴结的炎症多在外伤后 1~2 周或数月内发生。病人常表现为淋巴结肿大、疼痛(以腹股沟、腋下及滑车淋巴结多见)。肿大淋巴结直径为 3~4cm,最大者可达 8~10cm。多数病例在起病后数周至几个月自行消退。

【诊断依据】 ①发病多因患者被猫抓爬或咬破皮肤后发生,有时也可由木刺或兔爪等损伤皮肤后引起。②早期为灶性肉芽肿性改变,上皮样组织细胞呈小簇状分布,其间偶见巨细胞形成,伴淋巴滤泡和副皮质区血管增生,淋巴窦扩张,内含免疫母细胞、白细胞、组织细胞及单核样细胞。随病变的发展,病灶中心可形成呈星形或圆形的微小脓肿,内有中性粒细胞的细胞核碎片,上皮样组织细胞呈栅状排列在周围。有时脓肿扩大呈片状分布时,坏死灶内及周围组织细胞间有多量中性粒细胞及其细胞核碎片(与结核干酪样坏死不同)(图 6-2)。③出现淋巴结包膜及其周围组织炎,在包膜外纤维脂肪组织内形成小脓肿。④受累淋巴结内,特别在小血管周围组织中,用 Warthin-Starry 银染色法可找见革兰阴性杆菌。

8. 弓形体病(toxoplasma)

【概述】 弓形体病是由啮齿动物弓形体(toxoplasma gondi1)感染所致。分布广泛,尤在气候温暖潮湿的地区,各种哺乳类动物、鸟类都可被感染。人体可能因摄入含卵囊虫的猫粪污染食物或受感染而又未煮熟的牛、羊、猪肉后而感染。进入人体肠内的卵囊虫孵化释

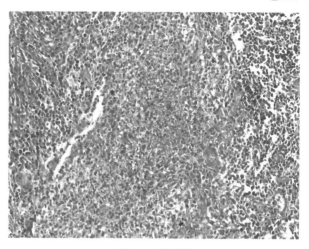

图 6-2 猫抓病

出滋养体,后者可穿入黏膜。受感者在其体内常形成抗体,具有限制滋养体再累及其他细胞的能力。血清内抗体的测定常为本病诊断的有效方法。

临床最常表现为单个或一组淋巴结肿大,以颈部、耳后、枕部或腮腺区多见,腋下偶见,可有压痛,常可持续肿大数周甚至达数月。偶伴有乏力、发热。肿大的淋巴结最大直径一般小于 2cm,很少大于 3cm。

【诊断依据】 ①好发于儿童、青年。②淋巴结组织结构存在。③淋巴滤泡增生,生发中心扩大,含多量吞噬细胞。④上皮样组织细胞增生,呈小簇状或片状排列,簇内可出现微小的非干酪样坏死灶,巨细胞罕见。⑤淋巴窦常扩张,充满单核细胞样 B 淋巴细胞。⑥常伴淋巴结周围炎、滤泡间区免疫母细胞增生、上皮样小静脉增生等改变。⑦偶见被称为"假囊"的巨噬细胞,其细胞质内含成堆新月形的滋养体,一端较细,另一端略圆,长约 4~6μm,宽约 2~4μm,用吉姆萨染色,滋养体的核为紫红色,质为蓝色,在 HE 染色片中与核碎片难以区分。

【鉴别诊断】 与结节病不同,本病中上皮样组织细胞簇较小,且总伴有明显的淋巴滤泡增生。本病淋巴结结构保存,无 R-S 细胞,可与霍奇金淋巴瘤区别。

(三)免疫性疾病及原因不明的淋巴结病

1. 组织细胞性坏死性淋巴结炎(histiocytic necro-tizing lymphadenitis)

【概述】 又称 Kikuchi 病、亚急性淋巴结炎坏死碎片型。至今病因不清,可能与病毒感染有关。东方人种有较高发病率。临床表现为淋巴结肿大,以双颈多见,全身淋巴结肿大者少见,可有疼痛或压痛。多在 2~3 个月内自愈,再次复发者少见。淋巴结呈中等大小,直径多小于 2cm,很少超过 3cm。典型者,切面见坏死灶。

【诊断依据】 ①好发于年轻女性,年龄多小于40岁。②常伴发热、白细胞减少、血沉加快。③淋巴结的副皮质区有多个大小不一,常呈扇形(以边缘窦为底部)、圆形、带状或片状的坏死碎片灶,其由嗜伊红颗粒坏死物(也可为凝固性坏死)及嗜碱性核碎片,混杂数量不一的组织细胞、浆细胞样单核细胞及免疫母细胞(多为 T 细胞性)所组成。④较大的坏死碎片灶可有带状分布:中心带为坏死区,富于核碎片、有吞噬反应的组织细胞,中性粒细胞稀少或缺如(这一点不同于其他感染性坏死灶);中间带为免疫母细胞、浆细胞样单核细胞、组织细胞和核碎片混杂。细胞生长活跃,核分裂象多见;外层为小淋巴细胞,混杂少量组织细胞、免疫母细胞。⑤坏死灶邻近的副皮质区,由淋巴细胞、组织细胞、免疫母细胞及上皮样小静脉增生,混杂在一起构成"星空样"排列。⑥可见反应性的淋巴滤泡,有时见滤泡中心细胞减少,有明显的核碎片、坏死及组织细胞反应。也可见淋巴结被膜及其周围组织炎,其间有细胞核碎片,偶有坏死。

【鉴别诊断】 与恶性淋巴瘤的鉴别:本病病变常在淋巴结边缘部,以滤泡间区为主,且常有部分正常淋巴结结构存在,病灶区与正常淋巴结组织间常有较明显的分界,病灶内增生细胞形态多样,其间总有核碎片及坏死物混杂,免疫组织化学示大量组织细胞及数量不一的 T、B 淋巴细胞。典型者,坏死碎片灶有分带。这些均与恶性淋巴瘤不同。但若取材于破碎部位,且在坏死灶中间或周边带,见到细胞增生很明显,核分裂易见,则在形态上与恶性淋巴瘤很难鉴别。此时必须密切结合临床、多作切片,或重新取材,结合做免疫组织化学检测,以助鉴别。

2. 血管滤泡性淋巴组织增生(angiofollicular lymphoid hyperplasia)

【概述】 此病首先由 Castleman 等(1954 年)报道,故又称 Castleman 病。是一种以淋巴组织和小血管瘤样增生为特征的疾病。可发生于任何年龄,病程一般为数年,长者可达 20 年。常发生在胸内,以前纵隔、肺门、后纵隔及隆突区多见,偶见于肺裂之间,似肺肿瘤。发生在胸外少见,包括颈部、肠系膜、后腹膜、盆腔、腋下淋巴结和脾等;偶见于软组织,如肠壁、四肢肌肉、皮下、眼眶、上颌、喉等部位。多数患者无自觉症状,常在体格检查时偶然发现肺门区阴影,或因肿块压迫器官产生症状。浆细胞型者可出现低热、乏力、盗汗、体重减轻、贫血、血沉加快、多克隆高球蛋白血症、血红蛋白减少等表现。

肿块多为单个或多个结节性肿块,直径为 2~16cm,平均为 6cm,表面常有富于血管的淡红褐色被膜,质韧,切面淡红色或暗红褐色或淡黄色,仔细观察可见结节状结构或有钙化。外科手术切除效果好,即

使因肿块粘连而切除不净,也很少复发。

【诊断依据】 可分为下列两种类型:

1)透明血管型(图6-3,图6-4):被膜主要由不同厚度的胶原纤维构成,血管增多,其动脉分支可随小梁伸入实质内,被膜外可见淋巴组织,被膜下偶见有边缘窦和少量皮质结构。肿块实质多无完整的淋巴结结构。滤泡样结构大小不一,多数滤泡中心较小,其间无明显的生发中心细胞,滤泡中心有一支或几支小动脉进入,呈螺旋状盘旋。突出的变化有:肥胖的血管内皮、外皮细胞以及生发中心内的少量网状细胞可排列成同心圆样结构,血管壁周围有透明样物沉着,并发生纤维化和玻璃样变,其形态颇似退化的胸腺小体,而曾被误诊为胸腺瘤。有时一个滤泡内可形成 2~3 个这样的结构。生发中心周围则有多层小淋巴细胞所环绕。滤泡周围的血管也明显增生、壁厚,常围绕滤泡而作平行排列,有时可出现滤泡树突状细胞灶性增生。有的滤泡由排列紧密的小淋巴细胞构成,中心无血管。在淋巴结边缘部有时可见反应性的淋巴滤泡。滤泡间血管增生,内皮细胞肿胀,管壁可有玻璃样变性,伴小淋巴细胞增生,有数量不一的浆细胞、免疫母细胞反应,嗜酸性粒细胞浸润,条索状玻璃样变的纤维间质,偶见钙化灶。

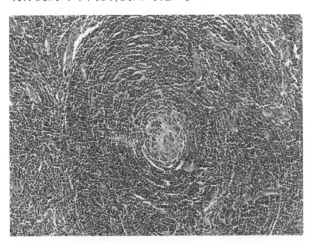

图 6-3 透明血管型 Castleman 病

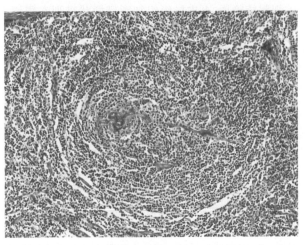

图 6-4 透明血管型 Castleman 病

2）浆细胞型:少见,约占该病的 10%。病变主要为:滤泡间成片成熟或不成熟的浆细胞,时见双核或不典型核,能找见核分裂象,并有大量拉塞尔小体形成。比透明血管型有更多反应性滤泡存在,且残存的淋巴结结构相对较明显。

【鉴别诊断】

1）霍奇金淋巴瘤:此病有典型的 R-S 细胞,且表达 CD15,无大量毛细血管增生及透明性变的滤泡。

2）滤泡性淋巴瘤:无透明血管滤泡和成片分布的浆细胞,增生的细胞有明显异型性,免疫组织化学示克隆性增生。

3）胸腺瘤:胸腺小体由上皮成分构成,且真正的胸腺瘤很少形成胸腺小体,浆细胞极少见。

3. 伴巨大淋巴结病的窦组织细胞增生症(sinus histiocytosis with massive lymphadenopathy)

【概述】 也称 Rosai-Dorfman 病。病因尚不明,有人认为与机体细胞免疫缺陷有关。可发生于任何年龄,但以儿童和 20 岁以下年轻人多见。临床上表现为双侧颈部淋巴结明显肿大,有时可同时累及锁骨上、腋下、腹股沟、肺门和纵隔等淋巴结。起病时淋巴结小而分散,随后可融合成结节状肿块。其他部位的淋巴组织,例如眼眶、眼睑、皮肤、睾丸、肺、腹膜后等累及者少见。中枢神经系统、胃肠道及肾受累者罕见。可伴发热、体重减轻、周围血白细胞计数升高,中性粒细胞居多,可高达 0.95（95%）。也可伴有高球蛋白血症、球蛋白比例倒置、血沉加快。骨髓象显示组织细胞增生,但无明显的异型性。值得注意的是,软组织也可独立发生此病。此病呈慢性临床过程,易被误为淋巴系统恶性肿瘤;虽有极个别患者因病变广泛而致死,但绝大多数可自愈。

肿大的淋巴结质实,切面可见明显的黄色颗粒。

【诊断依据】①淋巴窦明显扩张,窦内组织细胞增生,细胞核大,常为淋巴细胞的 6 倍以上,呈圆形或卵圆形,可有轻度或中度异型性,染色质稀疏,可有核仁,核分裂象少见。多为单核,也可多核。细胞质丰富,呈颗粒状或空泡状,内含数量不一（多者可达数十个）、形态完整的淋巴细胞(此为重要形态特点,但非诊断所必须)(图6-5)。②偶见浆细胞、中性粒细胞或红细胞。残留的髓索内有多量浆细胞、数量不一的淋巴细胞、中性粒细胞、有吞噬反应的或泡沫状组织细胞。③残存滤泡的生发中心常不很明显或缺如。后期,淋巴结发生纤维化,组织细胞逐渐减少。

【鉴别诊断】 常与恶性组织细胞增生症鉴别。但后者增生的组织细胞异型性明显,核分裂象易见,细胞质内所吞噬的细胞以红细胞多见,而无形态完整的淋巴细胞。两者的临床表现与骨髓象均很不相同。

4. 结节病(sarcoidosis lymphadenopathy)

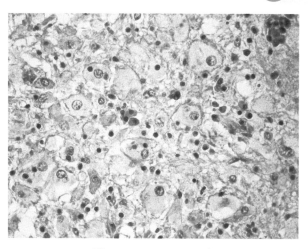

图 6-5　Rosai-Dorfman 病

【诊断依据】①多见 20～40 岁的青壮年,女性比男性多见。②临床表现与结核相似,有时可累及肝、脾、肺、皮肤、骨髓、唾腺、泪腺等组织。③组织形态也与结核结节相似,但结节内一般无干酪样坏死,类上皮细胞增生显著,巨细胞数目多但细胞核常不呈马蹄形排列,巨细胞内有时有星状或同心圆状钙化灶。

值得一提的是结节病很少累及肠道和肠系膜淋巴结。诊断时需排除因肿瘤产物、有机或无机物所致的淋巴结非干酪坏死性肉芽肿反应,以及一种发生在健康青少年的原因不明的巨细胞性淋巴结肿大。

（四）类脂质性细胞增生症

本组疾病可能是全身性代谢障碍所引起,常表现为血胆固醇增高,全身网状内皮系统中有含类脂质的网状内皮细胞增生,细胞透亮,细胞质多、空而淡染,细胞核也淡染,细胞无异型性,多累及脾及淋巴结,并可累及骨。

1. 戈谢病(Gaucher disease)

【诊断依据】①多见于儿童,部分病例有家族史。②临床表现为脾轻度肿大,肝和淋巴结也可增大。③组织形态为:淋巴结内以大而染色淡的戈谢细胞浸润为主要特征。有人证实吞噬细胞内的类脂质是脑苷脂和角苷脂。

2. 尼曼-皮克病(Niemann-Pick disease)

【诊断依据】 淋巴结内以充满类脂质的组织细胞浸润为特征,这种细胞比戈谢细胞体积小而富于空泡。并可浸润至全身的各个器官,此病多见于犹太族婴儿。

三、淋　巴　瘤

从 1832 年托马斯·霍奇金第一次描述淋巴瘤至今已有 180 多年的历史,在这漫长的岁月里,经过几代人的不懈努力,终于在 2001 年正式出台了 WHO 淋巴瘤分类。其意义非同一般,它是人们对淋巴瘤不断深入认识的结晶,是人类对淋巴瘤认识史上的里程碑,是国际间交流的共同语言,也是临床医师与病理医师交流的共同语言。

在历史上曾有过 10 多次有一定影响的淋巴瘤分类,它们是:①1893 年 Dreschfeld 和 Kundrat 分类;②1942年 Gall 和 Mallory 分类;③1949 年 Jackson 和 Parker 分类;④1966 年 Rappaport 分类;⑤1974 年 Dorfman 分类;⑥1974 年英国 Bennet 分类;⑦1974、1992 年 Kiel 分类;⑧1975、1976 年 Lukes 和 Coffins 分类;⑨1976 年 WHO 分类;⑩1978 年英国淋巴瘤分类;⑪1979 年日本淋巴瘤分类;⑫ 1982 年工作方案(WF);⑬1994 年修订的欧美分类(REAL)。在我国也有过多次分类:1977 年郑州分类;1979 年洛阳分类;1982 年上海分类;1983 年北京分类;1985 年成都分类;1999 年遵义分类。这样多的分类反映了淋巴瘤的复杂性,也记录了人们认识和探索淋巴瘤的足迹。每一种分类都有其历史的阶段性意义,也有其历史的局限性。170 多年来,国际间一直没有公认的分类标准,各国采用各自可接受的分类,临床医师和病理医师存在着严重的沟通障碍。多年来人们渴望有一种淋巴瘤的共同语言,直到 20 世纪 90 年代,随着免疫组织化学和分子生物学的迅速发展使这种愿望成为了可能。这次 WHO 淋巴瘤分类正是在这种背景下产生的。为了能让 WHO 淋巴瘤分类具有广泛的代表性,参加分类的人员由欧洲血液病理协会和血液病理学会的 75 名国际血液病理学专家组成,他们分别来自欧洲、美洲和亚洲。他们进一步分成 10 个国际委员会小组分别制订肿瘤分类(髓细胞肿瘤、淋巴瘤、肥大细胞疾病、组织细胞和树突细胞肿瘤)及分类标准。然后,将肿瘤分类及分类标准提交 8 名策划指导委员会成员审查并一起讨论修订。为了让 WHO 淋巴瘤分类能真正为临床服务,能让临床医师接受这一分类,还专门邀请了以 Bloomfield 和 Lister 为主席的 44 名临床血液学家和肿瘤学家组成顾问委员会,对分类提出问题,一起讨论,反复修订,达成共识,最后由 WHO 于 2001 年正式予以发表。

2001 年 WHO 淋巴瘤分类具有以下特点:①独立疾病:传统上人们将淋巴瘤看作是一个或两个疾病,即霍奇金淋巴瘤和非霍奇金淋巴瘤。而 WHO 淋巴瘤分类将每一类型的淋巴瘤均定义为独立疾病。这是此分类最主要的特点。2001 年分类中 B 细胞淋巴瘤至少包括 13 个疾病,NK/T 细胞淋巴瘤包括 15 个疾病,霍奇金淋巴瘤包括 2 个疾病,总共 30 个疾病。每一个独立的淋巴瘤都有其独自的定义,具有独特的病理、免疫、遗传和临床特征。②WHO 淋巴瘤分类是建立在疾病病理特点、免疫表型、遗传学特征、临床特点的综合资料基础上:病理形态是分类的基础,大多数淋巴瘤仅靠病理形态就能做出明确诊断;免疫表型和遗传学特征是确定每一淋巴瘤的重要指标,是达成共识的客观依据,有助于提高诊断的可重复性,具有鉴别诊断和预后判断的辅助作用,但在淋巴瘤诊断中并非必不可少;临床特点,特别是肿瘤原发部位,如结内或结外(皮肤、中枢神经、胃肠、纵隔、鼻腔),是确定某些淋巴瘤的重要指标。虽然定义淋巴瘤是综合考虑的结果,但在具体确定一种淋巴瘤时其侧重点有所不同。③淋巴细胞性白血病和淋巴瘤同为一种疾病:传统上淋巴瘤和白血病是两种不同的疾病,现在从形态、免疫和遗传学来看,淋巴瘤和白血病是同一疾病的不同时相(瘤体期或弥散期/循环期),将它们分开纯粹是人为的。④明确细胞起源:B 细胞、T 细胞和 NK(自然杀伤)细胞。⑤分为两个主要分化阶段:发生于前驱细胞的淋巴瘤和发生于成熟(周围)细胞的淋巴瘤。如:前驱 B 淋巴母细胞白血病/淋巴瘤,前驱 T 淋巴母细胞白血病/淋巴瘤和母细胞性 NK 细胞淋巴瘤。⑥包含了淋巴瘤的发病机制及相关因素:如,成人 T 细胞白血病/淋巴瘤与 HTLV-1 感染有关、鼻型 T/NK 细胞淋巴瘤与 EBV 感染或遗传易感性有关、间变型大细胞淋巴瘤与 NPM/ALK 基因易位融合有关、原发渗漏性淋巴瘤与 HHV-8/KSHV 感染有关、套细胞淋巴瘤常有 cyclin D1 过表达、胃 MALT 淋巴瘤与幽门螺杆菌或遗传因素有关、伯基特淋巴瘤与 c-myc 基因易位和 EBV 感染有关、滤泡性淋巴瘤与 BCL-2 易位有关。2008 年 WHO 根据近年来的研究进展对 2001 版分类又进行了修订,新版分类的具体内容如下。

2008 年 WHO 淋巴瘤分类(4th 版)

1. 前驱肿瘤

(1) 母细胞性浆细胞样树状突细胞肿瘤,以前称为母细胞性 NK 细胞淋巴瘤。

(2) 谱系未定的急性白血病

 a. 急性未分化白血病

 b. 混合表型急性白血病,有/无重现性遗传学异常

2. 前驱淋巴性肿瘤

(1) B 淋巴母细胞白血病/淋巴瘤,非特殊类型

(2) B 淋巴母细胞白血病/淋巴瘤伴重现性遗传学异常

- B 淋巴母细胞白血病/淋巴瘤伴 t(9;22)(q34;q11.2)
- B 淋巴母细胞白血病/淋巴瘤伴 t(v;11q23);MLL rearranged

- B 淋巴母细胞白血病/淋巴瘤伴 t(v; 11q23)；MLL rearranged(ETV6-RUNX1)
- B 淋巴母细胞白血病/淋巴瘤伴超二倍体
- B 淋巴母细胞白血病/淋巴瘤伴低二倍体
- B 淋巴母细胞白血病/淋巴瘤伴 t(5;14)(q31;q32)(IL3-IGH)
- B 淋巴母细胞白血病/淋巴瘤伴 t(1;19)(q23;p13.3)；(E2A-PBX1;TCF3/PBX1)

（3）T-淋巴母细胞白血病/淋巴瘤

3. 成熟 B 细胞淋巴瘤

（1）慢性淋巴细胞性白血病/小淋巴细胞性淋巴瘤

（2）B-前淋巴细胞性白血病

（3）脾 B 细胞边缘区淋巴瘤

（4）毛细胞白血病

（5）脾 B 细胞淋巴瘤/白血病,不能分类
　　脾弥漫性红髓小 B 细胞淋巴瘤
　　毛细胞白血病-变型

（6）淋巴浆细胞性淋巴瘤
　　Waldenström 巨球蛋白血症

（7）重链病
　　α 重链病
　　γ 重链病
　　μ 重链病

（8）浆细胞骨髓瘤

（9）骨的孤立性浆细胞瘤

（10）骨外浆细胞瘤

（11）结外黏膜相关淋巴组织边缘区 B 细胞淋巴瘤(MALT 淋巴瘤)

（12）原发性皮肤滤泡中心淋巴瘤

（13）滤泡性淋巴瘤
- 胃肠道滤泡性淋巴瘤
- 儿童滤泡性淋巴瘤
- "原位"滤泡性淋巴瘤

（14）结内边缘区 B 细胞淋巴瘤

（15）套细胞淋巴瘤

（16）弥漫大 B 细胞淋巴瘤
　　弥漫大 B 细胞淋巴瘤,非特殊类型
　　T 细胞/组织细胞丰富的大 B 细胞淋巴瘤
　　老年人 EBV 阳性的弥漫大 B 细胞淋巴瘤
　　慢性炎症相关的弥漫大 B 细胞淋巴瘤
- 脓胸相关淋巴瘤
- 慢性骨髓炎相关淋巴瘤
- 植入物相关淋巴瘤
　　原发中枢神经弥漫大 B 细胞淋巴瘤

- 淋巴瘤样肉芽肿
- 原发纵隔(胸腺)大 B 细胞淋巴瘤
- 血管内大 B 细胞淋巴瘤
- 原发皮肤大 B 细胞淋巴瘤,腿型
- 浆母细胞性淋巴瘤
- 原发渗漏性淋巴瘤
- ALK 阳性弥漫大 B 细胞淋巴瘤
- 起源于 HHV8 阳性的多中心 Castleman 病的大 B 细胞淋巴瘤

（17）伯基特淋巴瘤

（18）介于弥漫大 B 细胞淋巴瘤和伯基特淋巴瘤之间的不能分类的 B 细胞淋巴瘤

（19）介于弥漫大 B 细胞淋巴瘤和经典霍奇金淋巴瘤之间的不能分类的 B 细胞淋巴瘤

4. 成熟 T/NK 细胞淋巴瘤

（1）T 前淋巴细胞白血病

（2）T 大颗粒淋巴细胞白血病

（3）慢性 NK 细胞淋巴增殖性疾患

（4）侵袭性 NK 细胞白血病

（5）成人 T 细胞白血病/淋巴瘤

（6）EBV 相关的克隆性淋巴组织增殖性疾患(儿童)
- 儿童系统性 EBV 阳性 T 细胞增殖性疾病(与慢性活动性 EBV 感染相关)
- 种痘水疱病样淋巴瘤

（7）结外 NK/T 细胞淋巴瘤,鼻型

（8）肠病相关 T 细胞淋巴瘤

（9）肝脾 T 细胞淋巴瘤

（10）皮下脂膜炎样 T 细胞淋巴瘤

（11）蕈样霉菌病

（12）赛塞里综合征

（13）原发皮肤间变性大细胞淋巴瘤

（14）原发皮肤侵袭性嗜表皮 CD8 阳性细胞毒性 T 细胞淋巴瘤

（15）原发皮肤 gamma/delta T 细胞淋巴瘤

（16）原发皮肤小/中 CD4 阳性 T 细胞淋巴瘤

（17）外周 T 细胞淋巴瘤,非特殊类型

（18）血管免疫母细胞性 T 细胞淋巴瘤

（19）ALK 阳性间变性大细胞淋巴瘤

（20）ALK 阴性间变性大细胞淋巴瘤

5. 霍奇金淋巴瘤

（1）结节性淋巴细胞为主型霍奇金淋巴瘤

（2）经典型霍奇金淋巴瘤
- 结节硬化型
- 淋巴丰富型
- 混合细胞型
- 淋巴细胞消减型

（一）前驱 B 细胞和 T 细胞肿瘤（precursor B-cell and T-cell neoplasms）

1. 前驱 B 淋巴母细胞白血病/淋巴瘤（前驱 B 细胞急性淋巴母细胞白血病）[precursor B lymphoblastic leukaemia/lymphoblastic lymphoma（precursor B-cell acute lymphoblastic leukaemia，B-ALL/B-LBL）]

【概述】 B-ALL/B-LBL 是一种 B 淋巴母细胞肿瘤，典型表现是由小至中等大的母细胞组成。其胞质稀少，染色质中等致密至稀疏，核仁不明显，累及骨髓和外周血（B 淋巴母细胞白血病），偶尔原发于淋巴结或结外部位（B 淋巴母细胞淋巴瘤）。B-ALL 和 B-LBL 为同一种生物学实体，采用哪种术语有一定限制。当只表现为瘤块不伴或仅有轻微血液和骨髓受累时，应诊断为淋巴瘤。当存在广泛骨髓、血液受累时采用淋巴母细胞白血病这一术语较为合适。如果患者有瘤块并且骨髓中淋巴母细胞≤25%，应视为淋巴瘤。这是比较武断的划分，因此，例外的情况可能会发生。

ALL 主要是儿童疾病，75% 发生在 6 岁以下的儿童。2000 年美国估计的新病例大约 3200 例，约 80%~85% 具有前驱 B 细胞表型。B-LBL 是不常见的淋巴瘤，约占淋巴母细胞淋巴瘤的 10%。从文献综述报道，约 75% 的患者<18 岁；在一篇 25 例的报道中，88% 的患者<35 岁，平均年龄 20 岁。有一篇报道显示男性占多数。所有 B-ALL 都有骨髓和血液受累。最容易受累的部位是中枢神经、淋巴结、脾、肝和性腺。在 B-LBL，最易受累及的部位是皮肤、骨、软组织、淋巴结。纵隔肿块少见。

大多数 B-ALL 都有骨髓衰竭：全血细胞减少、贫血/中性粒细胞减少。白细胞计数可减少、正常或明显增高。淋巴结、肝、脾肿大常见。骨关节疼痛可以是主要症状。少数 B-ALL 最初表现为淋巴瘤伴有或不伴有骨髓和血液受累。B-LBL 最常见于皮肤、骨和淋巴结；皮肤受累常表现为多结节。骨髓和血液也有可能受累，但淋巴母细胞所占比例<25%。B-LBL 缓解率很高，中位生存时间约 60 个月。

【诊断依据】 ①多见于儿童。②淋巴母细胞中等大小，形态表现一致，圆形至椭圆形核，胞质少，核膜不同程度卷曲。染色质细点状，核仁通常不明显，嗜天青颗粒见于 10% 病例（图 6-6）。③大多数病例核分裂象多，部分病例可见灶性"星空"现象。④免疫组化呈 TdT（图 6-7）、CD99、PAX-5、CD19（+）和 CD79a（+）。多数病例中的淋巴母细胞也呈 CD10（+）。CD45 可呈（+）。

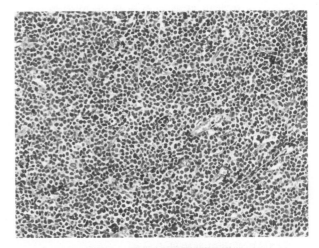

图 6-6　淋巴母细胞性淋巴瘤

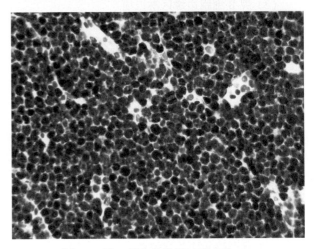

图 6-7　淋巴母细胞性淋巴瘤表达 TdT

【鉴别诊断】 儿童的淋巴母细胞瘤主要应与 Burkitt 淋巴瘤鉴别。成人的淋巴母细胞瘤的鉴别还包括 MCL 的母细胞变异型。TdT 容易将这些淋巴瘤区分开。淋巴母细胞淋巴瘤是唯一能表达 TdT 的淋巴瘤，髓母细胞浸润呈氯乙酸酯酶、MPO（髓过氧化物酶）和溶菌酶（+）。

2. 前驱 T 淋巴母细胞白血病/淋巴瘤（前驱 T 细胞急性淋巴母细胞白血病）[Precursor T lymphoblastic leukaemia/lymphoblastic lymphoma（precursor T-cell acutelymphoblastic leukaemia，T-ALL/T-LBL）]

【概述】 T-ALL/T-LBL 是一种 T 淋巴母细胞肿瘤，典型表现为小至中等大的母细胞，染色质中等致密至稀疏，核仁不明显，累及骨髓和外周血（T 淋巴母细胞白血病），有时原发于淋巴结或结外部位（T 淋巴母细胞淋巴瘤）。

T-ALL 和 T-LBL 为同一种生物学实体，采用哪种术语有一定限制，具体划分方法见前 B-ALL/B-LBL 所述。

T-ALL 占儿童 ALL 的 15%；与儿童相比更常见于青少年，男性多于女性。T-ALL 约占成人 ALL 病例的 25%。T-LBL 约占 LBL 的 85%～80%；与白血病部分相似，常见于青少年男性。临床上，T-ALL 典型表现为白细胞计数升高，常伴有纵隔肿块或其他组织肿块。在同样的白细胞数和肿瘤负荷的情况下，前驱 T-ALL 比其他 ALL 保留更少的正常骨髓造血。在所有 T-ALL 病例中血液和骨髓都有累及。大约 50% 的 T-LBL 表现为纵隔肿块；其他可能的部位包括外周淋巴结、皮肤、肝、脾、Waldeyer 环、中枢神经系统和睾丸。

在儿童的治疗方案中，T-ALL 通常按照危险性高肿瘤治疗，类似于 T-LBL 的治疗。在成人的治疗方案中，T-ALL 通常与其他 ALL 治疗方法相似。

【诊断依据】 ①淋巴结的结构全部破坏，伴有被膜累及。②T-ALL/LBL 中的母细胞类似于前驱 B 淋巴母细胞。细胞中等大小，核浆比例高，染色质致密、核仁不明显。可见到"星空"现象。大多数母细胞具有扭曲核，核分裂象数目较多。通常伴有嗜酸粒细胞浸润。③免疫组化呈 TdT 及 CD99（+），可表达 CD1a、CD2、CD3、CD4、CD5、CD7 和 CD8。当然最常见的是 CD7 和胞质 CD3ε（+），但仅有 CD3 具有确定肿瘤细胞来源的特异性。在母细胞中可同时表达 CD4 和 CD8，CD10 可能（+）。在一些病例中观察到 CD79a（+），但 PAX-5（−）。

【鉴别诊断】 需与 T-ALL 鉴别的疾病有：B-ALL、有轻微分化的急性髓细胞白血病（AML）、原始造血细胞增多的反应性骨髓。

在淋巴结和结外组织，儿童淋巴母细胞淋巴瘤主要应与伯基特淋巴瘤鉴别。在成人，鉴别诊断还包括套细胞淋巴瘤的母细胞变异型。TdT 容易将这些淋巴瘤鉴别开来。淋巴母细胞淋巴瘤是唯一表达 TdT 的淋巴瘤。髓母细胞浸润可用 MPO、溶菌酶进行鉴别。

（二）成熟 B 细胞肿瘤（mature B-cell neoplasms）

成熟 B 细胞肿瘤是从幼稚细胞到成熟的浆细胞各分化阶段 B 细胞的克隆性增生。B 细胞淋巴瘤在很多方面再现了正常 B 细胞的分化阶段，所以它们在某些程度上可以根据相应分化阶段的正常 B 细胞分类。然而，一些常见的 B 细胞肿瘤，如毛细胞白血病并不与正常分化的 B 细胞对应，而其他淋巴瘤，如慢性淋巴细胞白血病，似乎为异源性。所以此时与肿瘤细胞对应的正常分化 B 细胞不是分类的唯一基础。

在全世界，90% 的淋巴瘤是成熟 B 细胞淋巴瘤。非霍奇金 B 细胞淋巴瘤（B-NHL）在发达国家更常见，尤其是美国、澳大利亚、新西兰和欧洲。每年的发生率可以从中国的 1.2 人/10 万到美国的 15 人/10 万。最常见的类型是滤泡性淋巴瘤和弥漫大 B 细胞淋巴瘤，共占非霍奇金淋巴瘤的 50%。B 细胞淋巴瘤随着地区变化，其各类型的相对构成比亦有变化。滤泡性淋巴瘤在发达国家尤其美国和西欧较常见，在南美、东欧、非洲和亚洲较少见。伯基特淋巴瘤在非洲赤道地区流行，它是该地区最常见的儿童恶性肿瘤。但是伯基特淋巴瘤仅占美国和西欧淋巴瘤的 1%～2%。各种类型的成熟 B 细胞肿瘤的中位年龄在 50～70 岁，但纵隔大 B 细胞淋巴瘤的中位年龄是 37 岁，伯基特淋巴瘤在成人的中位年龄是 30 岁。在成熟 B 细胞肿瘤中，只有伯基特淋巴瘤和大 B 细胞淋巴瘤在儿童中发病较高。淋巴瘤的大多数类型都是男性稍占优势（52%～55%），但套细胞淋巴瘤的男性优势非常显著（74%），滤泡性淋巴瘤和纵隔弥漫大 B 细胞淋巴瘤的女性发病较男性高（58%）。

引发 B 细胞淋巴瘤的主要危险因素是免疫系统的异常，即免疫缺陷或自身免疫性疾病。尽管大多数 B 细胞淋巴瘤患者并无免疫系统的异常，但在免疫缺陷患者中 B 细胞肿瘤的发病率显著增高，特别是大 B 细胞淋巴瘤和伯基特淋巴瘤。淋巴瘤在一些自身免疫性疾病患者的发病率也增高，特别是黏膜相关淋巴组织结外边缘区 B 细胞淋巴瘤（MALToma）易发生在患淋巴上皮性涎腺炎或桥本甲状腺炎。感染因素在几种成熟 B 细胞淋巴瘤的发生、发展中起重要作用。爱波斯坦—巴尔病毒（EBV）在地方性伯基特淋巴瘤中感染率达 100%，散发性和免疫缺陷性伯基特淋巴瘤为 40%。其他与 B 细胞淋巴瘤发生有关的病毒还有人类疱疹病毒 8（HHV8）和肝炎病毒 C。HHV8 主要见于艾滋病相关的原发性渗漏性淋巴瘤和多中心性 Castleman 病相关的淋巴瘤；肝炎病毒 C 主要感染伴有 C 型巨球蛋白血症的淋巴浆细胞淋巴瘤和一些发生在肝和涎腺的淋巴瘤。细菌或对细菌抗原的免疫反应也与参与 MALToma 发生。伴幽门螺杆菌（H. Pylori）感染的胃 MALTOma 中，肿瘤细胞的增生与被幽门螺杆菌抗原激活的 T 细胞有关，治疗 H.P 感染可使许多的 MALToma 消退。与之相似的是 Burgdorferi 细菌参与皮肤 MALTOma 的发生；与免疫增生性小肠病（IPSID）/α 重链病有关的小肠 MALTOma 常有混合细菌感染。

成熟的 B 细胞肿瘤与相应的各分化阶段的正常 B 细胞相似，这是分类命名的一个基础。正常 B 细胞的分化开始于前 B 淋巴母细胞，它们经过 VDJ 基因重排并分化成表面免疫球蛋白（+）的成熟的幼稚 B 细胞。这些 CD5（+）的幼稚 B 细胞是在血液中循环的小淋巴细胞，它们的聚集形成初级淋巴滤泡和次级滤泡的套区。这些细胞发生的肿瘤在组织学上低恶性，临床上表现为惰性，常播散成白血病，具有正常幼稚 B 细胞的循环特性。CD5(+)的 B 细胞可以发生两种肿瘤：B 细胞慢性淋巴细胞白血病（50%）和大多数的套细胞淋巴瘤。当遇到抗原，幼稚的 B 细胞开始向母细胞转化、增生，最终成熟为分泌 IgG 或 IgA 的浆细胞和记忆 B 细胞。遇到抗原后从幼稚 B 细胞转化的母细胞迁移至初级滤泡的中心，位于滤泡树突细胞之间，形成生发中心。生发中心的母细胞称中心母细胞，大多缺乏 SIg，不表达 Bcl-2，所以易凋亡。中心母细胞表达核转录因子 Bcl-6，它和 CD10 一样只在中心母细胞和中心细胞表达。中心母细胞进一步成熟转变为中心细胞（有裂的滤泡中心细胞），该细胞中等大，核不规则，核仁不明显，胞质少。中心细胞表达 SIg，与它的前体细胞相比，因为发生了体细胞突变，使抗体的结合部位改变。突变后与抗原结合力弱的中心细胞很快凋亡，与抗原结合力强的则与生发中心的滤泡树突细胞（FDC）捕获的抗原结合，结合后的中心细胞躲避了凋亡，并重新表达 Bcl-2。通过与 FDC 细胞和 T 细胞表面分子（如 CD23 和 CD40）接触，中心细胞停止表达 Bcl-6，并分化成记忆 B 细胞或浆细胞。滤泡性淋巴瘤是生发中心 B 细胞（中心细胞和中心母细胞）发生的肿瘤，因为中心细胞的染色体易位 t(14;18)，使正常情况下应该停止的 Bcl-2 继续表达，中心细胞不能凋亡，从而形成肿瘤。由于它们主要由安静的中心细胞组成，所以临床上较为惰性。

记忆 B 细胞主要在滤泡的边缘区（边缘区 B 细胞）；它们通常只表达表面 IgM（sIgM）、泛 B 抗原，不表达 CD5 和 CD10。浆细胞归巢到骨髓，它的染色质粗，有丰富的含有 IgG 或 IgA 的嗜碱性胞质，不表达表面球蛋白和泛 B 抗原，但是表达 CD79a 和 CD138。从生发中心出来的 B 细胞有归巢的特性，这使它们通过细胞表面的整合素回到原先受抗原刺激的组织，所以来自黏膜相关淋巴组织的（MALT）的 B 细胞会回到原来的结外淋巴组织，而来自淋巴结的也会归巢回到淋巴结。来自边缘区 B 细胞的淋巴瘤有黏膜相关淋巴组织型、脾型和淋巴结型，与它们相对应的是来自结外、脾和结内的边缘区记忆性 B 细胞。与浆细胞骨髓瘤对应的是归巢于骨髓并产生 IgG 或 IgA 的浆细胞。

分子遗传学上，一些成熟的 B 细胞淋巴瘤有特征性的基因异常，这些异常决定了它们的生物学特征，对鉴别诊断很有用。它们包括套细胞淋巴瘤的 t(11;14)、滤泡性淋巴瘤的 t(14;18)、伯基特淋巴瘤的 t(8;14)、MALToma 的 t(11;18)。前 3 个基因易位将细胞的原癌基因置于染色体 14q 上的免疫球蛋白启动子的控制下，导致原癌基因的连续激活，而 MALToma 的 t(11;18)产生出融合蛋白。在滤泡性淋巴瘤和 MALToma，这些基因易位的结果是使抗细胞凋亡的 Bcl-2 基因过渡表达，而在套细胞淋巴瘤和伯基特淋巴瘤，它们使与增殖有关的 cyclinD1 或 myc 基因过表达。

B 细胞淋巴瘤分类的主要依据是：根据所有可得到的资料定义各类型淋巴瘤。形态学结合免疫表型足以诊断大多数淋巴瘤。免疫表型用于鉴别小细胞类的淋巴瘤（慢性淋巴细胞性白血病/小细胞淋巴瘤、滤泡性淋巴瘤、黏膜相关边缘区 B 细胞淋巴瘤、浆细胞淋巴瘤）与淋巴组织反应性增生；区分弥漫大 B 细胞淋巴瘤和伯基特淋巴瘤与非淋巴的疾病；将形态上相似的淋巴瘤进一步区分。各类 B 细胞淋巴瘤的正确诊断需要形态观察和多种抗体的联合使用。临床资料在一些疾病的诊断中必不可少，比如 MALToma 和淋巴结或脾的边缘区 B 细胞淋巴瘤、纵隔弥漫大 B 细胞淋巴瘤。分子遗传学分析、细胞基因分析和免疫荧光原位杂交对诊断困难的病例很有帮助，可鉴别小 B 细胞淋巴瘤与反应性增生时判断细胞的克隆性，并通过检测特异的基因异位进一步分型。在 WHO 分类中，根据主要的临床表现，成熟的 B 细胞肿瘤可分为：①不以播散为主的淋巴瘤/白血病：这些淋巴瘤常累及骨髓和血。淋巴结或脾的累及可有可无。这些 B 细胞肿瘤包括慢性淋巴细胞白血病、淋巴浆细胞淋巴瘤、毛细胞白血病、脾边缘区淋巴瘤和浆细胞骨髓瘤。肿瘤生长一般呈惰性。②原发于淋巴结外的淋巴瘤：这些淋巴瘤常出现在结外，肿瘤细胞来源于结外特异免疫反应的正常淋巴细胞，其典型代表是结外黏膜相关淋巴组织边缘区 B 细胞淋巴瘤。因为它的临床过程和治疗方案都与结内淋巴瘤和白血病性淋巴瘤有很大的区别，所以被划分为独立的临床类型。MALToma 较少播散，如果发生，一般多累及结外，较少累及淋巴结和骨髓。抗原刺激在 MALToma 的发生中起一定作用。③主要发生在淋巴结的淋巴瘤：大多数淋巴结内小 B 细胞淋巴瘤都是滤泡性淋巴瘤和套细胞淋巴瘤。淋巴结内边缘区 B 细胞淋巴瘤少见，但生物学行为与其他发生于淋巴结的惰性淋巴瘤相似。这些淋巴瘤表现为播散性，主要累及淋巴结，也常累及骨髓、脾和肝；它们可累及结外，但很少形成局部肿块。

弥漫大 B 细胞淋巴瘤在全世界最常见，占非霍奇金淋巴瘤的 50%。它可累及淋巴结也可在结外，通常表现为局部淋巴结内或结外快速生长的肿块。它的一个临床亚型是原发性纵隔弥漫大 B 细胞淋巴瘤，常发生在年轻女性，具侵袭性。另外两个临床亚型是原发性渗漏性弥漫大 B 细胞淋巴瘤和血管内弥漫大 B 细胞淋巴瘤。伯基特淋巴瘤是一个高度侵袭性的 B 细胞淋巴瘤，肿瘤细胞中等大小，生长迅速，因为基因易位使 c-myc 基因失调。伯基特淋巴瘤主要的临床亚型包括地方性、散发性、和免疫缺陷相关性。

临床特点和生存率：B 细胞淋巴瘤的临床表现、自然病史和治疗反应各异，正确的诊断对于预后和治疗非常重要，而且对新疾病类型的认识能帮助临床研究新的治疗方案。惰性淋巴瘤如慢性淋巴细胞白血病/小淋巴细胞淋巴瘤、滤泡性淋巴瘤或焖燃性浆细胞骨髓瘤被认为不可治愈，一般只是观察，到有症状后才治疗，中位生存期是 5 年或更长。黏膜相关边缘区 B 细胞淋巴瘤可用局部放疗，它的形态、免疫表型和自然病史都与其他小 B 细胞淋巴瘤不同，胃的黏膜相关边缘区 B 细胞淋巴瘤与幽门螺杆菌（H.P）感染有关，通过抗生素治疗 H.P 可使肿瘤消退。套细胞淋巴瘤，它结合了惰性淋巴瘤和侵袭性淋巴瘤的恶性特征，现在的化疗不能治愈，中位生存时间 3 年。弥漫大 B 细胞淋巴瘤可能是异源性肿瘤，大约 40% 的患者用大量的阿霉素可以治愈。使用 DNA 基因芯片分析评价基因表达，结果显示根据基因表达的方式可以将其区分为具有不同预后的亚型，这可使患者得到进一步的具体治疗。伯基特淋巴瘤为高度侵袭性，通常用杀伤力更大的化疗方案。抗 B 细胞表面抗原（如 CD20）的单克隆抗体（美罗华）作为一种新的治疗手段被越来越多的使用。进一步细分疾病的种类，特别是大 B 细胞淋巴瘤，研究潜在的基因改变会帮助临床提高治疗水平。为了淋巴瘤治疗的进步，病理学家和肿瘤学家有必要紧密合作。

1. 慢性淋巴细胞性白血病/小淋巴细胞性淋巴瘤（chronic lymphocytic leukaemia/small lymphocytic lymphoma，CLL/SLL）

【概述】 CLL/SLL 是一种发生在外周血、骨髓和淋巴结的形态单一的小圆 B 细胞淋巴瘤，伴有前淋巴细胞和副免疫母细胞（假滤泡），通常表达 CD5 和 CD23。SLL 与 CLL 其实为同一疾病的不同时相，SLL 是指那些具有组织形态和 CLL 免疫表型，但没有白血病表现的病例。

多数患者的年龄在 50 岁以上，平均 65 岁，男女之比为 2∶1。多数没有症状，但有些可出现疲乏、自身免疫溶血性贫血、感染、肝脾及淋巴结肿大，结外浸润，极少数 CLL 表现为非白血病淋巴结受累，但后期通常会发展到骨髓和血液浸润。在部分血中可查到小 M 成分（单克隆蛋白成分）。

CLL 具有惰性的临床过程，但治愈不易。嘌呤类（如 fludarabine）能维持疾病缓解。最近的一项研究显示，SLL 的 5 年总体实际生存率是 51%，无瘤生存率为 25%。总体中位生存率是 7 年。12 号染色体三倍体与非典型的形态改变和侵袭性的临床过程有关。13q14 异常与较长生存率有关。具

有 Ig 重链可变区突变的病例比原始（germline）重链基因型的预后好些（平均生存率为 7 年和 3 年）。另外，CD38（+）病例的预后较差。11q22~23 缺失的病例有广泛淋巴结肿大，预后较差，TP53 异常的病例预后较差。转化成高恶性淋巴瘤（Richter 综合征）的情况见于 3.5% 的病例，通常是 DLBCL（3%），但是类似于 HL 的病例也有 0.5%，特别是见于嘌呤类药物治疗的病例。

【诊断依据】 ①淋巴结结构破坏，假滤泡形成（即分布较均匀的淡染区域，其内有较大的细胞，周围是小淋巴细胞组成的深色背景）。②病变以小淋巴细胞为主，这些细胞比正常淋巴细胞稍大，胞质少，染色质呈块状，核圆形，偶尔见小核仁，核分裂象极少见。③假滤泡（也称为增殖或生长中心）包含一群小、中、大各型细胞。前淋巴细胞中等大，染色质疏松，小核仁；副免疫母细胞体积中到大，核圆形和椭圆形，染色质疏松，中位嗜酸性核仁，胞质嗜碱性（图 6-8~图 6-10）。④免疫组化瘤细胞 CD5、CD23、CD79a、CD19、CD20（+），而 CD10 和 cyclinD1（-）。

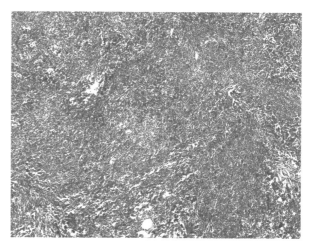

图 6-8 小淋巴细胞性淋巴瘤

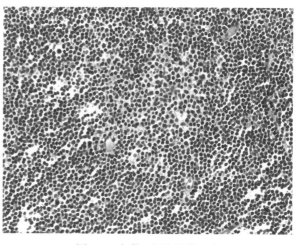

图 6-9 小淋巴细胞性淋巴瘤

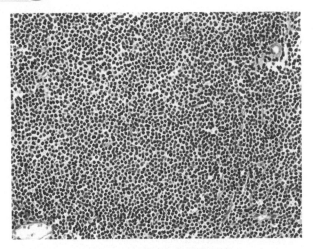

图 6-10　小淋巴细胞性淋巴瘤

2. 淋巴浆细胞性淋巴瘤/waldenstŏm 巨球蛋白血症 (lymphoplasmacytic lymphoma/Waldenström macro-globulinemia)

【概述】　淋巴浆细胞性淋巴瘤/Waldenström 巨球蛋白血症(LPL)是一个由小 B 细胞、浆细胞样淋巴细胞和浆细胞组成的肿瘤,通常累及骨髓、淋巴结和脾,不表达 CD5,大多数病例有血清单克隆蛋白伴高黏滞血症或巨球蛋白血症,同时应排除其他淋巴瘤的浆细胞样/浆细胞的亚型。

淋巴浆细胞性淋巴瘤(LPL)是发生于年纪较大的人,中位年龄 63 岁。一般累及骨髓、淋巴结和脾,周围血也可能受累。也可发生结外浸润,如肺、胃肠道和皮肤。大多数有血清单克隆副球蛋白 IgM(> 3gm/dl,Waldenström 巨球蛋白血症)并继发高黏滞血症。在没有血清 M 成分的病例,肿瘤细胞只产生但不分泌免疫球蛋白。副球蛋白有自身抗体或冷沉球蛋白活动时,可导致自身免疫现象或冷球蛋白血症。高黏滞血症发生在 10% ~ 30% 的患者,并致红细胞沉积或形成钱串状;降低视觉敏度,并增加脑血管病发生的危险性。神经性疾病的发生率是 10%,其原因可能是 IgM 副球蛋白与髓鞘抗原反应,冷沉球蛋白血症或副球蛋白沉积。IgM 可沉积于皮肤或胃肠道,并引起腹泻。IgM 结合到凝血因子、血小板和纤维素上导致凝血性疾病。IgM 副球蛋白可以出现在除 LPL 的其他疾病,包括脾边缘区 B 细胞淋巴瘤、慢性淋巴细胞白血病和结外边缘区 B 细胞淋巴瘤。所以 Waldenström 冷沉球蛋白血症与 LPL 不是同义词。

临床过程为惰性,中位生存时间 5 年。预后较差的因素包括:年老、周围血细胞减少、神经病变和体重减轻。有症状的患者一般用烷基化药物和泼尼松龙或嘌呤核苷类衍生物治疗。血浆提取法可以治疗 IgM 相关的并发症。一般认为 LPL 不能被治愈,少数可转化成弥漫大 B 细胞淋巴瘤,预后差。

【诊断依据】　①LPL 的生长方式是弥漫,没有假滤泡。②肿瘤细胞是小淋巴细胞、浆细胞样淋巴细胞(有丰富的嗜碱性胞质,但核呈淋巴细胞样)和浆细胞。③可见异常免疫球蛋白产物,表现为核内包涵体(Dutcher 小体)、细胞外透明小体(Russell 小体)。④免疫组化,肿瘤细胞表面和一些细胞的胞质中有 Ig,通常是 IgM 型(有时是 IgG 型,极少是 IgA),IgD(−)。肿瘤细胞表达 B 细胞相关抗原(CD19、CD20、CD22、CD79a),尤其 PAX-5。另外 CD5、CD10 和 CD3(−),CD43(+)/(−)。

【鉴别诊断】　许多 B 细胞淋巴瘤都可表现为向浆细胞样或浆细胞方向分化成熟,包括细胞质内的免疫球蛋白(cIg),特别是 B 慢性淋巴细胞白血病(B-CLL)、边缘区 B 细胞淋巴瘤和滤泡性淋巴瘤。LPL 这个名词被限用于缺乏其他淋巴瘤特征的淋巴瘤(如假滤泡、肿瘤性滤泡、边缘区或单核细胞样 B 细胞)。以这种严格的方式定义后,LPL 是一种非常少见的肿瘤。

3. 脾边缘区淋巴瘤(splenic marginal zone lymphoma)

【概述】　脾边缘区淋巴瘤(SMZL)是一个由小淋巴细胞组成的 B 细胞肿瘤,肿瘤性小细胞包围并取代了脾白髓生发中心,破坏滤泡套区并与细胞较大的边缘区融合,转化的母细胞散在分布。肿瘤细胞也浸润红髓。脾门淋巴结和骨髓常受累。肿瘤细胞可在周围血中出现,称毛淋巴细胞。

脾边缘区淋巴瘤是一种极少见的肿瘤,占淋巴瘤的不到 1%,但它可以解释大多数不能再分类的 CD5(-)的慢性淋巴细胞白血病。发病年龄在 50 岁以上,男女比例相当。肿瘤累及脾、脾门淋巴结及骨髓,也常累及外周血。肝可被累及,周围淋巴结一般不受累。临床过程也为惰性。用于其他慢性淋巴细胞白血病有效的化疗对 SMZL 反应弱,但脾切除有一定疗效,可延长生存时间。与其他惰性的 B 细胞肿瘤一样也可向大 B 细胞淋巴瘤转化。

【诊断依据】　①在脾的白髓中,小圆淋巴细胞破坏套区,围绕或更常见地替代反应性生发中心,并与周围区融合。②细胞小到中等大小,染色质较疏松,胞质丰富空亮,与边缘区细胞相似,转化的母细胞散在分布其间。③红髓中结节样聚集的较大的细胞和成片的小淋巴细胞经常浸润髓窦。④上皮样组织细胞可在聚集的淋巴细胞间见到。肿瘤可有浆细胞性分化。⑤免疫组化,肿瘤细胞 sIgM 和 sIgD(+),并且 CD20 和 CD79a(+),CD5、CD10、CD23、CD43 和 cyclinD1 均(−)。

【鉴别诊断】　包括其他小 B 细胞淋巴瘤/白血病、慢性淋巴细胞白血病、毛细胞白血病、套细胞淋巴瘤、滤泡性淋巴瘤和淋巴浆细胞性淋巴瘤。CD5 和 CD43(−)在排除 CLL 和 MCL 时有用。CD103(−)有助于排除毛细胞白血病,CD10(−)有助于排除滤泡性淋巴瘤,cyclinD1 也有助于区分 SMZL 和 MCL。

4. 毛细胞白血病(hairy cell leukaemia)

【概述】 毛细胞白血病是一种罕见的疾病,它占淋巴细胞白血病的 2%。发病年龄从中年到老年,中位年龄是 55 岁,男女之比为 5∶1。

【诊断依据】 ①是一种小 B 细胞肿瘤,其核圆,胞质丰富,在骨髓和周围血中可见发丝样突起。②弥漫浸润骨髓和脾红髓。③CD103、CD22 和 CD11C 强(+)。④大多数患者表现为脾肿大和全血细胞减少,有少数肿瘤细胞在血中循环。⑤单核细胞的减少是其特征之一,另外还有反复的机会性感染、血管炎和其他免疫功能障碍等。

5. 浆细胞肿瘤(plasma cell neoplasms)

免疫分泌性疾病是一组具有分泌免疫球蛋白的克隆性 B 细胞增殖性疾病。这些细胞为分化到终末期接近成熟的 B 细胞,或者是浆细胞,或者是浆细胞样的淋巴细胞。它们分泌一种单一的 Ig,称为 M 成分。根据 M 成分在血清和尿中的不同情况分成了不同的疾病,如单克隆 γ 病、异常蛋白血症、副蛋白血症。虽然 M 成分是单克隆,但是可见于恶性疾病,如浆细胞骨髓瘤、Waldemstom 巨球蛋白血症,也可见于良性或癌前疾病,如性质未定的单克隆 γ 病。γ 病可见于多种不同的疾病,其中部分是浆细胞性的,如浆细胞(多发性)骨髓瘤和浆细胞瘤,另一部分包括淋巴细胞和浆细胞,如重链病和 Waldemstom 巨球蛋白血症。浆细胞骨髓瘤的变异型包括原发性淀粉样变性,轻链、重链沉积病。

(1) 浆细胞骨髓瘤:浆细胞骨髓瘤(多发性骨髓瘤;骨髓瘤病;骨髓性浆细胞瘤;髓性浆细胞瘤;Kahler 病)是发生在骨髓的多灶性浆细胞恶性肿瘤,其特点是:血清中存在克隆性蛋白、骨骼溶解性破坏、病理性骨折、骨痛、高钙血症、贫血。该病的情况变化很大,从局限性、惰性到侵袭性和扩散性生长,出现多个器官浆细胞的浸润、浆细胞白血病及异常 Ig 在组织沉积引起的疾病。本病的诊断应建立在病理、放射和临床特征三方面综合的基础上。浆细胞骨髓瘤约占造血系恶性肿瘤的 15%。诊断时的中位年龄男性为 68 岁,女性 70 岁,男女之比近 1∶1。部位典型的表现是全身性骨髓受累。可形成瘤块及骨溶解性改变。最常累及的部位是骨髓中造血最活跃的部位,按常见部位的顺序依次为脊椎、肋骨、颅骨、骨盆、股骨、锁骨、肩胛骨。

【诊断依据】 ① 肿瘤区骨髓破坏、质软,胶冻状、鱼肉状伴出血。②骨髓活检:浆细胞骨髓瘤的特

点是骨髓内大量的浆细胞。形成较大的局灶病变或结节或呈片状。而正常或反应性浆细胞只形成少数(5~6 个)浆细胞聚集,位于骨髓的小动脉周围。当见到浆细胞形成片状病灶并取代了正常骨髓组织时,便可做出骨髓瘤的诊断。③典型的免疫表型是表达克隆性胞质内 Ig 并且缺乏表面 Ig。最常见的 Ig 是 IgG,偶尔是 IgA,而 IgD、IgE、IgM 罕见。85%病例同时具有轻链和重链。多数病例不表达 CD19、PAX-5 和 CD20,但表达 CD38 和 CD79a。正常浆细胞表达 CD19 并缺乏 CD56/58,瘤性浆细胞缺乏 CD19 但表达 CD56/58,多数也表达 CD138。vS38c(+)是典型表现。

(2) 浆细胞瘤:浆细胞瘤是克隆性的浆细胞增生,细胞形态及免疫表型与浆细胞骨髓瘤一样,不同的是浆细胞瘤表现为骨内或骨外孤立性局部生长(图 6-11)。血、尿中无 M 成分,部分患者可能有少量 γ 球蛋白。即使血、尿中存在 M 成分,局部治疗后通常都会消失。血、尿免疫测定是必需的。经典治疗方法是放疗。

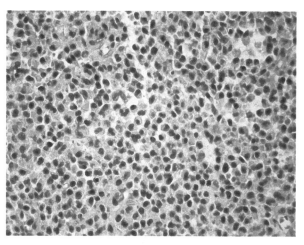

图 6-11　浆细胞瘤

(3) 单克隆免疫球蛋白沉积病:单克隆免疫球蛋白沉积病(MIDD)是一组紧密相关的疾病,其特征是内脏和软组织中 Ig 沉积,导致器官功能受损。它们属于浆细胞肿瘤或是浆细胞骨髓瘤的一部分,但在形成大的瘤块之前,主要表现为免疫球蛋白分子在组织里聚集,所以在诊断时一般没有明显的骨髓瘤瘤体。MIDD 的病理过程相似,但化学组成不同,从而导致临床过程相似但疾病状态不同。MIDD 有 2 个主要的分类:原发性淀粉样变性和轻链沉积病。原发性淀粉样变的特点是有 β 褶片结构的原纤维蛋白沉积,这些 β 褶片结构与有苹果绿双折射的刚果红相连,并含有淀粉样 P 物质。轻链沉积病(LCDD)及其变型、轻和重链沉积病(LHCDD)以及重链沉积病(HCDD)的特点是非原纤维物质的沉积,这些无定形物质无 β 褶片结

构,不与刚果红相连,也不含淀粉样 P 成分。Ig 同型(isotype)在 MIDD 的各变型之间有所不同:原发性淀粉样变沉积物主要由 λ 轻链组成,过表达 VλV1 可变区;而 LCDD 主要由 κ 轻链组成(80%),过表达 VκV1 可变区。

(4)重链病:有极少数 B 细胞肿瘤只产生单克隆免疫球蛋白重链而不产生轻链。它们在形态学和临床上都表现出异源性,不像真正的浆细胞肿瘤。病理性单克隆免疫球蛋白成分是 IgG 或 IgA 或 IgM。这种 Ig 是断裂的不完整的重链,长短不一。可能表现为没有特征性电泳图,而需要采用免疫电泳等其他方法才能确定这些重链的特征。

每一种重链病似乎代表了某种淋巴瘤的少见变型,γHCD 是淋巴浆细胞淋巴瘤的变型,μHCD 似乎是慢性淋巴细胞性白血病的变型,αHCD 是黏膜相关结外边缘区 B 细胞淋巴瘤的变型。

6. 黏膜相关淋巴组织结外边缘区 B 细胞淋巴瘤(MALT 淋巴瘤)[extranodal marginal zone B-cell lymphoma of mucosa-associated lymphoid tissue(MALT lymPhoma)]

【概述】 黏膜相关淋巴组织结外边缘带 B 细胞淋巴瘤(MALT lymphoma),是一种结外淋巴瘤,由形态多样的小 B 细胞组成,其中包括边缘带细胞(中心细胞样细胞)、单核样细胞、小淋巴细胞,也可见到散在的免疫母细胞和中心母细胞样细胞。部分细胞有浆细胞样分化,肿瘤细胞可向反应性滤泡中心浸润,也可向滤泡间区浸润,当肿瘤细胞浸润上皮时,可形成典型的淋巴上皮病变。

MALT 淋巴瘤占所有 B 细胞淋巴瘤的 7% ~ 8%,占原发性胃淋巴瘤的 50%。大多数病例发生在成人,平均年龄 61 岁,女性稍多于男性(男女之比为 1:1.2)。大多数 MALT 淋巴瘤病例有慢性炎症性疾病病史,常常是自身免疫性疾病,引起结外淋巴组织聚集,例如,幽门螺杆菌相关的慢性胃炎、干燥综合征、桥本甲状腺炎。在第一篇研究 MALT 淋巴瘤与幽门螺杆菌感染的报道中,有 >90% 的病例存在幽门螺杆菌的感染。以后的研究显示,感染率要低一些,但是幽门螺杆菌的检出率随着漫性胃炎发展成淋巴瘤而降低。患有自身免疫性疾病的患者如干燥综合征、桥本甲状腺炎,发生 MALT 淋巴瘤的危险性增加。患有干燥综合征和淋巴上皮性涎腺炎的患者 4% ~ 7% 发生隐性淋巴瘤,发生淋巴瘤的危险性较普通人群增加 44 倍。这些患者发生的淋巴瘤大约 85% 是 MALT 淋巴瘤。患有桥本甲状腺炎的患者,发生甲状腺淋巴瘤的危险性增加 70 倍,发生各种淋巴瘤的危险性还要增加 3 倍。94% 的甲状腺淋巴瘤在肿瘤旁的甲状腺组织中有甲状腺炎的表现。慢性小肠炎可能是 IPSID

的潜在病因。

胃肠道是 MALT 淋巴瘤最好发部位,占所有病例的 50%,在胃肠道中胃是最常受累的部位(85%)。小肠和结肠是 IPSID 患者典型的发生部位。其他常见部位包括肺(14%)、眼附属器(l2%)、皮肤(11%)、甲状腺(4%)、乳腺(4%)。绝大多数患者表现为 Ⅰ ~ Ⅱ期疾病,约 20% 的患者骨髓受累,但是检出率因原发部位不同有所变化,原发于胃的病例骨髓受累较少,原发在眼附属器或肺的病例骨髓受累较多。多个结外部位受累的情况可达 10%。多部位淋巴结受累的情况较少见(7.5%)。尽管在很多病例中存在浆细胞分化,但是血清中出现副球蛋白(M 成分)在 MALT 淋巴瘤中罕见。IPSID 例外,在 IPSID 中常常发现外周血存在异常的 α 重链。Isaacson 认为,自身免疫性疾病或相关部位的感染引起的"继发性黏膜相关组织"是淋巴瘤发生的基础。

MALT 淋巴瘤具有惰性的临床过程,缓慢扩散,复发后可累及到其他部位。该瘤对放疗敏感。局部治疗后可获长期无瘤生存。结外多部位受累,甚至骨髓受累也不一定意味着预后不好。抗幽门螺杆菌治疗对幽门螺杆菌相关胃 MALT 淋巴瘤可达到长期缓解的目的。t(11;18)(q21;q21)病例对抗幽门螺杆菌治疗无效。在 IPSID 中,广谱抗菌治疗可达到缓解的作用。该瘤有可能发生大 B 细胞淋巴瘤转化。

【诊断依据】 ①瘤细胞最初浸润反应性滤泡周围,然后扩展到滤泡套区,在边缘带扩散,形成融合的区域,取代部分或全部滤泡。②典型的边缘带 B 细胞是小到中等的细胞,核轻微不规则,染色质中等,核仁不明显,近似于中心细胞,胞质相对丰富、淡染。淡染的胞质增多时,可出现单核细胞样表现。另一种情况,边缘带细胞可近似于小淋巴细胞。③浆细胞样分化可见于大约 1/3 的胃 MALT 淋巴瘤,在甲状腺 MALT 淋巴瘤和 IPSID 中,浆细胞分化更明显。④中心母细胞或免疫母细胞样的大细胞比较常见,但是数量不多。⑤在腺体组织中上皮常常受累及或破坏,形成所谓的淋巴上皮病变。淋巴上皮病变是指变形或破坏的上皮内有 3 个以上的边缘区细胞,常伴有上皮细胞嗜酸性变。⑥瘤细胞有时"植入"反应性滤泡的生发中心,这种形态近似于滤泡性淋巴瘤(图 6-12 ~ 图 6-14)。⑦典型的免疫表型是:IgM(+)、IgA 和 IgG(+)/(−),单一型轻链(克隆性轻链)。MALT 淋巴瘤呈 CD20 和 CD79a(+)(图 6-15),CD5、CD10 和 CD23(−),CD43(+)/(−)。瘤细胞表达边缘带细胞相关抗原 CD21 和 CD35。CD21 和 CD35 染色可以显示被"植入"滤泡的 FDC 网。Bcl-10 在 25% ~ 50% 病例中(+)(图 6-15)。⑧ t(11;18)(q21;q21)。

MALT 淋巴瘤特指主要由小细胞组成的淋巴瘤,

MALT 淋巴瘤中可见少量的转化的中心母细胞或免疫母细胞样的大细胞，但当这些转化的大细胞形成实性或片状的区域时应该诊断为弥漫性大 B 细胞淋巴瘤伴有 MALT 淋巴瘤的表现。在淋巴结中，MALT 淋巴瘤侵及边缘带并向滤泡间区扩展，单核样 B 细胞常常分布在边缘窦和（或）聚集在滤泡旁。细胞一致性仍然存在，浆细胞分化和滤泡植入现象也可见到。

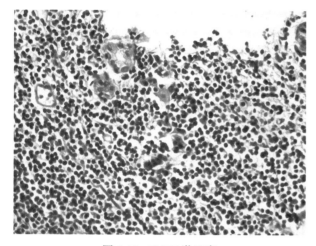

图 6-12　MALT 淋巴瘤

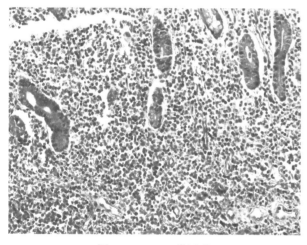

图 6-13　MALT 淋巴瘤

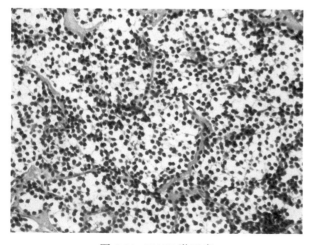

图 6-14　MALT 淋巴瘤

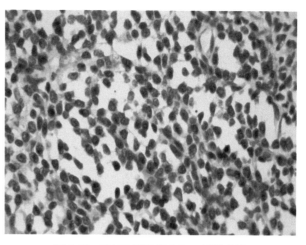

图 6-15　MALT 淋巴瘤 bcl-10 核浆表达

【鉴别诊断】　需要与 MALT 淋巴瘤进行鉴别的疾病包括：①反应性病变：如幽门螺杆菌性胃炎、淋巴上皮涎腺炎、桥本甲状腺炎；②小 B 细胞淋巴瘤：FL、MCL、SLL。与反应性病变不同的是 MALT 淋巴瘤是由边缘带 B 细胞组成，对组织造成破坏性浸润。遇到交界性病变时，免疫表型或分子遗传学检查，如 B 细胞克隆性分析，有助于诊断的确立。根据形态学和免疫表型可以鉴别其他小 B 细胞淋巴瘤。

7. 结内边缘区 B 细胞淋巴瘤（nodal marginal zone B-cell lymphoma）

【概述】　结内边缘区 B 细胞淋巴瘤（MZL）是一个原发于淋巴结的 B 细胞淋巴瘤，它在形态上与结外边缘区（MALT）B 细胞淋巴瘤或脾边缘区淋巴瘤相似，但没有结外或脾的疾病。单核细胞样 B 细胞的形态特征可以很显著。结内边缘区淋巴瘤是一个少见疾病，它只占淋巴瘤的 1.8%。大多数患者表现为局限的或全身周围淋巴结病，但活动状况良好。其中位生存时间大约为 5 年，是一种惰性淋巴瘤。

【诊断依据】　①边缘区和淋巴结滤泡间区被边缘区（中心细胞样）B 细胞、单核细胞样 B 细胞或小 B 淋巴细胞浸润，其间散在中心母细胞和免疫母细胞样细胞。②有两种形态类型，一种与 MALT 淋巴瘤累及淋巴结的形态非常相似，另一种与脾边缘区淋巴瘤相似。一些病例具有浆细胞分化的特征。可以见到滤泡植入。也可向大 B 细胞淋巴瘤转化（图 6-16）。③免疫组化大多数病例与结外边缘区（MALT）淋巴瘤相似；PAX-5(+)。一些病例 IgD(+)，CD43(-)，这与脾边缘区 B 细胞淋巴瘤相似。

8. 滤泡性淋巴瘤（follicular lymphoma，FL）

【概述】　滤泡性淋巴瘤是滤泡中心 B 细胞发生的淋巴瘤。滤泡中心细胞（FCC）是指中心细胞和中心母细胞。FL 应见到至少部分区域呈滤泡性结构。

FL 约占美国成人非霍奇金淋巴瘤的 35%，占全

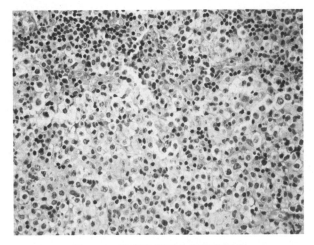

图 6-16　结内边缘区 B 细胞淋巴瘤

世界的 22%。FL 的发病率在欧洲、亚洲及不发达国家要低一些。FL 主要影响到成人,平均年龄 59 岁,男女之比为 1∶1.7,20 岁以下的人罕见。儿童病例多数是男性,常见部位是头颈,其中包括扁桃体,大约 50% 的肿瘤为大细胞型(Ⅲ级)。FL 主要累及淋巴结,但也可见于脾、骨髓、外周血、Waldeyer 环。亦可见于结外如胃肠道、软组织、皮肤及其他部位,但不常见。皮肤原发性滤泡性淋巴瘤(皮肤滤泡中心淋巴瘤)是最常见的皮肤 B 细胞淋巴瘤之一。

多数患者在诊断时肿瘤已有广泛扩散,如果累及到外周和中央(胸、腹)淋巴结及脾,也有 40% 累及到骨髓。仅 1/3 的病例在诊断时处于 Ⅰ 期或 Ⅱ 期。虽然 FL 容易广泛扩散,但患者除有淋巴结肿大外常无其他症状。

【诊断依据】　①肿瘤性滤泡常常境界欠清楚,形态较一致。②常常缺乏套区。③滤泡相互靠近(图 6-17,图 6-18)。④淋巴结结构破坏。⑤没有显著的"星空"现象。⑥多数 FL 由两种见于正常生发中心的细胞组成,一是中心细胞,该细胞小到中等大小,核呈多角形、长形、曲形或裂核,核仁不明显,胞质少,淡染。另一种是中心母细胞,这种细胞为转化的大细胞,通常核呈圆形或卵圆形,偶尔也见凹形的核,染色质呈空泡状,1～3 个靠近核膜的核仁,胞质少,Giemsa 染色胞质嗜碱性。在部分病例中肿瘤性中心母细胞染色质较多,核不规则或呈分叶状。FL 中的中心细胞常占多数。有些病例可有较多的中心母细胞,少数病例还以中心母细胞为主,极少数病例可完全由大或小的中心母细胞构成。⑦免疫组化瘤细胞通常 Bcl-2 和 CD10(+),CD5 和 CD43(−),并表达 B 细胞相关抗原(CD19、CD20、CD22、CD79a)。瘤细胞还表达 Bcl-6。滤泡中存在 CD21(+) 和 CD23(+) 的 FDC 网。⑧细胞基因异常:t(14;18)(q32;q21) 最常见,占 70%～95% 的病例,

影响到 Bcl-2 基因重排。

在报告中应体现出滤泡和弥漫区域的情况。当滤泡区域>75%,称为滤泡型;当滤泡区域为 25%～75% 时,称为滤泡和弥漫型;当滤泡<25% 时,称为少滤泡型。瘤细胞累及滤泡间区也很常见,但这种情况不应视为弥漫型。

FL 的分级是根据中心母细胞数量的多少。组织学分级可预测临床结果,新版 WHO 推荐二级制分级法。即计数 10 个 40 倍(HPF)中的中心母细胞绝对数。1～2 级:0～15 个中心母细胞/HPF;3 级:>15 个中心母细胞/HPF。3 级 FL 还可以根据中心母细胞进一步分为 3a 和 3b。3a:>15 个中心母细胞/HPF,但仍可见中心细胞;3b:中心母细胞呈实性片状。

组织学分级与 FL 的预后有关,1～2 级为惰性淋巴瘤(临床过程缓慢),不易治愈,3 级有较强的侵袭性,但如果采用较强治疗方法有治愈的潜在可能性,类似于 DLBCL。

很多研究显示 1～2 级 FL 中,即使存在大片弥漫区域也不会明显改变预后。因此,只要滤泡中心型淋巴瘤中见到肯定的滤泡区域,这个淋巴瘤就应分类到滤泡性淋巴瘤。然而,也有研究提示结节(滤泡)的程度确实对生存率有影响。鉴于此,建议在病理报告中应对滤泡和弥漫区域做出评估。3 级滤泡淋巴瘤(滤泡大细胞)中,存在弥漫区域是较普遍的,并且多数研究显示这一现象意味着预后较差。儿童患者的预后似乎较好,大多数病例的最终随访都为无病生存。临床因素包括国际预后指数,如 LDH 和全身情况,对于 FL 结果的预测具有与分级同样的重要性。25%～30% 的 FL 会转化或"进展"为大 B 细胞淋巴瘤,通常是弥漫性的。一旦发生转化,临床上表现为进行性加重并且肿瘤坏死,预示治疗会很困难。

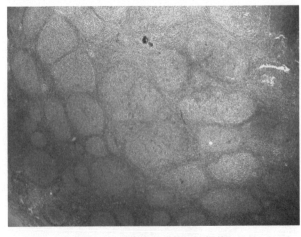

图 6-17　滤泡性淋巴瘤,低倍

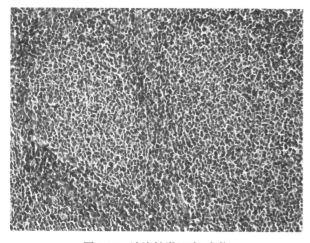

图 6-18　滤泡性淋巴瘤,中倍

【变异型】

1) 儿童滤泡性淋巴瘤:好发于青少年或年轻男性,病变局限,形态学上常有大滤泡,类似生发中心进行性转化(PTGC),CB 常>15 个/HPF,淋巴结的正常结构消失。免疫组化显示,CD10、BCL-6 和 CD43 (+),但 BCL-2(-)。分子遗传学可证实为克隆性增生,但常无 t(14;18)。肿瘤大多数能完全治愈,通常不播散,预后好。

2) 原发性肠道滤泡性淋巴瘤:好发于小肠,尤其是十二指肠(85%)。形态学和 BCL-2、CD10、BCL-6(+)和 IgA 常(+)的免疫表型及遗传学与淋巴结 FL 相似。临床上常无症状,往往镜检时偶尔发现多个小息肉,有时可有腹痛。病变大多数局限,局部切除能治愈,很少复发。推测肿瘤可能来自 MALT 中的滤泡成分。

3) 滤泡内肿瘤/"原位"滤泡性淋巴瘤:淋巴结结构正常,在一个或多个滤泡中存在 BCL-2(+)/CD10 (+)克隆性 B 细胞。此诊断必须依据 BCL-2 免疫组化阳性反应才能作出,一旦作出诊断后,临床上应进一步检查是否同时存在 FL 并注意随访。大多数病例不伴有 FL。如仅为"原位"FL,不需要进行任何治疗。

【鉴别诊断】　见表 6-1.

表 6-1　淋巴结滤泡型反应性增生与滤泡性淋巴瘤的鉴别

鉴别点	滤泡型反应性增生	滤泡性淋巴瘤
1. 发病年龄	年轻,老人罕见	发病高峰 50~60 岁,<20 岁者少见
2. 淋巴结结构	基本存在	部分受累或破坏
3. 滤泡数量(个/40 倍视野)	常<30 个	常>40 个
4. 滤泡分布	以皮质区为主,滤泡间隙宽,其间有多量淋巴或浆细胞	遍及整个淋巴结,常在包膜外纤维脂肪组织内形成滤泡,滤泡间隙窄,常呈背靠背排列
5. 滤泡大小及形状	不一,常较大而不规则	比较一致,常呈圆形
6. 淋巴细胞套	有(除非生发中心很大者)	缺乏或不完整
7. 生发中心内细胞极性分布	存在	缺乏
8. 滤泡内细胞成分	由中心细胞与中心母细胞、巨噬细胞混合组成,色淡	由异型的中心细胞或中心母细胞单一或混合组成
9. 滤泡内核分裂象	很多	极少见,可有异常核分裂象
10. 滤泡内吞噬现象	明显(除免疫衰退滤泡)	少见
11. 免疫组化或原位杂交:κλ	$\kappa^+\lambda^+$	$\kappa^+\lambda^-$ 或 $\kappa^-\lambda^+$
12. 免疫组化:bcl-2	滤泡外+,滤泡内-	滤泡外+/-,滤泡内+
13. IgH/L 基因重排	-	+

9. 套细胞淋巴瘤(mantle cell lymphoma,MCL)

【概述】　MCL 是一种 B 细胞肿瘤,由形态较单一的小至中等大小的淋巴样细胞构成,核不规则,类似于中心细胞,但至少有轻微的核不规则。见不到肿瘤性转化的细胞(中心母细胞)、副免疫母细胞和假滤泡/增殖中心。MCL 占 NHL 的 3%~10%,发生于中、老年人,平均年龄大约 60 岁,男多于女,至少 2: 1。淋巴结是最常累及的部位,脾、骨髓(可伴血液受累及)也是较常见部位。除此之外,最常见的结外累及部位是胃肠道(据报道高达 30% 的患者)和 Waldeyer 环。多数多发性淋巴瘤样息肉病是 MCL,可发生在胃肠道任何部位,表现为多发性大小不等的息肉。

多数 MCL 患者就诊时已到Ⅲ~Ⅳ期,表现为脾、淋巴结肿大,脾内形成瘤块,骨髓受累(>50%)。至少 25% 的病例有外周血受累。部分病例有明显的淋巴细胞增多症,类似于前淋巴细胞性白血病,少数患者有结外病变,常见的是胃肠道 Waldeyer 环。

MCL 的平均生存率是 3~5 年,多数患者是不能治愈的。核分裂象>10~37.5 个/15HPF,提示预后不好。母细胞型表现较强的临床侵袭性。肿瘤呈套区状生长是否意味预后较好还存在不同看法。外周血受累及(不是指骨髓)也是预后差的指标。其他有关预后差的指标还有,12 号染色体三倍体、复杂核型、细胞遗传学异常、p53 突变/过表达及各种临床参数。

【诊断依据】 ①淋巴结结构破坏,出现形态单一的淋巴样细胞增生。②伴有不太清晰的结节、弥散或套区增宽的改变。③瘤细胞小到中等大,核形明显不规则,多数很像中心细胞。染色质中度稀疏,但核仁不明显(图 6-19、图 6-20)。④不存在瘤性转化细胞(如中心母细胞、免疫母细胞或副免疫母细胞)及假滤泡。⑤透明变性的小血管常见。⑥很多病例中存在散在的单一的上皮样组织细胞,偶见"星空"现象。⑦免疫组化:瘤细胞典型的表型是 cyclin D1、SOX11、CD5(+),表达全 B 细胞标记(CD19、CD20、CD79α)。常常 CD10 和 Bcl-6(-),CD23(-)或弱(+),CD43(+)(图 6-21、图 6-22)。(8)遗传学:存在 t(11;14)(q13;q32)易位。不存在 Bcl-2 和 c-myc 基因重排。

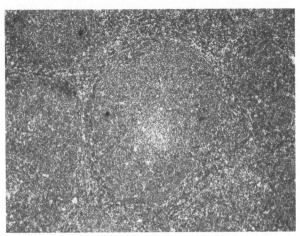

图 6-19　套细胞淋巴瘤,低倍

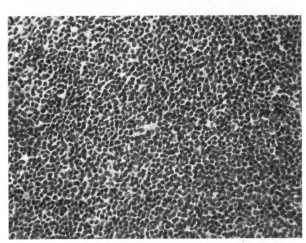

图 6-20　套细胞淋巴瘤,中倍

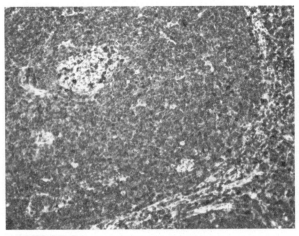

图 6-21　套细胞淋巴瘤表达 CD5

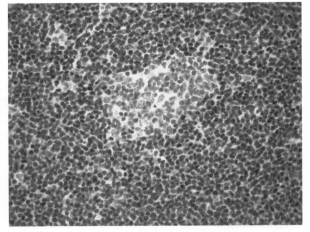

图 6-22　套细胞淋巴瘤表达 cyclinD1

【鉴别诊断】 见表 6-2、表 6-3。

表 6-2　常见的含滤泡样结构的淋巴瘤的鉴别

	滤泡型淋巴瘤	套细胞淋巴瘤	边缘区 B 细胞淋巴瘤	N-LPHL
高发年龄	中年及老年人	老年人	中年及老年人	年轻人及中年人
部位	淋巴结,脾脏	淋巴结,脾脏、口咽环、胃肠道	胃肠道、肺、唾腺、甲状腺等结外组织;淋巴结	淋巴结(常为浅表孤立淋巴结)
细胞成分	混杂,滤泡中心细胞及散在的中心母细胞	单一,套细胞(中等大小,不规则或圆形核),散在孤立的组织细胞	混杂,边缘区及单核样 B 细胞,小淋巴细胞及浆细胞	散在的 L&H 细胞(多分叶核,核膜薄,小核仁),小淋巴细胞背景,少量的组织细胞

	滤泡型淋巴瘤	套细胞淋巴瘤	边缘区 B 细胞淋巴瘤	N-LPHL
免疫表型	全 B+,CD5-,CyclinD1-,CD10+	全 B+,CD5+,CyclinD1+,CD10-,CD43+	全 B+, CD5-, CD10-CyclinD1-,CD43-/+	L&H 细胞全 B+,EMA 常+,CD30 常-,CD15-
5 年生存率	72%	27%	56%（结内）;81%（结外）	98%

表 6-3　小 B 细胞淋巴瘤的免疫组化区别

	CD5	CD23	IgD	CyclinD1	CD43	CD10
B-CLL/SLL	+	+	+	-	+	-
边缘区 B 细胞淋巴瘤	-	-	-	-	-/+	-
套细胞淋巴瘤	+	-	+	+	+	-/+
滤泡性淋巴瘤（弥漫型）	-	+/-	-	-	-	+/-
淋巴浆细胞性淋巴瘤	-	-/+	-	-	-	-

注:-/+ 多为阴性,少数阳性;+/-多为阳性,少数阴性。

10. 弥漫性大 B 细胞淋巴瘤（diffuse large B-cell lymphoma,DLBCL）

【概述】　DLBCL 为弥漫性增生的大 B 细胞恶性肿瘤,瘤细胞核的大小相当于正常吞噬细胞核或正常淋巴细胞的 2 倍。DLBCL 在西方国家占成人非霍奇金淋巴瘤 30%~40%,在发展中国家还要高些。发病年龄的范围比较宽,平均60~70 岁,但也可见于儿童;男性比女性稍多,在最近的 10~20 年间发病率逐渐增加。此瘤可发生在结内和结外,原发结外的可高达 40%,结外最常见的部位是胃肠道（胃和回盲部）,其实可发生在结外任何部位,如皮肤、中枢神经、骨、睾丸、软组织、腮腺、肺、女性生殖道、肝、肾、脾和 Waldeyer 环。原发于骨髓和（或）累及到血液的情况罕见。临床典型的表现是患者出现结内或结外迅速长大的肿块,可伴有症状,随着病情的发展常常扩散。DLBCL 通常是原发的,但也可以是其他低侵袭性淋巴瘤发展和转化而来,如慢性淋巴细胞性白血病/小淋巴细胞性淋巴瘤（CLL/SLL）、滤泡性淋巴瘤（FL）、边缘带 B 细胞淋巴瘤、结节性淋巴细胞为主的霍奇金淋巴瘤（NLPHL）。潜在的免疫缺陷是肯定的危险因素。有免疫缺陷的较散发的 DLBCL 更常伴有 EB 病毒感染。

【诊断依据】　①正常的淋巴结结构或结外组织被弥漫性的肿瘤组织取代。②淋巴结周围组织常有浸润,可见宽的或窄的硬化性纤维条带。③由转化的大淋巴样细胞组成,大多数病例可确定为某种变异型,中心母细胞最为常见（图 6-23、图 6-24）。④可表达多种 B 细胞抗原,如 CD19、CD20、CD22、CD79a、PAX-5,但也可缺少其中的一项或几项。30%~50% 的病例 Bcl-2（+）,很多病例表达 Bcl-6,也可表达 CD10（25%~50%）,核增殖指数（Ki67）>40%,有的其

至>90%。

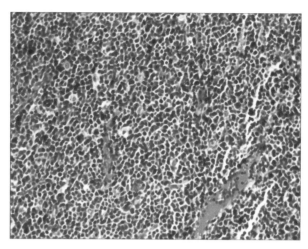

图 6-23　弥漫性大 B 细胞淋巴瘤

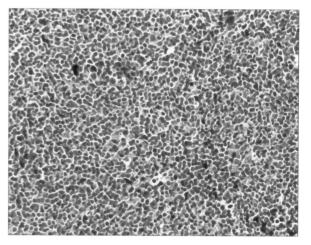

图 6-24　弥漫性大 B 细胞淋巴瘤

文献中曾描述过可伴有黏液间质、原纤维基质、假玫瑰花环、梭形细胞、印戒细胞、微绒毛突起、细胞间连接等的一些不常见的变异型。

【变异型】

1）中心母细胞 DLBCL:由中到大淋巴样细胞组成。细胞圆形、椭圆形,泡状核,染色质较细,2~4 个核仁,靠近核膜。胞质较少,双嗜色性或嗜碱性。其分为 4 种细胞类型:单形性、多形性、分叶核、中心细胞样。单形性中,60% 以上为中心母细胞,看上去较一致。多形性由混合细胞组成:中心母细胞、免疫母细胞、有的病例中也可见分叶核细胞、中心细胞样细胞。免疫母细胞数量不等,但不超过 90%。多形性这

一类型最常见。分叶核细胞型是指 10%~20% 以上的瘤细胞具有分叶核。中心细胞样型是指形态上介于中心细胞和中心母细胞之间的细胞。

2）免疫母细胞 DLBCL：绝大多数细胞（>90%）是免疫母细胞，其特点是单个中位核仁，细胞大，胞质较丰富，嗜碱性。有时伴有浆细胞分化。中心母细胞的含量<10%。临床资料和免疫表型有助于鉴别免疫母细胞 DLBCL 和浆细胞性骨髓瘤之浆母细胞变异型累及髓外。

3）间变性大细胞淋巴瘤：特点是细胞大，圆形，椭圆形或多边形，异型多核，有的类似于 RS 细胞。细胞呈铺路石样排列，貌似癌，也可沿淋巴窦生长。这些病例的生物学和临床特征与 T 间变性大细胞淋巴瘤不同。

【亚型】

1）富于 T 细胞/组织细胞的 DLBCL：病变中绝大多数细胞是非瘤性的 T 细胞，伴有或不伴有组织细胞，仅有<10% 的肿瘤性大 B 细胞。组织细胞可有/无上皮样细胞表现。大细胞类似于 L&H 细胞（即霍奇金淋巴瘤中爆米花样细胞）、中心母细胞、免疫母细胞、RS 细胞。小 B 细胞罕见或不常见。如果有小 B 细胞增多的区域，应联想到结节性淋巴细胞为主的霍奇金淋巴瘤的可能，特别是出现隐约结节样结构时。这种结构主要呈弥漫性并有纤细的网状纤维增生。免疫表型有助于鉴别经典型霍奇金淋巴瘤。

2）ALK+ 的 DLBCL：由 Delsol 等于 1997 年首次报道，最初被命名为伴有全长 ALK 表达的弥漫性大 B 细胞淋巴瘤。ALK+DLBCL 男女发病率约为 3∶1，发病年龄 9~72 岁，平均 37.9 岁，发病年龄具有双峰特征，第一高峰在青少年，第二高峰在老年。是一种具有独特免疫表型特征的亚型，主要累及淋巴结和纵隔，骨、肝脾、胃肠、卵巢、肌肉等也可发生。光镜：它由单一的大免疫母细胞样和浆母细胞样细胞组成，具有圆形淡染的核，中位核仁，胞质丰富，双嗜色性，可有浆母细胞分化，RS 样细胞常见，淋巴结内广泛浸润及淋巴窦浸润。免疫组化瘤细胞不表达 CD30、CD20、CD79α，但 CD45 弱（+）、CD138（+）、VS38c（+）、EMA 强（+），ALK 在高尔基体区呈颗粒状和点状（+），少数病例呈胞质、胞核和核仁（+）。大部分病例呈胞质 IgA（+），偶尔瘤细胞 CD4、CD57、MUM1（+），并能灶性表达 CD43 和 Periforin。无 t（2;5）和 NPM-ALK 融合基因，该病表现为侵袭性的临床过程，传统化疗方案对其治疗效果欠佳，预后很差。

3）浆母细胞 DLBCL：典型的病例和部位见于 HIV 感染患者的口腔。60% 病例的瘤细胞中有 EBV 感染。瘤细胞具有浆母细胞形态学，CD20（-）、CD138（+）、MUM1（+）、EBER（+），但 LMP1（-）。口腔黏膜型通常 CD56（-）。预后差，多数 1 年内死亡。

4）纵隔（胸腺）大 B 细胞淋巴瘤：起源于纵隔（胸腺）B 细胞，大多数发病年龄在 20~40 岁，女性多见。患者通常只表现为局部的、与前纵隔肿大有关的体征和症状。组织形态表现为弥漫增生的肿块，伴密度不等的纤维化。免疫组化有助于证明残留的胸腺成分。残留的胸腺成分可聚集成小叶状，有时类似于癌。肿瘤细胞大小不等、核形不一。然而，在大多数病例中细胞胞质丰富。瘤细胞表达 CD45，B 细胞标记常阳性，如 CD19、CD20。不表达 CD5 和 CD10。常有 CD30 表达，但总是呈弱阳性，可以呈灶性或弥漫性分布。

5）血管内大 B 细胞淋巴瘤：其特点是瘤细胞仅存在于小血管内，特别是毛细血管腔内。此瘤发生在成人，常常广泛地扩散到中枢神经、皮肤、肺、肾、肾上腺等结外部位。血管内受累及的现象也可见于骨髓。症状显现多种多样，这主要是由于不同器官小血管内肿瘤阻塞所致。最常见的临床表现是皮损（皮肤斑片或结节）和神经系统症状（痴呆和局部症状）。肿瘤细胞主要位于多种器官的小血管腔内，部分病例可见纤维素性血栓。瘤细胞很大、空泡状核，核仁明显、核分裂象见多（图 6-25）。极少数病例有间变细胞的特征。在肺、骨髓器官中受累及可以非常轻微。CD45、CD20 免疫组化染色有助于确定毛细血管内的单个瘤细胞。脑脊液和血液中极少查见恶性细胞。这是一个高度侵袭性的淋巴瘤，对化疗反应差。多数患者发病后，短时间内死亡。由于该患者临床表现多样性、不典型性，造成了部分患者的诊断延误，因而预后不良。

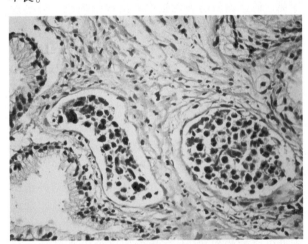

图 6-25　血管内大 B 细胞淋巴瘤

6）原发性渗出性淋巴瘤（PEL）：PEL 是大 B 细胞淋巴瘤，通常表现为无瘤块的浆液性渗出。几乎所有病例与疱疹病毒 8（HHV8）/卡波西疱疹病毒（KSHV）感染有关，最常见于免疫缺陷患者。大多数病例发生在 HIV 感染的患者,多数是青年同性恋男性。该瘤也可以发生于非免疫缺陷患者,特别是 HHV8/HSHV 感染较高的地区,如地中海地区的老年男性。最常累及的部位是胸腔、心包腔、腹腔。典型病例常常是只有一个体腔受累。其他受累的部位还可以有胃肠道、软组织和其他结外部位。典型的临床表现是渗出而不伴有肝、脾、淋巴结肿大。有的患者可伴有卡波西肉瘤。

7) 原发性皮肤 DLBCL,腿型:是一种起自活化 B 细胞的侵袭性皮肤淋巴瘤,约占所有皮肤 B 细胞淋巴瘤的 5%~10%。好发于老年女性,中位年龄 70 岁。5 年生存率约为 50%。大多位于小腿,临床表现为迅速进展的多个皮肤结节,可有溃疡形成。镜下,瘤细胞较单一,类似免疫母细胞和中心母细胞,浸润真皮和皮下组织,表皮一般不累及,免疫组化显示 ABC 样,CD20(+)、BCL-2 和 BCL-6 (+)/(-)、CD10(-)和 MUM1(+)。无 t(14;18)。镜下:肿瘤由形态较为单一的大 B 淋巴样细胞构成,胞核大而圆,核仁明显,类似免疫母或中心母细胞,融合成片弥漫生长,易见核分裂象,常破坏皮肤附件。病变可延伸到皮下组织,而表皮不受累,在表皮与真皮间有时见到无细胞浸润带。少见反应性小 B 细胞及 T 细胞,罕有间质增生。

8) 老年人 EBV 阳性淋巴瘤:好发大于 50 岁老年人,EBV 阳性,无免疫缺陷或以前存在的淋巴瘤病史,诊断时需除外其他 EBV 相关疾病和淋巴瘤。约 2/3 病例发生在结外。瘤细胞大或多形性,可有免疫母或浆母细胞特点,肿瘤内常有地图样大片坏死,免疫表型 CD10(-),Bcl-6(-),MUM1 (+),LMP1(+),EBER(+)。临床经过迅速,预后差,中位生存时间约 2 年。

9) 淋巴瘤样肉芽肿(LYG):是一个噬血管性和破坏血管的淋巴组织增生性疾病,主要由 EB 病毒(+)的 B 细胞和占数量优势的反应性 T 细胞混杂组成。LYG 有一个组织学分级范围,并且临床过程呈侵袭性,这与大 B 细胞的比例成分有关。LYG 可以发展转化成 EBV(+)的弥漫大 B 细胞淋巴瘤。淋巴瘤样肉芽肿是一种罕见疾病,它常发生于成人。男性多于女性(至少 2:1)。最常累及肺,表现为大小不一的肺结节,病变常双侧分布。大多数患者在该病的发展过程中都有肺的病变。其他常见的累及部位包括脑(26%)、肾(32%)、肝(29%)和皮肤(25%~59%)。上呼吸道和胃肠道也可被侵犯。淋巴结和脾很少受累。镜下:淋巴瘤样肉芽肿以血管中心性和破坏血管性的多形态淋巴组织浸润为特征。病变以淋巴细胞为主,混杂有浆细胞、免疫母细胞和组织细胞。

中性粒细胞和嗜酸性粒细胞不多见。一般不见典型的肉芽肿。背景性的小淋巴细胞可表现出不典型性和不规则性,但不显示明显的肿瘤性。LYG 通常由少数 EBV(+)的 B 细胞及显著的炎性背景组成。EBV(+)细胞有一定的异型性,可以像免疫母细胞,也可像多形的霍奇金样细胞。血管改变很显著,多数病例可见淋巴细胞性血管炎,血管壁浸润。

【免疫分型】 ①CD5 阳性的 DLBCL;②生长中心 B 细胞型(GCB),预后较好;③晚 GC 或早 GC 后 B 细胞型,即非生长中心 B 细胞型(非 GCB),预后较差。

判断 GCB、非 GCB 方法有 Hans 法和 Choi 法(图 6-26),当使用 Hans 法时,30% 以上的肿瘤细胞出现阳性染色判断为 CD10、bcl-6 和 MUM1 阳性;当使用 Choi 法时,30% 以上的肿瘤细胞出现阳性染色判断为 CD10 和 bcl-6 阳性,80% 以上的肿瘤细胞出现阳性染色判断为 MUM1、GCET1 和 FOXP1 阳性。

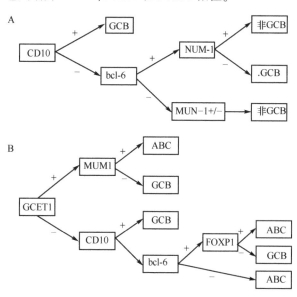

图 6-26 免疫组化判断 GCB、非 GCB 方法
A. Hans 法;B. Choi 法

11. 伯基特淋巴瘤(Burkitt lymphoma,BL)

【概述】 BL 是一种高度侵袭性的淋巴瘤,常发生在结外或表现为急性白血病形式,肿瘤由细胞单一、中等大小的 B 细胞组成,胞质嗜碱性、核分裂象多见。常有 myc 基因的易位,部分病例有 EBV 感染。

BL 可分为 3 个变异型:

1) 地方性 BL:此型发生在中非一带,是该地区儿童最常见的恶性肿瘤,发病高峰年龄在 4~7 岁,男女之比为 2:1。BL 也是巴布亚新几内亚的一种地方病。在这些地区,BL 的发生与地理、气候(雨林、赤道等)因素有关,这正好与疟疾的地理分布一致。

2) 散发性 BL:此型见于世界各地,主要发生在儿童和青年,发病率低,占西欧和美国所有淋巴瘤的1%~2%。BL 大约占儿童淋巴瘤的30%~50%。成人患者的平均年龄大约在30 岁。男女之比为2~3∶1。EBV(+)BL 常常与社会经济条件较差、初次感染 EBV 时年龄较小等因素有关。

3) 免疫缺陷相关性 BL:最初发现的此型病例与HIV 感染有关,多发生在 AIDS 患者。此型病例的25%~40%有 EBV 感染。BL 较少发生在其他免疫缺陷的疾病。

结外是最常受累及的部位,上述3 种变异型都可累及中枢神经。50%的地方性 BL 累及颌骨和面部骨(眼眶)。空肠、回肠、网膜、卵巢、肾、乳腺等器官也可受累。散发性 BL 不常累及颌骨,多数病例表现为腹部肿块,空肠、回肠是最常累及的部位,卵巢、肾和乳腺也是较常累及的部位。乳腺受累时常常双侧形成肿块,多发生在青春期、妊娠期或哺乳期。腹膜后肿块可压迫脊髓引起截瘫。淋巴结受累多见于成人。

EBV 在 BL 中起了重要作用。散发性 BL 的 EBV 感染率较低,<30%。免疫缺陷有关的 BL 中,EBV 感染率在25%~40%。

【诊断依据】 1) 经典 BL:见于地方性 BL 和发病率较高的散发性 BL,特别是儿童 BL。细胞单一、中等大小,弥漫浸润。固定后细胞有时呈铺路石或镶嵌样排列。核圆形、染色质粗,核中等大小、居中,嗜碱性。胞质深嗜碱、常伴有脂质空泡。肿瘤增殖率很高(核分裂多见),并且细胞自发性死亡率高(凋亡)。"星空"现象常见,这是巨噬细胞吞噬凋亡的肿瘤细胞所致。肿瘤细胞核的大小近似于"星空"中的组织细胞核(图6-27,图6-28)。

2) 变异型(浆细胞样分化的 BL):细胞核偏位、单个中位核仁。胞质嗜碱性,核的大小和形态呈多形性,类似于非典型 BL/BL 样变异型。该型 BL 可见于儿童,但多见于免疫缺陷的患者。

3) 非典型 BL/BL 样变异型:主要由中等大 BL 细胞组成,并表现出大量的细胞凋亡和很高的核分裂指数。核分裂指数要接近100%,才能做出诊断。然而,与经典 BL 相反,该型的大小、形态有明显的多形性。核仁明显、数量不多。值得注意的是,"非典型BL/BL 样变异型"这一术语是特指那些已经证明或疑为存在 myc 基因易位的病例。

BL 瘤细胞表达 B 细胞相关抗原(如 CD19、CD20、CD22)、CD10 和 Bcl-6,但 CD5、CD23 和 TdT 呈(−)。不表达 Bcl-2。Ki-67 指数非常高,近100%的细胞呈(+)。遗传学上所有病例都有 myc 易位 t(8;14)

(q24;q32)。少见的易位还有 t(2;8)(2qll)或 t(8;22)(22q11)。

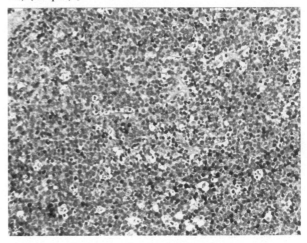

图6-27 伯基特淋巴瘤

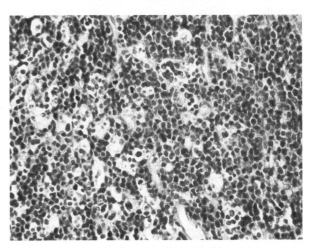

图6-28 伯基特淋巴瘤

【鉴别诊断】 见表6-4。

表6-4 Burkitt 与 DLBCL 的免疫组化鉴别诊断

	Burkitt 淋巴瘤	DLBCL
TCL1	+	−/+
CD44	−	+
BCL-2	−	+
c-myc	+/−	−/+
Ki-67 指数	95%~100%	40%~90%

(三) 成熟 T 细胞和 NK 细胞肿瘤
(mature T-cell and NK-cell neoplasms)

成熟 T 细胞肿瘤起源成熟 T 细胞或胸腺后 T 细胞。由于 NK 细胞与 T 细胞密切相关,并且具有部分相同的免疫表型和功能,因此,两类肿瘤放在一起介绍。

成熟 T/NK 细胞肿瘤相对少见。最常见的成熟 T

细胞淋巴瘤类型是外周 T 细胞淋巴瘤（非特指）（3.7%）和间变性大细胞淋巴瘤（2.4%）。T/NK 细胞肿瘤的发病率在亚洲发病率比西方高。

成熟 T 细胞主要分为两种细胞：αβT 细胞和 γδT 细胞。这种差异是源于 T 细胞受体基因结构。每一个 αβ 和 γδ 链都是由可变区（V）和恒定区（C）组成。两者均与 CD3 有关，CD3 在 2 种 T 细胞中是相同的。CD3 含有 γ、δ、ε3 种链。它们共同形成了 T 细胞受体复合物。NK 细胞不具备完整的 T 细胞受体复合物，但胞质中常常表达 CD3 的 ε 链，用 CD3 多克隆抗体可将其辨认出。γδT 细胞不表达 CD4 和 CD8，它代表了免疫反应较早的类型，占所有正常 T 细胞总数不到 5%，主要分布在脾红髓、小肠上皮及其他上皮部位。值得注意的是这些部位也是 γδT 细胞淋巴瘤的好发部位。

αβT 细胞分成两大类：CD4（+）和 CD8（+）。在正常淋巴组织中 CD4（+）细胞多于 CD8（+）细胞，肿瘤的情况也相似。CD4（+）T 细胞或"helper T cells（辅助）"是主要的淋巴因子分泌细胞。而 CD8（+）T 细胞主要与细胞毒性免疫反应有关。

NK 细胞与细胞毒性 T 细胞具有一些共同的功能和标记。NK 细胞表达 CD2、CD7、CD8、CD56、CD16 和 CD57，也表达 CD3ε 链。NK 细胞和细胞毒性 T 细胞均表达细胞毒性蛋白：穿孔素、粒酶 B、T 细胞内抗原 TIA-1。

T 细胞和 NK 细胞作为一组淋巴瘤，具有临床侵袭性，对治疗反应很差，生存期比 B 细胞淋巴瘤和霍奇金淋巴瘤都短。但间变性大细胞淋巴瘤对治疗反应良好。

1. 结外 NK/T 细胞淋巴瘤，鼻型（extranodal NK/T-cell lymphoma, nasal type）

【概述】 结外 NK/T 细胞淋巴瘤鼻型主要发生在结外，以形态多样为其特征。肿瘤常有噬血管性，多伴有血管破坏和坏死。该瘤之所以称为 NK/T 而不是 NK 细胞淋巴瘤，是因为虽然大多数病例似乎是 NK 细胞肿瘤，即 EBV（+），CD56（+）。

NK/T 细胞淋巴瘤好发部位是鼻腔、鼻咽部、腭部、皮肤、软组织、胃肠道和睾丸。部分病例可累及到淋巴结。发生在鼻部的肿瘤，患者表现鼻阻、鼻衄，这是由于肿块及其所造成的中面部结构破坏所致。肿瘤可侵及周围相邻组织如鼻咽部、鼻旁窦、眼眶、口腔、腭部和口咽部。肿瘤最初常常局限于上呼吸道，很少累及骨髓，但很快播散到不同部位：皮肤、胃肠道、睾丸、颈部淋巴结。部分病例可并发噬血细胞综合征。皮肤容易受累，表现为结节并多伴有溃疡。发生在肠道的，常发生穿孔。患者就诊时多数已达临床高分期，呈现多处结外部位受累。存在发热、不适和体重减轻等全身症状。

该瘤与 EBV 有密切关系，提示 EBV 可能在该瘤的发生、发展中起作用。发生在鼻部以外其他器官的鼻型 NK/T 细胞淋巴瘤在亚洲患者当中仍然与 EBV 有密切关系。

【诊断依据】 ①瘤细胞呈弥散性浸润。②常见血管中心浸润和血管破坏现象。③凝固性坏死和凋亡小体很常见。④多数病例为中等细胞或大小混合细胞，胞核可不规则，染色质呈颗粒状，但很大的细胞核呈泡状，通常核仁不明显或有小核仁，胞质中等，淡染至透亮，核分裂象易见（图 6-29）；NK/T 细胞淋巴瘤，特别是小细胞和混合细胞为主的淋巴瘤，可见大量的反应性炎性细胞，如小淋巴细胞、浆细胞、组织细胞、嗜酸粒细胞。⑤免疫组化最典型的表型是 CD2 和 CD56（+），表面 CD3（-），胞质 CD3ε（+）。EBER 近 100% 的病例（+），多数病例也表达细胞毒性颗粒相关蛋白（如粒酶 B、TIA-1 和穿孔素）（图 6-30、图 6-31）。其他 T 和 NK 细胞相关抗原呈（-），其中包括 CD4、CD5、CD8、TCRβ、TCRδ 和 CD57。CD56、TIA-1、EBER 三者联合表达对诊断非常有价值。

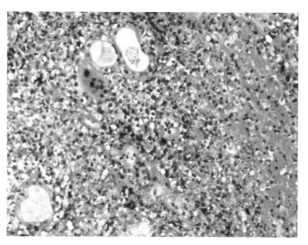

图 6-29　NK/T 细胞淋巴瘤

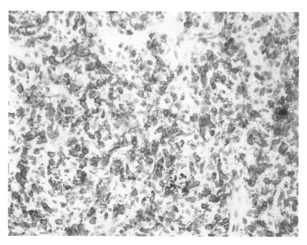

图 6-30　NK/T 细胞淋巴瘤表达 CD56

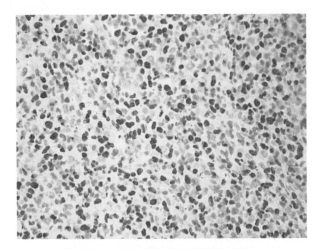

图 6-31　NK/T 细胞淋巴瘤表达 EBER

2. 肠病型 T 细胞淋巴瘤（enteropath-type T-cell lymphoma）

【概述】　肠病性 T 细胞淋巴瘤是一种来源于上皮间 T 淋巴细胞的肿瘤，表现为不同程度转化阶段的细胞，但通常表现为大淋巴样细胞组成的肿瘤。

肿瘤最常见发生在空肠或回肠。罕见报道发生在十二指肠、胃、结肠及胃肠道外的部位。临床上，少数患者自儿童期起就有肠病的病史，大多数患者在成人期发病或在淋巴瘤诊断的同时诊断为肠病。通常表现为腹痛，常合并肠穿孔。肿瘤通常表现为多发性、溃疡性肿块，突出黏膜。本病预后通常较差。

【诊断依据】　①肿瘤形成一个溃疡性肿块浸润肠壁。②肿瘤细胞形态多样，最常见的肿瘤细胞形态相对单一，中等至大细胞，核圆形或多角形呈泡状，核仁明显，胞质淡染、中等丰富。③大多数肿瘤表现为炎性细胞浸润，包括大量的组织细胞和嗜酸粒细胞，一些病例这种炎性细胞的数量较多以至于掩盖了数量相对较少的肿瘤细胞，肿瘤旁黏膜（特别是在空肠）常表现为肠病性的绒毛萎缩、腺管上皮增生、固有层淋巴细胞和浆细胞增多、上皮细胞间淋巴细胞增多。④免疫组化，肿瘤细胞 CD3（+），CD5（-），CD7（+），CD8（-)/（+），CD4（-），CD103（+），表达细胞毒性相关蛋白。几乎在所有病例都有部分肿瘤细胞 CD30（+），由小至中等大的细胞构成的亚型，肿瘤细胞 CD8 和 CD56（+）。邻近肠病黏膜的上皮间淋巴细胞常表达异常的免疫表型，与此种肿瘤的免疫表型一样，即 CD3（+），CD5、CD8 和 CD4（-）。同样在顽固性肠病的上皮间淋巴细胞通常 CD8（-）。

3. 肝脾 γ/δT 细胞淋巴瘤（hepatosplenic γ/δT-cell lymphoma）

【概述】　这是一种淋巴结外、系统性罕见类型的淋巴瘤肿瘤，来源于细胞毒性 T 细胞（通常为 γδT 细胞）。肿瘤细胞中等大小，呈现明显的脾、肝和骨髓的窦性浸润。发病的高峰在青少年和年轻成人，通常男性多于女性。患者通常表现为明显的血小板减少，常伴有贫血和中性粒细胞减少。此种疾病呈侵袭性过程，患者最初对化疗有效，但绝大多数复发。中位生存期不到 2 年。

【诊断依据】　①患者表现为明显的肝、脾大，而周围淋巴结不肿大。骨髓几乎总被累及。②大体观察，脾因红髓弥漫累及而肿大，但不见肿块。同样，弥漫性肝大也无肿块。③瘤细胞形态单一，中等大小，胞质淡染。染色质中等密度，核仁小而不明显，核形不规则。④肝和脾表现为明显的窦性浸润，而肝汇管区和脾的白髓残留。⑤肿瘤细胞 CD3（+），通常呈 TCRδ1（+），TCRαβ（-），CD56（+)/（-），CD4、CD8 和 CD5（-）。表达细胞的毒性颗粒相关蛋白 TIA-1，但穿孔素通常（-）。

4. 皮下脂膜炎样 T 细胞淋巴瘤（subcutaneous panniculitis-like T-cell lymphoma）

【概述】　是一种细胞毒性 T 细胞淋巴瘤，起源于 α/βT 细胞。主要累及皮下脂肪组织。临床过程为惰性，生存率高。肿瘤细胞主要由异型的大小不一的淋巴样细胞组成，常具有明显的肿瘤坏死和核碎片。多数发生在青年成人。表现为多发的皮下结节，一般不累及其他部位。临床特征最初表现为皮下结节，可出现或不出现全身症状。部分患者可出现噬血细胞综合征，伴有全血细胞减少、发热及肝脾肿大。淋巴结一般不受累。

【诊断依据】　①肿瘤细胞局限在皮下脂肪组织弥漫性浸润，其上的真皮和表皮常无累及。②肿瘤细胞大小不一，从核呈圆形、核仁不清楚的小细胞到染色质密集核的大转化细胞。具有诊断性的特征是肿瘤细胞在单个脂肪细胞的周边围绕。常出现反应性组织细胞，特别是在脂肪浸润和破坏的区域（图6-32）。由于吸收脂类物质，组织细胞常呈空泡状。③在一些病例中可见脉管浸润，坏死和核碎片常见。

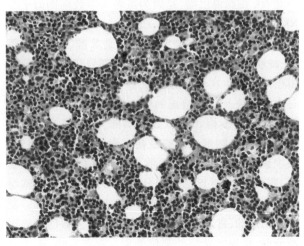

图 6-32　皮下脂膜炎样 T 细胞淋巴瘤

④肿瘤细胞具有成熟的 T 细胞表型,通常 CD8(+),表达细胞毒性分子包括粒酶 B、穿孔素、TIA-l。来源于 αβ 细胞,表达 βF1 抗体。

5. 蕈样霉菌病和赛塞里综合征(mycosis fungoides and Sézary syndrome)

(1)蕈样霉菌病:是一种成熟 T 细胞淋巴瘤,表现为皮肤的斑片/斑块。以小至中等大小的脑回样核的 T 细胞浸润表皮和真皮为特征。蕈样霉菌病是最常见的原发于皮肤的 T 细胞淋巴瘤,占所有非霍奇金淋巴瘤的 0.5%。大多数患者为成年人/老年人,男女之比为 2:1。通常此种疾病局限在皮肤,有较长的病程(几年)。许多患者在组织学诊断前表现为多年非特异性的有鳞屑的疹子。最初诊断性的病变常是局限在躯干的斑片和(或)斑块。然而,大多数患者进展为全身的浸润性斑块,最终进展为肿瘤。进展期可发生皮肤外的播散,主要是淋巴结、肝、脾、肺和血液。骨髓累及罕见。

【诊断依据】 ①皮肤病变表现为嗜表皮性浸润。②肿瘤细胞小至中等大,核不规则(脑回样)。③可见所谓的"Pautrier"微脓肿,即由表皮脑回样细胞聚集组成,具有高度特征性。④在真皮,浸润根据疾病所处时期可呈现为斑片、带状或弥漫。⑤经常有相关的炎性浸润包括小淋巴细胞和嗜酸粒细胞。⑥免疫组化典型的表型为 CD2、CD3、TCRβ、CD5 和 CD4(+),CD8(-)。

(2)赛塞里综合征:是一种全身性成熟的 T 细胞淋巴瘤,以红皮病、淋巴结病和外周血中肿瘤性 T 细胞为特征。肿瘤性 T 细胞具有脑回样核,此病传统上被认为是蕈样霉菌病的亚型。然而,该病更具有侵袭性。

【诊断依据】 ①皮肤病变类似与蕈样霉菌病,表现为表皮和真皮脑回样 T 细胞浸润。②淋巴结累及表现为结构破坏和副皮质区或弥漫浸润,伴有或不伴有皮病性淋巴结炎。③在血液中,肿瘤细胞呈明显的扭曲核,即可为小细胞(Lutzner 细胞)也可为大细胞(典型 Sézary 细胞)。或可为大小细胞混合。

(3)变异型:派杰样网织细胞增多症、蕈样霉菌病相关的毛囊皮脂腺黏蛋白沉积症、肉芽肿性皮肤松弛症。

6. 原发性皮肤 CD30(+)T 细胞淋巴增生性疾病(primary cutaneous CD30-positive T-cell lymphoproliferative disorders)

【概述】 现在认识到原发性皮肤 CD30(+)T 细胞淋巴增殖疾病有 3 种类型,包括原发性皮肤间变性大细胞淋巴瘤(C-ALCL)、淋巴瘤样丘疹病和交界性病变。把这些疾病放在一起的原因是它们似乎组成来源于转化或活化 CD30(+)T 细胞的相关疾病谱。

在个别患者他们可能同时存在。这 3 种病克隆性相关,临床表现和(或)组织学重叠。因此,一个正确的诊断需结合临床、组织学、免疫表型特征综合评定。

(1)原发性皮肤间变性大细胞淋巴瘤:是一种 T 细胞淋巴瘤,发生在皮肤,由间变性淋巴样细胞组成,大多数病例 CD30(+)。几乎所有患者在诊断时都局限在皮肤。该瘤约占原发于皮肤的 T 细胞淋巴瘤的 25%。主要发生在成人/老年人,儿童罕见。男女之比为 1.5~2.0:1。临床特点是大多数患者表现为局限性病变,既可为实体或局部皮肤病变,也可为肿瘤、结节,但丘疹罕见。在约 20% 的病例中可见多中心皮肤病变。病变可表现为部分或完全的自然消退,类似于淋巴瘤样丘疹病。然而,皮肤复发常见。约 10% 的患者有皮肤外播散,主要是局部淋巴结。更常见的是多中心皮肤疾病。

预后较好,大约 90% 病例有 5 年生存率。出现皮肤外的受累提示预后不良。对于局限性病例建议皮肤的直接治疗,包括放疗或手术切除。对于明显的/进展性皮肤外累及的病例建议强一些的联合化疗。

【诊断依据】 ①细胞学特征类似于全身性 ALCL,然而多形性、多核巨细胞和 RS 样细胞数量更多,类似于霍奇金样细胞。②弥漫性浸润真皮上和深层及皮下组织。可见到表皮浸润和溃疡。但嗜表皮现象少见。③可见中等量的炎性细胞背景,但如果炎性背景较多,应考虑诊断为淋巴瘤样丘疹病。④免疫组化肿瘤细胞表达 T 细胞抗原,通常 CD4(+)。大多数细胞(>70%)CD30(+)。70% 的病例表达细胞毒性相关蛋白(粒酶 B、TIA-1)。CD2、CD5 和(或)CD3 常不表达,大多数病例 EMA(-)。ALK 蛋白染色(-)。无 t(2;5)易位。

【鉴别诊断】 与全身性 ALCL 的皮肤累及的鉴别主要依靠临床。

(2)淋巴瘤样丘疹病:淋巴瘤样丘疹病是一种慢性再发的皮肤病变,其特征为出现自发消退的丘疹和异型 T 细胞浸润,组织学上类似于 T 细胞淋巴瘤。疾病通常呈良性过程,因此,严格地说不是一种淋巴瘤,而是一种不典型淋巴组织增殖,在某些情况下可能是单克隆性,并且进展为淋巴瘤。典型病例在 3~6 周可自然消退。>2.5 cm 的较大肿瘤病变很少消退。大多数患者呈良性经过,但疾病有长的潜伏期(数年)。对于大的、数量多的和(或)瘢痕的皮肤病变应持续治疗。10%~20% 的患者与淋巴瘤相关。建议长期随访。

【诊断依据】 ①出现自发消退的丘疹。②炎性背景较多。③典型的丘疹病变表现为楔形的真皮浸润,浸润的细胞为异型的 T 淋巴细胞,异型细胞可类似于蕈样霉菌病的脑回样细胞或称为"R-S"样细胞。

④异型 T 细胞 CD30、CD4(+),CD8(-)。在大多数病例异型的细胞表达细胞毒性颗粒相关蛋白。ALK 蛋白不表达。⑤大约半数患者可检测到克隆性的 TCR 基因重排。无 t(2;5)易位。

（3）交界性病变：CD30(+)的原发性皮肤 T 细胞淋巴增殖疾病的交界性病变,是一种临床特征和组织学表现之间不符的病变。因此,这些病变很难定义为"典型"的淋巴瘤样丘疹病或真正的皮肤间变性大细胞淋巴瘤。有的组织学类似于淋巴瘤,即成簇 CD30(+)异型/间变淋巴样细胞病例,但临床类似于淋巴瘤样丘疹病（消退的丘疹）。预后似乎是较好的,但需要长期随访。

7. 血管免疫母细胞性 T 细胞淋巴瘤（angioimmunoblastic T-cell lymphoma）

【概述】 血管免疫母细胞性 T 细胞淋巴瘤（AILT）是一种起源于生发中心滤泡辅助 T 细胞的外周 T 细胞淋巴瘤。其特征为系统性疾病,瘤细胞多形性,累及淋巴结。伴有明显的高内皮血管和滤泡树突细胞的增生。好发于中年和老年人。常表现为全身淋巴结肿大和肝、脾肿大以及瘙痒的皮疹。活检骨髓通常受累及。此瘤为进展期疾病,临床有全身症状和多克隆性高 γ 球蛋白血症。多数病例可见到 EB 病毒(+)的 B 细胞。

【诊断依据】 ①肿瘤细胞在副皮质区弥漫性浸润,瘤细胞小至中等大小,胞质淡染,部分透亮（透明细胞）,胞膜清楚。②异型淋巴细胞中夹杂多种反应性细胞：淋巴细胞、嗜酸粒细胞、浆细胞、组织细胞和增多的滤泡树突细胞（CD21、CD35 可清楚显示）。③可出现大的嗜碱性 B 细胞表型的母细胞,且 ERBR (+)。④高内皮血管较多,且呈分支状（图 6-33）。⑤肿瘤细胞由成熟的 T 细胞组成,通常有 CD4 和 CD8 细胞混合组成。⑥在 100% 的病例中表达 CXCL13（图 6-34）,并表达 BCL-6、PD-1、CD10,此特点

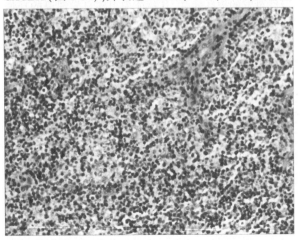

图 6-33 血管免疫母细胞性 T 细胞淋巴瘤

有助于与其他 T 细胞淋巴瘤的鉴别。⑦滤泡树突细胞 CD21(+)明显,常围绕在高内皮的小静脉周围。

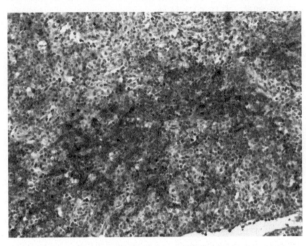

图 6-34 血管免疫母细胞性 T 细胞淋巴瘤表达 CXCL13

8. 外周 T 细胞淋巴瘤,非特殊类型（periferal T-cell lymphoma,unspecified,U-PCT）

【概述】 成人居多,男女之比为 1:1。虽然任何部位都可受累,但淋巴结受累最常见。常常会累及全身,如骨髓、肝、脾、皮肤等。外周血也常受累及,并可出现白血病的表现。

【诊断依据】 ①呈弥散性浸润,使淋巴结结构破坏。②细胞的种类多样,变化大,但多数病例的细胞为中至大细胞,核呈多形性、不规则,染色质多或泡状,核仁明显,核分裂象多。③常有透明细胞和 R-S 样细胞。少数病例以小淋巴细胞为主,核形不规则。④内皮细胞肥大的小血管增多,分支状血管可见。⑤常伴有炎性多形的背景：小淋巴细胞、嗜酸粒细胞、浆细胞和灶性上皮样组织细胞（图 6-35）。⑥免疫组化：表达 T 细胞相关抗原,也常见奇异 T 细胞表型。大多数发生在淋巴结的病例呈 CD4(+),CD8(-)。绝大多数大细胞类型的肿瘤细胞表达 CD30(但不应将这类病例与间变

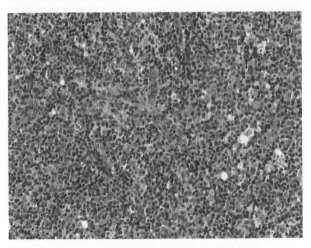

图 6-35 外周 T 细胞淋巴瘤,非特殊类型

性淋巴瘤混淆)。很少表达细胞毒性颗粒蛋白(这与间变性大细胞淋巴瘤正好相反)。不表达 EBV。

(1) T 区变异型淋巴瘤:典型的 T 区变异型呈滤泡间区生长类型,见残留的滤泡,甚至增生的滤泡。小或中等大的细胞为主,核无明显多形性,呈簇的透明细胞和散在的 R-S 样细胞最常见。内皮细胞肥大的小血管增多,反应性细胞易见,包括嗜酸粒细胞、浆细胞和上皮样组织细胞。仅靠形态几乎不可能与典型的 T 区增生进行鉴别,需要采用分子遗传学方法才能确认。

(2) 淋巴上皮样细胞变异型(Lennert 淋巴瘤):该淋巴瘤是弥散性或(很少见)滤泡间浸润,主要由小细胞组成,核轻度不规则,存在很多上皮样细胞组成小簇。可见透明细胞,但较 T 区淋巴瘤和血管免疫母细胞淋巴瘤少,内皮细胞肥大的小血管不多,R-S 样细胞、嗜酸粒细胞和浆细胞常见。

9. 间变性大细胞淋巴瘤(anaplastic lange cell Iymphoma,ALCL)

【概述】 ALCL 是一种 T 细胞淋巴瘤,主要由淋巴样细胞组成,细胞较大,胞质丰富,多形性(经常是马蹄铁样核)。细胞 CD30(+),大多数病例表达细胞毒性相关蛋白,大多数病例 ALK 蛋白(+),但 ALK(−)的病例也包括在其中。ALCL 约占成人非霍奇金淋巴瘤的 3%,占儿童淋巴瘤的 10%~30%。在 30 岁以前 ALK(+)的 ALCL 是最常见的,男性多见,主要发生在 20~30 岁(男女之比为 6.5∶1)。ALK(−)的 ALCL 主要发生在老年人。男女发病之比为 0.9∶1。

ALK 蛋白(+)的原发性系统性 ALCL 常累及淋巴结和结外部位。结外部位通常包括皮肤(21%)、骨(17%)、软组织(17%)、肺(11%)、和肝(8%)。肠道和中枢神经系统(CNS)累及罕见。ALK(−)的 ALCL 表现相似的特征,但结外累及少见。

临床上,大多数(70%)表现为进展期Ⅲ至Ⅳ期伴有外周和(或)腹腔淋巴结累及,经常与结外浸润和骨髓累及有关。患者经常有 B 症状(75%),特别是高热。

【诊断依据】 ①ALCL 表现广阔的细胞形态谱,可包括不等量的怪异核、花环状、面包圈样、R-S 细胞样、胚胎样、马蹄铁或肾形核伴有核旁的嗜酸性区域的细胞。②瘤细胞体积大,胞质丰富。细胞质可表现为空的、嗜碱性或嗜酸性。细胞核染色通常呈粗块状或弥散,有多个小的、嗜碱性核仁。③当淋巴结的结构仅部分破坏时,肿瘤细胞呈现典型的窦内生长,类似于转移性肿瘤。肿瘤细胞也在副皮质区生长,经常呈镶嵌结构(图 6-36)。④肿瘤细胞 CD30(+),阳性部位在胞膜和高尔基体区弥散的、胞质 CD30(+)。在淋巴组织和小细胞型中,在较大细胞中也可出现 CD30 强(+),常围绕着血管成簇存在。⑤在 60%~85% 的病例中可检测到 ALK 表达,ALK 染色胞质和胞核均可着色。

⑥大多数病例有 t(2;5)/NPM-ALK 易位。⑦大部分病例 EMA(+),EMA 的染色形式通常与 CD30 相似。⑧大多数 ALCL 的病例表达一个或更多的 T 细胞相关抗原。然而,由于丢失几个全 T 抗原,一些病例可能呈"null cell"表型(但在基因水平上已证明其为 T 细胞来源)。⑨多数病例表达细胞毒性相关抗原 TIA-1、粒酶 B 和(或)穿孔素(+),CD8、EBER 通常(−)(图 6-37~图 6-39)。

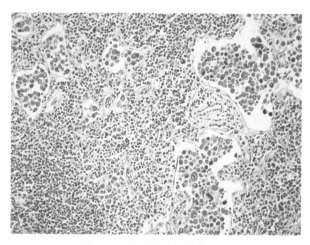

图 6-36　间变性大细胞淋巴瘤

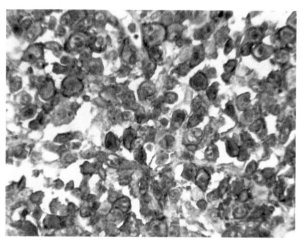

图 6-37　间变性大细胞淋巴瘤表达 CD30

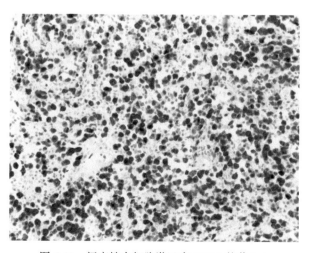

图 6-38　间变性大细胞淋巴瘤 ALK-1 核浆(+)

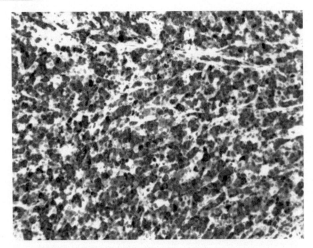

图 6-39　间变性大细胞淋巴瘤 ALK-1 胞质(+)

（1）ALCL,普通型(70%)：主要是由上述所描述的具有标志性特征的多形性大细胞组成。肿瘤细胞更加单一、圆形核,也可是组成的主要部分或夹杂更加多形性的细胞。恶性细胞的噬红细胞现象罕见。

（2）ALCL,淋巴组织细胞型(10%)：特征是肿瘤细胞夹杂大量组织细胞。组织细胞可以掩盖通常比普通型小的肿瘤细胞。肿瘤细胞经常围绕血管周围,通过免疫组化 CD30、ALK 和(或)细胞毒性分子抗体可清楚地显示。偶尔,组织细胞呈现噬红细胞现象。

（3）ALCL,小细胞型(5%~10%)：表现为主要由不规则核的小至中等的肿瘤细胞组成。一般可见标志性细胞,常聚集在血管周围。在常规检查中 ALCL 这种形态学亚型常被误诊为非特殊类型的外周 T 细胞淋巴瘤。

ALK(-)病例的中位年龄更高和临床侵袭性更强,支持它们可能代表不同的疾病。ALK(-)的 ALCL 一般是由更大、更加多形性、核仁更加明显的细胞组成。

【鉴别诊断】　原发系统性间变性大细胞淋巴瘤必须与原发皮肤 ALCL,其他具有间变特征和(或)CD30 表达的 T 或 B 细胞淋巴瘤相鉴别。有一些病例,ALCL 和霍奇金淋巴瘤在形态上可能有部分重叠(表6-5、表6-6)。

表 6-5　常见散在大细胞性淋巴瘤的免疫表型区别

大细胞	经典型 HL	N-LPHL	富于 T 细胞型大 B 细胞淋巴瘤
CD30	+	常-	常-
CD15	常+	-	-
CD20	-/+ *	+	+
CD79a	常-	常+	+
CD45	-	+	+
EMA	常-	常+	常+
Vimentin	+		
EBV	+ * *		常-

大约40%病例可表达阳性,但仅有少数肿瘤细胞阳性,且阳性强度不等。 * 30%~60%病例阳性(EBV-LMP1 或原位杂交)

表 6-6　大细胞淋巴瘤的免疫表型比较

	CD20	CD3	CD30	CD15	EBV	EMA	TIA-1/粒酶B	ALK
弥漫大 B 细胞淋巴瘤	+	-	-/+	-	-	-	-	-
ALCL	-	-/+	+	-	-	+/-	+	+/-
经典型霍奇金淋巴瘤	-	-/+	+	+/-	+/-	-	-	-
外周 T 细胞淋巴瘤	-	+	-/+	-	-	-	+/-	-

10. 原发性皮肤外周 T 细胞淋巴瘤,罕见类型

（1）原发性皮肤 γ/δT 细胞淋巴瘤（primary cutaneous gamma-delta T-cell lymphoma）

【概述】　这是一种起自具有细胞毒表型活化 γ/δT 细胞的少见肿瘤。好发于成人。病变主要累及四肢皮肤,形成多个斑块、结节或肿瘤,表皮可有溃疡形成,侵犯表皮、真皮、真皮深部和皮下组织。此瘤侵袭性强,对化疗/或放疗不敏感,5 年生存率为 33%。

【诊断依据】　① 瘤细胞中等到大。②侵犯表皮、真皮或皮下组织。③表皮浸润可轻度亲表皮或呈明显 Paget 样网状细胞增生症样浸润,皮下结节可为脂膜炎样。④瘤细胞常侵犯血管,可见凋亡细胞和坏死。⑤免疫组化:CD3(+),CD2(+),CD7(+)/(-),CD5(-),CD4(-),CD8(-);TCRδ(+),但 βF1(-)。3 种细胞毒蛋白标记均(+),CD56(+)/(-),EBER(-)。

（2）原发性皮肤 CD8 阳性侵袭性亲表皮细胞毒性 T 细胞淋巴瘤（primary cutaneous CD8-positive aggressive epidermotropic cytotoxic T-cell lymphoma）

【概述】　是一种起自 CD8(+)的 α/β 型细胞毒性 T 细胞的罕见肿瘤。好发于成人,临床表现为局部或播散性皮肤斑块、结节或肿瘤,病变中央常形成溃疡和坏死。疾病可播散到肺、睾丸、CNS 和口腔黏膜等部位。肿瘤具有很强侵袭性,中位生存时间仅为 32 个月。

【诊断依据】　①瘤细胞小、中等或大,明显多形性。②浸润表皮,呈苔藓样,有明显 Paget 样亲表皮生长,也可在表皮下呈结节状浸润。表皮可萎缩或棘细胞增生,常伴有坏死、溃疡和水疱形成。③皮肤附件和血管侵犯和破坏。④免疫组化:CD3、CD8、βF1、TIA-1、GrB 和 Perforin(+);CD2、CD4、CD5(-),CD7(-)/(+);EBER(-)。

（3）原发性皮肤 CD4 阳性小/中 T 细胞淋巴瘤（primary cutaneous CD4-positive small/medium T-cell lymphoma）

【概述】　是一种起自于 CD4(+)、由小至中等多形性 T 细胞组成的肿瘤。好发于成年男性,表现为面、颈或躯干上部孤立性斑块或结节,偶为单个或多个丘疹、结节和肿瘤,但从不出现蕈样肉芽肿中的皮肤斑块。肿瘤生长缓慢,预后良好。

【诊断依据】 ①瘤细胞小或中等,可有少量大细胞。②浸润真皮和皮下组织,偶尔局限性侵犯表皮,不同于蕈样肉芽肿。③免疫组化:CD3(+)、CD4(+);CD8(-),CD30(-),TIA-1(-),GrB(-)。

(四) 霍奇金淋巴瘤(Hodgkin lymphoma,HL)

HL具有以下共同的特征:①通常发生于淋巴结,特别好发于颈部淋巴结。②多见于年轻人。③在组织学中HL由少数散在体积大的单核和多叶核瘤细胞(称为HRS细胞)和其周围大量非肿瘤性的反应性细胞组成。④肿瘤细胞常常被T细胞围绕形成花环样图案。HL占所有淋巴瘤的30%左右。霍奇金淋巴瘤(HL)分为以下几类:

(1) 结节性淋巴细胞为主HL(NLPHL)

(2) 经典型霍奇金淋巴瘤(CHL)

1) 淋巴细胞为主型(LRCHL)

2) 结节硬化型(NSHL)

3) 混合细胞型(MCHL)

4) 淋巴细胞消减型(LDHL)

1. 结节性淋巴细胞为主的霍奇金淋巴瘤(nodular lymphocyte predominant Hodgkin lymphoma,NLPHL)

【概述】 结节性淋巴细胞为主的HL是单克隆B细胞肿瘤,其特征是结节性和弥漫性混合形态的增生性病变,病灶中散在肿瘤性大细胞,称为"爆米花"(popcorn)或L&H细胞(淋巴细胞和(或)组织细胞性R-S细胞变异型)。这些细胞位于滤泡树突网织细胞(FDC)组成的球形大网中,其中还充满了非瘤性淋巴细胞。

NLPHL占所有HL的5%,患者多数是男性,年龄常在30~50岁。常累及颈、腋下或腹股沟淋巴结。纵隔、脾、骨髓受累罕见。多数患者就诊时为局部淋巴结病变,5%~10%患者为进展期。该病发展缓慢,容易复发,Ⅰ~Ⅱ期患者预后非常好,10年生存率>80%,很少致死。

【诊断依据】 ①淋巴结结构部分或全部被结节和弥漫混合的病变取代,病变主要由小淋巴细胞、组织细胞、上皮样组织细胞和掺杂其中的少数L&H细胞组成。②L&H细胞体积大、有一个大核、胞质少,核常重叠或分叶,甚至呈爆米花样。染色质呈泡状、核膜薄,核仁多个嗜碱性,较典型HRS细胞的核仁小(图6-40)。③弥漫区主要由小淋巴细胞和组织细胞组成,后者可单个或成簇存在。④L&H细胞呈CD20、CD79a、PAX-5、Bcl-6 和 CD45(+),约一半的病例EMA(+)。不表达CD15、CD30和EBER。⑤L&H细胞周围有一圈CD3(+)的T细胞和CD57(+)的细胞。

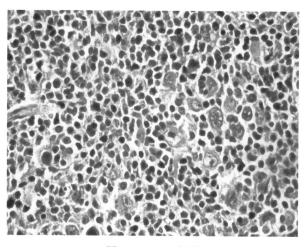

图6-40 L&H细胞

【鉴别诊断】 NLPHL主要需与T细胞丰富的大B细胞淋巴瘤鉴别,NLPHL很少以弥漫性为主的形式出现,在弥漫性病变中只要找到一个具有典型NLPHL特征的结节,就足以排除原发性T细胞丰富的大B细胞淋巴瘤的诊断。

2. 经典型霍奇金淋巴瘤(classical Hodgkin lymphoma,CHL)

【概述】 CHL病变由单核的霍奇金(Hodgkin)细胞和多核的 Reed-Sternberg 细胞(HRS)组成,背景中有数量不等的非肿瘤性小淋巴细胞、嗜酸粒细胞、中性粒细胞、组织细胞、浆细胞、纤维母细胞和胶原纤维。98%以上HRS细胞起源于生发中心阶段分化的成熟B细胞。根据背景的成分和HRS细胞的形态,CHL可分为4个亚型,这4种不同组织亚型的HRS细胞具有相同的免疫表型和遗传学特征,但它们的临床表现与EBV的关系是不同的。

CHL占所有HL的95%,发病年龄具有双峰特征,第一个峰在15~35岁,第二个峰在老年。CHL最常累及颈部淋巴结(75%),其次是纵隔、腋下和主动脉旁淋巴结,非中轴淋巴结(如肠系膜,滑车上淋巴结)很少受累,55%的患者表现为局限性病变(Ⅰ或Ⅱ期),约60%的患者有纵隔淋巴结受累,其中多数是NSHL。腹腔淋巴结和脾受累常多为MC。

【诊断依据】 ①淋巴结结构破坏。②经典的诊断性RS细胞是一种胞质丰富微嗜碱性的大细胞,至少有2个核或分叶状核,核大圆形,核膜清楚,染色质淡,单个嗜酸性核仁。诊断性RS细胞必须是每个核叶至少有一个核仁(图6-41、图6-42、图6-44)。③单核的大细胞为肿瘤细胞变异型称为霍奇金(Hodgkin)细胞(图6-43)。④有的HRS细胞胞质致密,核固缩,这种变异型细胞称为"干尸"细胞(图6-46)。⑤陷窝细胞是NSHL的特征(图6-45)。⑥肿瘤细胞仅占整个病变的很少一部分,约0.1%~10%。⑦病变中反应性的成分根据组织学亚型有所不同。⑧几乎所有的 HRS 细胞呈 CD30(+),97% 的病例有 PAX-5 表达,75%～85% 呈 CD15(+),通常 CD45(-)。EBV 在 HRS 细胞中的感染率度与组织学亚型和流行病学因素有关,最高的(大约 75%)见于 MCHL,最低的(10%～40%)是 NSHL。

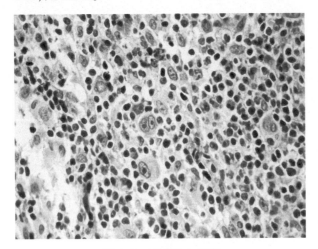

图 6-41　双核 R-S 细胞

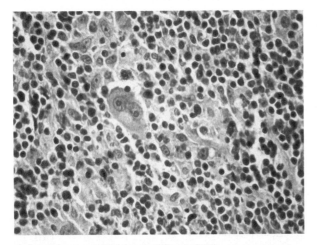

图 6-42　双核 R-S 细胞

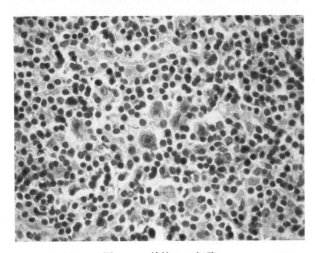

图 6-43　单核 R-S 细胞

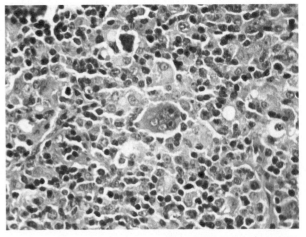

图 6-44　多核 R-S 细胞

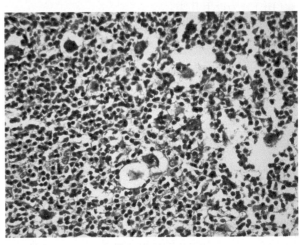

图 6-45　陷窝 R-S 细胞

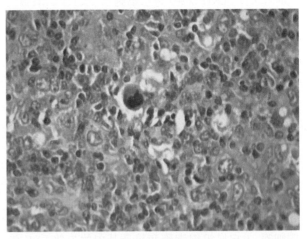

图 6-46　"干尸"细胞

（1）结节硬化型霍奇金淋巴瘤

【概述】　NSHL 是 CHL 的一个亚型,至少有一个由纤维条带围成的结节和陷窝型 HRS 细胞。NSHL 约占所有 CHL 的 70%。中位年龄是 28 岁。男女之比约为 1:1。纵隔受累占 80%,形成巨大瘤块占 54%,脾和(或)肺占 10%,骨髓占 3%。多数患者就诊时为临床Ⅱ期。40%的患者有 B 症状。预后略好于 MCHL 和 LDHL。

【诊断依据】 ①表现为 CHL 伴有结节、纤维条带和陷窝细胞。②至少有一个结节被纤维细胞——部分胶原条带包绕。③先有包膜增厚,然后结内出现胶原化。④NSHL 中的 HRS 细胞倾向于更多的分叶核,分叶较小,核仁小于其他 CHL 核仁。经甲醛固定,HRS 细胞常发生收缩,因此,这些细胞看起来像处在一个陷窝中,故称为"陷窝细胞"。结节中的陷窝细胞可以聚集成堆。⑤瘤细胞具有 CHL 的表型。⑥EBV 编码的 LMP1 的检出率(10%~40%)较其他亚型少。

(2) 混合细胞型霍奇金淋巴瘤

【概述】 MCHL 有散在的经典的 HRS 细胞,背景为弥漫或结节不清的炎性细胞,没有结节硬化纤维增生。MCHL 大约占 CHL 的 20%~25%。无发病年龄呈双峰的流行病学特点。中位年龄 37 岁,大约 70% 是男性。就诊时常是Ⅲ或Ⅳ期。B 症状常见。常累及周围淋巴结,但纵隔受累少。30% 累及脾,3% 累及肝,1%~3% 累及其他器官。

【诊断依据】 ①淋巴结结构破坏,但也可能见到滤泡间区生长形式的 HL。②可以出现间质纤维化,但淋巴结包膜不增厚,也没有宽的纤维条带。③有典型的 HRS 细胞。④背景由混合细胞组成,其成分变化可以很大。常有中性粒细胞、嗜酸粒细胞、组织细胞和浆细胞。⑤肿瘤细胞具有 CHL 的表型。但 EBV 编码的 LMP-1 的表达(约 75%)要比 NSHL 和 LRCHL 高得多。

(3) 富于淋巴细胞的经典型霍奇金淋巴瘤

【概述】 LRCHL 常呈结节状或弥漫性,散在 HRS 细胞,背景中有大量的小淋巴细胞,不存在中性粒细胞和嗜酸粒细胞。LRCHL 大约占 CHL 的 5%。中位年龄较其他 CHL 亚型和 NLPHL 高。大约 70% 患者为男性。典型的累及部位是外周淋巴结。累及纵隔(15%),形成巨大瘤块(11%)。多数患者为Ⅰ或Ⅱ期。B 症状罕见。临床特点类似于 NLPHL,但复发的频率似乎要少些。生存率较其他亚型 CHL 稍好,类似于 NLPHL 的预后。与 NLPHL 相比,LRCHL 患者复发后,预后稍差。

【诊断依据】 ① 有两种生长方式:结节性,常见;弥漫性,少见。病变区有大量的小结节以致结节间的 T 区变窄或消失。小结节由小淋巴细胞组成。②HRS 细胞多见于膨大的套细胞区中。部分 HRS 细胞可以像 L&H 细胞或单核的陷窝细胞,这一亚型容易与 NLPHL 混淆。③具有典型的 CHL 的 HRS 细胞免疫表型是鉴别所必需的。④嗜酸粒细胞和中性粒细胞通常不存在。

(4) 淋巴细胞消减型霍奇金淋巴瘤

【概述】 LDHL 是一种弥漫性的 CHL,富于 HRS 细胞和(或)淋巴细胞减少。过去很多诊断为 LDHL 的病例现在认为是非霍奇金淋巴瘤,常常是间变型或多形性大细胞形态。

LDHL 是一种最罕见的 HL 亚型,占所有 CHL 不到 5%。常常选择性地累及腹腔器官、腹膜后淋巴结和骨髓,而外周淋巴结则较少受累及。LDHL 多为晚期(70%),约 80% 有 B 细胞症状。从历史上看,LDHL 是侵袭性的。用现代治疗方法,该型 HL 与其他亚型 CHL 在相同病期时具有相似的预后。

【诊断依据】 ① HRS 细胞多于背景中的淋巴细胞。②LDHL 的形态变化很大,一种类型很像混合细胞型,但 HRS 细胞数量增多。有的病例以多形性 HRS 细胞为主,呈肉瘤样表现。这些病例与间变性大细胞淋巴瘤鉴别较困难。另一种类型的特点是弥漫性纤维化,有或无纤维细胞增生,并且 HRS 细胞很少。如果有结节硬化的纤维化,就应将其归为 NSHL。③免疫组化与其他 CHL 亚型一致。

第二节 脾 脏

一、概 述

(一) 胚胎发生

胚胎第 5 周(8mm)时,胃背系膜两层腹膜之间的间充质逐渐增厚,形成脾内结缔组织和网状组织的始基。胚胎第 9 周,卵黄囊血岛和肝内造血干细胞经血循环进入脾血窦周围的网状组织间隙内,分裂、分化而形成血液内各种有形成分。胚胎第 5 个月,脾的造血功能逐渐被骨髓代替,淋巴组织增多,许多淋巴细胞进入小动脉周围的结缔组织中。至胚胎第 6 个月时,白髓和红髓已能辨认。

(二) 解剖学和组织学

正常成人脾的大小约为 12cm×7cm×3cm,重 110~170g(平均 140g)。当脾重达 250g 时表明可能有异常,如超过 300g 时则肯定有异常。脾的外形呈扇卵圆形,色暗红,质脆而软。表面除脾门外,均被覆一层间皮,脾的包膜由致密结缔组织、少量弹力纤维和平滑肌纤维组成,并呈分枝状伸入脾实质内,形成粗细不等的条索状小梁。切面大部分区域呈暗红色,称为红髓;其间散布着许多大小为 1~2mm 的灰白色小点,称为白髓。正常时,两者的比为 3~6:1。

红髓由脾索和脾窦组成。脾索也由网状细胞和网状纤维互相连接形成多孔隙的支架,其中充满固定和游走的巨噬细胞、单核细胞、浆细胞、淋巴细胞和其他血细胞。脾窦即为不规则多孔状血窦,宽 12~

$40\mu m$，窦壁内皮细胞沿血窦长轴平行排列，内皮细胞之间有约 $0.5\mu m$ 空隙，内皮的外方与血窦长轴呈垂直排列，间隔 $2\sim3\mu m$ 的环形纤维围绕，这种结构有利于血窦和周围组织之间的交换。

白髓由围绕中央动脉及其分支的淋巴组织，主要为淋巴细胞和一些巨噬细胞所组成，网状细胞和网状纤维构成白髓的支架。位于中央动脉旁 B 淋巴细胞聚集成滤泡（淋巴小结），受抗原刺激可形成生发中心，滤泡周围有一圈小淋巴细胞围绕，称为"套区"，其外还有一层中等大小淋巴细胞组成的"边缘区"，又称内边缘区。这两个区域的淋巴细胞发生恶性淋巴瘤时，分别称为套区淋巴瘤和边缘区淋巴瘤。T 淋巴细胞大多不规则围绕中央动脉形成动脉周围淋巴鞘，这些小多形淋巴细胞表达 CD4。

在白髓 B 细胞滤泡和 T 细胞区周围与红髓之间有一宽约 $100\mu m$ 网状组织区，称为"滤泡周区"，也称为外边缘区。此区纤维比红髓索多，在人类只含有毛细血管而无血窦，滤泡周区淋巴细胞较少，而巨噬细胞和其他血细胞较多，是体液免疫反应最活跃的区域。脾的淋巴管起自中央动脉周围白髓的 T 细胞区，在小梁附近形成小淋巴管，再汇集成较大的淋巴管于脾门处出脾。

二、红髓疾病

红髓是脾的一个重要组成部分，富于血窦和各种血细胞，脾索内存在具有强大吞噬功能的巨噬细胞。累及红髓的疾病多种多样，包括循环障碍、感染、血液病、组织细胞增生和肿瘤等（表6-7）。

表6-7　常见红髓疾病

非造血组织肿瘤和囊肿
原发性肿瘤
良性：血管瘤、淋巴管瘤、错构瘤
恶性：血管肉瘤、纤维肉瘤、恶性纤维组织细胞瘤
继发性肿瘤：转移性癌和肉瘤
囊肿：假性囊肿、表皮样囊肿、单纯囊肿、包虫囊肿
炎性假瘤
脾窦为主的疾病
充血：纤维充血性脾肿大（淤血性脾肿大）
髓外造血（髓样化生）：原因不明髓样化生（骨髓纤维化）、继发性髓样化生
脾索为主的疾病
红细胞异常：遗传性球形红细胞增多症、镰状细胞贫血、珠蛋白生成障碍性贫血（地中海贫血）、获得性溶血性贫血
索内疾病
寄生虫病：疟疾、黑热病
肉芽肿性炎症：结核、布鲁菌病、梅毒、结节病
白血病：慢性粒细胞白血病、毛细胞性白血病
组织细胞增生性疾病：戈谢病、尼曼-皮克病、蜡样色素组织细胞增生症、朗格汉斯组织细胞增生症、恶性组织细胞增生症

（一）非造血组织肿瘤和囊肿

脾的原发性或继发性非造血组织肿瘤和囊肿均少见，它们的共同特点为：①常可引起脾肿大或脾破裂；②这些病变大多呈结节状，很少弥漫累及红髓。

1. 原发性肿瘤　以血管肿瘤最为多见，其中以良性者居多。良性肿瘤中以血管瘤最常见，而恶性肿瘤多为血管肉瘤。

（1）良性：脾血管瘤大多呈结节状，直径为 $1\sim2cm$，无包膜，切面呈暗红色。光镜下形态主要表现为海绵状血管瘤，偶为毛细血管瘤。脾淋巴管瘤少见，常位于包膜下，为单发性或多发性结节，含浅黄澄清液体，光镜下表现为海绵状或囊性淋巴管瘤。

脾错构瘤较罕见，大体上为肿瘤界限清楚、无包膜，直径仅为数毫米的结节，灰白或棕红色。光镜下见病变位于实质内，类似正常红髓，脾窦不清楚或呈裂隙状，有时明显充血，其索富于细胞，有不同程度纤维化，淋巴细胞多少不一，但不形成淋巴小结，病变内也无脾小梁。

脾硬化性血管瘤样结节性转化，又名脾多结节性血管瘤，是一种少见的脾脏良性病变。患者年龄从 $22\sim74$ 岁不等，平均年龄 47.5 岁，中位年龄 56 岁。患者多无特异性症状，而以偶然发现脾占位就诊。少数可伴有上腹部不适、胆囊结石、脾肿大、白细胞增多、多克隆 γ-球蛋白血症以及发热等。巨检，脾重 68 ~ 2720g 不等，多数病例为脾内可见孤立的境界清楚的圆形病变，最大径从 1.9~17cm 不等。少数病例可为脾内多发性病变。病变内可见由灰白色条索状分隔的多个大小不等的红色或棕色结节，部分病变可完全由灰白色组织构成，不伴坏死。低倍镜下病变呈多发性血管瘤样结节伴纤维硬化性间质。结节大小不等，有时可相互融合，结节周围围绕着向心性排列的胶原纤维，结节间为致密的纤维或纤维黏液性组织。高倍镜下结节由裂隙样、圆形、不规则状血管腔隙构成；结节内腔隙衬覆肥胖的内皮细胞，腔隙间穿插有梭形或卵圆形细胞，其细胞形态温和，核分裂极少见（<1 个/10HPF）；结节内还可见散在炎细胞浸润，主要为淋巴细胞、浆细胞和红细胞外渗。结节外周带有时可见纤维素样物沉积。Ⅳ型胶原显示大量基膜样物质沉着在复杂的血管网中。

文献上报道的还有脾脂肪瘤、纤维瘤、软骨瘤和骨瘤等，均极少见。

（2）恶性：血管肉瘤起源于窦内皮细胞。患者绝大多数为成人，平均年龄 52 岁，男性稍多。临床表现为脾迅速增大伴左上腹痛、贫血、肝大，约1/4 病人发生自发性脾破裂，预后极差，约 4/5 病人死于诊断后 6

个月内,肿瘤常广泛转移到肝、肺、骨和淋巴结。大体上脾不规则增大,重 420～5300g,切面示脾实质大部分或全部被单个或多个大小不等的瘤结节代替,紫红色、软或灰白色,较坚实,常有灶性出血和坏死。光镜下形态与软组织血管肉瘤相似。

脾内尚可原发纤维肉瘤和多形性未分化肉瘤。此外,还可有脾的原发性平滑肌肉瘤和间皮肉瘤。平滑肌肉瘤发生在脾门处,可能来自包膜或大血管壁的平滑肌;间皮肉瘤发生在近包膜下脾实质内,可能来自陷入脾实质的间皮。这些肿瘤均极罕见,组织形态与位于软组织者相同。文献报道脾脏还可发生原发性癌肉瘤和黏液性囊腺癌。

2. 继发性肿瘤 少见。常是恶性肿瘤广泛播散的一部分,很少以脾肿大为首发症状。转移到脾的肿瘤有胃癌、结肠癌和绒毛膜癌,文献报道的还有肺癌、乳腺癌、前列腺癌和恶性黑色素瘤。脾的转移灶大多数为单个或边界清楚的球形结节,少数为弥漫浸润或光镜下微小结节。光镜下形态与原发性肿瘤相同,肿瘤灶呈弥漫或局限性散在红髓中,偶见瘤细胞位于中央动脉周围和小梁内的淋巴管中。

3. 囊肿 少见。其中约 75% 是假性囊肿,可能与外伤有关。囊壁为致密结缔组织,无内衬上皮,囊内含浆液性或血性液体。表皮样囊肿偶可发生于儿童和青年,常为多发性,囊壁衬复层扁平上皮,无钉突和皮肤附属器,囊内含胆固醇结晶。单纯囊肿多数为多发性小囊肿,位于包膜或包膜下,少数为单个大囊肿,位于深部,囊肿的壁薄,内衬单层扁平或立方细胞,囊内含浆液,偶含血性液。这些囊肿可能起源于脾包膜的扩张淋巴管或陷入脾内的间皮。

脾的包虫囊肿偶见于我国西北畜牧区的人群中,囊肿一般单发。囊壁分为两层,内层由单层或复层细胞的生发层和平行排列的嗜酸性角质膜组成,生发层繁殖力旺盛,能形成生发囊、子囊和头节,囊壁外层为纤维性包膜。囊内充满无色澄清液,可混有脱落下来的头节("包虫砂")。

4. 炎性假瘤 由各种数量不等的反应性细胞,包括淋巴细胞、浆细胞、成纤维细胞和组织细胞组成,累及红髓形成炎性肿块。病变中央可有出血、坏死和胆固醇结晶,偶有上皮样肉芽肿形成。

(二)以脾窦为主的疾病

仅限于脾窦扩张的病变主要是被动充血和髓外造血,组织病理学上如能辨认出病变主要位于脾窦则有助于诊断。

1. 纤维充血性脾肿大(淤血性脾肿大) 最常见,引起纤维充血性脾肿大的主要原因是门脉高压如肝硬化引起的和右心衰竭,以前者为多见。多因临床

上表现为脾肿大和脾功能亢进而行脾切除。门脉高压的原因以结节性肝硬化为最多见,偶尔可因脾静脉受压或血栓形成所致,少数病例可找不到病因,称为特发性脾肿大。大体上脾中到高度肿大,重量可达到 5000g,质坚实,包膜增厚,小梁增粗。切面暗红色,白髓缩小,常可见黄褐色含铁结节。光镜下见包膜和小梁纤维化,淋巴小结萎缩,中央动脉周围纤维化,脾窦扩张淤血,内皮细胞增生而肿胀(所谓"纤维腺瘤")。红髓内常有出血,含铁血黄素沉着,结缔组织增生和机化,可伴有钙盐沉积,形成含铁结节(Gamna—Gandy 小体)。

2. 髓外造血(髓样化生) 骨髓广泛破坏(如转移性癌)、功能抑制(如化学品中毒,放射线损害)或红细胞大量破坏(如新生儿溶血性贫血)时所引起的脾和肝等处骨髓成分代偿性增生称为髓外造血,此时各种造血成分基本正常。在骨髓增生性病变中,髓外造血的成分异常(尤其以幼粒细胞和巨核细胞为明显),且无限制增殖,这种异常的髓外造血也称为髓样化生。无论上述何种情况,红细胞和巨核细胞的生成主要在窦内,而粒细胞的生成主要在索内。

髓样化生的病因大多不明,称为原因不明髓样化生,又称为骨髓纤维化。主要发生在中老年人,临床表现为巨脾、肝肿大和进行性贫血。大体上脾显著肿大,偶可达 4100g,质坚实,包膜紧张,切面呈暗红或棕色,白髓和小梁不清楚。光镜下见脾窦扩张,含许多造血灶,为不同比例的有核红细胞和幼粒细胞,窦内巨核细胞大小不一,可不成熟或不典型,但细胞质丰富,嗜伊红,无异常的畸形核,脾索内有许多巨噬细胞和一些原始多能细胞或原粒细胞,淋巴小结萎缩。

本病需与继发性髓样化生,如慢性粒细胞性白血病(慢粒)、真性红细胞增多症和原发性血小板增多症鉴别,尤其需与慢粒鉴别。慢粒的发病年龄轻(20～30 岁);病程短(平均 3 年);周围血白细胞数大于 50×10^9/L(5000/mm³)或更高,有许多幼粒细胞;骨髓内原粒和幼粒细胞显著增多,但纤维化程度轻;脾内增生的细胞以粒系为主;白细胞碱性磷酸酶呈阴性(原因不明髓样化生大多呈阳性);氯乙酸酯酶和费城染色体(Ph)均为阳性(原因不明髓样化生均阴性)。

(三)脾索为主的疾病

1. 溶血性贫血 这是一组由异常红细胞在脾索内大量滞留和破坏引起的疾病。临床上有黄疸、贫血和肝脾肿大。先天性溶血性贫血大多在 10 岁前出现症状,红细胞有内在缺陷。遗传性球形红细胞增多症的红细胞膜异常,细胞小而圆,膜的渗透性和脆性增加;镰状细胞贫血中异常血红蛋白代替了正常的血红

蛋白,引起红细胞在低氧环境中呈镰形、僵硬,易在脾中淤滞和破坏;珠蛋白生成障碍贫血(地中海贫血)则由于正常血红蛋白合成抑制、异常血红蛋白增加而引起低色素性贫血,红细胞小,呈靶形或卵圆形。获得性溶血性贫血可由各种原因引起,如感染、理化和免疫等因素,Coombs 试验为阳性。

溶血性贫血的脾轻到中度增大,镰状细胞贫血由于脾内反复血栓形成、梗死和纤维化,最终可导致脾萎缩。光镜下的共同特点是脾索充血,脾窦相对空虚,内皮细胞增生和大量含铁血黄素沉着(遗传性球形红细胞增多症时含铁血黄素沉着不明显)。镰状细胞贫血可在脾索中见到许多典型的镰形细胞;珠蛋白生成障碍贫血(地中海贫血)则在脾索中可见到髓外造血灶。获得性溶血性贫血的脾窦和脾索均可显示充血,白髓可增大,有生发中心形成。

2. 寄生虫病 引起脾肿大的常见寄生虫病有疟疾和黑热病,脾可重达 6000g,质坚实,包膜增厚。疟疾脾切面呈青灰褐色。光镜下见红髓明显纤维化,脾索巨噬细胞增生,吞噬大量疟色素。黑热病脾切面呈暗红色,光镜下见巨噬细胞大量增生,吞噬许多利-杜体,伴红髓内浆细胞和纤维组织增生。

3. 肉芽肿性病变 肉芽肿性病变常见于结核、结节病、梅毒和布鲁菌病等。虽然,各种肉芽肿有一定的形态特征,但很难据此作出明确的病因诊断。值得提出予以注意的是霍奇金病在脾内有时可形成上皮样肉芽肿,但其他区域可见典型 R-S 细胞和该病其他特点,因此在脾内见到肉芽肿性病灶时,应该想到霍奇金病,以免误诊。

4. 白血病 白血病除淋巴细胞性白血病选择性累及白髓外,其他各型白血病均弥漫累及红髓。其中最重要的两型是慢性粒细胞性白血病和毛细胞性白血病。

5. 组织细胞增生性疾病 这一组疾病的共同特征是脾索组织细胞(巨噬细胞)显著增生,常有明显吞噬现象。

(1)戈谢病(Gaucher disease):脾常高度肿大(可达 8000g),质坚实,切面灰红色,油脂状,有时可见灰白色条纹、斑点或结节。光镜下见脾索和脾窦内弥漫性或结节状浸润特征的戈谢细胞。细胞大,直径为 20~80μm,细胞核小,细胞质丰富,透亮,充满葡萄糖脑苷脂,呈淡嗜伊红细条纹状,偶见吞噬红细胞,PAS 和苏丹黑染色均阳性。

(2)尼曼-皮克病(Niemann-Pick disease):极为罕见。脾显著增大,光镜下见脾索内积聚许多体积较小(20~40μm)的泡沫状组织细胞,这是由于细胞内堆积大量神经鞘磷脂的结果,冷冻切片氢氧化钠酸性氧化苏木精染色和胆固醇染色均为阳性。泡沫状组织细胞内有时可找见蜡样色素颗粒。

(3)蜡样色素组织细胞增生症(ceroid histocytosis):这是由各种原因引起的含蜡样色素泡沫状组织细胞良性增生性病变,蜡样色素是一种不饱和脂肪酸的过氧化产物,它不溶于脂肪溶剂,呈黄褐色的耐酸颗粒。HE 染色切片中呈浅棕到黄褐色杆状或球形颗粒;瑞特-吉姆萨(Wright-Giemsa)染色能将含蜡样色素的组织细胞染成蓝绿色,故又称为海蓝色组织细胞。蜡样色素组织细胞增生症常继发于代谢障碍性疾病(如 Niemann-Pick 病、Batte 病、Tay-Sachs 病、家族性卵磷脂胆固醇酰基移换酶缺乏症、高脂蛋白血症、肝硬化等)或血液病(如特发性血小板减少性紫癜、慢粒和镰状细胞贫血等)。有些病例原因不明,称为脾和骨髓特发性蜡样色素组织细胞增生症(海蓝组织细胞综合征)。最近有人认为,本病可能与成人型 Niemann-Pick 病有关,为常染色体隐性遗传性疾病,本病可发生于任何年龄(平均 21 岁),表现为肝脾和淋巴结肿大、血小板减少、贫血、神经系统症状和肺部条状浸润,大多数呈良性经过。大体上脾肿大(平均 1600g),包膜光滑,切面均质暗红色,白髓不清。光镜下示红髓增大,窦索内充满良性的组织细胞(10~30μm),细胞质丰富,呈泡沫状,有些细胞内可找见圆形、卵圆形或杆状的浅棕或深褐色颗粒。在作此诊断前必须依据病史和实验室检查,以排除继发性蜡样色素组织细胞增生的各种疾病。

(4)朗格汉斯组织细胞增生症:其中汉-许-克病和莱特勒-西韦病偶可累及脾脏,通常发生在脾功能亢进伴有致死性血小板减少的急性播散性综合征时,故大多在尸体检查中发现,外科检查中少见。大体上脾肿大,切面黄色或灰红色。光镜下见朗格汉斯组织细胞、嗜酸粒细胞、多核巨细胞和成纤维细胞呈弥漫性或结节状浸润红髓。为了便于学习,现将朗格汉斯组织细胞增生症的相关内容一并叙述。

朗格汉斯细胞增生症(LCH)是朗格汉斯细胞的肿瘤性增生,可表达 CDla、S-100 蛋白、CD68、E-cadherin,通过超微结构检查可见 Birbeck 颗粒。朗格汉斯细胞增生症指过去的"组织细胞增生症 X"和少见的"朗格汉斯细胞肉芽肿病"。临床的亚型指"Letterer-Siwe 病""Hand-Schuller-Christian"病和"孤立性嗜酸粒细胞肉芽肿"。①孤立性嗜酸粒细胞肉芽肿:大多数病例为该型,只有单一的病灶,通常累及骨(尤其是头骨、股骨、盆骨或肋骨),淋巴结、皮肤或肺的累及少见。② Hand-Schuller-Christian 病:是多灶的、单一系统疾病,在一种系统器官内累及多个部位,大多数是骨组织。③Letterer-Siwe 病:是多灶性、多器官的疾病,多个系统器官可被累及,包括骨、皮肤、肝、脾和淋巴结。

临床特点:出现单灶性病变的多是少儿或成人,常表现为累及骨干的溶骨性病变,破坏相邻的皮质骨或其他结外部位(如皮肤)。多灶性但单一系统累及的通常是在幼童,呈现多灶性的骨破坏性病损,经常并发周围软组织包块,常有头骨的累及伴发突眼症、尿崩症和牙齿脱落。多灶、多器官病变的患者常是婴儿,表现为发热、皮损、肝脾肿大、淋巴结病、骨的病变和全血细胞减少。在成人肺内的朗格汉斯组织细胞增生症,多数表现为无数的双侧结节,直径通常<2cm。

【组织形态】 主要形态学特点是在适当的背景中辨认出朗格汉斯细胞。朗格汉斯细胞大约有 10~15μm,组织学上的特点是有核沟、折叠、凹陷或呈分叶状,染色质细腻、有不太清晰的核仁、核膜薄。可以出现核的非典型性,但是如出现明显的恶性的细胞学特征时,应考虑为朗格汉斯细胞肉瘤。核分裂象数目变化很大。细胞的胞质通常中等丰富、轻度嗜酸性。特征性的背景通常包括数量不等的嗜酸粒细胞、组织细胞(包括多核细胞型,常呈骨巨细胞样)、中性粒细胞和小淋巴细胞。偶尔会发现伴有中央坏死的嗜酸粒细胞脓肿。病变早期常见到大量的朗格汉斯细胞、嗜酸性和中性粒细胞,然而晚期病变常呈严重的纤维化,常包含泡沫样巨噬细胞。淋巴结受累时最先出现在窦内,继而出现在副皮质区,然而在脾最易累及红髓。当朗格汉斯细胞增生症与恶性淋巴瘤伴发时,经常小灶性地出现在瘤内或瘤旁。骨髓受累时活检比涂片更易辨认,常由小灶性的病变组成,可以伴有纤维化。

【电镜观察】 朗格汉斯细胞最为特征性的是细胞的胞质内出现数目不等的 Birbeck 颗粒。Birbeck 颗粒通常有特征性的形态——网球拍样。Birbeck 颗粒大约 200~400nm 长,宽度一致为 33nm。在所有病变中出现概率为 1%~75%,早期的病变中通常会有大量的 Birbeck 颗粒。朗格汉斯细胞有不规则的核形,胞质内可有数目不等的溶酶体,未发现细胞连接。

【免疫组化】 肿瘤性的朗格汉斯细胞与正常的朗格汉斯细胞相似,恒定表达 CDla 和 S-100 蛋白。它们均呈波形蛋白、HLA-DR、花生血液凝集素和胎盘碱性磷酸酶(+)。对 CD45、CD68 和溶菌酶的表达不定或弱(+)。它们均不表达 B 细胞和 T 细胞抗原(除 CD4 外),CD30、髓过氧化物酶(MPO)、上皮膜表面抗原(EMA)也(-)。对滤泡树突细胞系的特异性标记物,如 CD21、CD35 等通常几乎不表达。CDl 5 通常(-)。朗格汉斯细胞 Ki67 指数通常为 2%~25%,平均约为 10%。

【遗传学】 在所有主要的临床综合征中,X 染色体连锁的雄性激素受体基因出现单克隆的朗格汉斯

细胞增生。免疫球蛋白重链和 T 细胞受体基因的 β、δ、γ 链都处于初始状态。

【预后】 临床过程大致上与诊断时累及的器官数目有关,这是由组织细胞协会提出的基本的分期原则。然而也有例外,比如出现多器官的累及时而无骨的病变是预后不好的征兆;而同一情况下出现了多灶性骨的病损是良好预后的标志。约有 10% 的患者可由单一病灶进展成多系统的疾病,多系统的疾病的自发性的好转可以发生在极个别病例中。单一病灶的患者总生存率>95%,而出现 2 个器官累及则这个数字下降到 75%,随累及部位的增加还会继续降低。与累及的器官数相比,年龄因素是一个不太重要的预后指标。在无明显的恶性细胞学特征时,出现细胞学的异型性或核分裂增多与预后并无直接关系。在有多灶、多器官累及的患者,对化疗反应良好通常会预示着生存率的增加。成人肺的独立的朗格汉斯细胞组织细胞增生症,在戒烟后,通常会出现自发性好转或趋于稳定,仅有一小部分进展为不可挽救的空洞性和蜂窝样纤维化。

三、白髓疾病

白髓疾病主要包括淋巴组织反应性增生和恶性淋巴瘤(包括某些类型白血病)两大类(表 6-8)。诊断时与淋巴结的病变一样,首先要确定增大的白髓究竟是反应性增生还是肿瘤性增生。在脾脏,脾"结节"这一术语仅用来表示低倍光镜下异常扩大的白髓。不要与淋巴结中恶性淋巴瘤的结节性或滤泡性图像的概念相混淆。

表 6-8 白髓疾病的分类

反应性增生
　滤泡性 特发性血小板减少性紫癜、费尔蒂综合征(Felty syndrome,又称类风湿关节炎伴脾大、白细胞减少)、红斑狼疮、血管滤泡性淋巴组织增生、特发性抗原刺激
　非滤泡性 传染性单核细胞增多症、免疫母细胞性淋巴结病、移植排斥、严重骨髓损害和放射治疗后状态
恶性淋巴瘤
　非霍奇金淋巴瘤
　霍奇金淋巴瘤
慢性淋巴细胞性白血病和相关的淋巴组织增生性疾病
　Waldenström 巨球蛋白血症
　大颗粒淋巴细胞性白血病
　前淋巴细胞性白血病

(一)反应性滤泡增生

白髓显著增生扩大,伴有生发中心形成,生发中心内一般有明显的吞噬现象,周围有一层成熟的小淋

巴细胞围绕,红髓常伴有淋巴细胞和浆细胞增生。早期混合性小淋巴细胞和大细胞淋巴瘤与反应性滤泡增生很难鉴别,但前者生发中心内通常无吞噬现象,静脉内膜下有不典型淋巴细胞浸润,免疫组织化学示单克隆性增生,可与反应性增生鉴别。

1. 特发性血小板减少性紫癜 是伴脾功能亢进的自身免疫性疾病,常需行脾切除。本病患者血清中存在抗血小板活性因子,能与自身或同源血小板发生反应,而使其在脾内迅速破坏。临床上可出现皮肤黏膜出血、血小板减少、贫血和脾肿大。切除的脾呈轻度到中度增大,包膜光滑,切面示白髓扩大。光镜下见白髓有明显的生发中心形成,由典型的滤泡中心细胞混合组成,白髓周围的巨噬细胞由于吞噬许多血小板而呈泡沫状,PAS 染色阳性,巨噬细胞内可找到蜡样色素,边缘区有不少浆细胞浸润。脾窦稍扩张,可见巨核细胞。

2. 其他疾病 如费尔蒂综合征(类风湿关节炎伴脾大、白细胞减少)可见到生发中心大小和形状不太一致,巨噬细胞有明显吞噬现象,以及电镜可证实吞噬的是粒细胞等特点。红斑狼疮可见到中央动脉周围纤维化而形成特征性的"洋葱皮样"结构。血管滤泡性淋巴组织增生的白髓可互相融合而成孤立结节,易与恶性淋巴瘤混淆,但增生的滤泡由多种细胞组成,浆细胞增多,血管增生和胶原化。有时脾功能亢进的脾切除标本中白髓增生、反应性生发中心形成和浆细胞增多是唯一的病理改变,不符合任何已知的疾病,在这种抗原性质不明的情况下,最好用描述性诊断,以强调病变的性质为反应性而不是肿瘤性。

(二)反应性非滤泡增生

脾脏白髓无继发性生发中心形成的反应性增生相似于淋巴结中弥漫性淋巴组织增生,增生的白髓虽然主要由小淋巴细胞组成,但常可出现数量不等的免疫母细胞和浆细胞。常见于传染性单核细胞增多症和血管免疫母细胞淋巴瘤伴蛋白异常血症。

某些急性感染、移植排斥、严重骨髓损害和放射后治疗状态也可见到这种反应性非滤泡增生。

(三)恶性淋巴瘤

恶性淋巴瘤除某些类型的早期病变外,都以不规则方式累及白髓,并互相融合,形成瘤结节。

(四)慢性淋巴细胞性白血病和相关的淋巴组织增生性疾病

慢性淋巴细胞性白血病(chronic lymphocytic leukemia,CLL)的组织病理学表现与小淋巴细胞淋巴瘤相同,增生的小圆形淋巴细胞使白髓增大,当疾病进展,白髓不规则增生,同时弥漫浸润红髓索和窦,小梁静脉内膜下也有小圆形肿瘤性淋巴细胞浸润。

增大的白髓除小淋巴细胞外,还混有许多浆细胞和浆细胞样淋巴细胞,无生发中心形成,见于浆细胞样淋巴细胞性淋巴瘤,尤其 Waldenström 巨球蛋白血症。后者好发于老年男性,病程进展较缓慢,脾的改变见上述,肿瘤细胞可弥漫浸润周围红髓,偶见少数免疫母细胞。浆细胞内含大量 IgM,免疫组织化学可证实为单克隆性,PAS 染色阳性。常见于大颗粒淋巴细胞性白血病和前淋巴细胞性白血病。

四、其他疾病

(一)脾破裂

脾破裂是脾切除常见原因之一,正常的脾仅在腹部承受相当大外力时才会发生破裂,但在传染性单核细胞增多症、疟疾、伤寒、白血病和脾肿瘤等情况下,如腹部遭受轻微外伤即可发生脾破裂,甚至可发生自发性脾破裂。因脾破裂常可引起腹膜内大量出血,故需紧急手术。破裂口大多位于膈面包膜,呈线状撕裂,少数在脾门处呈粉碎性破裂,光镜下可见撕裂边缘有白细胞浸润。

约15%病例脾破裂发生在包膜下脾实质内,包膜完整,血液积聚在包膜下形成张力性血肿。血肿小者可被吸收,形成假性囊肿,也可经过一段时间(48h至数日),因病人活动或用力过渡,再发生包膜破裂出血,称"迟发性脾破裂"。

外伤性脾破裂后,脾组织偶可脱落种植到腹膜表面,形成许多大小不等暗红色结节,称为脾增多症,光镜下结构与脾组织基本相同,但白髓内无中央动脉。

(二)脾梗死

脾动脉及其分支阻塞(血栓形成、栓塞和血管硬化)可引起脾梗死。栓塞常因心瓣膜病变的赘生物和附壁血栓的脱落造成,慢粒、镰状细胞贫血、结节性多动脉炎、特发性血小板减少性紫癜等疾病也常由于脾内微血管受压和阻塞而引起多发性脾梗死而当较大血管阻塞而引起梗死时,梗死呈锥形,基底位于包膜面,有时可呈不规则形。梗死早期大多为出血性,以后变得苍白,梗死边缘充血,最终纤维化,并形成凹陷性瘢痕。如血栓中含有细菌,则梗死区迅速软化或化脓。称为败血性梗死。

(三)脾萎缩

老年人的脾常萎缩,有时仅重 50~70g,慢性消耗性疾病、吸收不良、乙醇(酒精)中毒、垂体功能低下和甲状腺功能亢进时均可发生脾萎缩。镰状细胞贫血,由于脾内反复多发性梗死,瘢痕形成,实质不断减少,体积极度缩小,甚至难以辨认,称为自截脾。脾萎缩后功能仍能保持,但若脾重小于20g时,会出现吞噬功能丧失的表现。

(四)脾淀粉样变性

长期慢性疾病(如慢性骨髓炎、结核、梅毒)、多发性骨髓瘤、恶性淋巴瘤或不明原因引起脾的淀粉样物质沉积,称为脾淀粉样变性。淀粉样物可局限性分布于白髓的淋巴细胞之间,当大量沉积时,细胞数锐减乃至消失,呈一片均匀红染结构,大体上呈半透明圆形结节,似煮熟的西米(故称西米脾)。淀粉样物也可弥漫性沉积在脾索中,使脾窦变窄,切面似凝固的猪油(故称猪油脾)。淀粉样物质具有异染性,甲基紫、刚果红和硫黄素T染色均为阳性。

(五)副脾

副脾是指正常脾外的单个或多个球形脾,占尸体检查病例的1/10以上。副脾常位于脾门、胃脾韧带或胰尾处,其组织结构与正常脾相同,它的意义在于用脾切除治疗某些造血系统疾病(如遗传性球形红细胞增多症、血小板减少性紫癜)和脾功能亢进时,如副脾未被同时切除,可导致治疗无效。

(六)先天性异常

无脾症是指脾的先天性缺如;多脾症是指有几个大小相似的脾,这两种病变相当罕见,常伴有心、肺和肝等脏器的先天性异常。

脾的异常分叶可浅可深,需与陈旧性梗死灶区别。

在胚胎发育时,脾可与其他组织或器官融合在一起,包括脾-性腺融合、脾-肝融合和脾-肾融合等,但均甚少见。

第三节 骨　　髓

一、正常骨髓组织学和细胞学

(一)骨髓组织学

骨髓由造血组织和非造血组织两部分组成。在骨髓活组织检查标本中,可包括各系统造血细胞、骨小梁、脂肪组织(细胞)及少量血管、网状纤维、结缔组织。骨髓中的网状结缔组织需作特殊染色才能显示。

骨髓分为红骨髓和黄骨髓两种。红骨髓由造血细胞和血窦组成;黄骨髓即骨髓内的脂肪组织。4~5岁以前婴幼儿所有骨髓均为红骨髓,4~5岁后长骨骨干的髓腔内开始出现黄骨髓,18~20岁后全身长骨干髓腔均为黄骨髓。此后,红骨髓主要分布在扁骨(如胸骨、肋骨、颅骨、髂骨)和长骨骺端的海绵骨中。新生儿骨髓重约65g,成人平均重为2800g(相当于或超过肝脏重量)。红骨髓和黄骨髓的比例随年龄不同而呈有规则地改变。即随着年龄增长,红骨髓逐渐减少,黄骨髓逐渐增多。为便于实际记忆和应用,红骨髓和黄骨髓比例在成人约1:1,青年人为2:1,老年人约1:2。成人各部位红骨髓的功能状态也不一致。髂骨、胸骨、脊椎骨等处造血功能较为活跃,但胸骨柄上部前侧可为黄骨髓,髂骨可出现局部脂肪灶。因此,对骨髓活组织检查诊断时应考虑这些因素。红骨髓由造血细胞和血窦组成,血窦极其丰富,由进入骨髓的动脉、毛细血管继续分支形成的窦状腔隙组成。血窦腔大小不一,形态不规则,窦壁衬以内皮细胞,外被基膜和周细胞。造血组织位于血窦间,由网状组织构成支架,网眼内充满不同发育阶段的血细胞和未分化间叶细胞、脂肪细胞。

骨髓造血组织:骨髓造血细胞主要由三系细胞即红细胞系、粒细胞系及巨核细胞系组成。同时,还有其他少数细胞成分,如淋巴细胞系、浆细胞系、单核细胞系等细胞。它们有某些分布规律:巨核细胞常紧靠血窦壁外、内皮细胞间隙处;幼稚红细胞位于血窦附近,常聚集成幼红细胞岛,越成熟越靠近血窦壁,有核红细胞有成簇倾向,细胞越幼稚越近中央,越成熟越在周围;幼稚粒细胞距血窦较远,当发育成晚幼粒细胞时则具有主动运动能力,开始向血窦移动,粒系成簇倾向不如红系明显。在HE染色切片中,红细胞系染色较深,粒细胞系染色较淡,巨核细胞系细胞体积较大,加上骨髓内包含各系统不同发育阶段的血细胞,因而就形成了细胞多样性或不一致的骨髓组织切片象。红骨髓除造血功能外还具有吞噬、免疫等多种功能。

(二)造血细胞的发育

这些造血细胞均来源于多能造血干细胞,三系细胞的发育过程见下图。其他各系细胞也经过这种发育过程。目前认为,单核细胞系和粒细胞系来源于共同的前驱细胞(即中性粒细胞-巨噬细胞定向干细胞)。

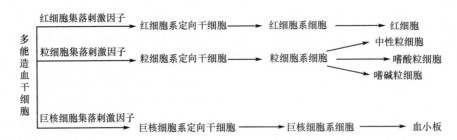

各系细胞数量之间有一定的比例。一般说来,粒系细胞和有核红细胞之比约为 2~3:1,每 300 个粒细胞中约有 2~10 个巨核细胞(每个骨小梁腔隙中,1~3 个巨核细胞为正常;4~6 个为轻度增生;7~9 个为高度增生)。各期有核红细胞比例如下:中加晚幼红 80%,原红加早幼红 20%。各期粒细胞比例如下:

成熟中性粒细胞	0.02~0.05(2%~5%)
晚幼粒细胞	0.2~0.4(20%~40%)
中幼粒细胞	0.3~0.5(30%~50%)
原粒加早幼粒细胞	0.01~0.05(1%~5%)
嗜酸粒细胞	0.01~0.05(1%~5%)

(三)造血细胞的形态

血细胞成熟的规律大致为:①细胞大小:除巨核系外,体积由大变小(粒系的早幼粒比原粒大为例外);②细胞核的改变:细胞核的体积由大变小(有核红细胞发育成熟后细胞核消失;巨核系细胞随成熟而增大);染色质由细致均匀变得粗糙紧密,甚至呈块状;核内染色质部分逐渐减少以至消失;核膜由不显著变为明显;核仁可渐消失(淋巴系例外),原始细胞的核仁大而清楚,可有多个,成熟后消失,细胞质量由少变多。

1. 粒细胞系

(1)原粒细胞:细胞圆或卵圆形,细胞核大,呈圆形或卵圆形,占据细胞的 4/5,染色质颗粒细小,分布均匀,核仁多(2~6 个),细胞质少,呈嗜碱性。

(2)早幼粒细胞:形态与原粒细胞相似,但细胞较原粒大。细胞核变小,约占胞体的 1/2,核染色质较原粒细胞粗些,偶见核仁,细胞质呈嗜碱性。

(3)中幼粒细胞:细胞较原粒小。细胞核亦变小,呈圆或卵圆形,染色加深,核仁消失,细胞质开始为伊红色,在吉姆萨染色中,此阶段可辨出三种粒细胞。

(4)晚幼粒细胞:细胞及其核均变小,核的一侧内陷成肾形,核染色质更致密、结块,无核仁,细胞质呈伊红色。

(5)成熟粒细胞:因其核呈分叶状而辨认,中性及嗜碱粒细胞颗粒在 HE 染色中显示不出,嗜酸粒细胞的颗粒呈鲜艳的橘红色,小球状,并有折光。

粒细胞系细胞质 PAS 染色阴性。

2. 红细胞系

(1)原红细胞:细胞较大,圆形。细胞核大而圆形,约占胞体的 4/5。核染色质颗粒较原粒稍粗,核膜薄,核仁 1~3 个,细胞质少,呈嗜碱性,常有核周空晕。

(2)早幼红细胞:形态和原红相似,胞体和核均变小,核仁消失,细胞质呈嗜碱性。

(3)中幼红细胞:细胞核更小,染色质致密,细胞质呈嗜双色性。

(4)晚幼红细胞:有核红细胞中最小者,细胞质呈嗜伊红性,核小深染,呈固缩状。

3. 巨核细胞系

巨核细胞体积巨大,在骨髓切片中极易分辨,一般分三期细胞:

(1)原巨核细胞:体积大,呈圆形。细胞核巨大,呈圆形或卵圆形或刚开始分叶,染色质较粗,呈疏松空泡状,核仁 2~3 个。细胞质嗜碱性,原巨核细胞在正常骨髓切片中数量极少。

(2)幼巨核细胞:体积及核均变大,核肾形或锯齿状,核深染,核仁基本消失,细胞质丰富颗粒状,嗜酸性,PAS 阳性,正常骨髓内幼巨核细胞数量很少。

(3)巨核细胞:体积更大,是骨髓中最大的细胞,核大深染,呈分叶状,无核仁,细胞质丰富,伊红色,PAS 阳性,巨核细胞是巨核细胞系中数量最多者。

巨核细胞衰老后,核常形成几个固缩小块,细胞质高度嗜酸性,此期已无产生血小板的功能。骨髓切片中血小板呈嗜伊红颗粒,血小板增加时,在成片的血小板周围可出现中性粒细胞,多围成 1~2 排。骨髓切片中巨核细胞应与 R-S 细胞、朗汉斯巨细胞、异物巨细胞等区别。

4. 其他血细胞

(1)淋巴细胞:正常骨髓内有一定数量的淋巴细胞,骨髓内的淋巴细胞属 B 细胞,细胞大小不一,细胞核不规则,深染,可辨认核的细微结构,细胞质少,呈嗜酸性,PAS 阳性。有时可见由淋巴细胞聚集形成的淋巴小结,其直径平均为 0.3mm。出现率为 9%~47%。各种年龄皆可有,随年龄增加而增多,男女性别无差别。有的淋巴小结类似于淋巴滤泡,少数有生发中心。网状染色显示小结周围网状纤维增加。初学者对淋巴细胞与有核红细胞(尤其是中幼红后的有核红细胞)较难区别。两者的区别在于前者呈梭形和大小不一,有细微结构,细胞质 PAS 阳性,无核周空晕;而有核红细胞的核呈圆形,居中,深染,致密或呈固缩状,无细微结构,常有核周空晕。

(2)浆细胞:是由 B 淋巴细胞转化而来。

1)原浆细胞:呈椭圆形,细胞核大、圆、居中,有核仁,染色质细微均匀,细胞质嗜碱性。

2)幼浆细胞:呈椭圆形,细胞核变小,偏于一侧或居中,可见核仁,染色质变粗,开始浓集,可见核周空晕,细胞质嗜碱性。

3)浆细胞:呈椭圆形,细胞核圆、偏位,核仁消失,核染色质粗块状,紧靠核膜呈车轮状排列,常有核周晕(与高尔基复合体有关),细胞质嗜碱性,有圆形或卵圆形的嗜伊红包涵体称 Rusell 小体,核内者称 Dutcher 小体,PAS 染色均呈阳性。一般认为 Rusell 小体通常出现在非肿瘤性的浆细胞内,而核内包涵体则常见于巨球蛋白血症、淋巴瘤和骨髓瘤。

正常骨髓切片中浆细胞数量极少,一般认为3~4个,高倍光镜视野见到1个左右者为轻度增生;1~10个为中度增生;大于10个为高度增生。

(3)单核细胞系:正常骨髓切片中数量不多,由于单核细胞系与粒细胞系来源于共同的定向干细胞(即中性粒细胞-巨噬细胞定向干细胞),所以,原单核细胞与原粒细胞很相似,两者均有核仁,但原单核细胞染色质没有原粒细胞明显,且细胞质较为淡染。

1)幼单核细胞:细胞大小不一,细胞核较大,呈卵圆形,稍凹陷,染色质细网状,核仁基本消失,细胞质尚丰富,嗜碱性。

2)单核细胞:呈卵圆形,细胞核肾形或马蹄形,染色质较粗而疏松,细胞质丰富,嗜碱性。

二、骨髓组织常见疾病

(一)骨髓再生低下及再生障碍

这是由各种毒素或抑制因子而引起骨髓造血功能减退或消失的一组综合征。根据影响造血功能程度可分为骨髓再生低下及再生障碍两大类。

当骨髓造血功能显著减退、但造血细胞尚未完全消失、脂肪组织占据骨髓大部分时称为骨髓再生低下,一般脂肪组织多于骨髓组织的75%。但必须考虑年龄因素,因为正常情况下随年龄增长而骨髓造血细

胞逐渐减少。

1. 骨髓再生低下 骨髓再生低下可累及一个或一个以上系统造血细胞,如果仅累及一个系统造血细胞,其表现为选择性地造血细胞减少;如果累及红细胞系统时(如先天性红细胞减少症,特发性红细胞减少症等),见骨髓切片显示选择性地幼稚有核红细胞减少。粒细胞系及巨核细胞系细胞数量基本正常。周围血网织红细胞减少或消失。同样,如累及粒细胞系统时(如药物抑制性粒细胞减少等),见骨髓切片显示粒细胞系细胞数绝对减少,粒红比例降低,周围血粒细胞减少。这里需要提及的是在极少数骨髓造血功能低下的病例中可能是隐性白血病(白血病前期)的特殊表现。这是急性非淋巴细胞性白血病之前骨髓造血功能障碍的一种综合病征。从白血病前期发展成白血病时间为数月至数年不等,周围血细胞数减少。骨髓切片示造血细胞显著减少,但在残留的造血细胞中可见相对较多的原始粒细胞,光镜检查时应特别注意。

2. 骨髓再生障碍 骨髓再生障碍指骨髓造血功能严重衰竭,骨髓切片显示造血细胞完全消失,脂肪组织全部替代造血组织。在脂肪组织内可残留少数造血细胞或淋巴细胞、浆细胞及巨噬细胞等,周围血表现为全血细胞显著减少。根据发病原因,骨髓再生障碍可分为原发性和继发性两种,多数为原发性。骨髓原发性和继发性再生障碍在临床及病理形态上无显著差别。按照临床表现和病理形态等又可分为急性型和慢性型两种。这两种在骨髓组织病理学上有些差别。急性型者短期内全身红骨髓广泛破坏,造血细胞基本消失或完全消失,偶见少数粒细胞和脂肪组织浆液性萎缩;慢性型者骨髓病变呈"向心性"改变,即先从髂骨开始,逐渐向脊椎棘突及胸骨蔓延。在这一型中骨髓内常有散在分布的代偿性增生的造血灶。由此也说明不同部位骨髓穿刺活组织检查所得组织病理学图像可以不一致。此点在诊断时应加以注意。

(二)骨髓增生性病变

1. 真性红细胞增多症 真性红细胞增多症是一种慢性进行性的骨髓增生性病变,其特征为红细胞数和血总容量的绝对数增多,红细胞计数常在$(7\sim10)\times10^{12}/L(7\,000\,000\sim10\,000\,000/mm^3)$,并常伴有血小板及粒细胞增多。本病少见,患者多为中老年,男性多于女性,临床主要表现是皮肤及黏膜发红、脾肿大、血管性及神经性症状等。

骨髓组织病理学表现为显著增生骨髓象,髓腔内充满大量三系造血细胞,脂肪细胞极度减少

或消失。由于三系细胞同时增加,所以粒、红及巨核细胞之间的比例接近正常或粒红比例倒置。红细胞过度增生,但其发育成熟过程基本上在正常范围;巨核细胞亦显著增生,体积增大,并显示核的不典型性;粒系细胞亦有增生,但不如红、巨两系明显,粒系细胞的发育成熟过程也基本上在正常范围。部分真性红细胞增多症病例可发展成为骨髓纤维化,网状纤维染色显示骨髓网状纤维增加。少数病例可转变为白血病,有人认为这是由于放射治疗的诱发作用而引起。

继发性真性红细胞增多症也表现为红细胞的增生,但其特点是:①骨髓组织病理学仅表现为红细胞系的单纯性增生,而不伴有粒、巨核两系增生;②一般无脾肿大,白细胞碱性磷酸酶不升高(真性红细胞增多症中显著增高);③有明显致病原因。根据这几点可与真性红细胞增多症相鉴别。

2. 原发性血小板增多症　原发性血小板增多症是一种慢性骨髓增生性病变,其特征为骨髓内巨核细胞持续性增生和血中血小板持续性增多。临床主要表现是出血性体质、血管栓塞倾向及脾肿大,血小板数常高达几百万。

骨髓形态学显示造血细胞丰富,脂肪细胞减少或消失,巨核细胞显著增生,多数为成熟型巨核细胞,部分巨核细胞呈不成熟状态。红、粒两系细胞有轻度增生,但发育成熟过程在正常范围。骨髓网状纤维染色无异常改变。

原发性血小板增多症也表现为三系细胞增生。有时和真性红细胞增多症难以区别,其鉴别点在于:①前者的血小板计数很高,常高达 $(200\sim1000)\times10^9/L$ $(2\,000\,000\sim10\,000\,000/mm^3)$;②骨髓内巨核细胞极度增生;③粒、红两系细胞的增生不如真性红细胞增多症显著。

3. 骨髓纤维化　骨髓纤维化可分为原发性和继发性两种,本节重点讨论原发性骨髓纤维化。

原发性骨髓纤维化的病因目前尚未清楚。最近有人认为本病与自身免疫有关,因为在这种病人的外周血的白细胞中发现免疫复合物。原发性骨髓纤维化在临床上具有如下特点:①起病缓慢,病程较长;②发病年龄较大;③脾肿大是本病的突出表现,且与病期关系密切,一般大约每年增大 1cm,所以可根据这个标准粗略地估计患者的病期;④血常规检查可见红细胞中有泪滴样细胞及有核红细胞,白细胞总数虽可升高,但不超过 $50\times10^9/mm^3$,并可出现幼稚粒细胞,以中、晚幼粒细胞为主;⑤骨髓穿刺时常有"干抽"现象。

原发性骨髓纤维化必须通过骨髓活组织检查才能最后确诊。根据骨髓的组织病理学变化,可分为早期、中期及晚期。

(1)早期(即全细胞增生期):造血细胞及纤维组织增生,前者约占骨髓成分的 70%,各期细胞成熟程度及相互间比例基本上在正常范围。纤维组织增生主要表现为网状纤维增加。HE 染色往往不能显示,须应用网状染色加以证实。

(2)中期(即骨髓萎缩和纤维化期):突出的改变是纤维组织增生。在骨髓中脂肪组织显著减少乃至完全消失。网状纤维及胶原纤维增生,纤维之间可见成纤维细胞及纤维细胞增生,约占骨髓成分的 40%~60%。三系细胞仍然可见,但数量相对减少,约占骨髓成分的 30%,但巨核细胞仍很突出。

(3)晚期(即骨髓硬化期):其特征为骨髓内骨小梁显著增生。除少数巨核细胞外,其他造血细胞残留极少或仅见少数不典型的幼稚细胞,骨髓内不见成骨细胞及破骨细胞,提示骨的形成可能是纤维性间质化生的结果。

原发性骨髓纤维化的纤维组织数量与骨硬化程度有直接关系,重度硬化者必然见到重度纤维化,后者极少出现于其他疾病中的骨髓(如慢性粒细胞性白血病虽可出现骨髓纤维化,但致骨硬化极罕见)。纤维化程度与脾肿大关系也很密切,纤维化越严重,脾肿大越显著。骨髓纤维化的三期改变是一个渐进的过程,即从细胞的增生期发展到纤维化期,最后变为骨硬化期。

髓外造血也是原发性骨髓纤维化的表现之一,有些病人首先是因为发现髓外造血而考虑到原发性骨髓纤维化,并通过进一步检查才证实。髓外造血的常见部位是脾、肝、淋巴结,少见部位有肾、肾上腺、后腹膜脂肪、浆膜等。

1)脾髓外造血:三系细胞集中在红髓,巨核细胞尤为突出,白髓虽然减少、萎缩及变小,但结构完整,没有髓外造血的表现。

2)肝髓外造血:肝小叶结构保存,有核红细胞及巨核细胞集中在肝窦内,而粒系细胞则集中在汇管区。

3)淋巴结髓外造血:淋巴结结构完整,有核红细胞及巨核细胞集中于淋巴窦内,而粒系细胞集中在淋巴索内。原发性骨髓纤维化必须与下列疾病鉴别:

(1)慢性粒细胞性白血病:由于两者都有起病缓慢、明显脾肿大、周围血象出现幼稚细胞等临床特点,且有些慢粒可同时合并骨髓纤维化,故可将两者混淆。然而,因其治疗和预后的不同,确有必要将它们加以区别,其鉴别要点见表6-9。

表 6-9　原发性骨髓纤维化和慢性粒细胞性白血病的鉴别

	原发性骨髓纤维化	慢性粒细胞性白血病
发病年龄	50~60 岁多见	20~40 岁多见
白细胞计数	最高不超过 $50×10^9/L$	较高,常在 $100×10^9/L$
中性粒细胞碱性磷酸酶	一般正常	一般减少或消失
骨髓穿刺	常有多次"干抽"现象	一般无"干抽"现象
骨髓活组织检查	造血组织被纤维及骨质取代	无纤维组织增生(合并骨纤除外)
髓外造血组织	髓外造血组织结构保存,三系细胞增生,形态在正常范围内	单一性的肿瘤性粒系细胞浸润,破坏组织结构

（2）继发性骨髓纤维化:原发性骨髓纤维化和继发性骨髓纤维化之间的区别见表 6-10。

表 6-10　原发性骨髓纤维化和继发性骨髓纤维化的鉴别

	原发性骨髓纤维化	继发性骨髓纤维化
病因	不明	病因明确,如中毒、肿瘤或感染等
髓外造血	全血细胞性,细胞容易辨认	常以某一系细胞为主,且不典型
骨髓切片	找不到原发病灶	仔细检查有时可发现原发病,如癌、结核等

（3）骨髓活组织检查的机械性损伤:骨髓活组织检查材料由于取材不当,可挤压损伤组织和细胞,致使在切片中见到染色深而细的平行的条索样结构,容易误诊为骨髓纤维化。两者的鉴别要点是:原发性骨髓纤维化有典型的临床病史及化验资料,骨髓穿刺时常有多次"干抽"现象,网状染色阳性;而机械性损伤者则无上述特点。

（三）白血病

白血病(leukemia)是一组造血细胞恶性增生性病变,按不同系列细胞的增生可分为粒细胞性、淋巴细胞性、单核细胞性、巨核细胞性白血病及红白血病;按病程缓急和细胞成熟程度不同又可分为急性和慢性两大类。白血病在我国的发病率并不很低,急性多于慢性,男性多于女性。急性粒细胞性白血病多见于 21~30 岁,急性淋巴细胞性白血病以 10 岁以下儿童发病率最高,慢性粒细胞性白血病以 21~40 岁多见,慢性淋巴细胞性白血病以 50 岁以上多见。急性白血病浸润、破坏组织的能力较大,可以累及造血组织以外的组织;慢性白血病浸润、破坏组织的能力则较弱,病变部位主要在造血系统。

1. 急性粒细胞性白血病　急性粒细胞性白血病(acute myelocytic leukemia)的主要临床表现是皮肤、指甲苍白以及发热、皮疹和脾肿大,周围血白细胞升高显著,贫血较明显,血小板减少,骨髓涂片示原粒细胞和早幼粒细胞占骨髓有核细胞的 50% 以上,且细胞

形态明显异形。

骨髓切片显示脂肪组织大部或完全消失。原始不成熟的粒细胞遍布整个骨髓,改变了正常骨髓原有的细胞多样性图像,而成为细胞较一致图像。粒细胞体积较大,细胞核圆或卵圆形,部分细胞核可一侧轻度凹陷,染色质较细致,核仁明显 1~2 个,细胞质较少,呈嗜碱性。

急性粒细胞性白血病有几种亚型,如急性早幼粒细胞性、急性粒-单细胞性、急性单核细胞性白血病。在骨髓切片 HE 染色中,细分出这些亚型是很困难的,但结合周围血涂片、骨髓涂片及印片以及组织化学(如过氧化酶、非特异性酯酶、非特异性酸性酯酶等)是能够把它们区别开来的。长期化学治疗可诱导白血病,这种白血病表现为骨髓造血细胞正常或减少。但粒系中,较原始的粒细胞数增多。因此,在骨髓细胞数正常或减少的情况下,仔细寻找骨髓内原始不成熟的粒细胞及其相对数量有助于确定诊断。急性粒细胞性白血病中显示骨髓内网状纤维正常或轻度增加。急性粒细胞性白血病可浸润任何组织,但随着病期不同,其浸润范围有很大不同。偶尔,髓外侵犯很轻或没有,在髓外侵犯中以肝、脾较为突出,其浸润瘤细胞的形态与骨髓内所见者相同。

白血病前期:这是急性非淋巴细胞性白血病之前,骨髓造血功能障碍、血液学出现异常的一种综合病征,此期表现为周围血细胞减少。骨髓涂片显示造血细胞正常或增生活跃,并出现血细胞形态学异常。骨髓切片显示造血细胞轻度增生、正常或减少,但粒系则轻度不成熟,可见到相对较多的原始粒细胞、单核细胞或单核样细胞。光镜检查时应特别注意切片中巨核细胞可增生甚至伴有不典型性,红系增生一般为巨幼红细胞性。白血病前期发展成白血病的病程从数月至数年不等。

2. 慢性粒细胞性白血病　慢性粒细胞性白血病(chronic myelocytic leukemia)是一组粒系不同成熟阶

段细胞的慢性恶性增生性病变。临床上病程缓慢,成人发病多,脾肿大较为突出,偶可达巨脾,周围血白细胞总数很高,常为$(100\sim250)\times10^9/L$。分类中不成熟粒细胞增多,以中晚幼粒为主,碱性磷酸酶降低,血小板增加。骨髓涂片以中、晚幼粒和杆状核细胞为主。原粒加早幼粒不超过有核细胞的$10\%\sim15\%$。骨髓切片内造血细胞数量显著增生,脂肪细胞显著减少或消失。增生细胞中以中幼粒细胞为主,可见较多的晚幼粒细胞。原粒、早幼粒及成熟粒细胞亦有增加。有时大吞噬细胞增加产生星空样图像,核分裂像多见。巨核细胞常减少,但也可增加。其形态基本正常,偶见异形、不成熟的巨核细胞,有核细胞减少,使粒红比例显著升高,一般>10:1,偶达50:1。慢粒最终发展并转变成急性粒细胞性白血病。不成熟原始粒细胞大量增加,此时与急性粒细胞性白血病难于区别。

慢性粒细胞性白血病一般网状纤维无异常改变,但在慢性病程中,部分病例可发展成骨髓纤维化,此时网状纤维则增加,表现为灶性或弥漫性,甚至胶原纤维性。慢性粒细胞性白血病伴纤维化与原发骨髓纤维化仅从骨髓切片上难于区别,通过综合考虑还是能加以区别的。

在严重感染、中毒或恶性肿瘤广泛转移等情况下,可刺激造血组织发生异常反应,表现为周围血白细胞总数显著增多(可达$50\times10^9/L$)并出现幼稚粒细胞,骨髓造血组织内也可出现较多的幼稚粒细胞,类似白血病表现,称类白血病反应,需与粒细胞性白血病(尤其是慢粒)相鉴别,与急性粒细胞性白血病不同点:骨髓内类白血病以中幼粒细胞为主,而急性粒细胞性白血病以原始粒细胞为主,与慢性粒细胞性白血病的区别是:慢性粒细胞性白血病中骨髓原粒细胞数增加、巨核细胞有时增加、红系下降、周围血白细胞碱性磷酸酶下降,费城染色体(Ph)阳性,骨髓内脂肪组织显著减少或完全消失。

3. 急性红白血病　这是一种快速进行性的幼稚有核红细胞的恶性增生性疾病。临床表现与急粒相似,有发热、出血及贫血,乏力、肝脾肿大较急粒明显。骨髓涂片示各阶段发育分化异常的有核红细胞及较多原始有核红细胞,并可见分叶或多核原红细胞及巨幼红杆细胞;粒、红比例明显倒置,并可见吞噬红细胞及幼红细胞的大吞噬细胞。

骨髓组织病理学表现为正常结构破坏,幼稚异形的有核红细胞(原及早幼红细胞)大量增生,遍布全骨髓造血组织,脂肪细胞及巨核细胞系细胞消失,较成熟粒系细胞显著减少。幼稚有核红细胞体积大,细胞质丰富,嗜碱性强。呈椭圆或卵圆形,染色质疏松,核膜清楚,核仁明显,核分裂象多,较大的幼稚有核红细胞可呈多核(2~3个),有时出现细胞及核的畸形,

幼稚有核红细胞常排列成小巢或簇状,此为红系固有的排列方式。巨噬细胞的红系周围,骨髓网状纤维及骨小梁无明显改变。急性红白血病可累及其他器官。幼稚红细胞与幼稚粒细胞形态上有相似之处,有时难以区别,但幼红细胞质较多,嗜碱性强,细胞常呈巢或簇状排列,以此可与幼粒细胞鉴别。红白血病经数月或数年后往往逐渐出现不成熟幼粒细胞的增生,此期不成熟的幼红细胞和幼粒细胞同时增生,随着病程的发展,幼粒细胞逐渐增多并占优势,甚至骨髓全被幼粒细胞替代而最终发展成粒细胞性白血病。

4. 急性巨核细胞性白血病　急性巨核细胞性白血病(acute megakaryocytic leukemia)是一种进展迅速、不典型幼稚巨核细胞的恶性增生。本病罕见,有人认为这是一种急性粒细胞性白血病的亚型,只不过同时伴有明显的巨核细胞增生,但亦有人认为它是骨髓纤维化的急性型。但本病系巨核细胞的肿瘤性增生,与急性粒细胞性白血病或骨髓纤维化增生的巨核细胞不同,所以将它列为独立疾病为宜。骨髓切片显示结构完全破坏,由不典型幼稚巨核细胞替代,多数为原巨核,少数为幼巨核,成熟巨核少见,原始未分化造血细胞亦增加,粒系消失,红系极度减少,网状纤维轻度增加,脾、肝、淋巴结亦有相同瘤细胞浸润,其他器官一般不累及。

骨髓纤维化伴髓样化生及慢性粒细胞性白血病中有时巨核细胞增生明显,需与巨核细胞性白血病鉴别,但后者有其特点:①临床过程急;②早期即出现全血减少(全血性贫血);③幼稚巨核为主,同时伴粒、红严重减退。

5. 骨髓的淋巴细胞增生性疾病　骨髓淋巴细胞增生性病变主要包括淋巴细胞性白血病和恶性淋巴瘤累及骨髓。骨髓的淋巴细胞增生性疾病可分为急性淋巴细胞性白血病(急淋)、慢性淋巴细胞性白血病(慢淋)、恶性淋巴瘤累及骨髓等。

(1)急性淋巴细胞性白血病(acute lymphocytic leukemia):是一种不同分化程度的不成熟淋巴细胞的肿瘤性增生,骨髓组织结构破坏,代之以不成熟淋巴细胞的弥漫性浸润。原始淋巴细胞及原始粒细胞在HE染色中较难区别,但原始淋巴细胞的核质比例较高,核染色质较深,PAS染色阳性,这几点对鉴别细胞类型有帮助。

(2)慢性淋巴细胞性白血病(chronic lymphocytic leukemia):正常骨髓组织部分或完全破坏,脂肪细胞大部或完全消失,被分化较成熟的淋巴细胞所浸润,大多为小淋巴细胞,细胞的浸润方式呈弥漫、结节或混合型,结节一般大于骨髓内的正常淋巴小结,无生发中心。

(3)恶性淋巴瘤累及骨髓:恶性淋巴瘤可以累及

骨髓或至晚期累及骨髓。了解骨髓有无累及对临床分期及预后有一定意义。恶性淋巴瘤累及骨髓,表现为弥漫型和结节型,以结节型较为常见。即使是弥漫型淋巴瘤,累及骨髓也表现为结节型,这反映了 B 淋巴细胞的固有特性。恶性淋巴瘤累及骨髓等造血器官,一般为分化较好的淋巴细胞,若有分化较差的淋巴细胞出现,则表示病程进入晚期。

(四)骨髓瘤

骨髓瘤(myeloma)是一种起源于骨髓浆细胞恶性增生性病变,一般为多发性(即多发性骨髓瘤),少数可单发,但部分病例最终仍发展为多发。病变常发生于红骨髓。

骨髓组织的改变表现为正常骨髓结构破坏,脂肪细胞显著减少或消失,代之以不同分化程度的浆细胞,但一般以单一性瘤细胞浸润为主。当肿瘤性浆细胞分化较好时,形态上类似于正常成熟的浆细胞(即分化好的骨髓瘤),其特征为细胞核圆、偏位、染色质呈车轮状排列,细胞质嗜碱性;当浆细胞分化较差时,异型性大,细胞体积增大(可为正常 2~3 倍)。核质比例增大,核大偏位或居中,染色质疏松伴粗凝块,可为双核,有核仁,细胞质嗜碱性,甲基绿-派洛宁染色(MGP)呈阳性。细胞质及核内可找到嗜伊红包涵体,此为识别浆细胞的特征之一。对于分化较差的浆细胞类型的辨别常存在一定困难,但其中总能发现不成熟浆细胞向成熟浆细胞过渡及转变的双核型浆细胞。有人还认为骨髓内浆细胞均一性结节性聚集最具诊断价值,其"结节"最大直径大于 0.2mm,就可诊断为骨髓瘤,"结节"周围的网状纤维增加。骨髓瘤的预后和分化程度有关。

(五)骨髓转移性肿瘤

转移部位以骨盆、脊柱、颅骨和肋骨为最多见,转移方式一般通过三条途径:直接侵犯、血路及淋巴道转移。通过血路及淋巴道转移到骨髓者以癌为多见,尤其是腺癌,如前列腺癌、乳腺癌、甲状腺癌、肺癌、肾腺癌、胰腺癌等,儿童则以神经母细胞瘤多见。一般说来,癌细胞大于有核红细胞或粒系细胞,在低倍光镜下就能识别。根据原发癌的不同类型,瘤细胞可排列成片状、索状、小梁状、腺样或巢团样排列,其组织形态一般与原发癌相似。当癌细胞呈实性片状排列、核较规则、染色质稀疏时,与恶性淋巴瘤组织细胞型的瘤细胞难以区别。转移性肺小细胞未分化癌的癌细胞,其形态易误认为淋巴细胞,网状纤维染色及免疫组织化学对其鉴别诊断有一定帮助。病变部位的骨质可呈溶骨性或成骨性改变,尤以前者为多见(如前列腺癌转移灶)。

在骨髓形成转移性肿瘤时,他处的骨髓可发生反应性增生,表现为髓腔内脂肪细胞减少,造血细胞增多。在转移性前列腺癌中,浆细胞的增生尤为显著。

(六)骨髓肉芽肿性病变

肉芽肿性病变是机体对各种病原刺激所产生的一种特殊反应,病变以组织细胞增生为其特征。肉芽肿的种类较多:增生性肉芽肿(一般无坏死)是结节病的特征;干酪样坏死性肉芽肿是结核病的特点;化脓性肉芽肿见于真菌感染等;嗜酸性肉芽肿是分化性组织细胞增生症的一种类型;霍奇金淋巴瘤中也可偶见结核样结节,这也是组织细胞增生的一种反应。

(七)骨髓其他病变

其中常见的有代谢性(如戈谢病)、骨髓出血(含铁血黄素出血结节)、血管病变(细动脉硬化)、骨质病变(骨硬化、骨疏松、骨软化、纤维性骨炎、佩吉特病)等。

(缪小兵　何　松)

思考题

1. 熟记淋巴造血系统疾病的相关名词及淋巴瘤 WHO 分类。

2. 淋巴系统良性增生性病变有哪些?各自的临床、病理特点是什么?

3. 叙述各型霍奇金淋巴瘤的临床病理及免疫表型特点?

4. 淋巴结滤泡型反应性增生与滤泡性淋巴瘤的鉴别要点?

5. 含滤泡样/结节样结构的淋巴瘤有哪些?各自的临床、组织形态及免疫表型特点是什么?

6. 小 B 细胞淋巴瘤有哪些类型?各自的临床、组织形态及免疫表型特点是什么?

7. 肿瘤细胞体积较大的淋巴瘤有哪些?各自的临床、组织形态及免疫表型特点是什么?

8. 淋巴母细胞性淋巴瘤、伯基特淋巴瘤的组织形态及免疫表型有何特点?

9. 常见的 T 细胞性淋巴瘤有哪些类型?各自的诊断依据是什么?

10. 脾脏及骨髓常见良、恶性肿瘤有哪些?脾脏常见的及较特殊的恶性淋巴瘤类型包括哪些及各自简要特点?

第 7 章 呼吸系统疾病

第一节 支气管和肺的疾病

一、肺胚胎学和解剖组织学

(一)胚胎学

呼吸器官的始基出现于胚胎的第 3~4 周。整个呼吸管道和囊泡壁的上皮都来源于内胚层;而支气管壁的肌层、软骨、结缔组织以及小叶隔、肺泡壁和血管则起源于中胚层间叶组织。

(二)解剖组织学

肺分左、右两肺,内侧中央为肺门,是主支气管、肺动脉、肺静脉、支气管动静脉出入之处,并有肺门淋巴结。右肺三叶,左肺两叶。根据支气管及血管的分布,每叶肺可分为若干肺段。

1. 一般结构 肺其表面覆以浆膜(即胸膜脏层),表面为间皮,深部为结缔组织。

肺组织分为实质和间质两部分。实质即肺内支气管的各级分支及其末端的大量肺泡;间质即为分布于支气管树之间的结缔组织、血管、淋巴管和神经等。

2. 组织结构(图 7-1) 按照肺的功能分为肺的

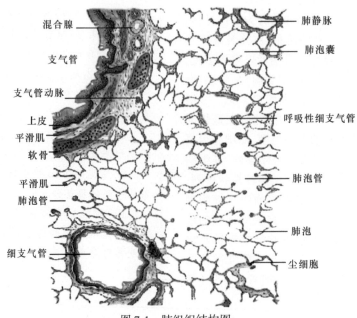

混合腺　支气管　支气管动脉　上皮　平滑肌　软骨　平滑肌　肺泡管　细支气管　肺静脉　肺泡囊　呼吸性细支气管　肺泡管　肺泡　尘细胞

图 7-1 肺组织结构图

导气部和呼吸部。

（1）导气部：为支气管树，包括：肺内支气管、段支气管、小支气管、细支气管和终末细支气管。所有支气管管壁均由黏膜、含腺体的固有膜、平滑肌、透明软骨和外膜组成。支气管黏膜上皮有多种细胞组成，包括纤毛细胞、杯状细胞、基底细胞、DCG 细胞。支气管固有膜由细胶原纤维、网状纤维和弹力纤维组成，其中含有腺体导管、血管、淋巴组织和神经组织。黏膜的深层为环形平滑肌层，黏膜下层与固有膜无明显分界。结缔组织疏松，内有混合腺。外膜由软骨和结缔组织组成。支气管软骨则呈不规则片状。外膜结缔组织内含有血管、淋巴管、神经和脂肪组织。肺导气部随分支而管径渐小，管壁渐薄，管壁结构也逐渐变化（表 7-1）。

表 7-1　常见生长因子的主要作用
Main function of common growth factors

管壁结构	小支气管(2~3mm)	细支气管(<1mm)	终末细支气管(<0.5mm)
黏膜上皮	假复层纤毛柱状上皮	渐变为单层柱状纤毛上皮，移行上皮	单层柱状上皮
杯状细胞	逐渐变少	更少或消失	消失
腺体	逐渐变少	更少或消失	消失
软骨	不规则，并逐渐变少	更少或消失	消失
平滑肌	相对增多，从分散到环形束	环形束明显增多	形成完整的环形束

（2）呼吸部：包括呼吸细支气管、肺泡管、肺泡囊、肺泡。

呼吸细支气管是终末细支气管的分支，上皮由单层柱状移行为单层立方，由纤毛细胞和分泌细胞构成，上皮下结缔组织内有少量的环形平滑肌。管壁肺泡开口处的上皮是由单层立方移行为单层扁平上皮。肺泡管由多个肺泡组成，是呼吸细支气管的分支。其上皮为单层立方或单层扁平上皮，管壁结构断续。肺泡囊与肺泡管连续，为多个肺泡的共同通道，肺泡开口处有少量结缔组织，无平滑肌。肺泡为支气管树的终末端，为半球形，开口于呼吸细支气管。肺泡管、肺泡囊是肺的主要结构和气体交换的场所，其表面覆以单层肺泡上皮，基膜完整，肺泡间有肺泡隔。肺泡上皮主要由Ⅰ型和Ⅱ型肺泡细胞组成。相邻肺泡之间还有小孔相通，肺泡孔直径 10~15μm。

（3）肺间质和肺巨噬细胞：位于支气管树之间的结缔组织，内含血管、神经、淋巴管及巨噬细胞等。肺巨噬细胞由单核细胞分化而来，广泛分布在肺间质内，在细支气管以下的管道周围和肺泡隔内较多。肺巨噬细胞胞质内常见尘粒（尘细胞）、次级溶酶体及吞噬体等。肺巨噬细胞还可吞噬衰老的红细胞。在心力衰竭患者出现肺淤血时，大量红细胞从毛细血管溢出，被巨噬细胞吞噬，胞质内含许多血红蛋白的分解产物含铁血黄素颗粒，此种肺巨噬细胞又称心力衰竭细胞。

（4）肺的血液循环：包括肺循环和支气管循环。

1）肺循环：肺的功能性血循环。肺动脉从肺门入肺后不断分支，与支气管的各级分支伴行，直至肺泡隔内形成密集的毛血管网。在肺泡处进行气体交换后，毛细血管汇集成小静脉，行于肺小叶间结缔组织内而不与肺动脉的分支伴行。小静脉汇集成较大的静脉后，才与支气管分支及肺动脉分支伴行，最后在肺门入汇合成两条肺静脉出肺。

2）支气管循环：肺的营养性血循环。支气管动脉分布在肺导气部和呼吸细支气管管壁内，以及肺动脉、肺静脉管壁内和肺结缔组织内分支形成毛细血管，其内皮为有孔隙，给肺组织提供营养。支气管动脉终末支也参与形成肺泡壁内的毛细血管网。上述毛细血管部分汇入肺静脉，部分汇集形成支气管静脉，与支气管伴行，由肺门出肺。支气管动脉还分支供应肺胸膜和肺淋巴结。

3. 肺的功能　肺除有气体交换外，在肺内还进行诸多物质代谢和转化作用，尤其表现在肺血管内皮细胞。内皮细胞游离面有血管紧张素转换酶，可将血液中血管紧张素Ⅰ转化为血管紧张素Ⅱ，后者的缩血管作用较前者强 50 倍。它作用于中枢神经，通过交感神经的作用使体循环的小动脉收缩，升高血压。肺血管内皮细胞还含有缓激肽酶，可分解灭活血液中的缓激肽，由此也使血管紧张，血压升高。肺内皮细胞内含有单胺氧化酶，肺是体内 5-羟色胺灭活的主要场所。肺是产生和降解前列腺素的重要器官，肺血管内皮细胞既能合成前列腺素（PGE、PGF），又含有分解前列腺素的酶。PGE 可使支气管平滑肌松弛，管腔扩大；PGF2α 则使支气管平滑肌收缩，管腔缩小，还可使肺血管平滑肌收缩。肺间质结缔组织内的肥大细胞甚多，在变态反应疾病时中，肥大细胞释放大量组胺等物质，可致支气管平滑肌收缩，黏膜水肿，腺体分泌黏液增多，发生支气管哮喘。

二、支气管和肺发育异常性疾病

在胚胎发育过程中支气管和肺发生解剖结构上的畸形所引起的疾病。

（一）支气管肺隔离症（bronchopulmonary sequestration）

支气管肺隔离症系肺先天发育异常，由胸膜将隔离肺组织与正常肺组织分离，并接受体循环动脉血液供应。多发生于胚胎发育早期，可能伴有其他类型先天性畸形，如支气管食管憩室，膈疝和骨骼异常等。分为叶内型和叶外型两种。临床多见叶内型，位于脏胸膜组织内，其囊腔病变与正常的支气管相通或不相通；叶外型被自己的胸膜包盖，独立于正常肺组织之外，囊腔与正常支气管不相通。叶内型多于叶外型，左侧多于右侧。

（二）肺囊肿性病变

肺囊肿性病变是胚胎发育障碍引起的先天性疾病，好发于幼年或青年。可单发或多发，一般囊壁菲薄，与支气管相通可形成液气囊肿或含气囊肿，囊肿破裂可形成气胸。

1. 支气管源性囊肿（bronchogenic cysts） 为支气管发育障碍，好发于颈和邻近支气管树的胸廓部，亦可以发生在背、肩、腹或面部。囊肿通常位于皮下，偶可通过窦道向皮肤外引流。支气管源性囊肿可发生于任何年龄段，但以 10 岁以下最为常见，男女发病率相近。胚胎发育期间，呼吸道上皮与气管支气管树分离，从支气管发育部位移行至其他部位。异常发育出现较早者，囊肿位于纵隔或肺门；而异常发育出现较晚者，囊肿多位于肺内。X 线：囊肿多位于肺间质或纵隔内。表现为较高密度且均匀影像，边缘清晰锐利，有气体进入囊肿时，可出现气液平面。囊肿感染时则伴有周围组织肺炎症表现，边缘不清。

【光镜】 囊壁厚薄不一，内层为柱状或假复层纤毛上皮细胞，外层为结缔组织，平滑肌纤维、黏液腺、软骨等（图 7-2）。

【鉴别诊断】

1）食管囊肿：与支气管囊肿均为前肠发育异常所致，食管囊肿多位于后纵隔食管附近，腔内壁被覆鳞状上皮，囊壁含骨骼肌，不含软骨。

2）肠源性囊肿：多位于肠系膜，偶见于腹膜后，与肠腔不相通，囊壁内被覆肠黏膜上皮，外层是纤维结缔组织及薄层平滑肌。

3）支气管扩张：支气管黏膜的柱状上皮常呈鳞状上皮化生。支气管壁淋巴细胞浸润或淋巴样结节，

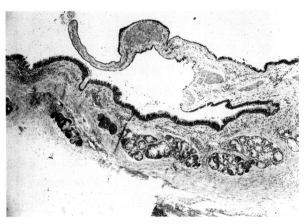

图 7-2 支气管源性囊肿
囊壁内衬假复层纤毛上皮细胞，外层为结缔组织，平滑肌纤维、黏液腺、软骨等

黏液腺。支气管壁有不同程度的破坏，仅见若干肌肉及软骨碎片。

2. 先天性支气管扩张 较少见。属于支气管发育不全，小气道缺乏软骨环或不成熟，造成支气管松弛。支气管一般呈囊性扩张，镜下细支气管扩张，呈囊性，管壁被覆纤毛柱状上皮，外层为平滑肌，但缺乏软骨。常伴有继发感染。

三、支气管和肺部炎症性疾病

（一）慢性支气管炎（Chronic Bronchitis）

慢性支气管炎是气管、支气管黏膜及其周围组织的慢性非特异性炎症。临床上以咳嗽、咳痰为主要症状，每年持续 3 个月，连续 2 年或 2 年以上。是中老年男性人群中最常见的呼吸系统疾病。病情缓慢进展，持续多年常并发阻塞性肺气肿及慢性肺源性心脏病。

【临床特点】

（1）咳嗽：一般晨间咳嗽为主，睡眠时有阵咳和排痰。随着病情发展，咳嗽终年不愈。

（2）咳痰：一般为白色黏液性或浆液泡沫性痰，偶可痰中带血。清晨排痰较多，起床后因体位变动可刺激排痰。

（3）气短或喘息：喘息明显者常称为喘息性支气管炎，部分可能合并支气管哮喘。若伴有肺气肿时可表现为活动后气短。

（4）每年发病持续 3 个月，并连续 2 年或 2 年以上。

【巨检】 各级支气管都可受累，早期病变常限于较大的支气管，随病情进展逐渐累及较小的支气管

和细支气管。支气管腔内含黏液,黏膜皱襞减少或消失而较平。

【光镜】 表现为慢性非特异性炎症(图7-3)。

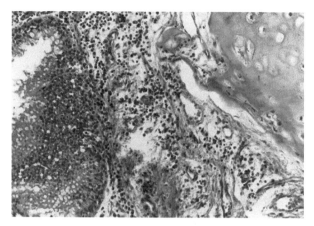

图7-3 慢性支气管炎
支气管黏膜纤毛柱状上皮变性、坏死脱落、上皮变性、坏死脱落;杯状细胞增生,肥大;鳞化。黏膜下:黏液腺增生,肥大。支气管腔黏液栓;管壁:间质充血、水肿;炎症细胞浸润;纤维化;平滑肌萎缩或增生

(二) 支气管扩张(Bronchiectasis)

支气管扩张是指近端中等大小支气管管壁组织破坏造成支气管-肺组织感染和支气管阻塞所引起的支气管不可逆性扩张,伴管壁纤维性增厚,是呼吸系统常见的化脓性炎症。可发生于任何年龄,但以青少年为多见。

【临床特点】

典型的症状为慢性咳嗽、大量脓痰和反复咯血。

(1) 慢性咳嗽、大量脓痰:与体位改变有关,系由支气管扩张部位分泌物积储,刺激支气管黏膜所致。常在晨起或夜间咳嗽、咳脓性痰量增多。若痰有臭味,提示合并有厌氧菌感染。

(2) 反复咯血:咯血程度不等,大量的咯血可致失血过多或血凝块阻塞气道。

(3) 反复肺部感染:同一肺段反复发生肺炎并迁延不愈。出现发热、咳嗽加剧、痰量增多、胸闷、胸痛等症状。

(4) 慢性感染中毒症状:反复继发感染可有全身中毒症状,如发热、乏力、食欲减退、消瘦、贫血等,严重者可出现气促与发绀。重症支气管扩张患者可并发阻塞性肺气肿、肺心病,继而出现相应症状。

【巨检】 支气管扩张以肺段支气管以下和直径>2mm的中、小支气管为主。一般双下肺叶多见,左肺多于右肺。病变肺切面可见支气管呈圆柱状或囊状扩张,扩张的支气管腔内常含有黏液脓性或黄绿色脓性渗出物,偶可有血性分泌物。扩张支气管周围

肺组织常有不同程度的萎陷、纤维化或肺气肿。

【光镜】 ①支气管管腔扩张,管壁明显增厚,黏膜上皮增生伴鳞状上皮化生,可有糜烂及小溃疡形成。②黏膜下血管扩张充血,淋巴细胞、浆细胞甚或中性粒细胞浸润。③管壁腺体、平滑肌、弹力纤维和软骨遭受破坏,萎缩或消失,代之以肉芽组织或纤维组织。④邻近肺组织常发生纤维化或肺气肿(图7-4)。⑤一些病例可见神经内分泌细胞增生结节。神经内分泌标记物(NSE,CgA,Syn)可呈阳性表达。

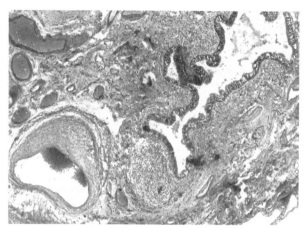

图7-4 支气管扩张
支气管管腔扩张,管壁增厚,管壁腺体、平滑肌、弹力纤维和软骨遭受破坏,萎缩或消失,代之以肉芽组织或纤维组织

(三) 肺脓肿(Lung abscess)

肺脓肿是多种病原菌感染引起的肺组织化脓性炎症,导致组织坏死、破坏、液化形成脓肿。以高热、咳嗽、咳大量脓臭痰为主要临床特征。90%肺脓肿患者合并有厌氧菌感染。常见病原体包括金黄色葡萄球菌、化脓性链球菌、肺炎克雷伯菌和铜绿假单胞菌等。大肠埃希菌和流感嗜血杆菌也可引起坏死性肺炎。根据感染途径,肺脓肿可分为吸入性肺脓肿,继发性肺脓肿和血源性肺脓肿。

(四) 肺炎(Pneumonia)

肺炎是指终末气道、肺泡和肺间质的炎症。可由病原微生物、理化因素、免疫损伤、过敏及药物所致。根据解剖分类分为大叶性肺炎、小叶性肺炎、间质性肺炎。病因分类包括细菌性肺炎、非典型病原体所致肺炎(军团菌、支原体和衣原体等)、病毒性肺炎、肺真菌病、其他病原体所致肺炎(立克次体、寄生虫等)、理化因素所致肺炎(放射性肺炎、胃酸吸入、药物等化学性肺炎),病程超过3个月者为慢性肺炎(表7-2)。

【光镜】 炎症病变可侵及各级气管、肺泡、间质组织和血管,有慢性炎症细胞浸润。支气管壁弹力

纤维破坏,崩解的组织及细胞碎片中常可见较多的单核细胞和巨噬细胞(图7-5)。坏死组织机化和间质纤维化,管腔狭窄。局部血管及淋巴管也发生增生性炎症,管壁增厚,管腔狭窄。

表7-2　大叶性肺炎、小叶性肺炎、间质性肺炎的比较

	大叶性肺炎	小叶性肺炎	间质性肺炎
病因	肺炎球菌	上呼吸道细菌	病毒、肺炎支原体
年龄	青壮年	儿童、老年及体弱者	儿童、老年
临床表现	发病急,高热寒战,胸痛,呼吸困难,吐铁锈色痰	常使原发疾病恶化,发热、咳嗽,肺部湿啰音等	一般较轻,重者可呼吸困难,青紫等
病理变化	急性纤维素性炎,侵及肺大叶和胸膜;病变四期:1.充血水肿;2.红色肝变;3.灰色肝变;4.溶解消散。病程7~10天	两肺病灶常以细支气管为中心、肺小叶为范围化脓性炎症。病灶间肺泡相对轻或代偿性肺气肿	病灶以肺泡隔增厚、充血水肿、单核淋巴细胞浸润为主,肺泡腔无明显渗出。病毒性肺炎见肺泡上皮增生,形成多核巨细胞,常见病毒包涵体
结局并发症	大多痊愈,部分可肺肉质变、胸膜粘连、肺脓肿及脓胸、败血症、感染性休克	其他疾病的并发症,常加重原发病并成为死亡原因,可呼吸功能不全、心功能不全、肺脓肿和脓胸	一般预后较好,少数坏死性支气管肺炎者可死亡

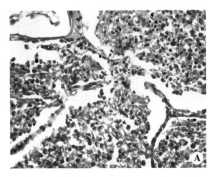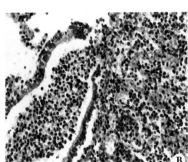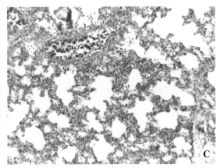

图7-5　大叶性肺炎、小叶性肺炎、间质性肺炎
A.大叶性肺炎 灰色肝样变期;B.小叶性肺炎 肺泡、细支气管腔充满急性化脓性渗出物(中性粒细胞);C.间质性肺炎

(五)肺结核(pulmonary tuberculosis,PTB)

肺结核是由结核分枝杆菌引发的肺部感染性疾病。健康人感染结核菌并不一定发病,只有在机体免疫力下降时才发病。糖尿病、矽肺、肿瘤、器官移植、长期使用免疫抑制药物或者皮质激素者易伴发结核病。

【光镜】

1)渗出性病变:表现为充血、水肿与白细胞浸润。早期渗出性病变中有嗜中性粒细胞,以后逐渐被巨噬细胞和淋巴细胞所代替。在巨噬细胞内可见到被吞噬的结核菌。当病情好转时,渗出性病变可完全消散吸收。

2)增殖性病变:产生类上皮细胞,聚集成团,中央可出现朗汉斯巨细胞。类上皮细胞、朗汉斯巨细胞和淋巴细胞浸润,形成了典型的类上皮样肉芽肿结节,为结核病的较具特征性的病变。

3)干酪样坏死:常发生在渗出或增生性病变的基础上。可见一片凝固的、染成伊红色的、无结构的坏死组织(图7-6)。三种病变可同时存在于一个肺部病灶中,但通常以其中一种为主。

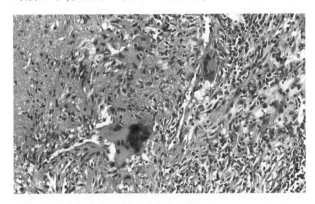

图7-6　肺结核
结核肉芽肿境界清楚,干酪样坏死呈红染颗粒状、无结构物质。围绕干酪样坏死物的上皮样细胞、朗罕斯多核巨细胞。周围有淋巴细胞浸润,或纤维增生

【鉴别诊断】

1)非结核分枝杆菌肺病:本病的临床表现与肺

结核相似。组织病理所见与肺结核很难鉴别，但干酪坏死较少，纤维或玻璃样变较多，机体组织反应较弱。如有坏死，则坏死物往往比较稀薄。本病的确诊主要依赖于菌种鉴定。

2）肺炎：肺炎链球菌性肺炎起病急骤、高热、寒战、胸痛伴气急，咳铁锈色痰，痰涂片或培养可分离到细菌，抗酸杆菌或分枝杆菌阴性，抗生素治疗有效。干酪样肺炎则多有结核中毒症状，起病较慢，咳黄色黏液痰，X线胸片病变可波及右上叶尖、后段，呈云絮状、密度不均，可出现虫蚀样空洞，抗结核治疗有效，痰中易找到抗酸杆菌或分枝杆菌。支原体肺炎、病毒性肺炎或过敏性肺炎应先行结核相关检查如PPD试验，血清结核抗体，痰抗酸杆菌涂片等。支原体肺炎通常短时间内（2～3周）可自行消散；过敏性肺炎的肺内浸润常呈游走性，血中嗜酸粒细胞增多。

3）肺癌：中央型肺癌常有痰中带血，肺门附近有阴影，与肺门淋巴结结核相似。周围型肺癌可呈团块、分叶状块影，需与结核球鉴别。肺癌多见于40岁以上嗜烟男性；常无明显结核中毒症状，多有刺激性咳嗽、胸痛及进行性消瘦。X线胸片示团块状病灶边缘常有切迹、小毛刺，周围无卫星灶，胸部CT扫描对可进一步鉴别，增强扫描后肺癌病灶常有增强。结合痰菌、脱落细胞检查及通过纤支镜检查及活检等，常能及时鉴别。

4）肺脓肿：肺脓肿起病较急，高热、大量脓痰，空洞以厚壁多见，内常有液平面。肺结核空洞则多发生在肺上叶，空洞壁较薄，洞内很少有液平面。此外，肺脓肿痰中无抗酸杆菌或分枝杆菌，抗生素治疗有效。

5）支气管扩张：有慢性咳嗽、咳痰及反复咯血。支气管扩张的痰结核菌阴性，X线胸片多无异常发现或仅见局部肺纹理增粗或卷发状阴影，CT尤其是高分辨CT有助确诊。

（六）肺霉菌病

肺霉菌属深部霉菌感染，国内较常见的是肺念珠菌病、肺曲霉菌病和肺放线菌病。肺隐球菌病和肺毛霉菌很少见。

1. 肺曲霉菌病（Pulmonary aspergillosis） 肺曲霉菌病是最常见的一种曲霉菌病，多发生在慢性肺部疾病基础上。

【光镜】 真菌侵入肺组织后可引起一系列炎症反应，基本病理变化是凝固性坏死、细胞浸润和脓肿形成。慢性感染为肺纤维化或肉芽肿形成。满视野菌丝，荚膜厚，有分节，呈锐角分支（图7-7）。孢子少，囊壁为支气管上皮、腺体和软骨组织。

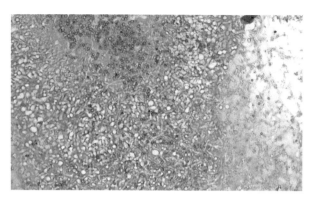

图 7-7 肺曲霉菌病
光镜下见菌丝浸润支气管壁肌肉及血管

2. 肺放线菌病（actinomycosis pulmonum） 肺放线菌病系由厌氧的以色列放线菌感染肺部引起的慢性化脓性肉芽肿性疾病，亦可由腹部放线菌病直接蔓延而来，为一种机会性肺感染，多发生于免疫抑制、化疗、激素使用后。肺内病变扩展时可侵及胸膜引起渗出性胸膜炎、脓胸或胸膜粘连、增厚。并可侵犯胸壁，造成肋骨损害，皮下脓肿及多发性胸壁瘘管等。

【诊断】 确诊主要依靠微生物学及组织学检查。从脓汁、痰液或瘘管壁的组织中找到硫黄颗粒，或厌氧培养出致病菌可确诊（图7-8）。

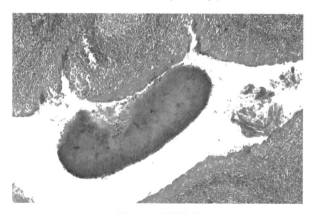

图 7-8 放线菌病
镜下在支气管腔内可找到硫黄颗粒，伴灶性支气管炎，伴微脓肿和境界不清的肉芽肿形成

3. 肺毛霉菌病（pulmonarymucormycosis） 肺毛霉菌病由毛霉菌目的根霉菌属、毛霉菌属、根黏菌属、犁头霉菌属、被孢霉菌属及丝状霉菌属引起的一种急性化脓性疾病，慢性感染罕见。本病一般呈进展性，大多在3～30天内死亡。

【光镜】 血管壁内可见无分隔或分隔较少的粗大菌丝，菌素易侵犯大小动脉管壁，邻近组织坏死。

四、支气管和肺部肿瘤

（一）WHO（2015）肺肿瘤组织学分类

1. 上皮性肿瘤

（1）腺癌：①附壁状腺癌；②腺泡状腺癌；③乳头状腺癌；④微乳头状腺癌；⑤实体状腺癌；⑥浸润性黏液腺癌；浸润性黏液/非黏液混合型腺癌；⑦胶样型腺癌；⑧胎儿型腺癌；⑨肠型腺癌；⑩微浸润性腺癌：非黏液型/黏液型；⑪浸润前病变：不典型腺瘤性增生/原位腺癌；a. 非黏液型；b. 黏液型。

（2）鳞状细胞癌：①角化性鳞状细胞癌；②非角化性鳞状细胞癌；③基底样鳞状细胞癌；④浸润前病变：原位鳞状细胞癌。

（3）神经内分泌肿瘤：①小细胞癌：复合性小细胞癌；②大细胞神经内分泌癌：复合性大细胞神经内分泌癌；③类癌：典型类癌/非典型类癌；④浸润前病变：弥漫性特发性肺神经内分泌细胞增生。

（4）大细胞癌

（5）腺鳞癌

（6）多形性癌

（7）梭形细胞癌

（8）巨细胞癌

（9）癌肉瘤

（10）肺母细胞瘤

（11）其他未分类癌：①淋巴上皮样癌；②NUT基因重排性癌。

（12）唾液腺型肿瘤：①黏液表皮样癌；②腺样囊性癌；③上皮肌上皮癌；④多形性腺瘤。

（13）乳头状瘤：①鳞状上皮乳头状瘤：外生性/内翻性；②腺样乳头状瘤；③混合性鳞状细胞和腺样乳头状瘤。

（14）腺瘤：①硬化性肺细胞瘤；②肺泡样腺瘤；③乳头样腺瘤；④黏液性囊腺瘤；⑤黏液腺腺瘤。

2. 间叶性肿瘤

（1）肺错构瘤

（2）软骨瘤

（3）具有血管周上皮样细胞分化的肿瘤：①淋巴管平滑肌瘤病；②PEComa，良性：透明细胞肿瘤；③PEComa，恶性。

（4）先天性支气管周肌纤维母细胞瘤

（5）弥漫性肺淋巴管瘤病

（6）炎性肌纤维母细胞瘤

（7）上皮样血管内皮细胞瘤

（8）胸膜肺母细胞瘤

（9）滑膜肉瘤

（10）肺动脉内膜肉瘤

（11）伴 EWSR1-CREB1 基因易位的肺黏液样肉瘤

（12）肌上皮肿瘤：①肌上皮瘤；②肌上皮癌。

3. 淋巴组织细胞肿瘤

（1）黏膜相关淋巴组织结外边缘区淋巴瘤（MALT 淋巴瘤）

（2）弥漫性大 B 细胞淋巴瘤

（3）淋巴瘤样肉芽肿病

（4）血管内大 B 细胞淋巴瘤

（5）肺朗格罕细胞组织细胞增生症

（6）Erdheim-Chester 病

4. 异位起源性肿瘤

（1）生殖细胞肿瘤：①畸胎瘤，成熟型；②畸胎瘤，未成熟型。

（2）肺内胸腺瘤

（3）黑色素瘤

（4）胸膜瘤，非特指型

5. 转移性肿瘤

（二）IASLC/ATS/ERS（2011 年）肺腺癌分类

1. 浸润前病变

（1）不典型腺瘤样增生

（2）原位腺癌（≤3cm原来的细支气管肺泡癌）：①非黏液性；②黏液性；③黏液/非黏液混合性。

2. 微浸润性腺癌

（≤3 cm 贴壁状为主型肿瘤，浸润灶≤5mm）

（1）非黏液性

（2）黏液性

（3）黏液/非黏液混合性

3. 浸润性腺癌

（1）贴壁状为主（原来的非黏液性细支气管肺泡癌生长方式，浸润灶>5 mm）

（2）腺泡状为主

（3）乳头状为主

（4）微乳头状为主

（5）实性为主型伴黏液产物

4. 浸润性腺癌变型

（1）浸润性黏液腺癌（原来的黏液性细支气管肺泡癌）

（2）胶样型

（3）胎儿型（低度和高度恶性）

（4）肠型

（三）常见良性肿瘤

1. 支气管乳头状瘤（bronchial papilloma） 支气管乳头状瘤为支气管单发或多发的良性肿瘤，但可恶变。极少见。

（1）鳞状上皮乳头状瘤（squamous papilloma）：支气管黏膜表面上皮发生鳞化，继而复层鳞状上皮呈乳头状增生形成的良性肿瘤，罕见。常发于支气管主干开口处。多见于成人，在儿童和年轻人也可发生。支气管乳头状瘤分为孤立性和多发性，前者较多。常见此瘤合并喉乳头状瘤。

【巨检】 支气管腔内呈乳头状生长，弥漫性患者其在气管、支气管黏膜见散在或成簇分布的菜花状赘生物，突入腔内。肺内累及时囊腔内可见乳头状赘生物或实性小结节。

【光镜】 瘤组织呈乳头状结构，由上皮组织构成，有纤维血管轴心（图7-9）。乳头表面被覆分化好的、有序的非角化复层鳞状上皮。可见细胞间桥。鳞状细胞可见凹空细胞变。核分裂象不常见。有些乳头状瘤表现出细胞增生明显,层次增多,有异型性,为恶性变倾向。

【鉴别诊断】 与乳头状型早期鳞癌鉴别。乳头状早期鳞癌常呈原位癌表现。侵及管壁,向管腔内乳头状生长,细胞具有多形性,分化不成熟,极向紊乱,易见核分裂象。

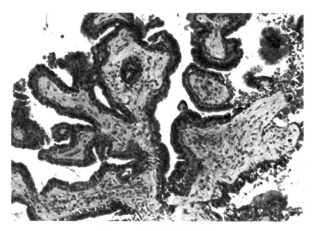

图 7-9 支气管乳头状瘤
光镜下见瘤组织呈乳头状结构,由上皮组织构成,以纤维血管为轴心

（2）柱状上皮乳头状瘤（Columnar cell papilloma）：较上述鳞状上皮乳头状瘤少见。为支气管黏膜表面的柱状上皮细胞增生,突入支气管腔内。一般单发。

【光镜】 瘤组织呈乳头状,大多其表面为分化良好的单层或假复层柱状上皮或立方上皮。轴心含有血管的少量显微组织。

（3）混合性乳头状瘤（mixed papilloma）：由鳞状上皮、柱状细胞及黏液细胞混合构成。

2. 错构瘤（hamartoma） 错构瘤是肺的良性间叶性肿瘤,由纤维、软骨及脂肪组织构成,故又名纤维软骨脂肪瘤。错构瘤都是良性的。多发生在成人,年龄多数在 40 岁以上,男性多于女性。绝大多数错构瘤生长在肺的周边部,紧贴于肺的脏层胸膜之下,有时突出于肺表面。

【巨检】 呈球形,表面分叶状,质地坚硬,切面灰白透明。

【光镜】 肿瘤由肺正常组织成分异常排列形成。瘤组织主要是软骨,伴有纤维、平滑肌和脂肪组织。周围可见纤毛上皮、无纤毛上皮或产生黏液的上皮构成不规则裂隙（图 7-10）。

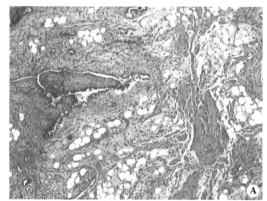
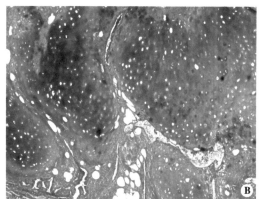

图 7-10 错构瘤
A. 瘤组织主要为纤维、平滑肌和脂肪组织；B：肿瘤组织可由分化成熟的软骨组织构成

3. 肺硬化性血管瘤（Pulmonary sclerosing hemangioma，PSH） 肺硬化性血管瘤是一种来源于呼吸上皮细胞的良性肿瘤。如瘤体向支气管腔内生长,可以阻塞支气管,引起阻塞性肺炎或肺不张,出现相应的症状及体征。胸部 X 线检查显示肺野内孤立的圆形或椭圆形阴影,边界清晰,密度均匀,断层可更清楚地显示肿块影的形态,部分病灶可见钙化,但病灶周围无卫星灶存在,病灶周围肺纹理走行正常或受压改变,边缘可见特征性"贴边血管征""空气半月征""尾征"及"肺动脉为主征"。手术治疗,预后良好。

【巨检】 肿瘤圆形或类圆形,有或无包膜,境界较清楚,平均直径<3cm,切面从灰白色、灰黄色至黄褐色、暗红色不等。取决于肿瘤内所含的胶原纤维、

含铁血黄素、脂质及血管的数量,富含胶原纤维者质地较实,富含组织细胞样细胞或血管者质地较软。

【光镜】 乳头状结构间质中增生的硬化性血管和上皮间质中明显瘤细胞。瘤细胞大小形态一致,可见核仁,胞质嗜酸性或略呈透明状。组织结构形态多样,主要由乳头状结构、实性区及血管瘤样区（或出血区）这几种形态构成。①乳头状结构（图 7-11）：多位于肿瘤外周部,肺间质内瘤细胞和肺泡表面Ⅱ型上皮细胞共同构成乳头状结构,突入肺泡腔内。肺泡上皮细胞可有不同程度的增生,有的可见嗜酸性核内包涵体。②实性区：瘤细胞增多,瘤细胞圆形,弥漫排列,有的胞质淡染。肺泡间隔增宽,构成实性片状,肺泡腔被挤压,呈现出裂隙状或腺管状。③血管瘤样区：

呈现出海绵状血管瘤样图像。肺泡腔内有出血,肺泡上皮扁平,扩大的肺泡腔内有大量红细胞,肺泡隔不同程度增宽。

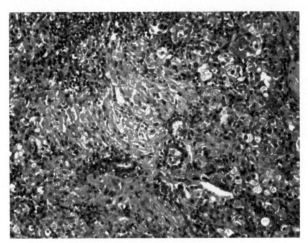

图 7-11　肺硬化性血管瘤

光镜下可见瘤细胞乳头状结构,突入肺泡腔内,部分瘤细胞弥漫排列,构成实性片状

肺硬化性血管瘤常伴有硬化性变化,即在病变的中央,肺泡间隔中纤维组织增生,进而纤维化、透明变性形成大片硬化区。瘤细胞间常见肥大细胞浸润以及肺泡腔内的出血可使得含铁血黄素巨噬细胞浸润。有时肺泡腔内可见泡沫细胞,间质中有胆固醇结晶积聚以及间质内可见炎细胞浸润和伴有肉芽肿形成。

【免疫组化】　肺泡、乳头状结构的表面上皮:SP-A、B(+),Clara 细胞抗体(+),AE1/AE3、CEA 染色阳性,TTF-1 及 EMA90%(+),MAP-2　33.3%(+)。间质中瘤细胞:TTF-1 及 EMA90%(+),MAP-2 33.3%(+),CK-7　31%(+)。有的 Syn、CgA、NSE(+)。

【鉴别诊断】　需与类癌、孤立性纤维性肿瘤及癌鉴别。

4. 软骨瘤(ecchondrosis physaliformis)　软骨瘤是属于间叶性肿瘤。肺软骨瘤是发生于大支气管壁的软骨组织,非常少见。

【巨检】　一般较小,直径 1~2cm。表面光滑,略呈分叶状,质地较硬,呈灰白色半透明状。瘤体与支气管壁紧密相连。

【光镜】　肿瘤单纯由分化成熟的软骨组织构成,可为透明软骨、纤维软骨或弹力软骨,或由各种软骨混合构成,有明显的软骨陷窝(图 7-12)。软骨基质黏液变性,瘤组织呈不规则分叶状,小叶间见纤维间质分隔。软骨组织通常部分钙化或骨化。瘤组织中无脂肪组织,其中可见平滑肌和呼吸上皮嵌入。瘤细胞小,圆形或星形,核无分裂象。

【免疫组化】　S-100 阳性。

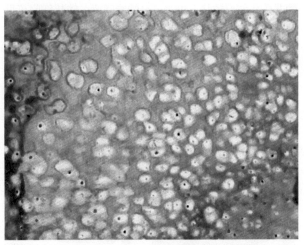

图 7-12　软骨瘤

光镜下见分化成熟的软骨组织,可见明显的软骨陷窝

【鉴别诊断】　①错构瘤:软骨样错构瘤中可见被覆上皮的裂隙和混合性间叶成分,而肺软骨瘤缺乏。②其他伴有软骨的癌肉瘤。

5. 透明细胞瘤(clear cell tumour)　透明细胞瘤,也称为糖瘤,瘤细胞内富含糖原。组织发生不明。发病成人多见,多数患者年龄>40 岁,男性略多。患者通常无明显临床症状,体检时偶然发现,X 线表现为"钱币"样阴影。该瘤一般为良性,手术切除后可治愈。

【巨检】　常常位于肺外周,瘤体球形,直径平均 2.0cm,无包膜、与正常组织分界清、表面光滑、质柔韧、实性,剖面鱼肉状,色暗红或灰黄,偶有小囊腔。一般无出血、坏死。瘤体多与较大血管或支气管不相连。

【光镜】　为一致的大透明细胞成分,其排列呈腺泡、巢状或乳头状,胞质富含糖原为其组织学特点,周围可见毛细血管,PAS 染色阳性。瘤细胞团由纤维和血管基质分隔,可见到局灶部明显血管壁和纤维基质透明变性。瘤细胞圆形、梭形或多角形,界限清楚。部分细胞呈嗜酸性颗粒状。瘤细胞核可见核仁,核分裂象少见(图 7-13A)。

【免疫组化】　HMB45(+),vimentin(+):肿瘤区细胞弥漫性(+)(图 7-13B),Syn(+)。

6. 平滑肌瘤(leiomyoma)

(1)普通平滑肌瘤是一种由成熟平滑肌分化的良性间叶源性肿瘤。肺平滑肌瘤是起源于肺支气管、血管、淋巴管或肺周围实质平滑肌的良性肿瘤,占肺良性肿瘤的 2%,极为少见。多见于中年女性。根据其组织来源,分为支气管内型和肺内型,多为单发。病理学表现与其他部位平滑肌瘤相似。

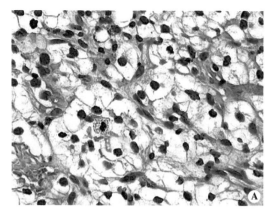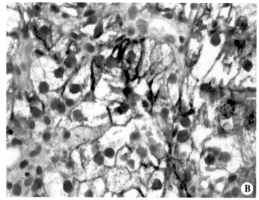

图 7-13　透明细胞瘤

A. 排列呈巢状的透明细胞,胞质富含糖原;B. 免疫组化 vimentin 阳性

（2）肺良性转移性平滑肌瘤（pulmonary benign metastasizing leiomyomatosis,PBML）

多发生于育龄妇女,大部分患者有子宫平滑肌瘤史。病变一般呈慢性方式生长,大部分病人无症状,目前认为,平滑肌瘤病患者平滑肌组织中的雌激素受体表达异常增高,用免疫组化法观察到平滑肌瘤病患者雌激素受体染色阳性,且妊娠或口服避孕药均可使本病恶化,闭经期妇女发病与口服雌激素有关,因此推测发病可能与雌激素异常有关。

【光镜】　瘤细胞呈梭形、束状、交织状和漩涡状排列,虽然无包膜,但与周围组织分界清楚,瘤细胞无周围浸润性生长倾向,瘤组织内可见上皮细胞衬里的裂隙和腺样结构,可见周围增生的肺泡上皮向瘤内延伸的现象及周围受挤压的肺泡结构;瘤细胞分化成熟,无明显异型性,未见核分裂象,与良性平滑肌瘤形态相似。

【鉴别诊断】　①平滑肌肉瘤:有核分裂象,细胞不典型。②淋巴管肌瘤病:肉眼观为严重的蜂窝状变化,切面上示纤维化与囊腔相间并存,镜下改变为肺组织遍布增生的原始平滑肌细胞,形成小结节。其增生的平滑肌细胞孕激素受体呈强阳性表达,雌激素受体呈弱阳性表达。③炎性假瘤:是由肺内多种细胞成分形成的炎性增生性肿块。镜下显示有大量的纤维细胞增生和炎细胞浸润,尤以淋巴细胞,浆细胞为显著,并可见 Russell 小体。④纤维平滑肌瘤性错构瘤:在临床表现、胸片、和病理表现上难以区分。

7. 畸胎瘤（teratoma）　肺畸胎瘤是指纵隔无畸胎瘤而原发于肺内者。分为成熟型畸胎瘤（即良性畸胎瘤）和未成熟型畸胎瘤（即恶性畸胎瘤）。良性畸胎瘤由已分化成熟的组织构成。恶性畸胎瘤,由胚胎发生期的未成熟组织结构构成,多为神经胶质或神经管样结构,常有未分化、有丝分裂增多的恶性病理表现。肺内畸胎瘤位于肺实质内,或位于支气管管腔内,多为圆形实质性或囊性肿块,大小不等。巨检及光镜表现与卵巢畸胎瘤相似。

8. 黏液瘤（myxoma）　黏液瘤起源于原始间充质细胞或成纤维细胞,发生于肺部少见。肺黏液瘤一般位于肺实质内,有包膜,黏液感。好发于成年女性。

【巨检】　肿瘤光滑,呈轻度分叶状,表面有极薄的包膜。切面见棕黄色胶冻样物质。

【光镜】　肿瘤由具有致密的胞质及粗突的星状细胞所构成。核呈卵圆形,有细小规则的染色体及核仁。在星状细胞间,含多量黏性、细颗粒状的嗜碱性物质,极似黏蛋白。未见核分裂。肿瘤呈浸润式或膨胀式生长,但不转移。

（四）常见瘤样病变

1. 炎性假瘤（inflammatory pseudotumor）　肺炎性假瘤一种肺实质非特异性炎性增生性肿瘤样病变,是由肺内慢性炎症产生的肉芽肿、机化、纤维结缔组织增生及相关的继发病变形成的肿块,并非真正肿瘤。肺炎性假瘤患者多数年龄在 50 岁以下,女性多于男性。按其组织形态特征,分为纤维组织细胞型和浆细胞肉芽肿型。

【巨检】　典型的为孤立的、境界清楚但无包膜的圆形肺内肿块。少数境界不清。多为 1~6cm,12% 发生于支气管内,呈息肉状。6% 的病例（通常是浆细胞肉芽肿型）可穿透胸膜,延伸至纵隔。10% 的病例可见钙化和小灶性坏死。

【光镜】　病变境界清楚,无包膜或有假包膜。

（1）纤维组织细胞型:主要由呈车辐状排列的梭形肌成纤维细胞、成纤维细胞和胶原纤维所构成,有慢性炎细胞弥漫浸润,并可见灶性分布的泡沫细胞（黄色瘤细胞）和散在的 Touton 多核巨细胞（图 7-14）。有的可见灶性骨化和钙化。

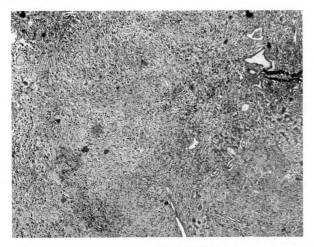

图 7-14　肺炎性假瘤

光镜下肺组织中孤立结节和梭形肌成纤维细胞、成纤维细胞和胶原纤维增生伴间质明显胶原化。其中有成熟的淋巴细胞、浆细胞，巨噬细胞和黄瘤细胞(泡沫细胞)等炎性成分

（2）浆细胞肉芽肿型:梭形肌成纤维细胞、成纤维细胞和胶原纤维交错成束,有大量的浆细胞。可见 Russell 小体和淋巴细胞,病变周边部有时可见淋巴滤泡。此外尚可见泡沫细报、中性粒细胞、嗜酸粒细胞和肥大细胞。

【鉴别诊断】　恶性纤维组织细胞瘤、梭形细胞癌伴慢性炎、机化性肺炎等相鉴别。

2. 机化性肺炎（organized pneumonia）　机化性肺炎是继发于肺炎由于肺泡内纤维蛋白没有完全吸收,大量纤维组织增生形成。患者一般有肺炎病史。年龄以 50~60 岁为多,男性为主。其胸片表现为双侧弥漫性肺泡影,肺容积正常,复发性和游走性阴影常见。

【巨检】　病灶处边界清楚,灰白色,病变可扩展至肺膜。

【光镜】　肺泡腔内由增生的纤维母细胞/肌纤维母细胞灶通过肺泡间孔从一个肺泡到邻近的肺泡形成蝴蝶样的结构。间质显慢性炎,肺泡 II 型上皮细胞增生(图 7-15)。

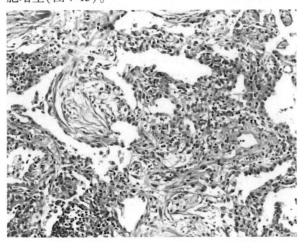

图 7-15　机化性肺炎

光镜下见肺泡间纤维母细胞/肌纤维母细胞增生

3. 嗜酸性肉芽肿（eosinophilic granuloma）　嗜酸性肉芽肿是一种孤立性的组织细胞的非肿瘤性质的异常分化。肺朗格罕斯细胞组织细胞增生症（Pulmonary Langerhans cell histiocytosis,PLCH）又称为肺嗜酸性肉芽肿,以朗格罕斯细胞增生为特征表现。

【光镜】　病灶由朗格罕斯细胞、嗜酸粒细胞、淋巴细胞、浆细胞和少量中性粒细胞组成肉芽肿改变,肺间质呈结节性病变,分散在正常肺组织间,晚期病损内细胞数量减少,纤维组织增多(图 7-16)。

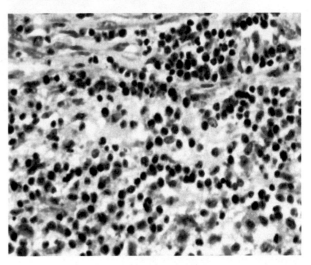

图 7-16　嗜酸性肉芽肿

光镜下见朗格罕斯细胞、嗜酸粒细胞、淋巴细胞及浆细胞组成肉芽肿结构

【电镜】　嗜酸性肉芽肿内大量朗格罕斯细胞,来源于单核细胞和髓腔内的树突状细胞。这些细胞与朗格罕斯细胞一样都含有浆内的颗粒状小体,Birbeck's 颗粒。

【免疫组化】　S-100、CD1a(+)

（五）肺癌

肺癌是起源肺支气管或肺泡上皮的恶性肿瘤,是当今世界最常见的恶性肿瘤,是世界范围内恶性肿瘤的第一位死因,而且绝大多数肺的恶性肿瘤为癌(其他组织类型少于 1%)。男性是女性发病率的 2.7 倍。在临床上,对肺癌的诊断、治疗及预后的判断是以准确的病理诊断为依据。而肺癌的病理诊断大部分以肺癌的组织学分类为基础。世界范围内,肺鳞状细胞癌以男性为主(占男性的 44%),腺癌男女发病率相等且在亚洲女性占明显优势。

【病因学】　肺癌的发生与环境、职业、吸烟有关,与遗传易感性也有一定关系。

（1）吸烟:大量证据表明,吸烟是大多数人群肺癌发生的主要因素。相对危险率（RR）　吸烟者:不吸烟者分别为男性 8~15(倍),女性 3~10(倍)。持续吸烟者 RR 值可至 20~30。吸烟者吸入的烟雾和其他烟草产物含有含有 4800 种化学物质的混合体，包括超过 60 种的已被国际癌症研究机构认定的致癌物。最近的证据提示低焦油烟的危害不低，甚至可能更高。纸烟与雪茄和烟斗（水烟）具有更强的致癌作用，可能是由于不同的吸入方法和雪茄不同的组分所造成的。被动吸烟和非吸烟者比肺癌风险增加为 20%~25%，原因与尼古丁衍生的亚硝胺类致癌物有关。吸烟致癌病例以鳞状细胞癌和未分化小细胞癌多见。发生机制多因支气管黏膜上皮长期受不同程度慢性炎症的刺激，在反复的破坏和修复过程中转为不典型增生和癌变所致。

（2）大气污染：肺癌的发生与环境、空气污染相关是明确的。研究表明，腺癌与吸烟的关系并不密切，腺癌发病率的升高可能与空气污染、室内装修污染、接触放射性物质和厨房油烟有关。

PM2.5 是指每立方米空气中直径 ≤2.5 微米的固体颗粒或液滴的总称，又称为细颗粒物（fine particulate matter），或称为可入肺颗粒。PM2.5 指数已经成为一个重要的测控空气污染程度的指数，这个值越高就代表空气污染越严重。2μm 以下的细颗粒物可深入到细支气管和肺泡，因此对人体健康的危害要更大，是一种确认的人类致癌物。如果空气中 PM2.5 的浓度长期高于 $10\mu g/m^3$，死亡风险就开始上升。浓度每增加 $10\mu g/m^3$，总的死亡风险就上升 4%，得心肺疾病的死亡风险上升 6%，得肺癌的死亡风险上升 8%。

（3）职业性暴露：最重要的肺癌职业性致癌物包括石棉、晶状二氧化硅、氡、无机砷化合物、煤烟、焦油和石油中的多环芳香烃混合物和重金属。焊接和涂漆与肺癌危险性有恒定关系。已经显示大多数已知的职业致癌物与烟草烟雾具有某些协同作用。在含放射性物质如铀、镭等场所工作者，因受到电离辐射作用而有较高发病率。

（4）有肺癌家族史个体患肺癌的危险率大约是 25 倍。遗传学多态性作为可能的风险修饰物的研究已经集中到涉及一些体内代谢的酶类、DNA 修复和对尼古丁成瘾的作用等。

【病理变化】

1. 鳞状细胞癌（squamous cell carcinoma）

【概况】 鳞状细胞癌是来源于支气管表面上皮的恶性上皮性肿瘤，可表现角化和（或）细胞间桥特征。最多见，占肺癌的 40%~50%。好发于中老年吸烟者，大部分肺鳞状细胞癌起源于中心性主支气管、叶支气管或段支气管。

【巨检】 支气管内黏膜粗糙，皱襞消失。黏膜面有息肉样肿块，切面灰白色，质脆，伴有出血，支气

管壁增厚，切面灰白，质硬。浸润至肺部的肿块呈结节状，无包膜，灰白色质脆，较大的肿块中央可见坏死液化，空洞形成。间质中有明显纤维组织增生的则质地较硬。

【光镜】 鳞癌的特征表现是癌组织有角化现象以及细胞间桥存在。鳞癌可分为高分化、中分化和低分化的。鳞癌常呈大小不一的癌巢浸润生长，周围间质可有纤维组织增生，伴有炎性细胞浸润。典型癌巢其中心细胞胞质丰富，以及角化和细胞间桥较明显。

鳞癌有几种变异型，即梭形细胞鳞癌、透明细胞鳞癌、小细胞型鳞癌和基底样型鳞癌。梭形细胞鳞癌是鳞癌的一种特殊类型，镜下表现为组织由梭形鳞状细胞或由介于鳞状细胞和梭形细胞之间的过渡形细胞构成，无明确鳞癌分化特征；透明细胞鳞癌为由透明细胞和具有鳞癌分化特征的少量癌组织相互移行而成的癌巢；小细胞型鳞癌为分化较差，癌细胞较小，核浆比例大，核染色质粗颗粒状或泡状，癌巢与周围纤维组织分界清楚。基底样型鳞癌特点是癌巢中心细胞胞质丰富，有明显角化现象，癌巢周边细胞呈明显的栅栏状排列，胞质少。

【免疫组化】 细胞角蛋白（CK5/6）和 P63 阳性。

2. 腺癌（adenocarcinoma）

【概况】 腺癌发病率次于鳞癌，约占肺癌 20%，女性多见，肺腺癌常发生于较小支气管，大多数（65%）为周围型肺癌。肿块累及脏层胸膜。

【巨检】 肿瘤常常位于胸膜下，包块境界清楚，其上胸膜常常纤维化增厚或呈皱纹状。腺癌呈圆形或卵圆形，大多数无包膜，从 1cm 至占据一整叶大小不等。质地为中等硬度，切面呈灰白色，有时呈分叶状，中央常有瘢痕形成，并有炭末沉着，称之为"瘢痕癌"。常见坏死和出血，如果癌组织有大量黏液分泌，则质软呈黏液样。若间质纤维组织增生明显者，则质较硬。

【光镜】 腺癌的特点是癌组织腺样分化，癌细胞形成分化成熟的管状、腺泡状或乳头状结构以及可有黏液分泌。高分化腺癌，其分化特征明显，表现为癌细胞沿肺泡壁、肺泡管壁，或沿细支气管壁呈单层或多层生长，形似腺样结构，常有乳头形成；肺泡间隔大多未被破坏。中等分化腺癌有腺管或乳头形成，以及有黏液分泌。低分化肺腺癌分化特征不明显，常无腺样结构，多呈实性条索状，分泌现象少见，细胞异型明显，间质有明显的促纤维形成反应。瘢痕癌（scar carcinoma）有间质纤维化和瘢痕形成。

a. 腺泡性腺癌：其共同的特点是癌组织呈腺泡状或管状（图 7-17）。

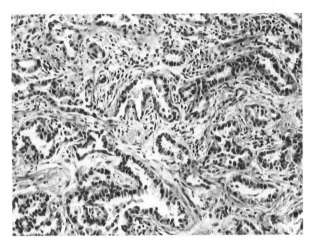

图 7-17　腺泡性腺癌

光镜下见癌组织呈腺泡状或管状,癌细胞呈立方状,胞质呈嗜酸性,核呈中度异型性

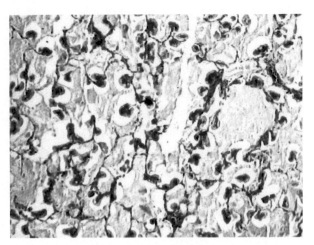

图 7-19　黏液性腺癌

光镜下见癌组织为黏液细胞形成的大小、形状不等的腺样结构,腺腔内常充满黏液

b. 乳头状腺癌:癌组织主要由高柱状或立方状上皮细胞形成的较大腺管构成,突出的组织形态特征是腺管内有大小不等的乳头形成,很少再分支。乳头常含有纤维血管轴心,表面被覆癌细胞胞核较大呈泡状,含有明显核仁,乳头状腺癌的纤维性间质较少,其间常有淋巴细胞浸润(图 7-18)。

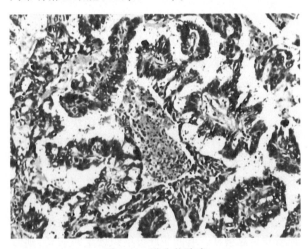

图 7-18　乳头状腺癌

光镜下见腺管内有大小不等的乳头形成,乳头以纤维血管为轴心,表面被覆癌细胞

c. 黏液性腺癌:癌组织主要是黏液细胞形成的大小、形状不等的腺样结构,上皮细胞呈柱状,胞质较透亮,核位于基底部,腺腔内常充满黏液,或在邻近间质内见黏液湖(图 7-19)。

d. 实性黏液细胞腺癌:癌组组织由分化不等的黏液细胞构成,形成较大的实性团块或癌巢。很少或几乎不形成腺管。间质为中等量纤维组织。癌细胞分化好者呈印戒状,核较小偏位,胞质内充满黏液,呈半透明状,PAS 染色呈强阳性;分化中等者,细胞中等大小,核居中或稍偏位。分化较差者,细胞较小,核居

中央,胞质内黏液不明显;这些癌细胞相互过渡。核分裂象不多见。

e. 贴壁型腺癌:癌细胞沿着细支气管、肺泡管和肺泡壁、及尚存的肺泡结构生长,有间质、血管或胸膜浸润。

f. 混合性腺癌:如腺癌以某一种组织结构为主,占其肿瘤组织成分的 70% ~ 80% 以上时,则以占主要成分的癌组织来命名,若上述的几种结构的癌组织之间难以区分主次,即可诊断为混合性腺癌,并按所占比例依次注明包括的各种腺癌成分。

【免疫组化】　CK7、CEA、TTF1、NapsinA 呈阳性。

3. 腺鳞癌(adenosquamous carcinoma)　腺鳞癌是一类在同一个肿瘤内有明确的腺癌和鳞癌两种成分并存,其中每种成分至少占全部肿瘤的 10%。故腺鳞癌的诊断应建立在对手术切除标本进行全面检查的基础上。

4. 大细胞癌(large cell carcinoma)

【概况】　大细胞癌是一种未分化的非小细胞肺癌,约占 15% ~ 20%。因其细胞体积大且形态多样,故称大细胞未分化癌。大细胞肺癌缺乏小细胞肺癌的细胞学及组织学病理结构特征,缺乏腺状或鳞状分化。大细胞癌由具有胞质丰富、大细胞核、明显核仁、境界清楚的大细胞构成。好发于吸烟者,有 50% 发生于大支气管,肿块常较大。边界清楚,分叶,少见空洞。

【光镜】　癌组织常呈实性团块或片状,或弥漫分布,无腺、鳞分化特征。癌细胞体积大,胞质丰富,通常均质淡染,也可呈颗粒状或胞质透明。核圆形、卵圆形或不规则形,染色深,异型明显,核分裂象多见。常见广泛的组织坏死,间质较少。

【免疫组化】　显示 AE1/AE3、EMA、CD56 NSE、CgA、Syn 阳性,部分可表达 CEA、CK7、vimentin。

5. 小细胞癌(small cell carcinoma,SCC)

【概况】 小细胞癌癌细胞小,胞质少,圆形、卵圆形或梭形,似大淋巴细胞,或短梭形似燕麦,伴有深染的核,胞质较少,又称为燕麦细胞癌。是来源于神经内分泌细胞的恶性肿瘤。呈高度恶性,生长迅速,转移早,以及产生异位激素,胸膜、纵隔常受累,且常导致上腔静脉综合征。多为中央型,常发生于大支气管,向肺实质浸润生长,形成巨块。患者多为中、老年人,80%以上为男性,与吸烟有密切关系。手术切除效果差,但对放疗及化疗敏感。

【光镜】 癌细胞较小,呈淋巴细胞样或燕麦细胞样。多为圆形、卵圆形、瓜子形、短小梭形,核浆比例极大,核异型性大,癌组织常呈巢或成簇排列,没有鳞状上皮或腺样的结构。有时也可围绕小血管形成假菊形团结构(图 7-20A)。伴有大片坏死。电镜下见有少量神经内分泌颗粒,胞质内细胞器较少,游离核糖体较多;偶见小桥粒连接,无基膜。

【免疫组化】 TTF-1、MAP-2 强阳性,神经内分泌:NF、Leu-7、NSE、CgA、Syn 阳性(图 7-20B)。

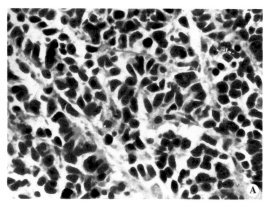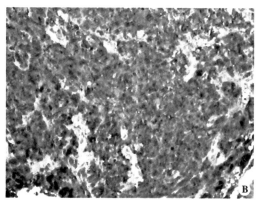

图 7-20 小细胞癌

A. 癌细胞较小,伴有深染的核,相对少胞质呈淋巴细胞样或细胞卵圆形或短梭形似燕麦称为燕麦细胞癌(oat cell carcinoma);B. 免疫组化 Syn 阳性

复合性小细胞癌是小细胞癌与任何其他非小细胞癌成分复合组成的癌,这种复合成分可以是腺癌、鳞状细胞癌(图 7-21)或大细胞癌,也可为少见的梭形细胞或巨细胞癌。在复合性小细胞癌和大细胞癌中,大细胞成分应至少大于 10 %。

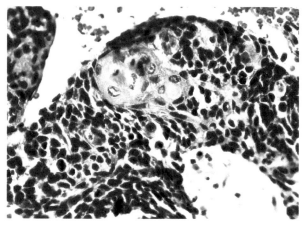

图 7-21 复合性小细胞

小细胞癌合并鳞状细胞癌

6. 几种变异型癌

(1)透明细胞癌:罕见。癌细胞大,多角形,胞质透明或泡沫状,无黏液,伴或不伴糖原。细胞核大,异型明显,可见核分裂象。

(2)巨细胞癌:癌细胞巨大,多形性,大多呈多角形,有双核、多核、奇异形瘤巨细胞,癌细胞间有多量中性粒细胞浸润,并侵入癌细胞内,癌细胞核不规则多偏位,胞质呈嗜酸性包涵体样,似横纹肌样细胞。免疫组化显示 AE1/AE3、CAM5.2 阳性。电镜显示癌细胞有丰富的线粒体,涡旋状张力微丝样纤维及多对中心粒。

(3)梭形细胞癌:常见于多形性成分之一,单纯的梭形细胞癌少见。癌组织主要为梭形细胞成分,具有肉瘤样生长方式,癌细胞多形性,可见异常分裂象。

(4)淋巴上皮瘤样癌:组织形态与鼻咽部淋巴上皮瘤样癌相同。表现为合体细胞样生长方式,大的空泡状核,明显的嗜酸性核仁和大量淋巴细胞浸润。有明显的推挤样边界,弥漫片状的浸润方式。明显的淋巴细胞反应,包括成熟的淋巴细胞,经常混合有浆细胞和组织细胞,偶有嗜中性粒细胞和嗜酸粒细胞。免疫组化显示 AE1/AE3、高分子量角蛋白阳性。少部分阳性表达低分子量角蛋白、CK7、EMA。

(5)基底细胞癌:较少见,多为中央型,在支气管管腔内呈外生性生长,并向管壁浸润生长。表现为实性分叶状或相互吻合的小梁状。癌巢中心可见凝固性坏死,周边部癌细胞呈栅栏状排列。癌细胞较小,立方状或梭形,核染色质中等,呈细颗粒状,缺乏或有点状核仁。胞质少,核分裂象多见。

第二节 胸膜疾病

一、解剖组织学

胸膜是覆盖在肺表面、胸廓内面、膈上面及纵隔侧面的一薄层浆膜,可分为脏胸膜与壁胸膜两部。脏胸膜被覆于肺的表面,与肺紧密结合而不能分离,并伸入肺叶间裂内。壁胸膜贴附于胸壁内面、膈上面和纵隔表面。脏胸膜与壁胸膜在肺根处相互移行,脏胸膜与壁胸膜之间是一个封闭的潜在性浆膜囊腔隙,即胸膜腔,内有少量浆液,即使在深吸气时,肺缘也不能充满此腔隙,胸膜腔的这一部分称胸膜隐窝,包括肋隐窝、肋纵隐窝和膈纵隐窝等。在肋胸腔和膈胸膜转折处,称肋膈隐窝,此处是胸膜腔的最低位置。

二、WHO(2015)胸膜肿瘤组织学分类

1. 间皮瘤

(1)弥漫性恶性间皮瘤:①上皮样间皮瘤;②肉瘤样间皮瘤:促结缔组织增生性间皮瘤;③双相型间皮瘤。

(2)局限性恶性间皮瘤:①上皮样间皮瘤;②肉瘤样间皮瘤;③双相型间皮瘤。

(3)高分化乳头状间皮瘤

(4)腺瘤样瘤

2. 淋巴增生性病变

(1)原发性渗出性淋巴瘤

(2)伴慢性炎症性弥漫性大 B 细胞淋巴瘤

3. 间叶肿瘤

(1)上皮样血管内皮瘤

(2)血管肉瘤

(3)滑膜肉瘤

(4)孤立性纤维性肿瘤:恶性孤立性纤维性肿瘤

(5)韧带样纤维瘤病

(6)钙化性纤维性肿瘤

(7)促纤维组织增生性圆形细胞肿瘤

三、胸膜间皮瘤(Pleural Mesothelioma)

胸膜间皮瘤是胸膜原发肿瘤,根据形态学、病理学和生物学行为可分为:局限型良性胸膜间皮瘤、局限型恶性胸膜间皮瘤和弥漫型恶性胸膜间皮瘤,恶性相对较多。胸膜间皮瘤占整个胸膜肿瘤的 5%,占全部癌症的 0.02%~0.4%,在国外其发病率为 0.07%~0.11%,在国内为 0.04%。男性患者多见,男女之比为 3:1,平均发病年龄 55~60 岁。美国每年的发病人数约 2000~3000 例,西欧每年发病约为 5000 例,澳大利亚 20 年以来,发病率逐年上升,男性百万人口为 59.8 人,女性百万人口为 10.9 人,是全世界报道发病率最高的国家。

现已证明其发病与吸入石棉粉尘,特别是青石棉和铁石棉密切相关,而温石棉的作用尚不清楚。非石棉因素包括矿物纤维的沸石、矿物(镍、二氧化硅、铍)、放射线、有机化合物(聚氨基甲酸乙酯、黄曲霉素 B1 相关复合物、氧化己烯)、N-甲基-N-亚硝基脲类(3-甲基胆蒽、甲基、亚硝脲、1-硝基-5,6-二氢尿嘧啶、己烯雌酚)、石油、液态石蜡、病毒、慢性炎症(复发性肺部感染、结核性胸膜炎、复发性憩室炎、家族性地中海热)、职业暴露(鞋、皮革、纺织厂工人、石化工人、石匠或职业暴露于铜、镍、橡胶、玻璃纤维和粉末)、致癌辅剂(3-甲基胆蒽-石棉、N-甲基-N-亚硝脲-石棉)、遗传因素等。

1. 良性胸膜间皮瘤(Benign pleural mesothelioma)

良性胸膜间皮瘤罕见,多呈局限性生长,也称良性局限性胸膜间皮瘤。此瘤生长缓慢,易于手术切除。切除后极少复发,临床预后良好。

【巨检】 瘤体常为圆形或分叶状,有包膜,基底部可较小,有蒂与胸膜相连,或广基性与胸膜相连。瘤体大多较小,平均直径 1~3cm,也有直径达 12cm 以上者。

【光镜】 瘤组织大多由梭形的成纤维细胞样瘤细胞组成,排列方式似纤维瘤。部分肿瘤在纤维样细胞内出现由上皮性瘤细胞形成的乳头状、腺管状或实体结构,称双向性间皮瘤。

2. 恶性胸膜间皮瘤(Malignant pleural mesothelioma)

【概况】 恶性胸膜间皮瘤为发生自胸膜间皮细胞的一种高度恶性肿瘤,沿胸膜表面呈弥漫浸润扩展,故也称恶性弥漫性胸膜间皮瘤。常简称为"恶性间皮瘤"。此瘤多见于 60 岁以上的老年人,本病恶性程度高、进展较快、预后差且缺乏有效的治疗手段。

临床上,起病较为隐匿,症状出现至确诊 2~3 月;逐渐出现的呼吸困难和胸部疼痛;多见于右胸部。60%~80% 有胸腔积液(多为血性)。还可以合并体重减轻和身体不适的全身症状,包括干咳、寒热出汗、咳嗽、厌食、胸闷、声嘶、乏力等。影像学检查(X 线、CT、MRI、B 超、PET-CT):表现为大量胸腔积液、胸膜斑块伴肺不张。常见单侧胸腔的"固定",呈"冷冻胸"胸廓运动受限,呼吸音降低或消失。肿瘤可能呈环状浸润方式沿着裂隙、纵隔和(或)心包胸膜进行延伸,造成上腔静脉压迫、食道压迫、脊柱压迫或胸壁肿块。远处播散可发生肺、肝、肾、肾上腺、颅内转移。

胸腔镜检查术早期诊断本病的最佳方法,阳性率

高达 90% 以上。剖胸活检阳性率与胸腔镜相似,但并发症多。胸腔穿刺抽液细胞学检查既是诊断方法,也是治疗手段之一,发现增生间皮细胞在 5% 以上提示可疑本病,如果找到间皮细胞瘤即可确诊,阳性检查率为 21%~36.7%。B 超、CT 引导下胸膜活检是确诊本病的可靠方法之一,阳性率 30%~50%。

【巨检】 特征性的表现为胸膜弥漫性增厚呈多发性结节状,结节界限不清,灰白色,大小不等,孤立性结节肿块相当罕见。肿瘤常累及一侧胸膜的大部分,也可扩散到对侧胸膜、肺叶间、心包膜、胸壁、膈肌甚至肺组织。

【光镜】 分为上皮样(60.6%)、肉瘤样(12.1%)、促结缔组织增生性和双相型间皮瘤(27.3%)(图 7-22)。各型肿瘤细胞均有不同程度异型性,核分裂象多少不等。

(1)上皮样间皮瘤:显示上皮样细胞形态,细胞形态温和。肿瘤最常见的形态结构是腺管乳头状、腺瘤样和片状。腺管乳头状变现为管状、具有纤维组织轴心的乳头状、裂隙状和小梁状结构等。腺瘤样型表现为存在微囊结构,伴有花边样、腺样囊性或印戒样。大多数肿瘤分化较好者中,细胞胞质呈嗜酸性,细胞核相对温和。核分裂象不常见。免疫组化常用细胞角蛋白 5/6、钙视网膜蛋白和 Wilms 肿瘤基因-1。

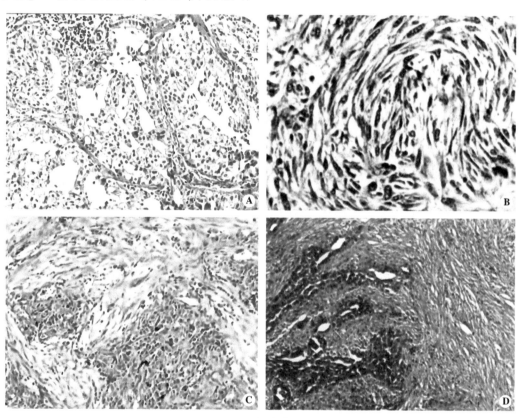

图 7-22　恶性胸膜间皮瘤
A. 上皮样间皮瘤;B. 肉瘤样间皮瘤;C. 促纤维组织增生性间皮瘤;D. 双相型间皮瘤

(2)肉瘤样间皮瘤:由梭形细胞构成,细胞排列成束状或杂乱分布,似纤维肉瘤。而明显间质及奇异的多核瘤细胞构成的形态类似于恶性纤维组织细胞瘤。免疫组化显示 vimentin、actin、desmin、S-100 阳性。

(3)促纤维组织增生性间皮瘤:致密胶原组织被不典型细胞分隔,排列呈席纹状或无构型。

(4)双相型间皮瘤:具有上皮样和肉瘤样两种结构。

【鉴别诊断】 主要与腺癌鉴别。在电镜下恶性胸膜间皮瘤细胞表面微绒毛细长、纤曲、多,细胞间桥粒大,张力丝、糖原颗粒分布胞间、核周丰富。而在

腺癌中这些成分均少。免疫组化有一定帮助。

3. 局限性恶性间皮瘤 是罕见的肿瘤,为明显的局限性结节状病变。胸膜没有弥漫性扩散,但在光镜下、组织化学、免疫组织化学和电镜下具有弥漫性恶性间皮瘤的特征。

【巨检】 肿瘤结节状,界限清楚,直径可达 10cm。可能附在脏层或壁层胸膜,有或无蒂,可延伸至邻近肺。

【光镜】 同弥漫性恶性间皮瘤相同,为上皮样、肉瘤样或双相型。

四、胸膜肺母细胞瘤
（pleural pulmonary blastoma）

【概况】　胸膜肺母细胞瘤是一种发生于婴儿及幼儿的恶性肿瘤，呈囊性及/或实性肉瘤性，好发于肺或少见于壁层胸膜。囊性成分被覆以良性化生性上皮，可能是纤毛上皮。这种肿瘤可能起源于肺和（或）胸膜的原始间叶细胞。此瘤发病率低。大约25%的病例伴有发育异常或肿瘤性疾病的体质和遗传倾向，与家族性癌症综合征相一致。诊断时年龄范围1个月~12岁，中位年龄2岁，多数在4岁或4岁以前做出诊断。男女比例大致相等。肿瘤可局部复发，且易转移到脑脊髓和骨骼系统，眼和胰腺转移也有报道。单纯的囊性和Ⅰ型胸膜肺母细胞瘤一般预后较好，5年生存率80%~90%。而Ⅱ和Ⅲ型预后差，生存率低于50%。

【组织学特征】　①单纯的囊性或Ⅰ型胸膜肺母细胞瘤的特征是出现被覆呼吸道型上皮的多囊结构，其下是一种聚集的原始恶性小细胞，可伴有或不伴有明显横纹肌母细胞分化（图7-23）。恶性细胞可表现为连续的或不连续的形成层样区。像胎儿软骨的小结节或一种透明变性的间隔间质是其特点。②Ⅱ型胸膜肺母细胞瘤显示间隔的间质呈部分或全部过渡生长，由成片的无明显分化的原始小细胞、胚胎性横纹肌肉瘤或伴有斑块或结节形成的束状梭形细胞肉瘤构成。③Ⅲ型肿瘤是实性的。

Ⅱ和Ⅲ型肿瘤的实性区具有混合性母细胞瘤性和肉瘤性的特点，例如恶性软骨、间变的或多形性细胞、纤维肉瘤样成分、横纹肌肉瘤、短梭形细胞分隔的密集的胚基样岛，这些成分可单独或混合出现。呼吸

道上皮可陷入肿瘤中，但无肿瘤性上皮成分。免疫组化对鉴别胸膜肺母细胞瘤和肺胸壁的囊性滑膜肉瘤有帮助。

【分子遗传学特点】　胸膜肺母细胞瘤出现8号染色体扩增，但8号染色体扩增也见于婴儿纤维肉瘤、韧带样纤维瘤病和中胚层肾瘤。已有描述胸膜肺母细胞瘤在1号染色体和X染色体之间的不平衡易位，结果是增加1q和Xq的拷贝数，丢失部分Xp。p53突变也有报道。

思考题

1. 了解肺囊肿性病变的常见类型及临床病理特点？

2. 了解慢性支气管炎、支气管扩张、肺脓肿的形态学特点？

3. 掌握肺炎、肺结核、肺霉菌病的病理特点？

4. 熟记肺肿瘤组织学分类。

5. 肺常见的良性肿瘤有哪些？各有何形态学表现？

6. 肺癌有哪些组织学类型？掌握腺癌、大细胞癌、小细胞癌的诊断要点？

7. 掌握胸膜肿瘤组织学分类。

8. 胸膜恶性间皮瘤有哪些形态学及免疫组化特点？如何与肺腺癌鉴别？

（陈　莉　袁明明　王桂兰）

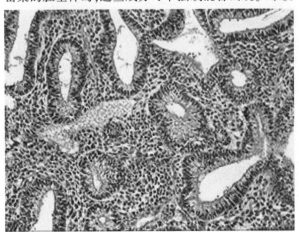

图7-23　胸膜肺母细胞瘤，镜下显示幼稚始基细胞，原始胚胎性小卵圆细胞或鳞状上皮实性桑葚样，菊心团。上皮成分呈密集分支腺管

第 8 章 消化系统疾病

本 章 提 纲

第一节　口　腔

一、解剖组织学

口腔（oral cavity）是消化管的起始部分，前壁为唇、侧壁为颊、顶壁为腭、底壁为黏膜和肌等结构。口腔借口裂与外界相通，由牙列和牙槽骨将其分为前外侧的口腔前庭（Oral Vestibulum）和后内侧的固有口腔（oral cavity proper）两部分。唇、颊与牙列、牙龈及牙槽骨牙弓之间的蹄形铁的潜在腔隙为口腔前庭，牙列以内为固有口腔，舌、腭、口底等位于固有口腔。当上、下颌牙咬合时，口腔前庭与固有口腔之间可借第三磨牙后方的间隙相通。口腔内的基本结构如下：

1. **牙**　牙是来源于原始口腔的特化结构，位于上下颌骨，分乳牙列和恒牙列两阶段，其中出生时就有的为乳牙（20 颗），恒牙一般从 6～7 岁时开始萌出，成人一般 28～32 颗。一般分为三部分，露出于龈外的是牙冠，埋在齿槽内的是牙根，在两者交界处是牙颈。牙的组织结构，分为釉质、牙本质和牙骨质三种成分。位于牙冠表面的是釉质（enamel），又称法琅质，由釉柱和极少量的间质构成，是体内最坚硬的结构；位于牙深部的是牙本质（dentine），又称象牙质，主要由牙本质小管（dentinal tubule）与间质构成，牙本质小管内有成牙本质细胞（odontoblast）突起；被覆在牙根四周表面的是牙骨质（cementum），其组成及结构与骨组织相似。近牙颈部的牙骨质较薄，无骨细胞。牙的中间是牙髓（dental pulp），为疏松结缔组织，血管、淋巴管和神经纤维经根尖孔进入牙髓。牙髓与牙本质间有一层排列整齐的成牙本质细胞，感觉神经末梢包绕成牙本质细胞并有极少量进入牙本质小管内，牙本质受刺激可发生牙髓-牙本质反应。牙周组织包括牙龈、牙周膜、牙槽骨三部分，主要功能是保护和支持牙齿，使其固位于牙槽窝内，承担咀嚼力量。

2. **舌**　舌是口腔正中心的肌性结构，前 2/3 称为舌体，后 1/3 称为舌根。舌背表面有许多红色和白色的舌乳头和乳头四周极细小的味蕾，能分辨出饮食的酸、甜、苦、辣等味道。舌尖部舌腹黏膜正中处的舌系带与口底黏膜相连，能控制舌的运动。

3. **腭**　分隔口腔和鼻腔。腭的前 2/3 为硬腭，后 1/3 为软腭。硬腭在腭前部，含骨质；软腭在腭后部，有肌肉，可活动。软腭后缘正中突出部为悬雍垂。腭参与发音，言语及吞咽等活动。

4. **口底**　位于舌腹下，由口底黏膜、肌肉等组织所构成。临床上包含舌下、颌下、颏下诸间隙。

5. **口腔黏膜**　口腔黏膜覆盖于口腔表面，前部借唇红与唇部皮肤相连，后与咽黏膜相延续。根据所在的部位和功能不同，口腔黏膜被分为三类：咀嚼黏膜、被覆黏膜和特殊黏膜。共同特点是只有上皮层和固有层，无黏膜肌层。口腔黏膜的上皮层由复层鳞状上皮构成，仅在牙龈、硬腭和唇红处出现角化。固有层由致密结缔组织组成，分乳头层和网状层。乳头层突向上皮基底层成乳头状，其内富有毛细血管，故新鲜黏膜呈红色。乳头及上皮内有许多感觉神经末梢。固有层深层可为黏膜下层，由疏松结缔组织构成，其内含有的黏液性和（或）浆液性的小唾液腺开口于黏膜表面。固有层可借黏膜下层连于骨骼肌（于唇、颊等处）或直接连于骨（于硬腭）。口腔黏膜有增龄性变化。牙齿为口腔黏膜的衍生物。

6. **其他**　如唾液腺分泌的唾液不但可以使口腔经常保持湿润，而且还能与食物混合，有助于吞咽和消化。口腔颌面部密集的血管网，使颌面部组织有丰富血运，因此外伤容易出血，但另一方面组织愈合再生能力和抗感染能力较强。由于颌面部静脉没有静脉瓣，而且面前静脉通过眼静脉、翼静脉丝与颅内海绵窦相交通，因此面部炎症有向颅内扩散的可能。口腔颌面部丰富的淋巴网则提供了重要的防御机构。

因此口腔上通鼻腔下通咽腔，是一个多功能的器官，具有消化器、呼吸器、发音器和感觉器的生理机能。

二、黏　膜　病

口腔黏膜病是指除肿瘤以外，发生在口腔黏膜和软组织的疾病。主要为局部病变,也有一些是全身疾病在口腔中的表证。口腔黏膜病病种较多,病因复杂,病损多样,但患病率较低。本节主要介绍几种较常见的口腔黏膜病。

1. 黏膜白斑(leukoplakia)

【概况】 指口腔黏膜表面的白色的斑块,不能被擦掉,也不能诊断为其他任何疾病者。白斑的病因与局部刺激有关,吸烟是白斑最常见的原因。白斑可发生在口腔黏膜的任何部位,以颊、舌黏膜最为常见(图 8-1A)。男性发病多于女性,约为 13.5:1。白斑属于癌前病变,系过渡角化所致,癌变率为 3%~5%。

【诊断依据】 ①上皮增生,表面过渡正(不全)角化。②上皮粒层明显和棘层增生,上皮钉突可伸长变粗。但上皮内无非典型性细胞。③基膜清晰,固有层和黏膜下层有淋巴细胞和浆细胞浸润(图 8-1B)。

白斑分三种类型:①单纯性白斑;②疣状白斑;③白斑伴上皮异常增生,但基膜完整。

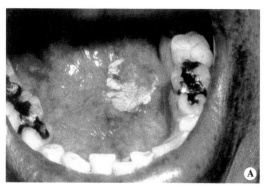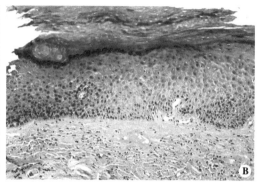

图 8-1 黏膜白斑

A. 舌根部白色斑块,不规则的边缘;B. 上皮粒层和棘层细胞明显增生,表面过渡正(不全)角化,基膜清晰

2. 口腔扁平苔藓(lichen planus)

【概况】 是一种较为常见的皮肤黏膜病。病因可能与局部慢性刺激、精神因素、遗传因素和全身疾病有关;近年来认为,可能与自身免疫性疾病有关,约 44% 伴有皮肤病变。女性多见,40~49 岁多见。好发于颊、舌、唇及牙龈等黏膜,以颊黏膜最好发。病程进展缓慢,可持续数月乃至数年,约半数病例可自行痊愈。近来认为本病一般不发生癌变,若有癌变则常为合并存在的黏膜真性白斑引起。

【诊断依据】 ①上皮不全角化或无角化(白色或红色)。②上皮棘层增生,少数萎缩。③上皮钉突不规则延长,少数呈锯齿状。④基底细胞液化变性,基膜界限不清,液化明显者形成上皮下疱。⑤固有层内有密集的淋巴细胞浸润带,其浸润范围一般不达到黏膜下层,通常不见中性白细胞(图 8-2)。⑥上皮的棘层、基底层或黏膜固有层内可见圆形或卵圆形的胶样小体(colloid body)或称 Civatte 小体,为嗜酸性均质性物,平均 10μm,PAS 染色呈玫瑰红色(阳性),可能为细胞凋亡的一种产物。

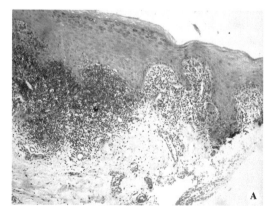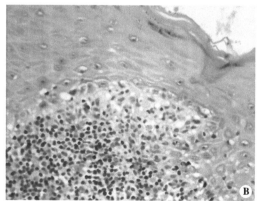

图 8-2 口腔扁平苔藓

A. 低倍见上皮不全角化或无角化,棘层增生,锯齿状钉突及固有层内有密集的淋巴细胞浸润带;B. 高倍见基底细胞液化变性,及黏膜固有层内圆形或卵圆形的胶样小体

3. 念珠菌病(candidiasis)

【概况】 口腔念珠菌病是由白色念珠菌

(candida albicans)感染引起的口腔黏膜病。口或口咽部黏膜均可受累,多因婴幼儿营养不良,或因重症疾病如糖尿病、血液病、恶性肿瘤,以及长期使用广谱抗生素、皮质激素、免疫抑制剂等引起。念珠菌病好发于新生儿和老年人,艾滋病患者,为皮肤黏膜病,偶能引起内脏感染。临床可分为:急性假膜性念珠菌病,也称雪口(鹅口疮);慢性增生性念珠菌病,或称白斑型念珠菌病;慢性萎缩性念珠菌病,即托牙性口炎三类。巨检,白色渗出物被覆在病灶上,同时伴有黏膜糜烂和化脓性炎症。

【诊断依据】 ① 黏膜病变一般为亚急性或慢性炎症。基本特征为念珠菌侵入黏膜,引起黏膜上皮增生和角化层内中性粒细胞浸润,常可形成微脓肿。上皮棘层增生,钉突呈圆形,基膜部分被破坏。念珠菌侵入黏膜的标准为:在角化层和上皮层外 1/3 处见念珠菌丝,多与上皮表面垂直或呈一定角度。念珠菌在 HE 染色不甚清楚,PAS 染色呈强阳性(图 8-3)。上

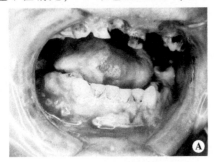

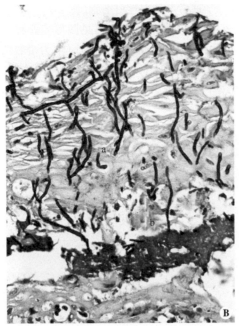

图 8-3　口腔念珠菌病

A. 白色渗出物被覆在牙龈和舌尖处的病灶上,同时伴有黏膜糜烂和化脓性炎症;B. PAS 染色示上皮角化层中见大量菌丝(a)及一微小脓肿(b)(图片转载自口腔组织病理学 第十三章)

皮下结缔组织中有毛细血管充血和大量淋巴细胞、浆细胞和中性粒细胞浸润。②急性型。镜下见上皮变性坏死,并有大量念珠菌的菌丝及孢子。孢子有清楚的荚膜,革兰氏染色为阳性。PAS 染色强阳性,呈玫瑰红色。孢子聚集成团,菌丝为细长杆形,呈串珠状或分节状。③慢性肉芽肿性,为发生于黏膜的特异性肉芽肿性反应,主要在黏膜固有层形成含有巨细胞的肉芽肿,PAS 染色在巨细胞的胞质内可见吞噬的芽孢呈阳性反应。

三、肿　瘤

1. 鳞状细胞乳头状瘤(squamous cell papilloma)　是口腔颌面部常见的良性上皮性肿瘤,颊、腭、唇和舌均可发生,常单发。肿物大小不等,几毫米~几厘米不等,疣状或乳头状生长。镜下,增殖性复层鳞状上皮呈指状突起,中心为血管结缔组织轴心。上皮表层角化,棘层增生,基底层细胞内可见核分裂,但无上皮异常增殖。

2. 鳞状细胞癌(squamous cell carcinoma)　口腔颌面部的恶性肿瘤以癌为常见,肉瘤较少。口腔鳞状细胞癌是最常见的口腔上皮性恶性肿瘤,占口腔肿瘤的 21.57%,占口腔恶性肿瘤的 80%,好发于 40~60 岁烟酒嗜好者,男性多于女性,最多见于舌(50% 以上),其次牙龈、颊、唇、腭、口底等。

临床上,常在癌前病变的基础上演变而来,如白斑、皲裂、色素斑、慢性溃疡等。口腔鳞癌按其发生部位可分为龈癌、唇癌、颊癌、舌癌、口底癌、腭癌、上颌窦癌。初起时常为局部溃疡、硬结或小结节。随着癌肿迅速生长并向周围及深层组织浸润,可出现疼痛。硬结扩大、肿物外突、表面溃疡、或边缘隆起呈菜花状,基底硬,中心可有坏死,有恶臭。不同部位的癌肿因破坏邻近组织、器官而出现不同的症状和功能障碍。口腔鳞状细胞癌淋巴转移首先到颌下淋巴结和颈深淋巴结。少数可循血行转移。晚期可有远处转移到肺,并可出现恶病质。

一般认为口腔前部的癌肿分化程度较高,口腔后部的癌肿分化程度较低。与机体其他部位的鳞状细胞癌基本一致,从上皮内病变发展而来。

多数病例应采用综合治疗以取得较好的疗效。手术切除仍是口腔癌的重要治疗手段。局部病灶应采用根治性切除,必要时尚需作颌下淋巴结清扫术或颈淋巴清扫术。

3. 先天性牙龈瘤　是见于新生儿牙龈的一种良性肿瘤,发生率极低,且切除后不复发。该瘤女性多见,好发于上、下颌的牙龈部,但以上颌切牙区多见。肿块大小不一,直径由数毫米至数厘米,表面被覆鳞

状上皮,不出现假上皮瘤样增生。镜下:瘤细胞大,胞质丰富,富有嗜酸性颗粒,核小而偏位,圆或卵圆形,大小一致,不见核分裂。瘤细胞紧密排列成片,间质少,富含毛细血管。有时可见牙板上皮剩余。其组织结构与舌肌母细胞瘤极相似,但没有菱形小体,免疫组化 S-100 蛋白阴性。

4. 肉芽肿　口腔肉芽肿是发生在口腔及黏膜固有层和黏膜下的肉芽肿性病变,有些病因明确局限于口腔,疗效和预后好,多数原因不明,并涉及颌面部和全身其他系统,病程长,治疗困难,疗效和预后差。现主要介绍几种。

(1) Wegener granulomatosis(韦格纳肉芽肿,简写 WG):是 1936 年 Wegener 提出,特征为坏死性肉芽肿性炎。开始局限于上下呼吸道,后期可波及全身,最后可因肾衰竭死亡。病因不明。任何年龄均可,中年以后多见,男性是女性的 2 倍。发病缓慢,初为呼吸道感染症状,及至肾脏会引起尿毒症,口腔病变可为先兆症状,有特异性口臭,无明显疼痛,骨骼可被破坏使口鼻穿通到达颜面,牙槽骨破坏,拔牙创不愈等。

镜下,病变由上皮样组织细胞、嗜酸粒细胞、多核巨细胞、中性粒细胞、淋巴细胞和浆细胞构成坏死性、溃疡性肉芽肿。肉芽肿内有纤维组织增生、疤痕形成及坏死性血管炎。在血管周围有炎细胞浸润,血管内膜增厚,管腔闭塞,管壁纤维素样坏死。

(2) 结节病(sarcoidosis):多为全身性肉芽肿性疾病侵犯颌面部,或颌面部单发。特征为非干酪性上皮样细胞肉芽肿。

(3) 克罗恩病(Crohn's diease):是 Crohn 于 1932年首先报道的一种发生于消化道的慢性复发性肉芽肿性炎症,在淋巴组织最丰富的末端回肠最多见。口腔病损约占 6%～10% 的病例,可能为本病的早期表现。口腔病损可累及口腔和口咽部,以唇部多发,多伴有肠道 Crohn's 病。

(4) 浆细胞肉芽肿(plasma cell granuloma):一种炎症性肉芽肿,特征为由大量密集的浆细胞构成。口腔病损好发于牙龈,但不侵犯牙槽黏膜,牙龈外口腔软组织也可发生。镜下结构为肉芽肿,其中有大量密集的浆细胞和少量的淋巴细胞,浆细胞内含有 Russell 小体。

(5) 肉芽肿性唇炎(cheilitis granulomatoma):多见于青春期后,从唇一侧开始发病,波及全唇,唇肿胀增厚呈巨唇,皮肤潮红,扪之可及结节,无指压性凹陷。镜下:在淋巴管周围有上皮样细胞,淋巴细胞及浆细胞形成的结节,内可有多核巨细胞。梅-罗综合征(Melkersson-Rosenthal syndrome)包括肉芽肿性唇炎、面神经麻痹和沟纹舌三征组成,肉芽肿性唇炎是其基本表现。

(6) 颌骨巨细胞肉芽肿(giant cell granuloma):30 岁以下女性多见,下颌为上颌的 2 倍,多位于下颌

前部,巨细胞少,分布不均,多聚集于出血灶周围,巨细胞形态一般较小,形状也不规则,胞核数目少。间质为多量成熟的胶原纤维组织构成,并有分隔病变成结节状趋势。病灶内常有出血和含铁血黄素沉积。周围可有骨样组织及骨小梁新生,此病为颌骨损伤及出血之组织反应,不穿破骨质,刮出效果好。

(7) 骨的嗜酸性肉芽肿(eosinophilic granuloma of bone):是郎格汉斯细胞组织细胞增生症(langerhans-cellhistiocytosis)的良性局限性。好发于儿童及青少年,多见于下颌骨。可出现牙龈肿胀、溃疡,颌骨肿大,龈缘呈虫蚀样破坏,龈乳头糜烂消失。X 线表现:溶骨性破坏。镜下,病变以组织细胞增生为主,有嗜酸粒细胞、多核巨细胞及其他炎症细胞,可见核分裂。组织细胞胞体大,分叶核、核有皱折和核沟,胞质较丰富,弱嗜酸性。电镜,胞质内有 Birbeek 颗粒。免疫组化,S-100、CDla、Vimentin、HLA-DH 均阳性。

(8) 嗜酸性淋巴肉芽肿(eosinophilic lymphogranuloma):也称 Kimura 病,于 1937 年金显宅首先报道,好发于中青年男性,发病缓慢,病程长,常发生在腮腺区和耳后,可单侧或双侧。患处皮肤瘙痒,色素沉着,血中嗜酸粒细胞增高,淋巴细胞也相对增加。肉眼肿物无包膜,无明显边界,切面黄白色。镜下:呈肉芽肿样改变伴血管增生。其中有大量嗜酸粒细胞及淋巴细胞浸润,嗜酸粒细胞多为单核或双核,呈弥漫分布,结缔组织多少不等,并可有玻璃样变。

四、囊肿和牙源性肿瘤

(一) 口腔囊肿

1. 软组织囊肿

(1) 皮样和表皮样囊肿(dermoid or epidermoid):口底囊肿可能是由第 1、2 对鳃弓融合时残留的上皮所发生。肉眼,囊壁薄,囊腔内有灰白色豆渣样物质。镜下,上皮衬里为角化的复层鳞状上皮,腔内有排列成层的角化物,偶见钙化。当伴皮肤附属器时称皮样囊肿,否则为表皮样囊肿。

(2) 鳃裂囊肿(branchial cleft cyst)/颈淋巴上皮囊肿(cervial lymphoepithelial cyst):为鳃裂或咽囊的上皮残余陷入颈淋巴结的唾液腺上皮囊性变形成,后者又名颈淋巴上皮囊肿。最常见部位为颈上部近下颌角附近,胸锁乳突肌上 1/3 前缘,相当于第二鳃裂来源。囊肿大小不一,柔软界清,可活动;单侧多见,少数双侧发生;囊内有黄绿或棕色清亮液体,或含浓稠胶样物——触诊如不满的热水袋。镜下内衬上皮 90% 病例为复层鳞状上皮,无钉突,伴或不伴角化;少数为假复层柱状上皮。特征是纤维囊壁内含大量淋

巴样组织及淋巴滤泡(第1鳃裂囊肿缺乏淋巴样组织,与表皮样囊肿相似)。

(3)甲状舌管囊肿(thyroglossal tract cyst):位于颈中线舌盲孔与甲状腺之间,甲状舌骨区最多见。为甲状腺始基(舌盲孔处)下行(中空的甲状舌管)过程中未消失形成。部位位于颈中线或近中线,光滑,界清,波动感,随吞咽上下活动。囊肿表面光滑,界清,衬里为假复层柱状纤毛上皮或复层鳞状上皮。纤维囊壁内偶见甲状腺或黏液腺组织。

(4)黏液囊肿(mucocele)和舌下囊肿:黏液囊肿是黏液外渗性囊肿和黏液潴留囊肿的统称,是一类由于小唾液腺导管破裂或阻塞所致的黏液外渗或潴留而发生的软组织囊肿。发生在口底者,称舌下囊肿。外渗性者无上皮衬里,潴留性者涎腺导管受阻,黏液潴留,外衬导管上皮细胞。

2. 非牙源性上皮性囊肿　包括下颌正中囊肿(median mandibular cyst)、球状上颌囊肿(globulo-maxillary cyst)、鼻牙槽囊肿(naso-alveolar cyst)、鼻腭管囊肿(nasopalatine cyst)。

3. 牙源性上皮囊肿(odontogenic epithelial cyst)

牙源性上皮囊肿位于颌骨内,来源于牙源性上皮或上皮剩余,可形成于牙齿的发育过程中,也可由炎症引起。

(1)含牙囊肿(dentigerous cyst)

【概况】 也称滤泡囊肿(follicular cyst),是指囊壁包含一个未萌牙的牙冠并附着于该牙的牙颈部的囊肿。发生于牙冠形成期,一般不影响牙齿的发育,也使牙不萌。依其所在部位,可分中央及侧位两型。含牙囊肿多见于10~39岁患者,男性较女性多见;下颌第三磨牙最好发,其次为上颌单尖牙、上颌第三磨牙区和下颌前磨牙区。囊肿较大时可引起颌骨膨隆或面部不对称、牙移位及邻牙牙根吸收。X线检查可见一境界清晰的透光区,内有一未萌出牙齿的牙冠。手术切除后很少复发,预后较好。

【诊断依据】 ① 巨检,囊肿附着于牙颈部,可自齿槽剥离下来,大小不等;囊壁薄,囊腔内含有牙冠,囊液多黄色透明或呈黏液样。②纤维性结缔组织囊壁内衬较薄的复层鳞状上皮,无角化,无上皮钉突。约40%病例囊壁上皮发生黏液细胞化生,含产黏液细胞或纤毛挂状上皮,或可见皮脂腺细胞(图8-4)。

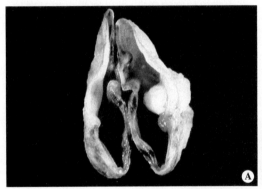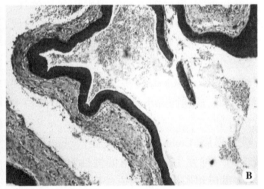

图8-4　含牙囊肿

A. 囊壁薄,囊腔内含有牙冠;B. 囊壁内衬复层鳞状上皮

(2)萌出囊肿(eruption cyst):又称出牙囊肿,是发生于覆盖在一个正在萌出的乳牙或恒牙牙冠表面的黏膜软组织的含牙囊肿,为骨外软组织的囊肿。因萌出牙的缩余釉上皮与釉质之间液体潴留形成,有关的牙齿长出时,囊肿有可能自行消失。多见于20岁以内的女孩。常见于下颌第三磨牙的牙龈下。见正萌牙上方有一光滑肿物,呈淡蓝色或粉红色。镜下见牙龈黏膜下囊肿内衬无角化的鳞状上皮。

(3)腺牙源性囊肿(glandular odontogenic cyst)

【概况】 又称牙源性产黏液囊肿或涎腺囊肿,是一种罕见的颌骨囊肿。多表现为颌骨局部无痛性膨大,有复发倾向。

【诊断依据】 ①囊壁衬以鳞状上皮,部分区呈乳头状突向囊腔并可融合成腺样或隐窝样,被覆上皮可

为嗜酸性立方形或柱状,有纤毛或黏液细胞。②衬里上皮可局灶性增厚,类似于发育性根侧囊肿的上皮斑(图8-5)。

(4)根尖周囊肿(radicular cyst)

【概况】 为颌骨内最常见的牙源性囊肿,是一种继发于根尖感染性肉芽肿的炎症性囊肿。是由于炎症刺激,牙周膜中马拉塞(Malassez)上皮增生并混入于肉芽肿组织中,由于肉芽肿中央发生变性、液化,周围组织液渗入,形成囊腔;或因根尖肉芽肿先形成脓腔,之后,马拉塞上皮增生被覆于腔壁造成囊肿。60%发生于上颌,多发于上颌切牙和单尖牙。囊肿常发生于一死髓牙的根尖部,大小不等,可压迫骨质引起唇颊侧骨壁吸收变薄,指压时有乒乓球样感觉与破裂声。X线显示根尖区有一圆形或卵圆形透射区,边

缘整齐,界限清晰。

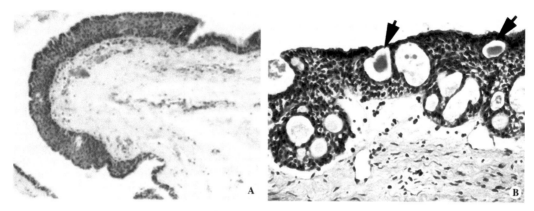

图 8-5　腺牙源性囊肿
A. 低倍示纤维结缔组织囊壁,衬里部分为复层鳞状上皮,并呈乳头状突向囊腔,其表层细胞嗜酸性立方或柱状,另
一部分无明显特征;B. 高倍示衬里内隐窝或囊性小腔,内含黏液(箭头)

【诊断依据】　①囊壁腔面多衬以无角化的复层鳞状上皮,厚薄不一。上皮钉突因炎性刺激不规则增生、伸长,融合成网状。②外层为纤维结缔组织囊壁,见各种炎症细胞,可见含铁血黄素和胆固醇结晶体,周围常绕以异物巨细胞及泡沫细胞。有时可见透明小体(Rushton body),即根尖周囊肿的衬里上皮和纤维囊壁内的弓形线状或环状的均质状嗜伊红色小体,仅见于牙源性囊肿,可能为牙源性上皮的特殊分泌物(图 8-6)。

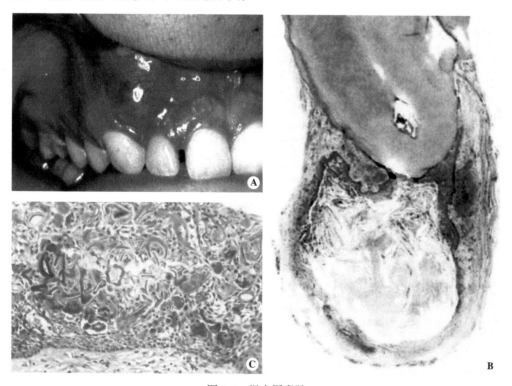

图 8-6　根尖周囊肿
A. 大体见一囊肿,位于上颌侧切牙和单尖牙之间;B. 镜下整体观见一囊肿随患牙一起完整摘除;C. 镜下见囊肿内壁衬以无角
化的复层鳞状上皮,在其衬里上皮内见大量弓形线状或环状的均质状嗜伊红色小体,为透明小体(Rushton body)

(二) 牙源性肿瘤(odontogenic tumor)

牙源性肿瘤,系由成牙组织所发生的肿瘤。良性牙源性肿瘤包括牙源性上皮发生的肿瘤,牙源性上皮与牙源性间叶组织发生的肿瘤以及牙源性间叶组织发生的肿瘤。恶性牙源性肿瘤包括牙源性癌和牙源

性肉瘤。

1. 成釉细胞瘤（ameloblastoma） 此瘤约占牙源性肿瘤的 60%，系最常见的良性牙源性肿瘤，但也可局部浸润性生长，或发生转变，发展成恶性。手术不彻底时常易复发。

（1）实性或多囊型成釉细胞瘤（solid or multicystic ameloblastoma）

【概况】 是指经典的骨内型成釉细胞瘤（classic intraosseous ameloblastoma），肿瘤可沿松质骨的骨小梁向周围浸润。患病年龄 30～50 岁，约 80% 以上发生于下颌骨，其中 70% 发生于磨牙区及下颌骨升支，其余在上颌骨。临床表现为在下颌角处呈缓慢进行性无痛性肿胀，颌骨膨大多向唇颊侧发展，面颌变形，骨质变薄，压之有破裂声（乒乓球样感）。X 线可呈单房或多房性透射影，边界清楚，可见硬化带。

【光镜】

1）典型成釉细胞瘤的上皮岛或条索由两类细胞成分构成，一种为周边部的立方或柱状细胞，核栅栏状排列并远离基膜，类似于成釉细胞或前成釉细胞；另一类位于瘤巢中央，排列疏松，呈多角形或星形，类似于星网状层细胞（图 8-7）。

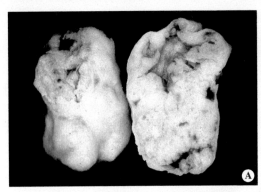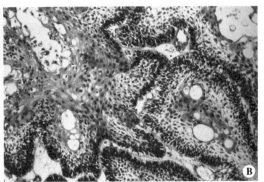

图 8-7　成釉细胞瘤

A. 肿瘤灰白色或灰黄色，切面呈囊实性；B. 肿瘤由成釉细胞和星网状层细胞构成

2）根据瘤细胞排列分为常见的以下 6 个亚型：①滤泡型（follicular pattern）：此型较多见。镜下可见不规则的瘤细胞巢，结构颇似胎胚早期之成釉器。瘤细胞巢常发生囊性变，囊内含蛋白样液体及细胞碎屑。②丛状型（plexiform pattern）：肿瘤细胞排列成不规则团块或条索，并交织成丛状，囊性变多半发生于间质。间质结缔组织先发生水肿，继而成为囊肿。③棘皮瘤型（acanthomatous type）：与滤泡型相似，但巢内充满灶状，或弥漫分布而具有细胞间桥的棘细胞，往往可出现角化珠。④颗粒细胞型（granular cell type）：瘤细胞变为大圆形或多边形细胞，胞质内充满嗜酸性颗粒，核小浓染偏位。这种颗粒变性，通常发生于瘤巢中央，偶尔可累及全部肿瘤上皮细胞。⑤基底细胞型（basal cell type）：瘤细胞呈立方或低柱状，胞质极少，核深染，类似基底细胞。细胞紧密排列，呈片块状或条索状。⑥角化成釉细胞瘤（keratoameloblastoma）：罕见型，肿瘤内出现广泛角化。镜下肿瘤由多个充满角化物的微小囊肿构成，衬里上皮以不全角化为主，并伴有乳头状增生，又称乳头状角化成釉细胞瘤（papilliferous keratoameloblastoma）。

（2）骨外或外周型成釉细胞瘤（extraosseous or peripheral ameloblastoma）或软组织成釉细胞瘤：是发生于牙槽骨表面牙龈软组织、颊黏膜或口底部等处者未侵犯颌骨的成釉细胞瘤类型。临床患病年龄男女均显著高于骨内型。组织学结构与上述骨内造釉细胞瘤一致。因其生长局限，易于发现和手术切除，因此，术后无复发。

（3）促结缔组织增生型成釉细胞瘤（desmoplastic ameloblastoma）：一种变异型，常见于颌骨前部，仅 6% 发生于下颌磨牙区。X 线常见肿瘤边界不清，约 50% 表现为投射阻射混合影，类似于骨纤维病损。肉眼：肿瘤实性质韧，有砂砾感。镜下：肿瘤以间质为主，结缔组织增生显著，胶原丰富，呈扭曲的束状，可见玻璃样变。

2. 牙源性角化囊性瘤（odontogenic keratocystoma）

【概况】 是一种良性、单囊或多囊、发生于颌骨内的牙源性肿瘤，特征为不全角化的复层鳞状上皮衬里，具有潜在的侵袭性和浸润性生长的生物学行为。有两次发病高峰，分别为 10～29 岁和 40～50 岁，男性多于女性。过去称为牙源性角化囊肿（odontogenic keratocyst）或始基囊肿（primordial cyst）。肿瘤发生于釉质器发育到分泌釉质前的阶段，也可从正常釉质器发生。妨碍牙齿的正常发育，因而肿瘤部位无牙齿长出。反之,来自齿板残余,则不影响正常牙齿的发育。肿瘤好发于下颌第三磨牙区,并向下颌支延伸,单房性或多房性,囊内不含牙齿,这是与含牙囊肿相鉴别的重要所见。

【诊断依据】 ①肿瘤呈囊性,囊壁由薄层结缔组织构成,内衬复层鳞状上皮,较薄且厚薄一致,由5~8层细胞构成,无上皮钉突,见上皮下裂隙。②上皮表层呈波浪状或皱折状,80%的病例为不全角化。纤维性囊壁内有时见子囊、微囊或牙源性上皮岛(图8-8)。

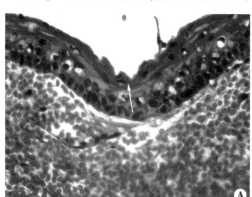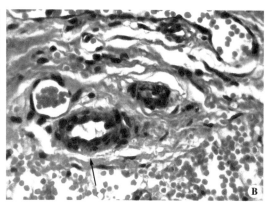

图 8-8 牙源性角化囊性瘤

A. 镜下见肿瘤囊壁内衬不全角化的复层鳞状上皮,较薄且厚薄一致,由5~8层细胞构成,无上皮钉突,见上皮下裂隙和上皮表层波浪状(白箭头);B. 结缔组织囊壁内见子囊(黑箭头)

3. 牙源性钙化上皮瘤(calcifying epithelial odontogenic tumor)

【概况】 最先由 Pindborg(1956)报道,故又有 Pindborg 瘤之称。较为罕见,可能来自萎缩的成釉器上皮,或来自成釉器的中间层细胞。当出现囊肿时称为钙化牙源性上皮囊肿。多见于40~50岁的人。病变多半在磨牙区,并常伴有阻生齿,手术切除后可能复发。生物学行为与成釉细胞瘤十分相似。与成釉细胞瘤一样该肿瘤多见于下颌(前磨牙区)。X线表现类似于含牙囊肿。

【诊断依据】 ①肿瘤由多边形嗜酸性上皮细胞构成。瘤细胞境界清楚,核大小不等,可见多核,呈明显的多形性,但几乎无核分裂。②间质极少。③上皮团中出现淀粉样小体,伴发钙盐沉着构成所谓砂粒体(图8-9)。

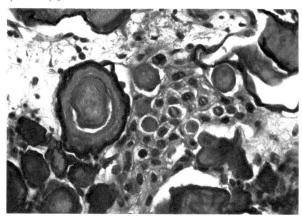

图 8-9 牙源性钙化上皮瘤

不规则状钙化,多角形上皮增生

4. 成釉细胞纤维瘤(ameloblastic fibroma) 为常见的牙源性混合瘤,由结缔组织成分和上皮性成分混合而成。前者来源于牙乳头及牙囊的间叶组织,后者来源于成釉器或残留于牙囊中的上皮性细胞。在比例上多以结缔组织成分占优势。肿瘤多见于20岁以前的青年人,生长缓慢,常合并埋没牙,并可有囊性变。镜下见到纤维瘤组织中散布着索状或呈巢状增生的成釉上皮细胞。偶尔可见未分化的成釉器样结构。结缔组织可发生玻璃样变。

5. 牙源性纤维瘤(odontogenic fibroma) 来源于牙周膜、牙乳头或牙滤泡。肿块境界清楚,并可伴有牙齿。镜下,肿瘤由成纤维细胞、编织状的胶原纤维束和牙源性上皮构成。纤维组织一般较成釉细胞纤维瘤成熟和富于胶原纤维;牙源性上皮很少,且不活跃。

6. 牙骨质纤维瘤(cementifying fibroma) 为骨源性良性肿瘤。X线图像似骨纤维异常增殖症。但组织学主要表现为纤维瘤的背景,其中可见数量不等的牙本质样组织(图8-10)。可能因胚胎性间叶组织有多方向分化的潜能,能形成骨小梁,亦能形成牙骨质。

7. 牙源性黏液瘤(odontogenic myxoma) 此瘤只发生于上、下颌骨。来源于牙乳头的胚胎性间叶组织,故称为牙源性黏液瘤。往往伴有未萌牙或牙发育混乱。一般隐匿性无痛性生长,当引起局部变形后才被发觉;但亦可浸润性生长。肉眼观察,肿瘤呈灰白色,黏液样,包膜不明显,有囊性变。镜下呈黏液瘤样结构,在弱嗜碱性黏液基质中散在分布着多数星芒状的黏液细胞,其胞质呈细长的星芒状突起,核小、梭

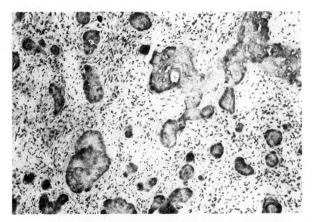

图 8-10 牙骨质纤维瘤

纤维瘤的背景中散在分布的不规则岛状牙骨质成分

形、浓染,无核分裂象。黏液瘤组织间杂有少量到中等量的胶原纤维。有时,还可见散在的增生不活跃的牙源性上皮条索。

8. 成釉细胞纤维牙骨质瘤(ameloblastic fibro-dentinoma)**及成釉细胞纤维牙瘤**(ameloblastic odontoma) 为由成釉细胞纤维瘤及牙齿硬组织成分构成的肿瘤。在纤维组织中只出现不规则的小岛状钙化牙本质时,称为成釉细胞纤维牙本质瘤;若有釉质、牙本质或牙骨质形成成釉细胞纤维牙瘤。

9. 牙瘤 为发生于颌骨内的成牙组织的增生骨化,形成不规则类似于牙齿组织的肿瘤。该病以儿童和青少年多见。肿瘤常有包膜,由牙釉质、牙本质、牙骨质和牙髓组织构成。当四种成分不规则混合,形成不规则的坚硬的肿瘤团块,而无牙齿形成时,称混合性牙瘤。四种成分按正常牙齿相互排列,形成大小不一,形态各异的牙齿时,称为组合性牙瘤。

第二节 唾 腺

一、解剖组织学和胚胎学

涎腺是外分泌腺,其分泌物即唾液(saliva)经导管系统排入口腔,故涎腺又称唾液腺(salivary glands)。涎腺的实质包括分泌单位(腺泡)和导管系统,涎腺的间质为纤维结缔组织形成的被膜与小叶间隔,间质中含血管、淋巴管和神经,尚可杂以组织细胞、淋巴细胞、脂肪细胞和淋巴组织等。

涎腺的腺泡连接于导管末端,由单层腺上皮细胞组成,为腺的分泌部,外有薄层基膜,腺细胞和基膜之间有肌上皮细胞,收缩有利于腺泡分泌物的排出。根据形态、结构、分泌物的不同涎腺的腺泡可分为三种类型。分别为:①浆液性腺泡:球状结构,由浆液细胞构成,光镜下细胞呈锥体形,胞质色深,嗜碱性,顶端

胞质内可见折光性很强的分泌颗粒即酶原颗粒,核圆位于基底部 1/3 处。浆液性腺泡的分泌物稀薄,水样,含唾液淀粉酶和少量黏液。②黏液性腺泡:管状结构,由黏液细胞构成,光镜下细胞呈三角形或锥体形,有黏原颗粒。核大色浅(分泌物多)或扁平位于细胞底部(分泌物少)。黏液性腺泡的分泌物黏稠,有大量黏液。③混合性腺泡:由浆液细胞和黏液细胞构成。其中少量浆液细胞呈新月状覆盖在腺泡的盲端表面,称半月板(demilune)。

涎腺的导管系统是复杂且分支的,分为闰管、分泌管(纹管)、排泄管三段,三者的管径从细到粗,细胞由扁平到高柱状,层次由单层到复层。①闰管:连接腺泡和分泌管,黏液细胞多则闰管短;黏液细胞少则闰管长。光镜下管壁细胞为立方形,胞质少,染色淡,胞核位于细胞中央。发挥干细胞的功能,可分化为分泌细胞或肌上皮细胞。②分泌管:光镜下由单层柱状细胞构成,核圆形,位于细胞中央或基底部,胞质呈强嗜酸性,基底部有垂直于基底面的纵纹。其作用是吸钠排钾,转运水,改变唾液的流量和渗透量。③排泄管:和分泌管相延续,含有小的储备细胞,该细胞发挥干细胞的作用。

涎腺的类型有大、小涎腺两类。大涎腺包括腮腺、颌下腺和舌下腺。①腮腺:位于耳下区,有完整包膜,是涎腺中最大的一对,面神经干及其分支从其中穿过。腮腺是涎腺中体积最大的纯浆液性腺体,闰管长,分泌管多,有细长的导管开口于上颌第二磨牙相对应的颊黏膜上。②颌下腺:体积小于腮腺,位于颌下三角,是以浆液腺泡为主的混合性腺体,闰管短于腮腺,分泌管长于腮腺。主导管前行开口于舌系带两侧的肉阜,行程中接受部分舌下腺小管开口。③舌下腺:为大涎腺中最小的一对,位于舌系带两边的口腔黏膜与舌下腺。舌下腺是以黏液腺泡为主的混合性腺体,闰管,分泌管发育不良,腺泡直接连于排泄管。舌下腺主导管开口于颌下腺,偶尔直接开口于口腔。小涎腺,又名副涎腺。分布面广,尤以软腭、唇(上唇多于下唇)和颊处多见,舌和腭扁桃体等处稀少。小涎腺位于黏膜固有层和黏膜下层,其中分布于唇、颊、磨牙后腺、舌前腺的是以黏液腺泡为主的混合性腺体,而舌腭腺、腭腺、舌后腺是纯黏液腺,味腺为纯浆液性腺。由于"唇腺"是唾液分泌型 IgA 的主要来源,其浓度比腮腺高 4 倍,所以"唇腺"具有重要的免疫功能。

二、常见非肿瘤性疾病

1. 涎石病(sialolithiasis) 涎石病最常见于大涎腺的腺门和排泄管的开口附近,以颌下腺多见,因其导管长而不规则,颌下腺内不仅钙盐常呈饱和状态,

而且黏蛋白的含量也高,有利于和结石核心的粘连;故其涎石形成率(85%~90%)高于舌下腺和腮腺(10%)。涎石通常见于单个涎腺内,可见于任何年龄,男多于女。涎石形成的三要素是涎液滞留、核心形成和涎液内盐类沉积。特别是腺体的感染,在涎石的形成上具有很大的促进作用。多数涎石由磷酸钙或碳酸钙构成,其中也可含有微量的钾、钠、氯、镁和铁。少数病例含有尿酸、胆固醇和唾液蛋白。

2. 良性淋巴上皮性病变(benign lymphoepithelial lesion)

【概况】 1888 年米枯力兹(Mikulicz)首先描述。尤以中老年绝经后女性多见,常为 51~58 岁。该病与许多自身免疫异常综合征的造血系统肿瘤、结核病的发生有关。受累的涎腺(有时泪腺)无痛性缓慢肿大,病程久,平均 6.5 年。多见于腮腺区,其次是颌下腺。可为单侧性,也可为双侧性。

【诊断依据】 ①淋巴组织增生从小叶中心开始并限于小叶内,小叶间隔完好。最初淋巴细胞浸润于腺泡间;之后腺泡破坏、消失,淋巴滤泡形成,小叶内导管上皮可增生扩张、成囊;最后腺泡全部消失,被丰富的淋巴组织取代,同时导管上皮增生形成上皮肌上皮岛(图8-11)。②腺上皮核大,泡状,圆或卵圆、肾形或不规则形,染色质呈块状或颗粒状。肌上皮细长,核深染、梭形,细胞横切面呈三角形,胞质嗜酸性或透明。该病可恶变为恶性淋巴瘤。

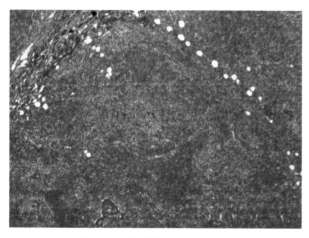

图 8-11 良性淋巴上皮性病变
镜下示病变局限于小叶内,小叶间隔轮廓存留。见腺泡破坏、消失,被丰富的淋巴组织取代,淋巴滤泡及上皮肌上皮岛形成

【鉴别诊断】 ①慢性涎腺炎:淋巴细胞多呈灶状浸润,伴浆细胞、嗜酸性粒细胞和纤维化;腺小叶结构破坏;临床上常有涎石病史。②乳头状淋巴囊腺瘤:多为囊性肿块。囊内典型的上皮性乳头,由二层细胞构成。淋巴样间质富有淋巴滤泡和生发中心。③恶性淋巴瘤:特别是淋巴细胞性淋巴瘤,易和良性

淋巴上皮性病变混淆。但前者的瘤细胞浸润,小叶间隔消失。瘤细胞多为未成熟型,显示核分裂象等异型性。后者的淋巴组织增生限于小叶内,小叶间隔完好,淋巴细胞多为成熟型,无异型性。两者最可靠的鉴别点是淋巴瘤内无肌上皮岛,存留的涎管上皮基本无变化。④转移性癌:特别是鼻咽癌的颈部转移,在尚未发现其原发灶时,尤要警惕同本病的鉴别。除结合病史外,应仔细寻找涎管和腺泡成分、上皮细胞团(或岛)内的残余管腔和玻璃样物质的沉积。而且肌上皮岛比较分散,腺体小叶间隔多不被破坏。而鼻咽癌的癌巢则比较集中,局部组织多被破坏。必要时作嗜银染色,以显示肌上皮岛外的基膜,更有利于对良性淋巴上皮性病变的识别。再者鼻咽淋巴上皮癌的细胞异型性明显,与淋巴样成分紧密混杂,难以找出两者间的界限。

三、WHO 涎腺肿瘤组织学分类

多形性腺瘤	腺样囊性癌
肌上皮瘤	多形性低度恶性腺瘤
基底细胞腺瘤	上皮-肌上皮癌
Warthin 瘤	非特异性透明细胞癌
嗜酸细胞瘤	基底细胞腺癌
管状腺瘤	恶性皮脂腺肿瘤
皮脂腺瘤	嗜酸细胞癌
淋巴腺瘤	涎腺导管癌
导管乳头状瘤	肌上皮癌
腺泡细胞癌	癌在多形性腺瘤中
黏液表皮样癌	癌肉瘤

四、常见涎腺肿瘤

1. 多形性腺瘤(pleomorphic adenoma)

【概况】 又称涎腺"混合瘤"("mixed tumor" of salivary gland),以往认为此瘤来自上皮和间叶两种组织成分,故得此名。现已证明,瘤内软骨样组织是由上皮细胞黏液变后浓缩而成。近来大多认为此瘤纯属上皮性,仅其构象显示多形性而已,因而将其称为多形性腺瘤。这是涎腺中最常见的瘤,占涎腺肿瘤总数的 58%~79%。发生于大涎腺的 80%~90% 见于腮腺,其次是颌下腺,最少是舌下腺。也可发生于小涎腺,泪腺,或发生于叮咛腺、鼻、鼻窦、咽、颌骨内、乳腺和皮肤等处。通常是单发性、偶为多发性。大小涎腺同时发生的十分少见。性别上无甚差异。见于任何年龄,以 31~60 岁多见,平均年龄是 33.6 岁。临床上,肿块增大缓慢,或无痛长期静止;有的起初生长快,以后多年无变动;或继长期无变动之后,突然短期

迅速增大(可疑恶变)。该肿瘤可局部复发或多次复发。复发率可达50%。复发瘤常为多灶性或多结节状。当肿瘤浸润破坏性生长或转移时为恶性。

【诊断依据】 ①肿块大小不一,通常鸡蛋或鸭蛋大,圆形或卵圆形,境界清楚,可活动,常有包膜,表面光滑。复发瘤则常为多个。切面粗大分叶状,彼此分隔不全,有一共同的包膜。质软硬不等,多为灰白色,黏液样区呈半透明胶冻状。软骨样区坚实呈蓝色。角化区呈黄色。肿瘤体积较大时瘤内可有出血坏死区和继发囊腔形成。②组织形态复杂多样,可以上皮性成分增生为主,或以间叶成分增生为主。前者中的小立方形、卵圆形或多角形细胞密集成实体团或索,常彼此镶嵌和散布于黏液样基质内。有时上皮团周边细胞呈单层柱状排列,而中央区的星状细胞则排列疏松,甚或有囊腔形成,状似成釉细胞瘤。有时瘤细胞排成腺管状,多由两层细胞构成,内为立方形或

低柱状细胞,外为胞质清亮而核深染的肌上皮细胞。也有的小管仅由单层细胞或复层、假复层细胞构成。而呈明显囊状扩张的,只被覆单层扁平细胞。鳞状细胞团见于腺样区或实体区,有时伴有角化和角化珠形成。③上皮团、索之间为纤维组织、黏液样组织、黏液向软骨样过渡组织或软骨样组织,其量多寡不一。可间质玻璃样变或伴有钙化。常见黏液样组织呈小或大片状分布,"黏液池"状,其中有星形或梭形细胞,或其胞质突起连接成网状。也见黏液浓缩集成小团,宛如"陷窝"状的,似软骨细胞,隔以黏液软骨样基质而彼此分散,酷似透明软骨。但黏液软骨样组织和上皮成分之间,显示明显的过渡关系。上皮黏液变时,腺周基膜逐渐消失,上皮乃呈"出芽状"伸向黏液样区(图8-12)。④该肿瘤恶变时以上皮恶性变为主,如鳞状细胞发生鳞癌、瘤细胞浸润包膜内或脉管浸润。

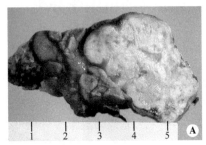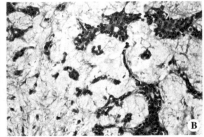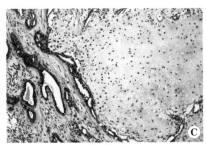

图8-12 多形性腺瘤

A. 肿瘤与正常腮腺组织分界清楚,灰白色;B. 在疏松的黏液基质中可见腺泡状上皮巢;C. 可见腺体和软骨样区

2. 乳头状淋巴囊腺瘤

【概况】 又名腺淋巴瘤(adenolymphoma)或Warthin瘤等。好发于腮腺,占其良性肿瘤的10%和所有腮腺肿瘤的2%~6%。常为单侧件,偶为双侧性;也见于颈部锁骨上淋巴结、下咽、假声带、胸锁乳突肌前缘及颊部等处。可见于任何年龄,以中、老年人较多见,平均年龄为56岁,男性较多。临床上若年老人的下颌角上方出现缓慢增大的肿块,应首先想到此瘤。肿瘤消长史(时大时小)是突出的临床特点。包膜完好的肿块,剜除后效果佳,而多灶性肿瘤切除后可复发,复发率可达2.2%。文献上尚有恶性型的病例报道,多为上皮性成分恶变为鳞状细胞癌,或黏液表皮样癌。

【诊断依据】 ①肿块圆形或卵圆形,包膜完整,外表光滑。直径多在1~6cm。质较软,可囊性波动感;切面外翻,常有液体溢出,可见多数不规则的囊腔,直径在0.1~1cm,内含浆液或黏液样物质。仔细观察,尚见或多或少的细乳头。实体区灰红带黄或褐色,水洗后为灰白色。可见相当于淋巴滤泡生发中心的白色小结。②光镜下,瘤内含有上皮性成分和淋巴样间

质。前者少,则呈实体状或管状或泡状。多呈囊状和突入囊内的乳头状结构。由简单到复杂分支状的乳头,一般覆盖两层上皮,内为高柱状细胞,胞质丰富、细颗粒状、嗜酸性、核小、固缩状、深染、卵圆形、常有不规则的凹陷。位于近细胞表面处;外为立方、多角或圆形细胞,核呈泡状、淡染,核仁突出,可1~2个,核膜清晰(图8-13)。③管、囊区分泌物多为粉红色细颗粒状,或均匀胶质样,伴组织碎屑和中性白细胞等。④上皮下可见淋巴样间质多寡不一,多时散有多数淋巴滤泡生发中心。间质也可是少量疏松或致密的结缔组织可发生玻璃样变。恶性转化时细胞多形性显著,核深染,且有核分裂象,浸润包膜内等。

3. 嗜酸性腺瘤(oxyphilic adenoma)

【概况】 也称嗜酸性细胞腺瘤,好发于腮腺,约占所有腮腺肿瘤的0.8%,也可见于腭、扁桃体、颊黏膜、舌和喉等处。通常见于老年人,以54~67岁为多见。此瘤多属良性,一般不浸润周围组织和面神经,但也偶有侵及邻近的骨质和向鼻咽部扩展的恶性型者。单个肿瘤常界限清楚,包膜完整,可活动。而多结节状者,则每因包膜不完整,切除后可复发。

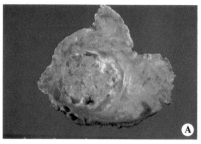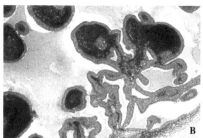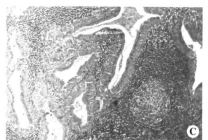

图 8-13　乳头状淋巴囊腺瘤
A. 肿瘤圆形境界清楚,切面囊实性;B. 大量淋巴组织其上被覆上皮细胞,间质中为粉红色无结构物质;C. 高倍镜下规则的高柱状
上皮细胞呈栅栏状排列,其下可见淋巴滤泡形成

【诊断依据】　①瘤细胞大、球形、卵圆形或多角形,胞质富于嗜酸性颗粒,颇似肝细胞或肾上腺皮质细胞。核小、圆形或卵圆形,染色质细颗粒状,分布均匀。核仁单个,有时 1 个以上。②瘤细胞通常排列成梁、索、团状,偶呈腺泡或小管状。在瘤内粗大分叶状的结缔组织束内夹有少数或灶状淋巴细胞浸润,但无淋巴滤泡形成(图 8-14)。

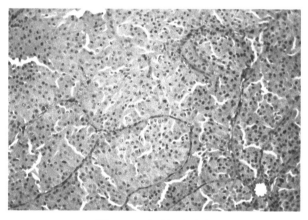

图 8-14　嗜酸细胞腺瘤
瘤细胞呈嗜酸性胞质,核小居中

　　恶性嗜酸性细胞腺瘤(malignant oncocytoma)较少见。瘤细胞体积更大,核大或巨型核中核仁明显,但核分裂象少见。瘤细胞多排成实性索状,少数区可有乳头形成;也可向周围组织浸润,或形成淋巴结转移。

【鉴别诊断】　①乳头状淋巴囊腺瘤:特点是富于淋巴样间质,且有淋巴滤泡的形成。而嗜酸性细胞瘤内可有少许灶状淋巴细胞浸润,但从不形成淋巴滤泡。②腺泡细胞癌:含两种瘤细胞,水样透明细胞及圆或多边形颗粒状细胞,后者胞质嗜碱性,常含空泡,瘤细胞可排成乳头状。而嗜酸性细胞腺瘤的颗粒状细胞胞质嗜酸性,不含空泡,细胞不排成乳头状,瘤旁的正常涎腺内没有嗜酸性颗粒大细胞灶,而腺泡细胞癌则无。③"混合瘤"内偶见有嗜酸性颗粒大细胞灶,但富有黏液软骨样组织,尚有鳞状细胞团等;而后者则无。

4. 黏液表皮样癌(mucoepidermoid carcinoma)
【概况】　黏液表皮样癌占所有涎腺肿瘤的 3.4%~6%。发生于大涎腺的 90% 以上位于腮腺,发生于小涎腺的以腭腺多见;也见于涎腺外颌骨内(多为下颌骨中央型黏液表皮样癌)、上呼吸道、胃、食管、肛门、宫颈阴道部和皮肤等处。可见于任何年龄(5~81 岁),以 31~60 岁多见,平均年龄为 48 岁,女性略多。

【诊断依据】　①巨检,低度恶性肿瘤<2~3cm,多有包膜,但不完整,切面可有囊状,囊内有黏液。高度恶性肿瘤>2~3cm,常无包膜,浸润性生长,切面白色质地密。②肿瘤由表皮样细胞(鳞状细胞)、黏液细胞和中间型细胞(基底细胞样)三种细胞组成大小不等的小管、腺样或囊腺样结构(图 8-15)。③鳞状细胞多呈铺砖样排列,大小形状较一致,细胞间桥明显,偶有个别角化细胞或角化珠形成。中间细胞较少,高分化肿瘤中黏液细胞占 50% 以上。④小囊腔常见,也可融合成较大囊腔。囊内常有黏液细胞构成的乳头形成,有时可充满囊腔。黏液外溢也可在周围组织内形成黏液肉芽肿和程度不等的炎性细胞反应,包括淋巴细胞、中性白细胞和异物巨细胞等。低分化者主要由中间型(基底细胞样)细胞,或未成熟的鳞状细胞组成实性索或团。细胞大小形状不一,排列紊乱。核呈泡状、淡染,核仁明显,核分裂象易见。瘤内黏液细胞不多,单个地或小群状散布于鳞状细胞巢内。

5. 腺样囊性癌(adenoid cystic carcinoma)
【概况】　因在其主要类型(筛状型)中常见肌上皮细胞分泌的胶原纤维玻璃样变,并占据整个囊性腔隙,形成透明蛋白圆柱体,故又称圆柱瘤(cylindroma)、圆柱瘤型腺癌(cylindromatous adenocarinoma)。此瘤主要发生在上呼吸道和上消化道,占涎腺肿瘤的 3.82%,口腔内以腮腺和腭腺多见。该肿瘤也可发生于颌骨内、皮肤、耵聍腺、乳腺、泪腺和肺等处。可见于任何年龄,以 41~60 岁最常见。女性较多。临床上因肿块常呈缓慢进行性增大,而常误认是良性肿瘤。少数瘤生长快,也可以暴发性经过。局部疼痛为肿瘤累及或压迫神经所致。肿块无完整包膜,故切除后局部复发率高(13%~75%),也可转移。

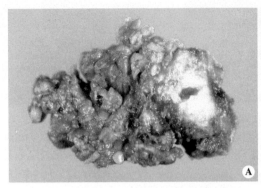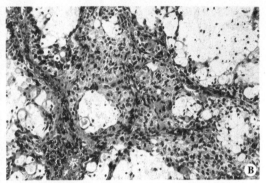

图 8-15　黏液表皮样癌

A. 肿瘤境界不清,切面白色质地密;B. 肿瘤由表皮样细胞(鳞状细胞)、黏液细胞和中间型细胞(基底细胞样)三种细胞组成。中间型细胞具有表皮的特征,但含小的黏液空泡

【诊断依据】　①肿瘤由两种细胞构成,内为立方或柱状细胞,胞质少,大小一致,圆形核深染,核仁常较明显似基底细胞。外为扁梭形肌上皮细胞,核梭形,深染。②按瘤细胞排列不同分为:腺样(筛状)型、小管型和实性型三型(图 8-16)。瘤细胞排列成实性团块,有大小不等的筛孔状小圆腔,腔含有均匀红染的圆柱状物(PAS 阳性和爱新蓝染色阳性的黏液样物质),或无内容物。③间质可有黏液样物质、玻璃样物质、疏松或致密的结缔组织。上皮周围或囊样腔隙周围有肌上皮细胞围绕。④目前认为瘤细胞来源于闰管细胞向腺上皮或肌上皮分化。在未分化时,细胞排成实体团索状;向腺上皮分化时,则呈腺管状结构,内含嗜酸性黏蛋白(腺上皮性产物);向肌上皮分化时,则呈囊腺状或筛状结构,内含嗜碱性黏液样物(肌上皮性产物)。

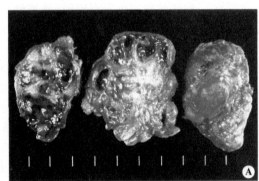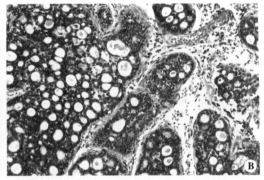

图 8-16　腺样囊性癌

A. 肿瘤切面呈实囊性伴出血;B. 镜下瘤细胞形态较一致伴有大小不等的筛孔状小圆腔,部分腔内含有均匀红染物

【鉴别诊断】　①基底细胞癌:系皮肤源性,仅由基底细胞构成。而腺样囊性癌则由腺上皮和肌上皮两型细胞共同构成。②黏液表皮样癌:由表皮样细胞和黏液腺上皮共同构成,内无肌上皮。而腺样囊性癌则由肌上皮和腺上皮共同构成。③伴有腺样囊性癌样形态的多形性腺瘤:瘤内含有黏液软骨样间质,上皮成分复杂(包括鳞状细胞等),且有渐向间质移行现象,肿块常保持局限性,一般无浸润神经鞘现象。而腺样囊性癌有突出的玻璃样变间质,不见鳞状细胞,有时瘤细胞似漂浮在无细胞的透亮区内,但上皮和黏液样间质之间的界限分明,瘤细胞有向周围组织和神经浸润的倾向。

6. 腺泡细胞癌(acinic cell carcinoma)

【概况】　腺泡细胞癌是一种少见的低度恶性肿瘤,生长慢,可复发和转移。占大涎腺所有肿瘤的2.3%~4%。大多见于腮腺,占其恶性肿瘤的16.8%~23%,偶为两侧性;次为颌下腺,占其所有恶性肿瘤的11%;也可见于泪腺和舌等处,占涎腺外的涎腺型恶性肿瘤的5%。好发于中年以上女性。此瘤多呈单个结节状,境界清楚,可活动,无痛,病程长。该肿瘤 5 年治愈率超过85%。肿块切除后可多次局部复发,少数患者于复发后出现面神经麻痹,可发生淋巴结转移和远处转移,包括肺、骨、脑和腹部等处。此癌对放疗不敏感,因而初次手术似以局部广泛切除为宜。

【诊断依据】

1)肿瘤有多种瘤细胞形态:①浆液腺样细胞,呈圆形或多角形,胞体较大,与正常浆液腺泡细胞相似,富有嗜碱性细颗粒状胞质为其特征。胞质含有酶原颗粒,PAS强阳性。细胞边界清楚。核小,固缩状深染、圆形、居中或偏位,核仁不明显,核分裂象罕见。②水样透明细胞和空泡细胞,胞质因内含中性黏多糖,故不着色或着色不良。细胞边界清楚。通常核小,居中或近中心(图8-17)。

2)肿瘤细胞常呈腺泡状,实性排列,也有腺泡样扩张为囊状,并有乳头突入腔中。瘤细胞对PAS染色呈阳性。

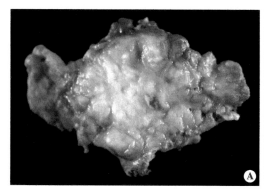
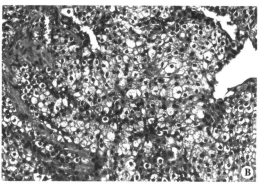

图 8-17 腺泡细胞癌

A. 肿瘤切面呈灰白色、小叶状,其境界不清浸润周围腮腺组织;B. 圆形或多角形胞体较大细胞相似于腮腺正常浆液腺泡细胞,透明的胞质内有红染细颗粒状,核居中

第三节 食　管

一、胚胎学和解剖组织学

1. 胚胎学　食管由原始咽尾侧的一段原始消化管分化而来。胚胎第4周时,食管很短。随着颈的出现和心、肺的下降,食管也迅速增长,其表面上皮增生,由单层变为复层,致使管腔变窄,甚至闭锁。随着胚胎的发育,过度增生的上皮退化吸收,管腔重新出现,上皮仍保持为复层。上皮周围的间充质分化为食管壁的结缔组织和肌组织。

2. 解剖学　成人食管全长 25～30cm,上齿门距食管入口处约为 14～15cm,正常食管有三个生理性狭窄,第一个位于咽和食管连接处,第二个在主动脉和支气管交叉处,第三个在穿过膈肌的食管裂孔处。癌、瘢痕痉挛等病变多见于第二、三个狭窄处。

3. 组织学　消化管(除口腔与咽外)自内向外均分为黏膜、黏膜下层、肌层与外膜四层。食管黏膜层为复层扁平上皮(图8-18),食管-贲门交界以下为单层柱状上皮。黏膜下层由疏松结缔组织构成,内含较大的血管和淋巴管、黏膜下神经丛以及食管腺。肌层在食管上段为骨骼肌,中段骨骼肌减少,平滑肌多见,下段为平滑肌。肌层一般分为内环行、外纵行两层,其间有肌间神经丛,外膜为纤维膜。

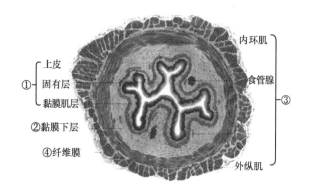

图 8-18 食管黏膜组织结构

食管黏膜层为复层扁平上皮,上皮下有食管腺。①②③④分别代表黏膜、黏膜下层、肌层与外膜层

二、非肿瘤性病变

1. 消化性溃疡(peptic ulcer of esophagus)　食管消化性溃疡为 Barrett 食管发生的溃疡,或称 Barrett 溃疡。是食管腺癌的癌前病变。本病多见于中老年人。常继发于反流性食管炎,在胃-食管反流的基础上发生食管炎和溃疡。溃疡肉眼形态及组织形态与胃溃疡相似。

2. 反流性食管炎(Reflux esophagitis,RE)　反流性食管炎是由于胃内容物(包括胃酸和胃蛋白酶)、十二指肠液(包括胆汁和胰液)经贲门反流至食管,引起食管下段黏膜慢性炎性。本质上属于化学性因素引起的食管炎。可发生于任何年龄的人群,成人中发病率随年龄增长而升高。胃食管反流病患者中约有 40% 表现为反流性食管炎。中老年人、肥胖、吸烟、饮酒及精神压力大是反流性食管炎的高发人群。光镜下早期表现为鳞状上皮增生,上皮内中性粒细胞和嗜酸粒细胞浸润。后期可进展为食管下段的浅表性溃疡,甚至发生柱状上皮化生,形成 Barrett 食管。基底细胞增厚,炎症可累及黏膜下层,伴纤维组织增生,导致食管狭窄、短缩,甚至引起食管裂孔疝。

3. 食管憩室(diverticulum diverticula of the esophagus) 食管憩室是指与食管腔相连的覆盖有上皮的盲袋。是常见的食管良性疾病之一。分为膨出性憩室和牵引性憩室。膨出性憩室多因食管壁平滑肌层先天发育不良,表面的黏膜部分由该处脱出,多突出于食管后壁,内存食物常压迫食管形成狭窄,而牵引性憩室常因食管周围组织慢性炎症造成瘢痕性收缩,牵拉食管壁而形成。多见于中老年人,男性较多。临床上,类似结肠憩室。

4. Barrett 食管(Barrett esophagus,BE)

【概况】 是指食管下段黏膜的复层鳞状上皮被单层柱状上皮所替代的一种病理现象。1950 年由 Barrett 首先报道,故称之为 Barrett 食管。胃-食管反流是 Barrett 食管的主要原因。Barrett 食管可发展为 Barrett 溃疡、Barrett 食管狭窄以及癌变。

【诊断依据】 1)病变处黏膜失去正常皱褶,呈橘红色、颗粒样,不规则形,在灰白色正常食管黏膜的背景上呈补丁状、岛状或环状,可见黏膜下明显的静脉丛。

2)光镜下有三种类型:①胃底上皮型:完全胃化生(主细胞、壁细胞、黏液细胞);②交界上皮型(只有胃黏液细胞,无主细胞、壁细胞);③特殊型柱状上皮型[不完全肠上皮化生,绒毛状结构,腺体紧邻黏膜肌板,高柱状黏液分泌细胞,夹有杯状细胞、潘氏细胞(鱼子细胞),但无小肠吸收功能],此型恶变率高(图 8-19)。

3)腺体排列紊乱,常有腺体扩张、萎缩和程度不同的纤维化及炎症细胞浸润,局部黏膜肌层常增厚。

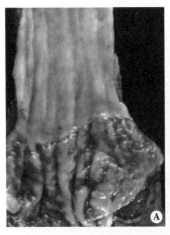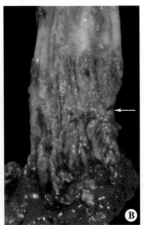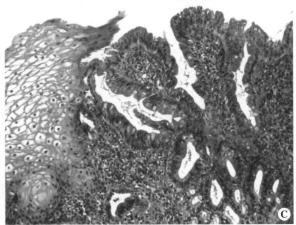

图 8-19　Barrett 食管

A. 示正常的胃食管连接处;B. Barrett 食管的颗粒样区域,箭头所指;C. 镜下左侧为鳞状上皮构成的黏膜,右侧为肠型柱状上皮构成的腺性黏膜

三、WHO 食管肿瘤组织学分类

1. 上皮性肿瘤

(1)鳞状细胞乳头状瘤

(2)上皮内肿瘤:①鳞状上皮;②腺性(腺瘤)

(3)癌:①鳞状细胞癌;②疣状鳞状细胞癌;③基底细胞样鳞状细胞癌;④梭形细胞鳞状细胞癌;⑤腺癌;⑥腺鳞癌;⑦黏液表皮样癌;⑧腺样囊性癌;⑨小细胞癌;⑩未分化癌。

其他

(4)类癌

2. 非上皮性肿瘤

(1)平滑肌瘤

(2)脂肪瘤

(3)颗粒细胞瘤

(4)胃肠间质瘤:①良性;②交界性;③恶性。

(5)平滑肌肉瘤

(6)横纹肌肉瘤

(7)Kaposi 肉瘤

(8)恶性黑色素瘤

(9)其他

3. 继发性肿瘤

四、常见食管肿瘤

(一)食管良性肿瘤

1. 鳞状细胞乳头状瘤(papilloma) 食管的乳头状瘤少见,是食管的良性上皮性肿瘤,发病年龄多在中老年。起病隐袭,临床表现无特异性,以上腹部症状居多,如胸骨后痛、吞咽困难、胃灼热感等,尚有便血、缺铁性贫血。属于癌前病变之一。镜下,表面由增生的鳞状上皮细胞形成,细胞无异型性,无角化,内含结缔组织和血管。

2. 食管腺瘤 罕见,多见于 Barrett 食管,病变多在固有层。

3. 非上皮性肿瘤 如平滑肌瘤、食管间质瘤(同于胃肠道)、血管瘤、脂肪瘤、神经鞘瘤、神经纤维瘤、颗粒细胞肿瘤。

(二)食管癌(esophageal carcinoma)

食管癌是指由食管鳞状上皮或腺上皮的异常增生所形成的恶性病变。其发展一般经过上皮不典型增生、原位癌、浸润癌等阶段。是我国的常见恶性肿瘤之一,男性发病率较高,发病年龄多在 40 岁以上。食管癌好发于三个生理性狭窄部,以中段最多见,其次为下段,而上段最少。临床上主要表现为不同程度的吞咽困难。早期食管鳞癌术后 5 年存活率可达 90%,中晚期癌术后 5 年存活率仅 10%～30%。食管癌的癌前病变主要包括鳞状上皮内瘤变和 Barrett 食管。

1. 早期食管癌 病变局限于黏膜下层以内,未累及肌层,无淋巴结转移。

【临床特点】 轻微症状如食管内异物感、轻微的吞咽不畅和胸骨后疼痛。X 线钡餐检查仅见管壁轻度局限性僵硬或正常。

【巨检】 根据大体形态,可以分为糜烂型、斑块型、乳头型和隐伏型。

【光镜】 绝大部分为鳞状细胞癌。根据肿瘤是否浸润分为原位癌、黏膜内癌和黏膜下癌。

2. 中晚期食管癌(进展型食管癌)

【临床特点】 患者多出现吞咽困难、胸骨后疼痛等典型临床症状。晚期会有消瘦、脱水甚至声音嘶哑、食管癌穿孔。

【巨检】 根据大体形态特点可分为以下五型:

a. 髓质型:约占 61%。表面常有深浅不一的溃疡,癌组织主要向食管壁内呈浸润生长,累及食管全周或大部分,食管壁增厚、管腔变小,癌组织切面质地较软,灰白。

b. 蕈伞型:约占 12%。表面多有浅溃疡,癌组织呈卵圆形,突入食管腔形成肿块,边缘外翻。

c. 溃疡型:约占 12.6%。肿瘤表面有较深的溃疡,溃疡较大,形态不规则,边缘略隆起,"火山口"状,底部高低不平。多累及食管壁的一部分。

d. 缩窄型:约占 5.5%。管腔环形狭窄。狭窄上下的黏膜形成放射状皱褶,上端食管腔明显扩张。切面肿瘤组织内见大量组织状的纤维组织,质地坚硬。

e. 腔内型:约占 3.3%,肿瘤息肉状或突入是管腔内,圆形或卵圆形,表面可有糜烂多侵及肌层。

【光镜】 90% 以上是鳞状细胞癌,其次是腺癌。腺癌主要位于食管下段,可能与 Barrett 食管有关,少数来自食管黏膜下腺体。中晚期食管癌组织学分类包括鳞癌、腺癌、腺棘癌与腺鳞癌、黏液表皮样癌、腺样囊性癌、基底细胞样鳞癌、疣状癌、梭形细胞鳞癌、未分化癌等。

(1)鳞状细胞癌(squamous cell carcinoma)

【概况】 鳞状细胞癌是发生在食管鳞状上皮的最常见的一种恶性肿瘤。患者常常会出现吞咽不适、吞咽疼痛、胸口疼痛、体重减轻、慢性出血等一系列的症状。

【诊断依据】 组织形态同其他部位鳞癌,根据分化程度分为高分化鳞癌(Ⅰ级)、中分化鳞癌(Ⅱ级)、低分化鳞癌(Ⅲ级)。

(2)腺癌(adenocarcinoma)

【概况】 腺癌是由食管黏膜下或者来自贲门腺体发生的恶性肿瘤。男多于女,发病年龄多在 40 岁以上,临床上进行性吞咽困难。在食管下段,主要来自 Barrett 食管。

【诊断依据】 组织形态同其他部位腺癌,根据腺体形成情况和细胞分化程度,腺癌也分为高、中、低三级别分化。

(3)小细胞癌(small cell carcinoma,SCC)

【概况】 食管小细胞癌属于神经内分泌癌(与肺的小细胞癌类似),癌细胞以小圆细胞、燕麦细胞居多。癌细胞小,胞质少,圆形、卵圆形或梭形。此瘤高度恶性,生长快,预后差。

【诊断依据】 ①癌细胞较小,多为圆形、卵圆形、短小梭形。胞质少,细胞核深染色,癌组织常呈巢状、片块状或条索状。有时也可围绕小血管形成假菊形团结构。②电镜可见轴状致密神经内分泌颗粒。③免疫组化,上皮标记及神经内分泌标记阳性。

第四节 胃

一、胃胚胎学和解剖组织学

1. 胚胎学 胚胎发育至第 4 周,在前肠尾端出现一前后略凸、左右稍扁的梭形膨大,这就是胃的原基。随着咽和食管的伸长,胃也向尾侧移动,其背侧缘生长迅速,形成胃大弯;腹侧缘生长缓慢,形成胃小弯。胃大弯的头端膨出,形成胃底。

2. 解剖学 胃是消化管的最膨大部分,由食管送来的食团暂时贮存胃内,进行部分消化,到一定时间后再送入十二指肠,此外胃还有内分泌的机能。胃大部分位于腹上部的左季肋区。上端与食管相续的入口叫贲门,下端连接十二指肠的出口叫幽门。上缘凹向右上方叫胃小弯,下缘凸向左下方叫胃大弯,贲门平面以上向左上方膨出的部分叫胃底,靠近幽门的部分叫幽门部;胃底和幽门部之间的部分叫胃体(图8-20A)。

3. 组织学 胃壁由黏膜、黏膜下层、肌层和浆膜层四层构成(图8-20B)。黏膜层包括上皮和黏膜肌层组成,黏膜上皮为单层柱状上皮,排列整齐,细胞核圆形,位于基底部,无杯状细胞夹杂。上皮向黏膜深部下陷构成大量腺体(胃底腺、贲门腺、幽门腺),它们的分泌物混合形成胃液,对食物进行化学性消化。

黏膜肌层由薄层平滑肌组成,分内环肌和外纵肌。黏膜下层由疏松结缔组织构成,含有淋巴细胞、肥大细胞、血管、淋巴管和神经丛,有时可有脂肪细胞。黏膜在幽门处由于覆盖幽门括约肌的表面而形成环状的皱襞叫幽门瓣。胃肌层由三层平滑肌构成,外层纵形,中层环形,内层斜行,其中环形肌最发达,在幽门处特别增厚形成幽门括约肌。幽门括约肌和幽门瓣具有控制胃内容物排入十二指肠以及防止肠内容物逆流回胃的作用。浆膜层为薄层疏松结缔组织,外表面被覆间皮细胞,与大小网膜间皮连续。间质下结缔组织中有丰富的淋巴管。

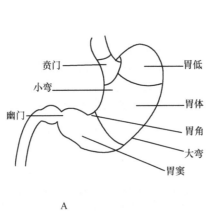
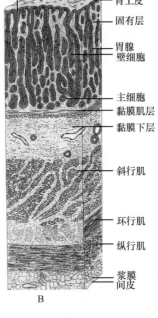

图 8-20 胃
A. 胃的临床分区;B. 胃的组织结构

二、非肿瘤性病变

1. 胃憩室与胃重复

(1)真性憩室含胃壁全层,由炎症牵引所致,多见于幽门和十二指肠。

(2)假性憩室仅胃黏膜从肌层薄弱处疝出。

(3)胃重复少见,为球形或圆形中空结构与胃壁相连,重复胃与胃共一肌层,胃大弯多见,双重管道。

2. 异位胰腺(ectopic pancreas) 异位胰腺又称迷路胰腺或副胰,是存在于正常胰腺位置以外的孤立胰腺组织,与正常胰腺之间无解剖学联系,又无血管联系。异位胰腺组织是一种相对常见的先天性异常。约90%的异位胰腺位于上消化道,主要是胃约占25.5%,其次是十二指肠、空肠,或网膜、腹壁及其他部位。大多数为单发,多发者少见。病理学表现与正常胰腺组织相似。

3. 慢性胃炎(chronic gastritis) 是胃黏膜的慢性非特异性炎症,最后导致胃黏膜萎缩、肠上皮化生,胃黏膜上皮不典型改变,但一般不伴有胃黏膜的糜烂。目前认为慢性胃炎的病因主要是幽门螺杆菌感染,慢性胃窦炎患者约有90%在胃黏膜可检出幽门螺杆菌。此外,自身免疫性损伤占慢性胃炎的10%以下,以及长期慢性刺激,如长期饮酒吸烟、喜食热、烫及刺激性食物,以及十二指肠液反流对胃黏膜屏障的破坏等。慢性胃炎好发于胃小弯和胃窦。根据病理变化的不同,分为以下几类:

(1)**慢性浅表性胃炎(chronic superficial gastritis)**:是胃黏膜最常见的病变之一,以胃窦部为常见。

【诊断依据】 ① 病变呈多灶性或弥漫状、病变部胃黏膜充血、发红、水肿,可伴有点状出血或糜烂,表面可有灰黄或灰白色黏液性渗出物覆盖。

②组织学,黏膜厚度正常,病变主要位于黏膜浅层,即腺窝水平的固有层内,固有层充血、水肿、可见较多的淋巴细胞、浆细胞浸润,嗜酸粒细胞偶尔可见。表面上皮和腺窝上皮不同程度的变性、坏死脱落、修复和再生,不出现腺体萎缩。再生的上皮细胞核大深染,胞质少。

(2) 慢性萎缩性胃炎(chronic atrophic gastritis):是指胃黏膜已经发生萎缩性改变的慢性胃炎。慢性萎缩性胃炎又可以分为多灶萎缩性胃炎和自身免疫性胃炎两大类。前者萎缩性改变在胃内呈多灶性萎缩,以胃窦为主,多由幽门螺杆菌感染引起的慢性非萎缩性胃炎发展而来,后者萎缩性改变主要在胃体,多由自身免疫引起的胃体胃炎发展而来。主要表现为胃黏膜萎缩变薄,黏膜腺体减少或消失;固有膜内多量淋巴细胞、浆细胞浸润;并伴上皮化生。

【分型】 ①根据胃固有腺体萎缩程度,慢性萎缩性胃炎分为轻、中、重三级。轻度指固有腺体1/3萎缩,重度为2/3以上的固有腺体萎缩,而中度是介于这两者之间的。②根据发病是否与自身免疫有关及是否伴有恶性贫血,将慢性萎缩性胃炎分A,B,C型。A型属于自身免疫性疾病,患者胃液和血清中抗壁细胞抗体和抗内因子抗体阳性,胃酸分泌明显减低,血清胃泌素水平高,维生素B_{12}吸收障碍,常伴有恶性贫血,病变主要在胃体和胃底部;B型患者胃液和血清中抗壁细胞抗体和抗内因子抗体均为阴性,胃酸分泌中度降低或正常,血清胃泌素水平低,很少发生维生素B_{12}吸收障碍,不伴有恶性贫血,病变多见于胃窦部。我国B型胃炎更常见。A、B型胃炎胃黏膜的病变基本类似。C型是由于化学物质引起的胃炎,包括胆汁反流等,其特点是腺窝上皮增生、黏膜水肿充血、固有层平滑肌纤维增多、炎症不明显、腺体囊性扩张、变性或萎缩。

【诊断依据】
1) 胃黏膜变薄、平滑、由正常的橘红色变为灰色或灰绿色,皱襞变少或消失,由于黏膜变薄,胃镜下黏膜下血管清晰可见。

2) 胃黏膜固有腺体(胃体胃底腺、幽门腺和贲门腺)不同程度萎缩或消失,表现为①腺体变小,数目减少,胃小凹变浅,并可有囊性扩张;②肠上皮化生或假幽门腺化生;③固有层内有淋巴细胞、浆细胞弥漫浸润,可形成淋巴滤泡;④黏膜肌层相对增厚。

慢性萎缩性胃炎中以肠上皮化生为常见,病变区胃黏膜表层上皮细胞中出现分泌酸性黏液的杯状细胞、有纹状缘的吸收细胞和潘氏细胞(paneth cell)等肠上皮所特有的细胞,可出现细胞异型性增生。肠化生上皮分为完全型化生(Ⅰ型化生、小肠型化生)和不完全型化生(Ⅱ型化生)。既有杯状细胞又有吸收上皮细胞者称为完全化生,只有杯状细胞者为不完全化生。根据其黏液的组化反应,不完全化生又可分为胃型化生(Ⅱa型)和结肠型(Ⅱb)。前者柱状上皮分泌中性黏液,后者柱状上皮分泌硫酸黏液,一般认为结肠型不完全化生与胃癌有密切关系。假幽门腺化生是指在胃底胃体腺区内出现类似正常幽门腺的腺体。意义不清楚,可能是胃黏膜损伤的结果。

(3) 慢性肥厚性胃炎(chronic hypertrophic gastritis):表现为黏膜上皮增生,皱襞肥大加深呈脑回状,甚至形成息肉。黏膜下结缔组织增多,伴慢性炎症细胞浸润。分为单纯性慢性肥厚性胃炎和巨大肥厚性胃炎两种类型。巨大肥厚性胃炎可引起上腹部疼痛、出血和蛋白过分泌,从而导致低蛋白血症和蛋白丢失性胃肠疾病。

a. 单纯性慢性肥厚性胃炎

【巨检】 黏膜皱襞粗大加深变宽,呈脑回状

【光镜】 黏膜层增厚,腺体肥大增生,腺体变长但结构正常,固有层弥漫性炎细胞浸润(图8-21)。单纯性慢性肥厚性胃炎可原因不明或伴消化性溃疡,或是胃泌素瘤(Zollinger-Eolliger Syndrome)的一种表现。

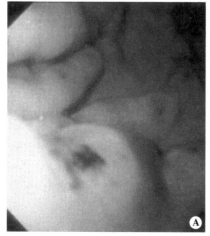
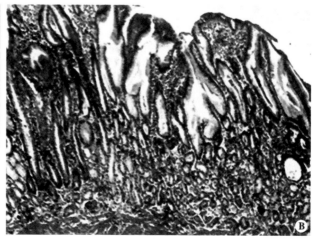

图8-21 慢性肥厚性胃炎
A. 胃黏膜增生,皱襞肥大形成息肉状;B. 黏膜上皮增生,结缔组织增多,伴慢性炎症细胞浸润

b. 巨大肥厚性胃炎(又称 Menetrier 病)

【巨检】 胃底胃体部,尤其是大弯侧,黏膜肥厚,形成巨大脑回状,黏膜皱襞上可见横裂,有多数疣状隆起的小结;黏膜隆起的顶端常伴有糜烂。

【光镜】 黏膜全层增厚,腺体肥大增生,腺管延长,有时增生的腺体呈囊性扩张,可穿过黏膜肌层。黏膜表面黏液细胞数量增多。可有假幽门腺化生,但无肠化。黏膜固有层有淋巴细胞和浆细胞浸润。

4. 其他类型的胃炎

(1)淋巴细胞性胃炎:表现为黏膜上皮内有大量的成熟 T 淋巴细胞。

(2)慢性囊性胃炎:胃体腺或幽门腺呈囊性扩张,被覆扁平上皮。

(3)出血性胃炎和糜烂性胃炎:胃黏膜萎缩性改变,伴有糜烂和出血。

(4)嗜酸细胞性胃炎:胃壁显著增厚,胃壁水肿以及有大量嗜酸粒细胞浸润。

(5)肉芽肿性胃炎:包括胃结核(形成炎性包块,局部淋巴结肿大,有干酪样坏死)、胃克罗恩病、胃结节病、胃梅毒(镜下胃壁有大量浆细胞和淋巴细胞浸润以及闭锁性动脉内膜炎及全静脉炎)、胃霉菌和病毒感染、胃软斑(病变处有大量巨细胞浸润,胞质嗜酸性颗粒状)

5. 胃溃疡(gastric ulcer, GU)

胃溃疡是消化性溃疡中最常见的一种,主要是指胃黏膜被胃消化液自身消化而造成的超过黏膜肌层的组织损伤。

(1)急性胃溃疡:一般引起急性胃炎的物理、化学和生物因素都可以引起急性胃溃疡。急性溃疡发生时常合并于许多严重疾病,如休克、严重烧伤、脑损伤、腹部外伤和大手术等过程中,患者处于应激状态,因而又被称为应激性溃疡。溃疡直径通常较小且呈多发,一般溃疡表浅,界限清楚。周围黏膜水肿。溃疡底没有肉芽组织和疤痕组织,散在淋巴细胞和中性粒细胞浸润。容易发生胃穿孔。

(2)慢性胃溃疡

【概况】 溃疡的形成均与胃酸和胃蛋白酶的消化作用有关。多为单发。临床上十二指肠溃疡多于胃溃疡。中老年比较多见,也可发生在年轻人。男性患者多于女性。慢性胃溃疡会有穿孔、出血、纤维化、食物肉芽肿和癌变等并发症发生。临床上,慢性胃溃疡以反复发作的节律性上腹痛为临床特点,可能与胃酸刺激溃疡局部的神经末梢所致及胃壁平滑肌痉挛有关。胃溃疡疼痛发生在餐后 30min。常伴有暖气、返酸、灼热等感觉,甚至还有恶心、呕吐、呕血、便血。

【诊断依据】 ①多发生在小弯侧和胃窦部,及靠近小弯侧的胃后壁,80% 为单一病灶,溃疡呈圆形或卵圆形,典型胃溃疡直径多小于 2cm。溃疡底部有白苔,溃疡边缘皱襞呈放射状向溃疡中心聚集。②溃疡底由表层至深部的四层构成。为炎性渗出层、坏死层、肉芽组织层和疤痕层。

6. 息肉

息肉是指从黏膜表面突出的异常生长的组织,一般来说,息肉是由于起源于黏膜的细胞生长聚集形成的。生长在胃内的息肉称之为胃息肉,是临床常见疾病,很多胃息肉的发生于幽门螺旋杆菌感染有关,多见于中老年人。胃息肉常没有任何临床症状。绝大多数息肉是良性病变,只有一部分息肉有癌变的倾向,需要积极的治疗。

胃息肉主要有以下几种:

(1)胃底腺息肉:胃底腺息肉是上消化道内镜检查中最常见的息肉,为胃底胃体黏膜形成多发性广基息肉状隆起。直径一般都小于 0.5cm,扁平无蒂,表面光滑。息肉内有被覆含有壁细胞和主细胞的上皮,表面腺窝短或缺如,这时息肉表面被覆单层腺窝上皮。胃底腺息肉的癌变的风险几乎没有。

(2)增生性息肉:也是胃常见息肉类型。这种息肉是慢性炎症刺激引起的,尤其是慢性萎缩性胃炎。幽门螺旋杆菌感染是引起这种息肉的最主要病因。增生性息肉来自于腺窝上皮,一般生长在胃窦部,体积较小,一般是半球形的,直径 1cm 左右。表面可以光滑,也可以有充血水肿,而且常常多发,有蒂或广基。直径大于 1cm 者易发生癌变。镜下为增生肥大的腺窝上皮构成的大型腺管,中心为增生的幽门腺或胃体腺,含有血管纤维平滑肌组织,深部腺体常呈囊性扩张。有时可见表面上皮内褶呈锯齿状。

(3)胃腺瘤:为肿瘤性息肉,这种息肉也常常在慢性萎缩性胃炎的病人中发现,多位于胃窦,息肉一般是单个,圆形的,可以有蒂,也有些呈扁平状,来自肠上皮化生的腺上皮。外形类似于结肠的腺管样腺瘤、绒毛状腺瘤。息肉的癌变与息肉的大小有关,如果直径超过 2cm 的息肉易发生癌变。镜下,腺瘤上皮有不同程度的不典型增生,上皮内有散在的神经内分泌细胞。

(4)混合型息肉:为腺瘤和增生性息肉的混合型。

(5)炎性纤维样息肉:少见,好发于胃窦,直径一般不超过 2cm,呈广基的息肉样肿物突入胃腔,表面被覆的黏膜有溃疡形成。镜下显示由许多小血管和成纤维细胞漩涡状生长。

(6)息肉病:这是一种极其罕见的疾病,有很多类型,比如幼年性息肉,黑斑息肉综合征(Peutz-Jeghers 综合征)等。有些错构瘤性息肉可以癌变,但癌变率一般非常低。

三、胃肿瘤 WHO 分类(2010 年第 4 版)

癌前病变

　　低级别上皮内瘤变（轻度异型增生）

　　高级别上皮内瘤变（重度异型增生）

　　黏膜内浸润性肿瘤/黏膜内癌

胃癌

　　管状腺癌

　　乳头状腺癌

　　黏液腺癌

　　低黏附性癌(包括印戒细胞癌)

　　混合性癌

　　遗传性弥漫性胃癌

胃神经内分泌肿瘤

　　(1) 神经内分泌瘤(NET):G1,G2

　　(2) 神经内分泌癌(NEC)

　　(3) 混合性腺神经内分泌癌(MANEC)

　　胃淋巴瘤(见淋巴造血系统相应章节)

　　胃间叶性肿瘤

　　胃肠间质瘤(GIST)

　　血管球瘤

　　炎性肌纤维母细胞瘤

　　平滑肌瘤和平滑肌肉瘤

　　神经鞘瘤

　　丛状纤维黏液瘤

四、常见胃肿瘤

1. 胃上皮不典型增生

胃上皮不典型增生多发生在胃窦部,一般病变范围较小,直径不超过 2cm。多数仅在光镜下被发现,是目前公认的主要癌前病变。一般分为轻、中、重 3 级。

(1) 轻度不典型增生:腺管的结构轻度不规则,主要分布于黏膜浅部或仅见于深部。在胃型时上皮呈高柱状,细胞质内黏液样分泌空泡仍保存或轻度减少;肠型时杯状细胞减少,细胞核长圆形或杆状,体积稍增大而深染。核排列较密集,位于细胞基底侧。

(2) 中度不典型增生:腺管的结构不规则,形态大小不一,腺管呈分支状,排列较致密。常呈灶性,深部常见囊状扩张腺管,上皮呈柱状,在胃型时细胞质内分泌物减少或消失,肠型时杯状细胞少见或消失。细胞核长圆形或杆状,增大、深染、密集,排列稍显紊乱。

(3) 重度不典型增生:腺管结构紊乱、形状和大小不一。如果是灶性,表面腺管常呈锯齿状。增生的细胞扩展到黏膜表面缺乏成熟梯度,达到黏膜全层为原位癌。在胃型时上皮立方形,分泌空泡几乎消失;肠型时上皮呈柱状,不见杯状细胞,细胞核增大,浓染或疏松网状,呈杆状或卵圆形,排列紊乱。

轻度不典型增生属于低级别上皮内瘤变,而中度不典型增生和重度不典型增生属于高级别上皮内瘤变。当上皮内肿瘤浸润至固有层或黏膜肌层时诊断为癌。

2. 胃癌(carcinoma of stomach)

胃癌起源于胃壁最表层的黏膜上皮细胞,可发生于胃的各个部位(胃窦幽门区最多、胃底贲门区次之、胃体部略少),可侵犯胃壁的不同深度和广度。是我国最常见的消化道恶性肿瘤。患者以男性多见,男女之比为 2~3∶1,发病年龄多在 40 岁以上。

【病因】　胃癌的发生与环境因素、饮食因素以及幽门螺杆菌感染有关。胃癌发生主要分布在亚洲、拉丁美洲和中欧,饮食因素中包括高盐饮食、油煎、熏制和粗糙食物等。而幽门螺杆菌感染人群发生胃癌的危险度是普通人群的 3 倍。与胃癌有关癌前状态和癌前病变包括:部分性胃切除、慢性胃溃疡、胃息肉、慢性萎缩性胃炎伴胃黏膜上皮不典型增生、大肠型肠上皮化生。

【临床特点】　胃癌的症状隐匿早期 70% 以上毫无症状,有症状者一般不典型,常到病程晚期才出现明显症状。可表现为体重减轻、上腹部疼痛、厌食、呕吐、排便习惯改变、吞咽困难、贫血、出血等;或出现与转移相关的表现,如肝脏肿大、腹水、左锁骨上淋巴结肿大等症状。

【预后】　取决于肿瘤浸润的深度、有无淋巴结和远处转移。早期胃癌预后较好,术后 5 年存活率可达 90% ~ 100%,晚期胃癌 5 年存活率仅为 20% ~ 30%。对高危人群进行胃镜普查,做到早诊断、早治疗是提高胃癌患者预后的唯一途径。

(1) 早期胃癌(early gastric carcinoma):是胃癌变局限于黏膜层或黏膜下层,尚未侵入肌层,而不论有无淋巴结转移。早期胃癌中,若直径小于 0.5cm 者称为微小癌。直径 0.6~1.0cm 者称小胃癌。

【巨检】　根据其大体形态可分为(图 8-22):

a. 隆起型(Ⅰ型):为突入胃腔的外生性病变。

b. 表浅型(Ⅱ型):又分为表浅隆起型(Ⅱa 型)、表浅平坦型(Ⅱb 型)、表浅凹陷型(Ⅱc 型)。表浅隆起型指隆起的病变不超过邻近黏膜的厚度,表浅平坦型为平坦的病变,表浅凹陷型为糜烂样但不是深溃疡样的凹陷性病变。

c. 凹陷型:溃疡可以扩展到固有肌层,而癌本身局限于黏膜和黏膜下层。

d. 混合型:为以上几种形态中存在两种或以上。在早期胃癌中表浅凹陷型和凹陷型最常见。外生性病变常为高分化,凹陷和溃疡性病变主要为低分化腺癌和印戒细胞癌。镜下早期胃癌以高分化的管状腺癌多见,其次为乳头状腺癌。

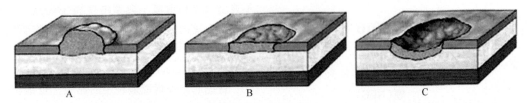

图 8-22　早期胃癌的大体类型,分别为隆起型(A)、平坦型(B)、凹陷型(C)

（2）中晚期胃癌:又称为进展期胃癌(advanced gastric carcinoma)指癌组织浸润深度超过黏膜下层者。

【巨检】　根据其大体形态可分为:

a. 息肉型或蕈伞型:癌组织向黏膜表面生长,形成息肉状或蕈伞状肿块突入胃腔,癌呈膨胀性生长,切面与周围胃壁界限清楚。

b. 溃疡型:癌组织向胃壁深层生长,中心坏死脱落形成溃疡,溃疡直径一般在 2.5cm 以上,边缘隆起,呈火山口状或环堤状,底部凹凸不平。

c. 弥漫浸润型:癌组织向胃壁内弥漫浸润,与周围正常组织分界不清楚。病变处胃壁增厚变硬,其表面胃黏膜粗糙、皱襞大部分消失,可见糜烂或浅溃疡。如癌组织弥漫浸润累及胃的大部或全胃,则胃壁弥漫增厚变硬,胃腔变小,状如皮革,即称为"皮革胃"。

d. 胶样癌:当癌细胞分泌大量黏液时,癌组织呈半透明胶冻状。

【光镜】　镜下胃癌绝大部分是腺癌,根据细胞的分化又分为(图 8-23):

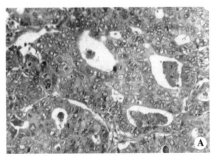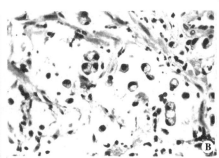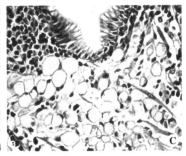

图 8-23　胃腺癌
A. 管状腺癌;B. 黏液腺癌,黏液湖中少量印戒细胞;C. 印戒细胞癌

a. 乳头状腺癌:为高分化外生性癌,具有伸长的指状突起,突起表面被覆圆柱状或立方形细胞,轴心为纤维血管结缔组织。

b. 管状腺癌:肿瘤中存在显著扩张或呈裂隙样和分支状的导管,管腔大小各异。也可存在腺泡状结构,细胞不典型程度从低度到高度。

c. 黏液腺癌:肿瘤中 50% 以上为细胞黏液池,癌细胞漂浮在黏液湖内。为低分化癌。

d. 印戒细胞癌:50% 以上的肿瘤细胞内充满黏液,黏液将胞核推挤到一侧,形似戒指,为低分化癌。

e. 未分化癌:由一些在电镜下具有神经内分泌细胞特点的成片的小细胞构成,可以合成具有生物活性的产物。

根据肿瘤起源的细胞分为两种主要类型(Lanren 分类):

a. 肠型胃癌:肠型胃癌来源于肠化上皮,形态分化较好,癌细胞常形成腺管或腺样结构,黏液分泌在腺腔内或细胞外;多见于高发区的老年男性,发展缓慢,预后较好。

b. 胃型(弥漫型)胃癌:来自胃上皮,癌细胞呈小圆形,黏附力差,分散在胃壁中,多数癌细胞分泌黏液,包括印戒细胞癌和黏液细胞癌。胃型胃癌多见于青壮年女性,预后差。

还有一些胃癌比较少见,包括鳞癌、腺鳞癌、腺癌伴神经内分泌细胞分化、肝细胞样腺癌(含腺癌和肝细胞样分化的癌细胞,预后差)、壁细胞癌、胃绒癌等。

3. 胃肠间质瘤(gastrointestinal stromal tumors, GIST)

【概况】　GIST 是胃肠道最常见的间叶源性肿瘤,在生物学行为和临床表现上可以从良性至恶性,免疫组化检测通常表达 CD117,显示卡哈尔细胞分化,大多数病例具有 c-kit 或 PDGFRA 活化突变。按照现行的诊断标准,以往所诊断的大多数平滑肌肿瘤(包括平滑肌母细胞瘤)实为 GIST;而曾被定义为胃肠道自主神经瘤(GANT)的肿瘤在临床表现、组织学形态、免疫表型和分子病理学上均与 GIST 相同,应归属于 GLST,也已不再作为一种独立的病变类型。50% ~70% 胃肠道间质瘤发生于胃。其次是小肠、大肠和食管(5%),肠系膜、网膜及腹腔后罕见。

【巨检】 肿瘤可位于浆膜下、黏膜下或肌层,向浆膜面或黏膜面突出;20%~30%的病例在黏膜面可形成溃疡。肿瘤为境界清楚的孤立性圆形或椭圆形肿块,偶呈分叶状、多发性。无明显的纤维性包膜;切面质实,灰白色或黄褐色,常伴灶状出血、坏死及囊性变。肿瘤可直接浸润到胰腺或肝组织。腹膜出现多个种植性转移的结节是恶性的典型表现。

【诊断依据】 ① 组织学上,依据瘤细胞的形态通常将 GIST 分为 3 大类(图 8-24,图 8-25):梭形细胞型(70%)、上皮样细胞型(20%)和梭形细胞-上皮样细胞混合型(10%)。梭形细胞排列呈编织状、栅状;核略呈梭形,常见核旁空泡;多边形上皮样细胞胞质透亮,核圆形成卵圆形。少数病例可含有多形性细胞,常见于上皮样 GIST 内。间质可呈硬化性,尤见于伴有钙化的小肿瘤,偶可呈黏液样。②免疫组化检测 CD117 阳性率为 94%~98%,DOG1 阳性率为 94%~96%,其中 CD117 与 DOG1 具有高度一致性(图 8-

26)。多数梭形细胞 GIST(特别是胃 GIST)表达 CD34,但在上皮样 GIST 中的表达不一致,在小肠 GIST 中 CD34 可为阴性。在常规工作中,推荐联合采用上述 3 项标记物。③电镜,缺乏细胞分化特征,肿瘤细胞表面树突状突起、胞质中致密颗粒与间质中丝团样纤维。

需要注意的是,少数非 GIST 肿瘤也可表达 CD117 和(或)DOG1,如贲门平滑肌瘤、腹膜后平滑肌瘤、盆腔内平滑肌瘤病、直肠肛管恶性黑色素瘤以及子宫平滑肌肉瘤等,应联合采用其他标记(如 desmin 和 HMB45 等)加以鉴别。

此外,免疫组化检测琥珀酸脱氢酶 B(SDHB)有助于识别琥珀酸脱氢酶缺陷型 GIST(SDH-deficient-GIST)。该型 GIST 不表达 SDHB,临床上常伴有 Carney's 三联征(GIST、副神经节瘤和肺软骨瘤)或 Carney-Stratakis 综合征(家族性 GIST 和副神经节瘤),c-kit 或 PDGFRA 基因突变检测显示为野生型。

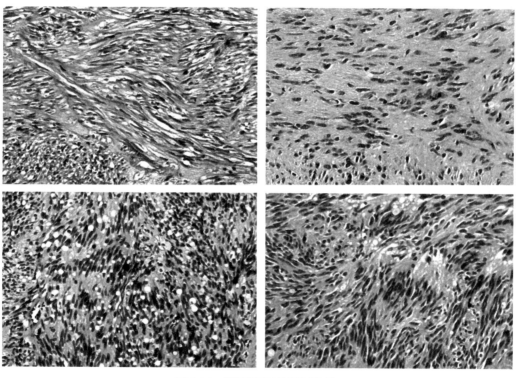

图 8-24 胃间质瘤(梭形细胞型)

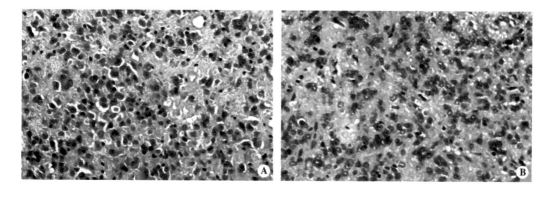

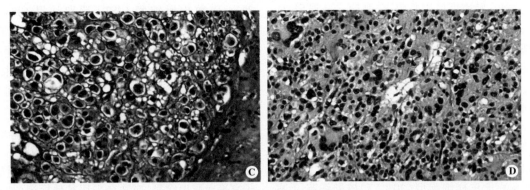

图 8-25 胃间质瘤(上皮样细胞)

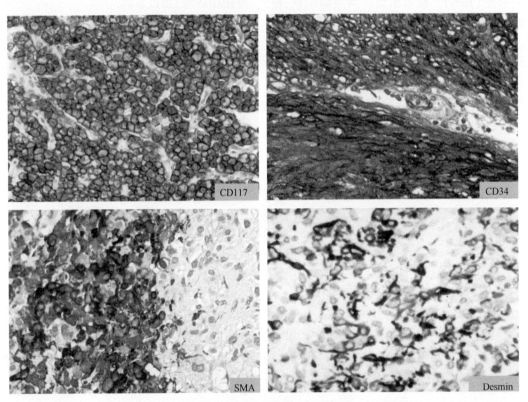

图 8-26 胃间质瘤的免疫组化表达

Lewin 分级标准:①肯定恶性指标:转移;浸润邻近器官;大肠间质瘤侵犯肌层。②潜在恶性指标:肿瘤长径在胃部>5.5cm,在肠部>4cm,核分裂象在胃部>5/50HPF,在肠道>1/50HPF;肿瘤坏死;核异型性明显;细胞丰富,小上皮样细胞呈巢状或腺泡状排列。

大于 5cm,但是核分裂小于 5/50HPF 的肿瘤常被认为是具有不确定恶性潜能的类别。而肿瘤较大(尤其大于 10cm),虽未被检出核分裂象,发展后期可以复发甚至转移。

中国胃肠间质瘤诊断治疗规范(2013 年版)原发 GIST 切除术后危险度分级

危险度分级	肿瘤大小(cm)	核分裂象数(/50HPF)	肿瘤原发部位
极低	<2	≤5	任何部位
低	>2 且 ≤5	≤5	任何部位
中等	≤2	>5	非胃原发
	>2 且 ≤5	>5	胃
	>5 且 ≤10	≤5	胃
高	任何	任何	肿瘤破裂

危险度分级	肿瘤大小(cm)	核分裂象数(/50HPF)	肿瘤原发部位
高	>10	任何	任何部位
	任何	>10	任何部位
	>5	>5	任何部位
	>2且≤5	>5	非胃原发
	>5且≤10	≤5	非胃原发

【鉴别诊断】 依靠病理组织学、免疫组化、电镜等方法与平滑肌瘤、平滑肌肉瘤及其他软组织肿瘤相鉴别。

（1）胃肠道腺癌与 GIST 的鉴别

鉴别点	胃肠道腺癌	GIST
发生部位	黏膜上皮	间质(非上皮性、非肌源性、非神经源性及非淋巴性肿瘤)
细胞特点	癌细胞具有分泌现象	梭形、上皮样细胞或混合细胞组成
组织结构	腺样或巢状,伴坏死	漩涡状、栅栏状、束状
免疫组化	CK,EMA	c-kit(CD117),CD34,SMA
临床治疗	手术后化疗	手术后格列卫[Gleevec]有效

（2）胃炎性肌纤维母细胞肿瘤(IMT):多见于儿童和年轻成人,发生于胃壁或肠壁,临床易误诊为GISTs,可多发或累及网膜、腹膜,体积从数厘米到10cm 以上不等,多为良性,但也有恶性报道,病变内成分较多,背景淋巴浆细胞浸润,肿瘤成分为梭形或上皮样肌纤维母细胞,分裂象常少见。恶变时肿瘤细胞丰富,分裂象易见。但目前该肿瘤的组织学恶性诊断标准还不明确,肿瘤细胞可呈 ALK 免疫标记阳性表达(图 8-27)。

（3）胃丛状纤维黏液瘤:非常罕见,特征性发生于胃,常位于胃窦和幽门,可蔓延至十二指肠球部。该肿瘤从儿童到老年人均可发生,男女比例相当。常易误诊为 GISTs。预后好,无复发倾向。肉眼上多结

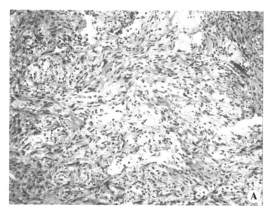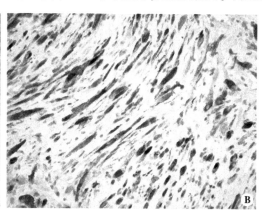

图 8-27 胃炎性肌纤维母细胞肿瘤
A. 肿瘤成分为梭形或上皮样肌纤维母细胞;B. 肿瘤细胞可呈 ALK 免疫标记阳性表达

节状、丛状,累及胃壁肌层,但胃壁外非丛状成分也可见。结节内可见较多毛细血管和大量富于酸性黏多糖的黏液基质,其内细胞相对稀疏,细胞温和呈梭形,

分裂象一般不超过 5/50HPF。免疫标记显示肿瘤细胞表达 SMA、CD10,偶有 Des 阳性,但 CD117 和 DOG1阴性(图 8-28)。

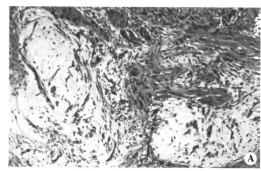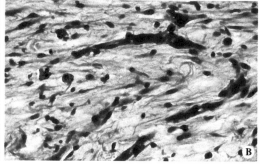

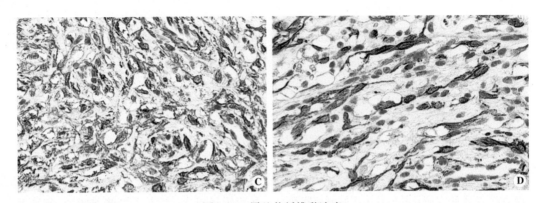

图 8-28　胃丛状纤维黏液瘤

A. 肿瘤呈结节状、丛状，累及胃壁肌层；B. 肿瘤中较多毛细血管和大量黏液基质，其内细胞相对稀疏，细胞温和呈
梭形；C. 肿瘤细胞表达 SMA；D 肿瘤细胞表达 CD10

（4）胃肠道透明细胞肉瘤：是一种罕见的新肿瘤类型，发生于小肠、胃和结肠管壁。临床表现类似于 GIST，常见于年轻人或中年人，体积从 2～10cm 以上不等，较大者可伴有溃疡。位于黏膜层或黏膜下层，或累及胃壁全层。镜下肿瘤由片状、圆形到短梭形透明细胞构成，常见多核破骨巨细胞样细胞，但与外周型透明细胞肉瘤不同的是假器官样簇状结构不明显。组织学多为单相性，仅有少量双向分化的孤立性肿瘤报道。肿瘤常转移至肠系膜淋巴结和肝脏。预后不一，但体积较小的肿瘤（尤其是未见低分化和分裂象特征的病例）预后良好。免疫标记显示肿瘤细胞表达 CK、EMA、S100、Syn 阳性，HMB45 和 Melan A 及 CD117 和 CD34 阴性，有 SYT-SSX 基因融合（图 8-29）。

（5）炎性纤维性息肉：可发生任何年龄段成人的胃肠道内，但在小肠多位于末端回肠。肿瘤大小为 1～5cm，常有蒂并突向肠腔内，可有黏膜溃疡。肿瘤灰白色，切面有光泽，肿瘤组织水肿明显，其内可见梭形至上皮样细胞，混杂有嗜酸粒细胞、组织细胞和显著的毛细血管网。免疫标记显示肿瘤细胞表达 PDG-FRA 阳性，少数病例 SMA 和 CD34 灶阳；CD117 和 DOG1 阴性（图 8-30）。

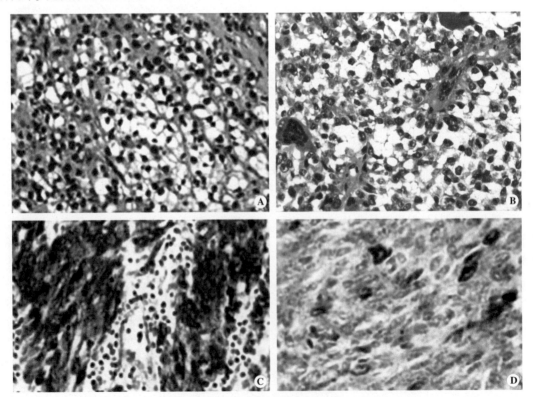

图 8-29　胃肠道透明细胞肉瘤

A. 肿瘤由片状、圆形到短梭形透明细胞构成；B. 肿瘤中常见多核破骨巨细胞样细胞；C. 肿瘤细胞表达 S100；D: 肿瘤细胞表达 Syn

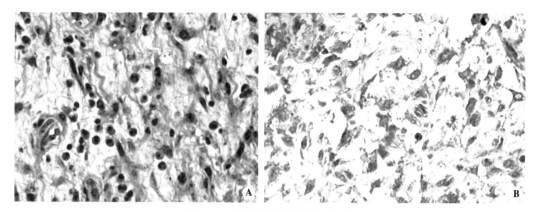

图 8-30　胃肠道炎性纤维性息肉

A. 肿瘤组织水肿明显,其内可见梭形至上皮样细胞,混杂有嗜酸粒细胞;B. 免疫标记显示肿瘤细胞表达 PDGFRA 阳性

4. 黏膜相关淋巴组织结外边缘区 B 细胞淋巴瘤 (MALT lymphoma)

【概况】　MALT 淋巴瘤是一种结外淋巴瘤,由低度恶性的黏膜相关淋巴组织(MALT)发展而来。MALT 淋巴瘤占原发性胃淋巴瘤的 50%。大多发生于成人。大多数 MALT 淋巴瘤病例有慢性炎症性疾病病史,常常是自身免疫性疾病,引起结外淋巴组织聚集。

【诊断依据】　① 由形态多样的小 B 细胞组成,其中包括边缘带细胞(中心细胞样细胞),是小到中等大小的细胞,核轻微不规则,染色质中等,核仁不明显,近似中心细胞,胞质相对丰富,淡染。淡染的胞质增多时,可出现单核细胞样表现。其他还有单核样细胞、小淋巴细胞,也可见到散在的免疫母细胞和中心母细胞样细胞。部分细胞有浆细胞样分化。②肿瘤细胞可向反应性滤泡中心浸润,也可向滤泡间区浸润,瘤细胞最初浸润反应性滤泡周围,然后扩展到滤泡套区,在边缘带扩散,形成融合的区域,取代部分或全部滤泡为滤泡植入。当肿瘤细胞浸润上皮或腺体时,可形成所谓的淋巴上皮病变,即 3 个以上的边缘区细胞浸润在上皮内,常伴有上皮细胞嗜酸性变(图 8-31)。③免疫组化,MALT 淋巴瘤呈 CD20 和 CD79a (+),CD10 和 CD23(-)。瘤细胞表达边缘带细胞相关抗原 CD21 和 CD35。BCL-10 在 25% ~ 50% 病例中 (+)。

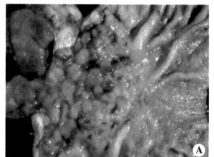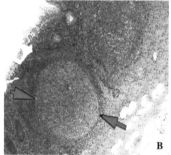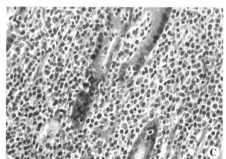

图 8-31　黏膜相关淋巴组织结外边缘区 B 细胞淋巴瘤

A. 胃黏膜皱襞增大,浅表糜烂或溃疡;B. 滤泡植入;C. 淋巴上皮病变

第五节　肠　　道

一、肠道解剖组织学

1. 解剖学　小肠是食物消化吸收的主要场所,盘曲于腹腔内,上连胃幽门,下接盲肠,全长约 3 ~ 5m,分为十二指肠、空肠和回肠三部分。十二指肠位于腹腔的后上部,全长 25cm。它的上部(又称球部)连接胃幽门,是溃疡的好发部位。空肠始于十二指肠空肠曲,占空回肠全长的 2/5,占据腹腔的左上部;回肠占空回肠全长远侧 3/5,在右髂窝续盲肠。回肠位于腹腔右下部,部分位于盆腔内。

大肠是人体消化系统的重要组成部分,为消化道的下段,成人大肠全长约 1.5m,起自回肠,包括盲肠、升结肠、横结肠、降结肠、乙状结肠和直肠六部分。全程形似方框,围绕在空肠、回肠的周围。一般大肠口径较粗,肠壁较薄,盲肠和结肠还具有三种特征性结构为结肠带、囊状以及肠脂垂。盲肠在约 6~8cm,在右髂窝内,是大肠的起始部分。盲肠与末端回场交界处形成回盲瓣,可防止肠内容物逆流。乙状结肠呈 S 状弯曲,直肠为大肠的终段,在盆底以上部分为骨盆直肠,盆底以下部分为会阴直肠或肛管。直肠末端黏膜形成纵型的凸起皱襞为肛柱。其下端有半月形小皱襞,为肛瓣,肛瓣连成锯齿状,为齿状线。肛瓣内形成的凹陷为肛窦,易感染。

2. **组织学** 肠壁由黏膜、黏膜下层、肌层和浆膜

二、炎症性疾病

1. **炎症性肠病** 溃疡性结肠炎与克罗恩病都属于炎症性肠病,这两种疾病都是以反复发生的肠道溃疡为特征,患者常表现为腹泻、黏液血便及腹痛,并且症状很相似,所以很难明确作出诊断。但不同的是,克罗恩病可能影响到消化道的各个部分(如食管、胃、小肠、结肠),而溃疡性结肠炎的影响常局限于大肠。

(1)溃疡性结肠炎(ulcerative colitis,UC):是一种原因不明反复发作的结肠炎症。可能有关的发病因素有感染、食物、心理因素、免疫缺陷及基因异常等。多见于 20~40 岁,亦可见于儿童或老年。有腹泻、血便、腹痛及肠外表现。

【巨检】 为连续性弥漫性黏膜和黏膜下层炎症、表浅性溃疡(溃疡之间的黏膜炎症),很少累及肌层和浆膜。黏膜呈颗粒状或天鹅绒状,质脆,黏膜可大片剥脱而暴露肠壁肌层。

【光镜】 黏膜及黏膜下层血管高度扩张充血水肿,早期可见肠黏膜隐窝处有小脓肿形成,黏膜及黏膜下层可见中性粒细胞、淋巴细胞、浆细胞及嗜酸粒细胞浸润,继而形成广泛溃疡。

(2)克罗恩病(Crohn's disease):克罗恩病是一种消化道的慢性、反复发作和非特异性的透壁性炎症,病变呈节段性分布,可累及消化道任何部位,其中以末端回肠最为常见,结肠和肛门次之,发生于胃部少见。

【巨检】 病变处黏膜颗粒状,有时可见鹅卵石样改变。肠壁水肿,或增厚,腔变小。局部淋巴结肿大。

【光镜】 ①裂隙状溃疡:溃疡呈裂隙状(刀切样裂隙),深入肠壁,可达浆膜,横切面可形成脓肿。②穿壁性炎症:肠黏膜全层炎症,淋巴细胞增生并淋巴滤泡形成,黏膜下层炎性水肿。③结核样肉芽肿,但无干酪样坏死。④黏膜下层增宽(数倍于正常)水肿,炎症,纤维化。

2. **肠结核**(intestinal tuberculosis) 肠结核是结核分枝杆菌引起的肠道慢性特异性感染疾病,是最常见的肺外结核病之一。主要由人型结核分枝杆菌引起。本病一般见于中青年,女性稍多于男性。

肠结核好发于回盲部,依次为升结肠、空肠、横结肠、降结肠、阑尾、十二指肠及乙状结肠等处,偶有位于直肠者。光镜,肠壁各层可见干酪样坏死或无干酪样坏死结核结节,常互相融合成片,肠壁各层纤维组织增生,肌层破坏,疤痕形成。

3. **血吸虫病** (schistosomiasis) 我国主要是日本血吸虫病感染。血吸虫尾蚴和移行的童虫可刺激宿主产生抗体,但抗体的水平较低。成虫大量产卵时,虫卵释放出大量可溶性抗原,刺激宿主迅速产生抗体,在抗原过剩的情况下,形成可溶性抗原抗体复合物造成血管损害而致病。成虫大多寄生于肠系膜下静脉,移行至肠壁的血管末梢在黏膜下层产卵,以结肠,尤其是直肠、降结肠和乙状结肠为最显著。早期变化为黏膜水肿,片状充血,黏膜有浅溃疡及黄色或棕色颗粒,粪检有大量虫卵。晚期变化为肠壁因纤维组织增生而增厚,黏膜高低不平,可形成萎缩、息肉、溃疡、充血、瘢痕等。由于肠壁增厚,肠腔狭窄,可致机械性梗阻。肠壁病变主要是由虫卵引起,虫卵周围可见大量嗜酸粒细胞浸润和假结核结节形成。

4. **阑尾炎**(appendicitis) 阑尾炎是指阑尾由于多种因素而形成的炎性改变,是常见病。

【分型】

1)急性阑尾炎

a. 单纯性阑尾炎:阑尾表面充血,浆膜面混浊,黏膜面糜烂或形成浅溃疡。肠壁各层可见血管充血、中性粒细胞浸润,腔内有中性粒细胞渗出。

b. 急性化脓性阑尾炎:又称为蜂窝织炎性阑尾炎,常由单纯性阑尾炎发展而来。阑尾表面覆以灰白色脓性渗出物,浆膜高度充血,腔内充满脓液。各层血管充血,组织水肿,可见大量中性粒细胞弥漫浸润。如浆膜外见大量纤维素性脓性渗出物,则为阑尾周围的表现。

c. 坏疽性阑尾炎:常为化脓性阑尾炎继续发展而来。炎症累及阑尾系膜静脉形成静脉血栓引起阑

层构成。

黏膜上皮为单柱状上皮,之间夹有杯状细胞,少量内分泌细胞。固有层有中央乳糜管、毛细血管网,肠腺,巨噬细胞,浆细胞,肥大细胞、淋巴细胞等。黏膜肌层由内环、外纵平滑肌组成。黏膜下层为疏松结缔组织,血管,神经,淋巴管,有时有孤立的淋巴小结。在十二指肠有十二指肠腺体-黏液性腺,分泌黏液,嗜碱性。肌层为内环、外纵平滑肌,之间少量结缔组织、肌间神经丛。浆膜为间皮与结缔组织。

尾出血坏死。病变阑尾呈暗紫红色或黑色,阑尾各层广泛出血、坏死,急性炎症细胞浸润。肌层坏死严重者可导致穿孔,引起弥漫性腹膜炎或阑尾周围脓肿。

2)亚急性阑尾炎:急性阑尾炎可转为亚急性。阑尾各层尤其是肌层有嗜酸粒细胞浸润。

3)慢性阑尾炎:多为急性或亚急性阑尾炎转变而来,亦可开始即为慢性炎。主要病变为阑尾各层不同程度纤维化及慢性炎细胞浸润等。

5. 痔(hemorrhoid) 痔是常见病,为齿线两侧直肠上、下静脉丛的曲张引起的团块,并因此而产生出血、栓塞或团块脱出。常见的病因为便秘、妊娠静脉瘀滞和门脉高压等。临床表现为排便时出血,呈滴注或喷射状。较重者在排粪或腹压增加时有痔块脱出肛外;痔下垂至肛门外可造成血栓形成,血栓性外痔、内痔发生感染或脱出嵌顿时疼痛明显。镜下表现类似海绵状血管瘤,腔内可以有血栓形成,周围组织由出血、表面黏膜增厚或鳞状上皮化生、溃疡和继发感染。

三、结肠与直肠肿瘤 WHO 分类(2010 年第 4 版)

家族性腺瘤息肉病	腺癌
Lynch 综合征	其他亚型:
MUTYH 相关息肉病	1. 筛状粉刺型腺癌
锯齿状息肉与锯齿状	2. 髓样癌
息肉病	3. 微乳头状癌
幼年性息肉病	4. 黏液腺癌
Peutz-Jeghers 综合征	5. 锯齿状腺癌
Cowden 综合征	6. 印戒细胞癌

四、常见肠道肿瘤

(一)肠道良性肿瘤及瘤样病变

1. 小肠腺瘤和息肉 均少见。

(1)腺瘤:小肠腺瘤可单发或多发,最常见的部位是壶腹部和近壶腹部区。形态与大肠腺瘤相似。大腺瘤、绒毛状腺瘤和伴重度不典型增生者易癌变。

(2)十二指肠腺瘤:为十二指肠黏膜下由分化较成熟的十二指肠腺体组成的肿瘤,呈分叶状,周围有纤维结缔组织包绕。多为单发,呈息肉状,有蒂,直径 0.5~6cm 大小不等。镜下为大量增生分化成熟的十二指肠腺体,其间有平滑肌纤维,腺瘤呈小叶状,腺上皮无异型性。

(3)Peutz-Jeghers 息肉:是一种常染色体显性遗传性综合征,表现为皮肤黏膜下出现黑色素沉积以及肠内发生错构瘤性息肉,该息肉多发生于小肠。多见于儿童和青少年。多数息肉为多发性的。光镜,息肉由小叶组成,排列似腺瘤。黏膜肌层的肌纤维增生形成树枝状结构,其上被覆固有的黏膜组织,保持正常的黏膜与黏膜肌层的关系。外周黏膜上皮组成的腺管或乳头。上皮细胞可为柱状上皮、杯状细胞和潘氏细胞(图 8-32)。

2. 大肠腺瘤和息肉

(1)大肠腺瘤:为肿瘤性息肉,腺瘤可发生于整个胃肠道,以直肠和乙状结肠多见,好发于青壮年,男性高发,肿瘤单发或多发。大肠腺瘤多数小于 1cm,均匀分布于整个大肠任何部位,而大于 1cm 者多位于远段结肠。常见的腺瘤包括管状腺瘤、绒毛状腺瘤和管状绒毛状腺瘤。

1)管状腺瘤:构成以增生的腺体为主。一般在 1cm 以下,呈圆形或卵圆形,表面不规则,多数有蒂,

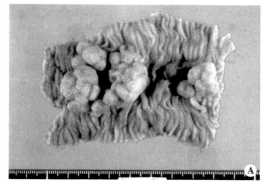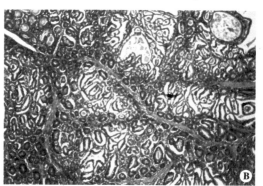

图 8-32 Peutz-Jeghers 综合征中错构瘤性息肉
A. 小肠错构瘤性息肉的大体;B. 息肉由小叶组成,排列似腺瘤。黏膜肌层的肌纤维增生形成树枝状结构

暗红色。镜下为分支的小腺管组成,腺管致密排列(图 8-33)。分化好的腺管为具有黏液分泌功能单层高柱状上皮细胞组成,细胞核大,位于基底部。有时

腺上皮增生明显,可向管腔内突出,腺上皮呈复层,黏液分泌减少,胞质嗜碱性,有不同程度的异型增生。

2)绒毛状腺瘤:腺瘤呈绒毛状突出于黏膜表面,

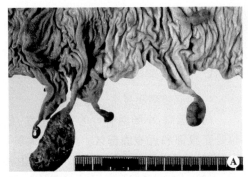
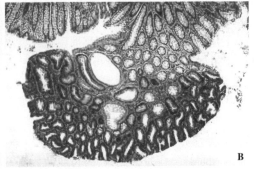

图 8-33　管状腺瘤

A. 大体有蒂暗红色；B. 镜下改变

质脆，多数无蒂，肿瘤与正常黏膜分界不清，表面可有溃疡和糜烂。肿瘤单发或多发。镜下，肿瘤呈指状或分支乳头状，乳头中央为固有膜表面覆盖柱状上皮，分化好的上皮有较多分泌黏液的细胞，异型程度增加时，分泌黏液细胞减少，细胞核杆状变成圆形，核仁明显，核分裂象增多。早期癌变时，有腺上皮重度不典型增生以及见异型上皮细胞有明显浸润(图 8-34)。

3) 管状绒毛状腺瘤：为腺瘤的中间型，与管状腺瘤或绒毛状腺瘤在大体形态上相似，可有蒂或无蒂，表面光滑或不规则。

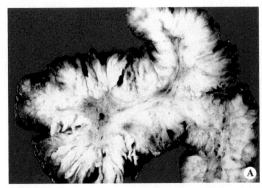
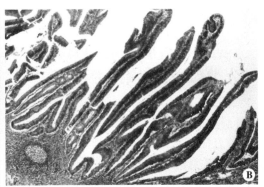

图 8-34　绒毛状腺瘤

A. 大体呈绒毛状突出于黏膜表面；B. 镜下肿瘤呈指状或分支乳头状

(2) 大肠息肉：包括增生性(化生性)息肉、幼年性息肉、Peutz-Jeghers 息肉等。

1) 增生性(化生性)息肉：黏膜赘生物，表面光滑，少数有蒂，直径多小于 5mm。镜下可见黏液分泌减少，上皮细胞增生。

2) 幼年性息肉：为错构瘤性质。大多为单发，好发于结肠部位，为 2～7 岁的儿童。临床主要症状为无痛性便血。息肉直径多 0.5～1cm，大多有蒂，呈球形，深红色，表面光滑。镜下表现为主要为肉芽组织组成，被覆分化成熟的上皮，邻近的腺体扩张，充满黏液，间质丰富，纤维组织增生，有大量淋巴细胞浸润。

3) Peutz-Jeghers 息肉：结肠息肉以柱状细胞为主。此息肉可伴有肠外肿瘤，如卵巢肿瘤、乳腺癌等。

(二)肠道常见恶性肿瘤

1. 小肠癌(carcinoma of small intestine)　小肠癌的发病率很低，好发部位为十二指肠、上段空肠和下段回肠。十二指肠是腺癌发生的主要部位，其中以壶腹区癌多见。大体形态为肠腔狭窄，癌呈息肉型、浸润型或狭窄型。空、回肠癌较大、环形，缩窄肿瘤常伴有肠壁浸润。大多完全浸润肌层并累及浆膜面。镜下表现大多数为不同分化程度的腺癌。小细胞癌以及腺癌混合型少见。

2. 结直肠癌(colorectal carcinoma)　是大肠黏膜上皮和腺体发生的恶性肿瘤。大肠癌的发生与生活水平提高、饮食结构发生改变密切相关。结肠癌女性较多见，而直肠癌男性较多见。临床上患者常有腹痛、腹块、便血、便秘或便秘与腹泻相交替、大便次数增多、贫血、消瘦和肠梗阻等表现。结直肠癌的好发部位以直肠最多见，在我国约占 50%，其次为乙状结肠，约占 20%，其他依次为盲肠、升结肠、横结肠和降结肠。巨检，中晚期结直肠癌分为隆起型、溃疡型、浸润型、胶样型。

【光镜】

1) 原位癌：癌组织局限于上皮基膜内。镜下表现为上皮细胞不典型增生，细胞核呈异型，核深染，核分裂象多见。

2）早期浸润癌：腺体增生呈不规则形，腺体出现共壁现象，癌细胞突破基膜，一般不累及黏膜肌层。

3）浸润癌：多见，癌组织学类型：乳头状腺癌、管状腺癌、黏液腺癌、印戒细胞癌、小细胞癌、腺鳞癌、鳞癌。

3. 神经内分泌肿瘤　详见第十四章内分泌肿瘤相关内容。

4. 淋巴瘤　多数淋巴瘤类型均可发生于肠道，详见第六章淋巴造血系统相关内容。

第六节　肝　　脏

一、解剖组织学

肝是人体最大的实质性器官，新生儿的肝占体重的5%，成人的肝占体重的2%。肝实质和胆道上皮来源于原肠内胚层，而结缔组织和血管则来源于原始横膈的中胚层组织。人胚第3周(2.5mm)，前肠近卵黄囊连接处的腹侧内胚层上皮不断增生，形成一管道性突起，称为肝憩室。以后憩室的头端部分发育成为肝实质和肝内胆管，尾端部分发育成为胆囊和胆囊管，而与原肠连接的部分即为以后的胆总管。头端的肝始基发育形成许多细胞索(肝索)，且将原始横膈内的卵黄静脉和脐静脉分隔成许多相互吻合的毛细血管网(肝血窦)，两者交叉排列。肝索逐渐演变为肝板，最初的肝板由3～5排细胞组成，

至出生后几周内逐渐形成单行的肝板结构，肝板之间为以后的肝血窦。第6周胚胎(10mm)肝开始造血，形成髓外造血灶，7个月以后的胎儿，肝内造血组织大为减少，而后消失。

成人肝大小为(25～35cm)×(18～20cm)×(6～9cm)，平均重量为1300～1500g，共分四叶，即右叶、左叶、方叶和尾叶。其中右叶占全肝的5/6(包括方叶和尾叶)，左叶小而薄，其体积占全肝的1/6，在肝的膈面左右两叶的分界线为镰状韧带，在肝下面凹陷，左叶在左纵沟的左方，右叶在右纵沟的右方，方叶在横沟前方，尾叶在横沟后方。大部分肝的表面均有浆膜覆盖，浆膜和肝实质之间有一层致密结缔组织包膜，称肝纤维囊，此囊随血管、神经、肝管等进入肝内，构成小叶间结缔组织。

1. 肝的组织结构(图8-35)　肝小叶是多面棱柱体，长约2mm，宽约1mm，成人的肝约有500 000～1 000 000个肝小叶，每个肝小叶中央都有中央静脉，是肝静脉的分支。在横切面上，肝细胞排列成索状，围绕中央静脉呈放射状排列，肝细胞索有分支，彼此吻合成网。在小叶周边部肝细胞单行排列成环状，是与相邻肝小叶分界的标志，称之肝界板。立体观肝细胞排列成不规则的相互连接的板状结构，称肝板，肝板之间为肝血窦。相邻的肝细胞之间尚有微细的毛细胆管构成网状间隙。肝细胞与肝血窦内皮细胞之间隙称窦周间隙(perisinusoidal space)，又称disse space。肝血窦的窦壁除了有一层内皮细胞外，尚具有吞噬功能的肝巨噬细胞(枯氏细胞)。

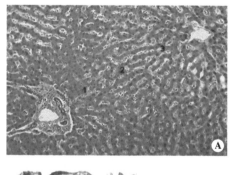

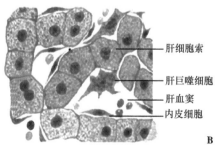

肝细胞索
肝巨噬细胞
肝血窦
内皮细胞

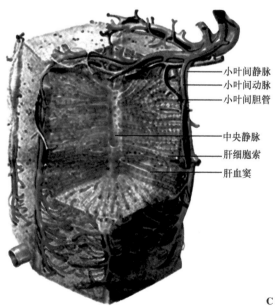

小叶间静脉
小叶间动脉
小叶间胆管
中央静脉
肝细胞索
肝血窦

图8-35　正常肝的组织结构

A. 正常肝小叶结构，1代表门管区，2代表小叶界板区，3代表小叶中央静脉区；B. 肝的组织中的主要细胞；C. 肝的组织中的血管的分布

2. 胆管的分布　肝细胞间毛细胆管在小叶周边 逐渐增粗成为小叶内胆管，称之为肝闰管(终末胆

管），又称赫林管（Hering duct），由立方上皮组成。在毛细胆管与小叶内胆管的过渡性管道由1~2个立方形细胞和肝细胞共同组成称为胆小管胆管连接。肝闰管穿过肝界扳与门管区小叶间胆管连接,后者逐渐汇合形成左、右肝管,两者汇合而成总肝管,后者与胆囊管汇合形成胆总管。

3. 血管的分布 门静脉和肝动脉进入肝后,反复分支分别形成小叶间静脉和小叶间动脉。两者的血液在小叶边缘流入肝窦汇合,再由肝窦流入中央静脉,然后汇入小叶下静脉,经肝静脉出肝,注入下腔静脉进入体循环。

二、病毒性肝炎

病毒性肝炎是由一组嗜肝性病毒引起的以肝细胞变质过程为主的炎症。目前,已知的肝炎病毒有5种。肝炎的发病机制尚不完全清楚。目前,普遍认为丙型肝炎病毒和丁型肝炎病毒通过其细胞毒性作用,直接损伤肝细胞。各型肝炎病毒引起肝炎的组织病理变化应用目前的常规检查方法难以区别,必须结合病毒检查、血清免疫学测定、免疫组织化学和原位分子杂交技术等特异性方法,才有可能加以区别。按照病变的过程或其严重程度,病毒性肝炎可分为:①急性病毒性肝炎;②重症肝炎;③瘀胆性肝炎;④慢性肝炎。

慢性肝炎（chronic hepatitis）:肝炎病程超过6个月,80%由乙型肝炎病毒引起。分为①乙型肝炎表面抗原携带者;②慢性小叶性肝炎;③慢性迁延性(持续性)肝炎;④慢性活动性肝炎 。

三、感染性肝病

包括三种病毒（非肝炎病毒）、细菌、螺旋体、真菌、寄生虫感染引起的肝病。

1. 病毒感染性肝炎

（1）巨细胞包涵体病毒性肝炎:主要见于小儿。特征性病变是在胆管上皮细胞和肝细胞胞核内或胞质中见到特殊的包涵体,包涵体周边有一空晕,形如枭眼。肝细胞变性和坏死不明显,突出的是见大量的多核巨细胞,其细胞核可达数十个。

（2）单纯疱疹性病毒性肝炎:主要见于小儿。病理上肝细胞凝固性坏死突出,可见到病毒包涵体,但多核巨细胞不明显。

（3）柯萨奇病毒性肝炎:主要见于小儿。病理上主要为单个肝细胞的凝固性坏死和灶性坏死。光镜下一般见不到病毒包涵体,可在电镜下得以证实。

2. 肝脓肿 以阿米巴感染为主要原因,但近年来,化脓性细菌感染的发病率有所增加。常见的发病因素,包括胆管阻塞或感染,邻近感染灶的扩散,菌血症,创伤,化脓性静脉炎等。

细菌性肝脓肿通常为多发性,大小不等,直径多为1~3cm,最小者仅为光镜下脓肿。而阿米巴肝脓肿一般为单个,脓腔中央为坏死液化组织,脓壁中可找到阿米巴滋养体,PAS及六胺银染色均呈阳性反应（图8-36）。

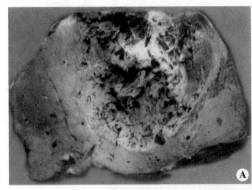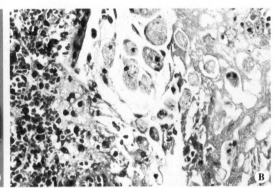

图 8-36 阿米巴肝脓肿
A. 阿米巴肝脓肿体积较大,脓腔中央为坏死液化组织;B. 脓壁中可找到阿米巴滋养体

3. 肉芽肿性肝炎 肉芽肿性肝炎的病因多种多样,包括系统性肉芽肿病、感染因素(布氏杆菌、结核杆菌、麻风杆菌、真菌等)、药物及肿瘤等。在大多数病例中肉芽肿多发生在门管区,由类上皮及其周围的淋巴细胞所构成,病灶中心有多核巨细胞和凝固性坏死。陈旧病灶周围有纤维包膜。单凭组织形态不容易确定其病因,实际上确有部分病例（10% ~20%）虽经详细检查,病因还是不明。

4. 肝包虫病（hydatid disease） 肝包虫是棘球绦虫[主要有细粒棘球绦虫（echinococcus granulosus）及泡状(或多房)棘球绦虫（echinococcus alveolaris）两种幼虫]寄生于人体所引起的一种疾病,又称棘球蚴病。

包虫囊内含无色或微黄色囊液,液量从数百至数千毫升,包虫囊壁由内面的生发层和外面的角皮层构成。生发层由单层或多层上皮细胞构成,具有活跃的增殖能力,可向内生长而形成许多内含很多头节的生发囊、脱落于囊中即成子囊;角皮层由生发层的分泌物形成,厚约 1mm,白色膜样形如粉皮,光镜下为互相平行的红染的板层结构(图 8-37)。

根据包虫囊自内而外形成生发层,角皮层和纤维包膜层的结构,诊断是不困难的,囊肿头节中的钩长 10~20μm 是本虫确诊的重要依据。

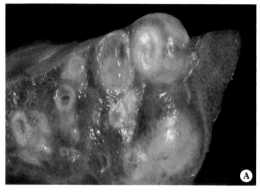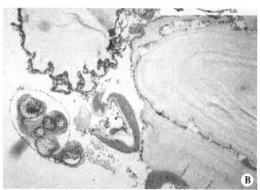

图 8-37　肝包虫囊肿

A. 肝包虫囊肿,周围纤维结缔组织包绕,囊内见液体和子囊;B. 左下为包虫囊自内而外形成生发层,角皮层和纤维包膜层的结构。左上和右方为包虫囊角皮层形成互相平行的红染板层结构

5. 肝血吸虫病　肝、肠是日本血吸虫病主要受累的脏器。病变因虫卵沉积所致,在肝脏,虫卵主要沉积在门管区门静脉的末梢分支,继而引起一系列的炎症反应,包括嗜酸性脓肿、假结核结节,最后发生纤维化形成瘢痕,常有干线型肝纤维化之称。肝细胞坏死不明显,肝小叶结构完好,因此有人认为其不符合肝硬化之定义,而称之血吸虫性肝纤维化(图 8-38)。

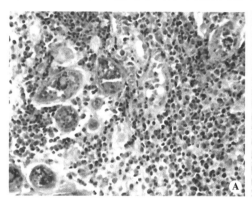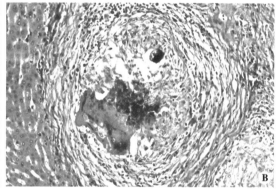

图 8-38　肝血吸虫病

A. 嗜酸性脓肿;B. 汇管区有慢性虫卵结节"假结核结节",伴有明显的纤维组织增生

四、全身及代谢性疾病中的肝病

肝脏在不少全身及代谢性疾病中受累,有些肝脏受累成为临床上主要表现,而另一些则仅为偶然的伴发。现将几种系统性疾病中肝脏变化列举如下。

1. 系统疾病中的肝脏病变

(1)糖尿病:肝细胞呈轻度脂肪变性及细胞中糖原空泡形成,PAS 染色阳性。

(2)慢性肠道疾病:溃疡性结肠炎及克隆病时肝细胞脂肪变性、肉芽肿或淀粉样变。

(3)淀粉样变:淀粉样物质常先沉积在肝小叶中央区窦周间隙,以后逐渐蔓延波及门管区动、静脉周围,肝细胞可因受压而萎缩。淀粉样物质在常规 HE 染色中呈均匀伊红色(图 8-38),特殊染色如刚果红呈紫红色,在相差显微镜下则呈特征性苹果绿荧光。

2. 代谢障碍性疾病

(1)胆红素代谢障碍:以黄疸为主要临床表现,其发生原因大致有:胆红素产生过多(溶血性黄疸)、胆红素摄入减少的吉尔伯特(Gilbert)病、胆红素结合障碍的格里拉-纳加(Grigler-Naggar)综合征、胆红素分泌障碍的杜宾-约翰逊(Dubin-Johnson)综合征。

（2）脂质贮积症：是一种罕见的遗传性疾病，由于溶酶体中某些酶的缺乏以致大量脂质沉积于肝组织所致，故又有溶酶体贮积症之称，以下两种类型为多见。

1）戈谢病（Gaucher disease）：因葡萄糖脑糖苷酶先天性缺乏，导致网状内皮细胞内大量葡萄糖脑糖苷沉积。其病理形态表现以戈谢细胞形成特点，细胞直径可达 100μm，细胞质呈空网状，犹如皱纸（图8-39）。这种细胞来源于肝巨噬细胞，因吞噬了大量葡萄糖脑糖苷而形成，多集中在中央静脉周围。肝大是本病的突出表现。

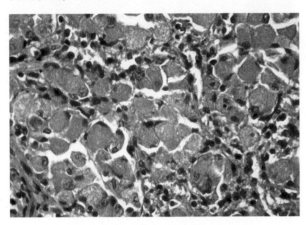

图8-39　戈谢病（Gaucher disease）
细胞体积增大，胞质呈空网状，犹如皱纸

2）Niemann-Pick 病：临床表现为无症状性肝大，在五种亚型中 A 型最为常见，是一种由于溶酶体中髓鞘磷脂酶缺乏所致。网状内皮细胞中有大量鞘磷脂的堆积，肝细胞质呈空泡状，形成很多大的泡沫细胞，苏丹Ⅲ染色阳性，电镜下可见溶酶体中有漩涡状排列的膜状结构。

3）蛋白质代谢障碍：α1 抗胰蛋白酶缺乏症是一

种遗传性疾病，见慢性活动性肝炎（CAH）的鉴别诊断。

4）铁代谢障碍：多发生在 40~60 岁患者，男性较女性多见。患者多为 HLA-A$_3$，HLA-B$_{14}$ 抗原型。各实质脏器如肝、胰、心、肾等均有铁沉着，其中以肝脏受累最为显著。病变早期，小叶周围肝细胞内可见多量的铁沉积，HE 染色中铁颗粒呈棕黄色，结晶状，遮光性，普鲁蓝染色呈蓝染颗粒。

5）铜代谢障碍：肝豆状核变性是一种隐性遗传性铜代谢障碍性疾病。

五、肝　硬　化

肝硬化通常是各种原因所致肝脏损害的终末期表现。乙型肝炎是我国肝硬化的主要原因。肝硬化一般发生在弥漫性肝损害的基础上，其中包含两种发生机制：其一是肝细胞的再生和增生结节的形成；其二是纤维组织增生和纤维间隔的形成。致使原有的肝组织和血管发生改建。

【巨检】　肝脏体积缩小，质地变硬，表面呈结节状。按肝细胞再生结节大小进行分类。

a. 小结节性肝硬化：肝脏再生结节一般小于 3mm，纤维间隔窄，病变结构均匀。

b. 大结节性肝硬化：再生结节直径多大于 3mm，大小不等，有的可达 2~3cm，间隔宽窄不一。

c. 混合性肝硬化：同时兼有大、小结节性肝硬化的形态表现。

【光镜】　正常肝小叶结构毁损，代之以大小不一的假小叶。肝索增厚，由双排肝细胞组成，排列紊乱，血管排列异常。小结节型的假小叶中极少见到中央静脉和门管区，大结节型的假小叶中既有门管区又有中央静脉（图8-40、图8-41）。

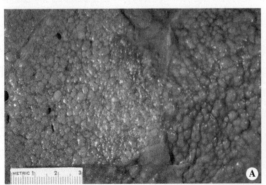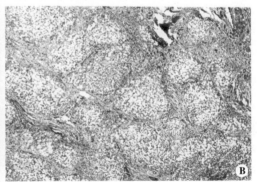

图8-40　小结节性肝硬化
A. 肝脏再生结节一般小于 3mm，纤维间隔窄，病变结构均匀；B. 假小叶中极少见到中央静脉和门管区

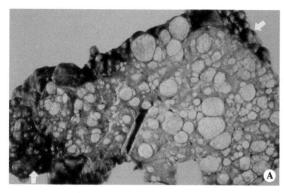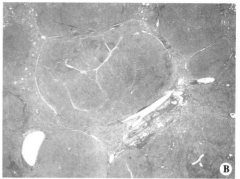

图 8-41　大结节性肝硬化

A. 肝再生结节直径多大于 3mm,大小不等,间隔宽窄不一;B. 假小叶中可见到门管区和中央静脉

下列组织形态表现常能提示肝硬化:①断裂的肝组织边缘有少量纤维组织;②肝小叶结构紊乱,肝静脉数目异常;③肝索中出现双行肝细胞;④小叶内纤维化使肝穿刺仅取到分离的肝细胞团。

在形态观察中还应注意病变的活动性。在纤维间隔中有炎症反应是活动性肝硬化标志,一旦出现碎片状坏死或桥接坏死或亚大块肝坏死则表示有肝炎活动;反之,纤维间隔中无炎症反应表示肝硬化静止。总之,对肝硬化的病理诊断应包括形态类型、病变活动性和病因分析(如肝炎抗原检测)三方面。

肝硬化与原发性肝癌关系密切。据全国肝癌病理协作组资料分析,从肝硬化发展为肝癌约需 7 年时间。肝硬化合并肝癌约为 55.9%,其中大结节型肝硬化合并率最高为 74%。

六、肝和肝内胆管肿瘤 WHO 分类（2010 年第 4 版）

局灶性结节状增生	肝母细胞瘤
肝细胞腺瘤	黏液性囊性肿瘤
肝细胞肝癌	间叶性肿瘤
肝内胆管癌	（1）海绵状血管瘤
混合性肝细胞癌和胆管癌	（2）血管平滑肌脂肪瘤

七、常见瘤样病变和肿瘤

（一）瘤样病变

1. 错构瘤

（1）间叶错构瘤:为一种由不同比例疏松结缔组织和上皮成分组成的肿瘤。多见于 1 岁小孩。

（2）胆管错构瘤:为一种由众多胆管集聚于纤维间质而组成的良性病变。间质可发生玻璃样变,胆管内可含胆汁而呈囊样扩张(图 8-42)。病变通常为多灶性,直径约 0.5cm,被认为是成人多囊肝的前驱病变。

2. 先天性肝囊肿　单发或多发,后者通常为多囊病变的一部分。囊壁内衬纤毛上皮为纤毛上皮性肝前肠囊肿,内衬胆管上皮为胆管囊肿(图 8-43)。

3. 先天性肝纤维化　肉眼上肝表面细颗粒状质硬。镜下肝小叶周围有多量宽阔致密的纤维组织环绕,纤维索中有大量的胆管,其中有些含有胆汁,有些管腔明显扩张伴结石(图 8-44)。此病可散发或家族性(隐性遗传)。临床上常呈现门静脉高压症,往往伴其他脏器多囊病变。

4. 先天性胆管扩张　先天性节段性肝内胆管扩张,胆总管系统相连,易并发感染,同时有胆石形成。

5. 局灶性结节状增生(focal nodular hyperplasia, FNH)

【概况】　病因尚不清,与口服避孕药无关。病人往往伴有血管瘤(多脏器血管畸形)、脑肿瘤和神经内分泌肿瘤。偶尔与纤维板层样肝癌伴发。好发于 20~50 岁,以女性居多。

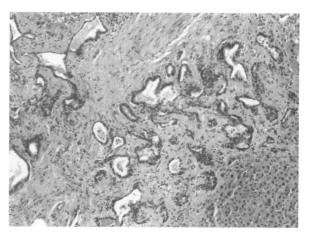

图 8-42　胆管错构瘤

异常排列的胆管无细胞异型,伴致密的纤维间质或玻变

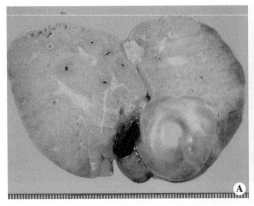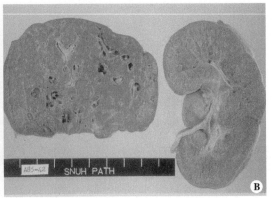

图 8-43　先天性肝囊肿

A. 单发肝囊肿；B. 多发肝囊肿，后者通常为多囊病变的一部分

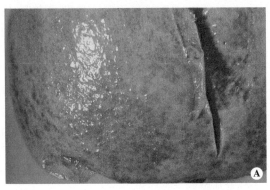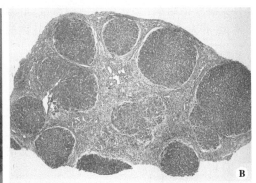

图 8-44　先天性肝纤维化

A. 肝表面细颗粒状质硬；B. 肝小叶周围有多量宽阔致密的纤维组织环绕

【诊断依据】　① 为孤立性结节，直径一般小于5cm，边界清晰。病灶表面肝脏出现脐状凹陷。切面呈黄褐色或浅棕色，与周围肝组织一致。病灶中心见特征性星状瘢痕组织，纤维组织从中心向周围放射状伸展，将病灶分隔成结节状。②星状瘢痕组织内通常包含一条或数条动脉，动脉内膜异常增生，管腔狭窄或闭塞，有时可见伴行胆管，但不见门静脉，宽窄不一的纤维间隔把增生的肝组织分隔成结节状，肝板呈双行或多行排列，不同程度胆汁淤积，纤维间隔边缘肝组织内见胆小管增生伴炎症细胞浸润，以淋巴细胞为主（图 8-45）。

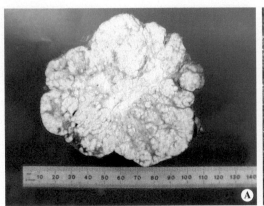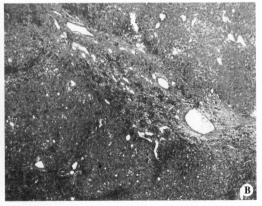

图 8-45　局灶结节性增生

A. 大体表现；B. 镜下表现

6. 代偿性肝叶再生　当肝的大片区域发生萎缩　时，另外整个肝叶或肝叶的大部分发生再生。

7. 肝紫斑病 为多个大小不一注满血液的无内皮细胞内衬的腔隙。陈旧的病变可机化和纤维化。主要见于使用雄性代谢性类固醇者,也与其他药物有关。

8. 异位组织 通常是肾上腺和胰腺异位于肝脏。

9. 肝结节性再生性增生(nodular regenerative hyperplasia,NRH) 由大小不一的肝细胞再生结节组成,结节内肝细胞富有糖原和脂肪,呈双行排列组成肝板,结节周围无纤维间隔。可能是由于全身性疾病致使肝脏缺血引起的反应性增生(图8-46)。

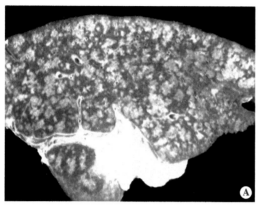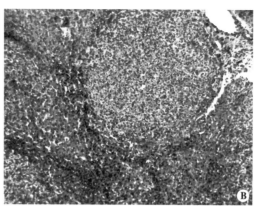

图 8-46 肝结节状再生性增生

A. 大体表现;B. 镜下表现

10. 假性脂肪瘤 指位于肝表面有包膜的成熟脂肪团块。

11. 炎性假瘤 单发或多发。病变界限清楚,可有包膜。由大量炎症细胞和纤维组织组成,间质中血管稀少。瘤内静脉发生静脉炎伴新旧不一的机化血栓。炎症细胞主要为浆细胞,其次淋巴细胞(有时形成淋巴滤泡)。浆细胞为多克隆性。

12. 肝细胞不典型结节状增生(dysplasia nodular,DN) 指一种以肝细胞增大,包括细胞质和细胞核均增大而核质比值仍为正常的特征的病变,这些细胞核呈多形性,染色深,往往见双核甚至多核细胞。病变分布于肝脏各处呈多灶性,累及一群肝细胞和(或)整个硬化结节。在乙型和丙型肝炎后肝硬化患者的肝脏中易见。

(二)常见上皮性肿瘤

1. 良性肿瘤

(1)肝细胞腺瘤(hepatocellular adenoma) 肿瘤好发于育龄妇女,与口服避孕药有关。偶见于男性。

【诊断依据】 ①肿瘤为单发或多发,界限清楚,有完整的包膜。大多数肿瘤体积小,直径仅数厘米,偶尔也可达30cm以,其中可能伴有出血和坏死,切面呈黄色或棕色,瘤旁肝组织正常。②瘤细胞分化好和正常肝细胞极其相似,只是体积较大,核质比例增加,核分裂象罕见。③瘤细胞糖原含量较瘤旁正常肝细胞明显增多,可见脂肪空泡。④瘤细胞呈双排或3排组成细梁状结构,并被肝血窦分隔。⑤可见毛细胆管扩张伴胆栓形成,但无小胆管,更无门管区结构(图8-47)。后者是与局灶性结节性增生、腺瘤性增生结节相鉴别的要点。

(2)肝内胆管腺瘤:由内衬单层立方上皮的小胆管组成的良性肿瘤。肿瘤常位于包膜下,单发性。直径仅05~1.0cm。肿瘤质韧,色白,无包膜。镜下,小胆管有完整的基膜位于富有细胞的纤维间质或玻璃样变的间质中。瘤内可见门管区,往往伴有炎症细胞浸润,但无肝细胞存在。注意切勿把本瘤误诊为转移性癌。

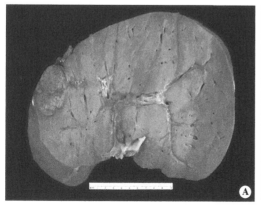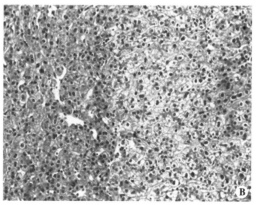

图 8-47 肝腺瘤

A. 大体表现;B. 镜下表现

（3）肝内胆管囊腺瘤：良性囊性肿瘤，患者主要为中年女性。肿瘤呈球形，外表光滑，直径为 2.5 ~ 25cm，大部分超过 10cm，切面呈多房性，囊液从清到浊，或为黏液性，或为胶冻状，呈黄白色到棕色。囊壁光滑或呈嵴状。镜下，囊壁内衬细胞成分可为黏液型或浆液性。

（4）胆管乳头状瘤病：可发生在肝内外胆管任何部位，肿瘤呈息肉状生长，质软易碎，呈红色、灰白或棕黄色，一般无蒂。有时肿瘤可长大至 3cm，引起管腔阻塞。镜下，在大量扩张的肝内外胆管内充满含有纤维血管轴心、外覆立方上皮组成的乳头状肿瘤。当出现细胞异形、染色加深、大量的核分裂象和侵犯管壁时，提示恶性变。

2. 恶性肿瘤

（1）肝细胞癌（hepatocellular carcinoma，HCC）

【概况】　为肝脏最常见的恶性肿瘤。其发病率在我国列为男性恶性肿瘤第三位，广西扶绥和江苏启东两个地区的人群为高发区，分别高达 56/100 000 和 47/100 000，而在欧美各国的人群中则少见。系列流行病学和实验室研究，已确认了 HBV 感染与 HCC 存在密切关系。遗传学调查显示，出现一家几代人或一家同代多人患 HCC，即肝癌高危家族的现象。饮酒、乙醇和水中蓝绿藻、微囊藻毒素均是 HCC 的促癌因素。

【诊断依据】

1）肿瘤切面呈灰黄色或黄白色，局部可着胆汁色，伴出血坏死时呈多彩色。在门静脉分支可见瘤栓。约 85% 以上 HCC 伴肝硬化，尤以大结节性肝硬化多见。根据癌肿分布和形成结节大小，常可分为以下类型。①弥漫型：癌结节较小，弥漫分布于整个肝脏，与肝硬化之结节不易区分；②块状型：癌块的直径在 5cm 以上，超过 10cm 者为巨块型，其中又有单块、多块和融合块型；③结节型：癌结节常为多个，其最大直径不超过 5cm；④小癌型：单个癌结节和或相邻癌结节直径之和不超过 3cm。

2）光镜，HCC 的诊断并不困难，癌细胞中有胆汁者更是确诊之标志。

3）分化好的 HCC 癌细胞形态和排列特点与正常肝组织极相似，下列特点有助于 HCC 的诊断（图 8-48）：①癌细胞呈多角形，细胞质丰富，呈嗜酸性颗粒状，细胞核大而核仁明显，细胞有相互聚合的倾向；②癌细胞排列成梁状，因癌细胞行数不同又可分为细梁状（3 ~ 5 行细胞）、粗梁状（可达 30 行细胞）。小梁中的癌细胞常呈腺样、鹅卵石样结构；③癌组织的间质甚少，多由肝血窦所构成，窦壁为内皮细胞或癌细胞所衬；④癌细胞侵犯门静脉并伴瘤栓形成，几乎存在于每个晚期病例，即使小肝癌型中，也有 30% 的病例可有门静脉内瘤栓形成。

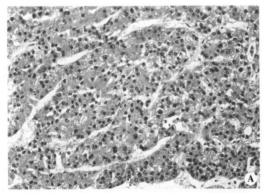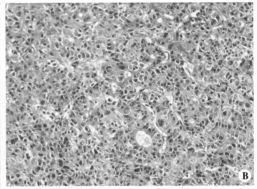

图 8-48　肝细胞癌（HCC）的组织形态
A. 肿瘤细胞排列成梁状；B. 肿瘤细胞排列成腺泡状

HCC 除了上述典型组织形态外，尚有以下几种特殊类型：

a. 透明细胞型肝癌：癌细胞质富有糖原，呈透明状，肿瘤的 2/3 以上区域由此种细胞组成方可诊断（图 8-49）。并注意除外转移性透明细胞癌的可能。

b. 多形细胞性肝癌：由梭形细胞、巨细胞及多形性细胞组成，细胞质丰富，伊红色颗粒状，类似横纹肌母细胞而曾被误诊为横纹肌肉瘤。

c. 小细胞肝癌：癌细胞小．细胞质少，呈弥漫性排列，易被误诊为淋巴瘤。

d. 硬化性肝癌：狭条状癌细胞索被致密的结缔组织所分隔，癌细胞也有不同程度之变性。本型多见于经放射治疗、化学治疗或梗死之后。应注意与胆管上皮细胞癌及转移性肝癌相鉴别。

e. 纤维板层样肝癌：胶原纤维和成纤维细胞平行排列呈板层状包绕呈巢状、假腺管状、索状或片状分布的癌细胞群。好发于青少年。瘤旁肝组织、不伴肝硬化，预后较好。

几种有助于鉴别诊断的包涵体：

a. 玻璃小体：大小不一，见于癌细胞内外，位于

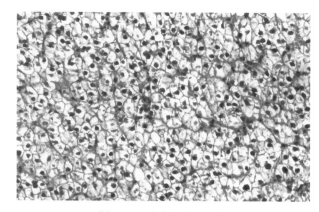

图 8-49 透明细胞型肝癌

透明细胞型作为肝细胞肝癌的一种变异是由于大量的胞质糖原所致

癌细胞内的小体其周边往往有一空晕。此小体在 HCC 颇为常见而在其他肝脏肿瘤几乎不见。免疫组织化学染色显示 α1 抗胰蛋白酶阳性。

b. 麦氏小体:形状不规则,嗜酸性,中心淡染,PAS 阴性,位于癌细胞内。仅见于 HCC,其他肝脏肿瘤内一概不见。

c. 透亮小体:为圆形或卵圆形透明、略嗜酸性的小体。免疫组织化学染色显示其由纤维蛋白原组成,是纤维板层样肝癌细胞内的特殊小体。

d. 毛玻璃小体:与 HBsAg 携带者的肝细胞中所见的毛玻璃小体一样,经地衣红染色和免疫组织化学染色显示 HBsAg 阳性。

【免疫组化】 HCC 可表达众多蛋白,例如肝细胞型细胞角蛋白 CK_8. CK_{18},但多克隆 CK 却阴性;25% ~ 50%可表达甲胎蛋白(AFP);(图 8-50)多克隆癌胚抗原(CEA)有助于显示毛细胆管轮廓;但不表达上皮膜抗原(EMA),这一点与血管上皮细胞癌及其他腺癌不同。

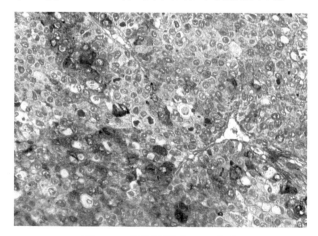

图 8-50 肝细胞肝癌 AFP 表达

免疫组化显示 AFP 阳性表达在肿瘤细胞胞质

【鉴别诊断】

a. 肝腺瘤:高分化 HCC 与肝腺瘤不易区别,特别

是不伴肝硬化者。包膜的完整性和无浸润是两者鉴别的要点。如组织块过小,或不包括周围肝组织的活检标本,两者的鉴别甚为困难;

b. 局灶性结节性增生:病灶中心星状瘢痕是与分化性 HCC 的主要区别;

c. 腺瘤样增生结节:可找到典型的门管区结构是唯一与高分化 HCC 的鉴别点;

d. 少数 HCC 具有异常丰富的血管,癌细胞小梁间肝血窦扩张而不规则。

【扩散与分期】

1)肿瘤扩散:HCC 可通过门静脉系统迅速在肝内浸润和播散,然后可浸润至肺并沿肺动脉分支生长,也可侵入肝静脉并到达下腔静脉和右心房。肿瘤侵犯胆管分支并不常见,但可以发生。局部侵犯横膈以及转移至局部淋巴结也较常见,极少数的病例可通过血行广泛播散,发生肾上腺以及广泛骨转移。有些病例中,病理性骨折或因骨转移所致的其他表现可为病变的首要体征。卵巢转移需要与卵巢原发性肝样肿瘤相鉴别。血源性转移在孤立性(结节状)HCC 中并不多见,而是多见于巨块和弥漫型 HCC。

2)TNM 分期

①T-原发病灶

Tx:原发肿瘤不能测定

T0:无原发肿瘤的证据

T1:孤立肿瘤没有血管受侵

T2:孤立肿瘤,有血管受侵或多发肿瘤直径≤5cm

T3a:多发肿瘤直径>5cm

T3b:孤立肿瘤或多发肿瘤侵及门静脉或肝静脉

T4:肿瘤直接侵及周围组织,或致胆囊或脏器穿孔

②N-区域淋巴结

Nx:区域内淋巴结不能测定

N0:无淋巴结转移

N1:区域淋巴结转移

③M-远处转移

Mx:远处转移不能测定

M0:无远处转移

M1:有远处转移

④TNM 分期（表 8-1）

表 8-1 常见生长因子的主要作用
Main function of common growth factors

分期	T	N	M
I 期	T1	N0	M0
II 期	T2	N0	M0
III A 期	T3a	N0	M0
III B 期	T3b	N0	M0
III C 期	T4	N0	M0

续表

分期	T	N	M
ⅣA 期	任何 T	N1	M0
ⅣB 期	任何 T	任何 N	M1

【分子遗传学特点】 多级致癌作用中的克隆增生和亚克隆进展。进展期 HCC 常出现"结节套结节"现象,其中的成分显示与 HBV 一致的克隆整合模式,随后形成伴有明显细胞增生和血管再生的普通型的 HCC。

1)TP53 突变:肿瘤抑制基因 TP53 的点突变和移码突变常发生在低暴露于黄曲霉素 B1(AFB1)的区域。有研究发现在低分化 HCC 时,TP53 突变最多发并聚集在Ⅵ区和Ⅴ区,而在高、中分化 HCC 时,较少发生并平均分布于Ⅱ~Ⅴ区。分析"结节套结节"型 HCC 显示,TP53 突变与 HCC 从早期进展到更晚期相关。在高暴露于 AFB1 的区域,TP53 密码子 249 的 3 个核苷酸的突变是频繁的,提示一些 TP53 突变能作为既往暴露于致癌原的证据。

2)HBV X:HBV X 开放读框经常整合并表达。HBVX(MLS1)能结合到 TP53 的 C 端,限制其序列特异性的 DNA 的结合和转录活性,并抑制 TP53 诱导的凋亡。HBV X 可能广泛地影响 TP53 的功能,因此对 HCC 的分子发病机制有作用。此外 HBV X 还限制了核苷酸的剪切修复。

3)癌基因:已知的癌基因突变激活是很少的。c-Kras 基因的点突变和细胞周期蛋白 D1(cyclinD1)基因的共扩增仅在 3%~11% 的 HCC 中被检测到。最近运用比较基因组杂交扩增,定位于 11q12、12p11 和 14q12 的序列得到的发现,也许能了解关于与 HCC 发生有关的新基因的特征。

4)Wnt 通路和 β-连锁蛋白:在 wingless/Wnt 通路,26%~41% 的 HCC 可检测到 β-连锁蛋白基因的突变。通过免疫组化,在所有有 β-连锁蛋白突变的 HCC 中观察到 β-连锁蛋白的核聚集。染色体 1p、4q 和 16p 的缺失与 β-连锁蛋白突变的缺乏相关联,提示 β-连锁蛋白激活突变累及没有染色体不稳定性的个体。

5)遗传不稳定性和等位基因丢失:通过限制性片段长度多态性分析发现常见的等位基因丢失位点有 1p、4q、5q、8p、11p、13q、16p、16q 和 17p。提供的病例中有 52% 检测到了 16 号染色体的杂合性缺失(LOH)。常见的缺失区域位于 HP(16q22.1)和 CTRB(16q22.3-q23.3)位点之间。这些丢失在 HCC 分化差、肿瘤大、有转移比未检测出的早期 HCC 中发生频率更高。16 号染色体的 LOH 可能与肿瘤的侵袭性增强有关。

6)细胞周期调节基因:p16 的基因产物结合到细胞周期蛋白依赖激酶(CDK)4 并阻止 CDK4 与 cy-clinD1 形成活化复合物。由于在部分早期 HCC 和进展期 HCC 中均观察到 p16 蛋白的丢失,提示 p16 丢失可能对早期和晚期肝癌发生都有作用。在缺乏 p16 蛋白的 HCC 中未观察到 p16 纯合缺失/突变或 p16 DNA 表达的丧失,提示转录后的失活。在 HCC 的 p16 基因启动子周围已观察到 DNA 的甲基化。在 38% 的 HCC 中,一种普遍的 CDK 抑制因子 p21WAF1/CIP1 mRNA 的表达明显地下降。伴有 TP53 突变的 HCC 的 p21mRNA 的表达明显低于野生型 TP53 的 HCC。p21 表达的调节主要依赖于 HCC 中的 TP53。在 52% 的 HCC 中,另一种普遍的 CDK 抑制因子 p27 mRNA 的表达也下降。

7)生长因子:转化生长因子 β(TGF-β)在大部分 HCC 中呈高水平表达,并与 HBV 感染有关。TGF-β 表达可能是 HBV 导致 HCC 发生的事件链中的一部分。TGF-β1、TGF-β2 和 TGF-β3 在 HCC 中显示明显的 mRNA 过表达。TGF-β 表达于肿瘤和间质细胞,这提示 TGF-β 可能通过自分泌和旁分泌途径在 HCC 发生中起作用。甘露糖-6-磷酸/胰岛素样生长因子Ⅱ受体(M6P/IGF2R)通过与 TGF-β 和 IGFⅡ 的相互作用来调节细胞增殖。美国的一个研究报道称,分别在 61% 和 55% 的 HCC 中检测到 M6P/IGF2R 位点的 LOH 和剩余等位基因的突变,而在日本患者则未检测到 M6P/IGF2R 的突变。

8)血管生长因子:碱性成纤维细胞生长因子(bFGF)mRNA 的表达在 HCC 中增高。在结节套结节型进展期 HCC 中 bFGF 表达强阳性,而早期则阴性。在 HCC 的阶梯式进展过程中,癌细胞获得产生 bFGF 的能力可能是重要的事件。60% 的 HCC 中发现血管内皮生长因子(VEGF)mRNA 表达增高而且明显与肿瘤的血管造影强度相关。这提示 VEGF 在 HCC 发生过程中对血管生成有明显作用。

9)DNA 甲基化:在慢性肝炎和结节性肝硬化中,DNA 甲基转移酶(DNMT1)mRNA 的表达明显高于正常肝,甚至高于 HCC。的确,在慢性肝炎和结节性肝硬化中,在 16 号染色体的 D16S32、TAT 和 D16S7 位点,常出现 DNA 的高甲基化。与慢性肝炎和结节性肝硬化相比,HCC 的异常 DNA 甲基化的发生率和程度有所增加。异常 DNA 甲基化甚至可能参与 HCC 的早期发生阶段,使一些位点易于发生等位基因缺失或使特定基因沉默。通过异常 DNA 甲基化导致肿瘤抑制基因的沉默,是 HCC 发生过程中的一个显著事件。

【预后】 肝癌患者预后较差,尤其是在诊断时 AFP>100ng/ml、部分或完全门静脉血栓、及 TP53 突变的病例,有症状的肝癌患者 5 年存活率<5%,大部分肝癌对放疗、化疗不敏感。HCC 治疗首选手术切除。患者只有在肿瘤小而无症状、能进行手术切除、包括肝移植、或非手术治疗包括经皮乙醇或醋酸注射,经皮射频热切除时,才可能长期存活。对一些 Ⅰ 期手术不能切除的病例,在进行综合治疗后(包括介入放射治疗)行 Ⅱ 期手术切除。

(2)肝内胆管细胞癌(intrahepatic cholangiocarci-nomas,ICC)

【概况】 为一种由类似于发生肝内胆道系统胆管上皮细胞约占原发性 HCC20%。发病因素可能包括:①华支睾吸虫和后睾吸虫是东南亚 ICC 最重要的发病原因;②溃疡性结肠炎在欧美是 ICC 的高危因素;③胶质二氧化钍(ThO2)是 ICC 的致癌剂;④偶尔 ICC 起源于肝囊肿、先天性节段性阻管扩张、胆管错构瘤;⑤肝内胆管结石。该肿瘤临床上较难以早期发现,手术切除后预后差于肝癌,淋巴结扩散、血管浸润、切缘不净和两叶分布与高复发率和差的预后相关。肿块型患者 5 年生存率为 39%,导管内肿瘤为 69%,而没有肿块伴导管周围浸润的肿瘤存活大于 5 年。组织学上鳞状细胞癌伴肉瘤样成分或为黏液亚型提示预后差。

【诊断依据】 ①肿瘤呈腺样结构,腺管状,偶尔呈索状或乳头状,有时也排列成狭窄管状图像似肝闰管(图 8-51)。②在大多数肿瘤中见黏液分泌。大量的纤维间质是 ICC 的一个重要特征。偶尔大量无细胞性玻璃样间质把癌细胞团广泛分隔,使其扭曲和萎缩。③胆管细胞癌的特殊类型有黏液腺癌、腺鳞癌、鳞癌和黏液表皮样癌。④免疫组化,ICC 可表达多种蛋白,例如多克隆 CK、胆管上皮性 CK7 和 CK19、CEA、EMA 等,这些蛋白的检测有助于与 HCC 及转移性癌鉴别。

【鉴别诊断】 ①ICC 几乎不可能与胆囊腺癌、肝外胆管腺癌和胰腺癌累及肝脏相区别,但后者均有侵犯神经的倾向;②单纯依据组织形态 ICC 也难以与转移性腺癌,尤其是来自消化道转移性癌相区别,但如在相邻的胆管见到癌前期病变或癌变区,则有助于确定肿瘤起源于肝脏;③有时 ICC 呈索状排列图像,可误诊为 HCC,但这些条索被纤维间质分隔而不是肝血窦。

【分子遗传学特点】 K-ras 和 TP53 基因的突变是已知的 ICC 最常见的异常。Kras 突变率在英国和日本分别为 100% 和 60%,在泰国为 4%。中国台湾和韩国患者介于之间。Kras 基因最常见的突变位置在 12 密码子,GGT(甘氨酸)变为 GAT(天冬氨酸)。少见突变有 13 密码子,GGT(甘氨酸)变为 GAT(天冬氨酸);61 密码子,CAA(谷氨酰胺)变为 CAC(组氨酸)。发生于外显子 5~8 的 TP53 突变,最常见的是 G 到 A 的转换。突变是随机的,无特异的高发区,多为错义突变,其次为无义突变。运用免疫组化,P53 蛋白在>70% 的 ICC 病例的癌细胞中可检测到。

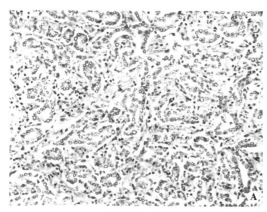
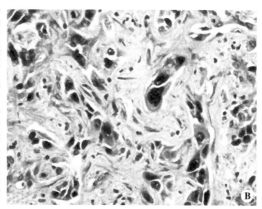

图 8-51　肝内胆管细胞癌
A. 腺癌的结构;B. 细胞多型性伴大量结缔组织增生

Kras 和 TP53 突变与 ICC 的大体形态学相关,Kras 基因突变在导管周围和针状浸润亚型中比缓慢生长、非浸润肿块形成型的发生率高。TP53 突变在肿块形成型 ICC 更明显。

在不同 ICC 人群中的 Kras 突变发生率差异很大,反映了不同的病因学。麝猫后睾吸虫感染和硝酸盐、亚硝酸盐使用的增加是导致泰国 Kras 突变发生

率低的原因。在 1/4~2/3 的 ICC 中有 c-erbB-2 的过表达,因此可能作为肿瘤恶变的表型标记,E-钙黏蛋白、α-连环蛋白和 β-连锁蛋白在多数 ICC 的膜表达下降,而这种下调与 ICC 的高级别相关。

MET、肝细胞生长因子受体的过表达发生于 ICC,并与肿瘤的分化有关,在低分化癌中表达差。在癌前病变腺体和 ICC 中细胞增殖指数明显增高。胆道上

皮细胞持续暴露于基因毒性导致如慢性炎症和疏水性胆汁酸等,并对致癌突变易感。恶性进展可能部分是由于凋亡激活和基因损伤的细胞清除的丧失。抗凋亡蛋白 BCL-2 在 ICC 中过表达,端粒末端转移酶活性几乎在所有的 ICC 癌细胞都能检测到。

(三) 非上皮性肿瘤

1. 良性肿瘤

(1) 血管平滑肌脂肪瘤(angiomyolipoma):为一种由成熟脂肪、扭曲的厚壁而呈玻璃样变的血管和平滑肌(梭形或上皮样)以不同比例混合组成的肿瘤。瘤体大小不等,通常为单个。边界清楚,无包膜切面鱼肉状或质硬,根据脂肪的含量呈黄色或黄褐色。光镜下属于血管周上皮细胞为特点,梭型平滑肌索状排列或呈圆形胞质嗜酸或空的上皮样细胞和呈蜘蛛状的脂肪细胞(图 8-52)。可见髓外造血灶,当其十分显著时可称为"髓性脂肪瘤"或"血管髓性脂肪瘤"。平滑肌细胞内含有不同数量的黑色素,表达 HMB45 和黑色素 A,也表达 MSA 和 SMA。

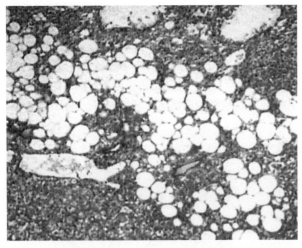

图 8-52 肝血管平滑肌脂肪瘤
肿瘤由成熟脂肪、扭曲的厚壁而呈玻璃样变的血管和平滑肌构成

(2) 血管瘤:常见为海绵状血管瘤,单发或多发,呈大小不等的血管腔内衬扁平内皮细胞,周围环绕纤维组织。可伴血栓形成,进而纤维化,伴或不伴钙化,形成一个结节。一般认为是一类错构瘤性病变。

(3) 淋巴管瘤和淋巴管瘤病:淋巴管瘤病是累及全身多脏器病变的一部分。淋巴管瘤可局限于肝脏某一叶,极其罕见。特点是形成众多大小不等的腔隙至大的囊腔隙,内衬以单层内皮细胞。偶尔乳头状突起或出芽结构,含透明粉染的淋巴瘤。

2. 恶性肿瘤

(1) 上皮样血管内皮细胞瘤:光镜下,肿瘤结节呈特殊分带状结构。边缘带富有细胞,中间带为索状或管状结构,中心带几无细胞,可能为坏死。瘤细胞呈上皮样,数个细胞或细胞小团形成含有红细胞的腔隙。边缘带的瘤细胞沿原有的血窦生长,并可呈舌样突起于黏液样间质,并长入中小型肝内静脉腔,在静脉内形成息肉状、簇状突起或实体性瘤栓。免疫组化,瘤细胞表达Ⅷ因子相关抗原和 CK。

(2) 血管肉瘤:为一种由梭形或多形性(尤其是细胞核)细胞所组成的恶性肿瘤。瘤细胞附着于或长入肝脏原有的肝血窦和小静脉内。不少患者有二氧化钍接触史,近年来此肿瘤发生率在生产多聚乙烯氯化物之化工厂的工人中有所增加,平均接触时间约为 16 年。好发于 60~70 岁年龄组。光镜下,大的血管呈锯齿状腔内充满液体和凝血块瘤细胞呈网架状或覆盖式生长于原先肝板表面,最终肝细胞萎缩和消失。瘤细胞也置于大量网状纤维、窦周间隙中。在一些病例中可见大的血管间隙内形成乳头状突起或实质性梭形细胞团块,后者与纤维肉瘤难以区别,但总与血管成分有关。往往见有髓外造血灶、血栓形成和梗死。接触二氧化钍的病例,在肿瘤内可见红棕色折光的粗颗粒。免疫组化,Ⅷ因子相关抗原阳性。本瘤预后极差,大部分病人在确诊后 6 个月死于肝功能衰竭或腹腔内出血。

3. 其他肿瘤

(1) 孤立性纤维瘤:肿瘤质硬光滑边界清楚,无包膜,切面漩涡状,镜下细胞丰富区内细胞束状、漩涡状,瘤细胞可围绕扩张血管呈血管外皮瘤样改变,核分裂是恶变指征,2~4 个/10HPF。疏松组织少,为丰富的胶原束,内穿插抗炎的细胞,瘤细胞表达 CD34。

(2) 肝母细胞瘤(hepatoblastoma)

【概况】 是一种具有多种分化方式的恶性胚胎性肿瘤,它由相似于胎儿性上皮性肝细胞、胚胎性细胞以及分化的间叶成分(包括骨样基质、纤维结缔组织和横纹肌纤维)组成。肝母细胞瘤中,90% 发生于 5 岁以内,68% 发生于 2 岁以内,4% 的病例发生于新生儿,仅 3% 的病例超过 15 岁。男性患病比例略高,1.5~2:1。约 5% 的患者有先天异常,包括肾畸形、双子宫、胃肠道畸形等。其他引起肝母细胞瘤发病率增加的综合征包括 Beckwith-Wiedemann 综合征、18 三体、21 三体、无心畸形综合征、Goldnhar 综合征等。临床上,患儿常表现为腹部膨隆、体重减低或食欲不振。70% 的患者有贫血,50% 伴有血小板增多症。90% 患者血清 AFP 升高。影像学显示肝内单个或多发肿物,50% 的病例有钙化。

【诊断依据】 肝母细胞瘤具有多种组织学类型并且不同病例所占比例各不相同(图 8-53)。

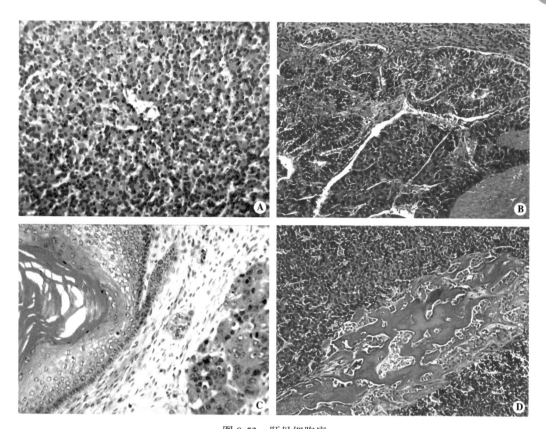

图 8-53　肝母细胞瘤

A. 单纯胎儿型；B. 小细胞未分化型；C. 伴畸胎瘤特征；D. 伴嗜酸性基质组成的骨样组织

a. 单纯胎儿型：上皮细胞约占 1/3。肿瘤由与发育过程中胎儿肝细胞相似的小立方细胞组成，呈窄的小梁状结构。瘤细胞核小而圆，染色质细腻，核仁不明显。细胞质呈细颗粒状或透明，并在低倍镜下形成"明暗区"。2~3 层肿瘤细胞构成的小梁间可看见毛细胆管。肝窦衬覆 CD34 弥漫阳性的内皮细胞和 Kupffer 细胞。

b. 混合性胎儿型和胚胎型：上皮约占 20%。由胎儿型和成片或成簇的胚胎型上皮细胞构成。后者细胞卵圆形或多角状，胞质少，核染色质深。细胞黏附性差，形成假菊形团、腺样或腺泡状结构。核分裂在胚胎型区域更加明显。

c. 粗大小梁型：在上述两型肝母细胞瘤中，3% 的病例存在宽大的小梁（厚度为 6~12 个或更多的细胞）。这些粗大小梁由胎儿型和上皮型上皮细胞以及胞质丰富、核较大的第三种细胞共同构成。这种小梁细胞只有轻度核染色质和细胞大小不一，核分裂也少。"粗大小梁型"仅指那些粗大的小梁是病变的显著特征的病例。

d. 小细胞未分化型：肿瘤完全由无黏附性片状小细胞构成，这种肿瘤细胞与神经母细胞瘤、尤文肉瘤、淋巴瘤、胚胎性横纹肌肉瘤中的蓝色小细胞相似，是肝母细胞瘤最缺乏分化的一型。瘤细胞排列成实

性，部分区域可见细胞固缩、坏死或高核分裂活性。肝窦可以见到，但与胎儿型相比明显减少。

e. 混合性上皮和间叶型：肝母细胞瘤中最常见的类型是胎儿型和胚胎性上皮成分伴有畸胎瘤特征或原始间叶以及间叶来源的组织。在这些混合性肿瘤中，80% 的病例除了可见上皮细胞外，还有不成熟和成熟的纤维组织、骨样组织和软骨样组织。其余 20% 的病例还有其他成分。原始间叶组织由轻度黏液变性的间叶构成，间叶内含有大量长形核的梭形细胞，这些细胞平行排列，之间可见胶原纤维和幼稚的纤维母细胞。由嗜酸性基质组成的骨样组织是混合性病变的标本，基质的陷窝内含一个或多个细胞，这些骨样物质对 α-AT、α-ACT、AFP、CEA、CgA、EMA、Vimenxin 及 S-100 阳性，提示其上皮来源。

（3）卡波西（Kaposi）肉瘤：大多数见于 AIDS 患者。定义为裂隙样血管，梭型细胞核仁不明显和单核炎细胞及含铁血黄素的巨噬细胞构成，梭型细胞表达 CD34、CD31。

（4）原发性肝淋巴瘤：发生于肝的结外淋巴瘤。几乎都是成年男性。淋巴瘤累及肝比肝原发性淋巴瘤常见。主要为弥漫性大 B 细胞性淋巴瘤，少见的 Burikitt 淋巴瘤，MALT 淋巴瘤，γ/δT 细胞淋巴瘤。

（5）畸胎瘤（良性或恶性）

（6）卵黄囊瘤（内胚窦癌）

（7）癌肉瘤

（四）转移性肿瘤

据文献报道以胆囊癌转移至肝脏为最常见，依次为胰腺癌、结肠癌、乳腺癌和恶性黑色素瘤等。

第七节　胆囊和肝外胆道

一、解剖组织学

胆囊是附着于肝右叶后方的一个梨形袋状结构。成人胆囊可长至 10cm，宽 3~4cm，游离面由与肝表面连续的浆膜被覆。胆囊可以分成底、体、颈三部分。胆囊体与胆囊颈相连接的部位被称作漏斗，有时这个部位有小的膨出称作 Hartmann 囊。

胆囊通常由来自右肝动脉分支的胆囊动脉供血（见后）。淋巴引流到胆囊颈或胆囊管的淋巴结，从这里至肝门附近和肝十二指肠韧带下方的淋巴结，后者引流至腹腔动脉淋巴结。

胆囊壁由 3 层组织构成：黏膜、肌层和浆膜层（后者只见于胆囊游离部分的表面）。胆囊没有黏膜肌层及黏膜下层。黏膜由被覆单层柱状上皮的大小不同的分支皱襞组成，上皮细胞胞质淡染，偶见小的顶端空泡，核位基底部。超微结构，这些细胞顶端有许多含丝状多糖蛋白质复合物的微绒毛和核心小根（core rootlets）。较小深染的柱状细胞被称作"锥体样"细胞（"pencil like"cells）。超微结构这些细胞胞质内充满密集的细胞器并且基底部的胞质延伸突向基膜。基底细胞不明显，缺乏肌上皮细胞。胆囊真正的腺体只出现在胆囊颈部，为管泡状黏液腺，它们不同于慢性胆囊炎或胆石症病例中发现的存在于整个胆囊的罗-阿氏窦（Rokitansky-Aschoff，RA）型化生腺体（见后）。

组织化学染色显示，由胆囊被覆上皮细胞及胆囊颈部黏液腺产生的黏液主要为硫酸型黏液（与化生腺不同）。免疫组化染色，这两种细胞上皮膜抗原（EMA）和低分子量角蛋白（CK）均为阳性。胆囊颈部黏液腺内可见散在的神经内分泌细胞。

固有膜包括疏松结缔组织、血管、神经及散在的 IgA 阳性细胞。肌层由杂乱无章排列的平滑肌束组成。神经节细胞见于胆囊壁的任何部位，微小的副神经节位于浆膜下，偶见于胆囊的随机切片中。

肝外胆管系统的其他成分有胆囊管、肝管（左、右肝管及总肝管）和胆总管。除了胆囊管内衬含有平滑肌的大的斜行皱折（Heister 螺旋瓣）以外，其他结构相似。这些导管及其血液供应存在许多解剖上的变异。胆总管淋巴引流到沿着导管的淋巴结、肝门附近淋巴结、胰腺周围淋巴结，最终进入腹腔动脉组淋巴结。镜下，所有肝外导管均由单层柱状上皮被覆，周围为致密结缔组织。这种上皮穿入间质形成被称为 Beale 囊的小凹，较大者大体可见。这些小囊的周围有小腺体分布，其周围有致密间质包绕，与分化好的癌类似。低倍镜下看到小叶结构是最重要的鉴别点。

肝外导管的被覆上皮与胆囊被覆上皮在超微结构、组织化学和免疫组化上十分相似。

二、胆石症（Gallstones）

胆结石的化学成分变化很大，其基本成分是胆固醇、胆红素钙和碳酸钙。它既可由其中一种成分单独组成，也可以由几种成分混合构成。胆石形成的过程一般分为三个阶段：①胆汁饱和或过饱和；②起始核心的形成；③逐渐形成结石。胆石是在胆囊内形成的，由此可以进入胆囊管或其他肝外胆管。胆总管结石不论是否伴发梗阻，几乎都继发于胆石症。

三、胆囊炎（cholecystitis）

1. 急性胆囊炎　胆囊壁明显水肿、黏膜呈鲜红色，可见灶状糜烂或溃疡。可能表现为积脓，实际上它不是脓而是碳酸钙和（或）胆固醇形成的乳浊液。镜下表现为胆囊水肿、充血、纤维素性渗出、红细胞外渗。以及纤维母细胞增生为特征，而不是通常在其他器官急性炎症中所见到的多形核白细胞浸润。

2. 慢性胆囊炎和胆管炎

这是胆囊最常见的疾病，常与胆石同存。胆囊壁增厚、变硬。浆膜面与周围脏器发生纤维素粘连，胆囊腔变小常含有结石，有时黏膜皱襞有局部溃疡。光镜，黏膜显示不同程度的淋巴细胞、浆细胞或组织细胞浸润和纤维化、肌层肥厚、R-A 窦。深深穿入胆囊肌层内，有时很多形成所谓腺性胆囊炎。上皮可以相对正常或萎缩，或显示增生性和化生性改变。

四、肿　瘤

（一）良性肿瘤

1. 腺瘤（adenoma）　腺瘤类似胃肠道的相应病变，可以有蒂或无蒂，可表现为管状、管状绒毛状（管状乳头状）或绒毛状（乳头状）生长方式。其中可见局灶性鳞状形细胞化生。

2. 囊腺瘤

罕见的良性肿瘤,肝外胆道比胆囊常见。组织结构与胰腺黏液性囊腺瘤相似。

3. 乳头状瘤病

为胆囊或胆道的多发性乳头状瘤,形成突入胆道或胆管腔内的多发性息肉样肿物,多有蒂。

(二)恶性肿瘤

1. 胆囊癌(carcinoma of the gallbladder)

【概况】 较常见于女性(女:男为3~4∶1),90%以上病人诊断时≥50岁。胆囊癌和胆石症之间在流行病学上有明显平行关系。伴有癌的胆囊通常也有结石,并且胆囊壁呈明显的纤维化。胆囊癌的主要治疗方法是外科手术。胆囊癌明显倾向于直接侵犯肝,较少扩展到胃和十二指肠。它也经常转移到肝、小网膜内胆总管周围淋巴结及十二指肠起始部后面的淋巴结。几乎一半的患者在外科手术时就已经有了转移。

【诊断依据】 ① 大多数胆囊癌是不同分化程度的腺癌。多数病例表面呈乳头状,但有深部侵犯。②大多数病例具有胰胆管腺癌常见的形态表现——腺体形态很好,腺腔宽广,腺腔被覆一层或几层高度非典型的立方细胞,腺体周围富于细胞的间质常常呈同心圆状排列。其特征似乎是腺体结构分化良好,而细胞分化较差。细胞和腺腔中常有黏液(图8-54)。

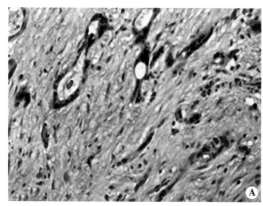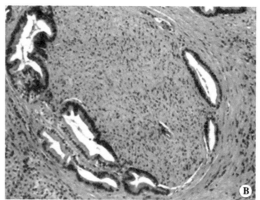

图 8-54　胆囊癌
A. 细胞和腺腔中常有黏液,腺体周围富于细胞的间质;B. 神经侵犯

胆囊癌的少见类型是腺鳞癌、鳞状细胞癌、透明细胞癌、印戒细胞癌、未分化(间变型、多形性、梭形、肉瘤样)癌、破骨细胞样巨细胞癌、绒毛膜癌样癌、小细胞神经内分泌癌。

2. 胆管癌(bile duct carcinoma,cholangiocarcinoma)

【概况】 男女发生率相同、平均年龄60岁,大约90%的患者出现黄疸。伴有溃疡性结肠炎、硬化性胆管炎、肝吸虫感染及各种肝内胆管和肝外胆管先天异常如先天性胆管扩张(包括胆总管囊肿)、Caroli病、先天性肝纤维化、多囊性疾病以及异常的胰胆总管连接的患者胆管癌发生率增加。外科手术为治愈胆管癌提供了唯一的可能。姑息治疗是保证胆汁引流或放疗的唯一方法。最近,联合应用手术、放疗和化疗使胆管癌的治疗效果有了适当的改进。胆管癌总体生存率是10%。

【诊断依据】 ①大多数胆管癌呈结节状或硬化性,伴有胆管壁的深部浸润。②绝大部分胆管癌是高分化、分泌黏液的腺癌,甚至在其转移的部位也同样分化很好,以至于很难判定其为恶性。同一腺体中肿瘤细胞的不均一性、核浆比例增加、核仁明显、间质及周围神经侵犯,以及肿瘤性腺体周围富于细胞的间质呈同心团排列是最重要的鉴别诊断特征。外观正常细胞与具有大核和明显核仁的细胞并存是特别重要的诊断线索(图8-55)。但正常见于胆管壁被称作Beale腔周围小囊的丛状小腺泡不应误判为癌浸润。

胆管癌的一个较为特殊的变型是硬化性胆管癌(Altemeier-Klatskin瘤)。肿瘤开始于肝管连接处、从那里蔓延至一长段胆管树。其特征是临床经过长,显微镜下肿瘤组织分化好并伴广泛纤维化(图8-56)。放射学及病理学主要应与硬化性胆管炎进行鉴别诊断。某些硬化性胆管癌很可能就是发生于硬化性胆管炎的基础上.这就是两种疾病极为相似的原因。

3. 岛屿状或管状类癌 均可以发生于胆囊和肝外胆管。

4. 原发性恶性黑色素瘤 大多数病例在诊断时已有转移。在作出这个器官原发性恶性黑色素瘤的诊断之前,必须除外来自皮肤或眼睛的恶性黑色素瘤转移的可能性。

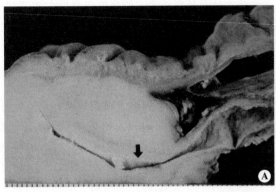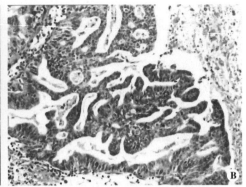

图 8-55　胆管癌

A. 胆管癌表浅性生长,但已浸润到周围胰腺组织;B. 胆管高分化乳头状腺癌

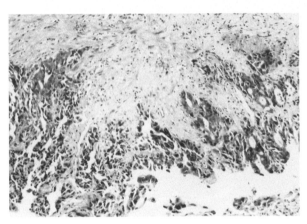

图 8-56　硬化性胆管癌

硬化性胆管癌中肿瘤组织分化好并伴广泛纤维化

5. 恶性淋巴瘤和白血病　可以原发性,也可以继发性。

6. 葡萄状横纹肌肉瘤　是儿童最常见的肝外胆管恶性肿瘤,也可以累及胆囊。少数病例发生于成人。虽然该肿瘤预后差,但手术、放疗、化疗的联合应用可使患者长期生存。

7. 其他　发生于成人的胆囊肉瘤有平滑肌肉瘤,血管肉瘤(包括上皮样型)和恶性纤维组织细胞瘤,在作出肉瘤诊断以前应该排除肉瘤样癌的可能。胆囊 Kaposi 肉瘤已经见于 HIV 感染的病人。胆囊转移癌十分少见,主要有是恶性黑色素瘤、肾细胞癌或乳腺癌。

第八节　胰　　腺

一、胚胎学和解剖组织学

1. 胚胎学　胰腺由两个相互独立的胚芽或称胚基经旋转融合而成。腹侧胚芽是发育过程中肝管的一部分,最终构成胰头的后下部和胰钩突部。较大的背侧胚芽,由前肠的另一部分发育而来,并伸入背侧的肠系膜,形成胰腺的体尾部及胰头的前部。这一发育过程的异常,将导致环状胰腺和多种类型的异位胰腺。

2. 解剖学　正常成人胰腺由两部分组成。外分泌部是由小叶为单位的腺泡组成,其分泌物排入逐级增大的导管,最终汇合成主胰管(Wirsung 管)和副胰管(Santorini 管)。主胰管终止于 Vater 乳头,并常与胆总管汇合。副胰管单独终止于十二指肠小乳头。正常情况下,主胰管和副胰管通过许多吻合支相互连接。10% 人群发生,副胰管为主要的分泌管,这种情况称为胰腺分离。

3. 组织学　腺泡细胞较大,锥体形,有明显的极向。管腔缘有明显的微绒毛,顶部胞质充满明显嗜酸性 PAS 阳性的酶原颗粒。底部胞质因富含粗面内质网而呈强嗜碱性。腺泡中心细胞胞质较浅,核椭圆形,恰如其名,它们位于腺泡中央,与腺泡的引流管-闰管细胞相移行。有时能见到腺泡中心细胞的局灶聚集,不要将它与胰岛相混淆。闰管汇合形成小叶内导管.小叶内导管被覆小立方形细胞,胞质淡染。它们与更大的小叶间导管相延续,后者被覆分泌黏液的柱状细胞。主胰管和副胰管除了有更多的杯状细胞外,其镜下的细胞成分与小叶间导管相似(图 8-57)。

(1)内分泌部主要由胰岛构成。大部分胰岛为圆形,结构紧凑,富含血管。仅有极少结缔组织。胰岛分散在外分泌部之间、大小不等、色浅,含有丰富毛细血管网,具有内分泌功能的细胞团。特殊染色可分三类;A 细胞、B 细胞、D 细胞、PP 细胞。

B 细胞:分泌胰岛素,占胰岛细胞总数的 2/3 ~ 3/4,位于胰岛中央。超微结构,胰岛素颗粒呈典型的晶体样外观。B 细胞还分泌胰岛细胞淀粉样多肽,一般认为它是一种与胰岛素同时释放的激素。

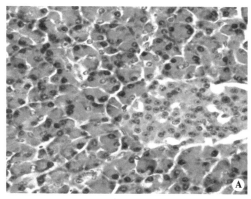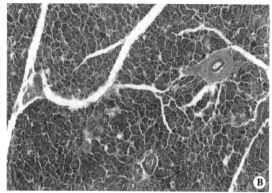

图 8-57 胰腺组织结构
A. 浅染区的胰岛组织;B. 正常胰腺组织

A 细胞:分泌胰高血糖素,占胰岛细胞总数的 1/5~1/4,主要位于胰岛的外周部。超微结构,分泌颗粒的特点是具有偏心的电子致密物。

D 细胞:分泌生长抑素的细胞,数量很少,散在分布于胰岛内。超微结构,颗粒内容的电子密度很低。

PP 细胞:分泌胰多肽。在大部分胰岛内这种细胞很少,典型的位于胰岛外周。

(2)外分泌部:由分泌部、导管部组成

a. 分泌部:由浆液性腺泡组成,腺泡细胞呈锥体形,核圆,胞质基部嗜碱性,顶部嗜酸,肌上皮细胞,腺泡中央有浅而扁平或立方细胞,核圆—泡心细胞,是闰管的起始部。

b. 导管部:闰管长,分支多,单立方细胞或者扁平上皮细胞组成,一端伸入腺泡内—泡心细胞,另一端→小叶内导管→小叶间导管→主导管(柱状细胞+杯状细胞),在胰头部与胆总管汇合,开口于十二指肠乳头。导管上皮有分泌水和电介质功能(K^+、Na^+、重碳酸氢盐、碳酸盐等电介质),胰液弱碱性,碳酸氢根为主,由胰酶,水分、电介质组成,中和胃酸。

二、胰腺炎(pancreatitis)

(一)急性胰腺炎(acute pancreatitis)

急性胰腺炎是胰酶消化胰腺及其周围组织所引起的急性炎症,主要表现为胰腺呈水肿、出血及坏死。急性胰腺炎分为急性水肿性胰腺炎(间质水肿和脂肪坏死)和急性出血坏死性胰腺炎(严重出血和外分泌胰腺实质坏死)。

(二)慢性胰腺炎(chronic pancreatitis)

慢性胰腺炎特征是反复发作的轻度炎症、胰腺腺泡组织逐渐由纤维组织所替代。病因有胰腺阻塞(结石)、酗酒、遗传因素、结节病、HIV 感染等。形态上分为梗阻性慢性胰腺炎和慢性钙化性胰腺炎两型。巨检,胰腺可增大也可萎缩。胰腺表现为结节状、外形不规则;灰白色,质硬,有时与周围分界不清。光镜主要特点是腺泡和导管扩张,鳞状状上皮化生,管腔内有嗜酸性黏蛋白拴形成(常钙化),腺泡萎缩以及小叶周围和小叶内硬化。常伴有导管上皮增生。间质弥漫性纤维组织增生和淋巴细胞、浆细胞浸润。

三、胰 腺 囊 肿

1. 假囊肿(pseudocyst) 与胰腺炎及胰腺创伤有关。大体,囊壁厚且不规则,内面粗糙不平,囊内容物浑浊或为血性。镜下,它与真囊肿和囊性肿瘤鉴别的最主要特征是囊壁无被覆上皮。囊液中淀粉酶浓度很高。

2. 真囊肿(ture cyst) 多为多发性,大小不等,内壁光滑,被覆非肿瘤性腺上皮,囊内含有浆液、黏液或感染出血而形成的混浊液体。通常是先天性的并常伴有其他脏器的囊肿,如肝或肾。

3. 淋巴上皮样囊肿 是胰腺囊肿的一种独立类型,其形态与鳃裂起源的同名囊肿相似。常为多房性,被覆鳞状上皮。其特点是囊壁有大量淋巴细胞,并常有生发中心形成。

四、胰腺肿瘤 WHO 分类(2010 年第 4 版)

导管腺癌　　　　　神经内分泌肿瘤

浆液性肿瘤　　　胰母细胞瘤

黏液性囊性肿瘤　　实性假乳头肿瘤

腺泡细胞肿瘤

五、常见肿瘤

(一)良性或交界性肿瘤

1. 浆液性囊腺瘤(serous cystadenoma)

【概况】　浆液性囊腺瘤又称为富于糖原的或微囊性腺瘤。由围绕中央星状瘢痕的众多小囊构成的良性肿瘤,囊内衬形态一致富含糖原的立方上皮细

胞。患者常为老年人,发病率无性别差异。

【诊断依据】　①肿瘤通常表现为巨大的多房性肿物。但每个囊腔很小,充满一种清亮("浆液性")的液体。切面呈海绵状,颇似婴儿多囊肾。通常这些囊腔围绕中央星状瘢痕排列。②镜下,肿瘤由多个小囊肿构成,囊的排列呈海绵状。③囊肿被覆扁平及立方形的小细胞,胞质内充满糖原,透明,但缺乏黏液,极少嗜酸性和颗粒状。细胞核居中,圆形、卵圆形,核仁不明显。上皮下有一层肌上皮细胞。乳头缺如或不明显,但是没有纤维血管轴心。中央纤维星状核心由透明变的组织构成,其中可见少量簇状小囊(图8-58)。

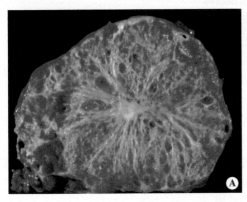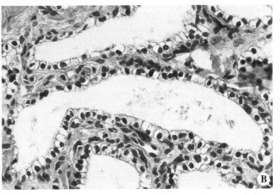

图 8-58　浆液性囊腺瘤

A. 巨大的多房性肿物,切面呈海绵状伴小囊腔,囊腔围绕中央星状瘢痕呈放射状排列;B. 囊肿被覆扁平及立方形的
小细胞,胞质内充满糖原,透明

2. 黏液性囊性肿瘤(Mucinous cystic neoplasms)

【概况】　黏液性囊性肿瘤多见于女性,40~60岁,多见于胰体尾部。肿瘤与胰腺的导管系统没有交通。黏液性囊性肿瘤(包括恶性的)发展非常缓慢。当发生转移时,常局限于腹腔。此类肿瘤转移到卵巢时,与卵巢原发的黏液性肿瘤相似。

【诊断依据】　①巨检特点是形成较大的多房性囊腔,个别也可表现为单房。平均直径大于10cm,常有包膜,囊之间间隔较薄,囊内有黏液。②光镜,囊壁

被覆分泌黏液的高柱状细胞,常形成乳头。囊壁钙化很常见。其下的间质富于细胞,形态颇似卵巢的间质。黏液性囊性肿瘤可分为良性(黏液性囊腺瘤)和恶性(黏液性囊腺癌)。实际上,如果借用卵巢黏液性肿瘤的相应分类标准,这些胰腺肿瘤也可分为良性、交界性和恶性。恶性的诊断依据是囊壁有肿瘤性腺体浸润,为浸润型,这些腺体的上皮细胞表现为明显的异型性、核增大、极性消失,出现明显核仁。没有间质浸润时,为非浸润型(图8-59)。

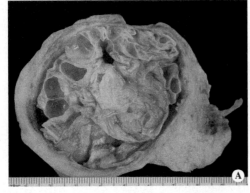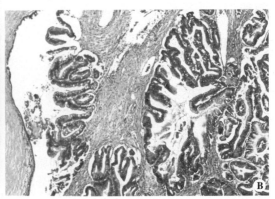

图 8-59　黏液性囊性肿瘤

A. 较大的多房性囊肿,囊内有黏液;B. 囊壁被覆分泌黏液的高柱状细胞形成乳头

3. 导管内乳头状黏液肿瘤（intraductal papillary mucinous neoplasm，IPMN）

【概况】 胰腺导管内乳头状黏液肿瘤是一种较少见的胰腺囊性肿瘤。其起源于胰腺导管上皮，呈乳头状生长，分泌过多的黏液，引起主胰管和（或）分支胰管进行性扩张或囊变。男性较女性多见，胰头部较体尾部多见。发生于扩张的主胰管内，黏液可从十二指肠排出。形态学与黏液性囊性肿瘤相似（也有良性、交界性和恶性之分。）常伴有明显的胰管扩张。

【诊断依据】 ①巨检，呈囊性，黏液是黏性或胶样的，可以使部分被覆正常形态上皮的导管扩张，囊腔内壁光滑，颗粒样或绒状，肿瘤周围及退化的胰腺间质常呈灰白色，实性，有浸润时，纤维组织可见到胶冻样区域。②光镜表现为衬覆上皮为黏液高柱状上皮，典型病变为上皮形成乳头状或假乳头状。分为肠型和胰胆管型，前者与胃肠道的绒毛状腺瘤相似，上皮多见杯状细胞和潘式细胞。后者乳头分支复杂，含立方细胞，核仁明显（图 8-60）。

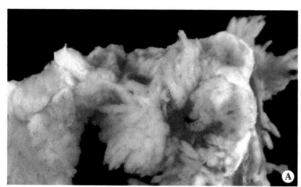
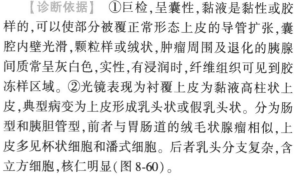
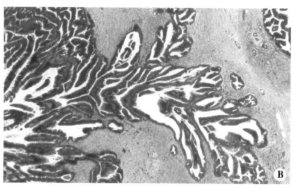

图 8-60 导管内乳头状黏液性肿瘤
A. 肿瘤大体乳头状结构；B. 肿瘤组织学形态

根据不典型增生的程度，导管内乳头状黏液性肿瘤分为良性、交界性和恶性，对应病变称为导管内乳头状黏液性腺瘤、交界性导管内乳头状黏液性肿瘤和导管内乳头状黏液性癌伴有或不伴有浸润。

a. 导管内乳头状黏液性腺瘤：腺瘤内上皮高分化，上皮由含有黏液的高柱状细胞组成，有轻度或无不典型增生。

b. 交界性导管内乳头状黏液性肿瘤：伴有中度不典型增生，上皮具有中等程度异型性，细胞极性消失，核拥挤、增大。可见假乳头状结构。

c. 导管内乳头状黏液性癌：为伴有重度不典型增生的肿瘤。肿瘤呈乳头状结构，筛状及小片上皮向腔内出芽生长。细胞学表现为黏液成分减少，细胞核大，有核分裂象。

【鉴别诊断】 需与黏液性囊性肿瘤鉴别。后者常见于女性，好发于胰体尾部，典型表现为富于细胞的卵巢间质厚壁，与胰腺导管系统无关。

4. 导管内嗜酸性乳头状肿瘤（Intraductal eosinophilic papillary neoplasm） 导管内嗜酸性乳头状肿瘤其特点是分支状的乳头结构伴有局灶性筛状排列，乳头被覆复层和假复层嗜酸细胞。免疫组化染色表现为 B72.3 阳性，而 CEA 仅偶见局灶阳性。不发生囊肿以外的间质浸润。它是一种低度恶性潜能的肿瘤，可采用手术治疗。

5. 实性假乳头状肿瘤（胰腺囊实性肿瘤）（Solid Pseudopaillary tumor of Pancreas）

【概况】 胰腺假乳头状肿瘤又称为胰腺囊实性肿瘤（Solid-Cystic tumor of pancreas）、乳头状和实性上皮性肿瘤（papillary and solid epithelial neoplasm，PSEN）。大部分病例见于年轻女性。最常见的临床体征是触及腹部包块。较易完全切除，偶有复发与肝转移，生物学行为属于低度恶性。

【诊断依据】 ①巨检，肿瘤常很大（3～18cm，平均 8～10cm），波动感，与周围组织分界清楚。切面局灶出血及坏死。实性和囊性区混合存在，大部分病例有完整的包膜，但在一些病例边缘可有肿瘤的浸润。②镜下，实性区富于血管，富于细胞，在一定程度上与胰岛细胞瘤相似。它最显著的特点是，围绕出现被覆数层上皮的假乳头。核椭圆形并有折叠，核仁不清楚，核沟，几乎无核分裂。可有透明小体和泡沫细胞的集聚。其粗大的纤维血管轴心常呈明显的黏液变性，这也是诊断的一个重要特征。常因坏死出现囊性区域（图 8-61）。③超微结构显示，肿瘤有腺泡、导管，有时有内分泌细胞的分化。④免疫组化染色，表现为 keratin、desmoplakin、beta-catenin、CD10、胰蛋白酶、糜蛋白酶、淀粉酶及 vimentin 阳性。另外，还可以表现为局灶性 NSE 阳性。CgA 阴性。

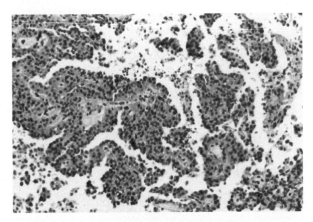

图 8-61　胰腺实性假乳头状肿瘤

（二）恶性肿瘤

1. 胰腺癌

（1）胰腺外分泌部导管腺癌

【概况】　一般均指外分泌部发生的癌,绝大多数起源于导管系统,很少一部分起源于腺泡。约占所有胰腺恶性肿瘤的 85%。其发病率呈上升趋势,女性尤为明显。临床上,大部分的胰腺癌患者是老年人,男女比例 1.6 : 1。由于肿瘤所处的特殊位置与肝外胆管关系密切,胰头部癌常引起进行性黄疸,至少半数病人伴有疼痛。大部分病例在诊断时,肿瘤已经相当大(约 5cm)且常已扩散到胰外(占所有病例的 85%)。胰体、尾部癌呈隐匿性生长,诊断时常已有转移,约 25% 的病人伴有外周静脉血栓形成。2/3 的胰腺癌位于胰头部,其余 1/3 位于胰体、胰尾部。

【诊断依据】　①癌组织质硬、结节状,与周围组织界限不清楚,癌切面灰白或黄白色,可伴出血坏死;癌周组织常见硬化。②光镜,胰腺导管腺癌分为高分化、中分化和低分化。极少数病例,可表现为乳头状的生长方式。③对于高分化的肿瘤,镜下诊断可能会非常困难,需要仔细观察细胞的细微特点。低倍镜下,腺体分化良好,管腔较大,被覆一层或数层圆柱状上皮。其整个低倍镜下所见,除了腺体的外形及分布具有不规则性,以及特有的环绕腺体的呈同心圆状排列的纤维间质等特点之外,并不很像癌;然而,高倍镜检查内衬上皮,会发现在该部位提示恶性肿瘤的几个形态学特征:核的多形性明显,极性丧失,明显的核仁及较多的核分裂象。④神经周围浸润见于 90% 的病例,这也是诊断本病的另一个重要征象。但它不能作为恶性的确诊依据,因为在胰腺神经中可见到良性上皮包涵体,并且,在慢性胰腺炎中,也能见到胰岛细胞向神经周围延伸的现象。半数病人,其肿瘤可侵犯血管,尤见于静脉(图 8-62)。⑤在 20%～30% 的病例中,肿瘤周围的导管上皮内可找到原位癌,有时见于远离瘤块的部位,甚至手术断端。在 1/3 的癌症患者中可见导管上皮的乳头状增生及非典型增生。

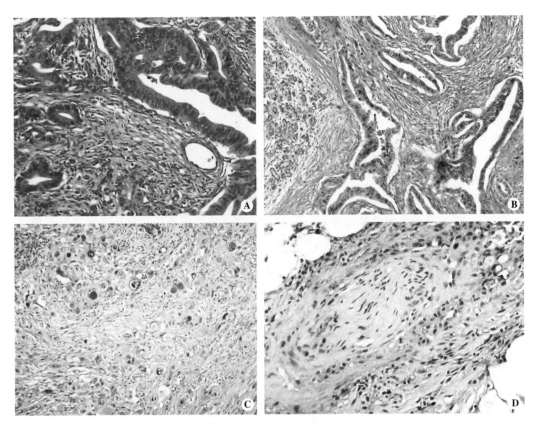

图 8-62　胰腺导管腺癌
A. 高分化；B. 中分化；C. 低分化；D. 胰腺癌神经周围浸润

【细胞遗传学】 位于 1p、3p、6p、8p 和 17p 的基因结构重排(或缺失)可能在胰腺癌发病中起到重要作用。约半数病例可检测到 p53 基因的突变和(或)蛋白的积聚。在 2/3 的阳性病例中,P53 蛋白的积聚见于原位癌的部分,提示它是胰腺癌发生过程中的早期基因事件。超过 80% 的病例有 K-ras 癌基因的突变,约半数病例有 HER2/neu 癌基因的过表达。

DNA 倍体分析发现,约有半数病例存在 DNA 的非整倍体,在分化差的肿瘤中,发生其他组织学类型有腺鳞癌,嗜酸细胞癌,透明细胞癌,印戒细胞癌和黏液癌。后者可导致腹膜的假黏液瘤形成。

(2) 特殊类型的胰腺癌

1)间变性癌:也称多形性癌、肉瘤样癌或未分化癌。大部分属于导管癌的变型;间变性癌具有更明显的侵袭性。因此,应将它与普通导管腺癌加以区别。间变性癌约占胰腺非内分泌性恶性肿瘤的 7%。大部分病例病变累及胰体或胰尾而非胰头。诊断时,病人大多已逾 50 岁,且男性偏多。它有三种形态类型,尽管有时是混合的。所有这些间变性癌变型的预后都很差。

a. 多形性,伴有大量奇异的多核瘤细胞。易与无色素性黑色素瘤、肝细胞肝癌及某些类型的肉瘤相混淆。几乎不可避免地发生转移,血行播散非常常见。

b. 梭形细胞型,极易与肉瘤混淆。对胰腺原发肉瘤的诊断要持高度怀疑的态度。

c. 小细胞癌:肿瘤由单一的小圆细胞构成,生长方式为实性,有些像恶性淋巴瘤。部分肿瘤表现为神经内分泌分化特征,应视其为肺外的小细胞癌。

这些变异类型中的任何一型,都可伴有明确腺癌的区域。免疫组化染色、在明显为上皮性的区域,或有时在肉瘤样的区域,可表现为 CK、EMA 和 CEA 阳性。

2)胰腺的巨细胞癌:在某些报道中被视为间变性癌的另一种变型。但由于其特殊的形态学表现,以及较好的预后,有必要将它划分出来。大体,它常很大,伴有出血。镜下,肿瘤有两种细胞成分:一种为相对一致的梭形细胞,具有间叶表现和非典型性细胞学特征(如核深染及核分裂活跃);另一种为多核巨细胞,它的形态及组织化学特点与正常的破骨细胞无法区分。这种破骨细胞样的细胞,核小且一致,无核分裂。通常没有奇异的瘤巨细胞。在某些病例中,有明确的腺体成分,提示巨细胞癌仍然是导管起源的。偶有巨细胞癌与多形性间变性癌共存。

3)腺泡细胞癌

【概况】 常见于成人,也可见于儿童。大部分病例,表现为腹部肿物,伴有或不伴有黄疸,由于肿瘤分泌脂肪酶,而表现为广泛播散的皮下脂肪坏死及关节疼痛。

【诊断依据】 ① 巨检表现为界线相对清楚、鱼肉样的肿物,质地软,呈黄色或棕色。②镜下,肿瘤富于细胞,缺乏导管腺癌中常见的纤维间质。③生长方式可以是实性的、小梁状的、腺样的或类似正常胰腺的腺泡结构。④核圆形到椭圆形,只有轻度的多形性。单个明显的核仁,核分裂多少不等。胞质丰富、嗜酸性,颗粒状。但在实性肿瘤中,胞质可以很少(图 8-63)。⑤超微结构,细胞有极性,管腔侧有分化良好的微绒毛、大量的粗面内质网及酶原样颗粒。另外常见一种多形性包涵体,外被包膜,内含丝状物(疑为异常的酶原颗粒)。⑥代表脂肪酶活性的丁酸酯酶组织化学染色,常为阳性。免疫组化染色,胰蛋白酶、脂肪酶(LIP)和(相对少见)糜蛋白酶及淀粉酶的阳性。1/3~1/2 的病例存在少量的内分泌成分[可用嗜铬素和(或)胰岛细胞激素证实]。

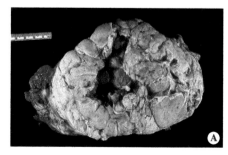
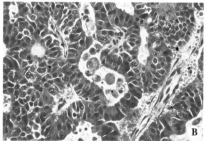
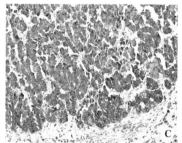

图 8-63 胰腺腺泡细胞癌
A. 腺泡细胞癌的大体表现;B. 光镜形态;C. 免疫组化 LIP 阳性

2. 壶腹癌(ampullary carcinoma)
【概况】 壶腹癌是指以 vater 壶腹为中心的任何一种恶性上皮性肿瘤。虽然,最初的定义是基于部位而言的,但壶腹癌这个词同样具有组织起源的意义,它意味着肿瘤起源于壶腹区的小肠黏膜。因此它需与胰腺癌、末段三分之一胆总管的癌、十二指肠其他部位的癌累及壶腹作鉴别诊断。在晚期的病人,这种鉴别是不可能的,对于此类病人,只能给予"胰腺-胆管-壶腹部癌"的诊断。当肿瘤很小,且局限于壶腹时,无论是内窥镜检查还是影像学检查,都可能表现为正常。CT 和超声检查常能显示胆总管和胰管的扩张,但肿瘤本身可以并不明显壶腹部肿瘤的确诊,只能依赖于内窥镜下活检(最好采取多块组织连续切片),其确诊率大于 90%。壶腹癌的治疗采用 Whipple 手术。对于无浸润的乳头状或绒毛腺管状病变,经十二指肠切除病灶,已经足够,但是如已有浸润,这种治疗是不够的,除非极为表浅。壶腹癌的预后远比胰腺癌和胆管癌好,因此加以鉴别是重要的。壶腹癌 5 年存活率 50% 或更高。如无淋巴结转移,这个数字会更高(几乎达到 80%)。预后同样与局部的扩散有关。

【诊断依据】 ①壶腹癌通常突入十二指肠腔。肿瘤局限于壶腹腔内(壶阻内癌),肿瘤也可环绕壶腹呈环周生长(壶腹周围癌)。有一些病例表现为壶腹内和壶腹周围两种生长方式共存(混合型癌)。②光镜下,几乎所有的壶腹部肿瘤均为腺癌,且常为低分化。③许多肿瘤表面呈乳头状具有绒毛状腺瘤或绒毛腺管状息肉的形态学特点,在病变的基底部,

总能找到浸润癌。

末段 1/3 胆总管的癌表现为胆总管明显的纵向增厚和黏膜的颗粒样外观;它可以向深部浸润,在胆管黏膜下向上扩散,以及向下进入壶腹部。镜下,常为高分化腺癌,有小腺体形成. 伴有(或不伴)乳头成分,并常有明显的间质反应。非壶腹部的十二指肠癌罕见,镜下,与来源于壶腹部的腺癌没有明显的区别。因此,诊断在很大程度上取决于内窥镜或大体检查所瘤的部位。

3. 胰母细胞瘤(pancreaticoblastoma)

【概况】 胰母细胞瘤是儿童最常见的胰腺肿瘤,也可发生于成人。年龄分布存在两个高峰、平均年龄分别为 2.4 岁和 33 岁。婴幼儿患者、预后相对较好。

【诊断依据】 ①肿瘤界限清楚,质软,平均大小 10cm,常含部分包膜。常有出血坏死。②肿瘤富含细胞,由形态一致的多角形上皮细胞排列成实性的片状和巢状,核分裂常见,混有分化良好的腺泡结构。③常见特征性的"鳞状上皮样细胞岛或鳞状小体"。④间质可以很丰富,偶见富于细胞的间质。间质成分包括疏松的梭形细胞透明变的纤维血管间质和软骨等(图 8-64)。

4. 神经内分泌肿瘤 详见第十四章内分泌肿瘤相关内容。

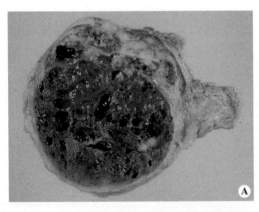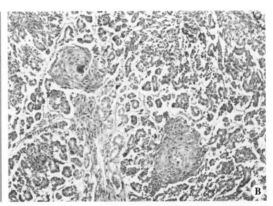

图 8-64 胰母细胞瘤
A. 肿瘤体积较大含部分包膜,常有出血坏死;B. 肿瘤中特征性的"鳞状上皮样细胞岛或鳞状小体"

(王桂兰 陈 莉)

思考题

1. 常见的口腔黏膜病及囊肿有哪些?了解口腔鳞状细胞癌、先天性牙龈瘤、肉芽肿的临床病理特点?

2. 常见的牙源性肿瘤有哪些?掌握成釉细胞瘤、牙源性钙化上皮瘤、成釉细胞纤维瘤、牙骨质纤维瘤的诊断要点?

3. 何谓淋巴上皮病变、多形性腺瘤、乳头状淋巴囊腺瘤?

4. 掌握 WHO 涎腺肿瘤组织学分类？

5. 掌握黏液表皮样癌、腺样囊性癌、腺泡细胞癌的诊断依据？

6. 何谓 Barrett 食管？如何诊断？

7. 早期食管癌和中晚期食管癌各有何特点？

8. 掌握慢性浅表性胃炎、慢性萎缩性胃炎、慢性肥厚性胃炎的诊断要点？

9. 掌握 WHO 胃肿瘤组织学分类？

10. 胃低级别上皮内瘤变、高级别上皮内瘤变、癌的诊断要点是什么？

11. 早期胃癌和中晚期胃癌各有何病理特点？

12. 掌握 GIST 的定义、诊断依据、危险度评估及鉴别诊断？

13. 了解溃疡性结肠炎、克罗恩病的病理特点？

14. 如何诊断肠道腺瘤和息肉？

15. 了解肝代谢障碍性疾病和肝硬化的病理改变？

16. 掌握肝局灶性结节状增生、肝细胞腺瘤、高分化肝细胞癌的诊断及鉴别诊断？

17. 肝细胞癌的病理特点有哪些？肝内胆管细胞癌如何与肝细胞癌及转移性肝腺癌鉴别？

18. 了解肝血管肌脂肪瘤、肝母细胞瘤、胆囊癌、胆管癌的临床病理特征？

19. 了解 WHO 胰腺肿瘤组织学分类？掌握各种类型肿瘤的诊断依据？

第 9 章 泌尿系统疾病

本章提纲

第一节 肾脏疾病

一、胚胎和解剖组织学

1. 胚胎学 人胚肾的发生可分为三个阶段，即从胚体颈部向盆部相继出现的前肾、中肾和后肾。

前肾（pronephros）发生最早，人胚第 4 周初，生肾索的头端部分形成数条横行细胞索（前肾小管），于第 4 周末，继前肾之后，在中肾嵴内，从头至尾相继发生许多横行小管，为中肾小管。中肾小管呈"S"形弯曲，其内侧端膨大并凹陷成肾小囊，内有从背主动脉分支而来的毛细血管球，即肾小球，两者共同组成肾小体；中肾小管外侧端与向尾延伸的前肾管相吻合，成为中肾管。中肾管尾端通入泄殖腔。至第 2 个月末，中肾大部分退化，仅留下中肾管及尾端小部分中肾小管。后者在男性形成生殖管道的一部分，在女性则仅残留一小部分，成为附件。后肾是在人胚第 5 周初，中肾仍在发育中时即开始形成。第 11~12 周，后肾开始产生尿液，其功能持续于整个胎儿期。尿液排入羊膜腔，组成羊水的主要成分。后肾起源于生后肾基和输尿管芽两个不同的部分，但均源于中胚层。输尿管芽是中肾管末端近泄殖腔处向背外侧长出的一个盲管。它向胚体背、颅侧方向延伸，长入中肾嵴尾端的中胚层组织中。输尿管芽反复分支达 12 级以上，逐渐演变为输尿管、肾盂、肾盏和集合小管。输尿管芽的起始两级分支扩大合并为肾盂，第 3~4 级分支扩大为肾盏，其余的分支为集合小管。集合小管的末端呈"T"形分支,它的弓形盲端诱导邻近的生后肾原基分化为肾单位。生后肾原基是中肾嵴尾端的中胚层组织受输尿管芽的诱导而产生的,其外周部分演变为肾的被膜,内侧部分形成多个细胞团,附于弓形集合小管末端两侧方。这些上皮细胞团逐渐分化成"S"形弯曲的后肾小管,一端与弓形集合小管的盲端相连,另一端膨大凹陷形成肾小囊,并与伸入囊内的毛细血管球组成肾小体。"S"形小管逐渐增长,分化成肾小管各段,与肾小体共同组成肾单位。每个远端小管曲部与一个弓形集合小管相连接,继而内腔相通连。近髓肾单位发生较早,随着集合小管末端不断向皮质浅层生长并分支,陆续诱导生后肾原基形成浅表肾单位。后肾发生于中肾嵴尾侧,随着胚胎腹部生长和输尿管芽的伸展,肾逐渐上升至腰部。

2. 解剖组织学 肾位于脊柱两侧的后腹膜内;大小约 12cm×6cm×3cm;重量约 135~150g;形如大豆,表面光滑,被覆纤维膜;内侧凹陷处为肾动脉、肾静脉及输尿管的出入处,称为肾门。肾门凹陷处的间隙称为肾窦,内含肾盏、肾盂、血管、神经及脂肪组织等。肾切面可分为皮质部和髓质部,皮质部位于肾实质的周边部,色暗红;髓质部位于中心部,色较淡,呈条纹状。

解剖结构

被膜
实质 ⎰ 皮质 ⎰ 皮质迷路(肾小体和近曲、远曲)
　　　　　　　髓放线(近直、远直和集合小管)
　　　髓质:肾锥体(近直、远直和集合小管)

肾组织结构
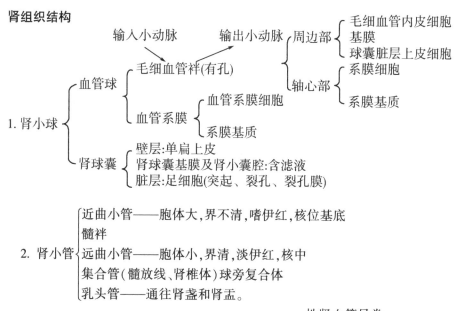

二、先天性畸形和囊肿

(一)先天性畸形

1. 肾先天性畸形的分类
(1)肾数目异常:①双肾不发育、②单肾不发育、③肾盂和输尿管重复畸形。
(2)肾体积和结构异常:①肾发育不全、②肾先天性肥大、③多囊肾、④肾单纯性囊肿、⑤肾多房性囊肿。
(3)肾形状异常:①分叶肾、②融合肾(马蹄肾、盘状肾、乙状肾)。
(4)肾位置异常:①单纯性异位肾(单侧性、双侧性)、②交叉性异位肾(融合性、不融合性)③游走肾。
(5)肾旋转异常:①旋转不全、②旋转过渡。
(6)肾血管异常:①动脉性肾血管异常、②静脉性肾血管异常。

2. 常见的肾先天性畸形
(1)肾不发育:双肾不发育者十分少见,且在出生后不久就死亡。单肾不发育者常因对侧肾发生代偿而无任何症状,若该肾继发感染或因位置异常而误认为肿瘤加以切除,则具临床意义。对侧代偿肾除体积增大外,形态正常。然而,可在青壮年时,该肾可发生局灶节段性肾小球硬化,出现蛋白尿和肾衰竭症状。
(2)肾发育不全:真性肾发育不全者十分少见,且多为两侧性,体积甚小,肾盏通常少于 5 个。而多数被称为肾发育不全者实际是肾发育不良(renal dysplasia),是由于生肾组织失去了正常分化而引起的。包括多囊性肾发育不良和局灶性肾发育不良。病变累及部分肾或全肾,单侧性或双侧性。双肾发育不良者常在出生后数天内死亡;一侧完全性肾发育不良是新生儿最常见的肾囊肿性疾病;无肾盏、肾盂和输尿管,主要由不同直径、排列紊乱的囊肿组成;局灶性肾发育不良可不出现症状,偶可合并于其他部位畸形而构成一些临床综合征。镜下表现为:①原始导管,内衬柱状、立方上皮,周围呈同心圆排列,富于细胞的间叶组织和平滑肌,多见于髓质,起源于胚胎输尿管芽;②软骨岛,位于皮质,起源于后肾组织,以后也可发生钙化或骨化(图9-1)。

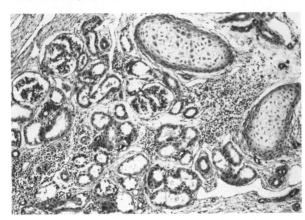

图 9-1　肾发育不全

可见原始发育不全肾小球、肾小管和软骨岛,扩张的淋巴管和间质中淋巴细胞浸润

(3) 异位肾:在胚胎发育过程中,肾有一个自下而上的移位过程,如移位障碍,则可导致一侧或两侧性异位肾。异位肾多位于第2或第3腰椎以下的髂窝或盆腔内。如两侧肾分别位于左、右侧者称单纯性移位;若两肾位于同侧者称交叉性移位。交叉性异位肾多位于对侧肾的尾侧或两肾发生融合。交叉性异位是因胚胎发育过程中,一侧输尿管芽跨过中线而与对侧后肾组织相连通所致。异位肾的动脉来自近髂动脉分叉处的腹主动脉或髂总动脉。异位肾外形异常,体积一般较小,其组织学结构大致正常。如无并发症发生,对异位肾只作对症处理。

(4) 融合肾:肾某种程度的融合不属少见,大约在1/250。根据融合肾的外形不同被分别称为马蹄肾、盘状肾、乙状肾和块状肾等,其中最常见的是以两肾下极互相融合形成峡部的马蹄肾(图9-2)。男性为女性的2倍,患者常合并其他部位,如消化道、中枢神经和心血管系统等畸形。临床上有发作性恶心、呕吐和腹痛等症状,也有1/3病例可出现泌尿道症状和尿液成分的改变。肾组织学结构一般无异常。融合肾的峡部易并发结石或继发肾盂积水,从而必须施行手术治疗。文献记载马蹄肾可合并肾母细胞瘤和肾腺癌。

(5) 肾盂和输尿管重复畸形:某种程度的肾盂重复畸形并不少见,其发生率可高达人群的1/10。肾外形多为正常,体积稍大,有时可显示一分界线或呈现

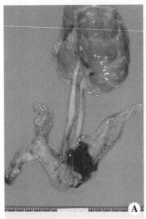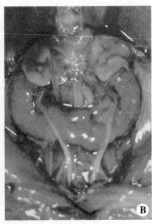

图 9-2　融合肾

A. 肾完全融合但可见到分别的肾盂和输尿管;B. 马蹄肾

上、下两个孤立部分,每一部分各自有其肾盂、输尿管和血管。肾的双输尿管常合并后进入膀胱,但也可各自进入膀胱三角区的两个输尿管入口。患者一般无症状,偶可出现并发症,如感染、肾盂积水和结石等,严重者则需作外科切除术。

(二)肾囊肿病(renal cystic disease)

肾囊肿病是由于各段肾小管及集合管发育异常进而扩张造成的,部分是由于后天因素继发引起。

(1) 先天性多囊肾(congenital polycystic kidney):以肾实质形成大小不等的囊肿为特征,病因不明,均为先天性病变。可分为成年型和婴儿型。

a. 成人型多囊肾(adult polycystic kidney)　常染色体显性遗传,较婴儿型为常见,以女性居多,常合并其他部位的畸形,如肝、脾、胰、肺等部位的囊肿和二尖瓣脱垂等。本病为常染色体显性遗传性疾病,出现临床症状的年龄为25~40岁。

【巨检】　两肾外形大致正常,体积明显增大,重量增加,可超过1000g,球形囊肿遍布皮、髓质,并隆起于肾包膜,呈现圆形凸起。囊腔内多为透明、淡黄色液体,有时因出血而含胶样红棕色物,内含胆固醇结晶。肾盏和肾盂形态正常,但常可发生扭曲。

【光镜】　囊肿壁内衬扁平上皮,部分则为近端小管上皮,也可为远曲小管或集合管上皮,病变后期上皮可发生增生而形成息肉,偶尔形成腺瘤。部分囊肿内可含有肾小球血管袢。囊肿间为未分化肾实质,此区域内的肾血管呈现高血压和肾盂肾炎的改变。肾小球球旁细胞增生,常可扩展到肾小叶间动脉,甚至出现于纤维组织(图9-3)。

【鉴别诊断】　囊性肾细胞癌。

b. 婴儿型多囊肾(infantile polycystic kidney)　常染色体隐性遗传的致死性肾囊肿病,较罕见,家族史。

女性多见,以婴幼儿占绝大多数,病人均有其他部位的畸形,如肝内胆管上皮囊肿、胆管上皮增生、门静脉区纤维化等。

【巨检】 两肾体积增大,一侧肾重达 150～400g(正常肾为 15g),包膜呈现粟粒状、不透明斑点。切面见肾皮质正常,髓质被无数、放射状排列的融合性囊肿代替,肾盏、肾盂和输尿管无异常。

【光镜】 囊肿壁内衬立方上皮细胞,多来源于肾小管和集合管(图 9-4)。

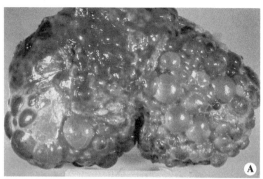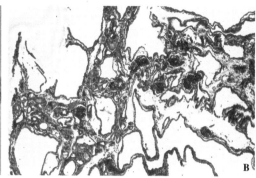

图 9-3 成人型多囊肾

A. 巨检球形囊肿遍布肾皮、髓质,并隆起于肾包膜,呈现圆形凸起;B. 镜下囊肿壁内衬扁平上皮,也可见到完整的肾小管和肾小球

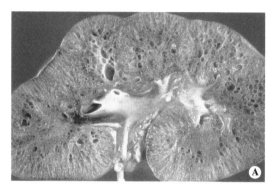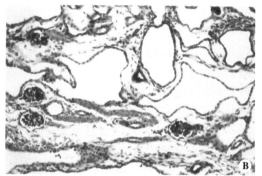

图 9-4 婴儿型多囊肾

A. 肾体积增大,切面见肾中无数放射状排列的融合性囊肿;B. 囊肿壁内衬肾小管和集合管来源的立方上皮

(2)单纯性囊肿(simple cyst):此病在婴幼儿中少见,但随着年龄增加,其发生率逐渐增高。到了 50 岁,尸体检查和常规腹部 CT 检查时,几乎每人均有一个或多个不被人注意的囊肿。单个囊肿多不引起症状,偶尔体积过大而形成腹部肿块,一旦破裂出血、感染或引起输尿管梗阻时才出现临床症状。

【巨检】 皮质部孤立性囊肿,甚少发生于髓质,大小不等,直径自几毫米至几厘米,内含透明、淡黄色液体。大囊肿常向肾表面突出。

【光镜】 囊肿壁内衬不连续的扁平上皮,其包膜为胶原纤维,囊肿周围的肾实质则受其压迫。囊肿过大而引起症状者需作囊肿切除或部分肾切除。

(3)淋巴管囊肿(springwater cyst):由肾门附近淋巴管的炎性阻塞或先天性扩大而形成,往往多发性。囊肿大小不等,直径一般为 1cm 左右,偶尔体积较大,直径可达 l0cm。囊腔内含清液,囊壁光滑,由纤维组织构成,内衬单层扁平内皮细胞或已无细胞内衬。

(4)髓质海绵肾(medullary sponge kidney):是一种肾髓质先天性囊肿性病变,发生机制不明,是髓质集合管的一种先天性异常。扩张的集合管可发生于一个或多个肾乳头,约 3/4 病例累及两侧肾脏,多数病人的年龄在 30～50 岁,女性多于男性。

【巨检】 病变多位于肾椎体部,囊肿为圆形或卵圆形,直径小于 0.5cm。

【光镜】 显示囊肿壁内衬柱状或立方形上皮细胞,腔内含有分层状、由磷灰石(磷酸钙混合物)组成的结石,PAS 染色阳性,皮质部无囊肿形成,可伴有肾盂肾炎之组织病理学改变。

三、肾结核(nephrophthisis)

肾结核往往是体内结核杆菌通过血道播散所致。肾结核在我国并不少见。多在成年人发生,我国综合统计 75% 的病例发生在 20～40 岁,但幼年和老年亦可发生。男性的发病数略高于女性(2:1)。

【光镜】 以典型的结核性肉芽肿形成诊断依据。病灶范围大小不等,可局限于一个肾小球到较大范围的干酪样坏死病灶,结核杆菌的数量在各病例中可有很大的不同(图9-5)。大多数肉芽肿最初在某些肾小球内呈节段性改变,且伴有髓袢和集合管的病灶。随着病灶的扩大,集合管病变再扩展到乳头形成大的干酪样坏死病灶。

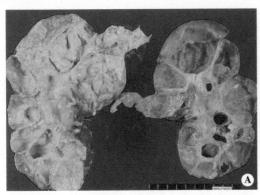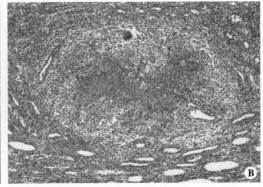

图9-5 肾结核

A. 大体上肾实质广泛破坏伴空洞形成,常引起肾盏扩张;B. 镜下表现为结核的基本病变结核性肉芽肿和干酪样坏死

四、肾小球肾炎

(glomerulonephritis,GN)

肾小球肾炎为发生于双侧肾脏肾小球的变态反应性疾病。其基本类型分为原发性肾小球肾炎和继发性肾小球肾炎。原发性肾小球肾炎可以分为四种:①轻微性肾小球病变;②局灶性节段性病变;③弥漫性肾小球肾炎;④未分类的肾小球肾炎。而继发性肾小球肾炎又可以分为:①狼疮性肾小球肾炎;②紫癜性肾小球肾炎;③糖尿病肾病;④遗传性肾病。此外,血管病变如高血压;代谢性疾病如糖尿病等都可引起肾小球病变。按大体可分为急性和慢性肾小球肾炎。临床分型分为急性肾小球肾炎、急进性肾小球肾炎、慢性肾小球肾炎、肾病综合征、隐匿性肾小球肾炎。肾小球肾炎的基本病理变化包括细胞的增生、渗出和坏死、基膜增厚、透明变性和硬化、肾小管和间质的改变。

【临床、病理特点】 详见基础阶段的《病理学》。

五、肾小管-间质疾病

肾小管间质是肾实质除肾小球以外的所有组织结构,包括结缔组织、血管、淋巴管、神经等。肾小管-间质疾病,也可称为"肾小管间质肾炎"(Tubulointerstitial Nephritis ,TIN),或"间质性肾炎""小管间质性肾病""小管间质性肾炎""间质性肾病",为一组累及肾小管和肾间质的炎性疾病,是一大类肾脏疾病综合征,是临床-病理诊断的总称。其主要病理特点为小管-间质的炎症性或退行性损害。病变主要在髓质,可呈局灶性或弥漫性损害。可分为急性和慢性肾小管-间质肾炎。急性主要表现为间质水肿、间质和肾小管内中性粒细胞等炎细胞浸润,常伴有局灶性肾小管坏死。慢性表现为淋巴细胞、单核细胞浸润,肾间质纤维化和肾小管萎缩。间质性肾炎可为由细菌、真菌、病毒等生物病原体感染或者是药物、重金属等中毒引起的原发性损伤,也可为肾小球病变、血管性病变、遗传性病变、肿瘤伴发的以及代谢性疾病进展的结果。详见基础阶段的《病理学》。

六、肾移植排斥反应

肾移植排斥反应是一种免疫反应,由于被移植的肾脏有异体抗原的存在,接受肾移植者的免疫系统对这一同种异体抗原发生细胞和体液的免疫反应,这种免疫反应就是排斥反应。

根据临床表现、病理改变等将排斥反应分为四种:超急性排斥反应、加速性排斥反应、急性排斥反应、慢性排斥反应。

1. 超急性排斥反应(hyperacute rejection) 发生在移植肾与受者血管接通的数分钟到数小时内或者偶见24h内的不可逆性体液排斥反应。超急性排斥反应发生的机制为:①供、受者ABO血型不符;②受者血清中含抗供者主要组织相容性抗原和血小板抗体。

【临床特点】 临床表现为无尿或少尿变为无尿,发生超急性排斥反应后,若不迅速摘除移植肾,患者在移植肾部位出现剧烈疼痛,血压升高,血肌酐持续上升以及出现寒战高热等。

【巨检】 移植肾体积明显增大,颜色由红色逐渐变为暗红至青紫色,表面散在出现不规则青紫色纹理和斑块,继而出现斑点状坏死。肾动脉搏动良好而肾静脉内空虚,质地由硬变软。切面皮质呈暗红色,与髓质部分分界清楚。此前若移植肾已开始泌尿,当出现上述变化后可见突然血尿,继而停止泌尿。

【光镜】 早期时,肾小球和肾小管周围的毛细血管腔内有大量中性粒细胞聚集;后期病变时,肾小球内、肾小管周围以及肾间质的毛细血管和小血管内有大量纤维素和血小板沉积而形成血栓,有的血管壁纤维素样坏死,有的表现为肾梗死特征。

【电镜】 毛细血管和小血管内皮细胞肿胀、变性及剥脱,血小板凝聚,纤维素沉积,基膜疏松肿胀乃至断裂。

【免疫病理】 坏死的血管壁和肾小球内发现有免疫球蛋白、C3、纤维蛋白沉积。

2. 加速性排斥反应(accelerated rejection) 属急性体液免疫反应。多在术后 2～5 日内发生,也可出现在术后 1 个月内。临床表现为移植器官功能减退或丧失,伴有全身症状,如高热、畏寒、乏力、食欲减退,伴有白细胞增加。加速排斥反应的特点是经皮质类固醇冲击治疗可能得到暂时缓解。但短时将再次或反复发作,直至不可逆转。

3. 急性排斥反应(acute rejection) 发生在肾移植术一周以后,并可与慢性排斥反应同时存在。表现为病人发热、尿量减少、高血压、移植肾压痛、血肌酐升高,现在由于环孢霉素 A 等的应用,临床表现已不典型,可能仅有肾功能的改变。急性排斥反应的治疗可用甲基强的松龙、ATG、OKT3、血浆置换等治疗。

【巨检】 呈"蚤咬肾",表现为肾脏充血水肿,质脆,体积增大,常有点状出血。以间质出血和血管损害较为严重的移植肾则表现为"大红肾",当水肿及细胞浸润明显时表现为"大白肾"。

急性排斥反应可分为细胞性和血管型两种类型。

(1)急性细胞性排斥反应(急性间质性排斥反应)

【光镜】 主要特征为间质内中、小淋巴细胞浸润。次要特征为肾间质水肿、间质出血;浆细胞和单核细胞浸润;淋巴细胞可穿透肾小管基膜浸润于肾小管壁,使肾小管上皮细胞变性、坏死、脱落,伴有炎细胞浸润(图 9-6)。

【免疫病理】 无免疫蛋白、补体出现,小淋巴细胞主要为 CD8 阳性的 T 淋巴细胞和免疫母细胞,伴有 CD3 和 CD4 淋巴细胞。

(2)急性血管性排斥反应:移植后 2 周至几个月。以体液免疫反应为主,治疗效果较细胞性排斥反应差。

【光镜】 入球小动脉及小叶间动脉的管壁水

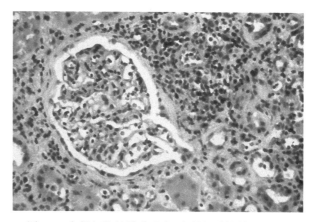

图 9-6 急性细胞性排斥反应(急性间质性排斥反应)
肾小球正常,炎症反应主要在肾间质,右上角肾小管被许多淋巴细胞浸润

肿,内皮细胞增生、肿胀、空泡变性及脱落。肾小动脉的纤维蛋白样坏死,多呈节段性分布。血管壁常有淋巴细胞、中性粒细胞和巨噬细胞浸润,纤维蛋白和血小板聚集。肾小球血管祥也可有节段性坏死。可累及较大的弓形动脉。晚期血管内膜的纤维性增厚,伴炎细胞浸润,肾内多发性梗死灶形成。肾间质出血水肿(图 9-7)。

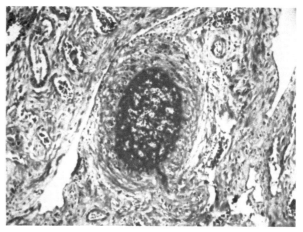

图 9-7 急性血管排斥反应
移植肾急性排斥反应中的血管炎,可见血栓和细胞浸润

【电镜】 小血管内皮细胞肿胀变性,内皮下间隙增宽,有纤维素及血小板碎片沉积。

【免疫病理】 小血管和肾小球内见 C3、纤维素及免疫球蛋白沉积。

4. 慢性排斥反应(chronic rejection) 为一种不可逆的排斥反应。多发生在术后数月或数年内,也可发生在急性排斥后。进展缓慢,往往呈隐匿性,移植肾功能逐渐减退或丧失,并有蛋白尿及高血压。慢性排斥反应以体液免疫为主,也有细胞免疫参与。

【巨检】 肾脏体积变小,苍白,质地硬韧,皮质变薄。

【光镜】 ①肾小球表现为肾小球血管袢皱缩、基膜增厚、系膜细胞增生和基质增多,伴纤维蛋白样物沉积,也可表现为某种类型的增生性肾小球肾炎,如膜性增生、新月体形成等。②肾动脉表现为闭塞性动脉内膜炎,内膜呈洋葱皮样纤维性增厚伴弹力纤维层破坏或重叠排列,炎症细胞浸润。③肾间质表现为多发性梗死灶瘢痕,伴弥漫性或局灶性纤维组织增生,肾小管萎缩、基膜增厚和肾球囊壁纤维化,肾间质内有慢性炎细胞浸润等(图9-8)。

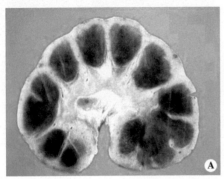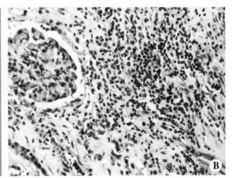

图9-8 肾慢性同种移植排斥反应

A. 由于血管病变引起的缺血所致的肾皮质弥漫性变薄;B. 移植肾慢性排斥反应。可见肾小管明显萎缩,间质纤维化加重,单核细胞浸润。肾小球毛细血管轴心呈缺血性增厚

七、肾脏肿瘤

(一) WHO 肾脏肿瘤组织学分类(2004)

1. 肾细胞肿瘤

(1) 透明细胞性肾细胞癌

(2) 多房性透明细胞性肾细胞癌

(3) 乳头状肾细胞癌

(4) 嫌色性肾细胞癌

(5) 集合管癌

(6) 肾髓质癌

(7) Xp11.2 易位性癌

(8) 神经母细胞瘤相关性肾细胞癌

(9) 黏液性管状和梭形细胞癌

(10) 未分类的肾细胞癌

(11) 乳头状腺瘤

(12) 肾的瘤样细胞瘤或嗜酸细胞瘤

国际泌尿协会(ISUP)肾脏肿瘤温哥华新分类:新增加8种

(1) 管状囊性肾细胞癌 (tubulocystic renal cell carcinoma RCC)

(2) 获得性囊性疾病相关肾细胞癌 (acquired cystic disease-associated RCC)

(3) 透明细胞(管状)乳头状肾细胞癌 [clear cell (tubulo) papillary RCC]

(4) MiT 家族易位肾细胞癌 [the MiT family translocation RCCs in particular t(6;11) RCC]

(5) 遗传性平滑肌瘤病肾癌综合征相关肾细胞癌 (hereditary leiomyomatosis RCC syndrome-associated RCC)

(6) 甲状腺滤泡样肾细胞癌 (thyroid-like follicular RCC)

(7) 琥珀酸脱氢酶 B 缺乏相关肾细胞癌 (succinate dehydrogenase B deficiency-associated RCC)

(8) ALK 易位肾细胞癌 (ALK translocation RCC)

2. 后肾肿瘤

(1) 后肾腺瘤

(2) 后肾腺纤维瘤

(3) 后肾间质瘤

3. 肾母细胞性肿瘤

(1) 肾源性残余和肾母细胞瘤病

(2) 肾母细胞瘤

(3) 局部囊性分化的肾母细胞瘤

4. 间叶性肿瘤

常见于儿童

(1) 透明细胞肉瘤

(2) 横纹肌样瘤

(3) 先天性中胚层肾瘤

(4) 婴儿骨化性肾瘤

常见于成年

(1) 平滑肌肉瘤

(2) 血管肉瘤

(3) 横纹肌肉瘤

(4) 恶性纤维组织细胞瘤

(5) 血管周细胞瘤

(6) 骨肉瘤

(7) 血管平滑肌脂肪瘤

(8) 上皮样血管平滑肌脂肪瘤

(9) 平滑肌瘤

(10) 血管瘤

(11) 淋巴管瘤

(12) 肾小球旁器细胞瘤

(13) 肾髓质间质细胞瘤

(14) 雪旺细胞瘤

(15) 孤立性纤维瘤

5. 间叶和上皮混合性肿瘤

(1) 囊性肾瘤

(2) 上皮和间质混合性肿瘤

(3) 滑膜肉瘤

6. 神经内分泌肿瘤

(1) 类癌

(2) 神经内分泌癌

(3) 原始神经外胚叶肿瘤

（4）神经母细胞瘤

（5）嗜铬细胞瘤

（3）浆细胞瘤

8. 生殖细胞肿瘤

7. 淋巴造血组织肿瘤

（1）畸胎瘤

（1）淋巴瘤

（2）绒毛膜癌

（2）白血病

9. 转移性肿瘤

（二）常见肾肿瘤

1. 肾细胞癌（renal cell carcinoma） 最常见的肾脏恶性肿瘤，男：女=2~3：1，好发60~70岁。肿瘤起源于肾小管上皮细胞，又称肾腺癌（renal adenocarcinoma）。肾细胞癌病人预后较差，5年生存率约为45%，若无远处转移可达70%以上。随着肿瘤侵入肾静脉和肾周脂肪组织，5年生存率降至约15%~20%。

（1）肾透明细胞癌（renal clear cell carcinoma）：是肾脏最常见的恶性肿瘤。占70%~80%，老年人多见。分子遗传学显示，肾透明细胞癌为3号染色体的短臂消失。

【临床特点】 早期常无症状，或只有发热、乏力等全身症状，肿瘤体积增大时才被发现。临床主要表现为血尿、肾区痛和肿块。影像学检查显示肾实质肿物。

【巨检】 肿物呈球形，与周围分界清楚，直径平均8cm，切面黄色，有出血、坏死和囊性变，部分病例可出现钙化和骨化。

【光镜】 肿瘤无包膜，瘤细胞圆形或多角形，胞质透明或颗粒状，呈巢状、梁状或管状排列，无乳头状结构。间质有丰富的毛细血管。大部分瘤细胞分化好，但有明显的异型性，有畸形核和瘤巨细胞。分级：1级，核小，无核仁；2级，核仁不明显；3级，核仁易见；4级，核多形性，可有多个核仁（图9-9）。

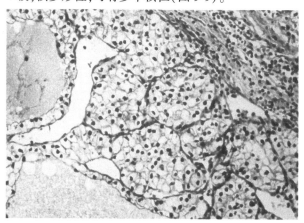

图9-9 肾细胞癌（透明细胞型）
肿瘤细胞大而透亮，边界清晰

【电镜】 癌细胞表面可见微绒毛，胞质内含有脂质空泡和糖原。

【免疫组化】 角蛋白、EMA、CEA、VIM、CD-10阳性；高分子量CK阴性。

【鉴别诊断】 ①嫌色细胞癌：呈单一的实性巢状排列。细胞胞质呈毛玻璃状或细颗粒状，免疫组化显示高分子量CK阳性，电镜下可见细胞内空泡，150-300nm。②肾脏透明细胞肉瘤：发生于儿童，早期有骨转移。免疫组化CK阴性，vimentin阳性。③肾血管平滑肌脂肪瘤：免疫组化CK、EMA阴性，HMB45阳性。

（2）肾颗粒细胞癌（Granular cell carcinoma）：又称为嗜色性肾细胞癌，来源于肾小管上皮的恶性肿瘤。预后较差。

【巨检】 肿瘤呈球形，与周围分界清楚，切面红褐色，有出血和坏死。

【光镜】 癌细胞呈立方形或多边形，排列呈实性巢索状，胞质呈嗜酸性颗粒状，细胞核核仁明显，可见畸形核（图9-10）。

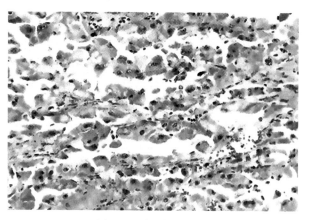

图9-10 肾颗粒细胞癌
癌细胞呈立方形或多边形，排列呈索状，癌细胞胞质呈嗜酸性颗粒状

【电镜】 癌细胞中可见线粒体和滑面内质网。

【免疫组化】 同肾透明细胞癌。

（3）嫌色性肾细胞癌（Chromophobe renal cell carcinoma）：是来源于集合管上皮细胞的恶性肿瘤，占肾细胞癌6%~8%（透明细胞癌60%以上，乳头状癌13%~18%）；患者多数无症状，部分可见血尿，预后较乳头状癌以及透明细胞癌好。

【巨检】 呈实性灰黄色，肿瘤可以很大，最大达23cm。呈分叶状，无包膜，部分病例有中心瘢痕、出血和坏死。

【光镜】 癌细胞呈大圆形或多边形，细胞质嫌色或嗜酸，毛玻璃样，细胞界限清楚，核周空晕明显。癌细胞排列成巢索状、腺管样，部分患者向肉瘤样分化；肿瘤内可见纤维分割，厚壁血管伴偏心性透明变性(图9-11)。

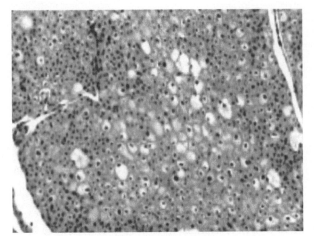

图9-11 嫌色细胞癌
肿瘤细胞淡染或略嗜酸性,核周常有空晕

【电镜】 癌细胞胞质内可见囊泡,多数150~300nm。

【免疫组化】 特异性钙粘蛋白(Ksp-cadherin)、E-cadherin、CD117、CK7 阳性,Vim 弱阳性。50%的病例 CD10 会出现胞质阳性。胶状铁染色阳性。

【鉴别诊断】 ①肾透明细胞癌:胞质较之更透明,嫌色性肾细胞癌胞质呈毛玻璃状,结合组化,胶状铁染色等都有所区别。②颗粒性肾细胞癌:嫌色性肾细胞癌有明显的核周晕。

(4)肾乳头状癌(papillary renal cell carcinoma):是来源于近曲肾小管上皮细胞的恶性肿瘤,占肾细胞癌的 10%~15%,好发于老年男性(60~70 岁),预后比透明性肾细胞癌好,但比嫌色性肾细胞癌差。

【巨检】 为界限清楚的球形肿块,切面可见纤维性假包膜,呈多彩状,常见出血、坏死和囊性变。

【光镜】 癌细胞排列成乳头状、乳头小梁状,乳头有纤维血管轴心,内见含类脂的泡沫细胞。促纤维增生性间质不明显,癌细胞呈立方状或多边状,胞质丰富,为嗜酸性或嗜碱性(预后较差)或混合性,细胞核较小,细胞分为两型:Ⅰ型,上皮呈小立方形,单层排列,预后较好;Ⅱ型上皮细胞核较大;多层排列,预后较差(图9-12)。

【电镜与免疫组化】 同透明性和颗粒性肾细胞癌。

【鉴别诊断】 与集合管癌相鉴别。前者以乳头状结构为主,乳头轴心常见泡沫细胞,间质少,促纤维增生不明显。集合管癌,为不规则小管伴高度异型性,有炎性促纤维增生性间质,伴有较多的嗜酸粒细胞。

(5)黏液性小管和梭形细胞癌(mucinous tubular and spindle cell carcinoma):由紧密排列、细长的小管

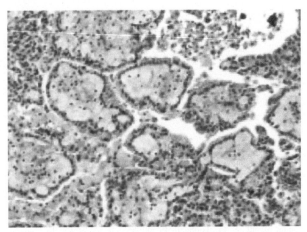

图9-12 乳头状癌
癌细胞立方形、矮柱状,乳头状排列,乳头中轴间质内可见泡沫细胞

组成,间以淡染的黏液性间质,平行排列的小管常常成梭形细胞形态,酷似肉瘤或梭形细胞癌,细胞小,缺乏异型性,免疫组化显示 p504s、CK7、E-cadherin、Vim 阳性,梭形细胞 CgA、Syn 阳性。CD10 阴性。预后好,极少转移。

(6)其他类型:包括集合管癌,肾髓质癌以及伴 Xp11.2 易位的肾细胞癌等,是比较少见的类型。

2. 肾母细胞瘤(nephroblastoma)

又称 Wilms 瘤或肾胚胎瘤。是一种胚胎性恶性肿瘤。起源于肾内残留的后肾胚芽组织。多发生于7岁以下,尤其 1~4 岁。肾母细胞瘤具有儿童肿瘤的特点:①肿瘤的发生与先天性畸形有一定关系;②肿瘤的组织学结构与起源组织胚胎期的结构有相似之处;③临床治疗的疗效较好。

【临床特点】 腹部肿块是最常见的症状,约75%患者均以腹部肿块或腹胀就诊。小儿受巨大肿瘤压迫时,可有气促、食欲不振、消瘦、烦躁不安。肉眼血尿少见,但镜下血尿可高达 25%。25%~63%的患者有高血压,肿瘤切除后,血压可恢复正常。此外,偶见腹痛及低热,但多不严重。食欲不振、体重下降、恶心及呕吐是疾病晚期的信号。对于肾母细胞瘤,采用手术配合化疗及放疗的综合疗法能取得良好的效果。

【巨检】 肿瘤体积较大,边界清楚,可有假包膜,约 10% 为双侧或多灶性。肿瘤质软,切面灰白或灰红色,可有灶状出血、囊性变或坏死,有的可见少量骨或软骨。

【光镜】 具有发育不同阶段的肾小球或肾小管样结构。瘤细胞成分可分为间叶组织、上皮样细胞和胚基的幼稚细胞。上皮细胞体积小,圆形、多边形或立方形,形成小管或小球样结构,也可出现鳞状上皮分化。间叶细胞多为纤维性或黏液性,细胞较小,梭形或星形,可出现横纹肌、软骨、骨或脂肪等。胚基幼

稚细胞为小圆形或卵圆形原始细胞,胞质极少(图9-13)。

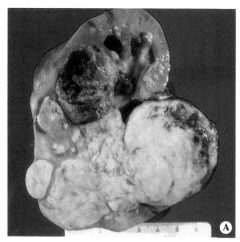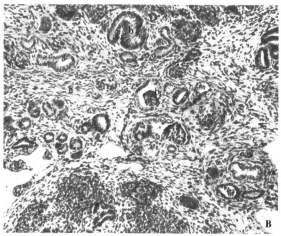

图 9-13　肾母细胞瘤

A. 大体上肾脏中有一黄褐色肉质肿瘤,肿瘤伴区域性出血和坏死,有假包膜;B. 镜下肿瘤实质含三种细胞成分,
分别为间叶组织的细胞(a)、上皮样细胞(b)和幼稚的胚基组织细胞(c)

3. 血管平滑肌脂肪瘤(angiomyolipoma):为血管、平滑肌和脂肪组织的肾内错构瘤,可同时有结节性硬化症。值得注意的是,经典的血管平滑肌脂肪瘤属良性肿瘤,而上皮样血管平滑肌脂肪瘤是一种具有恶性潜能的肿瘤,约有 1/3 有淋巴结、肝、肺或脊柱转移。

【临床特点】　此系常染色体显性基因,是遗传的家族性疾病,80% 病人脸部有蝴蝶状皮脂腺瘤,其他器官如脑、眼、骨、心、肺亦有病变。大脑发育迟缓、智力差、有癫痫发作,多为双肾多发病源。我国血管平滑肌脂肪瘤绝大多数并不伴有结节性硬化,80% 为女性,出现病状在 20~50 岁,40 岁以后占多数。临床

有出血症状,无痛性血尿或肿瘤自发性破裂引起的上腹部剧痛、肿块及内出血症状。肿瘤较大时,上腹部可摸到肿块。影像学检查可显示肾占位性病变。

【巨检】　肿瘤通常较大,孤立性肿块,有时为多发性,尤其伴结节性硬化症患者。切面灰黄色或灰红、灰白色,境界清。易见出血。

【光镜】　可见成熟脂肪组织,梭形或上皮样平滑肌及厚壁血管三种成分,比例不等。平滑肌成分可聚集成团或成束或成片,胞质嗜酸或空淡,有时核有明显的多形性,可见分裂象(图9-14)。

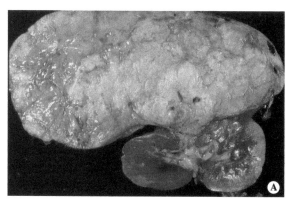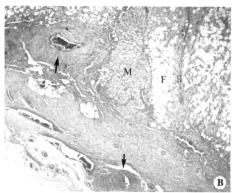

图 9-14　血管平滑肌脂肪瘤

A. 肿瘤较大,孤立性肿块,切面灰黄色或灰红、灰白色,境界清;B. 显示肿瘤由扭曲的厚壁血管(黑箭头),成片的
成熟脂肪组织(F)以及血管平滑肌束(M)组成

【电镜】　平滑肌成分内的结晶状的黑色素前体。

【免疫组化】　平滑肌成分有肌源性标记,常显示 HMB45 阳性。

【鉴别诊断】　①肾细胞癌:成片的透明细胞,明显的核异型性、核分裂象及坏死,无成熟的脂肪组织。

免疫组化可进一步帮助确诊。②排除平滑肌肉瘤,脂肪瘤或脂肪肉瘤:存在厚壁血管及平滑肌、HMB-45 阳性,与脂肪成分密切混杂。

4. 球旁细胞肿瘤(juxtaglomerular cell tumour) 也称之为肾素瘤(reninoma)。发生于肾皮质部,多为

局限单发的良性肿瘤,内含大量肾素。

【临床特点】 临床表现为不易控制的高血压及继发性醛固酮增多症。血压很高,可在 26.7/16kPa(200/120mmHg)以上,因此易有头痛、恶心、呕吐,甚至抽搐等高血压脑病的表现,血钾常低下可有碱中毒、多尿、夜尿及肌无力。肿块切除后,血压降低。

【巨检】 肿块常较小,一般<3cm,有时肿块很小,多层切面才能发现。大的肿瘤边界清楚,周围有致密的纤维组织包绕。切面灰白-灰黄色,含有小囊样腔。

【光镜】 呈不规则的梁索状,或排列成结节状,洋葱皮样或成片、成小管状,肿瘤细胞呈圆形或上皮样,梭形,嗜酸或透明,胞质中可见嗜酸性颗粒,PAS阳性。间质疏松水肿或呈黏液性,常见淋巴细胞弥漫或密集浸润,常见肥大细胞。

【电镜】 可见瘤细胞内肾素颗粒,电子密度高。

【免疫病理】 用免疫荧光法可证明分泌颗粒含有肾素。用 Harada 染色、甲紫染色、PAS 染色等可见胞质中有分泌颗粒。

【鉴别诊断】 肾母细胞瘤,透明细胞肾细胞癌及中胚叶肾瘤也可分泌肾素。血管平滑肌脂肪瘤中电镜下也可检出含有类似于肾素颗粒的颗粒。应根据临床表现特点及病理形态进行鉴别。

第二节 输尿管疾病

一、解剖组织学

1. 解剖学 输尿管上接肾盂,下连膀胱,是一对细长的管道,呈扁圆柱状,管径平均为 0.5～0.7cm。成人输尿管全长 25～35cm,位于腹膜后,沿腰大肌内侧的前方垂直下降进入骨盆。输尿管有三个狭窄部:一个在肾盂与输尿管移行处(输尿管起始处);一个在越过小骨盆入口处;最后一个在进入膀胱壁的内部。这些狭窄是结石、血块及坏死组织容易停留的部位。

2. 组织学 由黏膜、肌层和外膜构成。黏膜形成多条纵行皱襞,管腔呈星形。固有层为结缔组织。输尿管上 2/3 段的肌层为内纵、外环两层平滑肌,下 1/3 段肌层增厚。为内纵、中环和外纵三层。输尿管外膜为疏松结缔组织,与周围结缔组织相移行。

二、炎　症

肾脏或膀胱感染的扩散是输尿管炎症最常见的原因。输尿管炎症性疾病与肾盂和膀胱性病变相似,

如非特异性输尿管炎、输尿管结核、霉菌性输尿管炎等。在其发生发展的过程中,也合并有肾盂和膀胱炎症的存在。

三、肿　瘤

输尿管原发的恶性肿瘤,以移行细胞癌最常见,约占泌尿系统移行上皮肿瘤的 5%。而继发性肿瘤为腹膜后肿瘤浸润蔓延至输尿管壁,偶见于前列腺、大肠、肺及淋巴系统的肿瘤转移。输尿管移行细胞癌常为肾盂、输尿管和膀胱多灶性移行细胞癌的一部分。预后与临床分期、组织学分级、年龄、癌栓的有无等有关。

【巨检】 大体表现为乳头状、菜花状、蘑菇状以及弥漫浸润的斑块状,可见溃疡形成。

【光镜】 表现为分化程度不等的癌细胞呈乳头状、实性巢状等多种排列形式,并常见鳞状或腺性化生的病灶。浸润性移行细胞癌穿破了基膜,浸润黏膜以下组织。

分为三级:

Ⅰ级:肿瘤乳头尚规则,但表面的移行细胞层次增加,细胞密集,核大、染色质丰富,有异形,可见核分裂象,侵袭性少见;

Ⅱ级:肿瘤细胞异型性大,核分裂象多见,排列可呈乳头状,但分布不均,常形成巢团状,肿瘤有侵袭性;

Ⅲ级:肿瘤细胞呈高度异型性或未分化,核分裂象多见,肿瘤坏死明显,常浸润深层组织。

第三节 膀胱疾病

一、胚胎和解剖组织学

1. 胚胎学 在人胚第 4～7 周时,尿直肠隔将泄殖腔分隔为背侧的直肠和腹侧的尿生殖窦两个部分。尿生殖窦的上段较大,发育为膀胱,它的顶端与尿囊相接,在胎儿出生前从脐到膀胱顶的尿囊退化成纤维索,称脐中韧带。左、右中肾管分别开口于膀胱。随着膀胱的扩大,输尿管起始部以下的一段中肾管也扩大并渐并入膀胱,成为其背壁的一部分,于是输尿管与中肾管即分别开口于膀胱。

2. 解剖学 膀胱是中空的器官,在排空时为锥体形,分为膀胱尖、膀胱底、膀胱体和膀胱颈。成人膀胱空虚时位于盆腔内、耻骨联合的后面。膀胱的上面、两侧和后面均有腹膜覆盖,膀胱的前下壁与耻骨联合的后面有耻骨后隙。膀胱底在男性与精囊、输尿管壶腹、直肠相邻,膀胱颈与前列腺底相接触;在女性

膀胱底与阴道前壁和子宫颈相接,膀胱颈直接与尿生殖膈相接。小儿膀胱呈梭形,充盈时呈梨形。女性膀胱因受子宫、尤其是妊娠子宫影响,可变得前、后稍扁平,横径加大。

3. 组织学　膀胱壁由黏膜层、肌层和外膜组成。膀胱顶部的外膜由浆膜被覆;黏膜层被覆上皮、固有膜和不连续的黏膜肌组织,膀胱的上皮组织称为移行上皮或尿路上皮。膀胱空虚时上皮厚约8~10层细胞,表层细胞大,呈矩形;膀胱充盈时上皮变薄,仅3~4层细胞。细胞也变扁。固有层含较多的胶原纤维和弹性纤维。肌层厚,由内纵、中环和外纵三层平滑肌组成,各层肌纤维相互交错,分界不清。中层环行肌在尿道内口处增厚为括约肌。外膜多为疏松结缔组织,仅膀胱顶部为浆膜。

二、先天性畸形

1. 脐尿管残留及脐尿管病变

脐尿管(urachus)是膀胱顶和脐部之间的5cm~6cm的管道,胚胎时期连接膀胱和尿囊,出生后退化,仅存一条索状纤维性组织。资料分析,脐尿管残留者并不罕见。残留的脐尿管多数位于膀胱壁,并可与膀胱腔通连。接近膀胱部位被覆移行上皮,上段被覆柱状上皮。完全残留的脐尿管可以造成脐部漏尿。部分残留的脐尿管,在膀胱壁或膀胱与脐之间形成囊肿。残留脐尿管可以发生肿瘤,主要位于膀胱壁或脐尿管走行部位,常见为腺癌,也可出现乳头状腺瘤、纤维腺瘤、移行细胞癌和鳞癌等,由于早期症状不明显,不能及时确诊,所以预后较差。

2. 膀胱外翻(bladder exatiophy)　膀胱外翻是指膀胱前壁和下腹壁的缺失使膀胱后壁外翻的一种先天性异常,这是由于胚胎时期尿殖腔发育异常造成的。膀胱外翻易合并腺癌和鳞癌。

三、瘤 样 病 变

1. 腺性和囊腺性膀胱炎(cystitis glandularis and cystica)　腺性和囊腺性膀胱炎属于慢性和增生性膀胱炎。尿路长期慢性刺激(结石、长期留置导尿管等)易导致本病。

【巨检】　膀胱黏膜表面息肉状或乳头状增生,可呈多灶状。

【光镜】　膀胱黏膜固有层多数 Brunn 巢增生,伴慢性炎症细胞浸润。部分 Brunn 巢呈腺样结构,内层柱状,外层基底细胞样,腔内可见黏液(图9-15)。

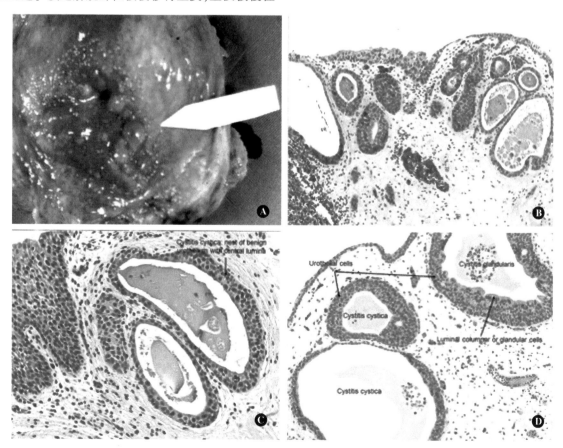

图 9-15　腺性和囊腺性膀胱炎

A. 膀胱黏膜表面息肉状或乳头状增生;B. C. D:膀胱黏膜固有层多数 Brunn 巢增生,伴慢性炎症细胞浸润。部分 Brunn 巢呈腺样结构,内层柱状,外层基底细胞样,腔内可见黏液

2. 膀胱软斑病（malacoplakia） 膀胱软斑病主要表现在膀胱三角区黏膜及黏膜下的多结节状隆起，与膀胱癌相似。好发于免疫功能低下患者或肾移植的患者。

【巨检】 膀胱黏膜和黏膜下多发的灰黄色结节状斑块，以膀胱三角区多见。

【光镜】 上皮下大量组织细胞聚集，胞质富含嗜酸性颗位。有些细胞内可见同心圆状包涵体，称为MG（Michaelis-Gutmann）小体，有时尚可见钙化小体，嗜碱性，PAS染色、铁和钙染色阳性（图9-16）。

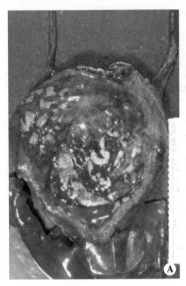
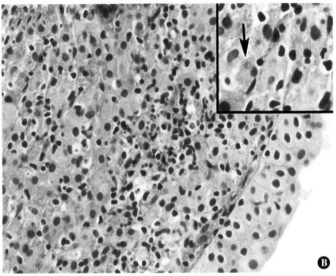

图9-16 膀胱软斑病

A. 膀胱黏膜和黏膜下多发的灰黄色结节状斑块；B. 上皮下大量组织细胞聚集，胞质富含嗜酸性颗粒

四、WHO 尿路肿瘤组织学分类（2004）

1. 尿路上皮肿瘤

（一）浸润性尿路上皮癌

（1）伴鳞状分化
（2）伴腺性分化
（3）伴滋养叶分化
（4）巢状型癌
（5）微囊状型癌
（6）微乳头状型癌
（7）淋巴上皮样型癌
（8）淋巴瘤样型癌
（9）浆细胞样型癌
（10）肉瘤样型癌
（11）巨细胞型癌
（12）未分化癌

（二）非浸润性尿路上皮癌肿瘤

（1）尿路上皮原位癌
（2）非浸润性乳头状尿路上皮癌，高级别
（3）非浸润性乳头状尿路上皮癌，低级别
（4）低度恶性潜能的乳头状尿路上皮肿瘤
（5）尿路上皮乳头状瘤
（6）内翻性乳头状瘤

2. 鳞状细胞肿瘤

（1）鳞状细胞癌
（2）疣状癌
（3）鳞状细胞乳头状瘤

3. 腺性肿瘤

（1）腺癌
 a 肠型
 b 黏液型
 c 印戒细胞型
 d 透明细胞型
（2）绒毛状腺瘤

4. 神经内分泌肿瘤

（1）小细胞癌
（2）类癌
（3）副神经节瘤

5. 黑色素细胞肿瘤

（1）恶性黑色素瘤
（2）痣

6. 间叶性肿瘤

（1）横纹肌肉瘤
（2）平滑肌肉瘤
（3）血管肉瘤
（4）骨肉瘤
（5）恶性纤维组织细胞瘤
（6）平滑肌瘤
（7）血管瘤
（8）其他

7. 造血系统和淋巴组织肿瘤

（1）淋巴瘤
（2）浆细胞瘤

8. 杂类肿瘤

（1）Skene、Cowper和 Littre 腺癌
（2）转移性和来自其他器官扩散的肿瘤

五、常见上皮性肿瘤

1. 良性上皮性肿瘤

（1）移行细胞乳头状瘤（transitional cell papilloma）：移行细胞乳头瘤是尿路上皮最常见的良性肿瘤。又称外生性乳头状瘤（exophytic papilloma）、典型乳头状瘤（typical papilloma）。好发于青壮年，常见临床症状是间断性无痛性血尿。

【巨检】 柔软的具有细蒂的伸出性肿物，乳头

纤细。

【光镜】 该肿瘤的突出特点是有纤细血管纤维轴心的乳头，被覆移行上皮细胞的形态和排列与正常的移行上皮相似，异型性极小。无肿瘤细胞浸润。当被覆上皮层次多于8层，部分细胞核染色质增粗，称为低度恶性潜能的乳头状移行上皮肿瘤（Papillary urothelial neoplasm of low malignant potential）（图9-17）。

【鉴别诊断】 移行上皮乳头状增生：为无轴心的假乳头。

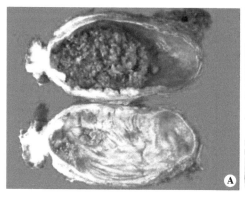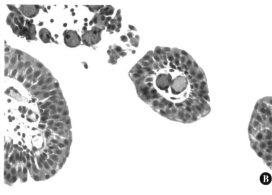

图 9-17　移行细胞乳头状瘤

A. 膀胱横切面，上图显示一个大的乳头状瘤。下图显示多灶性小的乳头状瘤；B. 乳头状瘤由小的乳头状分支构成，并内衬正常形态的尿道上皮

（2）内翻性移行细胞乳头状瘤（inverted transitional cell papilloma）：又称 Brunnian 腺瘤（Brunnian adenoma），好发于中老年男性，膀胱三角区及膀胱颈多见。常见临床症状是间断性无痛性血尿，尿路梗阻。

【巨检】 呈柔软的半球状外生性肿物，孤立，有蒂，表面光滑，或略呈分叶状。

【光镜】 表面可见较正常的移行上皮被覆。分化好的移行细胞巢索向内膜下呈内生性生长，巢索中央为胞质丰富的表层移行细胞，边缘为胞质极少的基底细胞，似密集的 Brunn 巢，肿瘤细胞无异形性，核分裂象罕见或无。有的细胞巢呈腺样化生，上皮呈柱状并可见含有黏液的腺腔，当以腺性结构为主时，称为腺性内翻性乳头状瘤（图9-18）。有的细胞巢呈鳞状上皮化生，当以鳞状细胞巢为主时，称为鳞状上皮内翻性乳头状瘤。

【鉴别诊断】 ①腺性膀胱炎或囊腺性膀胱炎：虽可见移行上皮呈 Brunn 巢和囊腺样 Brunn 巢在黏膜下增生，但可见黏膜下水肿及多少不等的炎症细胞混合存在，弥漫分布。不形成瘤块。②移行细胞癌：癌细胞有一定的异型性，并可见条索状或斑片状向深部浸润的现象。③腺癌：表现为单层细胞排列、具有一定的异型性、并有一定浸润性生长的特点。

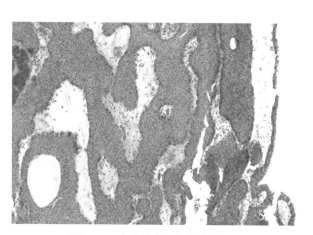

图 9-18　内翻性移行细胞乳头状瘤

细胞巢索向内膜下呈内生性生长，肿瘤细胞无异形性

2. 恶性上皮性肿瘤

（1）尿路上皮癌（urothelial carcinoma）：尿路上皮癌又称移行细胞癌（transitional cell carcinoma），是膀胱最常见的恶性肿瘤，约占膀胱原发性肿瘤的90%。好发于50岁以上患者，男性多于女性，具有多灶状发生和易复发的特点，最常见临床症状为肉眼或镜下血尿。根据癌细胞的异型性、结构特点和浸润程度分为三级。

【巨检】 Ⅰ级移行细胞癌呈伸出性乳头状，与移行细胞乳头状瘤相似。Ⅱ级移行细胞癌呈伸出性乳头状和浸润性生长，常有粗大的蒂。Ⅲ级移

行细胞癌呈实性包块状或伴有粗大乳头状浸润性 生长(图9-19)。

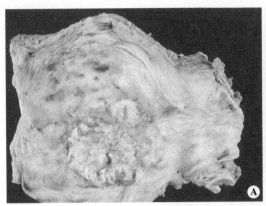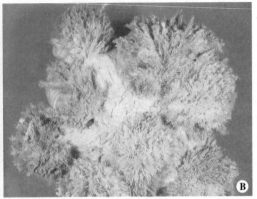

图9-19 移行细胞癌

大体呈乳头状生长

【光镜】 Ⅰ级移行细胞癌:呈乳头状,细胞层次增多,超过8层,细胞极性轻度紊乱,核分裂象不多,部分乳头出现融合,在固有膜可能出现表浅浸润。Ⅱ级移行细胞癌:呈乳头状,细胞层次增多,细胞极性明显紊乱,乳头状结构有融合现象,核分裂象易见,在固有膜可出现浸润。Ⅲ级移行细胞癌:乳头状结构不明显或完全失去该结构,细胞失去极性,异型性明显,核分裂象多,浸润明显(图9-20)。

【鉴别诊断】 Ⅲ级移行细胞癌常失去移行上皮,应与相邻器官低分化癌的浸润或转移相鉴别。应多取材,寻找与泌尿道上皮的关系。

(2)尿路上皮原位癌(urothelial carcinoma in situ):尿路上皮原位癌又称为移行细胞原位癌(transitional cell carcinoma in situ)。原发性移行细胞原位癌少见,占尿路上皮肿瘤1%~3%。移行细胞原位癌具有多灶状发生的特点。常见临床症状是血尿和下腹部疼痛。

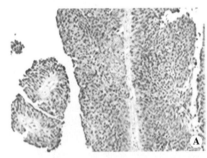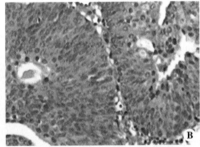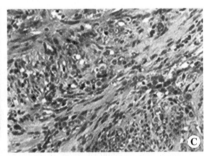

图9-20 膀胱的乳头状移行细胞癌

A. Ⅰ级,肿块由分支状排列的移行细胞团块组成,其中有许多血管的纤细的基质供应养分;B. Ⅱ级,癌细胞排列似移行上皮,但细胞大小形状不一,排列极性紊乱;C. Ⅲ级,细胞高度异型,并侵入肌层

【巨检】 膀胱黏膜面无明显的肿块,仅见出血和糜烂。

【光镜】 移行上皮全层或大部分(>全层的2/3)被排列紊乱的肿瘤细胞取代,细胞高度异型性,无浸润现象(图9-21)。

3. 常见非上皮性肿瘤

(1)膀胱横纹肌肉瘤(rhabdomyosarcoma):膀胱的横纹肌肉瘤是儿童膀胱最常见的恶性肿瘤,又称为葡萄状肉瘤。最常发生于膀胱三角区。

【巨检】 呈葡萄状或息肉状生长,切面灰白富于黏液,故又称葡萄状肉瘤(botryoid sarcoma)。可伴有感染、出血或坏死。

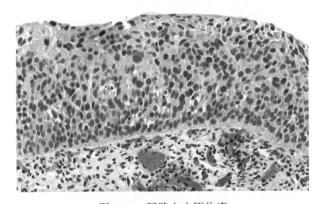

图9-21 尿路上皮原位癌

异型的肿瘤细胞局限在上皮全层,未突破基膜向下浸润

【光镜】 低倍镜下呈乳头状或分叶状,肿瘤位于黏膜下,表面黏膜上皮完整,特征性表现为在紧密黏膜上皮的下方由深染密集的瘤细胞形成一宽带状区域,数层,为"形成层"。黏膜下间质疏松,充满大量黏液样物质,内有散在的分化程度不一的梭形、卵圆形横纹肌母细胞,可见核分裂象(图9-22)。

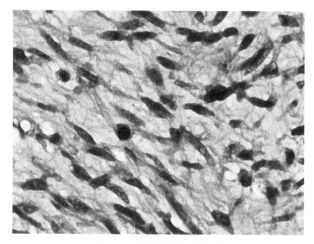

图9-22 膀胱横纹肌肉瘤

【免疫组化】 显示肌源性标记阳性。

【鉴别诊断】 ①非典型性纤维性息肉:阴道和鼻腔的息肉中有时可出现核深染的畸形间质细胞或多核巨细胞,无特征的"形成层"细胞。免疫组化多数表达 vimentin 或 KP-1,而肌源性标记多阴性。②生殖道横纹肌瘤:多发生于中青年妇女,镜下横纹肌母细胞多为梭形或带状,易找见横纹,瘤细胞无异型性,也无核分裂象,也无"形成层"图像。

(2)副神经节瘤(paraganglioma):膀胱的副神经节瘤又称为嗜铬细胞瘤(pheochromocytoma),为良性肿瘤,占膀胱肿瘤的1%,好发于青壮年,女性多于男性。患者可有高血压症状,尤以膀胱充盈或收缩时常见。

【巨检】 多为膀胱壁内的直径 1cm 的瘤结节,有时可较大或呈多灶发生。切面发黄,甲醛浸泡后,呈棕色。

【光镜】 瘤细胞呈多边形,核染色质细腻,胞质丰富,核分裂罕见。瘤细胞呈器官样排列,间质薄壁血管和血窦丰富。免疫组化显示神经内分泌的特点,特别是嗜铬素标记阳性(图9-23)。

【电镜】 胞质内可见大量神经内分泌颗粒。

第四节 尿道疾病

一、胚胎和解剖组织学

1. 胚胎学 在人胚第4~7周时,尿直肠隔将泄

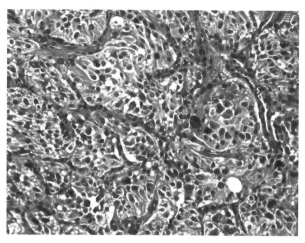

图9-23 膀胱副神经节瘤
瘤细胞呈多边形,胞质丰富,核分裂罕见,呈器官样排列,间质薄壁血管和血窦丰富

殖腔分隔为背侧的直肠和腹侧的尿生殖窦两个部分。尿生殖窦又分为上、中、下三段。尿生殖窦的中段颇为狭窄,保持管状,在女性形成尿道,在男性成为尿道的前列腺部和膜部。由于肾向头侧迁移及中肾管继续向下生长等因素的影响,使输尿管开口移向外上方,而中肾管的开口在男性下移至尿道前列腺部;在女性,其通入尿道的部位将退化。下段在男性形成尿道海绵体部,女性则扩大成阴道前庭。

2. 解剖学 尿道是从膀胱通向体外的管道。男性尿道细长,长约18cm,起自膀胱的尿道内口,上于尿道外口,行程中通过前列腺部、膜部和阴茎海绵体部,男性尿道兼有排尿和排精功能。女性尿道粗而短,长约5cm,起自尿道内口,经阴道前方,开口于阴道前庭。男性尿道在尿道膜部有一环行横纹肌构成的括约肌,称为尿道外括约肌,由意识控制。女性尿道在会阴穿过尿生殖膈时,有尿道阴道括约肌环绕,该肌为横纹肌,也受意志控制。

3. 组织学 排尿管道各部分的组织结构基本相似,均由黏膜、肌层和外膜构成。黏膜层形成许多皱襞,黏膜上皮为移形上皮。固有层为纤维结缔组织,肌层由三层平滑肌组成。外膜多为疏松结缔组织。

二、先天性畸形

尿道有许多先天性发育异常,如尿道缺如和尿道闭锁、重复尿道、尿道瓣膜(后尿道和前尿道)、尿道憩室、尿道上裂、尿道下裂等。

1. 尿道缺如和尿道闭锁 尿道缺如常合并其他严重畸形。当尿道缺如或闭锁时,在宫内泌出的尿液使膀胱膨胀,压迫脐动脉可引起胎儿循环障碍,多于胎儿期或出生后不久死亡。闭锁于前尿道者,上尿路

回压影响较轻,可作尿道造瘘,以后作成形术。

2. 重复尿道　很少见。常与膀胱、阴道、消化道异常伴发。重复尿道的管径较正常者为细,近端起于膀胱、膀胱颈或重复膀胱;远端则开口于阴茎背侧、阴茎腹侧或会阴。可分为完全性和不完全性两种。认为背侧重复是由于腹壁的中胚层向中间移行不足的结果,腹侧重复是由于生殖襞和尿道板的融合误差之故,会阴尿道即双尿道的 H 型瘘,大部分尿液从会阴排出。完全性多数位于背侧,不完全性副尿道多处于腹侧,70% 与原尿道相通,余者为盲端型、呈窦道状。重复尿道常有尿失禁症状,排泄性和逆行性尿路造影可明确诊断。治疗是手术切除重复尿道。盲端型副尿道一般无症状,也无须治疗。或因感染而有脓性分泌物。

3. 尿道瓣膜　发育过程中尿道黏膜皱襞形成的。多见于男性,在尿道前列腺部出现移行上皮和黏膜下结缔组织组成的瓣膜。

(1) 后尿道瓣膜:后尿道瓣膜是男孩膀胱出口梗阻的最常见病因。基于解剖所见,将其分为三型,I 型是精阜下瓣膜,两侧黏膜折叠从精阜远端走向尿道侧壁,在尿道前壁中线汇合,中间仅留一小裂隙,造成梗阻。为最常见的类型。II 型是精阜上瓣膜,两侧黏膜折叠从精阜远端走向精阜近端的尿道侧壁,附着于靠近膀胱颈处。III 型是隔膜型瓣膜,在后尿道的任何水平有一隔膜,中央有一小孔,多数位于精阜远端。但许多学者认为只有 I 型存在。瓣膜近端的前列腺尿道扩张,膀胱颈部逐渐增厚,膀胱壁肥厚而扩张,小梁伸长和假性憩室形成。多数病例并发不同程度的上尿路扩张及输尿管反流,在梗阻和反流的基础上易继发感染,更加重肾脏的损害。也有伴肾发育异常。临床表现主要按瓣膜裂孔大小和上尿路损害程度而异,梗阻愈严重,症状出现也愈早,婴儿可因败血症及严重电解质紊乱,生长发育迟滞或腹部肿物就诊。儿童多因排尿异常及尿路感染而检查,可经排尿性膀胱尿道造影进行诊断,可见后尿道伸长、扩张,远端呈凹形向上,梗阻以下尿道变细或正常,有时见造影剂进入精囊,膀胱壁有小梁形成,1/3 病例见输尿管反流,必要时可作尿道镜检查,直接观察后尿道的瓣膜。进行静脉尿路造影可了解上尿路病变情况。

(2) 前尿道瓣膜:并不罕见。常伴尿道憩室,亦可单独存在。其病因可能是先天性尿道旁腺或副尿道旁腺囊性扩张引起,也可能是一种发育不全的尿道重复畸形。瓣膜常位于阴茎阴囊交界处尿道近端的腹侧,呈尖瓣、虹膜瓣或半月形,除造成下尿路梗阻外,严重时可继发上尿路扩张积水。临床表现为下尿路梗阻症状。排尿性膀胱尿道造影是主要诊断方法,可见瓣膜近端尿道扩张,远端尿线细弱,静脉尿路造影能了解上尿路情况。可经尿道瓣膜切除。

4. 尿道憩室　为尿道周围与尿道相通的囊性腔隙。分为先天性和后天性两种,尿道憩室以女性多见,多为单发,位于尿道与阴道之间;男性则多位于阴茎阴囊交界处的尿道腹侧。憩室大小及颈部宽窄不同,造成的尿路梗阻程度和症状亦不同。先天性尿道憩室,壁内有上皮细胞覆盖,憩室壁有平滑肌纤维。后天性憩室室壁为机化的纤维组织。先天性尿道憩室多在阴茎部及球部尿道,位于尿道腹侧。后天性者尿道任何部位均可发生。憩室口大小不一,先天性憩室口多宽大,后天性者一般口较小。在憩室口边缘的远端,有的有瓣膜存在。有的认为瓣膜是尿道连接不良造成的,但也有可能是排尿时尿液进入憩室,憩室内的压力把憩室的前唇压入尿道,形成瓣膜,影响憩室引流。憩室内可继发感染、结石,穿破后形成尿瘘。

排尿性膀胱尿道造影可确定诊断。主张早期手术切除憩室,并检查和切除远端瓣膜。

5. 尿道囊肿　主要是尿道旁腺、尿道球腺及前列腺腺体发育异常,腺体导管梗阻,囊肿形成。衬覆移行上皮或扁平、立方或柱状上皮。尿道炎症性疾病时,也可使腺体导管阻塞,形成后天性尿道囊肿,囊肿壁有纤维组织增生,伴有炎症细胞浸润。

三、肿　瘤

1. 良性肿瘤

(1) 尿道乳头状瘤:多发生于尿道远端,为鳞状上皮或移行上皮乳头状增生,内为纤细血管轴心。为外生性良性肿瘤

(2) 尿道内翻性乳头状瘤:与膀胱内翻性乳头状瘤相似。

(3) 尿道肉阜:是女性尿道口出现的肿瘤样组织,但并非真正的肿瘤,又名尿道肉芽肿或血管性息肉,它是女性常见的尿道疾病,真正病因尚不明确,多位于尿道口 6 点钟处,其他部位少见。大体形态表现为小丘状结节,体积较小,0.1～0.3cm,红润质软,易出血。组织学类型有乳头瘤样型、血管瘤样型、肉芽肿型 3 种。乳头瘤样型表现为表面被覆移行上皮或鳞状上皮,呈乳头状或分叶状增生,上皮下伴有炎细胞浸润。血管瘤样型表现为有大量的扩张增生的毛细血管位于被覆上皮的纤维结缔组织汇总。肉芽肿型可见大量肉芽组织及炎细胞浸润。

(4) 其他:包括腺瘤、纤维瘤、平滑肌瘤、血管瘤等,与其他部位的相应瘤相似。

2. 恶性肿瘤　尿道上皮性恶性肿瘤有鳞癌、腺癌、移行细胞癌,鳞癌多见。鳞癌表现为单一分化程度的鳞状细胞癌组成;疣状癌,与 HPV 感染湿疣有关联,鳞状细胞乳头状瘤多见于女性,与 HPV 感染无

关。腺癌表现为管状、乳头状、黏液性、印戒细胞、透明细胞等腺癌，预后差。偶见泄殖腔源性癌，呈基底细胞癌样。尿道肉瘤包括纤维肉瘤、平滑肌肉瘤、恶性纤维组织细胞瘤等，较少见，与其他部位相似。

（陈　莉　袁明明　王桂兰）

思考题

1. 掌握 WHO 肾脏肿瘤组织学分类。

2. 掌握肾细胞癌的临床表现及各亚型的组织学特点。

3. 肾母细胞瘤的临床及病理学表现有哪些？

4. 血管肌脂肪瘤有哪些形态学及免疫组化特点？

5. 掌握 WHO 尿路肿瘤组织学分类。

6. 掌握内翻性移形细胞乳头状瘤的形态学表现。

7. 掌握尿路上皮癌的组织学及免疫组化特点。

8. 病例讨论题

病史摘要

患儿，男性，2 个月，发现右下腹部包块 1 个月，排尿、排便时哭闹，伴便条变细，生长发育停滞。足月剖宫产第一胎，无窒息史。体征：上腹平软，下腹部明显突出包块，偏右占据整个下腹部，下界至耻骨联合上缘，约 7cm×6cm 大小，质硬界清，不活动，无触痛，无血管鸣。实验室检查：尿常规：尿蛋白（++），RBC 满视野，WBC4-6/HP，AFP710.8IU/ml，尿 VMA1.2mg/24h。静脉肾盂造影：IVP 见两侧肾盏、肾盂积水扩张，左侧重。钡灌肠：直肠中上段被挤压变细向左移位，乙状结肠下段从下方受压、上移，受压部位呈弧形。肿物内密度均匀，腰骶椎正常。超声：右下腹探查见 6.8cm×5.4cm 实性包块，形态欠规整，

内呈不均匀中低混合性回声，CDFI 可引出血流信号。MRI：下腹部及盆腔可见一巨大肿块，大小 7cm×6cm×7.5cm，T1WI 等信号，T2WI 混合高信号：其内可见分隔，肿块边缘尚光滑，向前方压迫膀胱，向后压迫直肠。双侧肾盂、肾盏明显扩张积水，皮下变薄，与肿瘤相应水平腹主动脉及下腔静脉显示不清。

手术记录

肿物位于下腹部并占据整个盆腔，10cm×7cm×8cm，较硬，无包膜，表面静脉怒张极重。肿物起源于膀胱颈部并侵袭膀胱后壁及三角区，使膀胱后壁及三角区增厚，肿物将两侧输尿管挤向两侧并向前，于膀胱壁纵行切开，见肿物从三角区及后壁向壁内突出，不光滑，充血，输尿管开口处充血、不光滑、易出血。肿物发起于膀胱颈并紧邻直肠壁，与膀胱颈及膀胱壁无明显界限。剖开见肿物为实质性、鱼肉状。

病理所见

肿物直径 7cm，已剖开，部分包膜，切面粉白质脆。镜下见瘤细胞多为梭形，核卵圆形，深染，胞质丰富。横纹不清，部分瘤细胞胞质少，似淋巴细胞样。膀胱壁 0.5cm 一块，镜下见平滑肌组织，未见特殊。肠系膜淋巴结直径 0.2~0.4cm 2 个，未见特殊。

病理诊断

膀胱横纹肌肉瘤，肠系膜淋巴结反应性增生。

讨论

（1）你认同诊断吗？支持的话请做相应解释分析。

（2）此疾病应与哪些相鉴别？

第 10 章 男性生殖系统

本章提纲

第一节 睾　丸

一、解剖学与组织学

（一）解剖学

（1）成人睾丸是由精索悬吊的一对位于阴囊内的器官。成人两睾丸重 20～30g。新生儿睾丸相对较大，老年人睾丸萎缩。

（2）睾丸形态上呈微扁的椭圆形，表面光滑，分为：①前缘（游离）；②后缘（有血管、神经和淋巴管出入，与附睾和输精管睾丸部接触）；③上端（被附睾头遮盖）；④下端（游离）；⑤内侧面；⑥外侧面。

（3）睾丸结构上分为：①白膜（被覆睾丸表面的坚厚纤维膜）；②睾丸纵隔（由白膜在睾丸后缘增厚、凸入睾丸内形成）；③睾丸小隔（由睾丸纵隔发出，多量；呈扇形伸入睾丸实质并与白膜相连；将睾丸实质分为 200 多个小叶）；④睾丸小叶（锥体形，由睾丸小隔分界，含 1～4 条曲精小管）。

（二）组织学

（1）睾丸为实质性器官，由 3 层结构组成的被膜覆盖：浆膜、白膜、血管膜。白膜由致密纤维结缔组织构成，在睾丸后缘局部增厚，形成睾丸纵隔，纵隔的结缔组织呈放射状伸入实质内，将实质分隔成锥形小叶（约 250 个），每个小叶内有 1～4 条高度盘曲的曲精小管。曲精小管在近睾丸纵隔处变为短而直的直精小管，然后进入睾丸纵隔，汇合成网状的睾丸网。睾丸间质是生精小管之间的疏松结缔组织，含有睾丸间质细胞（Leydig 细胞）。

（2）曲精小管管壁由能产生精子的生精上皮构成，包括：①生精细胞、支持细胞（Sertoli 细胞）；②基膜外侧的胶原纤维、梭形的肌样细胞。

生精细胞自曲精小管基底部至腔面，依次为：①精原细胞；②初级精母细胞；③次级精母细胞；④精子细胞；⑤精子。

支持细胞（Sertoli 细胞）：不规则长锥形，从生精小管管壁的基底部一直伸达腔面，侧面镶嵌各级生精细胞。核不规则形或三角形、淡染、核仁明显。对生精细胞起支持、营养作用，还可合成和分泌雄激素结合蛋白。

间质细胞（Leydig 细胞）：位于睾丸间质中，细胞呈圆形或多边形，核圆形居中、浅染，胞质丰富，嗜酸性，可分泌雄激素。

直精小管：为曲精小管在近睾丸纵隔处变成的短而细的直行管道；管壁衬覆单层立方或矮柱状上皮，无生精细胞。

睾丸网：直精小管进入睾丸纵隔内分支吻合形成的网状管道；管腔大而不规则，由单层立方上皮组成。

二、发育异常

1. 隐睾症（cryptorchidism）

【概况】 指睾丸未下降至阴囊。正常睾丸有一下降过程，如发生下降中止，永久停留于从腰部至阴囊途中之任何部位，称之隐睾症。可单侧或双侧发生，通常单侧发病，右侧比左侧多见。隐睾以腹股沟管最为多见。隐睾症患者患生殖细胞肿瘤与非生殖细胞肿瘤的几率升高。

【诊断依据】

1）大体：隐睾常萎缩，较正常小，质稍硬。

2）镜下：①曲精小管萎缩，基膜增厚，玻璃样变；②各级精原细胞数目减少且比例失调，甚或完全缺如，支持细胞数目增多；③睾丸间质组织增宽、水肿，间质细胞显著增生（图 10-1）。

2. 睾丸其他发育异常　包括睾丸异位、无睾丸、

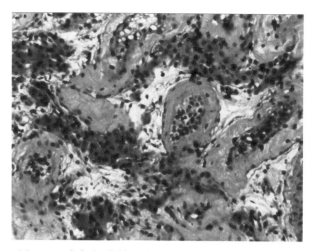

图 10-1　隐睾症，曲精小管萎缩，基膜增厚，玻璃样变，精原细胞数目减少且比例失调，间质组织增宽，间质细胞显著增生（HE100×）

单睾症、睾丸发育不全、睾丸萎缩等。

三、炎　　症

1. 化脓性睾丸炎

【概况】 由化脓细菌引起，可直接蔓延或血道播散而来。

【诊断依据】 镜下：①急性表现为脓肿形成。②慢性见局灶或弥漫淋巴细胞、浆细胞浸润，可见生精小管萎缩，基膜增厚，玻璃样变和间质纤维结缔组织增生。

2. 流行性腮腺炎性睾丸炎

【诊断依据】

1）大体：睾丸肿大。

2）镜下：①初期表现为急性炎症；②之后出现大量淋巴细胞、生精小管扩张，腔内见渗出的炎症细胞，严重者生精小管破坏、萎缩、纤维化甚至消失。

3. 慢性结节性睾丸鞘膜炎

【诊断依据】

1）大体：睾丸鞘膜弥漫增厚，呈颗粒状结节状增生，切面灰白、质韧。

2）镜下：结节由交错的胶原纤维束组成，其内可见毛细血管、淋巴细胞；后期胶原纤维玻璃样变性，炎症细胞消失。

四、慢性肉芽肿

1. 肉芽肿性睾丸炎

【诊断依据】

1）大体：睾丸实性、结节性肿大。

2）镜下：①以曲精小管为中心的肉芽肿性病变；②可见上皮样细胞、多核巨细胞、淋巴细胞和浆细胞；③无明显坏死（图10-2）。

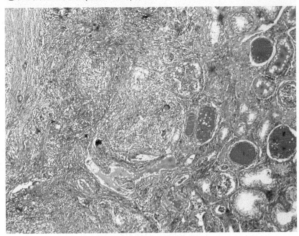

图10-2　肉芽肿性睾丸炎，以曲精小管内和间质产生肉芽肿反应为特征（HE25×）

2. 睾丸树胶样肿　为特殊类型的肉芽肿，出现于第三期梅毒。病变与结核肉芽肿相似。与结核肉芽肿区别：①上皮样细胞和朗格汉斯巨细胞少；②干酪样坏死不彻底；③后期见纤维化和疤痕形成，钙化少见。

3. 睾丸结核　多继发于附睾结核，其镜下形态与其他部位结核相同。

五、肿　瘤

（一）WHO 睾丸肿瘤组织学分类（2004）

生殖细胞肿瘤
曲细精管内生殖细胞肿瘤,未分类　　9064/2
其他类型
单种组织类型的肿瘤（单一形式）
精原细胞瘤　　　　　　　　　　　9061/3
　　伴有合体滋养层细胞的精原细胞瘤
精母细胞型精原细胞瘤　　　　　　9063/3
　　伴有肉瘤的精母细胞型精原细胞瘤
胚胎性癌　　　　　　　　　　　　9070/3
卵黄囊瘤　　　　　　　　　　　　9071/3
　　滋养层细胞肿瘤
　　　绒毛膜上皮癌　　　　　　　9100/3
　　　其他滋养层细胞肿瘤
　　　　单向分化的绒毛膜上皮癌
　　　　　胎盘部位滋养细胞肿瘤　9104/1
畸胎瘤　　　　　　　　　　　　　9080/3
　　皮样囊肿　　　　　　　　　　9084/0
　　单胚层畸胎瘤

伴有体细胞型恶性变的畸胎瘤　　　9084/3
一种组织类型以上的肿瘤（混合形式）
胚胎性癌和畸胎瘤混合　　　　　　9081/3
畸胎瘤和精原细胞瘤混合　　　　　9085/3
绒毛膜上皮癌和畸胎瘤/胚胎性瘤混合　9101/3
其他
性索/性间质肿瘤
单一型
　　间质细胞瘤　　　　　　　　　8650/1
恶性间质细胞瘤　　　　　　　　　8650/3
　支持细胞瘤　　　　　　　　　　8640/1
　　　富于脂质的支持细胞瘤
　　　硬化性支持细胞瘤
　　　大细胞钙化型支持细胞瘤　　8642/1
恶性支持细胞瘤　　　　　　　　　8640/3
颗粒细胞瘤
　　　成人型颗粒细胞瘤　　　　　8620/1
　　　幼年型颗粒细胞瘤　　　　　8622/1
卵泡膜/纤维型肿瘤
　　　卵泡膜瘤　　　　　　　　　8600/1
　　　纤维瘤　　　　　　　　　　8810/0
性索/性腺间质肿瘤：
性索/性腺间质肿瘤,分化不完全　　8591/1
性索/性腺间质肿瘤,混合型　　　　8592/1
恶性性索/性间质肿瘤　　　　　　8590/3
含有生殖细胞和性索/性间质成分
　　　的混合性肿瘤
　　　性腺母细胞瘤　　　　　　　9073/1
　　　生殖细胞-性索/性腺间质肿瘤,
　　　　未分类型
睾丸的杂类肿瘤
类癌　　　　　　　　　　　　　　8240/3
　卵巢上皮型肿瘤
　　　交界恶性的浆液性肿瘤　　　8442/1
浆液性癌　　　　　　　　　　　　8441/3
分化好的子宫内膜样癌　　　　　　8380/3
黏液性囊腺瘤　　　　　　　　　　8470/0
黏液性囊腺癌　　　　　　　　　　8470/3
Brenner 肿瘤　　　　　　　　　　9000/0
肾母细胞瘤　　　　　　　　　　　8960/3
副节瘤　　　　　　　　　　　　　8680/1
淋巴造血组织肿瘤
集合管和睾丸网肿瘤
腺瘤　　　　　　　　　　　　　　8140/0
癌　　　　　　　　　　　　　　　8140/3
睾丸周围组织肿瘤
腺瘤样瘤　　　　　　　　　　　　9054/0

恶性间皮瘤	9050/3	附睾乳头状囊腺瘤	8450/0
良性间皮瘤		色素性神经外胚叶肿瘤	9363/0
分化好的乳头状间皮瘤	9052/0	促纤维性小圆细胞肿瘤	8806/3
囊性间皮瘤	9055/0	精索和睾丸附件的间叶肿瘤	
附睾腺癌	8140/3	继发性睾丸肿瘤	

肿瘤名称后的编码为肿瘤学国际疾病分类的形态学编码(International Clasaifiratinn of Disease for Oncology, ICD-O),肿瘤名称为医学系统化命名(Systematized Nomenclayure of Medicine)。生物学行为编码为:/0 良性肿瘤;/1 交界性或生物学行为不确定;/2 原位癌及Ⅲ级上皮内肿瘤;/3 恶性肿瘤。

（二）睾丸生殖细胞肿瘤

1. 未分类管内生殖细胞肿瘤(IGCNU)

【概况】 是生殖细胞肿瘤的癌前病变。

【诊断依据】

1) 镜下:①恶性生殖细胞位于曲精小管内,细胞质透明,胞核大而浓染,可见一个或多个明显核仁;②肿瘤细胞沿曲精小管基膜排列,精子生成减少或缺乏,伴基膜增厚等退行变性。受累的曲精小管常萎缩;③恶性生殖细胞可播散到睾丸网。

2) 免疫组化:胎盘样碱性磷酸酶(PLAP)阳性对其诊断具有特异性。CK、AFP、hCG 阴性。

【鉴别诊断】 ①精母细胞阶段的生精障碍(无核特点和 PLAP 阴性);②侵犯睾丸网时与睾丸网癌鉴别(PLAP 阴性,CK 阳性)。

2. 精原细胞瘤(seminoma)

【概况】 精原细胞瘤是最常见的生殖细胞肿瘤,占睾丸肿瘤的 35% 左右。临床表现为无痛性睾丸增大。常见于中年人。未降睾丸患病几率增大。这种肿瘤是相对的低度恶性和高度放射敏感性。

（1）经典精原细胞瘤(classic seminoma)

【诊断依据】

1) 临床:为无痛性睾丸增大,可出现鞘膜积液。

2) 大体:肿瘤边界清楚,没有包膜。切面灰白淡粉,质地软。可见境界清楚的坏死区,囊性变和出血少见。

3) 镜下:①瘤组织可为界限清楚的巢状,外边有纤维带;②瘤细胞较大,多边形或圆形,细胞膜外界清楚,细胞质透亮或颗粒状,细胞核大、圆形,位于中央,核仁明显,核分裂象少见;③瘤组织周边纤维带中常见淋巴细胞浸润,也可形成淋巴滤泡;肿瘤细胞间质可见肉芽肿反应(图 10-3~图 10-5)。

4) 免疫组化:胎盘碱性磷酸酶(PLAP)、CD117 阳性,AFP 和 CK 一般阴性。

【鉴别诊断】 ①恶性淋巴瘤:应用免疫组织化学检测胎盘碱性磷酸酶(PLAP)阴性和白细胞共同抗原(LCA)阳性,而精原细胞瘤则分别为阳性和阴性。②胚胎性癌(鉴别见表 10-1)。

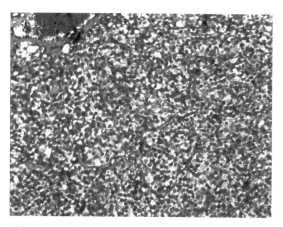

图 10-3 经典精原细胞瘤,瘤组织成巢状(HE100×)

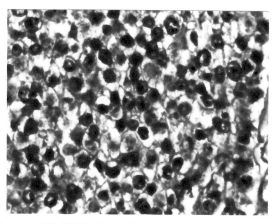

图 10-4 经典精原细胞瘤,瘤细胞膜外界清楚,细胞质透亮,核圆形,位于中央,核仁大(HE400×)

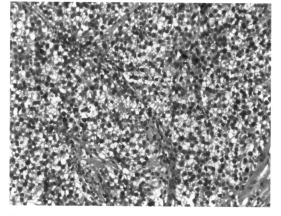

图 10-5 经典精原细胞瘤,瘤组织周边纤维带中见淋巴细胞浸润(HE100×)

表 10-1　典型精原细胞瘤与胚胎性癌鉴别诊断

	典型精原细胞瘤	胚胎性癌
细胞形态	包膜清楚，形态一致	细胞多形重叠
淋巴细胞反应和肉芽肿反应	可见	罕见
免疫表型	PLAP+CD117+	CK30+CK（P）+

（2）间变（未分化）型精原细胞瘤（anaplastic seminoma）

【诊断依据】　①瘤组织具有多数核分裂象和（或）具有相当程度异型，核分裂>6 个/HPF。②常伴有坏死及瘤巨细胞，淋巴细胞和肉芽肿反应不明显。

（3）精母细胞性精原细胞瘤（spermatocytic semi-noma）

【诊断依据】

1）临床：发病年龄较典型精原细胞瘤大，平均为 50～60 岁。

2）大体：肿瘤质软、色黄，常有黏液样、海绵和囊性变区。

3）镜下：①瘤细胞体积大小不一，瘤巨细胞常与淋巴样细胞表现的小细胞一起出现，大多数为细胞核呈圆形伴有较多嗜伊红胞质的中等大小细胞，核染色质微丝样；②间质少，水肿，间质中无淋巴细胞浸润和肉芽肿形成。

4）免疫组化：PLAP 常阴性。

【鉴别诊断】　①经典型精原细胞瘤：有纤维间隔，淋巴细胞浸润和（或）肉芽肿性间质反应，胞质含大量糖原，PLAP 阳性。②淋巴瘤：无微丝状染色质，LCA 常阳性。

3. 胚胎性癌（embryonal carcinoma）

【概况】　胚胎性癌为一种由未分化上皮细胞所组成的肿瘤；是仅次于精原细胞瘤的睾丸生殖细胞肿瘤。

【诊断依据】

1）临床：最常见症状为无痛性睾丸肿胀，生长快；好发年龄为 30 岁左右，有些患者首先表现为肿瘤转移。

2）大体：肿瘤质软、颗粒状，灰白或灰褐色，局灶出血坏死常见，肿瘤切面明显膨出，与周围睾丸组织界限不清。

3）镜下：①肿瘤结构多样，有实性、乳头结构、裂隙或腺样结构；②细胞界限不清、拥挤，胞质丰富；细胞大，多角形，核不规则，核膜清楚，可见 1 个或多个核仁，核分裂多见；③间质多少不等，可见不等量淋巴细胞浸润(图 10-6)。

4）免疫组化：CD30、多种 CK 等阳性，PLAP 及

AFP 局灶阳性，CD117 常阴性。

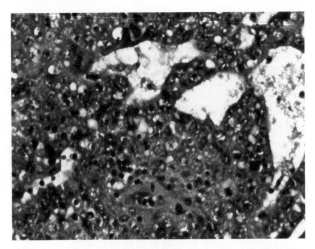

图 10-6　胚胎性癌，肿瘤细胞拥挤，大而不规则的核伴有核仁、核分裂象（HE200×）

【鉴别诊断】　①精原细胞瘤：形态单一、胞膜清楚，免疫组化 CK 灶性阳性。②卵黄囊瘤：形态更加多样，免疫组化 AFP 弥漫阳性。③间变性大细胞淋巴瘤：免疫组化 CK 阴性。

4. 卵黄囊瘤（yolk sac tumor）

【概况】　亦称内胚窦瘤（endodernal sinus tumor）或婴儿型胚胎性癌（embryonal carcinoma，infantile type），是一种具有大量卵黄囊结构、尿囊和胚外间充质的肿瘤。为青春期前儿童最常见的生殖细胞肿瘤。青春期后患者单纯性卵黄囊罕见，常是混合性生殖细胞肿瘤的一种成分。

【诊断依据】

1）临床：绝大部分患者表现为无症状的阴囊肿块及 AFP 水平升高。

2）大体：肿瘤切面呈一致的淡黄色、黏液状外观，伴出血、坏死。

3）镜下：卵黄囊成分包括上皮和间叶，两者混合形成特征性的器官样结构。几种结构常混合存在，常见网状或微囊、腺管状、内胚窦和实性等结构（图 10-7、（图 10-8）。并可见细胞内外的圆形玻璃样包涵体。①微囊、网状结构：由空泡状细胞形成的蜂窝状结构组成的网眼结构，肿瘤细胞小、核小，核分裂象多见。②腺管结构：由被覆扁平、立方或多角形细胞的不规则腺管组成，形成腔隙网。③内胚窦结构：为含有薄壁血管的结缔组织其表面被覆单层立方上皮，细胞胞质透明，核突出，核分裂象常见。这种结构也叫 Schiller-Duval 小体。是卵黄囊瘤的特征性结构。④实性结构：中等大小的多角形细胞组成，胞质透亮，核明显，可见较多核分裂象。⑤此外还可见乳头状结构、黏液瘤样结构、多囊泡卵黄囊结构、肝样组织结

构、肠型结构。

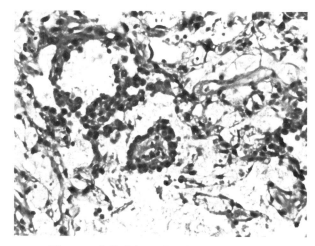

图 10-7 卵黄囊瘤,示内胚窦结构(HE100×)

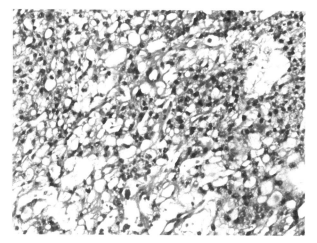

图 10-8 卵黄囊瘤,示微囊、网状结构(HE100×)

4)免疫组织化学显示 AFP、CK 大多为阳性。

【鉴别诊断】 ①精原细胞瘤:无卵黄囊瘤特征性结构,免疫组化 AFP、CK 阴性。②胚胎性癌:缺乏卵黄囊瘤特征性结构。

5. 绒毛膜上皮癌(choriocarcinoma)

【概况】 绒毛膜上皮癌为一种由合体滋养层细胞、细胞滋养层细胞中间型及滋养层细胞所组成的高度恶性肿瘤,单一型罕见。肿瘤几乎全部限于 10～29 岁患者。最常见的症状是转移病变的相关症状。

【诊断依据】

1)大体:肿瘤切面可见中央出血的结节,周围为略呈黄白色的癌组织围绕。

2)镜下:①肿瘤由合体滋养层、细胞滋养层、中间型滋养层细胞混合组成;②可见广泛的出血和坏死背景。

3)免疫组化:HCG、inhibin-α、EMA 阳性。

6. 畸胎瘤(teratoma)

【概况】 畸胎瘤为几种不同胚层(内胚层、中胚层和外胚层)组织所组成的肿瘤。这些组织可以是分化好的成熟成分,也可以是胎儿样未成熟成分。如肿瘤仅有单一胚层组织称为单胚层畸胎瘤,如睾丸甲状腺肿。如单一已分化组织(如软骨)和精原细胞瘤或胚胎性癌同时出现,那么此组织应视为畸胎瘤性组织,属于一种以上组织类型的生殖细胞肿瘤。青春期前儿童畸胎瘤为良性病变。

畸胎瘤可以分为以下三种:睾丸成熟性畸胎瘤(无未成熟成分);睾丸不成熟畸胎瘤(有未成熟成分);伴体细胞恶性变的畸胎瘤(畸胎瘤中含有一种典型的发生于其他组织和器官的恶性成分,如肉瘤和癌)。

【诊断依据】

1)大体:睾丸体积常增大,切面呈囊性和多房状充满黏液或角质物质,软骨成分常见。

2)镜下:可见各种类型组织,外胚层常见为鳞状上皮、神经组织;内胚层主要为胃肠道、呼吸道、泌尿道上皮;中胚层主要为骨、软骨、肌肉和淋巴样组织。不成熟成分表现为腺体周围间质细胞增多,原始腺体、神经上皮甚至肾母细胞瘤样组织。诊断成熟型畸胎瘤要求所有组织都是分化好的(图 10-9、(图 10-10)。

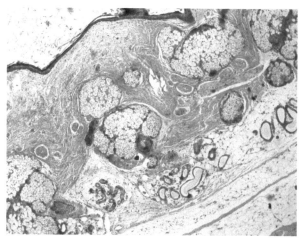

图 10-9 成熟性畸胎瘤,示各类成熟组织(HE25×)

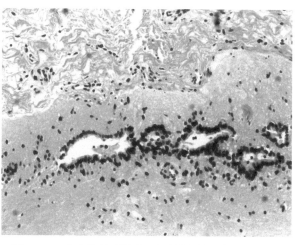

图 10-10 未成熟性畸胎瘤,示原始的神经管(HE100×)

3）免疫组化：分化的成分表达各自的特异性抗体。

7. 一种以上组织类型的肿瘤（混合型）

【概况】 肿瘤由两种或更多类型的生殖细胞肿瘤组成。混合型可以包括各种单一类型的生殖细胞肿瘤，它们的形态与在单一类型中形态一样。诊断报告需包括所有不同的生殖细胞肿瘤成分及所占比例。单一型生殖细胞肿瘤中不常见的类型在混合型中却常见。单一型生殖细胞肿瘤如精原细胞瘤、胚胎性癌等含有合体滋养层细胞成分以及含有肉瘤结构的精母细胞性精原细胞瘤均不应看作混合型生殖细胞肿瘤。

8. 睾丸其他生殖细胞肿瘤 包括多胚瘤、弥漫性胚胎瘤、原始神经外胚层瘤和神经母细胞瘤等。

（三）睾丸性索/性间质肿瘤

【概况】 是由性索或特殊间质衍化而来的罕见睾丸肿瘤。由于胚胎期性索或特殊间质可向睾丸间质细胞和支持细胞或卵巢粒层细胞和卵泡膜细胞分化，因之可形成分化的单一类型肿瘤或不同类型的任何混合。这类肿瘤也曾称为男性母细胞瘤、性腺间质肿瘤、间叶瘤及性索间质肿瘤。此类肿瘤中有一小部分可发生转移，几乎均见于成人，但不能从组织形态的角度去预测其生物学行为。一般认为核分裂象多见，尤其是异常核分裂象、坏死、血管浸润及扩展至睾丸网、鞘膜及附睾时应考虑恶性。

1. 间质细胞瘤（interstitial cell tumor）

【概况】 它可发生在任何年龄。最常见的症状是睾丸增大。常为单侧性，两侧受累的机会几乎相等。间质细胞是睾丸中两种产生内分泌的细胞之一，临床表现有不同的内分泌症状，如儿童患者发生性早熟或女性化。

【诊断依据】

1）大体：肿瘤呈境界清楚的结节状，直径3~5cm。切面一般均匀一致，色泽棕色，可以出现透明变性，或有钙化区域。

2）镜下：①瘤细胞为中等大小的多边形细胞，胞界清楚，排列成索状、岛状或网状；②细胞核呈空泡状，为不规则圆形或卵圆形，染色质细密，可见嗜碱性小核仁；③细胞质嗜伊红或泡沫状，也可发生脂肪化生；许多肿瘤含棕色脂褐素；④偶可见含有嗜伊红棒状结晶（Reinke结晶）（图10-11）。

3）免疫组化：类固醇激素、α-inhibin、vimentin阳性。

2. 恶性间质细胞瘤（malignant Leydig cell tumours）

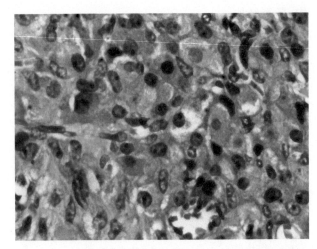

图10-11 睾丸间质细胞瘤，瘤细胞胞界清楚，胞质嗜酸，可见小核仁（HE400×）

【诊断依据】 ①间质细胞瘤常为良性，但有10%可发生转移，通常表现为淋巴结、肺和肝转移。②恶性间质细胞瘤全部发生于成人，通常不伴有内分泌改变。③恶性特点包括：肿瘤体积大（超过5cm），细胞异型，核分裂增多，有坏死和血管浸润。

3. 支持细胞瘤（sertoli cell tumor）

【概况】 支持细胞瘤是睾丸性索间质肿瘤，组成细胞表现胎儿期、青春期前和成人的不同时期支持细胞的特点。典型的非特殊类型见于成人，临床表现为睾丸缓慢增长的肿块，平均年龄约45岁，激素症状不典型。特殊类型见于婴幼儿。

【诊断依据】

1）大体：大多数肿瘤边界清楚，球形或分叶状，直径一般为1~20cm，切面色泽微黄或微灰白色，局灶有出血，坏死不常见。肿瘤多为单发。

2）镜下：①细胞形态平和，相对一致。瘤细胞椭圆形、圆形或长形核，胞质淡嗜酸或透明，可有脂质而出现空泡，核分裂不常见；②瘤细胞排列成小管，周围包绕基膜，管状结构可以呈实性或空腔，也可见网状和小管-腺腔结构，实性片状或结节状；③间质由无细胞纤维和透明变性的组织构成。炎细胞少见。偶见钙化。

3）免疫组化：vimentin（90%）、CK（80%）、α-inhibin（40%）、S-100（30%）等阳性，不表达PLAP、AFP、HCG。

变异型：

（1）硬化性支持细胞瘤（sclerosing sertoli cell tumor）

【诊断依据】 ①发生于成人，无女性激素增多症状。②肿瘤相对较小（小于1.5cm），质硬，境界清楚，淡黄色至棕黄色。③肿瘤细胞呈实性、空管状或相互吻合的小管，被致密的硬化间质包围。典型的肿瘤内包含有内陷的非肿瘤性小管。

（2）大细胞钙化性支持细胞瘤（large cell calcifying sertoli cell tumor，LCCSCT）

【诊断依据】 ①多发生于20岁以下的年轻人，常为一些综合征的组成部分。②肿块常为双侧性和多灶性。③支持细胞样瘤细胞排列成束状、索状和实体小管状。④纤维间质丰富伴玻璃样变、含大量钙化区。⑤部分瘤细胞胞质丰富，嗜酸性。

4. 其他性索/间质肿瘤 包括颗粒细胞瘤、性索间质来源的纤维瘤等。

（四）含有生殖细胞和性索/性间质成分的肿瘤

性腺母细胞瘤（gonadoblastoma）

【概况】 肿瘤由两种主要细胞型组成：大的生殖细胞类似于精原细胞瘤的细胞；小的类似于不成熟的支持和颗粒细胞。几乎均发生于不育症患者和两性畸形者。

【诊断依据】

1）大体：肿块大小不等，界限清楚，质硬，切面黄至棕色，伴点样钙化。

2）镜下：①肿瘤主要由两种细胞构成：精原细胞瘤样细胞排列成境界清楚的圆形团巢状；性索细胞分布于团巢间，可形成栅栏样结构，外周围以基膜。②巢状结构中可见嗜伊红染的玻璃样物，并可形成钙化灶。

（五）睾丸的其他肿瘤

1. 恶性淋巴瘤（malignant lymphoma）

【概况】 在睾丸肿瘤中恶性淋巴瘤较易双侧发生，发生于老年人最为常见。可以是任何类型的淋巴瘤，但多数为弥漫性大B细胞淋巴瘤。

【诊断依据】

1）大体：肿瘤切面为界限不清楚的灰白、灰褐色，可有出血坏死。睾丸外浸润常见。

2）镜下：瘤细胞围绕曲细精管浸润生长，曲细精管仍存在。肿瘤中心部分曲细精管被破坏或挤压而萎缩（图10-12）。

2. 集合管和睾丸网肿瘤 极罕见，可发生腺瘤或腺癌。

第二节 附 睾

一、解剖与组织学

1. 解剖学 附睾呈新月形紧贴于睾丸上段和后

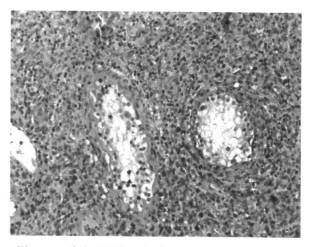

图10-12 睾丸恶性淋巴瘤，瘤细胞围绕曲细精管在间质内浸润生长，曲细精管仍存在；（HE100×）

缘，分头、体和尾三部，是连接输出小管到输精管的管状结构。睾丸网发出输出小管，在附睾头内盘曲形成附睾小叶，然后开口于附睾管中，附睾管由头通向尾转入输精管。

2. 组织学 附睾头部主要由输出小管组成，体和尾部由附睾管组成。

输出小管是由睾丸网发出的10多条弯曲小管构成，末端与附睾管相连。管壁上皮由低柱状细胞（无纤毛）和高柱状细胞（有纤毛）相间排列，管腔因而不规则。上皮基膜外围以薄层平滑肌。

附睾管为一条高度迂曲的管道，尾端与输精管相接。管腔腔面平整，腔内充满精子和分泌物。上皮为假复层柱状上皮，表面有绒毛。基膜明显，外侧有一层环形平滑肌。

二、炎症及其他非肿瘤性病变

1. 附睾精子肉芽肿

【概况】 炎症或外伤使精子溢出于间质引起的肉芽肿反应。病变附睾肿痛、质硬。

【诊断依据】

1）大体：灰白结节，界限不清，以附睾头部多见，直径一般小于1cm，质实。

2）镜下：病变以组织细胞及上皮样细胞围绕精子和细胞碎屑形成肉芽肿为特征，没有干酪样坏死。初期见以中性粒细胞为主的炎症反应，可见吞噬精子的组织细胞增生。晚期形成玻璃样纤维性结节（图10-13）。

2. 附睾结核病

【概况】 常继发于身体其他部位结核病。

【诊断依据】

1）患者常有肺结核或泌尿生殖道结核病史。

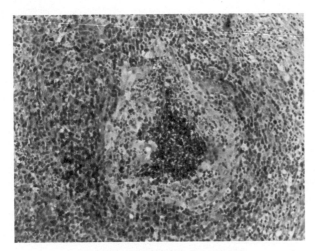

图 10-13 附睾精子肉芽肿,肉芽肿病灶,
中心为精子和细胞碎屑(HE100×)

2)大体:附睾肿大,病灶中央可见干酪样坏死。

3)镜下:① 可见结核性肉芽肿和干酪样坏死灶;② 陈旧性病灶呈明显的纤维化或钙化(图 10-14)。

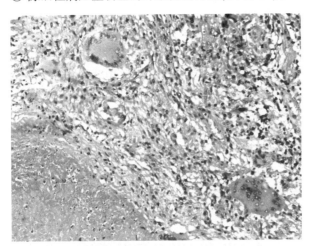

图 10-14 附睾结核病,见结核性肉芽肿和干
酪样坏死灶(HE100×)

3. 其他非肿瘤性病变 附睾的其他非肿瘤性疾病包括非特异性附睾炎、附睾坏死性血管炎、附睾囊肿、附睾筛状增生等。

三、肿 瘤

1. 腺瘤样瘤

【概况】 起源于间皮组织,是最常见的附睾肿瘤。多数患者是在 30~50 岁年龄段。临床表现为缓慢生长的附睾肿物,有时伴有疼痛。

【诊断依据】

1)大体:肿物呈圆形或卵圆形,境界清,质地坚实,直径多在 2cm 以下。

2)镜下:① 由不规则的扩张性管状腔隙和腺样结构组成,内衬扁平或立方形细胞。有时也可呈索状、梁状或实性小巢状、小片状排列;② 瘤细胞肥胖,胞质丰富、嗜伊红色,胞质空泡形成是其特点;③ 间质以纤维细胞为主,有时可见大量平滑肌成分。间质内也可见较多淋巴细胞,甚至形成生发中心(图 10-15 ~图 10-18)。

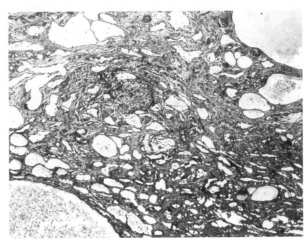

图 10-15 腺瘤样瘤,由不规则的扩张性管状腔隙和腺样
结构组成,间质内见较多淋巴细胞(HE25×)

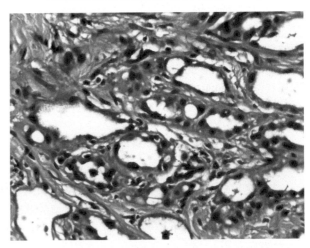

图 10-16 腺瘤样瘤,管状腔隙被覆扁平或立方形细胞,
可见胞质内空泡(HE200×)

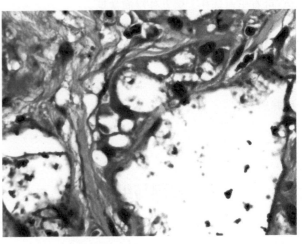

图 10-17 腺瘤样瘤,胞质内空泡(HE400×)

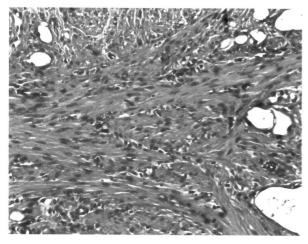

图 10-18 腺瘤样瘤,间质可见大量平滑肌成分(HE100×)

3)免疫组化:瘤细胞表达 AE1/AE3、EMA、CK5/6 和 calretinin。

【鉴别诊断】 上皮样血管瘤:腔隙样结构内含红细胞,缺乏平滑肌成分;第八因子及 CD31 阳性,CK 及 calretinin 阴性。

2. 其他肿瘤 包括乳头状囊腺瘤、恶性间皮瘤、附睾癌、浆液性囊腺瘤、黏液性囊腺瘤、子宫内膜样瘤、Brenner 瘤、间叶性肿瘤及转移性肿瘤。

第三节 精 索

一、解剖学与组织学

血管、神经、淋巴管及肌肉等成分及其之间的结缔组织随睾丸下降延长进入阴囊,一起形成圆索状结构,称为精索。精索还包括输精管、睾丸动脉和蔓状静脉丛、腹膜鞘状突的残余等。

二、炎症及其他非肿瘤性病变

1. 精索囊肿
【概况】 是由于液体积聚在闭合的鞘状突内形成鞘膜积液。可伴发阴囊鞘膜积液。

2. 精索的炎症及其他非肿瘤性病变 包括精索巨细胞血管炎、结节状输精管炎、增生性精索炎、睾丸附件的平滑肌增生、精索扭转。

三、肿 瘤

【概况】 精索的原发性肿瘤有多种类型。在解剖位置上精索与阴囊以及睾丸鞘膜的关系密切,所以这些肿瘤起源的解剖位置很难确定,尤其是当肿瘤很大时。

这一区域常见的良性肿瘤包括脂肪瘤、血管黏液脂肪瘤、乳头状囊腺瘤等。

这一区域发生的恶性肿瘤在儿童常见的为胚胎性横纹肌肉瘤;在成人为非典型性脂肪瘤(分化好的脂肪肉瘤)。

睾丸的生殖细胞肿瘤可以通过直接播散或血管侵犯造成精索的继发受累。但这要与大体取材造成的标本污染相区别。

第四节 前 列 腺

一、解剖学与组织学

1. 解剖学 前列腺处于膀胱颈和尿生殖膈之间,并围绕尿道。其外形和大小颇似粟子,基底向上,尖朝下。传统上由中央的尿道画线将前列腺分为五叶:前叶(位于尿道前列腺部的前方,两侧叶间)、中叶(位于尿道前列腺部与射精管之间)、后叶(位于中叶和两侧叶后方)和两个侧叶(位于尿道前列腺部、中叶和前叶的两侧)。

有一种改良的方法是按前列腺组织对性激素的敏感性分为内腺和外腺两组区带。内腺对男性激素、女性激素敏感,是前列腺增生的好发部位,外腺仅对男性激素敏感,是前列腺癌的好发部位。内腺包括尿道周围组织(包绕近段前列腺尿道周围)和移形带(精阜上方的近段前列腺尿道周围组织),外腺包括周围带(前列腺的后下侧,包绕前列腺后面及两侧,上起前列腺底部后缘,下至前列腺尖部)和中央带(位于精阜平面以上,近段前列腺尿道后方,在两侧射精管之间)。

2. 组织学 前列腺组织呈粟子形,环绕尿道起始部,腺的外表面有纤维结缔组织和平滑肌组成的包膜。腺实质由 30~50 个复管泡状腺组成,管泡汇集成 15~30 条排泄管,开口于尿道内的精阜两侧。腺腔较大,皱襞较多而高低不等,腺上皮呈单层柱状、立方或假复层柱状,腺腔中分泌物可浓缩形成圆形或卵圆形的嗜酸性环层小体称前列腺凝结体(淀粉小体)。腺泡间有丰富的结缔组织和平滑肌。

前列腺的腺体成分由腺泡和导管组成,导管分为大导管和周围导管。腺泡和导管都含有分泌细胞、基底细胞和散在神经内分泌细胞。前列腺基底细胞形成薄的连续层,将腺腔的分泌细胞与基膜分开。分泌细胞分泌不同种类物质组成精液。它们生成前列腺酸性磷酸酶(PAP)和前列腺特异性抗原(PSA)。

正常的前列腺分泌物是中性黏液物质,区别于腺癌分泌的酸性和中性黏液的混合物。

二、炎症性疾病

1. 急性细菌性前列腺炎

【诊断依据】

1）临床表现为寒战、高热,排尿刺激症状。

2）肛门指诊:前列腺肿大、硬韧、压痛。

3）镜下:腺泡周围多量中性粒细胞浸润,渗入腺泡内,腺泡破坏,可形成许多碎屑,偶见微脓肿。

2. 慢性前列腺炎

【诊断依据】 ①导管及腺泡周围慢性炎细胞浸润,以淋巴、单核及浆细胞为主。②可见腺泡萎缩、化生、增生及间质纤维化。③出现化生及修复性增生时,应与不典型增生及 PIN 鉴别。

3. 肉芽肿性前列腺炎 发病年龄多在 50 岁以上。病因多样,感染性因素包括结核、梅毒螺旋体、真菌类、寄生虫;医源性因素有手术、放疗等;也有可能是全身疾病的局部反应,如类风湿、结节病等。

（1）非特异性肉芽肿性前列腺炎

【诊断依据】

1）大体:前列腺质硬,切面可见黄色颗粒状结节形成。

2）镜下:①大的结节由组织细胞、上皮样细胞、淋巴细胞和浆细胞聚集而成;②肉芽肿样结构位于小叶的中央部;③无干酪样坏死。

（2）其他肉芽肿性前列腺炎:包括结核性前列腺炎、真菌性前列腺炎、手术/穿刺后前列腺肉芽肿、前列腺 Wegener 肉芽肿病等。

三、良性前列腺增生

【概况】 主要指结节状前列腺增生,是前列腺上皮和间质成分的过度增生引起的前列腺增大。好发于老年人,发病率随年龄的增长而增加。病变主要累及前列腺尿道周围组织。

【诊断依据】

1）临床表现是尿急、尿频、尿流变细及中断等排尿困难等症状。

2）大体:病变由大小不等的结节组成。以上皮增生为主,腺腔扩张呈海绵状;以间质增生为主,形成灰白色结节,呈编织状。也可见弥漫性增生及钙化或梗死。

3）镜下:①前列腺的腺体和间质(纤维组织和平滑肌)均可以增生;②腺体增生:腺体扩张或形成囊腔,可见腔内乳头,腔内常见一种糖蛋白的浓缩分泌物(淀粉小体),可伴有钙化。上皮从扁平状到柱状,细胞质淡染,核规则位于中央,核仁不明显。部分区域腺上皮堆积呈假复层,腺体可以出芽、分支,部分区域腺体扩张,腺上皮呈立方至扁平;③间质增生:以纤维组织、纤维-肌肉组织或平滑肌增生为主,其中的腺体成分可以减少、萎缩或消失;④紧贴基膜上可见连续的基底细胞层(图 10-19~图 10-21)。

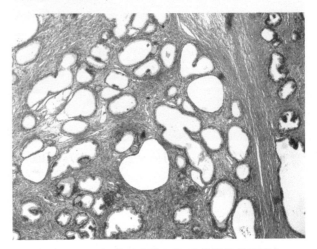

图 10-19 良性前列腺增生症,腺体扩张甚至形成囊腔,可见腔内乳头(HE25×)

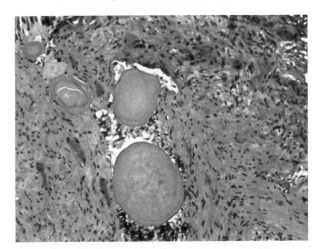

图 10-20 良性前列腺增生症,淀粉小体(HE100×)

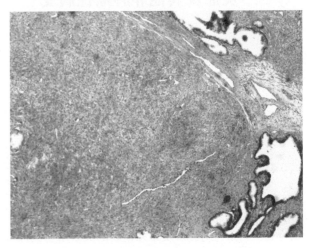

图 10-21 良性前列腺增生症,间质纤维-肌肉组织增生(HE25×)

四、其他增生及上皮异常

包括萎缩及萎缩后增生、基底细胞增生、非典型性腺瘤样增生等。

非典型性腺瘤样增生：复杂而紊乱的成团的腺体伴有膨胀的边缘，但没有明显的核仁或其他核异常。

五、肿　　瘤

（一）WHO 前列腺肿瘤组织学分类（2004）

上皮性肿瘤
腺上皮肿瘤
腺癌（腺泡腺癌）　　　　　　8140/3
　萎缩型
　假增生型
　泡沫状腺体型
　胶样型　　　　　　　　　　8480/3
　印戒型　　　　　　　　　　8490/3
　嗜酸细胞型　　　　　　　　8290/3
　淋巴上皮瘤样型　　　　　　8082/3
具梭形细胞分化的癌
（癌肉瘤，肉瘤样癌）　　　　8572/3
前列腺上皮内瘤（PIN）
前列腺上皮内瘤，Ⅲ级（PIN Ⅲ）　8148/2
导管腺癌　　　　　　　　　　8500/3
　筛状型　　　　　　　　　　8201/3
　乳头状型　　　　　　　　　8360/3
　实性型　　　　　　　　　　8230/3
尿路上皮性肿瘤
尿路上皮癌　　　　　　　　　8120/3
鳞状细胞肿瘤
腺鳞癌　　　　　　　　　　　8560/3
鳞状细胞癌　　　　　　　　　8070/3
基底细胞肿瘤
基底细胞腺瘤　　　　　　　　8147/0
基底细胞癌　　　　　　　　　8147/3

神经内分泌肿瘤
腺癌伴内分泌分化　　　　　　8574/3
类癌　　　　　　　　　　　　8240/3
小细胞癌　　　　　　　　　　8041/3
副节瘤　　　　　　　　　　　8680/1
神经母细胞瘤　　　　　　　　9500/3
前列腺间质肿瘤
恶性潜能未定的间质肿瘤　　　8935/1
间质肉瘤　　　　　　　　　　8935/3
间叶性肿瘤
平滑肌肉瘤　　　　　　　　　8890/3
横纹肌肉瘤　　　　　　　　　8900/3
软骨肉瘤　　　　　　　　　　9220/3
血管肉瘤　　　　　　　　　　9120/3
恶性纤维组织细胞瘤　　　　　8830/3
恶性外周神经鞘瘤　　　　　　9540/3
血管瘤　　　　　　　　　　　9120/0
软骨瘤　　　　　　　　　　　9220/0
平滑肌瘤　　　　　　　　　　8890/0
颗粒细胞瘤　　　　　　　　　9580/0
血管外皮细胞瘤　　　　　　　9150/1
孤立性纤维瘤　　　　　　　　8815/0
淋巴造血源性肿瘤
淋巴瘤
白血病
杂类肿瘤
囊腺瘤　　　　　　　　　　　8440/0
肾母细胞瘤（Wilms 瘤）　　　8960/3
横纹肌样瘤　　　　　　　　　8963/3
生殖细胞肿瘤
　卵黄囊瘤　　　　　　　　　9071/3
　精原细胞瘤　　　　　　　　9361/3
　胚胎性癌及畸胎瘤　　　　　9081/3
绒毛膜上皮癌　　　　　　9100/3
透明细胞腺癌　　　　　　0/3
黑色素瘤　　　　　　　　8720/3
转移瘤
精囊腺肿瘤
上皮性肿瘤

肿瘤名称后的编码为肿瘤学国际疾病分类的形态学编码（International Clasaifiratinn of Disease for Oncology，ICD-O），肿瘤名称为医学系统化命名（Systematized Nomenclayure of Medicine）。生物学行为编码为：/0 良性肿瘤；/1 交界性或生物学行为不确定；/2 原位癌及Ⅲ级上皮内肿瘤；/3 恶性肿瘤。

（二）前列腺上皮内瘤变

【概况】　前列腺上皮内瘤变（PIN）：是指前列腺导管或腺泡上皮的瘤变，这种病变仅限于上皮层内，腺泡周围仍有连续或间断的基底细胞层存在。多发生于前列腺后叶。

低级别 PIN：相当于轻度非典型增生，可见于炎症和反应性增生，无明确癌前意义（可不予报告）；

高级别 PIN：属于癌前病变（大多数病例伴发癌），应予报告。切除的前列腺标本中如果检见高级别 PIN 时，应尽量多补取组织块制片观察，除外前列腺癌。

前列腺穿刺活检标本中检见高级别 PIN 时，应在 3~6 个月内再进行前列腺穿刺复查，并每年穿刺复查。

高级别 PIN

【诊断依据】 ①有四种结构类型：平坦型、簇状型、微乳头型和筛状型。②增生腺上皮明显异型：腺泡上皮核均匀一致增大，出现明显增大的核仁，或核染色质粗大、聚集成块，其中核仁增大为主要特点。③基底细胞可不同程度间断性缺失（34βE12、P63 免疫组化染色显示基底细胞层断裂）。④基膜完整。

（三）前列腺癌

【概况】 是最多见的前列腺恶性肿瘤，来源于前列腺腺泡上皮和导管上皮。多见于老年人，好发于前列腺后叶。表现为前列腺内硬结节，大小不等，无包膜。易发生骨转移。

临床上可表现为：①潜伏癌（无症状，常在尸检中发现，癌灶小，多为高分化癌）；②隐匿癌（以转移癌为首发症状，瘤体小，无明显局部症状）；③偶发癌（临床表现为伴发于前列腺增生等良性疾病）；④临床癌（呈前列腺癌的典型病症，血清 PSA 水平常升高）。

【诊断依据】

1）主要指标：镜下：①结构异常：腺体拥挤、不规则、方向不一致，可出现筛状结构及腺体融合，低分化癌呈实性片状、条索状，或孤立的单个细胞；②细胞核的特征：细胞核增大，核仁明显，1 至数个核仁；有些则核大、深染、核仁不明显，少数核可无明显变化；③细胞的单一性：单一类型细胞无基底层细胞。④浸润性生长：不典型小腺泡浸润于良性腺泡之间；瘤细胞分割纤维平滑肌间质；神经周围癌侵犯；前列腺外组织的癌侵犯；脉管内癌栓（图 10-22~图 10-30）。

2）辅助指标：①胞质特点：呈双嗜性，无脂褐色素，癌性腺腔腔面光滑；②腺泡腔内异常物质：可见前列腺类结晶（呈几何形，多见于低级别癌，高级别及正常前列腺少见）、粉染分泌物或蓝染黏液性分泌物。

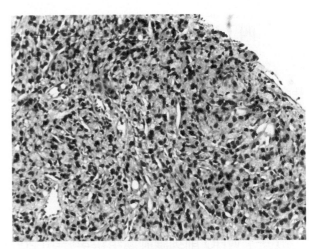

图 10-22 前列腺癌，肿瘤细胞呈实性、片状（HE100×）

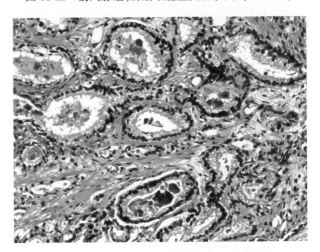

图 10-23 前列腺癌，肿瘤性腺体呈小腺泡结构，腺体轮廓清楚，在平滑肌间浸润生长（HE100×）

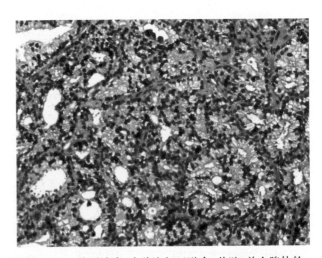

图 10-24 前列腺癌，小腺泡相互融合、共壁，单个腺体轮廓不清，可见筛状结构（HE100×）

3）恶性特异性特点：①侵犯神经（良性前列腺腺体可在神经周围形成压迹，但这些良性腺体仅出现于神经的一侧缘，而前列腺癌时则侵犯神经四周）；②黏

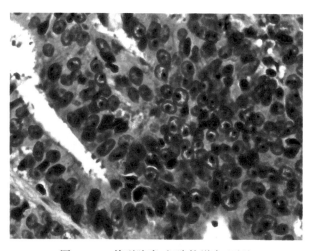

图10-25　前列腺癌,细胞核增大,可见
明显核仁(HE400×)

液样纤维组织形成胶原性小结(其典型特点是在非常
纤细、疏松的纤维组织中可见成纤维细胞长入其中,
这种特点有时反映了腺腔内黏液结构);③肾小球样
结构(由筛状增生的腺体构成,这种筛状结构不横贯
整个腺腔,而是附于腺体的一侧缘,形成类似肾小球
样结构)。

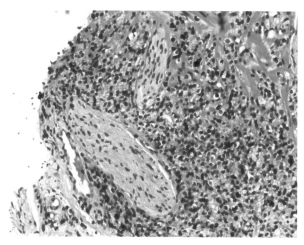

图10-26　前列腺癌,侵犯神经(HE100×)

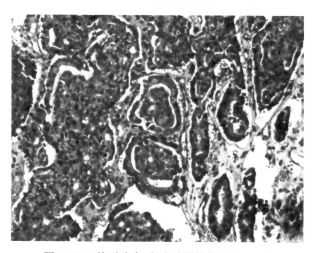

图10-27　前列腺癌,肾小球样结构(HE100×)

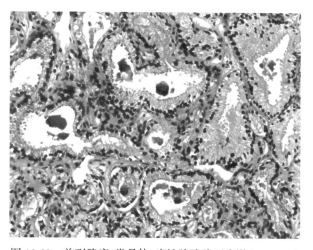

图10-28　前列腺癌,类晶体、癌性腺腔腔面光滑(HE100×)

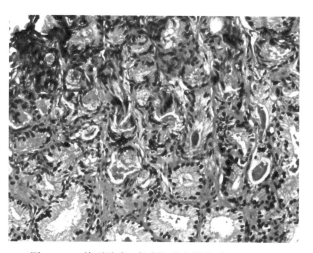

图10-29　前列腺癌,嗜碱性黏液样物质(HE100×)

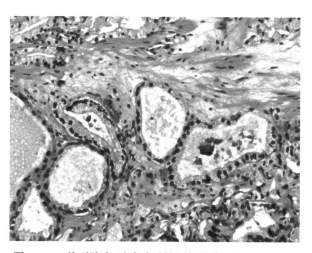

图10-30　前列腺癌,腔内嗜酸性颗粒状分泌物(HE100×)

4)免疫组化:①前列腺特异性抗原(PSA):是前
列腺腺上皮细胞的标记物。PSA检测的诊断价值在
于将前列腺腺癌与其他侵犯前列腺的继发性肿瘤相
鉴别及确定原发部位不明的转移癌是否来源于前列
腺;②34βE12:前列腺基底细胞的特异性标记物,有

助于将浸润性前列腺癌与具有基底细胞层的良性病变相鉴别；③P63：表达于前列腺基底细胞的细胞核。与34βE12在诊断前列腺癌时具有相似的应用意义；④p504s：在绝大多数前列腺癌细胞表达，也可在前列腺的增生性病变、高级别PIN、腺病中表达。需与HE形态、基底细胞特异性标记物联用，以确认前列腺癌的诊断。

前列腺癌组织学变异型

萎缩型：类似良性萎缩改变的腺泡，具有前列腺癌核的特征和浸润性生长方式。

假增生型：由大量紧密挤压在一起的背靠背大腺体构成，腺腔面边缘平坦，胞质丰富。且具有较典型恶性特征的细胞核。

泡沫状腺体型：肿瘤细胞具有丰富的泡沫状胞质，细胞核小而浓染。不具有前列腺癌典型的核大、核仁明显表现。

胶样及印戒细胞型：肿瘤细胞中至少25%有细胞外黏液湖时，即可诊断前列腺的胶样癌。某些肿瘤细胞具有印戒细胞特点，这些细胞可出现于单个浸润的细胞、单个腺体及片状排列的细胞中。

嗜酸细胞型：肿瘤细胞由胞质中含有嗜酸性颗粒的大细胞构成。

淋巴上皮瘤样型：恶性肿瘤细胞呈合胞体型，伴有大量淋巴细胞浸润。

肉瘤样型：由恶性的上皮成分和恶性梭形细胞成分构成。

【**前列腺癌的分级**】Gleason分级系统　正常前列腺上皮细胞排列于腺腔周围。Gleason 1~3级的前列腺癌，所有腺体保留上皮极性，可见腺腔；Gleason 4级时，部分上皮细胞正常极性消失；Gleason 5级时，上皮细胞极性几乎完全消失，仅偶尔可见腺腔。

前列腺癌的不均一性明显，同一肿瘤中常可见一种以上的组织结构形式，其主要与次要（即最占优势与次之者）组织结构形式/分级相加，得到Gleason评分/总分，并应将主要与次要评分同时报告，如Gleason评分3+4＝7。如果肿瘤只有一种组织结构形式/分级，应以其双倍评分作为总分，如Gleason评分3+3＝6。

Gleason评分（总分）为2、3者最罕见，因为Gleason分级为1者很少。Gleason总分为4者亦相对少见，因为Gleason评分2级者通常与Gleason评分3级者同时存在，Gleason总分为5。建议前列腺穿刺活检标本不诊断Gleason总分2~4的肿瘤。Gleason总分6、7者最常见。

积分为2、3、4者相当于高分化腺癌，5、6、7分者相当于中分化腺癌，8、9、10分者相当于低分化腺癌。

Gleason分级适用于前列腺腺癌，不适用于前列腺鳞癌、尿路上皮癌等。

2005年修改后的Gleason分级标准（图10-31~图10-34）

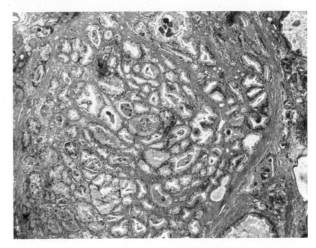

图10-31　Gleason 2级前列腺癌（HE25×）

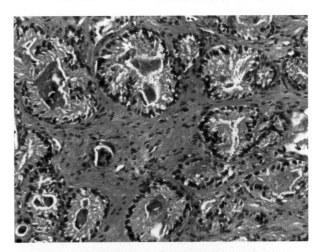

图10-32　Gleason 3级前列腺癌（HE100×）

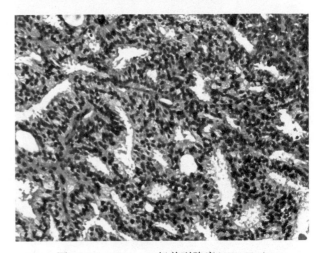

图10-33　Gleason 4级前列腺癌（HE100×）

Gleason 1级：肿瘤由均匀一致圆形-卵圆形中等大小腺体构成边界清楚的腺瘤样结节，腺体排列紧密，腺体之间的间质成分少，肿瘤不浸润周围良性前列腺

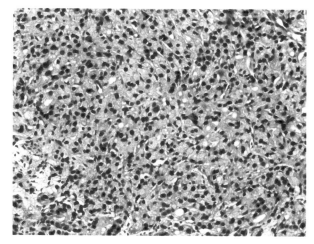

图 10-34 Gleason 5 级前列腺癌(HE100×)

组织。穿刺中因常看不到肿瘤边缘,一般不诊断1级。

Gleason2级:肿瘤边界比较清楚,但边缘有微小浸润,腺体排列比较松散,腺体之间的间质成分开始增多,腺体大小形态也比较一致。

Gleason3级:最常见。表现为:①完全分散的腺体在良性腺体之间的间质浸润,完全没有边界,腺体大小形态各异,但单个腺体的轮廓清楚,周围有间质浸润;②3级以小腺泡结构为主,少数大小不超过正常腺泡的筛状和乳头状大腺泡结构癌也属于3级。

Gleason4级:①融合性小腺泡群,在融合的腺体群中单个腺体轮廓已不清楚,也没有间质分割,但仍有筛状孔腺腔;②腺腔分化不明显,弥漫性浸润,边缘不清楚的低分化腺癌;③大于正常腺泡的筛状结构癌,其轮廓常部规则;④肾小球样结构癌。

Gleason5级:①基本没有腺样结构和腺腔存在,肿瘤呈实性片状、条索状或单个细胞结构;②中央有粉刺状坏死,周围为乳头状、筛状结构的大腺泡癌也属于5级。

特殊类型前列腺癌

包括导管腺癌、尿路上皮癌、神经内分泌癌和鳞癌,这些肿瘤不适用Gleason分级标准来评定其分化和恶性程度,且恶性程度较高。

导管腺癌 以乳头状或筛状、腺管状结构的大腺泡为主,伴有明显纤维性间质反应,肿瘤细胞为高柱状,单层或假复层排列的核位于瘤细胞的基底部,核拥挤、重叠伴明显异型,胞质嗜双色性或透明。

神经内分泌肿瘤 前列腺癌的神经内分泌分化有三种形式:①在普通的前列腺癌中有局灶性神经内分泌分化。②类癌。③神经内分泌性小细胞癌。

前列腺尿路上皮癌 前列腺可以原发尿路上皮癌,可能起源于前列腺尿道部及前列腺导管近端部分的尿路上皮。但多数前列腺尿路上皮癌来自膀胱或尿路上皮癌的前列腺浸润。

前列腺鳞癌 罕见。肿瘤可能在腺泡或导管上皮鳞化的基础上发生,形态与其他部位鳞癌一致。肿瘤恶性程度高,早期转移常见,对内分泌治疗无效。

前列腺还可以发生各种间叶源性肿瘤、淋巴造血系统肿瘤及继发性肿瘤。

精囊腺及尿道球腺

精囊腺位于输精管壶腹部的外侧、前列腺上方、膀胱的后面,是一对长椭圆形囊状器官。管壁由内向外分为黏膜、肌层和外膜三层。黏膜形成复杂的皱襞、乳头状、网状结构。黏膜上皮为单层或假复层柱状上皮,有基底细胞。精囊腺上皮细胞内含有脂褐素,上皮细胞核可退变而明显增大、深染,但缺乏明显的核仁。在做前列腺穿刺时,如果误穿精囊腺,易导致误诊为癌。

尿道球腺是一对直径为3~5mm的球形腺体,位于尿道膜部外侧,尿生殖膈的横纹肌中。尿道球腺为复管泡状腺,每个小叶有一个小导管,许多小导管汇合成大导管,最后开口于尿道球部。尿道球腺腺泡上皮为单层上皮,导管上皮则逐渐由单层变成复层,上皮下有基底细胞出现。

精囊腺及尿道球腺可以原发癌,但比较罕见。一般为前列腺癌的累及;也可以有其他类型的原发性恶性肿瘤。

第五节 阴茎、阴囊病变

一、解剖学与组织学

1. 解剖学 阴茎由阴茎体、阴茎头和包皮构成。阴茎体由阴茎海绵体和尿道海绵体组成。这些结构被覆皮肤、肌肉及筋膜。阴囊由表皮、真皮、肉膜(由平滑肌束组成)、筋膜和鞘膜的壁层包绕睾丸、附件和远端精索。

2. 组织学 阴茎头部的皮肤是由非角化的复层鳞状上皮组织,厚约5~6层细胞。

二、阴茎的非肿瘤性病变

1. 白斑

【概况】 一种慢性炎症引起的继发性改变,病变位于阴茎头部和包皮部。

【诊断依据】

1）大体：局灶表皮发白、变硬。

2）镜下：①表皮过渡角化或不全角化，棘细胞增生肥厚，上皮脚延伸；②真皮上部水肿，毛细血管扩张和增生，常有淋巴细胞浸润；③部分细胞可有不典型增生，若累及全层，可表现为原位癌。

2. 尖锐湿疣

【概况】 人乳头病毒（HPV）感染引起，多见于20~40岁，病变多发，好发于阴茎头部，冠状沟及包皮系带两侧。

【诊断依据】

1）大体：多个散在或丛状分布的尖细乳头，粉色或紫色。

2）镜下：①表皮活跃增生，呈尖细乳头状，常有上皮脚延长、增宽呈假上皮瘤样增生；②角质细胞层次增多和明显角化不全，棘细胞层增生肥厚；③表皮内散在或群集"挖空细胞"，有异型性；④乳头间质有丰富的毛细血管和不等量的炎细胞；⑤免疫组化：挖空细胞 HPV 阳性。

三、阴茎肿瘤

（一）WHO 阴茎肿瘤组织学分类（2004）

阴茎恶性上皮性肿瘤

鳞状细胞癌	8070/3
基底样癌	8083/3
湿疣状（湿疣样）癌	8051/3
疣状癌	8051/3
乳头状癌，NOS	8050/3
肉瘤样癌（梭形细胞）	8074/3
混合性癌	
腺鳞癌	8560/3
Merkel 细胞癌	8247/3
神经内分泌型小细胞癌	8041/3
皮脂腺癌	8410/3
透明细胞癌	8310/3
基底细胞癌	8090/3
癌前病变	
上皮内瘤变 3 级	8077/2
Bowen 病	8081/2
Queyrat 增殖性红斑	8080/2
Paget 病	8541/3
黑色素肿瘤	
色素痣	8720/0
恶性黑色素瘤	8720/3
间叶性肿瘤	

造血系统肿瘤

继发性肿瘤

肿瘤名称后的编码为肿瘤学国际疾病分类的形态学编码（International Clasaifiratinn of Disease for Oncology, ICD-O），肿瘤名称为医学系统化命名（Systematized Nomenclayure of Medicine）。生物学行为编码为：/0 良性肿瘤；/1 交界性或生物学行为不确定；/2 原位癌及 Ⅲ 级上皮内瘤变；/3 恶性肿瘤。

（二）乳头状瘤

【概况】 病变发生于阴茎头部和包皮内侧面，患者常有包茎史，中青年多见。

【诊断依据】 ① 上皮呈乳头状增生，乳头轴心为含有血管和淋巴管的纤维结缔组织，伴有淋巴细胞浸润。②可伴有上皮不典型增生（图 10-35）。

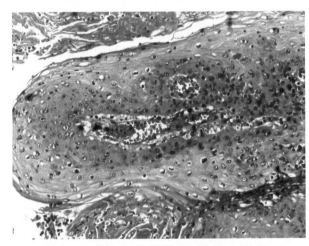

图 10-35 阴茎乳头状瘤，乳头状增生鳞状上皮伴不典型增生（HE100×）

（三）鳞状细胞癌

【概况】 多见于 40 岁以上，包茎患者发病率高。

【诊断依据】

1）大体：早期向表面生长，呈疣状、乳头状或菜花状，后期发展成浸润或溃疡。

2）镜下：癌细胞绝大多数为分化良好的鳞状细胞癌（图 10-36）。

四、阴囊肿瘤

阴囊的肿瘤包括平滑肌瘤、侵袭性血管黏液瘤、鳞状细胞癌、恶性间皮瘤等。

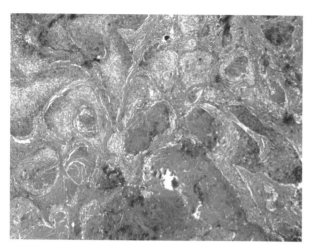

图10-36　阴茎鳞状细胞癌,肿瘤细胞分
化好,可见角化珠(HE25×)

（吴亚珣　郑桂华）

思考题

1. 名词解释:精子肉芽肿、高级别PIN、IGC-NU。

2. 睾丸生殖细胞肿瘤有哪些主要类型(至少写五种)。

3. 请写出睾丸经典型精原细胞瘤、胚胎性癌、卵黄囊瘤、绒毛膜上皮癌的诊断依据。

4. 请写出睾丸间质细胞瘤、支持细胞瘤的诊断依据。

5. 请写出睾丸性腺母细胞瘤的诊断依据。

6. 请写出附睾腺瘤样瘤的诊断依据。

7. 请写出良性前列腺增生的诊断依据。

8. 前列腺癌诊断的主要指标有哪些。

9. 请写出前列腺癌的恶性特异性特点。

10. 请写出前列腺癌的Gleason分级标准。

第 11 章　女性生殖系统

本 章 提 纲

第一节 子宫颈病变

一、解剖组织学

子宫内的腔隙较为狭窄,可分为两部:上部在子宫体内,称子宫腔,呈底在上,前后略扁的三角形。底的两端为输卵管子宫口,尖端向下通子宫颈管。下部在子宫颈内,呈梭形,称子宫颈管。其上口通子宫腔,下口称子宫口,通阴道。未产妇的子宫口为圆形,边缘光滑整齐;经产妇子宫口为横裂状,其前、后缘分别称为前唇和后唇,后唇较长,位置也较高。

二、子宫颈炎症性病变及有关病变

1. 慢性宫颈炎　是生育期女性最常见的妇科疾病。

【诊断依据】

1)大体:局部黏膜可见充血、水肿、粗糙、糜烂、溃疡以及分泌物增多等变化。

2)镜下:子宫颈黏膜可见单核细胞、淋巴细胞及浆细胞浸润,被覆上皮不同程度增生和鳞状上皮化生,常伴发纳氏囊肿及子宫颈息肉。

2. 宫颈 HPV 感染及尖锐湿疣(candyloma accuminatum)

【概况】　尖锐湿疣是以外阴、阴道和宫颈等部位上皮乳头瘤样增生为特征的性传播疾病。人乳头瘤病毒(human papillomavirus,HPV)是导致尖锐湿疣的主要病原体,是一类高度宿主特异无包膜小型双链环状 DNA 病毒,至今至少有 120 种类型的 HPV 已被鉴定出,根据致病力的大小,将 HPV 分为低危型和高危型,低危型的有 HPV 6、11、42、43、44 等型,这些类型往往与尖锐湿疣有关,病变很少癌变。

【诊断依据】

1)大体:外阴及阴道可见扁平斑块或丘疹,典型者表现为乳头或菜花型赘生物。

2)镜下:①分化良好的鳞状上皮呈乳头状增生;②被覆上皮的基底层、棘层和角化层细胞均可增生明显,表层有过渡角化、不全角化及上皮内不良角化;③具有诊断意义的凹空细胞(细胞位于表皮中层或表层,散在或成簇分布;核增大,不规则,可双核;核周有空晕;④HPV6/11 常阳性表达)。

3. 宫颈息肉

【概况】　多为炎症性病变改变后的结果,息肉通常较小,也有大的息肉直径可达数厘米。

【诊断依据】　①扩张的宫颈内膜腺体,无异型性。②间质水肿、炎症和纤维化。③表面上皮常有鳞状化生(图 11-1)。

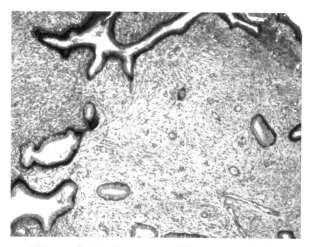

图 11-1　宫颈息肉(HE40×):扩张的宫颈内膜腺体,无异型性,间质水肿、纤维化

4. 宫颈化生性病变

【概况】　宫颈上皮化生性改变以鳞状化生最为常见,常以移行带为中心;其次为外宫颈的鳞状上皮发生移行上皮化生,宫颈内膜的腺上皮发生输卵管化生、输卵管子宫内膜化生和肠上皮化生。

【诊断依据】　①鳞状化生,腺上皮被复层鳞状上皮取代,可局灶或广泛性。②移行上皮化生,发生于老年妇女的外宫颈部,伴萎缩。类似于泌尿道上皮累及黏膜全层,无非典型性的细胞核呈卵圆形,其长轴与表面垂直排列,常见核沟。③输卵管上皮化生,可见输卵管三种类型细胞,即纤毛细胞、分泌细胞和插入细胞。多数情况下,化生的上皮同时具有输卵管和子宫内膜上皮的特征。④肠上皮化生,可见有许多杯状细胞,该病变很少见。

三、WHO(2014)子宫颈肿瘤组织学分类

1. 上皮性肿瘤

(1)鳞状细胞肿瘤和癌前病变:低级别鳞状上皮内病变、高级别鳞状上皮内病变、角化型鳞状细胞癌、非角化型鳞状细胞癌、乳头状鳞状细胞癌、基底细胞样鳞状细胞癌、湿疣状鳞状细胞癌、疣状鳞状细胞癌、鳞状-移行细胞鳞状细胞癌、淋巴上皮瘤样鳞状细胞癌。

(2)良性鳞状上皮病变:鳞状细胞化生、尖锐湿疣、鳞状上皮乳头状瘤、移行上皮化生。

(3)腺体肿瘤和癌前病变:原位腺癌、腺癌、普通型宫颈腺癌、非特殊型黏液腺癌包括胃型/肠型/印戒细胞型、绒毛腺管状癌、子宫内膜样癌、透明细胞癌、浆液性癌、中肾管型腺癌、腺癌伴神经内分泌癌。

(4)良性腺体肿瘤和瘤样病变:子宫颈息肉、

Müllerian 型乳头状瘤、Nabothian 囊肿、隧道样腺丛、微小腺体增生、子宫颈腺体叶状增生、子宫颈腺体弥漫性层状增生、中肾管残留和增生、Arias Stella 反应、子宫颈内膜异位、子宫内膜异位、输卵管-子宫内膜化生、异位前列腺组织。

（5）其他上皮性肿瘤：腺鳞癌、毛玻璃样细胞癌、腺样基底细胞癌、腺样囊性癌、未分化癌。

2. 神经内分泌肿瘤 低级别神经内分泌肿瘤（类癌、非典型类癌）、高级别神经内分泌癌（小细胞神经内分泌癌、大细胞神经内分泌癌）。

3. 间叶性肿瘤和瘤样病变 良性（平滑肌瘤、横纹肌瘤、其他）、恶性（平滑肌肉瘤、横纹肌肉瘤、腺泡状软组织肉瘤、血管肉瘤、恶性外周神经鞘瘤、脂肪肉瘤、子宫颈未分化肉瘤、Ewing 肉瘤）、瘤样病变（术后梭形细胞结节、淋巴瘤样病变）。

4. 混合性上皮-间叶肿瘤 良性（腺肌瘤）、恶性（腺肉瘤、癌肉瘤）。

5. 黑色素细胞肿瘤 良性（蓝痣）、恶性（恶性黑色素瘤）。

6. 生殖细胞肿瘤 卵黄囊瘤。

7. 淋巴和髓系肿瘤 淋巴瘤、髓系肿瘤。

8. 继发性肿瘤

四、宫颈常见肿瘤和癌前病变

1. 乳头状瘤（papilloma）

【诊断依据】

1）大体：可表现为呈息肉样的病变。

2）镜下：肿瘤纤维血管轴心的表面被覆成熟的鳞状上皮。乳头无分枝状结构，未见凹空细胞改变（图 11-2）。

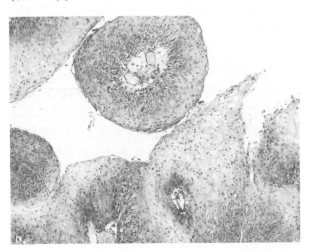

图 11-2　宫颈乳头状瘤（HE100×）：纤维血管轴心的表面被覆成熟的鳞状上皮

2. 宫颈低级别鳞状上皮内病变（Low-grade squamous intraepithelial lesion，LSIL）

【概况】 宫颈上皮内病变是 HPV 感染后引起的一系列临床和形态学上变化的病变。宫颈低级别鳞状上皮内病变的同义词为宫颈鳞状上皮内瘤变，CIN1；轻度不典型增生；扁平湿疣；尖锐湿疣；凹空细胞非典型性等。宫颈低级别鳞状上皮内病变同时或以后发展为浸润性癌的风险性较低。

【诊断依据】 不典型增生的基底层和（或）副基底层细胞占上皮层下 1/3。细胞境界清楚，极性保持，细胞核增大，略深染，异型性小，核分裂少。上 2/3 层细胞成熟，并见凹空细胞（图 11-3）。

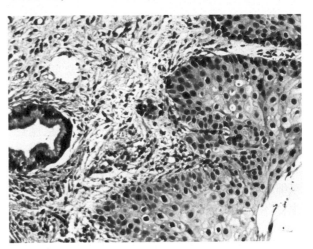

图 11-3　低级别上皮内病变 CIN1（HE200×）
不典型增生细胞占上皮层下 1/3，细胞境界清楚，极性保持，细胞核增大，略深染，异型性小，核分裂少

3. 宫颈高级别鳞状上皮内病变（High-grade squamous intraepithelial lesion，HSIL）

【概况】 宫颈高级别鳞状上皮内病变的同义词包括宫颈鳞状上皮内瘤变，CIN2；宫颈鳞状上皮内瘤变，CIN3；鳞状上皮中度不典型增生；鳞状上皮重度不典型增生；鳞状上皮原位癌（CIS）。宫颈高级别鳞状上皮内病变如果不治疗，以后临床上进展为浸润性癌的风险性较高。

【诊断依据】 宫颈高级别鳞状上皮内病变（CIN2）：与 CIN 1 级相比，不典型增生细胞占上皮层下 1/2 至 2/3，细胞境界尚清楚，细胞核更大，深染，异型性明显，核分裂多，核浆比例大，上 1/3 层细胞成熟（图 11-4）。

宫颈高级别鳞状上皮内病变（CIN3）：病变包括以往的重度非典型性增生及原位癌，不典型增生细胞超过上皮层下 2/3，几乎累及全层，细胞境界不清，细胞核明显增大，深染，细胞异型性更明显，极性紊乱，核分裂多，核浆比例大（图 11-5）。虽然表皮的各层细胞异型明显，但基膜完好，无间质浸润是重要特点。

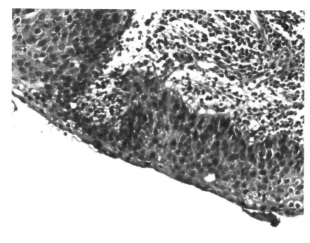

图 11-4　宫颈高级别鳞状上皮内病变(CIN2)(HE200×)

不典型增生细胞占上皮层下 1/2 至 2/3,细胞核更大,
深染,异型性明显,核浆比例大

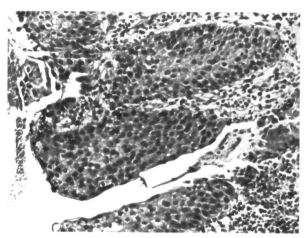

图 11-5　宫颈高级别鳞状上皮内病变(CIN3)(HE200×)

不典型增生细胞累及全层,细胞异型性更明显,极性紊乱,基膜完好

上皮内病变累及腺体:任何级别的上皮内病变均可累及腺体。累腺可以影响整个腺体也可以是部分。原位癌累及腺体:原位癌沿柱状上皮向腺体内生长,取代腺体,不破坏腺体基膜,无间质浸润(图 11-6)。

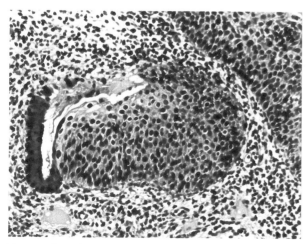

图 11-6　高级别上皮内瘤变(CIN3)累及部分腺体(HE10×20 倍)

4. 宫颈微小浸润鳞癌(Microinvasive squamous cell carcinoma)

【概况】　仅在显微镜下观察到的癌组织早期间质浸润,肿瘤的浸润深度≤3mm,宽度≤7mm,无血管浸润,也无淋巴结转移。

【诊断依据】　镜下:邻近组织间质反应;局部异常成熟的鳞状上皮巢突破基膜;上皮和间质不规则的爪样外观;膨胀性浸润;复杂交错的生长方式。

5. 宫颈鳞状细胞癌(Invasive squamous cell carcinoma)　最常见的子宫颈恶性肿瘤。

【诊断依据】　①癌组织浸润间质的深度超过基膜下 5mm。浸润的癌组织呈巢团状、宽带状、树枝状或片状。②常见的鳞状细胞癌分为非角化型鳞状细胞癌和角化型鳞状细胞癌;非角化型鳞状细胞癌(图 11-7):非角化大细胞,细胞片状或巢状生长,细胞异型明显,可见细胞间桥但无角化珠,染色质呈粗颗粒状;高级别的非角化型鳞状细胞癌的细胞和细胞核明显异型,核分裂象多见;由小圆形或小梭形细胞组成的非角化型鳞状细胞癌的癌细胞核浆比明显增大,细胞大小较一致,分化不成熟。角化型鳞状细胞癌,细胞大,多边形,有角化珠和丰富的细胞内角化颗粒,染色质呈粗颗粒状。③大体:外生型、溃疡型、管壁浸润型。

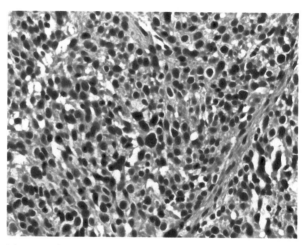

图 11-7　宫颈鳞状细胞癌(200×):细胞异型明显,无角化珠

宫颈鳞状细胞癌的变异亚型:

基底细胞样鳞癌:此类型为高级别的鳞状细胞癌,侵袭性强,基底细胞样细胞胞质少,瘤细胞类似于宫颈高级别鳞状上皮内病变细胞的形态,瘤细胞排列成巢状,许多单个细胞可见角化但无角化珠。

疣状癌:是一种高分化鳞状细胞癌,表面高度角化,起伏不平、疣状,并且上皮脚呈杵状浸润下方间质,边缘推进性生长。

湿疣状癌:指表面呈湿疣状,肿瘤细胞有 HPV 感染特点的鳞状细胞癌。可检测到高危型 HPV-DNA,

又称为湿疣状鳞状细胞癌。

乳头状鳞状细胞癌:纤细或宽大的乳头表面被覆异型的鳞状上皮细胞,细胞表现为高级别鳞状上皮内病变的形态,肿瘤表面活检切片未见浸润证据,但是将临床肉眼所见肿瘤完全深切后可见明显的浸润性鳞状细胞癌。

鳞状移行细胞癌:目前只有少数宫颈移形细胞癌病例报道,与泌尿系统移行细胞癌无法区别。可以完全为移行细胞癌结构,也可含有鳞状细胞癌成分。肿瘤为乳头状结构,有纤维血管轴心,表面为复层非典型性上皮细胞,细胞形态类似于 HSIL。

淋巴上皮样癌:是宫颈鳞状细胞癌非常罕见的变型,形态学上类似于鼻咽的淋巴上皮样癌。在丰富的淋巴细胞背景中见境界不清的非角化性鳞状上皮巢组成,胞质边界不甚清楚,鉴别诊断包括淋巴组织增生和淋巴瘤。

6. 宫颈原位腺癌(In situ adenocarcinoma)

【诊断依据】 ①腺体位置正常,但部分或全部上皮被恶性上皮取代。当部分上皮为恶性时,恶性与良性上皮界限明显。②细胞核不同程度的增大,深染,染色质粗糙,核仁不明显或缺失,细胞核多形性(卵圆形,变长不规则形),出现核分裂象。③凋亡小体多见,多位于腺体基底部。④在病灶腺腔内出现乳头或筛状结构,但位置表浅,上皮-间质界面保留一致,部分区域与正常的腺体上皮融合。⑤上皮细胞密集:复层或假复层。

【鉴别诊断】 ①输卵管和子宫内膜样化生(通常是两者的混合);②子宫内膜异位症;③Arias-Stella(A-S)反应;④放射和烧灼反应:热损伤造成的核增大和柱状上皮;⑤乳头状宫颈内膜炎。

7. 宫颈微小浸润性腺癌(Microinvasive adenocarcinoma)

其定义和诊断标准与前述微小浸润性鳞状细胞癌类似。

8. 宫颈腺癌(Adenocarcinoma)

【概况】 发生于宫颈的有腺体分化的癌。

【诊断依据】

1) 宫颈出现外生性、息肉状肿块,或宫颈弥漫增大,或宫颈表面溃疡型肿块,大约15%患者无肉眼可见病变。

2) 宫颈腺癌有以下组织学分型:①黏液腺癌,至少有些细胞的胞质内含有中等乃至大量黏液腺癌。宫颈管型,肿瘤细胞类似于宫颈管上皮细胞。腺体结构复杂,乳头可突向腺腔或突出表面,或呈筛状结构。②子宫内膜样型,类似于发生在子宫内膜和卵巢的子宫内膜样腺癌(图 11-8)。③透明细胞癌,非常罕见,癌细胞大,胞质丰富透明,并见鞋钉样细胞凸向腺腔内并形成乳头样突起(图 11-9)。④微偏离腺癌:又称恶性腺瘤,可以是宫颈内膜型,也可以是子宫内膜样型。组织结构和细胞分化较好,接近正常,容易误诊,但在宫颈深部出现不规则形状的腺体伴有扭曲,细胞内外含有黏液并见有间质反应(图 11-10)。⑤高分化绒毛腺管状腺癌,癌组织表面部分与结直肠绒毛状腺瘤相似。⑥浆液性腺癌,复杂的乳头状结构,细胞芽生,并常有砂砾体。在诊断原发性浆液性腺癌之前,必须除外子宫内膜、卵巢或腹膜源性可能。⑦中肾管癌,来自中肾管残体,非常罕见,最常见部位是宫颈侧壁和后壁,但可能累及宫颈全周;可以是内生性或外生性生长。

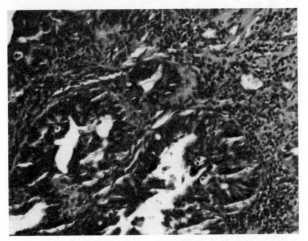

图 11-8 宫颈子宫内膜样型腺癌(HE100×):腺体结构复杂,上皮细胞呈重度不典型性

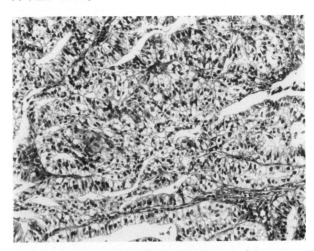

图 11-9 宫颈透明细胞癌(HE100×):癌细胞大,胞质丰富透明

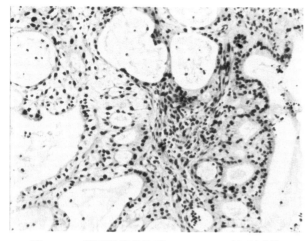

图 11-10 宫颈微偏离腺癌(HE100×):不规则形状的腺体,细胞分化较好,接近正常

【鉴别诊断】

1)由内膜、卵巢转移到宫颈的腺癌,可以借助于免疫组化进行鉴别诊断,宫颈腺癌:CEA(+)、ER(-)、PR(-)、Vim(-);内膜腺癌:CEA(-)、ER(+)、PR(+)、Vim(+);卵巢腺癌:CA-125(+)、CK7(+)、CEA(-)、ER(+)、PR(+)。

2)与良性病变鉴别:癌与增生的鉴别:①前者增生超出原有正常结构单位;②腺腔大小不一;③增生腺体有较深层组织浸润;④虽然细胞可呈单层,但核常增大,深染,形状不规则,染色质较粗大等,有时可见病理性核分裂;⑤有时可具有异型性核上移,极向紊乱;⑥有明显炎细胞、水肿及纤维间质增生等间质反应。

第二节 外阴及阴道病变

一、解剖组织学

女性外生殖器,即女阴,包括阴阜、大阴唇、小阴唇、阴道前庭、阴蒂和前庭球。女性内生殖器包括生殖腺(卵巢)、输送管道(输卵管、子宫和阴道)以及附属腺(前庭大腺)。阴道壁由黏膜、肌层和外膜组成。阴道黏膜形成许多横形皱襞,黏膜上皮为非角化型复层扁平上皮,较厚,阴道上皮的脱落与更新及其一定的周期性变化受卵巢激素的影响,雌激素促使阴道上皮增厚,并使细胞合成大量糖原。在月经周期增生晚期阴道上皮最厚。在子宫内膜分泌晚期雌激素水平下降时,阴道上皮细胞脱落明显,上皮变薄。黏膜固有层的浅层是较致密的结缔组织,含有丰富的毛细血管和弹性纤维,深层有丰富的静脉丛。

二、炎症性疾病

尖锐湿疣(candyloma accuminatum)

【概况】 尖锐湿疣是以外生殖器部位鳞状上皮乳头瘤样增生为特征的性传播疾病。人乳头瘤病毒(human papillomavirus,HPV)是导致尖锐湿疣的主要病原体,是一类高度宿主特异无包膜小型双链环状DNA病毒,至今至少有 120 种类型的 HPV 已被鉴定出,根据致病力的大小,将 HPV 分为低危型和高危型,低危型的有 HPV 6、11、42、43、44 等型,这些类型往往与尖锐湿疣有关,病变很少癌变。

【诊断依据】

1)大体:外阴及阴道可见扁平斑块或丘疹,典型者表现为乳头或菜花型赘生物。

2)镜下:分化良好的鳞状上皮呈乳头状增生;被覆上皮的基底层、棘层和角化层细胞均可增生明显,表层有过渡角化、不全角化及上皮内不良角化;具有诊断意义的凹空细胞(细胞位于表皮中层或表层,散在或成簇分布;核增大,不规则,可双核;核周有空晕;HPV6/11 常阳性表达)。

三、外阴非肿瘤性表皮病变

1. 硬化性苔癣(lichen sclerosus,LS)

【概况】 本病见于各种年龄组,以生育年龄和老年妇女多见。病变可发生在外阴的任何部位,也可累及肛周及大腿内侧。常呈多发、双侧对称性分布。常因搔抓而发生皲裂或溃疡。晚期外阴结构发生改变,大小阴唇及阴蒂萎缩、融合、变僵硬。

【诊断依据】

1)大体:外阴皮肤早期为粉白或淡红色小斑片,随着病变发展逐渐变硬发白而光亮。

2)镜下:鳞状上皮萎缩变薄,真皮浅层胶原纤维均质化,形成玻璃样变的硬化带,带下见呈带状浸润的慢性炎细胞。

2. 鳞状上皮增生(squamous cell hyperplasia)

【概况】 外阴鳞状上皮增生亦被称作增生性营养不良,不能归属于某种明确皮肤疾病的原发性表皮增生。

【诊断依据】

1)大体:外阴散在红色或白色斑片,常伴有隆起或结痂。

2)镜下:鳞状上皮棘层肥厚,并见有角化过渡的鳞状上皮增生,真皮浅层可见轻度慢性炎细胞浸润。细胞无不典型性。

四、WHO(2014)阴道肿瘤组织学分类

1. 上皮性肿瘤

(1) 鳞状细胞肿瘤和癌前病变:低级别鳞状上皮内病变、高级别鳞状上皮内病变、角化型鳞状细胞癌、非角化型鳞状细胞癌、乳头状鳞状细胞癌、基底细胞样鳞状细胞癌、湿疣状鳞状细胞癌、疣状鳞状细胞癌。

(2) 良性鳞状上皮病变:尖锐湿疣、鳞状上皮乳头状瘤、纤维上皮性息肉、管状鳞状上皮息肉、移行细胞化生。

(3) 腺体肿瘤:子宫内膜样癌、透明细胞癌、黏液性癌、中肾管源性癌。

(4) 良性腺上皮肿瘤:绒毛管状腺瘤、绒毛状腺瘤、Müllerian 乳头状瘤、腺病、子宫内膜异位症、宫颈内膜异位症、囊肿。

(5) 其他上皮性肿瘤:混合瘤、腺鳞癌、腺样基底细胞癌。

2. 神经内分泌肿瘤 高级别神经内分泌癌(小细胞神经内分泌癌、大细胞神经内分泌癌)。

3. 间叶性肿瘤 平滑肌瘤、横纹肌瘤、胚胎性横纹肌肉瘤、未分化肉瘤、血管肌纤维母细胞瘤、侵袭性血管黏液瘤、肌纤维母细胞瘤。

4. 瘤样病变 术后梭形细胞结节。

5. 混合上皮和间叶性肿瘤 腺肉瘤、癌肉瘤。

6. 淋巴系和髓系肿瘤 淋巴瘤、髓系肿瘤。

7. 黑色素细胞肿瘤 痣(黑色素细胞痣、蓝痣)、恶性黑色素瘤。

8. 杂类肿瘤 生殖细胞肿瘤(成熟性畸胎瘤、卵黄囊瘤)、其他(Ewing 肉瘤、副神经节瘤)。

9. 继发性肿瘤 略。

五、WHO(2014)外阴肿瘤组织学分类

1. 上皮性肿瘤

(1) 鳞状细胞肿瘤和癌前病变:低级别鳞状上皮内病变、高级别鳞状上皮内病变、分化型外阴上皮内肿瘤、角化型鳞状细胞癌、非角化型鳞状细胞癌、基底细胞样鳞状细胞癌、湿疣状鳞状细胞癌、疣状鳞状细胞癌、基底细胞癌。

(2) 良性鳞状上皮病变:尖锐湿疣、前庭乳头瘤、脂溢性角化病、角化棘皮瘤。

(3) 腺体肿瘤:Paget 病。

(4) 源于前庭大腺及其他特殊肛周腺体的肿瘤:恶性(前庭大腺癌、腺癌、鳞状细胞癌、腺鳞癌、腺样囊性癌、移行细胞癌、乳腺型腺癌、Skene 腺腺癌、恶性叶状肿瘤、其他类型腺癌包括汗腺型腺癌及肠型腺

癌)、良性肿瘤和囊肿(乳头状汗腺瘤、混合瘤、纤维腺瘤、腺瘤、腺肌瘤、前庭大腺囊肿、结节性前庭大腺增生、其他前庭腺囊肿、其他囊肿)。

2. 神经内分泌肿瘤 高级别神经内分泌癌(小细胞神经内分泌癌、大细胞神经内分泌癌)、Merkel 细胞肿瘤、神经外胚层肿瘤(Ewing 肉瘤)。

3. 软组织肿瘤 良性(脂肪瘤、纤维上皮间质息肉、表浅血管黏液瘤、表浅肌纤维母细胞瘤、富于细胞血管纤维瘤、血管肌纤维母细胞瘤、侵袭性血管黏液瘤、平滑肌瘤、颗粒细胞瘤其他良性肿瘤)、恶性(胚胎性横纹肌肉瘤、腺泡状横纹肌肉瘤、平滑肌肉瘤、上皮样肉瘤、腺泡状软组织肉瘤、脂肪肉瘤、恶性外周神经鞘肿瘤、Kaposi 肉瘤、纤维肉瘤、隆突性皮肤纤维肉瘤)。

4. 黑色素细胞肿瘤 黑色素细胞痣(先天性黑色素细胞痣、获得性黑色素细胞痣、蓝痣、生殖道型非典型性黑色素细胞痣、异型性黑色素细胞痣)、恶性黑色素瘤。

5. 生殖细胞肿瘤 卵黄囊瘤。

6. 淋巴系和髓系肿瘤 淋巴瘤、髓系肿瘤。

7. 继发性肿瘤 略。

六、外阴及阴道常见肿瘤及瘤样病变

1. 纤维上皮性息肉(fibroepithelial polyp)

【概况】 多见于成年女性,常缺乏症状。位于阴道壁,带蒂的息肉样肿物。

【诊断依据】

1) 大体:表现为单发的、大小不一的息肉,有蒂或无蒂。

2) 镜下:息肉有明显的纤维血管轴心,表面被覆正常的鳞状上皮,鳞状上皮可稍微增厚,间质可伴有水肿。部分区域间质内可见数量不等的异型的间质细胞,这些间质细胞 Vimentin、Desmin 阳性。

【鉴别诊断】 需与葡萄状横纹肌肉瘤鉴别。纤维性上皮性息肉临床表现为生长较慢,无浸润,无生发层,无横纹肌母细胞。

2. 鳞状上皮乳头状瘤(papilloma of papilla)

【诊断依据】 镜下:非常类似于鳞状上皮化生伴有核浆比例轻度增加,核密度增加、没有角化成熟的细胞;乳头细小,具有诊断意义;表面的柱状细胞层常保留。

3. 低级别鳞状上皮内病变(Low-grade squamous intraepithelial lesion LSIL)

【概况】 外阴及阴道低级别鳞状上皮内病变是 HPV 感染后引起的一系列临床和形态学上变化的病

变。同义词为 VaIN-1/VIN1；鳞状上皮轻度不典型增生；扁平湿疣；尖锐湿疣；凹空细胞非典型性等。低级别鳞状上皮内病变同时或以后发展为浸润性癌的风险性较低。

【诊断依据】 组织学诊断同宫颈低级别上皮内病变，即为不典型增生的基底层和（或）副基底层细胞占上皮层下 1/3。细胞境界清楚，极性保持，细胞核增大，略深染，异型性小，核分裂少。上 2/3 层细胞成熟，并见凹空细胞。

4. 高级别鳞状上皮内病变（High-grade squamous intraepithelial lesion HSIL）

【概况】 外阴及阴道高级别鳞状上皮内病变的同义词包括 VaIN-2/3、VIN/2/3；鳞状上皮中度不典型增生；鳞状上皮重度不典型增生；鳞状上皮原位癌。大约 1/3 患有 VaIN-2/3、VIN/2/3 的妇女曾有宫颈高级别鳞状上皮内病变的病史，且如果不治疗以后临床上进展为浸润性癌的风险性较高。

【诊断依据】 组织学诊断同宫颈高级别上皮内病变，即不典型增生细胞占上皮层下 1/2 至 2/3，细胞境界尚清楚，细胞核更大，深染，异型性明显，核分裂多，核浆比例大，上 1/3 层细胞成熟。

5. 分化型外阴上皮内肿瘤（differentiated-type vular intraepithelial neoplasia）

【概况】 分化型外阴上皮内肿瘤无 HPV 感染，但多出现异常角化和基层细胞的不典型性；分化型外阴上皮内肿瘤同义词有分化型 VIN、单一型鳞状上皮原位癌；好发于老年女性，其发病跟硬化萎缩性苔藓和扁平苔藓有关；随着年龄的增长和长期慢性炎症的刺激，发展为浸润性的风险将会提高。

【诊断依据】 基底层细胞核巨大，细胞核染色过深，明显核仁，在基底层可见到病理性核分裂象；并可见到角化不良细胞，细胞角延长。由于和良性鳞状上皮增生、硬化萎缩性苔藓和扁平苔藓在形态学上有重叠，所以在诊断上可能有一定的困难．

6. 鳞状细胞癌（squamous carcinoma）

【概况】 外阴鳞状细胞癌多见于年龄较大的绝经后女性。根据流行病学和病毒学研究分为三组：第一种与高危型 HPV 感染、吸烟及 HSIL 有关；第二种与长期慢性炎症刺激（如硬化萎缩性苔藓和扁平苔藓）、分化型 VIN 有关；第三种主要是疣状癌，与感染低危型 HPV（6/11）有关。阴道鳞状细胞癌不多见，患者多有宫颈鳞状细胞癌及外阴鳞状细胞癌的病史。

【诊断依据】

1）大体：外阴、阴道形成溃疡或菜花样肿块，伴出血、感染和疼痛。

2）常见类型：角化型鳞状细胞癌、非角化型鳞状细胞癌（图 11-11）、基底细胞样鳞状细胞癌、湿疣状鳞状细胞癌、疣状鳞状细胞癌。具体的组织学描述详见宫颈鳞状细胞癌章节。

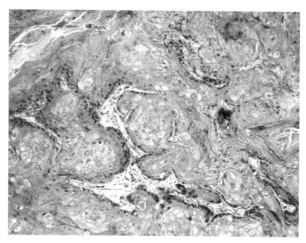

图 11-11 外阴角化型鳞状细胞癌（HE40×）

高分化，大小不等的鳞状细胞巢，巢中心有角化株

7. 外阴派杰病（Paget disease）

【诊断依据】 镜下改变：表皮层内或皮肤附件中可见单个或簇状派杰细胞，胞质丰富淡染，核大而圆形，染色质纤细颗粒状，核仁明显，可见核分裂象，偶见伴发汗腺癌。派杰细胞可含黑色素，细胞中含有中性或酸性黏多糖成分。

8. 血管肌纤维母细胞瘤（angiomyofibroblastoma）

【诊断依据】 ①肿瘤边界清楚，质地柔软或稍韧，切面棕粉黄色。②由细胞稀少的水肿间质和富细胞区域混合存在。丰富但不规则分布的毛细血管样薄壁小血管。③周围有疏松的间质细胞包绕。间质细胞核短梭形，胞质嗜酸，似上皮或浆细胞样，有的呈双核或多核细胞。④异型性轻微，核分裂罕见。

9. 侵袭性血管黏液瘤（aggressive anginomyxoma）

【概况】 多见于年轻妇女，也有发生在儿童的报告，主要位于外阴、阴道、会阴、腹股沟和盆腔软组织。由于生长缓慢并呈局部侵袭性，切除不彻底容易复发，复发率可高达 72%；术后有必要长期随诊。

【诊断依据】 ①通常体积较大，直径常在 10cm 以上。切面呈胶冻状质软或灰白色质韧。②成片的疏松黏液样间质内有散在星芒状或小梭形细胞和少量胶原纤维。③肿瘤无坏死、异型性、核分裂。④有少量散在及成群分布、直径大小不等、管壁厚薄不一的血管。⑤免疫组化：显示黏液中的小间质细胞 SMA、MSA、Vimentin 阳性，CD34、

ER、PR 也常阳性。

【鉴别诊断】 ①血管肌纤维母细胞瘤边界清楚,细胞较丰富,肿瘤内血管为薄壁的毛细血管样小血管,血管周有较多上皮样的间质细胞。免疫组化(包括 ER、PR)没有鉴别意义。②黏液样神经纤维瘤有黏液样成分,但缺乏相应的血管成分,S100 阳性。③各型黏液性软组织肿瘤如肌肉内黏液瘤多位于大腿或股部,缺乏血管特征;黏液性纤维组织细胞瘤的异型性更明显等。

10. 葡萄簇状横纹肌肉瘤(botryoid rhabdomyosarcoma)

【概况】 好发于 5 岁以下婴幼儿,临床上主要症状为阴道出血。属胚胎性横纹肌肉瘤的一种亚型,较少见。

【诊断依据】 ①呈多结节或息肉状互相融合的突起,紫红色,形似葡萄。②镜下:为胚胎性横纹肌肉瘤的结构和上皮下的"生发层",突起表面衬覆鳞状上皮。间质为疏松水肿富于黏液的幼稚的间叶组织,上皮下为淋巴细胞样或成纤维细胞样幼稚的间叶细胞和少量不成熟的横纹肌母细胞。在肿瘤细胞间可见带状或网球拍样较典型横纹肌分化细胞。

【鉴别诊断】 ①良性横纹肌瘤:分化好,似胚胎性分化的排列较规则的正常胚性横纹肌,或似正常成人成熟的横纹肌,无幼稚的间叶细胞或不成熟的肌母细胞及黏液性间质。②阴道息肉:常为单发,无葡萄状外观,间质只有少数核大深染的异常细胞。③阴道内胚窦瘤:发生在婴幼儿,可呈结节或息肉,富于黏液性间质,可与葡萄状肉瘤部分相似。但组织学内胚窦瘤除黏液性间质外,都可找见各种上皮性分化。

11. 恶性黑色素瘤(malignant melanoma) 黑色素细胞来源的恶性肿瘤。

【诊断依据】

1)临床表现:可有外阴出血、瘙痒和排尿困难等症状。外阴恶性黑色素瘤一般为富于色素的病变。

2)镜下:恶性黑色素瘤有三种组织学类型:表浅扩散型、结节型和黏膜/肢端雀斑型。可由上皮样、梭形、树枝状、痣样或多种类型细胞混合构成。上皮样细胞有丰富的嗜酸性胞质,核大,核仁明显。树枝状细胞两端细,类似神经细胞,细胞核有中度多形性。梭形细胞有较小椭圆形核,可成片或束状排列。肿瘤细胞中黑色素的含量相当不一致,也可不含色素(图 11-12)。

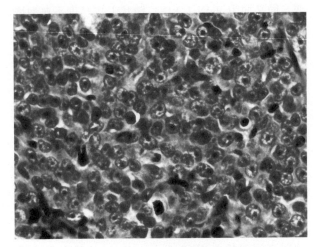

图 11-12 阴道恶性黑色素瘤(HE400×)
上皮样细胞有丰富的嗜酸性胞质,核大,核仁明显

3)免疫组化:一般 S-100、HMB45 和 MelanA 阳性。与 Paget 病等上皮肿瘤不同,黑色素瘤 AE1/AE3、CK7、CK20、EMA、CEA 和 GCDFP-15 阴性。

第三节 子宫体病变

一、解剖组织学

子宫是壁厚腔小的肌性器官,胎儿在此发育生长。成人未孕子宫形态呈前后稍扁,倒置的梨形,长约 7～9cm,最宽径约 4～5cm,壁厚约 2～3cm。子宫分为底、体、颈三部。子宫底为输卵管子宫口以上的部分,宽而圆凸。子宫颈为下端较窄而呈圆柱状的部分,在成人长约 2.5～3.0cm,由突入阴道的子宫颈阴道部和阴道以上的子宫颈阴道上部组成。子宫底与子宫颈之间为子宫体。子宫与输卵管相接处称子宫角。子宫体与子宫颈移行部之间较为狭细的长约 1cm 部分称子宫峡。非妊娠时,子宫峡不明显;妊娠期,子宫峡逐渐伸展变长,形成"子宫下段";至妊娠末期,此部可延长至 7～11cm,峡壁逐渐变薄,产科常在此处进行剖宫术,可避免进入腹膜腔,减少感染的机会。子宫内的腔隙较为狭窄,可分为两部:上部在子宫体内,称子宫腔,呈底在上,前后略扁的三角形。底的两端为输卵管子宫口,尖端向下通子宫颈管。成人未孕子宫的内腔,从子宫口到子宫底长约 6～7cm,子宫腔长约 4cm,其最宽处约为 2.5～3.5cm。

子宫壁分三层:外层为浆膜,为腹膜的脏层;中层为强厚的肌层,由平滑肌组成;内层为黏膜,称子宫内膜。子宫内膜上皮的细胞组成:透明细胞、分泌细胞、纤毛细胞。子宫腔的内膜随着月经周期而有增生和脱落的变化。脱落的内膜由阴道流出成为月经,约 28

天为一个月经周期。

二、子宫内膜的生理性变化

正常子宫内膜具有周期变化,具有明显的年龄变化,具有很强的再生能力,对性激素有特殊的敏感性的一系列特点。

1. **子宫内膜分为两层** 对雌激素和孕激素均有反应的功能层和仅对雌激素有微弱反应的基底层,基底层包括致密层和海绵层。

2. **正常子宫内膜的分期** 增殖期、分泌期及月经期

(1)增殖期。增殖早期:月经第4~7天,腺体稀少、细小,上皮细胞呈立方状,间质细胞疏松。增殖中期:月经第8~10天,腺体增多、弯曲,上皮细胞呈柱状,间质水肿。增殖晚期:月经第11~14天,腺体更弯曲,上皮细胞呈高柱状假复层、可见核仁,间质水肿。增殖期子宫内膜临床意义:正常月经周期排卵前的改变;外源性雌激素治疗;判断是否无排卵月经。

(2)分泌期。分泌早期:月经第15~19天,腺腔扩大,细胞核圆位于近腔面,≥50%的腺体出现整齐的核下空泡。分泌中期:月经第18~25天,腺腔扩大呈锯齿状,出现顶浆分泌。分泌晚期:月经第24~28天,腺腔更大、核圆而色浅,间质细胞蜕膜样变。分泌早期子宫内膜的临床意义:提示卵巢排卵。分泌中期子宫内膜的临床意义:是孕卵着床的时期。排卵后子宫内膜每天的变化:第16天出现核下空泡。第17天大量整齐的核下空泡。第18天空泡缩小,核靠近基底部。第19天空泡几乎消失,腔内见分泌物。第20天腔内嗜酸性分泌物达到高峰。第21天组织水肿。第22天水肿达到高峰。第23天螺旋小动脉十分显著。第24天前蜕膜细胞积聚在螺旋动脉周围。第25天表面上皮下出现前蜕膜细胞。第26天可见多形核粒细胞浸润。第27天多形核粒细胞浸润明显,开始出现灶状坏死与出血。

(3)月经期。腺体皱缩、破碎,细胞核崩解,间质出血、水肿、见中性粒细胞,为一片凄凉景象。月经期子宫内膜的临床意义:①和异常子宫内膜出血的鉴别诊断。②观察排卵后子宫内膜分泌状态。

3. **萎缩的子宫内膜** 内膜薄,腺体稀少,腺上皮细胞呈矮立方状,间质有不同程度的纤维化。若最后一次月经有排卵——单纯萎缩;若最后一次月经无排卵——囊性萎缩。

三、内 膜 炎 症

1. **急性子宫内膜炎** 通常与流产、产后及使用各种器械相关。

2. **慢性子宫内膜炎** 临床症状多为阴道出血和盆腔疼痛。组织学上诊断慢性子宫内膜炎的一个最重要的依据是浆细胞的浸润。

3. **子宫内膜结核** 临床症状多为月经失调。组织学上诊断子宫内膜结核的依据是在结核结节或细菌培养中找到抗酸杆菌。

四、子宫腺肌症(adenomyosis)

【概况】 子宫肌壁深层出现子宫内膜腺体和间质。

【诊断依据】

1)临床表现:子宫增大呈球形。

2)大体:子宫肌壁不规则增厚,并见有出血灶或小的囊性区。

3)镜下:距离子宫内膜和肌层交界处至少1个低倍视野的子宫肌层中出现子宫内膜腺体和间质(图11-13)。

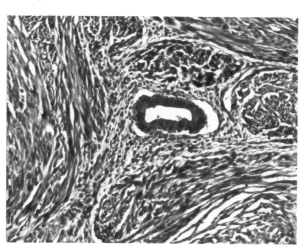

图11-13 腺肌症(HE100×):子宫肌层中出现子宫内膜腺体和间质

五、WHO(2014)子宫体肿瘤组织学分类

1. **上皮性肿瘤及前驱病变**

(1)前驱病变:增生不伴有不典型性,不典型增生/内膜样上皮内瘤变。

(2)内膜癌:内膜样癌包括鳞状分化、绒毛腺状、分泌性、黏液性癌,浆液性子宫内膜上皮内癌,浆液性癌,透明细胞癌。

(3)神经内分泌肿瘤:低级别神经内分泌肿瘤(类癌),高级别神经内分泌癌(小细胞神经内分泌癌、大细胞神经内分泌癌)。

（4）混合性腺癌。

（5）未分化癌。

2. 瘤样病变 息肉，化生，A-S 反应，淋巴瘤样病变。

3. 间叶性肿瘤 平滑肌瘤（富细胞平滑肌瘤、伴奇异核的平滑肌瘤、核分裂活跃的平滑肌瘤、水肿性平滑肌瘤、卒中性平滑肌瘤、脂肪瘤样平滑肌瘤/脂肪平滑肌瘤、上皮样平滑肌瘤、黏液样平滑肌瘤、分离性/叶状平滑肌瘤、弥漫性平滑肌瘤病、静脉内平滑肌瘤病、转移性平滑肌瘤），恶性潜能未定的平滑肌瘤，平滑肌肉瘤（上皮样平滑肌肉瘤、黏液样平滑肌肉瘤）、子宫内膜间质及相关肿瘤（子宫内膜间质结节、低级别子宫内膜间质肉瘤、高级别子宫内膜间质肉瘤、未分化子宫肉瘤、类似于卵巢性索肿瘤的子宫肿瘤）。

4. 杂类间叶性肿瘤 横纹肌肉瘤、血管周上皮样细胞肿瘤（良性、恶性）。

5. 混合性上皮和间叶性肿瘤 腺肌瘤，不典型息肉状腺肌瘤，腺纤维瘤，腺肉瘤，癌肉瘤。

6. 杂类肿瘤 腺瘤样瘤，神经外胚层肿瘤，生殖细胞肿瘤。

7. 淋巴和造血肿瘤 淋巴瘤，髓系肿瘤。

8. 继发性肿瘤

六、子宫常见肿瘤和前驱病变

1. 子宫内膜增生不伴有不典型性（endometrial hyperplasia without atypia）

【概况】 子宫内膜增生不伴有不典型性由于长期雌激素刺激作用而无孕激素或孕激素类药物的拮抗，导致子宫内膜增生，增生的腺体和间质的比例高于增生期的子宫内膜，过度增生的子宫内膜腺体大小和形状不规则，腺上皮细胞没有明显异型性。子宫内膜增生不伴有不典型性的同义词包括良性子宫内膜增生、简单性不伴有不典型性的子宫内膜增生、复合性不伴有不典型性的子宫内膜增生等。

【诊断依据】 ①腺体大小和形状不同，也可出现只有少量间质的腺体"背靠背"现象。②腺体不规则分布，腺体增生的密度高于间质。③大部分腺体为圆柱状，也可见腺体分支、囊性扩张和紊乱增生阶段的腺体拥挤形态。④可见核分裂象。⑤可局部出血和间质崩溃分解。⑥增生的腺上皮细胞无异型性（图 11-14）。

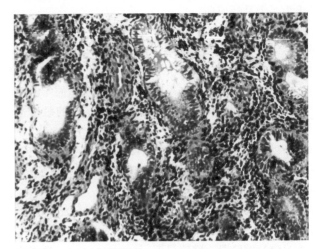

图 11-14 子宫内膜增生不伴有不典型性（HE200×）：腺体和间质同时增生

2. 不典型增生/内膜样上皮内瘤变（atypical hyperplasia /Endometrioid intraepithelial neopalsia）

【概况】 不典型增生的同义词包括简单性不典型性子宫内膜增生、复合性不典型性子宫内膜增生、子宫内膜上皮内瘤变。

不典型增生/内膜样上皮内瘤变的平均好发年龄为 53 岁，约 25%～40% 的女性患者在发生宫内膜癌的同时伴发不典型增生/内膜样上皮内瘤变，临床症状多表现为绝经后出血或围绝经期妇女阴道不规则出血。

【诊断依据】 ①肉眼：部分病例表现为宫内膜明显增厚，厚度可达 1cm；也可局部增厚成息肉样。②组织学表现为腺体大小和形状不同，腺体增生的密度远远高于间质。腺体可出现分支、扩张，腺体间间质稀少。增生的腺上皮细胞核不典型性，细胞核多形性、增大、极性消失及出现明显核仁（图 11-15）。

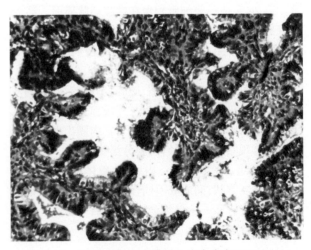

图 11-15 不典型增生/内膜样上皮内瘤变（HE200×）：腺上皮细胞出现异型性

3. 子宫内膜癌(endometrial carcinoma)

【概况】 由子宫内膜发生的、原发性子宫内膜上皮的恶性肿瘤。通常伴有腺体分化,具有浸润子宫肌层及远处扩散的潜能。从病因学上分为两型:Ⅰ型:雌激素依赖的、高分化到中分化,并且主要是低级别的子宫内膜样型的腺癌。Ⅱ型:非雌激素依赖的、侵袭性强的、主要以浆液性、透明细胞性及具有高级别核特征的肿瘤。以子宫体多见,少数位于子宫下段。一般为单个肿块,少数为子宫内膜弥漫性增厚,尤其是浆液性癌。常常是外生性、表面粗糙,其下为灰白色、或软或硬的肿瘤组织向子宫浅或伴深肌层浸润性生长。组织学上主要有以下类型:子宫内膜样腺癌、黏液性癌、浆液性癌、透明细胞癌。

【诊断依据】

1)子宫内膜样癌(endometrioid carcinoma)(图11-16、图11-17):①由相似于正常子宫内膜的腺体组成;②出现间质浸润;③高分化时至少出现一些腺管或绒毛腺型结构,腺体由单层或假复层柱状细胞被覆,并以其垂直排列与基膜上;④肿瘤细胞核轻度增生并具有一定的极向。⑤子宫内膜样癌的分级:1级为实性巢癌组织≤5%,2级为实性巢癌组织占6%~50%,3级为实性巢癌组织>50%。⑥鳞状分化:10%~25%子宫内膜样癌伴有不同程度的鳞状上皮化生。⑦不到2%的分化好的子宫内膜样癌伴有分泌,出现高柱状细胞,单个、较大的核上或核下空泡。

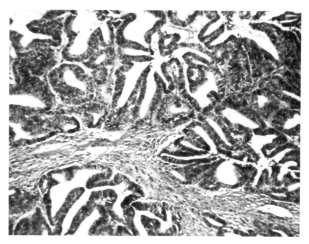

图11-17 高分化子宫内膜样腺癌(HE40×):腺体结构复杂及乳头结构

2)黏液性癌(mucinous adenocarcinoma):原发于子宫内膜腺癌,其中大部分肿瘤细胞含有明显的细胞内黏液。子宫内膜样和透明细胞腺癌可以有大量腺腔内黏液,仅黏液腺癌含有细胞内黏液(图11-18)。

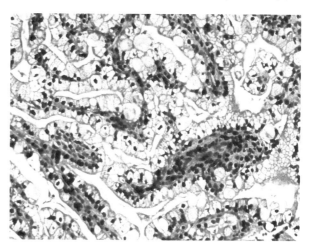

图11-18 黏液腺癌(HE100×):肿瘤细胞含有明显的细胞内黏液

3)浆液性癌(serous adenocarcinoma):①以形成宽纤维血管轴心的乳头为特征,也可见到明显的脱落细胞簇;②癌细胞一般为圆形,而不是呈柱状上皮,缺少与基膜垂直的极向,核分化差,常位于顶部,可见大的嗜酸性核仁,核分裂象常见,非典型、奇异型和多核肿瘤细胞。

4)透明细胞腺癌(clear cell adenocarcinoma):①主要由透明细胞或鞋钉细胞组成,瘤细胞胞质透明,富于糖原,单个突向腔内的鞋钉细胞以及乳头腔隙组成了透明细胞癌的典型特征;②肿瘤细胞排列呈实性、管囊状、乳头状或这些形态共存。

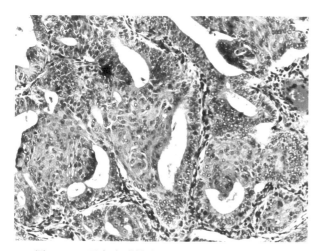

图11-16 子宫内膜样癌(HE100×):腺体背靠背伴鳞状上皮分化

4. 平滑肌瘤（leiomyoma）

【概况】 是子宫最常见的肿瘤，由平滑肌细胞组成的良性肿瘤（图11-19），有多种变异型，除了弥漫性平滑肌瘤病、静脉内平滑肌瘤病、转移性平滑肌瘤三种平滑肌瘤的生物学行为为交界性或不确定，其余包括富细胞平滑肌瘤、伴奇异核的平滑肌瘤、核分裂活跃的平滑肌瘤、水肿性平滑肌瘤、卒中性平滑肌瘤、脂肪瘤样平滑肌瘤/脂肪平滑肌瘤、上皮样平滑肌瘤（图11-20）、黏液样平滑肌瘤、分离性/叶状平滑肌瘤为良性平滑肌瘤。

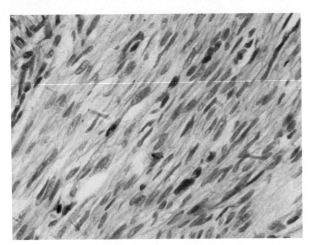

图11-19 平滑肌瘤（HE200×）：形态温和的梭形平滑肌细胞边界不清，嗜酸性的胞质

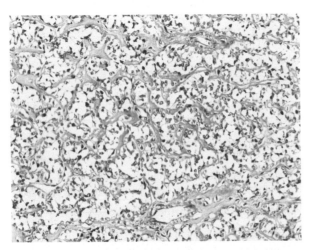

图11-20 上皮样平滑肌瘤（HE100×）：上皮样细胞圆形或多角形

【诊断依据】

1）大体：一般多发性，大小不等（多小于8cm），球形，质韧，肿瘤境界清楚，切面白色到深棕色，具有漩涡状结构。可位于子宫肌壁间、黏膜下及浆膜下。肿瘤常从周围的子宫基层突出并易剥除。可发生出血、变性（囊性变、钙化）。

2）镜下：由良善的梭形细胞组成，呈漩涡状排列

或吻合成束。梭形细胞边界不清、纤维状嗜酸性的胞质。富于细胞的平滑肌瘤，细胞的束状排列可能消失，细胞核增大，核仁小，胞质稀少。核分裂象少见。可发生玻璃样纤维化、水肿、出血红色变性、黏液变。一般无凝固性坏死。

3）免疫组化：MSA、α-SMA 、desmin 阳性，CK、EMA 阴性，CD10 可以有灶性阳性。

5. 不能确定恶性潜能的平滑肌肿瘤（smooth muscle tumor of uncertain malignant potential ,STUMP） 该类型肿瘤又名非典型性平滑肌肿瘤，诊断该肿瘤首先是排除了明确的平滑肌肉瘤的诊断，但是又无法诊断平滑肌瘤，且生物学行为具有某些恶性的特征（图11-21）。

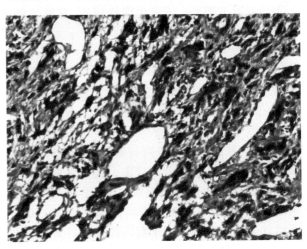

图11-21 非典型性平滑肌瘤（HE100×）：细胞核明显的多形性，但无核分裂象和坏死

伴梭形细胞分化的不能确定恶性潜能的平滑肌肿瘤诊断标准见下表：

肿瘤细胞凝固性坏死	中-重度不典型性	核分裂象/10HPF	重复计数平均核分裂象/10HPF
无	局灶/多灶	<10	4（范围3~5）
	弥漫	<10	4.3（范围2~9）
有	无	<10	2.8（范围1~4）
无	无	≥15	无合适的数据

6. 平滑肌肉瘤（leiomyosarcoma）

【概况】 子宫迅速增大，盆腹腔包块可以出现胃肠道和泌尿道的症状。平滑肌肉瘤是高度恶性的肿瘤。其预后主要依赖于扩散的程度。

【诊断依据】

1）大体：肿瘤直径平均8.0cm，边界不清，鱼肉样，灰蓝色或粉色切面，伴有出血坏死。

2）组织学类型：经典型、上皮样型、黏液样；①经典型平滑肌肉瘤，富于细胞，由具有丰富嗜酸性胞质的梭形细胞束组成，细胞呈锤形，两端圆形，染色质深

染而粗,核仁明显肿瘤坏死明显,但不一定出现,分裂象指数>15 个/10HPF,25% 有确切的血管侵犯(图 11-22);②上皮样型平滑肌肉瘤,瘤细胞具有"上皮样"表现及普遍恶性肿瘤的特征,即高度富于细胞,胞质非特异性,胞质嗜酸到透明,细胞坏死及高核分裂象指数;③黏液型平滑肌肉瘤,大的胶样肿瘤,巨检时,经常表现为有界限的肿块,镜下黏液样物质分隔开,多数黏液样平滑肌肉瘤的特点是细胞数少,每 10 个高倍视野仅有很少的核分裂象。细胞多形性,细胞核增大,肌层有浸润,有时血管有侵犯。

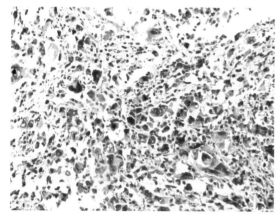

图 11-22 经典型平滑肌肉瘤(HE100×):肿瘤细胞明显非典型性及核分裂象

7. 子宫内膜间质肿瘤

【概况】 子宫内膜间质肿瘤由类似于增生性子宫内膜间质细胞组成,它远较平滑肌肿瘤少见。

【诊断依据】 子宫内膜间质肿瘤根据肿瘤边界的类型分为良性、恶性两组。具有推挤性边界的肿瘤为良性间质结节,而具有浸润性边界的为间质肉瘤。由此分为子宫内膜间质结节;低级别子宫内膜间质肉瘤;未分化子宫内膜肉瘤。

(1) 子宫内膜间质结节(Endometrial stromal nodule):①大体:孤立的、界限清楚的圆形或卵圆形的良性的肉质结节,切面呈黄色到棕色,肿瘤的中位直径 4.0cm。大约 2/3 病变位于子宫壁内,与子宫内膜没有相连;也可以是息肉样;②组织学特征:边界清楚,膨胀性边缘,肿瘤细胞类似于增生期子宫内膜间质细胞,这些肿瘤细胞有大量小的、薄壁的小动脉型血管所营养;③免疫组化:CD10 弥漫性(+)、α-SMA 灶性(+)、Desmin 灶性(+)。

(2) 子宫内膜间质肉瘤,低级别(Low-grade endometrial stromal sarcoma,LGESS):①大体:肿块可以是孤立的,界限清楚,主要位于宫壁内;②组织学特征:由类似于增生性宫内膜间质的细胞组成,具有浸润性边界和丛状血管(螺旋动脉)。与子宫内膜间质结节类似,肉瘤的诊断主要根据子宫肌层浸润和(或)脉管侵犯(图 11-23 ~ 图 11-25);③免疫组化:ER(+)、PR(+)、WT-1(+)、CD10 弥漫性(+)、α-SMA 灶性(+)、Desmin 灶性(+)。

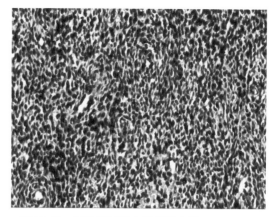

图 11-23 低级别子宫内膜间质肉瘤(HE100×):由类似于增生性宫内膜间质的细胞组成,丛状血管(螺旋动脉)

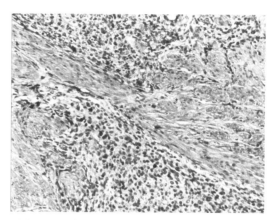

图 11-24 低级别子宫内膜间质肉瘤(HE100×):子宫肌层浸润

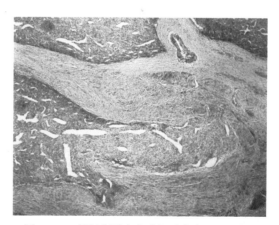

图 11-25 低级别子宫内膜间质肉瘤(HE25×):子宫肌层浸润(血管外皮瘤样结构)

(3) 子宫内膜间质肉瘤,高级别(High-grade endometrial stromal sarcoma,HGESS):①大体:肿块可以是呈突向腔内的息肉样肿块,也可位于宫壁内,肿瘤最大径可达

9cm,肿瘤切面呈棕褐色或黄色,伴出血及坏死;②组织学特征:肿瘤可以类似于低级别子宫内膜间质肉瘤那样呈子宫肌层浸润性生长和(或)脉管侵犯,但更多见的是肿瘤向肌壁内弥漫性渗透且多浸润至子宫肌壁外1/2层;③免疫组化:ER(-)、PR(-)、CD10(-)、α-SMA灶性(+)、Desmin灶性(+)、CyclinD1弥漫性(+)。

(4)未分化子宫肉瘤:肿瘤缺乏特异性分化,并见不具有类似子宫内膜间质的组织学表现。①大体:一个或多个息肉样、肉质感、灰色到黄色的子宫内膜肿块为特征,并且经常出现明显的出血和坏死。②镜下:细胞明显的不典型性,具有丰富的核分裂象;血管特点缺失;缺乏上述两种病变的生长方式;类似于癌肉瘤中肉瘤的成分。

8. 上皮和间叶混合性肿瘤 常见的有癌肉瘤和腺肉瘤,为进展性的,总体预后不良的恶性肿瘤。

【诊断依据】

1)癌肉瘤:①临床表现为老年妇女,中位年龄65岁。阴道出血,腹腔肿块;②大体:实性,息肉状肿块,出血坏死明显,肌层侵犯,甚至扩展到子宫外,如果骨和软骨成分是肿瘤,则质地坚硬;③镜下:恶性上皮成分大多为腺性,也可为鳞状或未分化癌,腺性成分可以是子宫内膜样,也可以是浆细胞性或透明细胞型;肉瘤成分,可以是同源性的,也可以是异源性的(图11-26~图11-27)。

2)腺肉瘤:①临床表现为阴道出血;②大体:实性,肿瘤平均直径6.5cm,息肉状肿块,可充满宫腔;肿瘤切面有黏滑感;③镜下:上皮成分良性,腺性,腺性成分大多是子宫内膜样;肉瘤成分,可以是同源性的,也可以是异源性的(图11-18)。

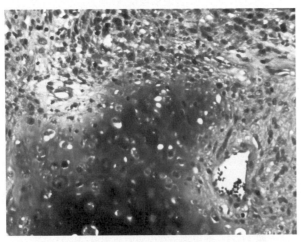

图 11-26 癌肉瘤(HE100×):图上方为低分化腺癌,图下方为软骨肉瘤

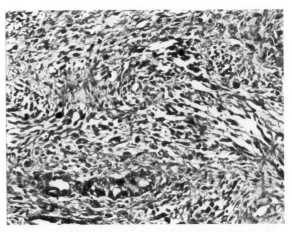

图 11-27 癌肉瘤(HE100×):平滑肌肉瘤中见有分化较好的腺癌成分

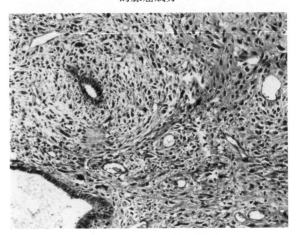

图 11-28 腺肉瘤(HE100×):平滑肌肉瘤中散在正常的子宫内膜样腺体

第四节 输卵管(附阔韧带)

一、解剖组织学

输卵管是输送卵子的肌性管道,长10~14cm,左、右各一,由卵巢上端连于子宫底的两侧,位于子宫阔韧带的上缘内。其内侧端以输卵管子宫口与子宫腔相通,外侧端以输卵管腹腔口开口于腹膜腔。

输卵管较为弯曲,由内侧向外侧分为四部:①输卵管子宫部:为输卵管穿过子宫壁的部分,直径最细,约1mm,以输卵管子宫口通子宫腔。②输卵管峡:短而直,管腔狭窄,壁较厚,血管较少,水平向外移行为壶腹部。峡部是输卵管结扎术的常选部位。③输卵管壶腹:约占输卵管全长的2/3,粗而弯曲,血管丰富,卵子通常在此部与精子结合成受精卵,经输卵管子宫口入子宫,植入子宫内膜中发育成胎儿。若受精卵未能迁移入子宫而在输卵管或腹膜腔内发育,即宫外孕。④输卵管漏斗:为输卵管外侧端呈漏斗状膨大的部分,向后下弯曲覆盖在卵巢后缘和内侧面。漏斗末端的中央有输卵管腹腔口开口于腹膜腔,卵巢排出的卵子即由此进入输卵管。腹腔口周围,输卵管末端的边缘形成许多细长的指状突起,称为输卵管伞,盖于卵巢表面,其中一条较大的突起连于卵巢,称卵巢伞。

输卵管组织学特点:横切面三层即表面黏膜层、固有层、肌层。输卵管主要见三种不同类型的细胞:纤毛细胞、分泌细胞、插入细胞。

子宫阔韧带位于子宫两侧,略呈冠状位,由子宫前、后面的腹膜自子宫侧缘向两侧延伸至盆侧壁和盆底的双层腹膜构成,可限制子宫向两侧倾倒。子宫阔韧带的上缘游离,包裹输卵管,上缘外侧1/3为卵巢悬韧带。阔韧带的前叶覆盖子宫圆韧带,后叶覆盖卵巢和卵巢固有韧带。前、后叶之间的疏松结缔组织内还有子宫动、静脉、神经、淋巴管等。

子宫阔韧带依其附着,可分为子宫系膜、输卵管系膜和卵巢系膜三部分。

二、炎　　症

1. 急性输卵管炎　常由淋球菌、葡萄球菌及链球菌等细菌引起。

2. 慢性输卵管炎　多由急性输卵管炎转化而来。

(1) 输卵管积脓,表现为输卵管慢性非特异性炎及节段性积脓或较大输卵管脓肿形成。

(2) 输卵管-卵巢脓肿,输卵管炎症累及到卵巢后互相粘连形成炎症性输卵管-卵巢包块或脓肿。

(3) 输卵管积水及滤泡性输卵管炎,慢性输卵管化脓性炎伴积脓,脓液逐渐吸收后,脓腔内积留清亮液体,形成输卵管积水。

(4) 慢性间质性输卵管炎,输卵管各层慢性炎症细胞浸润,管壁增厚。

3. 输卵管结核　好发于年轻患者,来自血源性感染,病变常为双侧性。输卵管常有炎症性破坏、变形、粘连及闭塞等病变,并见有干酪性坏死,或干酪性结核性肉芽肿形成。

三、WHO(2014)输卵管肿瘤组织学分类

1. 上皮性肿瘤和囊肿　泡状附件、良性上皮性肿瘤(浆液性腺纤维瘤)、上皮性癌前病变(浆液性输卵管上皮内癌)、上皮性交界性肿瘤(浆液性交界性肿瘤/不典型增生性浆液性肿瘤)、恶性上皮性肿瘤(低级别浆液性癌、高级别浆液性癌、子宫内膜样癌、未分化癌)、其他(黏液性癌、移行细胞癌、透明细胞癌)。

2. 瘤样病变　输卵管增生、输卵管-卵巢脓肿、输卵管峡部结节、化生性乳头状瘤、胎盘部位结节、黏液性上皮化生、子宫内膜异位、输卵管内膜异位。

3. 混合性上皮-间叶性肿瘤　恶性(腺肉瘤、癌肉瘤)。

4. 间叶性肿瘤　良性(平滑肌瘤)、恶性(平滑肌肉瘤)。

5. 其他　间皮肿瘤(腺瘤样瘤)、生殖细胞肿瘤(成熟型畸胎瘤、未成熟型畸胎瘤)、淋巴和髓系肿瘤(淋巴瘤、髓系肿瘤)。

四、输卵管肿瘤

【概况】　输卵管肿瘤罕见。

【诊断依据】

1) 输卵管癌:①主要发生于绝经后妇女,表现为下腹痛、引导分泌物增多或出血、可触及的肿块等;②大体:输卵管呈结节性扩张或增粗,局部有明显肿块;质地柔软、灰红色、绒毛状或息肉状;③镜下:各型卵巢癌均可发生于输卵管,2/3是浆液性癌,其次是子宫内膜样腺癌、移行细胞癌、透明细胞癌等(图11-19、图11-30);④必须与转移癌鉴别,原发性输卵管癌的诊断标准:具有起源于黏膜的证据;缺乏具有相似组织学类型表现的子宫内膜癌共存的证据;卵巢实质受累不及输卵管明显。

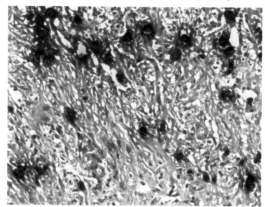

图11-29　原发于输卵管的浆液性癌的亚型砂砾体癌(HE100×):癌细胞异型性明显,并见大量的砂砾体

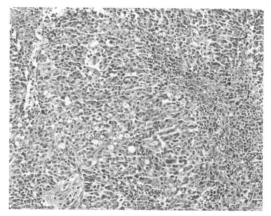

图11-30　输卵管低分化腺癌(HE100×):癌细胞呈片状分布,癌细胞异型性明显

2) 腺瘤样瘤(adenomatoid tumor):①多见于中老年女性,偶然发现;②多为单侧,表现为灰色、白色或黄色结节,大小多为1~2cm,肿瘤也可以很大;③起源

于间皮,有扁平或立方上皮形成腺样结构(图11-31)。

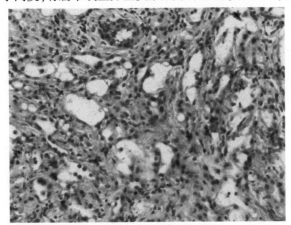

图11-31　腺瘤样瘤(HE10×10):扁平或立方上皮
形成腺样结构

五、输卵管妊娠(Tubal pregnancy)

【概况】　慢性输卵管炎是导致输卵管妊娠最常见的原因之一。其次是先天性的输卵管异常,功能性输卵管紊乱和结节性输卵管峡炎等。

【诊断依据】　①临床表现为急性腹痛,短期闭经及不规则点滴阴道流血,且多有原发或继发不孕史;②阴道B超结果子宫内未见妊娠囊等,而附件处见肿块;③血清学β-hCG值升高,但其β-hCG的绝对值低于正常妊娠;④诊断性刮宫检查,镜下观察子宫内膜,仅见蜕膜而未见绒毛,可以排除宫内妊娠;此外,在异位妊娠,子宫内膜呈非典型增生近似子宫内膜癌的改变者约占10%~25%;腺体高度弯曲,呈锯齿状,细胞质泡沫状,核浓染,参差不齐等,如过渡分泌型子宫内膜,即所谓阿瑞斯-斯塔列(A-S)反应也有一定诊断意义;⑤输卵管管壁有胎盘绒毛或滋养细胞浸润,出血坏死较严重时,要多取材才能查见绒毛或滋养细胞或胎囊组织而确诊(图11-32)。

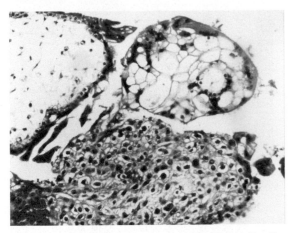

图11-32　输卵管妊娠(HE10×10):输卵管管腔凝血块
中见有胎盘绒毛,滋养叶细胞增生

六、阔韧带病变

【概况】　阔韧带内或其周围可见中肾管囊肿,为来源于 Wolff 或 Müller 残件的囊肿。

【诊断依据】　①位于阔韧带,或以蒂悬于阔韧带或输卵管上;②镜下,由上皮细胞组成,弥漫生长或呈小梁状和管状生长,并可见筛状结构。

第五节　卵巢病变

一、解剖组织学

卵巢为一对盆腔器官,扁卵圆形,略呈灰红色,位于子宫两旁紧邻盆腔侧壁在阔韧带后面和直肠前面。卵巢通过卵巢系膜(腹膜双重折叠)与阔韧带相连,通过卵巢或子宫—卵巢韧带与子宫相连。通过骨盆漏斗(悬)韧带与两侧的盆腔壁相连。育龄期妇女的卵巢平均大小为:4cm×3cm×1cm,平均重量为5~8g。绝经后,卵巢萎缩变小,其大小只有正常的一半甚至更小。

卵巢表面被覆单层变异间皮,有多种名称,如表面上皮、体腔上皮或生发上皮。卵巢间质分为皮质区和髓质区,但它们的界限不清楚。它主要由梭形间质细胞组成,类似于纤维母细胞,排列成典型的漩涡状或编织状。细胞质内可含脂质,并由致密的网状纤维网围绕。

卵巢间质中的其他细胞还包括黄素化间质细胞(单独的或呈小巢,主要在髓质)、所谓的具有酶活性的间质细胞、蜕膜细胞、平滑肌束、类似于子宫内膜间质细胞的细胞巢、成熟的脂肪细胞和神经内分泌细胞。

卵泡的生命周期包括原始卵泡、成熟卵泡(初级卵泡、次级卵泡、第三级卵泡和囊状卵泡)和闭锁卵泡,那些完全成熟的卵泡形成了黄体和白体。原始卵泡内含生殖细胞,它来源于卵黄囊内胚层并向卵巢迁移,在那里发育为卵原细胞和卵母细胞。它们在人出生时静止于细胞分裂前期,在排卵前卵泡成熟时进入细胞间期。成熟卵泡内含卵母细胞、颗粒细胞和卵泡膜细胞。颗粒细胞之间缺乏网状结构,且对波形蛋白、角蛋白和桥粒斑蛋白免疫反应阳性,它们呈小的菊形团样结构,称为 Call-Exner 小体,小体的中心含有明显嗜酸性的细丝状物质,后者由过量的基膜构成。间质来源的卵泡膜细胞分为内层、外层。卵泡膜内层是产生类固醇腺激素的重要部位,可用免疫组化方法检测与类固醇激素生物合成相关的酶来间接证实。

成熟期黄体是个1.5~2.5mm的圆形黄色结构,呈分叶状、中心为小囊腔。形成黄体的颗粒细胞和卵泡膜细胞均明显黄素化。妊娠黄体的特征是体积大、金黄色，中心明显的囊腔形成，出现玻璃样变性的小滴和钙化。

在卵巢门处，含有小巢状的细胞，类似于睾丸的Leydig细胞，称为卵巢门细胞。它们与卵巢门大的静脉和淋巴管关系密切，可突向腔内呈结节状隆起。

卵巢网存在于卵巢门处、类似于睾丸网。卵巢网形成裂隙、腺管、囊肿和乳头，被覆不同高度的上皮，周围的梭形间质细胞呈袖套状包绕。

二、囊肿和瘤样病变

（1）包涵囊肿（inclusion cysts）："生发上皮包涵囊肿"常见于老年女性；囊肿通常小而多发，无临床意义。多数囊肿可能是表面生发上皮下陷且失去与表面上皮的联系而成。镜下，囊肿被覆扁平、立方或柱状上皮；常可见到输卵管上皮化生，囊肿内或邻近的间质中可以见到砂粒体。

（2）滤泡囊肿（follicular cysts）：由发育中或闭锁滤泡扩大形成，直径大多小于10cm，一般直径小于2.5cm的囊性滤泡结构称为囊性滤泡，而直径超过2.5cm的则称为滤泡囊肿。后者可发生于从婴儿到绝经的任何年龄，大多数病例无症状。偶尔，可发生滤泡囊肿蒂扭转，导致出血性梗死。在儿童，此囊肿与青春期性早熟有关。而在育龄妇女，此囊肿与子宫内膜增生和子宫出血有关。囊肿液中可能含有雌激素。

（3）黄素化滤泡囊肿（luteinized follicular cysts）：囊肿壁衬覆卵泡膜细胞，伴或不伴内面的颗粒细胞层。卵泡膜细胞层常有黄素化。颗粒细胞层在青春期后可有黄素化，但在青春期前无黄素化。

（4）多发性黄素化滤泡囊肿（multiple luteinized follicular cysts）：常见于水泡状胎块和绒毛膜癌的患者，也可见于双胎妊娠，偶尔见于无并发症的单胎妊娠妇女。大的孤立性黄素化的滤泡囊肿很少见，见于妊娠和产后，不伴有内分泌紊乱。囊肿的平均直径为25cm。此病变内黄素化细胞常可见到明显的局灶性的非典型性增生。

（5）黄体囊肿（corpus luteum cysts）：单发，直径常小于6cm。它们可能发生在月经末期或发生于妊娠期。囊肿壁由黄素化的颗粒细胞和卵泡膜细胞组成。与妊娠有关的黄体囊肿内可见玻璃样小体和钙化灶。囊内容常常为血性液体。如果囊肿破裂，血性液体就会流入腹腔（有时超过50ml）。可误诊为异位妊娠破裂。应该记住正常的黄体也是囊性结构。直径2.5cm已被武断地建议用来区分囊状黄体（正常）和黄体囊肿，类似于与滤泡有关的囊状结构。

（6）卵巢网囊肿（cysts of the rete ovarii）：特征是位于卵巢门，被覆不同高度的上皮，常无纤毛，其内表面可见裂隙，以及纤维肌壁内常有增生的卵巢门细胞。

（7）表皮样囊肿（epidermoid cysts）：很少见、与walthard细胞巢有关，但部分为成熟的单胚层畸胎瘤。

（8）间质增生（stromal hyperplasia）：特点为肥胖的卵巢皮质间质细胞呈弥漫性或结节状增生，可侵入髓质。包括卵泡膜细胞增生，弥漫性卵泡膜细胞增殖症或间质黄素化。卵泡膜细胞增生可能与雌激素或雄激素的作用、肥胖、高血压和葡萄糖耐量试验异常或明显的糖尿病等有关。症状的出现可非常突然，类似于男性化的卵巢肿瘤。免疫组化研究显示黄素化的间质细胞可产生雄激素。

（9）所谓的妊娠黄体瘤（luteomas of pregnancy）：为黄色或橘黄色实性结节，可达到相当大的体积。大多在给多胎妊娠的妇女行剖宫产时可见到此病变。如果不予以处理，它们会在分娩后自行消退。可有轻度的男性化。

镜下，病变由成片的均一的卵泡膜—黄素化细胞组成，良性。有人将它们视为卵泡膜—黄素化细胞结节状增生更有道理，而非真性肿瘤。

三、WHO（2014）卵巢肿瘤组织学分类

1. 上皮性肿瘤

（1）浆液性肿瘤：良性（浆液性囊腺瘤、浆液性腺纤维瘤、浆液性表面乳头状瘤）、交界性（浆液性交界性肿瘤/不典型增生性浆液性肿瘤、浆液性交界性肿瘤-微乳头亚型/非侵袭性低级别浆液性癌）、恶性（低级别浆液性癌、高级别浆液性癌）。

（2）黏液性肿瘤：良性（黏液性囊腺瘤、黏液性腺纤维瘤）、交界性（黏液性交界性肿瘤/不典型增生性黏液性肿瘤）、恶性（黏液性癌）。

（3）子宫内膜样肿瘤：良性（子宫内膜异位囊肿、子宫内膜样囊腺瘤、子宫内膜样腺纤维瘤）、交界性（子宫内膜样交界性肿瘤/不典型增生性子宫内膜样肿瘤）、恶性（子宫内膜样癌）。

（4）透明细胞肿瘤：良性（透明细胞囊腺瘤、透明细胞腺纤维瘤）、交界性（透明细胞交界性肿瘤/不典型增生性透明细胞肿瘤）、恶性（透明细胞癌）。

（5）Brenner肿瘤：良性（Brenner瘤）、交界性（交界性Brenner瘤/不典型增生性Brenner瘤）、恶性（恶性Brenner瘤）。

（6）浆液-黏液性肿瘤包括良性（浆液-黏液性囊腺瘤、浆液-黏液性腺纤维瘤）、交界性（浆液-黏液性交界性肿瘤/不典型增生性浆液-黏液性肿瘤）、恶性（浆液-黏液性癌）。

（7）未分化癌。

2. 间叶性肿瘤　低级别子宫内膜间质肉瘤、高

级别子宫内膜间质肉瘤。

3. 混合性上皮-间叶性肿瘤 腺肉瘤、癌肉瘤。

4. 性索-间质肿瘤

（1）单纯性间质肿瘤：纤维瘤、富于细胞性纤维瘤、卵泡膜瘤、伴硬化性腹膜炎的黄素化卵泡膜瘤、纤维肉瘤、硬化性间质瘤、印戒细胞间质瘤、微囊性间质瘤、Leydig 细胞瘤、类固醇细胞瘤、恶性类固醇细胞瘤。

（2）单纯性性索肿瘤：成年型颗粒细胞瘤、幼年型颗粒细胞瘤、支持细胞瘤、环小管性索瘤。

（3）混合性性索-间质肿瘤：支持-间质细胞肿瘤包括高分化、中度分化/伴异源成分、低分化/伴异源成分、网状型/伴异源成分；非特指型性索间质肿瘤。

5. 生殖细胞肿瘤 无性细胞瘤、卵黄囊瘤、胚胎性癌、非妊娠绒毛膜癌、成熟型畸胎瘤、未成熟型畸胎瘤、混合性生殖细胞瘤。

6. 单胚层畸胎瘤和伴皮样囊肿的体细胞型肿瘤 单胚层畸胎瘤（良性卵巢甲状腺肿、恶性卵巢甲状腺肿、类癌包括卵巢甲状腺肿类癌和黏液性类癌）、神经外胚层型肿瘤、皮脂腺肿瘤（皮脂腺瘤、皮脂腺癌）、其他罕见单胚层畸胎瘤（鳞状细胞癌）、其他。

7. 生殖细胞-性索-间质肿瘤 性母细胞瘤（包括伴恶性生殖细胞肿瘤的性母细胞瘤）、混合性生殖细胞性索间质肿瘤，未分类。

8. 杂类肿瘤 卵巢网肿瘤（卵巢网腺瘤、卵巢网腺癌）、午菲管肿瘤、小细胞癌（高钙血症型）、小细胞癌（肺型）、威尔姆斯癌、副节瘤、实性假乳头性肿瘤。

9. 间皮肿瘤 腺瘤样瘤、间皮癌。

10. 软组织肿瘤 黏液瘤、其他。

11. 瘤样病变 滤泡囊肿、黄体囊肿、巨大孤立性黄素化滤泡囊肿、过渡黄素化反应、妊娠黄体瘤、间质增生、间质卵泡增生、纤维瘤病、巨块性水肿、莱迪细胞增生、其他。

12. 淋巴样和髓样肿瘤 淋巴瘤、浆细胞瘤、髓系肿瘤。

13. 继发性肿瘤

四、常见卵巢肿瘤

（一）卵巢上皮性肿瘤（epithelial tumours）

1. 浆液性肿瘤（serous tumours）

【概况】 浆液性肿瘤为卵巢中最多见的上皮肿瘤，其中良性、交界性及恶性肿瘤的比例分别为 60%、10%、30%。传统上认为卵巢的浆液性癌起源于卵巢，而 2014 新版 WHO 中更新了这个观点，将卵巢浆液性癌依据预后和分子遗传的不同，将卵巢浆液性癌分为 2 个级别：分别是来源于卵巢交界性肿瘤的低级别浆液性癌（LGSC）

和主要来源于输卵管（也可来自卵巢、腹膜）的高级别浆液性癌（HGSC）。现代临床病理和分子遗传学研究表明，LGSC 和 HGSC 的发生途径完全不同，所以不是传统认识的那样位于同一个形态发展谱。LGSC 常有 KRAS 基因突变（约 28%）；HGSC 常出现遗传基因的高度不稳定性和 P53 基因突变。

【诊断依据】

1）良性浆液性肿瘤（benign serous tumour）：①大体可见囊性或囊实性肿块，一个或多个薄壁囊腔，囊内壁光滑，常有乳头，乳头可以在表面也可以在实质内；②组织学为间质成分致密、胶原化或显著水肿；上皮细胞类似输卵管上皮（纤毛或无纤毛），也可以是柱状或立方上皮，细胞无异型性，可出现砂砾体（图 11-33）。

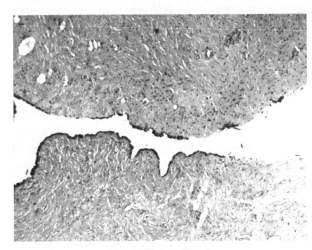

图 11-33　单纯性浆液性囊腺瘤（HE100×）

囊壁上见单层上皮细胞，细胞无异型性间质成分致密、胶原化

2）浆液性交界性肿瘤/不典型增生性（serous borderline tumour/Atypical proliferative serous tumour）：①大体见肿瘤为囊性或囊实性，囊壁有数量不一、大小不等的乳头或细小结节；②镜下见上皮伴有轻~中度异型性，形成上皮簇、乳头或游离细胞簇；增生成分占肿瘤的 10% 以上（图 11-34）；间质微浸润，单一浸润灶的最大径≤5mm 或面积≤10mm^2。微乳头亚型，粗大乳头表面出现细长密集的长宽之比>5 的微乳头，后者可融合呈筛状结构；微乳头/筛状结构连续成片，最大径>5mm。若微乳头型出现微浸润，或者微乳头上皮出现重度异型性，则诊断为低级别浆液性乳头状癌。

3）低级别浆液性癌（low-grade serous carcinoma）：①临床上低级别浆液性腺癌表型为Ⅰ型，在卵巢浆液性腺癌中约占 10%；患者的平均年龄较高级别浆液性腺癌年轻近 10 岁（45 ~ 57 岁与 55 ~ 65 岁），肿瘤往往表现惰性的生物学行为，即使浸润性微乳头癌Ⅲ期仍有约半数病例生存>10 年，且复发瘤大

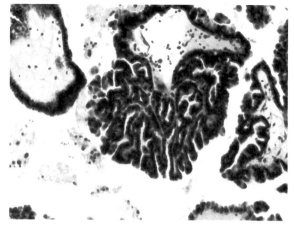

图 11-34　卵巢浆液性交界性肿瘤（HE100×）
上皮细胞轻-中度异型性，形成上皮簇、乳头及游离细胞簇

多仍可保持高分化形态；②组织学上瘤细胞核轻至中度异型，大小较一致，圆形或椭圆形，染色质分布均匀，核仁可见；细胞核分裂象数为≤12/10HPF；肿瘤组织多呈微乳头状，可见砂砾体或坏死；低级别浆液癌的间质浸润常表现为下列形态，即在无细胞的空隙或裂隙中出现巢状、微乳头、巨乳头、实性、伴有钙化及单个瘤细胞以及杂乱的乳头（图 11-35、图 11-36）。③免疫组化：癌细胞表达 CA125、CK7、EMA、CAM5.2、B72.3、CD15，不表达 CK20、Calretimin、CK5/6、CEA、WT-1。

　　4）高级别浆液性癌（high-grade serous carcinoma）：①临床上高级别浆液性癌（即传统的卵巢浆液性腺癌）的表型为Ⅱ型，在卵巢浆液性腺癌中约占 90%，大多源自输卵管伞端早期浆液性病变的扩散，为继发性癌，是盆腔浆液性腺癌的组成部分；往往发现时已盆腔广泛扩散，合并多脏器受累，约 10% 的患者为遗传性 BRCA 基因突变；②组织学上高级别浆液性癌的诊断标准及镜下特点为细胞核重度异型，大小、形状不一，染色质分布不均匀，核仁明显，有时可

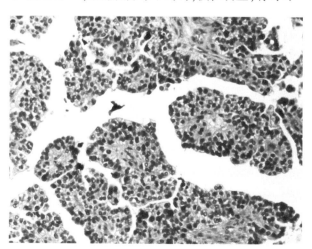

图 11-35　低级别浆液性癌（HE200×）：异型上皮呈乳头状生长，明显异型的上皮增生达 4 层以上

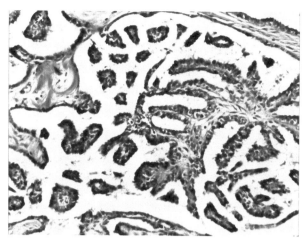

图 11-36　低级别浆液性癌（HE100×）：异型上皮呈乳头状生长，部分呈微乳头样结构

见明显大核仁；细胞核分裂象数为> 12/10HPF；肿瘤组织低分化，呈混合腺样、较大而复杂的乳头或实性片状结构，乳头表面被覆复层与裂隙样上皮。虽偶有微乳头形态，但与实性片状生长同时存在。

　　2. 卵巢黏液性肿瘤（mucinous tumours）
　　【概况】　是一类肿瘤细胞内含黏液的卵巢肿瘤。
　　【诊断依据】
　　1）良性黏液性肿瘤（benign mucinous tumours）：①大体见囊腺瘤以单侧多见、体积大；单房或多房的囊性肿块，表面光滑，囊内为清亮液体或黏液样物；而囊性腺纤维瘤和腺纤维瘤多为实性；②镜下囊壁和腺上皮为单层柱状黏液上皮，细胞核常位于基底部。细胞核无非典型性（图 11-37）。

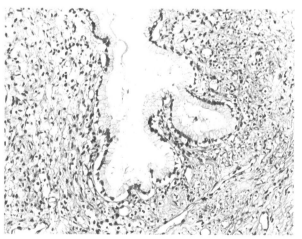

图 11-37　良性黏液性肿瘤（HE200×）：腺上皮为单层柱状黏液上皮，细胞核位于基底部，细胞核无非典型性

　　2）交界性黏液性肿瘤（mucinous borderline tumour），潜在低度恶性黏液性肿瘤：①大体类似良性黏液性肿瘤，偶可出现出血、坏死、实性或乳头状区域；②镜下交界性肿瘤以肠型和宫颈管型多见；肠型的组织学特点类似于结肠增生性或腺瘤性息肉。囊

腔内衬上皮细胞呈复层(≥3层),并形成有少量间质的细丝状乳头。肿瘤细胞核增大,核分裂象增多,并可见到杯状细胞。宫颈管型的乳头为宽大的球茎状,乳头上被覆复层的黏液细胞,细胞核轻度异型(图11-38);交界性黏液性肿瘤可以合并上皮内癌;附壁结节形成;腹膜假黏液瘤。伴腹腔或盆腔种植。

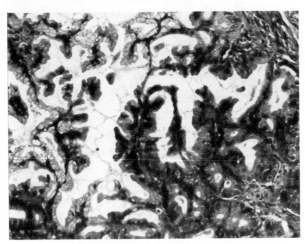

图11-38　交界性黏液性乳头状囊腺瘤(HE200×)囊腔内衬上皮细胞呈复层伴不典型性,并形成乳头

3) 卵巢黏液性腺癌(mucinous adenocarcinoma):①大体通常为囊性包块,体积大,单层或多房,表面光滑,出血坏死常见,囊性区和实性区常同时存在;②镜下与交界性黏液性肿瘤的区别在于明确的间质浸润。腺体增生,结构复杂,形状不规则,细胞异型性大,细胞核重度不典型性(图11-39)。

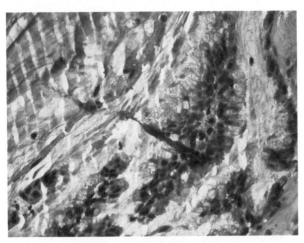

图11-39　黏液性腺癌(HE200×)
细胞明显不典型性,细胞内及细胞外见大量黏液

3. 子宫内膜样肿瘤(endometrioid adenocarcinoma)
【概况】　是一类与发生在子宫体相应类型的子宫内膜样肿瘤相似的卵巢肿瘤。
【诊断依据】
1) 良性子宫内膜样肿瘤(benign endometrioid tumours):①良性的腺体或囊腔;②内衬分化好的内膜样上皮,上皮可有鳞化,腺体或囊腔周围很少出现子宫内膜间质。

2) 交界性内膜样肿瘤(endometrioid borderline tumours):①腺纤维瘤型,腺体内衬细胞多为1级,可出现鳞化,化生上皮中可有少量坏死,核分裂象少见;②绒毛腺型或乳头状或腺型,内衬细胞有不典型性,类似子宫内膜不典型增生;③混合型;④交界性内膜样肿瘤伴有上皮内癌;交界性内膜肿瘤伴有微浸润。

3) 恶性内膜样肿瘤(malignant endometrioid tumours):①卵巢内膜样腺癌,可伴有明显的梭形细胞成分,梭形细胞巢可以和鳞化区域有过渡;②卵巢内膜样腺癌中的特殊类型包括卵巢内膜样腺癌伴有性索成分、卵巢内膜样腺癌伴有明显的梭形细胞成分、嗜酸细胞性卵巢内膜样腺癌、分泌型卵巢内膜样腺癌,少数内膜样癌中可出现黏液上皮,甚至有黏液分泌,"富于黏液的内膜样腺癌",形态类似颗粒细胞瘤的卵巢内膜样腺癌;③嗜酸细胞性卵巢内膜样腺癌,细胞多边形,胞质丰富,嗜酸性细胞核圆形,居中,有明显核仁;④形态类似颗粒细胞瘤的卵巢内膜样腺癌,出现微腺体腔隙与Call-Exner小体类似;⑤类似与性索-间质肿瘤的卵巢内膜样腺癌,出现分化好的小腺管、类似与性索肿瘤的条索结构,可与sertoli细胞肿瘤混淆,当间质细胞出现黄素化时可与sertoli-leydig细胞肿瘤混淆。⑥卵巢内膜样腺癌的免疫表型:Vimentin、CK、EMA、ER、PR阳性,α-Inhibin阴性。

4. 透明细胞肿瘤(clear cell tumours)
【概况】　是一组以透明细胞或鞋钉样细胞为主的卵巢肿瘤。
【诊断依据】
1) 良性透明细胞腺纤维瘤(benign clear cell adenofibromatous tumour):囊性肿瘤,囊腔内衬单层或双层多角形细胞、鞋钉样细胞。细胞质透亮、嗜酸性,细胞核无明显异型,核分裂象罕见,致密的纤维间质。

2) 交界性透明细胞腺纤维瘤(borderline clear cell adenofibromatous tumour):与良性的透明细胞腺纤维瘤相比,细胞核异型性明显。

3) 透明细胞腺癌(clear cell adenocarcinoma):①大体多为单房的囊腔,壁厚;②镜下可见多种结构,乳头状、腺囊状、网状和实性型,也可以是多种结构混合存在;腺囊状的主要特点是大小不等的囊腔或腺管,内衬柱状或扁平上皮,也可见鞋钉样细胞;癌细胞大,胞质丰富,透亮,可出现嗜酸细胞,少数情况下可以嗜酸细胞为主;嗜酸细胞可以是腺体的内衬上皮,也可呈小巢状或片状存在,应注意与肝样癌鉴别;细胞内可含有黏液,特殊染色,糖原、少量脂质、印戒细胞黏液染色可阳性(图11-40);③免疫组化:LeuM1(+)(89%),CK(+),CA125(+)

（50%），EMA（+），PLAP（-），AFP（-）。

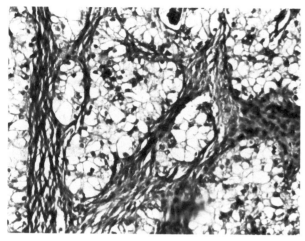

图 11-40 透明细胞癌（HE100×）

癌细胞大，胞质丰富，透亮

【鉴别诊断】 ①生殖细胞肿瘤：内胚窦瘤，无性细胞瘤；透明细胞的细胞核居中，核深染，核仁不明显，可有大量浆细胞浸润，而非淋巴细胞；免疫组化标记为 PLAP（-），CK（+），EMA（+）；②内膜样腺癌（分泌型）；③类脂质细胞肿瘤。

5. 移行细胞肿瘤（transitional cell tumours）

【概况】 是一组与尿路上皮及其肿瘤相似的卵巢肿瘤。

【诊断依据】

1）Brenner 瘤（Brenner tumour）：上皮细胞巢可以实性，或中央有腔，腔内充满嗜酸性物质，腔可内衬黏液上皮、浆液性上皮（纤毛）或移行上皮；Brenner 瘤中可出现或大或小的囊腔，完全内衬黏液上皮—化生性 Brenner 瘤。

2）交界性 Brenner 瘤（borderline Brenner tumour）：又名具有低度恶性潜能的 Brenner 瘤，增生性 Brenner 瘤。有关诊断标准和诊断名称很不统一，必须没有间质浸润。

3）恶性 Brenner 瘤（malignant Brenner tumour）：①有间质浸润，存在良性或交界性的 Brenner 瘤，浸润成分多为高级别的移行细胞肿瘤或鳞形细胞癌。可出现小灶钙化；②免疫表型 Uroplakin 阳性，也可表达 Syn、NSE 及 ChG-A；而 CK20、thrombomodulin 阴性。

4）卵巢移行细胞癌（transitional cell carcinoma）：①存在间质浸润，泌尿道不存在移行细胞癌的病史。②移行细胞癌的成分 10% 以上；③没有良性或交界性 Brenner 瘤的成分；④常与其他上皮性癌合并存在，尤其是浆液性癌；可出现灶区鳞状细胞分化（13%～38%）或腺型分化，但钙化不常见；⑤免疫表型 CK7、CA125、Vim 及 WT1 阳性，Uroplakin、thrombomodulin、CK13、CK20 阴性。

（二）卵巢性索–间质肿瘤（sex cord-stromal tumours）

由粒层细胞、卵泡膜细胞、支持细胞、莱狄细胞、纤维母细胞构成的肿瘤，可以是单一成分，也可以是不同成分的组合。

1. 单纯性性索肿瘤

（1）颗粒细胞瘤（granulose cell tumour group）

【概况】 由颗粒细胞所构成的肿瘤，肿瘤可以完全由颗粒细胞组成，也可存在纤维卵泡膜瘤的背景，但诊断颗粒细胞瘤要求肿瘤中颗粒细胞含量至少占 10%。可分为成人型和幼年型两种类型。

【诊断依据】 成年型颗粒细胞瘤（adult granulsa cell tumour，AGCT）：①占所有颗粒细胞瘤的 95%。主要发生在中年至绝经后妇女，平均年龄 50～55 岁。主要表现为盆块及雌激素过高的症状；生育期妇女主要是与雌激素过多相关的月经不调。绝经后妇女主要是不规则阴道流血；②大体：95% 单侧性，平均直径 12cm 左右，肿瘤表面光滑或呈结节状，切面色黄或棕褐色，囊实性；大肿瘤可有出血，灶性坏死，但不常见；少部分颗粒细胞瘤可以完全呈囊性，单房或多房；对囊实性肿瘤切面见有黄色组织伴出血则高度提示颗粒细胞瘤；③镜下：颗粒细胞增生，典型颗粒细胞圆形或卵圆形，胞质少，有纵行核沟。黄素化时细胞含嗜酸性或透明胞质，细胞核变圆，核沟不明显；75% 的病例核分裂象<3/10HPF。瘤细胞可排列成各种形式，其中可见菊花样结构，即 Call-Exner 小体（存在于正常卵泡粒层细胞和肿瘤内，甚至见于低分化的颗粒细胞瘤中。菊花团由粒层细胞围绕一中央圆形空隙而成，内含少量伊红色液体）。Call-Exner 小体在微滤泡结构最为常见，其他有巨滤泡结构、岛状、小梁状、梁状、波纹样、弥漫生长等（图 11-41）。④免疫组化：CD99、inhibin、vimentin、calretinin、S100、SMA 阳性，CK 灶性阳性，CK7 和 EMA 阴性。

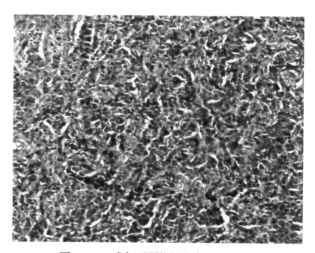

图 11-41 成年型颗粒细胞瘤（HE200×）

增生的颗粒细胞排列成条索状和梁状

幼年型颗粒细胞瘤（juvenile granulose cell tumour）：①97% 发生于 30 岁以前，而 90% 发生于青春期前，青春期前患者可出现女性假性早熟；②大体上与成人型相似;③瘤细胞呈结节状,或呈实性弥漫生长;肿瘤中可见大小不一、圆形、卵圆形或不规则的滤泡腔,其腔较大,内含嗜酸性或嗜碱性液体;肿瘤细胞呈圆形,含有丰富的嗜伊红胞质或透亮胞质,核分裂象多见,常超过5/10HPF,无核沟(图11-42);肿瘤可含有纤维卵泡膜瘤的背景,可伴有黄素化或水肿。

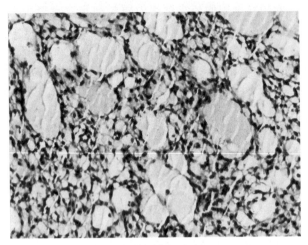

图 11-42 幼年性颗粒细胞瘤(HE100×)

肿瘤中见大小不一、圆形、卵圆形、不规则的滤泡腔,含嗜酸性液体

【预后】 幼年性颗粒细胞瘤的预后优于成年型。复发一般出现在手术后三年内。肿瘤分期晚是不利的预后因素。

(2)支持细胞肿瘤(sertoli cell tumour):①临床上40%~60%的肿瘤为功能性,主要表现为雌激素异常症状,偶尔为雄激素异常症状;可合并PJS症状,此时肿瘤细胞常为富于脂质或嗜酸性;②大体:单侧性,肿瘤直径1~28cm,平均直径7~9cm。肿瘤界清,实性,表面光滑或分叶状,切面为黄褐色;③镜下:肿瘤内常伴有管状结构形成,可为圆形或长圆形,管腔可为中空或实性。管腔内衬细胞为柱状,含有中等量丰富胞质,可呈嗜酸性、空泡状或淡染。实性小管通常含有大细胞,胞质丰富含有脂质;细胞核异型性不大,核分裂象罕见(图11-43);④免疫组化:Keratin、Vimentin 及 α-Inhibin阳性;50%的病例 CD99 及钙网蛋白阳性。

(3)环状小管性索瘤(sex cord tumour with annular tubules):①由性索成分(Sertoli 细胞)排列成单纯性或复杂性环状小管构成的肿瘤;1/3 的病例伴有 PJS 综合征,不伴有 PJS 综合征的病人一般为单侧肿瘤,卵巢中等度增大;伴有 PJS 综合征的病人 2/3 含双侧肿瘤;②单一的瘤细胞巢排列成车轮状或环状小管,它们的中心围绕着伊红色玻璃样变物质;③巢之间有纤维间质分隔,巢周围的细胞呈放射状排列,巢里面的细胞相互连接,组成环状小管;④每个小管中心含嗜伊红的 PAS 阳性物质。瘤细胞呈颗粒状,核分裂很少见到。

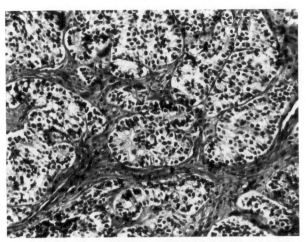

图 11-43 支持细胞肿瘤(HE100×)

肿瘤内见管状结构,管腔内衬细胞为柱状,含有中等量丰富胞质,呈嗜酸性

2. 单纯性间质肿瘤

【概况】 组织学上是一系列从以纤维母细胞和胶原纤维为主到以卵泡膜细胞为主的卵巢肿瘤。常见的有卵泡膜细胞瘤、纤维瘤和细胞性纤维瘤、纤维肉瘤、伴少量性索成分的间质肿瘤、硬化性的间质瘤及印戒细胞间质瘤。

(1)卵泡膜细胞瘤(thecoma):①75%发生于绝经后,平均年龄 55 岁;10%发生于 30 岁前;青春发育期罕见;伴有广泛钙化者多发生于年轻妇女。60%的病人有雌激素症状,绝经后阴道流血;②大体:大部分(97%左右)为单侧;肿块大小 5~10cm;切面实性黄色,有时也可主要为白色,夹杂有黄色区域。可继发出血、坏死、囊性变、钙化;③镜下:由卵泡膜细胞和肥胖、梭形的纤维母细胞构成,细胞质丰富,含有脂质、淡染或空泡状;细胞核卵圆形或梭形,异型性小;间质胶原化可以很明显,可以钙化(图11-44);④免疫组化:Vimentin、α-inhibin 阳性。

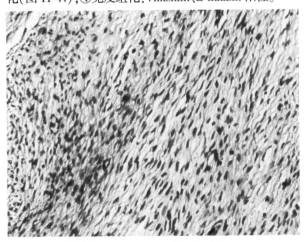

图 11-44 卵泡膜细胞瘤(HE100×)

细胞核卵圆形或梭形,细胞质丰富

(2)纤维瘤和细胞性纤维瘤(fibroma and cellular fibroma):①30 岁以上的妇女占 90%以上,平均年龄 48 岁;

腹水是其最常见的腹部症状;细胞性纤维瘤临床上表现为具有低度恶性潜能,可在盆腹腔复发,尤其是肿瘤有粘连或破裂者;②大体:92%为单侧,平均最大径6cm;切面硬,灰白色,略呈漩涡状。继发性改变:水肿、囊性变。富于细胞者可出现出血、坏死,10%的病例可出现广泛钙化;③镜下:由多少不等的细胞束与交叉排列的胶原纤维组织构成。肿瘤性纤维母细胞梭形,胞质不明显;细胞核大小一致,核分裂象罕见;细胞间可出现水肿、钙化、广泛胶原化或玻璃样变;富于细胞的纤维瘤:核分裂象<3/10HPF;细胞无异型或只有轻度异型。

（3）纤维肉瘤(fibrosarcoma):①好发于老年妇女;②大体:肿瘤单侧,实性,可伴灶区出血坏死;③镜下:细胞丰富,中~重度异型,核分裂象>4/10HPF,并见病理性核分裂象。

（4）硬化性间质瘤(sclerosing stromal tumour):①约80%的病人<30岁,平均27岁;②大体:单侧,肿瘤边界清楚,切面实性,灰白色,可伴有黄色区域,水肿或囊腔形成多见,罕见肿瘤可呈单房囊性;③镜下:假小叶结节状,小叶间隔为致密的胶原组织或水肿的结缔组织(少细胞区域),结节内也可出现硬化。假小叶结节内含显著的薄壁血管,可有扩张伴不同程度的硬化,结节内细胞圆形至多角性,伴有嗜酸性或空泡状胞质,或者是梭形的纤维母细胞,可出现黄素化细胞(图11-45)。

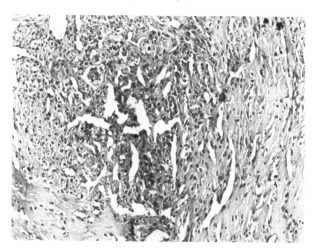

图11-45　硬化性间质瘤(HE100×)
假小叶结节状,小叶间隔为致密的结缔组织,结节内含薄壁血管及圆形、梭形细胞

（5）印戒细胞间质瘤(signet-ring stromal tumour):①一般无激素症状;②大体:实性或囊实性肿块,均为单侧性;③镜下:肿瘤细胞梭形、圆形(印戒样细胞),印戒样细胞中不含黏液、糖原或脂质。

（6）类固醇细胞肿瘤(ateroid cell tumours):①完全或主要由与类固醇激素分泌细胞相似的瘤细胞构成肿瘤。这种细胞成分不少于90%;这一类型的肿瘤包括类固醇细胞瘤、类固醇细胞瘤(高分化、恶性);②大体:肿瘤体积较大,界限清楚,呈分叶状。切面黄

色、棕色或黑色,体积较大的肿瘤可见出血坏死;③组织学:瘤细胞多角形,胞质嗜酸性颗粒状或空泡状,部分胞质内可见脂褐素,细胞核多无异型性。瘤细胞常呈片状分布(图11-46)。

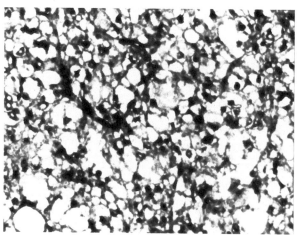

图11-46　类固醇细胞瘤(HE100×)

3. 混合性性索-间质肿瘤

【概况】　临床1/3的病例男性化,部分病人也有雌激素过多的症状;雄激素症状:闭经,多毛症,乳腺萎缩,阴蒂肥大,声音嘶哑。雌激素症状:月经频多。肿瘤由不同分化程度的Sertoli细胞、类似睾丸网上皮细胞的瘤细胞、类似纤维母细胞和Leydig细胞的瘤细胞构成,瘤组织可由上述单独一种细胞或由多种细胞混合构成。支持-间质细胞肿瘤主要包括高分化、中度分化/伴异源成分、低分化/伴异源成分、网状型/伴异源成分。

【诊断依据】

1）一般发生于年轻妇女(75%的病人<30岁),平均年龄25岁,仅10%的病人>50岁,其中网状型支持-间质肿瘤平均年龄15岁,伴异源性成分及网状型者内分泌症状少见。

2）大体:97%的支持-间质细胞肿瘤为单侧,可呈实性、囊实性,少数情况下可完全为囊性,实性区域灰黄色、灰色或鱼肉状,常可出现出血坏死,肿瘤可发生梗死和扭转;网状型SLCT占SLCT的15%,其中50%的病例以网状结构为主,15%完全由网状结构组成;其大体特点为腔内含乳头或息肉样突起的囊腔。

3）镜下:不同比例的Sertoli细胞和Leydig细胞构成的肿瘤,在中分化和低分化者还可出现原始的性腺成分,偶尔伴异源性成分;①分化好的SLCT,支持细胞构成开放或实性的小管,开放管腔多为圆形或卵圆形,较小,腔内一般无分泌物,少数情况下可含黏液卡红阳性的分泌物。实性管腔为长圆形,管腔内衬细胞柱状或立方形,胞质量中等;也可含丰富淡染胞质,富含脂质时,胞质空淡,支持细胞核圆形或长圆形,核仁不明显,无核异型和核分裂,间质可见成熟的纤维组织,Leydig

细胞呈小簇状分布其间,Leydig 细胞通常含有多少不等的脂质,20% 的病例可含有 Reinke 结晶;②分化中等的 SLCT,通常为实性细胞团,呈小叶状,小叶内为核染色深的梭形性腺间质细胞构成,细胞界限不清,与排列成条索状或低分化小管状 Sertoli 细胞有移行;支持细胞和间质细胞位于小叶结构的边缘,支持细胞不成熟,深染,细胞核小圆形,部分 Sertoli 细胞有非典型性,可见核分裂象;间质细胞可形成巢状、实性、中空小管及短条索状,分隔支持细胞的间质成分;③分化差的 SLCT,与原始性腺间质相似的肉瘤样间质为主要组织学特点。Sertoli 细胞和间质细胞的分布不典型,通常由实性片状的分化差的 Sertoli 细胞组成,核分裂象可达 20 个/10HPF;④网状型 SLCT,见不规则分支、长、窄、裂隙样小管;小管和囊腔见内衬上皮,细胞层次不等,细胞核具有非典型性。乳头或息肉样突起有三种类型:小圆形伴玻璃样变;含水肿的轴心;细分支,类似浆液性癌;⑤伴有异源性成分的 SLCT,肉眼或组织学上含一定量非性索间质固有成分的 Sertoli-Leydig 细胞瘤。异源性成分包括上皮和间叶成分以及由这些组织起源的肿瘤。最多见于中分化者,少数可见于低分化者和网状型,80% 为黏液上皮,25% 为间叶异源成分,5% 两者皆有。黏液上皮(胃型或肠型,可含有杯状细胞),上皮成分可以是良性、交界性、恶性成分。间叶异源成分:软骨岛、胚胎性横纹肌肉瘤等。极少数伴有神经母细胞瘤或 AFP 阳性的肝细胞。

4)SLCT 的免疫组化特点:Vimentin、Keratin、α-inhibin 阳性,但阳性程度不一;50% 的病例表达 CD99 和 calretinin。

【预后】 伴有异源性成分 SLCT 的预后:黏液或类癌的异源性成分对预后影响不大;含间质异源性成分者预后不佳。

(三)生殖细胞肿瘤(germ cell tumours)

【概况】 是由一组原始生殖细胞向多个方向分化的肿瘤。这组肿瘤大部分起源于迁徙入卵巢的不同发育阶段的生殖细胞。主要包括无性细胞瘤、卵黄囊瘤、胚胎性癌、非妊娠性绒毛膜癌、混合性生殖细胞肿瘤、两胚层或三胚层畸胎瘤。

(1)无性细胞瘤(Disgerminoma)

【诊断依据】 ①大体:90% 左右为单侧,肿瘤境界清楚,切面灰白色,实性伴坏死、囊性变和钙化;②镜下:增生的肿瘤细胞圆形,大小一致,细胞质丰富、嗜酸性或透亮(PAS 染色显示其中含有糖原),细胞核居中,圆形,一致,核仁清楚,核分裂象多。间质通常为纤细的纤维血管轴心,但也可以较为致密或发生玻璃样变;纤维间隔将瘤细胞分隔成片状,纤维间隔内富含淋巴细胞,主要是 T 细胞,少数可形成淋巴滤泡肉芽肿(图 11-47)。瘤细胞也可排列成条索样、假腺样、小梁状、岛状结构;③免疫组化:Vimentin、

PLAP、CD117 阳性,AE1/AE3(+)仅为散在弱阳性,desmin、GFAP、S100 可呈不同程度阳性。

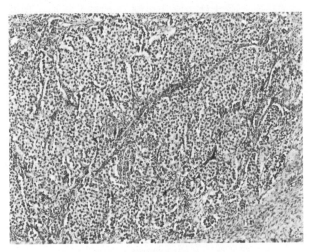

图 11-47 无性细胞瘤(HE200×)
肿瘤细胞圆形,大小一致,细胞质丰富,嗜酸性,纤维间隔将瘤细胞分隔成片状,内富含淋巴细胞

【鉴别诊断】 需与胚胎性癌、幼年性颗粒细胞瘤、弥漫大 B 细胞性淋巴瘤(免疫母细胞性)及无色素性恶性黑色素瘤等进行鉴别诊断。

(2)卵黄囊瘤(Yolk sac tumor)

【概况】 卵巢中的卵黄囊瘤常单独存在(而睾丸卵黄囊瘤常为混合性生殖细胞肿瘤的成分)。发病年龄可以从婴儿~70 岁,大部分病人<30 岁,平均年龄 18 岁。血清中 AFP(>20ng/ml)可作为监测指标,病人 AFP 值往往>1000ng/ml。

【诊断依据】 ①大体:肿瘤平均直径 15cm,界清,切面柔软,灰黄色,可呈蜂窝状。一般为单侧性,右侧卵巢略多见。常伴出血、坏死和液化;②镜下:组织学异质性明显,多向分化;固有特征为疏松的嗜碱性黏液样间质、筛网状的微囊和迷宫样的裂隙构成特征性的网状结构。微囊和裂隙内衬透明或扁平上皮细胞,上皮细胞有不同程度的异型性。而透明小体、不规则的基膜样物质的出现是其重要的组织学特点之一;约 13% ~20% 病例可出现内胚窦结构,即中心为毛细血管,血管周围为疏松结缔组织区,外围立方或低柱状胚胎性上皮,也就是所谓的 Schiller-Duval 小体(图 11-48);卵黄囊瘤的亚型中以网状型、微囊型或黏液型是最多见的。大部分肿瘤中有灶性的网状型区域;网状型肿瘤由大小不等的囊样腔隙组成,呈蜂窝状,腔隙内可含有淡染、蛋白质样物;腔隙内衬扁平细胞,具有多形性;肿瘤细胞核深染,也可呈泡状核,细胞质透亮(糖原或脂质)。其余少见组织学变型为实体型、多囊(泡)型、腺型、肝样型等。其中肝样型细胞边界清楚,胞质丰富,嗜酸性,细胞核圆形,居中,核仁显著,透明小体多见;③免疫组化:卵黄囊瘤的上

皮性成分 AFP、CK、CEA 阳性;ER、PR 阴性。

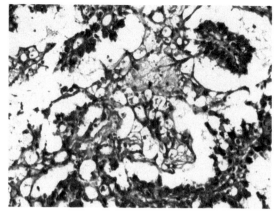

图 11-48　卵黄囊瘤(HE100×)

黏液样间质、微囊构成网状结构,并见内胚窦结构

(3) 胚胎性癌(Embryonal carcinoma):由类似于胚盘的呈腺样、管状、乳头状或实性生长的上皮样细胞构成的肿瘤。临床上 β-HCG 高,青春期前女性表现为假性性早熟。成年女性表现为阴道出血。

【诊断依据】　①原始细胞,大,可排列呈乳头状、实性片状或腺样或裂隙样;②胞质嗜双色性或透明,可含有嗜酸性透明小体(图 11-49、图 11-50);③细胞膜清楚,

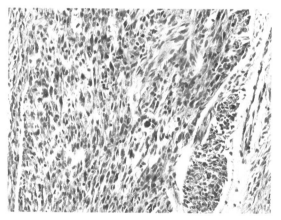

图 11-49　胚胎性癌(HE200×)

实性片状,胞质嗜双色性,并见嗜酸性透明小体

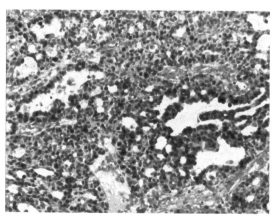

图 11-50　胚胎性癌(HE200×)

瘤细胞排列成腺样结构,胞质嗜双色性

细胞核圆形,可呈泡状核,含一个或多个核仁,核分裂多,病理性核分裂;④可见 β-HCG 阳性的合体滋养叶细胞;⑤早期畸胎瘤样分化如鳞状上皮、柱状上皮、黏液上皮或纤毛上皮;⑥免疫组化 AFP 和 CD30 阳性。

(4) 非妊娠绒毛膜癌(non-gestational choriocarcinoma)

【诊断依据】　①肿瘤体积较大,可出现出血;②单纯的卵巢非妊娠绒毛膜癌罕见,形态学与妊娠性绒毛膜癌一致,由窗孔样或丛状、假乳头状排列的细胞滋养叶细胞、合体滋养叶细胞及绒毛膜外滋养叶细胞构成,伴有其他生殖细胞成分;而单一的合体滋养叶细胞成分不足以诊断绒癌,因为无性细胞瘤、胚胎性癌及多胚瘤镜下均可见合体滋养叶细胞成分;见充满血液的腔隙和血窦,常见血管浸润;③免疫组化:β-HCG、CK、hPL 阳性。

【鉴别诊断】　育龄妇女发生的卵巢绒毛膜癌需与转移的妊娠性绒毛膜癌鉴别,前者的预后差。

(5) 混合性生殖细胞肿瘤(mixed germ cell tumours):两种或两种类型以上不同生殖细胞构成的肿瘤,且至少一种属于原始生殖细胞。发生于年轻妇女(平均年龄 16 岁)。最常见的是无性细胞瘤和卵黄囊瘤的混合。

(6) 两胚层或三胚层畸胎瘤(biphasic or triphasic teratomas):由 2 或 3 个原始胚层(外、内、中胚层)的衍生物构成的肿瘤。包括未成熟畸胎瘤、成熟型畸胎瘤、囊性畸胎瘤、皮样囊肿。

成熟型畸胎瘤(mature teratoma):①多发生于育龄妇女,平均年龄在 32 岁左右。5% 可发生于绝经后病人。临床表现为包块和疼痛;②体积较大的囊性肿块,表面光滑,内含皮脂、毛发、脂肪组织等;③镜下:有成熟组织构成的囊性肿瘤,罕见实性。囊腔内衬表皮及其附件者称为皮样囊肿。成熟性畸胎瘤中常见的成分:非常常见(>66%)为表皮、毛囊、皮脂腺、平滑肌、脂肪组织、大脑;常见(33%~66%)为汗腺、大脑(成人)、周围神经、软骨、骨、呼吸道上皮(图 11-51)。囊性成熟性畸胎瘤可发生恶变,其中任何成分都可以恶变。

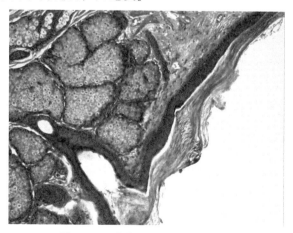

图 11-51　成熟型畸胎瘤(HE100×)

囊腔内衬表皮,腔内为角化物,囊壁中可见皮脂腺成分

未成熟畸胎瘤(immature teratoma)：①病人年龄多<30岁；②大体：单侧，体积大(平均18.5cm)；实性，切面鱼肉样，灰褐色；可伴有出血、坏死、囊性变；③由数量不等的未成熟胚胎组织构成，多为神经外胚层菊形团或原始神经管(图11-52)，混合以不同比例的成熟组织。未成熟的间叶组织为排列疏松的黏液样间质伴有成熟软骨、脂肪、骨样组织和横纹肌组织；内胚层组织包括肝、小肠上皮等。④根据未成熟神经上皮数量将未成熟畸胎瘤分为1～3级：1级，肿瘤中罕见未成熟神经上皮组织，任何切片不超过1个低倍视野(LPF)(40×)；2级，肿瘤中可出现未成熟神经上皮组织，但其比例在任何切片中占1～3个/LPF(40×)；3级，肿瘤中含大量未成熟神经上皮组织，且其比例在任何切片中>3个/LPF(40×)。

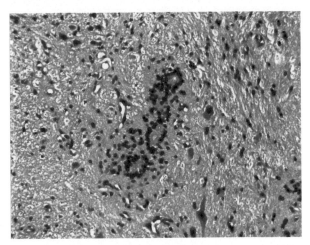

图11-52　未成熟畸胎瘤(HE100×)
见未成熟神经上皮组织-原始神经管

(四)单胚层畸胎瘤和皮样囊肿相关的体细胞肿瘤(monodermal teratomas and somatic-tupe tumours associated with dermoid cysts)

由来源于一个胚层的一种组织构成的肿瘤或者为来源于皮样囊肿的成年型组织构成的肿瘤。包括：甲状腺肿、类癌、黏液性类癌、甲状腺肿类癌、室管膜瘤、原始神经外胚叶肿瘤、多形性胶质母细胞瘤、畸胎瘤伴有恶性转化、恶性黑色素瘤、色素性痣、皮脂腺腺瘤、皮脂腺腺癌、视网膜始基细胞瘤。它们的组织学形态与相应部位肿瘤的类似。

(五)混合性生殖细胞-性索-间质肿瘤(mixed germ cell-sex cord-stromal tumours)

性腺母细胞瘤(gonadoblastoma)

80%的性腺母细胞瘤为女性表型，其余为隐睾男

性，"女性"病人中60%具有男性化症状，95%存在表型异常，(46,XY)占50%；(45,X)/(46,XY)占25%。病人多为20～30岁，原发性闭经或早发性继发性闭经，单侧或双侧卵巢肿瘤，X线摄片上可见钙化。

【诊断依据】　①大体：单纯性的性腺母细胞瘤一般为实性结构；②镜下：纤维间质中散在圆形或卵圆形细胞巢；每个细胞巢周围有较厚的基膜样物质包绕，巢内为生殖细胞和不成熟的性索-间质细胞；生殖细胞大，多边形，胞质淡染，颗粒状，细胞核呈空泡状，核仁明显，核分裂象可明显，PLAP+。性索-间质细胞小，卵圆形，细胞核长，深染，一般被认为是Sertoli细胞或其前体细胞；性索-间质细胞的排列在生殖细胞巢周围，呈栅栏状，围绕单个或小簇生殖细胞呈微滤泡样排列，围绕玻璃样变的嗜酸性PAS阳性物质呈放射状排列；纤维化间质，可含有黄素化或间质细胞样细胞，伴有广泛的钙化或玻璃样变。

(六)卵巢杂类肿瘤(miscellaneous tumours)

卵巢杂类肿瘤是一组起源未定或不同的卵巢肿瘤。包括小细胞癌(高钙血症型、肺型)、大细胞神经内分泌癌、腺样囊性癌、基底细胞肿瘤、肝样癌、恶性间皮瘤、妊娠性绒毛膜癌、水泡状胎块、副神经节瘤、黏液瘤等。

(七)淋巴瘤和白血病(lymphomas and leukaemias)

几乎所有类型的淋巴瘤都可以发生在卵巢。卵巢白血病一般为继发性(图11-53)。

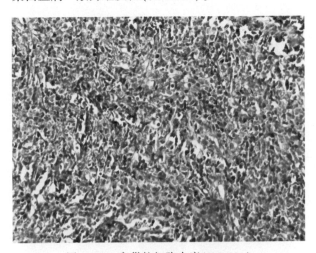

图11-53　卵巢粒细胞肉瘤(HE100×)

五、转移性肿瘤(secondary tumours)

转移性肿瘤的特点：临床病史特殊，双侧性，体积较

小,表浅,为多结节性病灶,血管浸润明显,促纤维反应多见,可以同时伴有卵巢外浸润或播散。如 Krukenberg 瘤。

第六节　胎盘及滋养层组织

一、胎盘的解剖、胚胎组织学

胎儿和母体共同形成的盘状结构,有物质交换、内分泌、屏障功能。足月胎盘一般为圆或卵圆形,直径 15~20cm,厚 1.5~3cm,重 450~600g,包括脐带胎膜(羊膜和绒毛膜)、绒毛及母体的底蜕膜。胎儿的丛密绒毛膜:绒毛膜板发出 40~60 个绒毛主干。主干延伸至基蜕膜,形成细胞滋养层壳。绒毛间隙:绒毛干之间的间隙,含母体血液。母体的基蜕膜底部有螺旋动脉和子宫静脉开口,有胎盘隔分隔绒毛间隙。胎盘膜又称胎盘屏障,胎血与母血之间的薄层组织,包括合体滋养层、细胞滋养层、基膜、绒毛内结缔组织、血管基膜、血管内皮。合体滋养层由多核巨细胞组成,胞质丰富,嗜酸性,界限不清。免疫组化标记:HCG、CK、人胎盘泌乳素(hPL)、抑制素等强阳性。细胞滋养层是合体滋养层的前体,由单核细胞组成,胞质透明,界限清楚。免疫组化标记:仅 CK 强阳性。中间滋养层:在蜕膜细胞间可以有散在的中间型滋养叶细胞存在。细胞通常为单核,形状各异(圆形、多角形或梭形),胞质为嗜双色性或嗜酸性颗粒状,细胞界限不清楚。核大而深染,可以呈巢状或不规则形分布,免疫组化标记:hPL、CK 强阳性。

二、流产胎盘组织

宫内妊娠的直接证据:绒毛、胎盘及滋养叶细胞。

三、WHO(2014)妊娠滋养细胞疾病组织学分类

(1)肿瘤:绒毛膜癌、胎盘部位滋养细胞肿瘤、上皮样滋养细胞肿瘤。

(2)非肿瘤性病变:超常胎盘部位即为胎盘部位中间滋养细胞过度增生浸润(胎盘部位结节和斑块)、胎块状妊娠(完全性水泡状胎块、部分性水泡状胎块、侵袭性水泡状胎块)、异常(非胎块)绒毛病变。

四、胎盘常见滋养层细胞疾病

【概况】　与正常或异常妊娠有关的疾病,存在滋养层细胞增生的共同特征。每种疾病在临床表现和临床意义上显著不同,主要包括水泡状胎块(葡萄胎)及妊娠滋养细胞肿瘤。水泡状胎块来源于异常的受精卵。完全性水泡状胎块为雄性异型(空受精卵)

所致。部分性水泡状胎块雄性异型三倍体所致。妊娠性绒毛膜癌约 50% 可继发于完全性水泡状胎块后。

1. 完全性水泡状胎块(complete hydatidiform mole)
【诊断依据】

1)子宫异常增大,血清 HCG 在第 14 周仍持续升高,2%~20% 发展为绒癌。

2)呈典型的"葡萄串状",近乎所有绒毛水肿,没有胚胎及其附属物,无子宫肌层侵犯。

3)具有典型的二倍体核型,本病的滋养层细胞核只含父系的染色体(即雄核发育),胞质 DNA(线粒体)为母系来源(空卵受精),染色体数目正常,85% 为 46,XX,15% 为 46,XY。

4)镜下:滋养叶细胞弥漫性增生伴异型;绒毛圆钝,呈分叶或息肉状外观;绒毛间质幼稚化、高度水肿,常形成中心池;绒毛间质血管消失或明显减少;绒毛间质中常出现核碎片(图 11-54)。

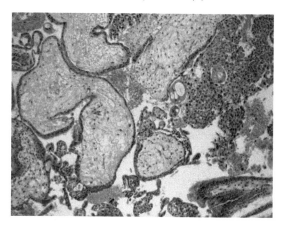

图 11-54　水泡状胎块(HE40×)
滋养叶细胞弥漫性增生,绒毛圆钝,呈分叶或息肉状外观,绒毛间质幼稚化、高度水肿,形成中心池

2. 部分性水泡状胎块(partial hydatidiform mole)
【诊断依据】

1)临床特点:子宫大小基本与孕周相符,血清 HCG 升高,但相对较低,一般不发展为绒癌。

2)大体:可见不明显增大的绒毛团块,部分绒毛呈水泡状,与正常绒毛夹杂,常见胚胎及其附属物存在,无子宫肌层侵犯。

3)核型分析:大多数病例三倍体核型(双雄性三倍体),69,XXX,或 69,XXY。

4)镜下:滋养叶细胞局灶性增生,细胞的非典型性轻或不存在;绒毛轮廓不规则,边缘高度曲折呈扇贝样,间质内可见滋养叶细胞;正常的与水肿的绒毛混杂,水肿的常有发育不良的中心池呈迷宫样;镜下胚胎成分的证据为胚囊、胚胎组织及绒毛间质的有核红细胞。

3. 侵袭性水泡状胎块(invasive hydatidiform mole)　侵袭性水泡状胎块指向深部穿透进入子宫肌

层或血管的水泡状胎块,多继发于完全性水泡状胎块。

【诊断依据】

1)大体:子宫不同程度地增大,病灶局部子宫壁增厚,呈息肉或菜花样突入宫腔,水泡状组织侵入子宫肌壁或累及子宫外组织。

2)镜下:水泡状绒毛和滋养叶细胞侵入子宫肌层或血管内;滋养叶细胞高度增生伴不同程度异型;增生的滋养叶细胞周围有较多的淋巴细胞、浆细胞浸润。

4. 妊娠性绒毛膜癌(gestational choriocarcinoma)

【诊断依据】

1)临床特点:血清学 HCG 异常升高,影像学检查发现肺有转移结节。

2)镜下:由两种以上异型的滋养细胞组成,出血坏死明显,无肿瘤性间质,肿瘤中没有绒毛。

3)免疫组化 β-hcG 强阳性和 HPL 弱阳性。

5. 胎盘部位滋养叶细胞肿瘤(placental site trophoblastic tumour,PSTT):

【诊断依据】

1)大体:位于子宫肌层结节使子宫肌壁增厚或呈息肉状突入宫腔,切面可见小灶出血或坏死。

2)镜下:中间滋养叶细胞在肌层弥漫性生长,缺乏典型绒癌由合体滋养层细胞和细胞滋养层细胞混合形成的双向分化形态(图 11-55,图 11-56)。

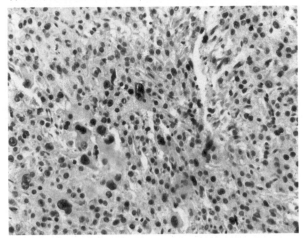

图 11-55 胎盘部位滋养叶细胞肿瘤(HE100×)
细胞中等偏大,细胞核伴非典型性,胞质嗜酸性

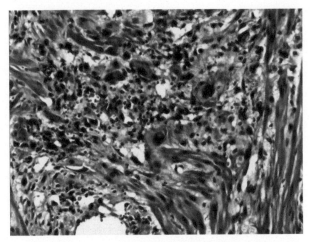

图 11-56 胎盘部位滋养叶细胞肿瘤(HE100×)
中间滋养叶细胞在肌层弥漫性生长

(宗桂娟 郭 燕)

思考题

1. 简述宫颈鳞状上皮内肿瘤及其分类?

2. 子宫内膜癌的组织学类型有哪些?

3. 子宫内膜间质肿瘤的定义、分类及其病理特点比较?

4. 简述卵巢最常见三大类肿瘤?

5. 比较卵巢浆液性、黏液性肿瘤的临床病理特点?

6. 试述性索间质肿瘤的定义及其分类?

7. 简述颗粒细胞瘤(成年型)临床病理特点及镜下形态特点?

8. 何谓 Call-Exer 小体?

9. 试述支持间质细胞瘤的分型及其各自的特点?

10. 掌握生殖细胞肿瘤的分类、原始生殖细胞肿瘤包括哪些?

11. 卵黄囊瘤结构特点有哪些?什么叫内胚窦样结构?

12. 何谓妊娠性绒癌?病理特点是什么?诊断依据有哪些?

第 12 章 乳腺疾病

本 章 提 纲

第一节　正常解剖及组织胚胎学

一、乳腺的正常结构

是指成年女性未受孕的乳腺而言。表面被覆皮肤和皮下组织，由浅筋膜将两者分隔开，约位于第 2～6 肋间。乳腺的基本构成和功能单位为单个的腺体和复杂的分支导管系统。每侧含有 15～20 个腺叶，腺叶之间有富于组织的结缔组织分隔。每个腺叶又被结缔组织分隔为许多小叶。每个小叶由小叶内导管分支为 10～15 个管状腺或泡状腺末房（终末导管，

TDU)（图 12-1,图 12-2）。TDU 为单层立方上皮或柱状上皮，外周有一薄层基膜，由胶原纤维组成（HE 染色不可见,镀银染色清晰可见）。在基膜与腺泡上皮之间有肌上皮细胞,具有收缩功能。分支导管系统从大导管开口处（输乳窦）开始,大导管逐级分支为中导管、小叶外小导管、小叶内小导管,内衬上皮由复层扁平（鳞状）上皮向双层柱状上皮、单层柱状上皮、单层立方上皮过渡衍变。乳腺的结缔组织在小叶外是致密较红的间质,不受激素水平的影响,而小叶内的间质为疏松的纤细、淡染的间质,随月经周期激素水平的变化而变化,对雌、孕激素有反应。

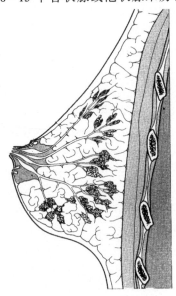

图 12-1　乳腺纵切面示意图

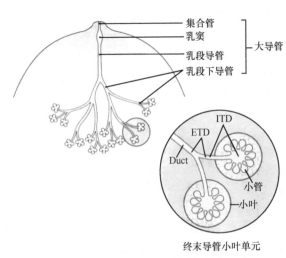

终末导管小叶单元

图 12-2　终末导管小叶单位示意图（引自《阿克曼外科病理学》JUAN ROSAI 主编）

二、发育异常

主要是包括乳腺肥大和异位。女性乳腺肥大（早熟型、青春期、妊娠期巨乳）和男性乳腺发育。原因主要有青春期发育、肥胖、类固醇激素滥用及使用大麻引起的，部分肿瘤也会导致异常发育。男性乳腺发育不仅可以出现导管，还出现上皮增生，甚至出现癌变。

乳腺组织出现在正常解剖部位以外的部位为乳腺异位。发生部位为沿"乳线"分布区域，包括从腋窝向下至腹股沟部，最常见部位是胸壁和外阴部，少见部位还可以有脚掌及腋下淋巴结。异位乳腺组织可以发生于正常解剖部位相对应的乳腺病变，包括泌乳改变、炎症、良性肿瘤和乳腺癌等。

第二节　乳腺炎症及反应性病变

一、急性乳腺炎

【概况】　主要见于哺乳期妇女，表现为乳房区红、肿、热、痛，局部和腋下淋巴结可肿大。

【诊断依据】　急性化脓性炎症改变，可见弥漫多个的小病灶，也可以是局限的脓肿。

二、肉芽肿性小叶性乳腺炎

【概况】　是一种慢性非细菌性炎症，又称特发性肉芽肿性乳腺炎。多发于年轻经产妇，以乳腺的外周部病变多见。

【诊断依据】

1) 肉眼病变：肿物界限常不清，切面灰白色，可见黄色粟粒样颗粒，硬韧，砂砾感。

2) 镜下：①见以乳腺终末导管小叶单位（TDLL）为中心的肉芽肿性炎症。②小叶内混杂性炎细胞浸润：中性粒细胞为主，可有单核细胞、淋巴细胞、嗜酸性粒细胞等，亦可见上皮样细胞和多核巨细胞，形成肉芽肿样改变。③多有小脓肿形成和有脂质吸收空泡。④病变可融合，小叶结构消失形成肉芽肿。⑤可溃破形成窦道。

【鉴别诊断】　①乳腺导管扩张症；②乳腺结节病；③乳腺肉芽肿性血管脂膜炎；④乳腺感染性肉芽肿（结核病等）；⑤乳房脂肪坏死和异物反应；⑥乳腺浸润性癌伴显著炎细胞浸润；⑦乳腺浸润性癌伴反应性肉芽肿；⑧猫抓病；⑨Wegener肉芽肿等。

三、硬化性淋巴细胞性小叶炎

【概况】　是以乳腺小叶有淋巴细胞浸润、间质纤维化为特点的非化脓性炎症，又称淋巴细胞性乳腺炎；部分患者有糖尿病，又称糖尿病性乳腺病。常反复发作，部分患者有自限性倾向；多见于年轻和中年女性。

【诊断依据】

1) 肉眼病变：肿块质硬，界限较清，切面灰白色，大小约2~6cm。

2) 镜下：①见乳腺小叶内有大量淋巴细胞（主要为B淋巴细胞）、浆细胞浸润，腺泡可萎缩或消失。②腺管上皮层内亦可有淋巴细胞浸润。③间质明显纤维化、透明变性。④间质小血管周围明显淋巴细胞浸润，可见多少不等的上皮样细胞和（或）巨细胞。

【鉴别诊断】　①恶性淋巴瘤；②假性淋巴瘤；③乳腺肥大症；④乳腺浸润性癌伴淋巴细胞、浆细胞浸润；⑤颗粒细胞瘤；⑥硬化性淋巴细胞性小叶炎伴浸润性乳腺癌；⑦硬化性淋巴细胞性小叶炎伴恶性淋巴瘤等。

四、乳腺导管扩张症

【概况】　又称浆细胞性乳腺炎，是以大导管（可累及叶间导管）扩张为基础的乳腺慢性炎症，在不同阶段有不同的临床表现和病理特征。早期乳头溢液明显，为浆液性、血性或脓性；晚期乳晕下可触及肿块，可以出现乳头凹陷或偏斜；多见于中年妇女。

【诊断依据】

1) 肉眼病变：乳头和乳晕下肿物，较硬，界限不清；切面有多少不等的扩张导管或小囊，内含棕黄色黏稠物，管周有灰白色厚壁。

2) 镜下：①乳晕下输乳管或大导管扩张或囊性变，内衬扁平上皮或上皮消失；管腔内为脱落上皮以及脂质性的、胆固醇结晶或钙化物样物，也可见嗜伊红样分泌物；②管壁及其周围可出现纤维化和透明变性及坏死；③常见多少不等的浆细胞、淋巴细胞和嗜酸性粒细胞浸润以及肉芽肿的形成（图12-3）；④脂肪坏死、上皮增生及其相对应的病变可以多少不同出现；⑤病变部位主要是沿大导管分布，可累及乳腺小叶间导管。

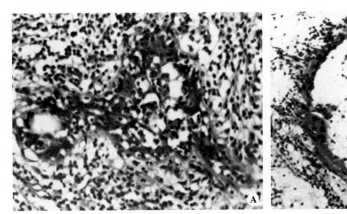

图 12-3 A. 导管周围浸润的癌细胞以浆细胞为主；B. 扩张的胞质内外均见富含脂质的
泡沫细胞

3）20% 病例表现为乳头溢液，可触及肿块感；影像 X 线片可见管状/环形和线状钙化点。

五、隆乳性异物性肉芽肿性病变

【概况】 乳腺中由于植入充填物（硅胶或水溶性聚丙烯酚胺凝胶等）而形成的异物性肉芽肿性病变，可形成肿块，也可致乳房硬化、变形等。

【诊断依据】 ①临床有整形病史。②镜下见有异物（硅胶或水溶性聚丙烯酚胺凝胶等）以及异物性肉芽肿性炎，同时可伴有淋巴细胞、浆细胞、泡沫状组织细胞，甚至急性炎细胞浸润。③可见肉芽组织增生、纤维化及有化生性病变（鳞状上皮化生或滑膜细胞化生等）。④有脂肪坏死或肌肉组织的坏死。⑤部分病例引流淋巴结可出现相对应病变。

六、脂肪坏死

【概况】 脂肪坏死是指发生在乳腺脂肪组织内的凝固性或液化性坏死。

【诊断依据】 ①肉眼：病变早期病灶位于脂肪组织内，圆形，边界不清，质韧，黄白色或红褐色，有时可有小囊腔，内含黄白黏稠或血性液体；晚期形成界限较清楚的硬结节或放射状瘢痕。②镜下可见不规则无细胞核的消脂细胞，夹杂着粉红色无定形坏死物和炎细胞，包括吞噬了坏死脂肪细胞的异物巨细胞。③脂肪细胞变性、坏死，可融合成大小不等的空泡；同时可见纤维母细胞和脂母细胞的增生。④晚期病变可出现纤维化、胆固醇结晶和钙盐沉着等病变。⑤追问病史，患者常有创伤或挤压病史。

七、化生性改变

① 发生在乳腺的化生类型包括上皮性化生和间叶化生。② 上皮性化生最常见为大汗腺化生，其次有柱状上皮化生、透明细胞化生、鳞状上皮化生、黏液细胞化生、皮脂腺细胞化生等。③ 间叶性化生是指间质中出现了异源性间叶成分，如平滑肌、脂肪、软骨和骨等；化生可以是良性的改变，也可以是恶性的形态改变。

第三节 良性上皮性增生性病变

一、乳腺囊肿性病变

包括乳汁潴留性囊肿、纤维囊性乳腺病、黏液囊肿样病变，以纤维囊性乳腺病最常见。

乳腺纤维囊性乳腺病

【概况】 成年女性多见，一般双侧或多发性囊性病变。

【诊断依据】 ①肉眼观察为单发或多发性囊肿，大小从直径 0.1~3.0cm 不等；可以局限性分布，也可以弥漫性分布；囊内容物为淡黄色清亮液，很少血性液体。②镜下囊肿内衬扁平、立方或低柱状上皮，周围有肌上皮存在。③可见伴随病变，包括大汗腺化生、导管上皮增生或乳头状增生等，甚至可见不典型增生及恶性变等。④周围可有不同程度的纤维化以及炎症细胞浸润。

二、腺病（adenosis）

1. 硬化性腺病（sclerosing adenosis）

【概况】 是以小叶为中心的腺管增生性病变，常伴随间质增生，增生的间质使腺管不同程度的受挤压和变形。肉眼上病变界限尚清楚，多呈结节样。

【诊断依据】 ①小叶膨大但小叶基本结构存

在,也可有几个小叶融合和结构紊乱。②腺泡致密增生,向心性或以小叶为中心漩涡状排列。③所有腺泡保存有腺上皮、肌上皮两层上皮及基膜。④经典腺病表现为器官样结构:小叶中心性呈漩涡状,中央区纤维结缔组织有不同程度增生,腺泡挤压变形呈狭小、

拉长或闭塞,甚至呈单排梭形细胞条索状。⑤有时增生的小腺泡可浸润邻近的间质和脂肪组织,呈现不良的生物学行为,极少情况下神经及血管见病变累及(图 12-4)。⑥肌上皮细胞可以呈现 p63、Calponin、CD10、CK5/ 6、CK14、α-SMA 阳性。

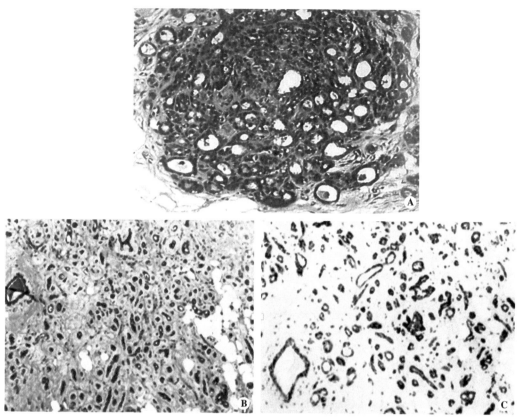

图 12-4　A. 硬化性腺病器官样结构(HE400×);B. 硬化性间质内散在被挤压变形的腺管;
C. 显示 α-SMA 肌上皮阳性(IHC400×)

2. 微腺性腺病(microglandular adenosis)

【概况】　是一种以缺乏肌上皮的小腺管增生为特点的良性增生性病变。病变广泛,形成可触及的肿块,存在特征性的开放的小管腔和胶样分泌物。

【诊断依据】　①腺管小而一致,散在分布于纤维性间质和脂肪组织中。②腺管呈圆形、开放性管腔,腔内常有 PAS 阳性的嗜酸性分泌物。③腺管上皮组成仅为单层立方腺上皮,无肌上皮存在,但有基膜结构。④腺管上皮细胞大小一致,多圆形,顶浆分泌胞突不明显,胞质为透明或呈嗜酸性、颗粒样(图12-5)。⑤laminin 和Ⅳ型胶原蛋白阳性,证明腺泡周围有基膜结构的存在;腺泡上皮 S100 及 Cathepsin D 强阳性,AE1/AE3 可阳性;但肌上皮标记物 P63、CD10、calponin、α-SMA 等常阴性。另外特殊染色银染可显示腺泡周基膜的存在。

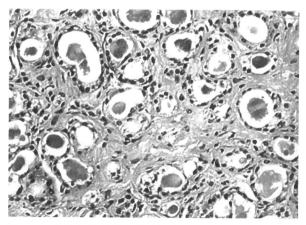

图 12-5　微腺性腺病的小管内衬单层扁平上皮胞质空泡化,
腔内可见胶样分泌物(HE400×)

【鉴别诊断】　①最常见需要鉴别诊断的是小管癌;②硬化性腺病;③腺肌上皮腺病;④浸润性小管小叶癌;⑤分泌型癌等。

3. 放射状疤痕/复杂硬化性病变（radial scar/complex sclerosing lesion）

【概况】 又名放射状硬化性病变，是一种由于间质过度增生纤维化变性导致硬化挤压，小叶结构破坏；影像学、肉眼和低倍镜下形态均呈放射状（星状）改变，非常类似于浸润性癌的一类病变。一般将小的病灶，称为放射状瘢痕；较大较复杂的、并常伴有不同程度导管上皮增生和硬化的病灶，称为复杂硬化性病变。

【诊断依据】

1）放射状瘢痕直径常<1 cm；质硬，切面常呈灰白色或黄白色相间的结节状，结节中央为白色，周边呈放射状（图12-6）。

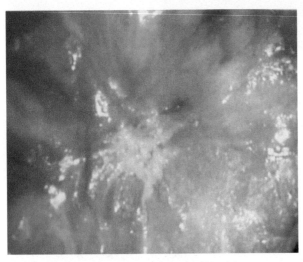

图12-6 复杂性硬化性腺病大体标本切面

2）镜下：① 病变中央区为纤维弹力瘢痕组织，可见少量变形扭曲增生的腺管、小管和细胞簇；腺管周围有肌上皮，也可以不明显；② 周边为不同程度增生的导管上皮和腺泡，围绕中央瘢痕区呈放射性排列，可类似"花瓣状"形态（图12-7）；③ 增生性病变包括各种腺病、柱状细胞病变、囊肿病等，导管上皮可以呈现乳头状和旺炽性增生以及大汗腺化生等，偶尔还可见小灶性坏死。④ 不典型病例可以缺乏分区性特点，增生纤维瘢痕组织与变型扭曲增生的导管小叶相互交错复杂形态学改变；这种情形常具有明显的上皮旺炽性增生和坏死，甚至可有神经浸润；可伴有导管上皮不典型增生、导管原位癌、小叶性肿瘤等。

3）免疫组化染色，CK5/6增生的腺管上皮通常阳性，瘢痕组织中假浸润的腺管肌上皮标记物p63、SMMHC、CD10、Calponin等可以阳性。

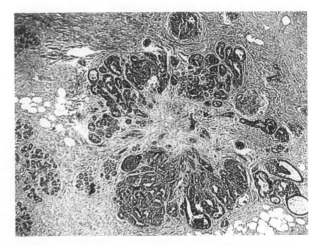

图12-7 放射状疤痕的放射性排列类似"花瓣状"（HE40×）

【鉴别诊断】 ①浸润性癌；②小管癌；③低度恶性腺鳞癌；④硬化性腺病；⑤不典型导管增生及导管原位癌等。

4. 大汗腺腺病（apocrine adaenosis） 是指伴有大汗腺化生的腺病。多数良性增生性病变常常伴有大汗腺化生，甚至广泛性大汗腺化生。当化生区域占腺泡区50%以上时，称之为大汗腺腺病。

三、腺瘤（Adenoma）

1. 管状腺瘤（tubular adaenoma）

【概况】 是指发生在乳腺的由大量致密增生、形态较为一致的腺管和少量纤维结缔组织构成的良性肿瘤。腺管具有典型的上皮细胞和肌上皮细胞层，上皮细胞类似于正常的乳腺腺泡。管状腺瘤主要发生于年轻女性，占乳腺良性病变的0.13%～1.7%。

【诊断依据】

1）巨检，有薄层包膜或无包膜的结节，类似纤维腺瘤的改变。界限清楚，质地均匀偏嫩，淡黄色或淡粉色。

2）镜下：① 完全由密集排列、大小较一致的圆形-卵圆形小腺管构成；有腺上皮和肌上皮两层细胞，肌上皮存在，但是常不明显，管腔内无或有分泌物；②少量纤维性间质内可有少量淋巴细胞浸润。

2. 泌乳性腺瘤（lactating adaenoma）

【概况】 是指在妊娠和哺乳期，腺管型腺瘤的上皮细胞具有广泛明显的分泌现象的病变。多数病变伴小叶局部融合呈结节样。

【诊断依据】 ①由增生密集呈分叶状的腺泡组成；②腺泡腺上皮可见不同程度分泌，腔内可见分泌物，外层为肌上皮；③纤维间质不明显，偶尔伴有出血、梗死。

3. 大汗腺腺瘤（apocrine adaenoma） 是指一种伴明显大汗腺化生及增生的良性病变，又叫结节性腺病伴大汗腺化生。病变界限清楚,纤维性间质不明显。

4. 导管腺瘤(ductal adaenoma)

【概况】 是指一种分界清楚,至少部分位于导管腔的良性腺体增生性病变。又名为硬化性乳头状瘤。发病年龄广,40岁以上妇女多见。临床上可以以肿块的形式出现,极少数有乳头溢液。

【诊断依据】 ①病变外周主要为腺体结构,具有典型的双层细胞。②病变中心为致密的瘢痕样组织纤维化;致密增生的腺管可以受压或轻度扩张,被纤维化的间质围绕,呈现假浸润的表现。③大汗腺化生常见。

第四节 癌前病变

一、导管原位癌(Ductal carcinoma in suit,DCIS)

【概况】 又称导管内癌,包括一组异质性病变,其共同特征是肿瘤性上皮细胞局限于乳腺终末导管小叶单位腺管内。

【诊断依据】 传统上主要根据导管原位癌的结构特征或生长方式,将其分为五种主要类型:粉刺型、筛状型、微乳头型、乳头型和实体型。新版WHO提出主要根据核级别和坏死进行分类,将导管原位癌分为低、中、高三个级别。

1. 核级别的特征(图12-8)

1)低级别核:核的形态单一,常为圆形、卵圆形;核大小一致,略有增大(正常红细胞或导管上皮细胞核的1.5~2.0倍);核染色质细,分布均匀,核仁及核分裂罕见,无瘤细胞坏死;常有细胞极向化现象。

2)高级别核:核呈明显多形性,分布不规则;核增大是正常红细胞或导管上皮细胞核2.5倍;核染色质呈块状或泡状,核仁大多个,核分裂易见;常见瘤细胞坏死;无细胞极向化现象。

3)中级别核:界于低级别和高级别核之间;核有轻至中度多形性,大小略有差异,核染色质粗,核仁及核分裂可见;可有瘤细胞坏死;偶见细胞极向化现象。

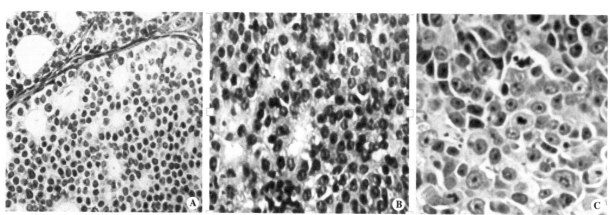

图12-8 A. 导管内低级别核;B. 中级别核;C. 高级别核(HE400×)

2. 坏死

1)粉刺性坏死:导管中央带坏死(坏死面积占50%以上),纵切面为线形模式。

2)斑点状坏死:非带状坏死,纵切面为非线形模式。

3. 低级别导管原位癌

【概况】 相当于导管上皮内肿瘤1C级(WHO)和导管上皮内肿瘤1级(AFIP),肿块大小>2mm。

【诊断依据】 ①瘤细胞具低级别核的特征。②可呈筛状型、微乳头型、实体型等构型。③常有瘤细胞极向化现象。④通常无坏死,罕见粉刺性坏死。⑤常有钙化。⑥免疫组化染色ER、PR弥漫阳性,Ki-67增殖指数低,HER2、CK5/6阴性。

4. 中级别导管原位癌

【概况】 相当于导管上皮内肿瘤2级(WHO)和导管上皮内肿瘤2级(AFIP),需注明大小范围。

【诊断依据】 ①瘤细胞具中级别核的特征。②多呈实体型、筛状型、微乳头型及粉刺型等构型。③可有细胞极向化现象。④可无坏死,或有点状坏死及粉刺性坏死。⑤常有钙化。⑥ER、PR、HER2可有不同程度阳性,Ki-67增值指数界于高级别核与低级别之间,CK5/6常阴性。

5. 高级别导管原位癌

【概况】 相当于导管上皮内肿瘤3级(WHO)和导管上皮内肿瘤3级(AFIP),注明大小范围;

【诊断依据】 ①瘤细胞具高级别核的特征。②多呈粉刺型、实体型,亦可为微乳头型、筛状型及贴壁型(图12-9)。③一般无细胞极向化现象。④常见广泛的粉刺性坏死。⑤常有钙化、管周纤维化和炎细胞浸润。⑥ER、PR常阴性,也可阳性,Ki-67高增殖指数,HER2常阳性。

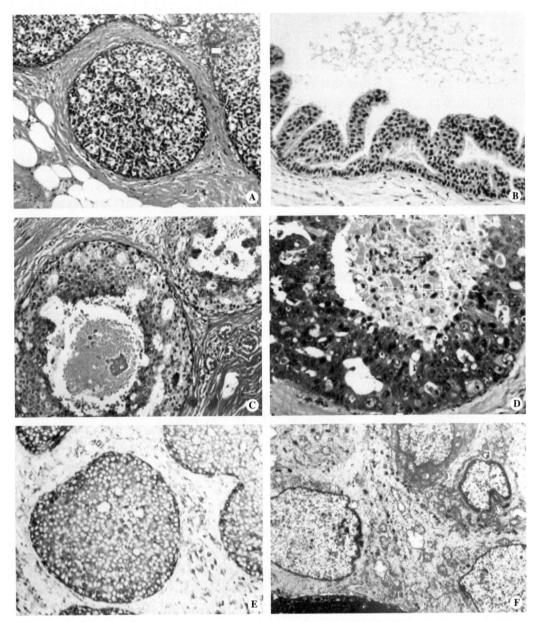

图12-9 A. 实性型DCIS-1级;B. 微乳头型DCIS-1级;C. 粉刺型DCIS-2级;D. 粉刺型DCIS-3级;E. DCIS-1级
α-SMA显示官腔周边肌上皮阳性;F. 超微结构显示实性增生的癌细胞核(上)和周围残存的梭形浓染的
肌上皮细胞(左下角)(HE400×)

6. 特殊类型导管原位癌

1) 大汗腺型:① 90%以上的瘤细胞显示大汗腺细胞的细胞学特征;②瘤细胞大、含有丰富的嗜酸性胞质,细胞核呈低、中或高级别,常有一个或多个明显的核仁;③常呈实性、筛状或微乳头状构型,可见坏死(点状或粉刺状),管腔内可见钙化;④免疫组化染色GCDFP-15、AR阳性,ER和PR常阴性。

2) 囊性高分泌型:多囊样结构,被覆不同增生状态的上皮细胞,局灶性筛状、微乳头状排列,囊内充满嗜酸性分泌物。

3) 透明细胞型:大多数细胞胞质呈透明样,界限清

楚,核级别高低不一,呈实体或筛状构型,可见中央型坏死;糖原染色可阳性;大多数属于中级别导管原位癌。

4) 神经内分泌型:50%以上的瘤细胞具有神经内分泌分化特点;细胞呈多边形、卵圆形或梭形,胞质呈嗜酸性颗粒状,核级别通常较低,呈实性乳头状或实性,可有微腺腔或菊形团样结构,可有程度不同的坏死。

5) 印戒细胞型:主要由印戒样细胞组成,胞质含有黏液,通常为呈实体状、筛状或乳头状构型,可见中央性坏死。AB/PAS特殊染色可阳性,由于浸润性印戒细胞癌侵袭性较强,因此印戒细胞型多数属于高级

别导管原位癌。

6）多形性平坦型：管壁附着3~4层明显多形的异型瘤细胞，可有或无坏死；一般认为此型为高级别导管原位癌，常有高级别核。

7）鳞状细胞型：由鳞癌细胞构成，核级为中或高级别，呈实性可有明显角化，偶可见中央性坏死。

8）梭形细胞型：瘤细胞主要呈梭形、短梭形，形态较温和，核常为低或中级别，通常实性排列，坏死少。

9）基底细胞样型：常为高级别导管内癌，多数是粉刺型，也可以是实体型、微乳头型，可有粉刺样坏死；免疫组化染色 ER、PR、HER-2 常阴性，CK5/6、EGFR 阳性，Ki-67 增殖指数较高。

二、小叶性肿瘤（lobular neoplasia，LN）

【概况】 又称小叶上皮内瘤变，指发生在乳腺终末导管小叶单位内，以缺乏细胞粘附性和极向分布的肿瘤细胞不典型增生的谱系过程，包括不典型小叶原位癌及小叶增生。2012WHO 版本将小叶原位癌分为经典型和多形性两类。

1. 小叶原位癌（lobular carcinoma in situ，LCIS）

【诊断依据】

1）经典型：①累及终末导管小叶单位（TDLU），终末导管腺泡可呈派杰病样病变；②小叶结构内有1个或多个小叶的腺泡不同程度膨大或变形；③膨大腺泡内充满粘附性差的单一性小细胞（A 型细胞，稍大于正常腺泡的上皮细胞），细胞边界清楚或模糊、胞质少、嗜酸性或淡染、常见小空泡（AB/PAS 阳性），核圆形、核膜清晰、染色质均匀细腻，核仁无或不明显，核分裂罕见；④可见散在或局限性多形性大细胞（B 型细胞），胞质丰富，核大、染色质不均匀、深染，核仁常明显，核分裂少见。⑤肌上皮细胞仍居原位，部分断续分布，基膜通常完整；⑥瘤细胞可累及毗邻导管，在导管上皮与基膜间呈派杰病样浸润；⑦可伴有硬化性腺病、放射状瘢痕、良性乳头状病变、纤维腺瘤和胶原小体病等。

2）多形型：组织学特征与经典型类似，但是 B 细胞明显增多，即瘤细胞异型性明显，坏死多见，钙化少见。

3）免疫组化：ER、PR、34βE12 阳性，p120 胞质阳性，Ki-67 增殖指数较低。E-Cadherin、CK5/6、HER2 和 P53 通常阴性；多形型 Ki-67 增殖指数稍高，HER2 和 P53 常阳性；AB/PAS 常阳性。

2. 不典型小叶增生（Atypical lobular hyperplasia，ALH）

【诊断依据】 终末导管小叶单位中呈现小叶原位癌的某些形态特点，但尚不具备诊断小叶原位癌的全部标准，病变并未累及1个小叶的所有腺泡或受累腺泡膨胀程度不够；包括：①小叶原位癌样改变<1个小叶的50%，偶尔有的为<75%；②累及1个小叶的所有腺泡，但腺泡无明显膨大（图 12-10）。

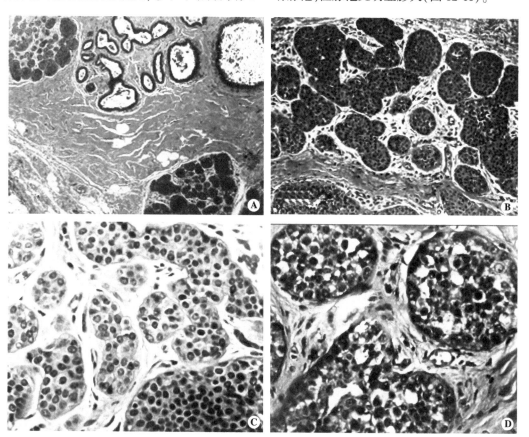

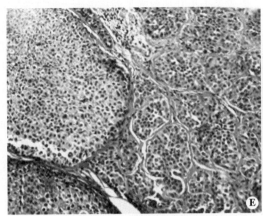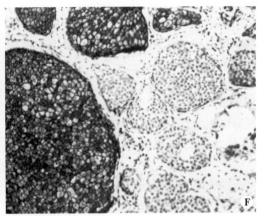

图 12-10　A、B. 低倍镜显示 LCIS，每个腺泡增生呈实性，小叶内间质和周围间质不同（HE40×）；C. 示经典型 LCIS；D. 多形 LCIS；E. 显示左边的 DCIS 和右边的 LCIS；F. 示 E-cadherin 在 DCIS、LCIS 表达不一致（HE200×）

第五节　导管内增生性病变

导管内增生性病变（intraductal proliferative lesions）是细胞学形态和组织学结构多样性的一组病变，主要发生于终末导管腺泡小叶单位，局限在乳腺终末导管小叶单位内。新版（2012）WHO 乳腺肿瘤分类为以下几型。

一、普通型导管增生（Usual ductal hyperplasia，UDH）

【概述】　是一种以形成二级管腔和中央增生细胞流水样分布为特征的良性导管病变。WHO 乳腺肿瘤组织学分类认为其是非肿瘤性增生，不被认为是一种癌前病变，X 线影像偶尔有钙化，进展的危险系数为轻度危险性（1.5~2.0）。

【诊断依据】　①组织学结构特征：大小不等、形状不规则的二级管腔沿周边分布，中央细胞呈流水样排列，伸展或弯曲的上皮桥，细胞核重叠，分布不均匀。②细胞学特征：多种细胞形态，上皮细胞形态不一，细胞界限不清，形状不规则，细胞核形状大小不一。③常见肌上皮细胞或化生的大汗腺细胞，混杂一起，偶尔有坏死钙化。④出现所谓的成熟现象，即导管基膜侧细胞体积大，排列较松散胞质丰富淡染，核大空淡核仁明显，可有核分裂；中央细胞较小，排列紧密，胞质少嗜酸性，核不规则、小而深染。⑤细胞形态多样性，即卵圆形、肾形、梭形或不规则形，染色质呈粒状，常可见核折叠、凹陷及核沟及核内嗜酸性包涵体，核仁易见，核分裂罕见。⑥免疫组化，ER 阳性，CK5/6 等高分子量角蛋白弥漫性或灶性阳性；E-cadherin 阳性；Ki-67 增值指数通常较低。

二、柱状细胞病变（columnar cell lesions including flat epithelial atypia）

【概述】　是 2012 版的 WHO 新增加的独立的诊断术语，包括"柱状细胞病变和增生（columnar cell change and hyperplasia）"和"平坦型上皮非典型增生（flat epithelial atypia，FEA）"。主要是指一种良性的导管增生性病变，细胞呈柱状或平坦型生长模式，细胞有轻度不典型性。随访资料显示柱状细胞变和增生随后进展为乳腺癌危险性非常低（相对危险度，大约为 1.5）。

【诊断依据】　①组织学结构特征：终末导管小叶单位扩大，其腺管不同程度扩张，形状不规则，腔内可含有多少不等的嗜酸或嗜碱性分泌物和（或）微小钙化。②细胞学特征：扩张的腺管内衬单层柱状，常有顶浆分泌型胞突，垂直于基膜有极向排列，细胞核卵圆形，排列规则，核染色质均匀松散，无明显核仁，核分裂罕见。③病变可以有显著的肌上皮层以及富于细胞的特化间质。当病变的柱状上皮为单层或双层排列时称为柱状细胞病变；当呈多层或形成两层以上的细胞簇时则称为柱状细胞增生，细胞异型性不是该病变的特征。④柱状细胞病变常伴有其他良性病变，如囊性以及上皮增生性病变，并与小叶瘤变（LCIS 和 ADH）密切相关。⑤FEA 常表现为原有的柱状上皮被单层或 3~5 层有轻度异型的细胞替代，拱形或微乳头结构少见或没有。⑥CK8/18、ER、PR 及 Bcl-2 可阳性，CK5/6 阴性，34βE12 少有表达，Ki-67 低增殖指数，腺管周围有肌上皮；CerbB-2 不表达。⑦遗传学，FEA 病变 50% 会发生 11q LOH 杂合子丢失。

【鉴别诊断】　①纤维囊肿病中的微囊；②普通型导管增生和不典型导管增生；③囊性高分泌增生；

④假分泌增生;⑤黏液囊肿样病变;⑥大汗腺化生囊肿。

达不到诊断导管内癌的全部标准。

三、不典型导管增生(atypical ductal hyperplasia,ADH)

【概述】 是指一种分布均匀的单形性细胞增生为特征的肿瘤性导管内病变,增生的细胞与低级别的导管内癌形态相似,但这样的瘤细胞数量上和异型性

【诊断依据】 ①最显著的特征是增生细胞呈单一性,分布均匀;细胞核为圆形、卵圆形;细胞生长可呈微乳头、丛状、叶状、拱形、桥状、实性或筛状(图12-11)。②部分呈普通型导管增生样改变或残留正常上皮;有多少不等的钙化。③免疫组化,不典型增生细胞 ER 呈阳性,Ki-67 指数较低,CK5/6、HER2、p53 通常阴性;多数肌上皮存在,少数可缺失。

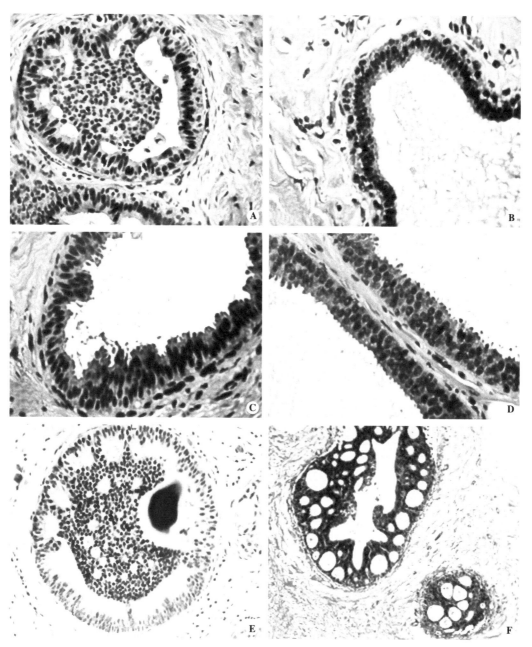

图 12-11 A. 显示 ADH 导管内细胞大小不一致,周边二级管腔结构;B. 柱状细胞改变;C. 柱状细胞增生;D. 显示 FEA;E、F. 显示 ADH(HE400×)

有学者将具有低级别导管内癌全部特征但范围局限的病变也包括在不典型导管增生中,即用病变大

小区分两者:不典型导管增生的定量标准是:① 1 个或多个完全受累的导管或小管横切面的合计长度≤

2mm;②只有 2 个以下导管或小管完全具备低级别导管内癌的特征。

第六节　导管内乳头状病变

导管内乳头状病变（Intraductal papillary lesions）包括一组异质性肿瘤性病变，其共同特征是具有乳头状、树枝状生长方式，中央为纤维血管轴心，表面被覆不同增生状态的腺上皮，可有或无肌上皮存在。

一、导管内乳头状瘤（intraductal papilloma）

【概述】　为导管内乳头状病变，乳头的纤维血管轴心被覆良性增生上皮；可分为中央型（发生于大导管，常位于乳晕区）和周围型（发生于终末导管小叶单位内）两种类型。新版的 WHO（2012）根据伴随病变分为三个亚型：伴有不典型增生的导管内乳头状瘤、伴有导管原位癌的导管内乳头状瘤和伴有小叶原位癌的导管内乳头状瘤。

1. 中央型导管内乳头状瘤

【诊断依据】

1）肿瘤位于囊状扩张的导管内，常有蒂与导管壁相连，瘤组织呈颗粒状较脆嫩，灰红或红褐色，易脱落。

2）镜下：①肿瘤位于囊状扩大的导管腔内，呈乳头树枝状结构，具有明显纤维血管轴心；②乳头表面衬覆立方上皮包括柱状腺上皮和肌上皮两层细胞，有基膜；③可伴随有大汗腺化生、鳞化、柱状细胞病变等；④偶尔肌上皮可明显增生；⑤可以有出血而呈红褐色，少数发生梗死；⑥可呈复杂型形态，表现为可有不同程度乳腺增生病的形态表现；⑦也可呈硬化型，间质明显纤维化，埋于纤维组织内的腺管受压变形，呈硬化性腺病形态，形成假性浸润。

3）肌上皮标记物 P63 、Calponin 、α-SMA 、CD10 等可见肌上皮阳性，CK5/6 也阳性。

2. 周围型导管内乳头状瘤

【诊断依据】　①起源于终末导管小叶单位，常为多发性，可延伸至大导管。②形态及免疫组化与中央型导管内乳头状瘤相似（图 12-12）。③常伴普通型导管增生、不典型导管增生、导管原位癌和浸润癌；可伴发硬化性腺病、放射状疤痕等增生性病变。

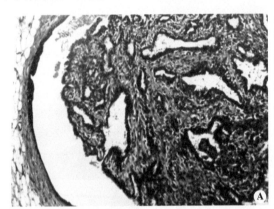
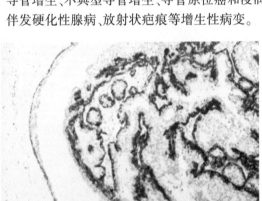

图 12-12　A. 注意到肌上皮层围绕在上皮层周围；B. 显示 Calponin 肌上皮的表达

二、导管内乳头状癌（intraductal papillary carcinoma）

【概述】　指主要发生于导管或终末导管小叶单位内恶性乳头状病变，纤维血管轴心被覆有异型腺上皮细胞，缺乏肌上皮，比较少见，相当于原位癌，预后很好。

【诊断依据】

1）形态学诊断标准包括两个方面　①≥90% 的肿瘤性乳头缺乏肌上皮，不管是否出现明显的腺上皮增生。②90% 的区域表现为低级别导管内癌的形态改变。

2）肿瘤的乳头较导管内乳头状瘤更纤细，纤维血管轴更少见，缺少肌上皮。乳头被覆上皮可由 1 层或数层柱状上皮，细胞核多数为低或中级别。乳头之间可为形态明显一致的增生细胞排列呈实性、筛状或微乳头状。

3）免疫组化：乳头状癌内缺乏肌上皮 P63、Calponin 等表达，局部有少数阳性；导管周围通常有肌上皮表达；CK5/6 常阴性，ER、PR 呈阳性表达（图 12-13）。

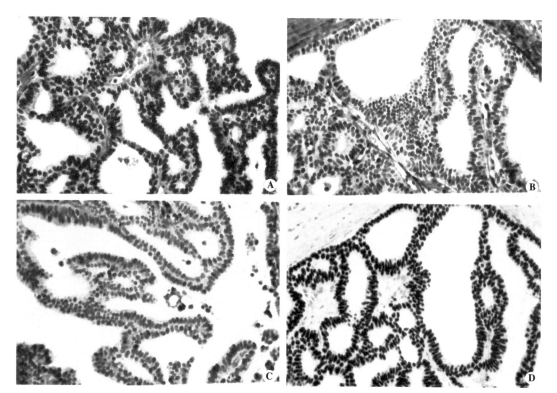

图 12-13 导管内乳头状癌

A. 显示以微乳头和筛状结构排列的低级别瘤细胞；B. 偶见几个肌上皮细胞 P63 的表达；

C.CK5/6 在瘤细胞上无表达；D. 显示 ER 弥漫性强阳性表达

三、包膜内乳头状癌（encapsulated papillary carcinoma）

【诊断依据】

1）巨检：乳头状或圆形肿物位于囊腔内，常广泛附着于囊壁。

2）镜下：① 囊内乳头状肿瘤，形态与导管内乳头状癌类似，常包绕厚层纤维性包膜，缺乏肌上皮；② 周围可见低级别筛状或微乳头型导管原位癌；③ 可呈移行细胞样型，乳头被覆数十层移行细胞，局部呈流水状排列；④ 可伴有浸润性癌。

3）免疫组化染色瘤细胞囊壁缺乏肌上皮等表达，CK5/6 阴性（图 12-14）。

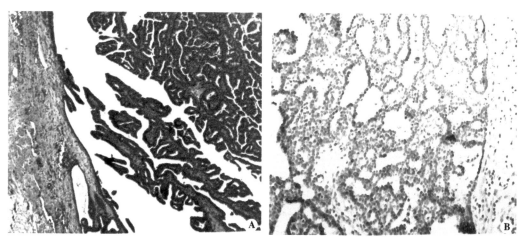

图 12-14　A. 纤维性包膜内乳头状分支上皮细胞增生形态单一，排列整齐（HE200×）；B. P63 显示没有肌上皮的存在（IHC 400×）

四、实体型乳头状癌(solid papillary carcinoma)

【概述】 是一种特殊的乳头状癌,呈膨胀性生长方式,瘤细胞紧贴于包膜的富于细胞的实性结节,纤维性血管轴心可以出现,也可以不明显,伴有黏液和(或)神经内分泌分化特点,属低度恶性的病变。临床发病率<1%,WHO(2012版)分为原位实性乳头状癌和浸润性实性乳头状癌。

【诊断依据】

1)镜下:①病变为结节状,导管明显膨胀性扩大,圆形卵圆形或不规则形,可以有较厚的纤维性间质包裹;②瘤细胞呈实性增生,可以有细小的纤维血管轴心网,呈血管周假菊心团样排列;③细胞较温和,呈圆形-卵圆形、梭形流水状排列或印戒样,胞质嗜酸性颗粒状、淡染或有黏液,核为低-中级别,染色质细腻,可见小核仁(图12-15)。

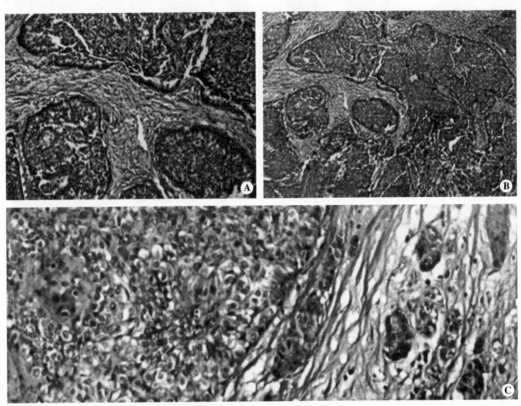

图12-15 A. 高倍镜显示实性乳头状癌的纤维血管轴心;B. 实性乳头状癌中可见促纤维组织细胞增生背景中呈锯齿状浸润性生长;C. 呈血管周假菊心团样,实性型乳头状癌周边可见 NST(HE400×)

2)免疫组化染色:神经内分泌标记物及 ER、PR 常阳性,肌上皮标记物在纤维血管轴心及导管的外围肌上皮阳性。肿瘤细胞 CK5/6、HER2 可阴性,Ki-67 增殖活性较低。

第七节 微浸润性癌

是指癌细胞突破导管或小叶原位癌的基膜,浸润到周围非特化间质内,但浸润灶的最大直径≤0.1cm 的微小浸润性癌,多灶性浸润,以最大病灶为准。常见于病变范围较大的高级别导管原位癌,但也可见于任何级别的导管或小叶原位癌周围;高级别导管原位癌伴小叶癌化或肿瘤性导管周围有明显间质纤维化和淋巴细胞浸润时要高度怀疑;非特化间质内浸润的癌细胞与紧邻的导管/小叶原位癌细胞形态类似,可为单个细胞、小簇状细胞团、巢状或腺样;间质可有淋巴细胞浸润和(或)纤维组织及小血管反应性增生。免疫组化染色,肌上皮标记物,如 P63、Calponin 浸润灶常阴性,常规 ER、PR、HER2 和 Ki-67 可见阳性(图12-16)。

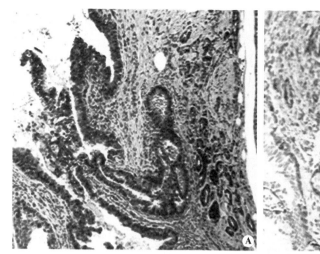
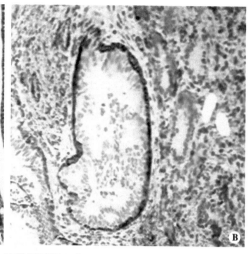

图 12-16　A. 显示 FEA 周边小的浸润腺管；B. 显示 FEA 腺管周围肌上皮 α-SMA 阳性,浸润性病灶阴性(HE400×)
(引自《乳腺肿瘤 WHO 分类 2012》,Sunil R. Lakhani 主编)

第八节　浸润性乳腺癌

一、浸润性癌,非特殊类型(invasive carcinoma of no special type,NST)

【概述】　NST 是最常见的浸润性乳腺癌类型。因为肿瘤缺乏充分的组织学特征、不能像小叶癌或小管癌那样作为特殊类型进行分类命名,是一种异质性、没有足够的特征归入特殊类型的病变,占乳腺癌病变的 45%～75%。只有肿块中 NST 的成分>50% 方可诊断,如果 NST 成分在 10%～49%,其余为可以明确诊断的特殊类型,诊断应该冠以混合性浸润性癌,同时标注特殊类型的成分。NST 一般多见于 40 岁后女性。10 年生存率 55%;与肿瘤大小、组织学级别、淋巴结转移、血管神经浸润等有关,与 ER、PR、CerBb-2、ki67、P53、EGFR 等这些基因的表达也密切相关。

【诊断依据】　①肿瘤细胞呈巢状、片状、小梁状、条索状或腺管状排列,间质多少不等,可以为富于细胞的纤维组织增生,也可以缺失甚至透明变性。

②瘤细胞的形态多样化,分化和异型性差异较大。
③组织学依据腺管形成的多少、核的多形性和核分裂计数三项指标分为 1、2、3 级,见表 12-1、图 12-17。④ER 和 PR 阳性率为 70%～80%,HER2 阳性率在 15%～30%,E-Cadherin 及 p120 常可见细胞膜阳性,Ki-67 指数不同随着瘤细胞成分的不同而差异明显。EGFR、p53、S-l00、CEA、Vimentin 和 GCDFP-5 等均见不同程度阳性。

变异型:WHO 2012 版分为四个亚型:多形性癌、伴破骨巨细胞的癌、伴绒癌特征的癌、伴黑色素细胞分化的癌。其中:①多形性癌多发生于腺癌或腺癌伴梭形细胞、鳞状细胞分化背景中,多形性和大的怪异肿瘤细胞成分>50%。② 伴破骨巨细胞的癌是指浸润性癌的间质中有破骨细胞样巨细胞,最常见于高、中分化的浸润性导管癌。③ 伴有绒癌特征的癌指具有绒癌分化特征的浸润性导管癌,β-HCG 在 60% 的此型病例中瘤细胞可出现阳性,同时患者血清 β-HCG 值可升高。④ 伴有黑色素特征的癌是指具有浸润性导管癌和恶性黑色素瘤两种形态特征的浸润性癌,所有肿瘤成分都在同一染色体有杂合性丢失,提示两种细胞成分来源于同一肿瘤性克隆。

表 12-1　乳腺浸润性导管癌改良 Btaom-Richardson 半定量分级法计分

特征	计分
腺管形成	
>75%	1 分
10%～75%	2 分
＜10%	3 分
核多形性、异性性	
相当于正常导管上皮.规则.一致	1 分
中间大小、中度多形和异型	2 分

续表

特征				计分
大于正常导管上皮 2.5 倍,明显多形和异型				3分
核分裂计数(个/10HPF)				
视野直径/mm	0.44	0.59	0.63	
视野面积/mm²	0.152	0.274	0.312	
	0~5	0~9	0~11	1分
	6~10	10~19	12~22	2分
	>11	>20	>23	3分
组织学分级				
Ⅰ级,分化好				3~5分
Ⅱ级,中分化				6~7分
Ⅲ级,差分化				8~9分

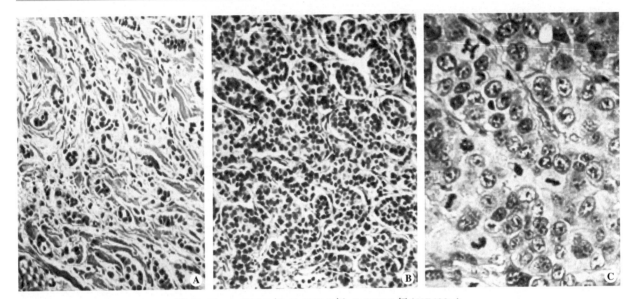

图 12-17　A. NST-1 级;B. NST-2 级;C. NST-3 级(HE400×)

二、浸润性小叶癌(invasive lobular carcinoma,ILC)

【概述】　是指一组经常伴发有小叶原位癌的浸润性癌,由纤维性间质中单排线状分布的、非黏附性细胞所组成的浸润性癌。患者一般年龄大于 50 岁;可以见多个病灶,对侧乳腺癌同时发生率较 NST 高,约 5% ~ 19%;ILC 占浸润性乳腺癌的 5% ~ 15%。大多数学者的研究认为 ILC 的预后较 NST 好;其他预测指标和 NST 类似。

【诊断依据】

1. 经典型(图 12-18)

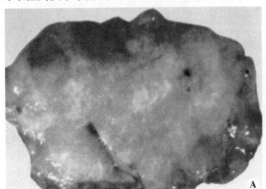
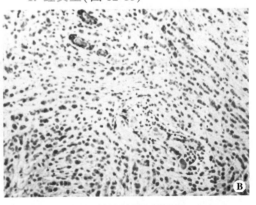

图 12-18　A. ILC 肿块切面界限不清弥漫;B. ILC 瘤细胞显示一致性、单线性排列特征(HE400×)

1) 巨检:肿块常不规则、界欠清,部分病例肉眼看不到明确病灶;切面多呈灰白色或有黄色条纹镶嵌,质地或硬或脆;平均直径略大于浸润性导管癌。

2) 镜下:①以缺乏黏附性的小细胞增生为特征;②小细胞常呈单个散在分布于纤维组织中或呈单行排列浸润间质;③浸润的条索呈围绕正常导管向心性分布;④瘤细胞核圆形或卵圆形有切迹;⑤可以含有包涵体样小体,核分裂较少;⑥90%以上含有多少不等的小叶原位癌;⑦间质硬化或透明变性。

2. 变异型 包括腺泡型、实性型、多形型、小管小叶型、混合型等,一般均具有经典型的浸润方式和癌细胞的某些形态特点。①腺泡型:癌细胞排列成圆形、卵圆形腺泡状;②实性型:癌细胞大小形态一致,弥漫成片,多形性也可明显,核分裂较多,间质少;③多形型:癌细胞较大,异形性和多形性明显;可呈大汗腺或组织细胞样分化,偶见印戒样细胞,常有小叶内病变;④小管小叶型:具有小管癌和经典型浸润性小叶癌的特征。⑤混合型:一是指同时有经典型和变异型成分;二是指非特殊类型的浸润性癌 NST 和小叶癌 ILC 的混合存在。

3. 免疫组化 E-Cadherin 通常阴性,p120 常胞质阳性,34βE12 通常阳性;ER 和 PR 的阳性率大约为 75%~95% 和 60%~70%,多形型患者阳性率偏低;HER2、p53 多阴性,多形型者可部分阳性;Ki-67 增值指数较低,多形型者较高。另外在组织细胞样型常 GCDFP-15 可阳性。组织化学特殊染色:AB/PAS 常阳性。

4. 遗传学改变 大多数病例 16q 染色体缺失,63%~87%;E-cad 基因定位于 16q22 上,80%~100% 不表达;分子分型以 luminal A 型为主。

【鉴别诊断】 ①乳腺慢性炎症及反应性病变;②淋巴造血组织病变,主要包括淋巴瘤和粒细胞肉瘤;③NST;④硬化性腺病和微腺型腺病;⑤其他特殊类型的癌;⑥转移癌。

三、小管癌(tubular carcinoma,TC)

【概述】 是指由分化好的小管结构所组成的特殊类型的浸润性癌,肿瘤的小管具有开放性管腔,内衬单层柱状上皮细胞的特点;>90% 的肿瘤组织具有小管结构。年龄偏大,淋巴结转移少见,常伴发某些导管上皮增生性病变、放射状疤痕等。单纯的小管癌少,<2%。单纯型预后极好,多属于临床 T1 期。

【诊断依据】

1) 巨检:肿瘤体积较小,0.2~2.0cm,大部分<1.0cm;切面因成分不同而又差异,单纯型小管癌有放射状毛刺的星芒状外观和间质弹性变所形成的中心性黄斑,硬化型则表现为弥漫界限不清的特点。

2) 镜下:①存在的开放性小管通常为圆形或卵圆形,部分小管外形呈锐角状,杂乱无章分布;②上皮细胞小且规则,核圆形或卵圆形,缺乏核的多形性与核分裂(图 12-19)。如果出现核的复层分布和多形性,即使存在典型的小管结构也不能诊断为单纯小管癌;③1/3 存在顶浆分泌,胞质常呈嗜酸性;④小管缺乏肌上皮,可见不完整的基膜;⑤间质为富于细胞性的纤维性增生性间质,偶见钙化及黏液变性等。

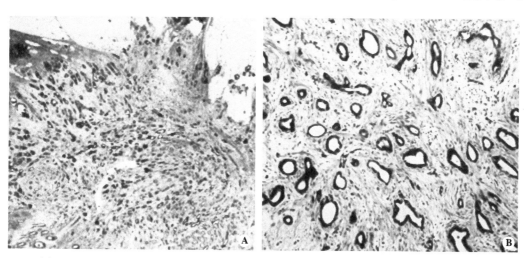

图 12-19 A. 低倍镜下 TC 散在分布呈浸润性生长(HE200×);B. 显示所有小管呈开放性,腺管间距离大致相近(HE400×)

3) ER、PR 阳性,HER2 阴性,Ki-67 增值指数低,肌上皮 P63、CD10、α-SMA 等表达阴性,S-100 阴性。

【鉴别诊断】 ①混合性小管癌;②微腺性腺病;③小管小叶型;④腺管型浸润性导管癌;⑤硬化性腺病;⑥腺管状腺瘤等。

328

四、浸润性筛状癌(invasive cribriform carcinoma,ICC)

【概述】　是指一种具有明显筛状结构,类似筛状型导管原位癌的浸润性癌。>90%的癌组织具有筛状结构为单纯型,预后极好;有时混合有少量小管癌成分;占浸润性乳腺癌的发病率0.8%~3.5%,患者年龄较大,10年生存率90%~100%。

【诊断依据】　①不规则岛状癌细胞巢,具有典型的筛孔结构。②癌细胞小而形态单一,胞质少,可有顶浆分泌,核低或中度多形和异型,核分裂少见。③常有低级别筛状导管原位癌。④ER、PR多数阳性,HER-2阴性,Ki-67增值指数低,肌皮标记P63、CD10、α-SMA等表达阴性。

【鉴别诊断】　①分化好的神经内分泌肿瘤;②腺样囊性癌;③筛状导管原位癌。

五、黏液癌(mucinous carcinoma)

【概述】　指以肉眼可见的大量的细胞外黏液中漂浮族状增生的细胞为特征,组成细胞族的细胞较小,且较一致。同名胶样癌、黏液腺癌等,分为A型和B型。发病率<2%,发病年龄一般>55岁。

【诊断依据】

1)巨检:胶冻状外观,呈推挤状边界,质地软,大小1~20cm。

2)镜下:①细胞族状漂浮在黏液湖内;②细胞族通常由带有少量嗜酸性胞质的形态一致的小圆形细胞组成;③黏液湖间可见少许纤维性间质。④可以分为A型和B型;最常见的混合性成分为浸润性导管癌。所谓A型黏液癌之含大量细胞外黏液,不伴有内分泌分化;B型黏液癌细胞较丰富,形成大的细胞簇,常伴有神经内分泌分化(图12-20)。⑤肿瘤几乎都是低级别,预后较好。

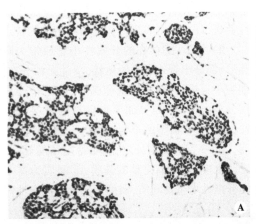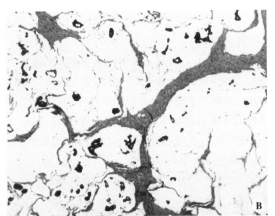

图12-20　A.细胞丰富,形成大的细胞簇;B.细胞外显示大量黏液(HE400×)

3)免疫组化,ER阳性、PR多数阳性,HER2通常阴性;Ki-67增值指数低;B型神经内分泌标记物Syn、CgA等可阳性。特殊染色PAS及黏液卡红染色阳性。

【鉴别诊断】　①黏液囊肿样病变以及伴随导管原位癌等病变;②浸润性微乳头状癌。

六、伴有髓样特征的癌(carcinoma with medullary feature,MC)

【概述】　是指一组具有由核异型性明显的瘤细胞组成的边界清楚的浸润性癌,瘤细胞呈大片状分布,无腺管结构形成,间质少,并有明显的淋巴浆细胞浸润。其包括经典型髓样癌、不典型髓样癌、伴有髓样特征的非特殊类型的浸润性癌。好发年龄45~52岁,占浸润性乳腺癌的比例1%~7%。

【诊断依据】

1)巨检:肿块一般称圆形,边界清楚,切面质地柔软,褐色或灰色,常伴有灶性出血坏死;直径2.0~2.9cm。

2)镜下:①合体细胞样细胞>75%,片状分布(大于4层癌细胞),被少量结缔组织分隔,可见灶状鳞状上皮化生和坏死等;②不见腺样或小管样结构;③间质中弥漫丰富的淋巴浆细胞浸润为其显著特征;④瘤细胞呈圆形,胞质丰富、泡状核,有一或两个核仁,核分裂易见,可见奇异型多核巨细胞;⑤低倍镜可以观察到肿瘤组织的完整边界。

3）ER、PR、HER2 通常三阴性，Ki-67 增值指数高；CK5/6、α-SMA、EGFR、E-Cadherin 等常阳性；弥漫浸润的淋巴组织为 CD3+的 T 淋巴细胞和 CD8+ 细胞毒 T 淋巴细胞。

4）分子遗传学改变：大多数表现为 BRCA1 基因突变。

【鉴别诊断】　①伴显著淋巴细胞浸润的浸润性癌；②淋巴瘤；③化生性癌。

七、伴有大汗腺化生的癌

【概述】　是指具有大汗腺细胞的细胞学特征的浸润性癌。大约4%的浸润性乳腺癌中发现有大汗腺分化，在 NST 和其他特殊类型中都可以见到。

【诊断依据】　①其组织学构型与 NST 等类似（图 12-21）。②A 型细胞：瘤细胞大，核大，核仁明显，胞质丰富，可以有嗜酸性颗粒，PAS 抗淀粉酶阳性；B 型细胞：丰富的胞质，空泡状或泡沫样，类似于组织细胞或皮脂腺细胞。③可伴发大汗腺型小叶性肿瘤或导管原位癌等。④免疫组化：GCDFP-15 及 AR 强阳性，ER、PR 常阴性，HER2 可阳性。

【鉴别诊断】　①颗粒细胞瘤（主要是 A 型）；②炎症及反应性病变（以 B 型为主的病变）。

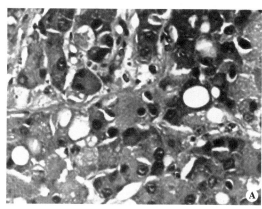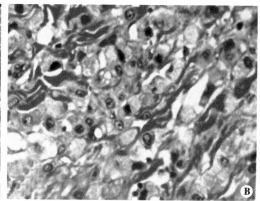

图 12-21　A. 显示 A 型核仁明显，胞质丰富，可以有嗜酸性颗粒细胞；B. 显示 B 型细胞胞质丰富的、空泡状或泡沫样（HE400×）

八、伴印戒细胞分化的癌

【概述】　是指一组细胞内含有大量黏液，将细胞核推向一边的具有印戒细胞形态特征的浸润性癌。主要或全部由印戒细胞组成的原发性乳腺癌比较少，更多的是局灶含有印戒细胞分化特征的浸润性癌。

【诊断依据】　①大多数浸润性小叶癌和部分 NST 以及其他特殊类型的浸润性癌中可见印戒细胞癌分化，因此印戒细胞分化的病变不能作为独特的实体存在。②具有 2 种细胞类型。一种与浸润性小叶癌，特别是多形性小叶癌相关的印戒细胞癌，癌细胞胞质内较大空腔、核被压于一侧，呈印戒样细胞，腔内常有红染小球状物；生产方式类似经典小叶癌的浸润方式；另一种类型与胃印戒细胞癌类似，癌细胞核位于一侧，胞质内充满酸性黏液，这组病变可见多量导管原位癌的成分。③免疫组化：CK7 阳性，CK20 阴性；ER、PR 可阳性，Ki-67 增值指数不确定；GCDFP-15 及乳球蛋白可阳性；AB/PAS 及黏液卡红染色阳性。

【鉴别诊断】　①转移性印戒细胞癌，特别是要排除原发于胃肠道来源；②黏液癌；③分泌性/假分泌性乳腺。

九、浸润性微乳头状癌

【概述】　指由小的呈中空状或桑葚样排列的束状细胞，被透明基质样的空间围绕，肿瘤细胞显示腺腔内外逆转的浸润性癌。单纯型极少见，大多是 NST 浸润性（导管）癌或其他类型的局部表现，诊断时应注明其占比率；此癌预后差，常有早期淋巴结转移。

【诊断依据】　①透明样基质类似扩张的脉管腔隙内有癌细胞团，即瘤细胞团与周围间质之间留有多少不等的中空间隙，第一眼常被怀疑为脉管内浸润；低倍镜形似微小乳头，但缺乏纤维血管轴心。②腔隙内癌细胞团排列呈束状或桑葚状，其外缘常呈锯齿或毛刺状。③癌细胞呈立方或柱状，胞质较丰富，呈细颗粒状或均质红染；核呈中等级别，也可为高级别，核较大，可见一个或多个核仁，核分裂通常不活跃（图 12-22）。④常伴有导管内癌，常为微乳头或筛状型。⑤免疫组化：EMA 微乳头外缘阳性，E-Cadherin、p120 微乳头外缘阴性；ER 大多数阳性，PR 可阳性，HER-2 有 30% 左右阳性；Ki-67 增值指数较高。

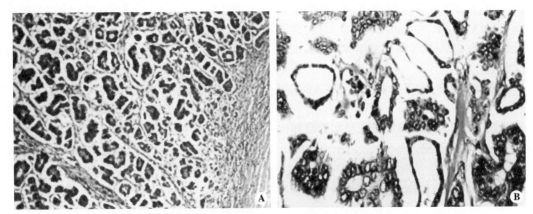

图 12-22　A. 显示缺乏纤维血管轴心、腺腔内外逆转的微乳头腺管（HE 200×）
B. 显示微乳头的外表面（间质侧）可见微绒毛（HE400×）

十、化生性癌（metaplastic carcinoma）

【概述】　是指一组有别于腺癌、具有明显异源性成分的浸润性乳腺癌，其形态特点是浸润性癌中肿瘤成分可以是占优势的鳞状细胞、梭形细胞和（或）间叶性化生的区域等，也可完全是化生性成分；包括低级别的腺鳞癌、纤维瘤病样化生性癌、鳞状细胞癌、梭形细胞癌、伴有间叶分化的化生性癌、肌上皮癌等。化生的梭形细胞癌和鳞状细胞癌可以单独存在，不会伴有可识别的腺癌成分。发病率<1%，患者年龄一般>55岁。

【诊断依据】

1) 巨检：肿块质硬，界清，实性；鳞化或软骨化生时呈珍珠白色或质硬光亮区。

2) 镜下：①低度恶性的腺鳞癌　是一种形态学与皮肤低级别腺鳞癌类似的化生性癌。肿瘤由浸润性生长伴有鳞状上皮特点的腺管和实性上皮细胞巢组成，腺管分化好，形态不规则，分布杂乱无章。②纤维瘤病样化生性癌　组织学特征表现为形态温和的梭型细胞排列呈波浪状、束状、编织状，间质不同程度胶原化，类似软组织的纤维瘤病，并呈指状浸润周围的乳腺间质。肿瘤细胞一致性表达 P63 和角蛋白；有时角蛋白呈局灶性表达，少见情况下局限于肥胖梭型细胞和上皮样细胞（图 12-23）。③鳞状细胞癌　肿瘤完全或绝大部分（> 90%）是由鳞状细胞（角化、非角化、棘细胞溶解型）组成的癌。④梭形细胞癌　由温和梭形细胞构成的化生性癌；梭形细胞呈交错的车辐状、席纹状、毛细血管状浸润生长，常见有鳞化，间质常有胶原化透明变和有炎细胞浸润。⑤伴有间叶分化的化生性癌　是指一组伴有明显异源性成分的化生性癌。常见的浸润性导管癌成分可很难找到，同时有异源性间叶成分，包括软骨分化、骨分化、其他间叶成分分化。⑥混合型化生性癌，为各种肉瘤样改变，如纤维肉瘤、骨—软骨肉瘤、脂肪肉瘤及多形性肉瘤等。⑦肌上皮癌归类为化生性癌，原因在于形态学表现为梭形细胞的乳腺癌中，部分病例可能属于梭形鳞状细胞癌，但也可以是恶性肌上皮瘤或肌上皮癌。

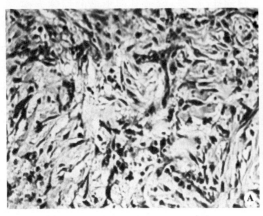
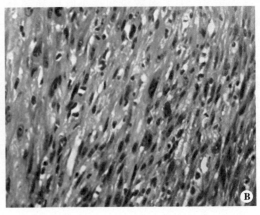

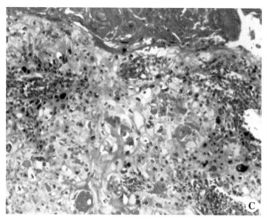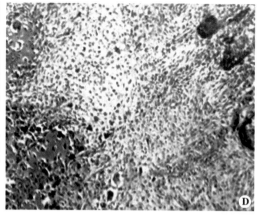

图 12-23　A. 纤维瘤病样化生性癌；B. 梭形细胞癌；C. 鳞状细胞癌；D. 伴有骨和软骨分化的化生性癌（HE400×）

3）免疫组化：ER 、PR、HER2 通常阴性,Ki-b7 增值指数各型各不同;AE1/AE3、CK5/6、p63 常阳性;EGFR、α-SMA、S-100 及 Vimentin 可阳性。

【鉴别诊断】　①乳头浸润性汗管瘤样腺瘤;②间叶组织起源的良性及恶性肿瘤;③叶状肿瘤;④医源性反应性病变;⑤其他类型浸润性癌。

十一、其他少见类型

（一）伴神经内分泌特征的癌（carcinoma with neuroendocrine features）

【概述】　指一组发生在乳腺,类似与发生在胃肠道和肺的神经内分泌肿瘤形态学相似的肿瘤;占乳腺癌的 2%～5%;多发生在老年人。分型:①高分化神经内分泌肿瘤;②低分化神经内分泌癌/小细胞癌;③伴神经内分泌分化的癌。

【诊断依据】

1）肿瘤呈浸润性或膨胀性生长,质地软,胶冻状。

2）镜下组织结构呈多样性,大多数呈实性片状、大小不等的巢状、腺泡状、索梁状,周围细胞可以呈栅栏状排列、菊形团样结构等等,界限清楚。

3）细胞学形态多样性,大多数细胞温和均一,中等大小,圆或卵圆形、梭形、多边形、浆细胞样,胞质嗜酸性颗粒状,或淡染、透明,核级多为低到中等级别,核染色质细腻。

4）肿瘤的间质多少不等,片状分布的肿瘤细胞内以及紧密排列的癌细胞巢之间有纤细的纤维血管间质;某些病例瘤细胞巢之间有宽的硬化性间质,有时可有细胞外黏液甚至形成间质黏液湖（图 12-24）;可见有 NST 及其他特殊类型;小细胞癌形态与肺小细胞癌类同。

5）免疫组化及电镜:CgA、Syn 和 NSE 等可不同程度阳性,部分病例可表达 CD56;电镜下胞质含有神经内分泌颗粒。

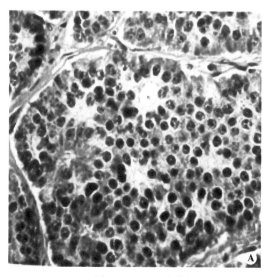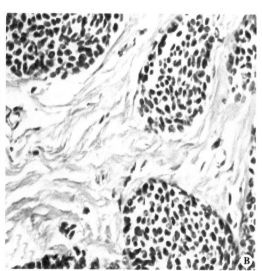

图 12-24　A. 分化好的神经内分泌肿瘤;B. 神经内分泌癌（HE400×）

（二）分泌性癌（secretory carcinoma）

【概述】　是指一种很少见的具有实性型、微囊和管状结构，细胞内外都可见分泌物的浸润性癌。又称幼年性乳腺癌。发病率很低，<0.15%；平均年龄25岁。好发于乳晕部位左右，尤其是男性和儿童。

【诊断依据】　①微囊型腺管多为大小不等的小囊泡，可融合成形似甲状腺滤泡的大腔隙；实性型呈瘤细胞密集；小管型由大量小管组成，腔内含分泌物；少数也可呈乳头状、不规则小梁状排列。②肿瘤细胞形态温和，核为低级别；两种细胞形态：一种细胞为胞质丰富、颗粒状淡染，少数为泡沫状胞质；核圆形、核仁小；另一种细胞为胞质含大小不等空泡且可融合成微囊样，细胞内、外含有红染嗜酸性分泌物（图12-25）。③EMA、α-乳白蛋白、S-100常阳性；ER、PR、HER-2阴性；E-cadherin、CK8/18、CD117、α-SMA可以有表达。特殊染色抗淀粉酶分泌物阳性；遗传学上主要是与t（12；15）易位产生ETV6-NTRK3基因融合相关。

【鉴别诊断】　①腺泡细胞癌；②妊娠或哺乳期乳腺癌；③乳腺癌伴假分泌性增生；④富脂细胞癌；⑤囊性高分泌癌；⑥大汗腺癌。

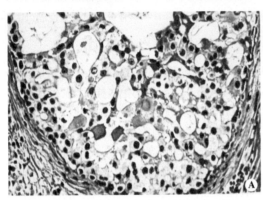 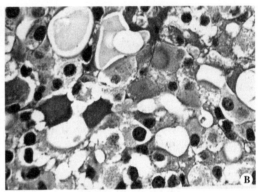

图12-25　A.肿瘤细胞显示丰富的粉红色嗜酸性胞质；B.明显的细胞内外分泌样物质（HE400×）

（三）浸润性乳头状癌（invasive papillary carcinoma）

【概述】　是指一种表现为具有真性乳头，即含有纤维血管轴心的乳头状结构的浸润性癌。不同于囊性乳头状癌和实性型乳头状癌、浸润性微乳头癌，发病很少；诊断时首先要排除转移性可能。

（四）黏液表皮样癌（mucoepidermoid carcinoma，MEC）

【概述】　是指原发于乳腺，组织形态上极类似于唾液腺的黏液表皮样癌，由基底样、中间型、表皮样和黏液细胞按不同比例组成的浸润性癌（图12-26）。遗传学上发现其11q21染色体部分缺失。

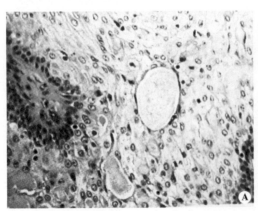 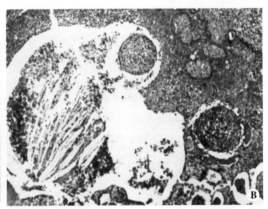

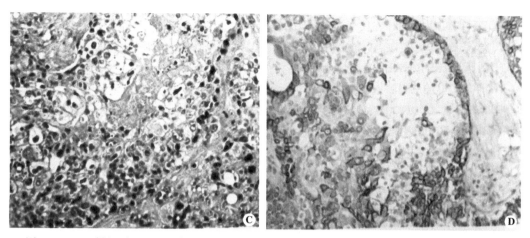

图 12-26 A. 低级别 MEC；B. 囊性低级别 MEC；C. 高级别 MEC；D. MECD CK14+表达（HE400×）

（五）腺泡细胞癌（acinic cell carcinoma，ACCA）

【概述】 是指一种发生在乳腺的、组织学特点

与腮腺的腺泡细胞癌（浆液性）相似显示胞质富含酶原颗粒的浸润性癌。平均发病年 56 岁。

【诊断依据】 详见涎腺腺泡细胞癌（图 12-27）。

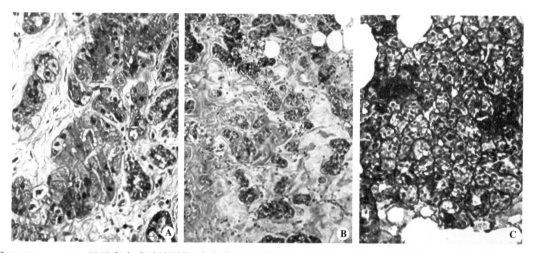

图 12-27 A、B、C. 显示富含嗜酸性颗粒、夹杂大量透明细胞胞质或者含有微小颗粒样的先泡细胞癌（HE400×）

（六）嗜酸细胞癌（oncocytic carcinoma）

【概述】 指由>70% 显示嗜酸性特质的瘤细胞组成的浸润性乳腺癌。多发生于年老女性（>66 岁），预后和 NST 类似。

【诊断依据】 ①癌细胞排列呈实性、筛管状或乳头状等。②嗜酸性瘤细胞较大，圆形或多角形，胞界清楚，胞质丰富，富含嗜酸性颗粒状；核中等级别，圆或卵圆形，核仁较明显，核分裂少见（图 12-28）。③免疫组化：抗线粒体抗体弥漫强阳性；ER 和 PR 阳性或阴性；GCDFP-15 和 CgA 阴性。

【鉴别诊断】 ①大汗腺癌；②伴有神经内分泌特征的癌；③颗粒细胞瘤；④嗜酸性肌上皮肿瘤。

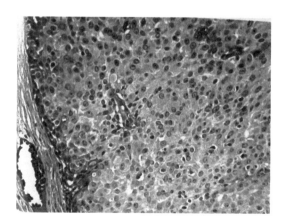

图 12-28 显示肿瘤边界较清楚和瘤细胞丰富嗜酸性（HE400×）

（七）富于脂质的癌（lipid-rich carcinoma）

【定义】 是指不少于90%的肿瘤细胞胞质内有丰富中性脂肪的浸润性乳腺癌；又称脂质分泌性癌。

【诊断依据】 ①肿瘤多显示为浸润性导管或小叶癌的组织学类型，常排列成片状、条索状或巢状。②癌细胞胞质丰富透明，呈泡沫状或空泡状，富含为中性脂肪，缺乏黏液；中到高级别核，异型性明显。③ER、PR多数阳性，α-SMA、S-100、GCDFP-15阴性；特殊染色胞质内苏丹Ⅲ或油O染色阳性，AB染色常阴性（图12-29）。

【鉴别诊断】 ①富于糖原的透明细胞癌；②大汗腺癌；③皮脂腺样癌；④分泌型癌；⑤上皮样脂肪肉瘤；⑥转移性肾癌等。

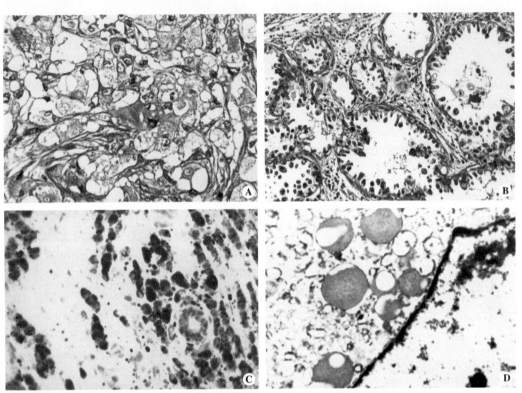

图12-29 A. 瘤细胞内富含嗜酸性或呈空泡化；B. 在原位腺管壁显示鞋钉样特征；C. 油红染色显示胞质内富含脂肪颗粒；D. 电镜下可看到脂肪滴的存在（HE400×）

（八）富于糖原的透明细胞癌（glycoen-rich clear carcinoma）

【概述】 是指>90%的瘤细胞胞质透明且富含糖原的浸润性癌，又称透明细胞癌；一般认为预后较差，与其肿瘤大小、分级以及淋巴结转移等因素相关。发病率占1%~3%，平均年龄57岁。

【诊断依据】 ①具有NST等其他浸润性癌的结构，癌细胞呈多边形或柱状边界清楚；胞质透明富含糖原或呈颗粒状；中到高级别核，核卵圆形、深染，核仁明显，核分裂多少不等。②免疫组化类似于NST；组织化学特殊染色显示糖原染色弥漫阳性，AB、黏液卡红、油红O等染色均阴性；电镜下肿瘤细胞胞质内含有大量β糖原颗粒。

【鉴别诊断】 ①富于脂质的癌；②分泌型癌；③透明细胞汗腺瘤；④转移性透明细胞肿瘤，如肾癌、恶性黑色素瘤等；⑤上皮肌上皮肿瘤。

（九）皮脂腺癌（sebaceous carcinoma）

【概述】 是指具有皮脂腺分化的原发性浸润性乳腺癌，皮脂腺分化细胞的瘤细胞至少>50%。

【诊断依据】 ①肿瘤细胞呈叶状或巢状分布，具有皮脂样分化，胞质丰富，呈小空泡状；皮脂样细胞外周有小卵圆到梭形细胞分布，胞质少、嗜酸性、无空泡；两种细胞的核均为不规则形至圆形或空泡状，核仁可有可无；核分裂象稀少（图12-30）。②免疫组化AEl/AE3阳性；ER 、PR阳性；vimentin 、S-100、CEA、GCDFP-15阴性。

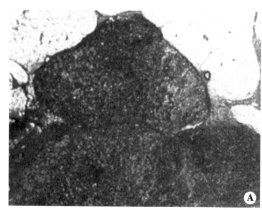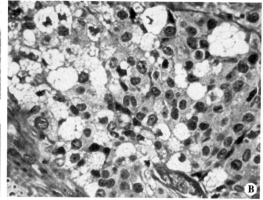

图 12-30　A. 显示肿瘤边界清晰,透明细胞>50%(HE 40×);B. 肿瘤有嗜酸性胞质、微小多空泡状胞质和变异的类
似脂肪母细胞样的细胞混合(HE400×)

(十)唾液腺或皮肤附件起源的肿瘤(salivary gland/skin adnexal type)

是指发生于乳房的形态特征类似于皮肤附件起源的肿瘤,包括圆柱瘤(又叫腺样囊性癌)和透明细胞汗腺腺瘤。

(十一)炎性癌(inflammatory carcinoma)

【概述】　是一种由于真皮淋巴管内有广泛的癌栓,阻塞淋巴管引起淋巴回流障碍,导致受累乳房发红、发热、触痛及皮肤广泛水肿的乳腺癌。

【诊断依据】　①组织学上常为Ⅲ级浸润性导管癌。②常见真皮淋巴管内和血管内癌栓。③常有明显的淋巴细胞、浆细胞浸润。④皮肤常呈与淋巴回流受阻相关的表现如水肿、胶原纤维分离等。

第九节　纤维上皮肿瘤

是指一组由上皮和间叶两种成分组成的异源性肿瘤,是真正双向分化的病变。两种成分均可为良性或恶性,形成不同的组合形式,主要有纤维腺瘤和叶状肿瘤两大类,还有错构瘤也放在这组病变中。

一、纤维腺瘤

【概述】　是指发生于终末导管小叶单位(TDLU),由上皮和纤维组织双相增生的最常见良性肿瘤。多<30 岁的女性;完全切除不复发。

【诊断依据】

1)经典型:①巨检上肿瘤直径多<3cm,常有包膜;切面灰白色实性多见,可以呈分叶状,伴有小裂隙;也可有透明变性或黏液变性;②镜下腺管及间质均增生,有 2 种生长方式,即间质增生呈叶状压迫导

管的管内型及间质增生围绕开放的导管的管周型;前者增生的腺管受挤压拉长、弯曲,呈串珠或裂隙状,后者腺管呈开放式圆-卵圆形;③腺管被覆上皮、肌上皮2 层细胞。上皮细胞呈扁平-立方-柱状,亦可有不同程度的增生,也可有鳞化等化生性改变;肌上皮可有不同程度的增生。④间质为富于酸性粘多糖的疏松结缔组织,也可部分或全部为致密缺乏弹力纤维的纤维结缔组织。

2)组织学变型:①黏液变型:间质有显著黏液变性;②复杂型:为伴有乳腺增生疾病的各种表现,如纤维囊肿病和硬化性腺病等;③坏死型:肿瘤因为体积大可出现大面积或全部出现出血梗死性坏死,见肿瘤组织残影;④囊内型:纤维腺瘤位于高度扩张的导管内,囊壁衬覆立方上皮或柱状上皮;⑤分叶型:通常为分叶状巨大纤维腺瘤,间质细胞增生不明显;⑥细胞型:又称幼年型,多发于青春期女性,肿瘤生长快,间质富于细胞,增生显著,可见核分裂;体积巨大者直径>7 cm,又称巨大型;⑦纤维腺瘤病:纤维腺瘤周围出现腺病、囊肿病,两者可有移行,界限不清。

二、叶状肿瘤(phyllodes tumors,PTs)

【概述】　一组界限清楚的双向分化的肿瘤,基本与纤维腺瘤类似的肿瘤;其组织学特征是双层上皮细胞成分呈裂隙状,周围为过渡生长的富于细胞的间叶成分,有形成典型的分叶状结构。

【诊断依据】

1)分四型:叶状肿瘤,良性;叶状肿瘤,交界性;叶状肿瘤,恶性;导管周间质肉瘤,低级别。

2)巨检:单侧多见,质硬,无痛性包块,与皮肤不粘连;可以很大至 10cm,边界清楚,常无明确包膜;表面呈结节状,切面实性质硬,分叶状易剥离,褐色或灰色,也可以呈黏液样、漩涡状、裂隙样。

3）镜下：PTs典型的表现为管内生长型,伴有叶状突起突入扩张的腺腔内;上皮由腺上皮和肌上皮组成;大汗腺化生或鳞状上皮化生少见(图12-31)。

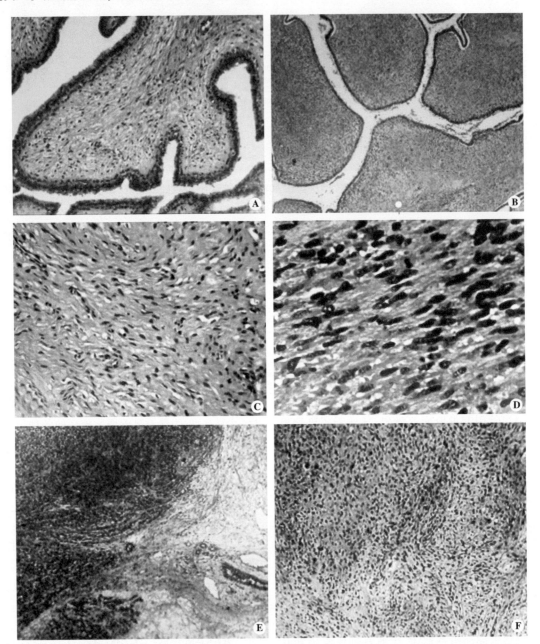

图12-31　A. 良性PT的分叶状结构;B. 恶性PT的分叶状结构(HE200×);C. 良性PT的间质异型性小;D. 恶性PT的间质异型性大(HE400×);E. 恶性PT的边缘呈浸润性生长(HE40×);F. 恶性PT的间质软骨样化生(HE400×)

a. 良性PTs:①膨胀性生长;②间质轻度增生,较纤维腺瘤富于细胞;③间质细胞分布均匀,无明显多形和异型,核分裂少(≤4个/10HPF);④通常无异源性间质成分,无出血和坏死;⑤一般无复发和转移。

b. 恶性PTs:①明显浸润性生长;②间质显著过度增生;③间质细胞显著多形和异型,核分裂多(>10个/10HPF);④可有软骨、骨肉瘤、脂肪肉瘤、肌源性肉瘤等异源性间质成分,出血坏死明显;⑤常复发,可血道转移。

c. 交界性:① 浸润性生长的边缘;② 间质中度增生,富于细胞;③间质细胞中度多形和异型,核分裂较多(5~9个/10HPF);④ 罕见异源性间质分化,出血和坏死不明显;⑤可复发,一般无转移。

d. 导管周围间质肉瘤,低级别:是一种形态上有别于典型叶状肿瘤和间质肉瘤,起源于导管周围间质并且具有双向形态学表现的低度恶性肿瘤。

4) 免疫组化:间质细胞 α-SMA、CD34 、desmin 及 Vimentin 阳性,S-100 阴性;P53、c-kit(CD117)、Ki-67

指数、CD10 及 α-SMA 等随肿瘤恶性程度增高,在间质细胞中表达阳性率亦增加。

【鉴别诊断】 ①幼年性或富于细胞性纤维腺瘤;②化生性癌,尤其是梭型细胞癌;③囊内纤维腺瘤和显著黏液变的纤维腺瘤等。

三、错构瘤(hamartoma)

【概述】 是一种边界清楚的,包含乳腺全部组织成分的肿瘤,通常有包膜存在。肿瘤大小不等,切面似正常乳腺组织或脂肪瘤;可以显示纤维囊性变或萎缩改变,可以呈假血管瘤样改变,可以叫做"乳腺中的乳腺"。

【诊断依据】

1) 巨检:肿块圆形或椭圆形,有薄而完整包膜;最大可达 20cm;切面灰白至金黄色,与纤维、脂肪组织含量相关。

2) 镜下:肿瘤主要由乳腺腺体,即小导管及腺泡、纤维结缔组织及脂肪组织组成(图 12-32),有时可含透明软骨、平滑肌等,可有不同类型的畸形血管。可分为以下四个亚型:① 小叶性错构瘤 由分枝状小导管和小叶组成,其背景为不同比例的纤维结缔组织及脂肪组织;② 腺脂肪瘤 脂肪组织占绝大部分者;③软骨脂肪瘤 肪组织内含透明软骨岛,腺体成分少者;④ 平滑肌错构瘤 间质平滑肌显著者。

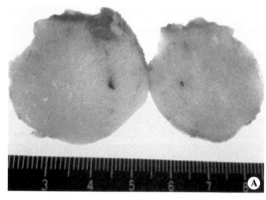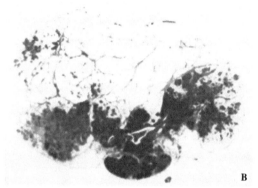

图 12-32 A. 肿瘤切面呈脂肪瘤样改变;B. 成熟脂肪组织与乳腺小叶结构混杂一起
(HE400×)

第十节 上皮肌上皮肿瘤

上皮肌上皮肿瘤是一种源于腺上皮及肌上皮细胞增生形成的双相性乳腺良性和恶性肿瘤。主要包括多形性腺瘤、腺肌上皮肿瘤、腺样囊性癌等。

一、多形性腺瘤(略)

二、腺肌上皮瘤(adenomyoepithe- lioma,AME)

【概述】 是指乳腺增生的肌上皮围绕小腺管形成的一种肿瘤;一般为良性,很少情况下可出现一种或两种上皮恶性变,所以可以出现两种分型:腺肌上皮瘤、腺肌上皮瘤合并癌;后者的同义词是上皮肌上皮癌或恶性上皮肌上皮瘤。AME 可以发生于成人的任何年龄,男性很罕见。

【诊断依据】 ①典型病变呈多结节、分叶状,基本结构是腺管外周有明显增生的肌上皮,腺管圆或卵圆形,内衬腺上皮呈立方或低柱状。其周围的肌上皮呈梭形或多边形,胞质透亮、嗜酸性或呈肌样细胞在腺体间呈多层、片状、索梁状、巢状分布,被基膜及纤维血管间质隔开;腺上皮深染胞质与肌上皮淡染胞质形成鲜明对比。②梭形细胞型以梭形肌上皮增生为主,呈巢片状分布,其中加杂少量腺腔。③小腺管型主要为外绕肌上皮、内衬腺上皮大小不等的腺管组成。④小叶型周围的纤维组织向肌上皮结节内生长,将肿瘤分隔成小叶状;增生的肌上皮核分裂罕见,通常<3 个/10HPF。⑤免疫组化,腺上皮 CK8/18 阳性,肌上皮细胞 α-SMA、Calponin、p63、CD10 等阳性;ER、PR、HER-2、desmin 常阴性(图 12-33)。

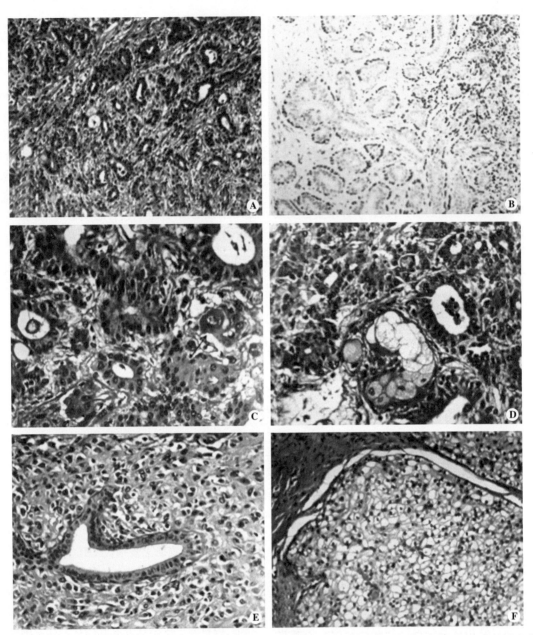

图 12-33　A. AME 中显示双相增生的上皮,其中淡染的肌上皮围绕在腺管周围;B. AME 的 P63 肌上皮表达阳性;
C. AME 中局灶性鳞化;D. AME 中可见巢状皮脂腺化生;E. 显示恶性 AME 中大的嗜酸性肌上皮癌细胞包绕在腺
管周围;F. 导管内透明细胞型恶性 AME(HE400×)

三、腺样囊性癌(adenoid cystic carci-noma,ACC)

【概述】　是指一种组织学类似于涎腺腺样囊性癌的低度恶性的浸润性乳腺癌;发生在乳腺比较少见,<0.1%;一般认为预后好。

【诊断依据】　①巨检:肿块界限尚清,大小从0.5~12cm 不等,平均直径 3.0cm;切面可呈粉红色、灰褐色、微囊等。②镜下肿瘤常筛状、梁状、腺管状和实体型等,常混合存在呈腺样囊腔样改变;多种细胞形态,主要由腺上皮、基底样细胞及肌上皮细胞组成,可有鳞状细胞化生及皮脂腺细胞分化。③免疫组化:ER 、PR 、HER2 通常阴性;CK8/18 、CK5/6 、CK 14 阳性;CD117 常阳性,SMA 、Calpoinin、P63 可灶性阳性,Vimentin、Ⅳ胶原基膜样物阳性;组织化学特殊染色:假腺腔内黏液样变的间质 AB 可阳性;真腺腔内的分泌物 PAS 阳性,AB 可呈弱阳性(图 12-34)。

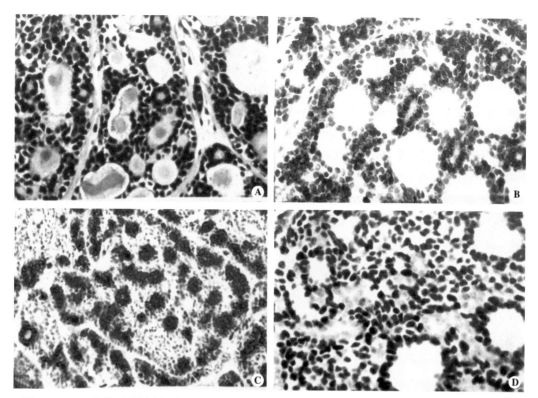

图 12-34　A. 筛状型腺样囊性癌；B. 腺管周围肌上皮 CD117 阳性；C. 腺管周围肌上皮 CK5/6 阳性；
D. 基膜样物质 P63 阳性（HE400×）

第十一节　乳头部肿瘤

一、乳头腺瘤（nipple adenoma）

【概述】　是指一种局限在乳头和乳头集合管周围的良性上皮性增生性病变。发生在乳腺概率较低，<1%；平均年龄 43 岁。

【诊断依据】

1）主要有以下 3 种组织学类型：①腺病型，最常见于硬化性腺病，病变界限清楚，集合管受压、囊性扩张；发芽增生的腺管具有腺上皮和肌上皮两种细胞；间质呈黏液样，可见粗大胶原束或弹力纤维增生。②上皮增生型，即乳头状瘤病型；集合管和增生腺管的上皮呈旺炽性增生，常呈复杂乳头状，可伴有不典型增生、坏死和出现核分裂。③硬化性假浸润型，纤维组织增生挤压腺管使之扭曲变形，类似于浸润性癌。

2）免疫组化染色：CK5/6 阳性，增生小管及假浸润腺管周围肌上皮 α-SMA、p63 等阳性，Ki-67 指数表面高于深部。

【鉴别诊断】　①乳头汗腺样腺瘤；②乳头派杰病；③导管内乳头状瘤；④导管内乳头状癌；⑤小管癌。

二、汗管瘤样腺瘤（syringomatous tumor，SyT）

【概述】　乳头的汗管瘤样腺瘤是一种显示汗腺导管分化、常呈浸润性生长，可复发，但不转移的乳头部良胜肿瘤。

【诊断依据】　①肿瘤细胞呈汗腺样小腺管或条索状，杂乱无章排列，局限浸润性生长，可侵及至乳晕下乳腺组织、平滑肌束和神经等。②小腺管形状不规则，常呈泪滴状、豆点状或分枝状。腔内常有分泌物。③瘤细胞与皮肤良性汗腺肿瘤类似，形态温和，胞质少量、嗜酸性，核圆形，缺乏核分裂；常见鳞状上皮分化及角质囊肿形成。④间质富于细胞或水肿，可有黏液变性、软骨样变；缺乏坏死。⑤免疫组化显示 CK5/6、P63 常阳性，α-SMA 多阴性。

三、乳头 Paget 病（Paget's disease of nipple，PD）

【概述】　指乳头乳晕区表皮内存在有恶性的腺上皮细胞病变，几乎所有病例均有病变下方的导管内癌或浸润性癌,通常累及一个或一个以上的输乳管和乳腺深部更远处的导管,病变可有浸润,也可无浸润。不合并乳头下方癌的乳头 Paget 病少见。可双侧发病,男女均可发生,但男性的发生率相对较高。

【诊断依据】 ①皮肤的改变可以不明显,可以表现为局部变红到经典的湿疹样外观,可以蔓延到乳晕和邻近皮肤;偶见乳头内陷。②表皮内弥漫分布单个或群集的 Paget 细胞,通常基底部数量更多。③Paget细胞体积大,圆或卵圆形,界限清楚,可有固定

组织收缩形成的空晕;胞质丰富、淡染或呈双嗜性,可有黑色素;核级别高,核大、圆形,染色质呈颗粒状,核仁明显,核分裂易见。④大多数病变可检出导管原位癌,其中 1/3 有浸润性癌。⑤免疫组化:CK7 、CAM5.2 、CEA、EMA 阳性;ER 、PR 、AR 可阳性,HER-2 有 80% ~ 90% 呈阳性;GCDFP-15 及 S-100 可阳性;CK20、HMB45 阴性;组织化学特殊染色 AB /PAS 和糖原染色可阳性(图 12-35)。

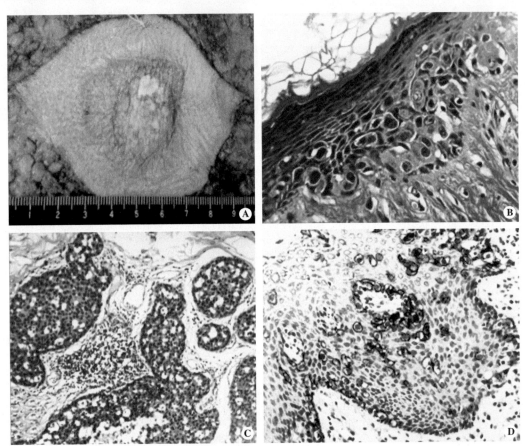

图 12-35 A. 病变累及乳头乳晕区,皮肤呈湿疹样改变;B. 乳头表皮内见散在胞质透亮的 Paget's 细胞;
C. 乳头之下的导管内癌,癌细胞形态类似 Paget's 细胞;D. Paget's 细胞 HER-2 细胞膜阳性(HE400×)

【鉴别诊断】 ①表浅浸润性恶性黑色素瘤;②Bowen病;③表皮内胞质透明的良性角阮细胞及Toker 细胞;④乳头腺瘤;⑤乳头湿疹等。

第十二节 男性乳腺肿瘤

男性乳腺肿瘤包括两大类:男性乳腺发育症 、男性乳腺癌;所有发生在女性乳腺的肿瘤都可以发生在男性,但是发生癌变的概率较低,<1%。

男性乳腺发育症(Gynaecomastia)

【概述】 指发生在男性的一种非肿瘤性的且可以逆转性的病变;由男性乳腺组织中未发育的导管系

统扩大,上皮和间叶成分增生所致。它有三个好发期:新生儿期、青少年期、更年期 50 ~ 70 岁;一般累及双侧乳腺,一侧明显;表现为乳晕下硬结或质硬斑块。

【诊断依据】

1) 巨检:局限性乳腺组织增大,切面灰白色,质硬。

2) 组织学:具有上皮和肌上皮的腺管数量增多,周围为含纤维性或肌纤维性的细胞性、黏液性间质,间质中常有淋巴细胞和浆细胞浸润;小叶性间质少见或没有。

(卫颖泽 杨书云)

思考题

1. 了解乳腺扩张症、化生性改变、硬化性腺病、微腺性腺病、放射状疤痕/复杂硬化性病变的基本病理改变？

2. 乳腺腺瘤有哪些类型？各有何形态特征？

3. 何谓导管原位癌、小叶原位癌、微浸润性癌？掌握它们的诊断依据？

4. 乳腺导管内增生性病变有哪几型？了解各行的形态学特点？

5. 如何鉴别导管内乳头状瘤与导管内乳头状癌？

6. 实体型乳头状癌有何形态学及免疫组化特点？

7. 掌握非特殊类型浸润性癌的定义、分级、变异型？

8. 掌握浸润性小叶癌的巨检、形态学改变、变异型、免疫组化特点？

9. 简述小管癌、浸润性筛状癌、黏液癌、伴有髓样特征的癌、伴有大汗腺化生的癌、伴印戒细胞分化的癌、浸润性微乳头状癌、化生性癌的病理学特点？

10. 请你说说少见类型的乳腺癌有哪些？各有何主要特点？

11. 掌握乳腺纤维腺瘤和叶状肿瘤的诊断要点？

12. 乳头派杰病的形态学改变及免疫组化特点有哪些？

第 13 章 中枢神经系统疾病

一、胚胎学和组织学

(一) 早期神经组织的发育

神经系统及感觉上皮都起源于外胚层。胚胎第1~4 周期间,背侧中线的被覆上皮增生变厚而形成神经板,卷曲使中央下凹而成神经沟,后来之背侧闭合成为神经管。游离于被覆上皮与神经管之间的细胞形成神经嵴。以后神经管逐渐分化成中枢神经系统(central nervus system,CNS),即脑和脊髓;神经嵴分化为周围神经系统(peripheral nervus system,PNS),即体神经和脏神经。

(二) 神经管上皮的分化

在胚胎期间,随着神经管的发育,其中的神经上皮不断增生,细胞层次增多,同时各层细胞的形态有所变化,紧靠管腔的一层细胞称室管膜层,相对保持原有的上皮形态,以后发展成室管膜胶质;紧靠神经管外侧缘的细胞称为缘层,以后发展成脑和脊髓表面的切线星形胶质(或称水平细胞);上述两层之间的细胞称为套层,以后分化发展成各种神经元和胶质细胞。

在成熟脑和脊髓组织中,正常的神经细胞和胶质细胞都是高度分化的,其形态在硝酸银或氯化金等特殊染色中各自具有特征性(图 13-1)。它们的分布与其功能密切相关。

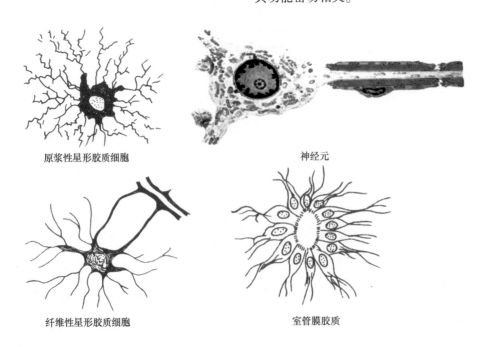

原浆性星形胶质细胞   神经元

纤维性星形胶质细胞   室管膜胶质

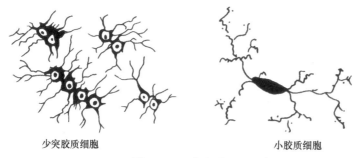

少突胶质细胞　　　　　　　　　　　　小胶质细胞

图 13-1　正常胶质细胞及神经元的形态

（1）神经元分布于脑和脊髓的灰质之中，其功能各异，传导感觉冲动、综合分析、思维和支配运动等神经功能。

（2）星形胶质分为原浆性和纤维性两类：原浆性星形胶质，分布于脑和脊髓的灰质中，其功能是提供营养给神经细胞；纤维性星形胶质，分布于脑和脊髓的灰质和白质中，其功能起支持和修复作用。

（3）少突胶质又称少枝胶质，分布于脑、脊髓的白质和灰质之中，其功能为形成髓鞘和营养髓鞘。

（4）室管膜胶质分布于脑室面和脊髓的中央管，其功能为保护。部分演化为脉络丛上皮细胞，有分泌脑脊液的功能。

（5）小胶质它来源于中胚层组织，大约是在出生时这些细胞进入中枢神经系统组织内，分布于脑和脊髓的灰质和白质之中，有吞噬功能。

（三）脑和脊髓的被膜组织

脑和脊髓的表面，有三层被膜。由外向内依次为硬脑膜、蛛网膜和软脑膜。硬脑膜是坚固而有光泽的纤维膜，由内外两层合成，分别具有脑膜和骨内膜的作用。膜内夹有丰富的神经和血管（主要有脑膜中动脉、脑膜前动脉和脑膜后动脉）。硬脑膜与颅骨的连接疏松，易形成硬膜外血肿。硬脑膜在颅内的一定部位发生折叠，形成隔幕（如大脑镰、小脑幕等），许多静脉窦（如上矢状窦、直窦、乙状窦和海绵窦等），均埋藏其中。硬脊膜由一层致密结缔组织形成，其外借硬膜外腔（内有脂肪和血管）与骨膜分开。蛛网膜为一层半透明的薄膜，由松散的胶原纤维构成，其内外均有扁平的脑膜上皮覆盖。蛛网膜与软脑膜之间为蛛网膜下腔，内含透明的脑脊液，并有脑（或脊髓）的血管通过。软脑膜是紧贴脑表面的一层纤维薄膜，深入脑表面的沟裂之中，围绕小血管形成血管鞘，并与血管伴行进入脑实质内一段距离。

二、血管性病变

包括来源于血管的真性肿瘤和血管的错构瘤。

前者原因不明；后者则因胚胎第 4-8 周期间脑血管发育中止或不全所致的畸形或组织的错构，均为瘤样病变。这类病变与肿瘤占中枢神经系统肿瘤的 5% 左右，包括血管母细胞瘤，血管性错构瘤又可分为毛细血管扩张症、海绵状血管瘤、静脉性血管畸形与动静脉性血管畸形。

在复旦大学附属华山医院的 4541 例中枢神经系统肿瘤的统计中，血管性肿瘤及瘤样病变共 254 例，占总数的 5.6%。其中，血管母细胞瘤占 25%；静脉性和动静脉性血管畸形最多，约占 68%；海绵状血管瘤约占 6%，而毛细血管扩张症和 Sturge-Weber-Dimitri 病均甚少见。有时各种类型的血管瘤同时发生于同一病例，也有一个瘤灶内含有不同类型的血管瘤，表明其间的关系密切。

1. 血管母细胞瘤（angioblastoma）

【概况】　在 WHO 分类中，归入来源未定的肿瘤。从其组成成分中有血管内皮细胞、外皮细胞和"间质细胞"，可知与血管的关系较密切。"间质细胞"的来源根据其免疫组织化学的结果，它对 α-AT、α-ACT 和溶酶体酶有阳性反应，故可能来自局部的组织细胞。此瘤占颅内肿瘤的 1.1% ~ 2.4%，占后颅凹肿瘤的 7.3%，与后颅凹脑膜瘤的发病率相似。男性多于女性，均好发于成年人。本瘤常发生于后颅凹和脊髓，尤以小脑半球的中线旁最多，蚓部和侧叶次之，小脑扁桃体、第四脑室和延脑较少，脊髓各段均可发生。大脑甚少发生，罕见于垂体。病人常表现头晕、头痛伴有步态不稳症状及小脑性共济失调症等。部分病例属 Lindan 综合征（血管母细胞瘤合并肾、胰囊肿或肾和上尿道肿瘤）。此外，约有 30% 病例合并红细胞和（或）白细胞计数增高。绝大多数血管母细胞瘤属良性，若能切净则预后良好，但也有复发者，手术后辅以放射治疗可防止复发。个别病例瘤组织显示恶性细胞特征和坏死灶，其预后较差。

【诊断依据】　①多数肿瘤为囊性，体积巨大，切面见囊内含黄色澄清液体，囊壁上有蚕豆到枣子大肿瘤结节，表面和切面皆呈紫红色，结节界限清楚，但无包膜，内有小囊肿。②瘤组织含大量血管和血窦，腔面衬覆血管内皮。③血窦间的瘤细胞呈多角形,细胞核居中,呈圆形或不规则形,大小较一致,核分裂象极少见。细胞质空泡状或为泡沫细胞(图13-2)。④瘤组织呈扩张浸润性生长。⑤电镜下血管内皮和血管外皮多见,间质细胞内含有丰富的溶酶体和脂滴,易见肥大细胞。⑥免疫组化,Ⅷ因子相关抗原显示内皮细胞,Fn显示血管基膜和外皮细胞阳性反应。间质细胞可对 α-AT、α-ACT 或溶菌酶呈阳性。

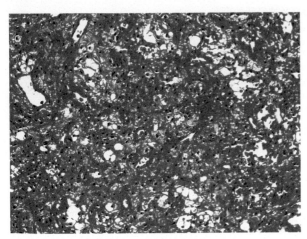

图 13-2 小脑血管母细胞瘤
瘤组织含大量血管和血窦,腔面衬覆血管内皮。血窦间的瘤细胞呈多角形,细胞核居中,呈圆形,大小较一致

2. 海绵状血管瘤(cavernous hemangiomas) 好发于椎管内。男性略多见于女性,发病年龄自 8~62 岁,平均为 36.2 岁。瘤体多数直径在 3cm 以下。瘤块均呈暗红色结节状,脑内者与正常脑组织分界清楚,无包膜。在颅底脑膜、眶内和颅骨头皮者均有完整或不完整纤维包膜,切面呈暗紫红色血块状,由海绵状灰白色纤维间隔分隔。光镜下为海绵状血窦。在脑组织内呈小叶状分布,小叶内无脑组织可见,但在小叶间存在不完整的星形胶质瘢痕,可伴有陈旧性出血、炎症和机化病灶等。

3. 动静脉性血管畸形(arteriovenous malformation, AVM) 脑的动静脉性血管畸形是先天性疾患。它是青年人中常见的血管性病变,男性多于女性。发病年龄从婴儿至老人均可,但以青年人居多。临床首发症状以蛛网膜下腔出血为最常见,约占 55.5%,颅内病变以发生于大脑中动脉供血区为最多见。巨检,病灶的大小很不一致,直径为 0.5~12cm,标本表面有多个或成团的扩张和扭曲的大血管,形如蚯蚓,呈鲜红色或青紫色,切面见多少不一、分布不均,呈鱼口状的血管断面。管壁厚薄不均,也有呈硬化阻塞的血管,灶内脑组织萎缩硬化,并有陈旧性或新鲜的出血梗死灶,呈灰白、棕黄或紫红色不等,也可见到血肿或囊变。囊内液体呈棕黄色。镜下,血管的数量增多,管腔大小不等,动、静脉的管壁结构改变

明显,如动脉内弹力层变薄、断裂或消失,中层的肌纤维厚薄不均,薄处近乎消失,厚处可形成平滑肌瘤样结节。胶原纤维增生明显而致管壁异常增厚,管壁薄弱处可形成或大或小的动脉瘤。增厚的静脉壁常发生玻璃样变性。

4. 静脉性血管畸形(venous malformation) 以发生于脊髓者比脑内者多见,多发生于 20~60 岁,男性多于女性,脊髓的骶段至胸 5~6 节段为好发部位,一般累及数个节段。脑内的病变常在大脑的中线和深部,累及大脑大静脉系统或静脉窦附近。肉眼见该部可为许多扩大、弯曲的静脉。连接成网状。光镜下显示增厚的管壁有丰富的平滑肌和胶原纤维。畸形的静脉内易有血栓形成,从而导致脑和脊髓的软化和坏死。

5. Sturge-Weber-Dimitri 病 患者在临床上有癫痫发作、智能低下。X 线头颅平片,CT 或 MRI 片中见大脑半球内有特征性的轨道样钙化灶。病理标本显示大脑半球有扩张的毛细血管-静脉性血管畸形,脑组织萎缩,局部脑膜增厚,脑膜和脑组织中大量小口径的血管和白石灰样物沉着、同侧脑室扩大。组织形态表现为血管的口径大小差别很显著,多数为毛细血管和小静脉。血管壁的玻璃样变性、钙化十分明显,伴有神经细胞的退行性变和胶质细胞的反应性增生。病人常患有脑病变同侧的皮肤痣,或病变对侧颌部皮肤红棕色。也可伴有病变侧的先天性突眼和青光眼等。

三、肿　瘤

(一)概述

1. 性别和年龄分布 肿瘤患者中,男性占 55%,女性占 45%,男女之比为 1.22:1。除脑膜瘤患者以女性较为多,其余各类肿瘤均为男性多于女性,尤以髓母细胞瘤更为明显,男女之比为 2.6:1。年龄分布略有差异。星形胶质细胞瘤在各年龄组中均占首位,其余肿瘤的年龄分布大致为:在 20 岁之前,多为髓母细胞瘤、颅咽管瘤和室管膜瘤;20~60 岁者多为脑膜瘤、神经鞘瘤和垂体腺瘤;60 岁以上者,各种肿瘤的发生率均大为降低。

2. 部位 中枢神经系统的各类肿瘤,都有其好发部位和分布规律,如以小脑天幕为界,天幕上者以星形胶质瘤和脑膜瘤为多见;天幕下(即后颅凹)则以听神经的神经鞘瘤和髓母细胞瘤居多;而椎管内则以脊神经根之神经鞘膜瘤占多数。血管性肿瘤或血管畸形多分布于大脑的额叶、顶叶和颞叶,而血管母细胞瘤好发于小脑。转移性肿瘤则主要分布于大脑

的顶叶、额叶和颞叶。

3. 肿瘤的组织结构特征

（1）肿瘤实质的固有结构：常由肿瘤细胞本身的原有结构所决定，也是诊断和鉴别诊断的依据。①心菊形团。梭形核的瘤细胞围绕一个中心而表现的放射状排列，状如菊花，以其中心的成分不同可分为纤维心菊形团和血管心菊形团两种，多见于髓母细胞瘤、神经母细胞瘤、视网膜母细胞瘤，也可见于各种胶质瘤。②室管膜腔。室管膜细胞围成一个小腔，表面有纤毛，见于室管膜瘤。③乳头状结构。见于脉络丛乳头状瘤和室管膜瘤。④漩涡。指梭形或扁平的瘤细胞围绕一个中心旋转，常见于脑膜瘤和其他浸润脑膜的胶质瘤。⑤栅状排列。瘤细胞核平行排列成栅栏样，常见于神经鞘瘤，但也可见于极性成胶质细胞瘤和纤维型脑膜瘤。⑥Verocay 小体。也称 Meissner 小体，由栅状排列的细胞核与无核区相互交替形成的结节性结构，形如触觉小体而得名，见于神经鞘瘤。⑦假栅栏状排列。是坏死灶周边的继发性改变，梭形的瘤细胞放射状排列于坏死灶周围，状如花冠状。见于低分化胶质瘤，尤其是多形性胶质母细胞瘤（星形胶质瘤3~4级）之坏死区。⑧蜂窝状结构。由明显的细胞膜和空白的细胞质（即核周空晕）构成。常见于少突胶质瘤，因细胞质内含有碱性蛋白之故。当出现于神经鞘瘤或星形胶质瘤时，则可能是退行性变或人为缺陷所致。

（2）间质组织的反应：神经系统肿瘤的间质反应，包括胶质细胞增生、血管改变、纤维结缔组织增生和淋巴细胞浸润。

1）胶质细胞增生。以星形胶质细胞为多见，可见于各种神经上皮性肿瘤，有时易误认为肿瘤的混合成分，务必注意。

2）血管组织反应。多见于恶性肿瘤，也可见于良性肿瘤，尤以胶质瘤和脑膜瘤为多见。其表现可有：①弥漫性毛细血管和小血管增生，血管壁增厚，管腔扩张，见于星形细胞瘤、脑膜瘤等；②血管网样结构，指增生的毛细血管呈鱼网状分布，并将瘤细胞分隔成巢状，多见于少突胶质瘤；③大血管周的毛细血管增生，状如绒线小球状；④血管内皮和外皮细胞的增生。前者增生可致管腔狭窄或阻塞，后者增生使管壁增厚，并与周围瘤细胞混合；⑤动静脉瘘，以上述③④⑤三者均见于胶质母细胞瘤；⑥海绵状血管瘤样反应，见于胶质瘤、神经鞘瘤；⑦坏死灶周围的血管屏障形成，增生的毛细血管分布疏密不一，并伴有内皮和外皮细胞增生，有时可见核分裂象。由于切面关系，上述血管屏障可呈肾小球样结构。

3）纤维组织的反应性增生。通常发生在肿瘤浸润脑膜时，如胶质瘤侵犯脑膜后，其纤维组织反应性增生常可形成纤维间隔或呈假漩涡状排列，此时易认为脑膜瘤或神经鞘瘤。髓母细胞浸润脑膜时，致纤维组织增生而形成地毯样图像。

4）淋巴细胞浸润。多见于肿瘤坏死和出血灶周围，也可见于肿瘤内血管的周围，呈弥漫分布或形成袖套状，认为与免疫反应有关。

4. 肿瘤的扩散方式

（1）局部浸润是大多数中枢神经系统肿瘤（尤其是胶质瘤）的主要生长方式。除弥漫浸润外，还可沿着不同的神经结构扩展延伸，形成所谓"Scherer 继发结构"：肿瘤细胞聚集在神经细胞周围，即称"卫星现象"；沿血管周围之 V-R 间隙生长，形成袖套状或车轮状；沿软膜或室管膜下生长，形成相应部位的瘤细胞被，成为肿瘤沿脑室系统和蛛网膜下腔播散的重要途径。如瘤细胞沿神经纤维束的神经纤维间生长，多排列成串珠状或鱼贯状，可使肿瘤沿胼胝体生长而累及对侧大脑半球。沿内囊纤维扩展至中脑和桥脑，这种生长方式可能是形成弥漫性胶质瘤的重要途径。

（2）随脑脊液播散和转移颅内肿瘤易随脑脊液循环而发生种植性转移，不仅见于恶性肿瘤，也见于颅内的某些良性肿瘤，如脑膜瘤。然而沿脑脊液循环再扩散到中枢神经系统以外的部位则为罕见。发生脑脊液播散和转移的肿瘤，一般与下列因素有关：①肿瘤类型：一般以恶性程度高的肿瘤多见，如髓母细胞瘤、恶性松果体瘤和恶性室管膜瘤等；②肿瘤部位：位于脑室系统或蛛网膜下腔附近的恶性肿瘤较易发生；③手术次数：肿瘤转移多发生于手术后，尤其是因多次复发而多次手术的肿瘤，如少突胶质瘤、脑膜瘤和垂体腺瘤等。播散种植于脑室壁或蛛网膜下腔的肿瘤，巨体形态如蜡滴，大小不一，小者如芝麻，大者可融合成片或形成结节，以颅底各脑池、外侧裂和脊髓的背侧等处为明显。临床上可出现脑膜刺激征，易误诊为脑膜炎或蛛网膜下腔出血；或表现为中枢神经系统的多灶性损害而误诊为多发性硬化症；或表现为颅内压力增高，脑室系统扩大而误诊为阻塞性或交通性脑积水等。

（3）远处转移：颅内和椎管内肿瘤，发生远处转移即颅外转移者非常少见。肿瘤发生远处转移多在手术后，可能与手术创伤破坏硬脑膜等天然屏障有关。血道转移者多分布至肺、肝、心、肾、肌肉、骨和胸膜。淋巴道转移则累及颈部淋巴结。由于颅外转移较为罕见，故对其诊断必须慎重。

5. 肿瘤的预后与以下两个因素有关
①肿瘤性质：一般认为良性肿瘤预后良好，如组织病理学为良性而呈浸润性生长者，则易发生切除后复发；恶性肿瘤的预后较差，手术后常易复发，多于 2 年内死亡。Ⅲ、Ⅳ级胶质细胞瘤以及髓母细胞瘤等对放射治疗较敏感；②肿瘤生长部位：良性肿瘤如生长在重要部位，如垂体，脑干附近等，因手术困难，常难以切除干净或

因肿瘤长大而压迫上述部位可引起脑功能障碍,其预后也较差。

(二)神经上皮组织的肿瘤

1. 概述 神经上皮组织肿瘤,在临床上常统称胶质瘤,是颅内和椎管内最常见的一类肿瘤,占40%~60%,其中以星形细胞肿瘤最为多见,占神经上皮性肿瘤的60%~80%。

2. 脑肿瘤的分级 判断脑肿瘤分级的基本指标包括:细胞非典型性、核分裂、血管内皮增生、坏死灶四项。上述四项指标均无→Ⅰ级;符合上述指标其中一项者为Ⅱ级;符合上述指标其中二项者为Ⅲ级;符合上述指标其中三项者为Ⅳ级。

2.1 星形细胞瘤的 WHO 分级

WHO Ⅰ级 限于毛细胞性星形细胞瘤和少数低增殖的肿瘤,单纯手术即可能治愈。

WHO Ⅱ级 组织上呈浸润性病变,易复发,且会转变为高级别肿瘤,包括弥漫型星形细胞瘤、少枝胶质细胞瘤和室管膜瘤。

WHO Ⅲ级 组织学上恶性表现,核分裂、明显浸润与间变,包括间变性星形细胞瘤、间变性少枝胶质细胞瘤和间变性室管膜瘤等。

WHO Ⅳ级 组织学上坏死、血管内皮细胞增生显著的肿瘤,包括:多形性胶质母细胞瘤、脉络丛癌、松果体母细胞瘤、髓母细胞瘤和室管膜母细胞瘤等。

2.2 少枝胶质细胞肿瘤与室管膜细胞肿瘤的分级

少枝胶质细胞肿瘤与室管膜细胞肿瘤有各自的特点,不同于星形细胞肿瘤,它们多为中等恶性的肿瘤,高度恶性者少见,放射治疗敏感,因此在 WHO 新分类中将这两类肿瘤划为Ⅱ级的范畴,不要轻易诊断为胶质母细胞瘤。

3. 神经系统肿瘤的分类 近年来,神经系统肿瘤病理学取得了令人瞩目的进展,出现了肿瘤的组织发生、细胞学及分子生物学方面的新概念,反映在神经系统肿瘤的分类上又有进一步的认识。目前国内大多采用 WHO 2000 年神经系统肿瘤的组织病理学分类(表13-1)。

表 13-1 WHO 神经系统肿瘤的组织病理学分类(2000 年)

1 神经上皮组织肿瘤
1.1 星形细胞肿瘤
1.1.1 弥漫型星形细胞瘤(WHO Ⅱ级)
1.1.1.1 纤维型
1.1.1.2 原浆型
1.1.1.3 肥胖细胞型
1.1.2 间变型星形细胞瘤(WHO Ⅲ级)
1.1.3 胶质母细胞瘤(WHO Ⅳ级)
1.1.3.1 巨细胞胶质母细胞瘤
1.1.3.2 胶质肉瘤
1.1.4 毛细胞型星形细胞瘤(WHO Ⅰ级)
1.1.5 多形性黄色星形细胞瘤(WHO Ⅱ级)
1.1.6 室管膜下巨细胞星形细胞瘤(WHO Ⅱ级)
1.2 少突胶质细胞瘤
1.2.1 少突胶质细胞瘤(WHO Ⅱ级)
1.2.2 间变型少突胶质细胞瘤(WHO Ⅲ级)
1.3 混合型胶质细胞瘤
1.3.1 少突星形细胞瘤(WHO Ⅱ级)
1.3.2 间变型少突胶质星形细胞瘤(WHO Ⅲ级)
1.4 室管膜肿瘤
1.4.1 室管膜瘤(WHO Ⅱ级)
1.4.1.1 细胞型
1.4.1.2 乳头状
1.4.1.3 透明细胞型
1.4.1.4 伸长细胞型
1.4.2 间变型室管膜瘤(WHO Ⅲ级)
1.4.3 黏液乳头状室管膜瘤(WHO Ⅰ级)
1.4.4 室管膜下瘤(WHO Ⅰ级)
1.5 脉络丛肿瘤
1.5.1 脉络丛乳头状瘤(WHO Ⅰ级)
1.5.2 脉络丛癌(WHO Ⅲ级)
1.6 起源不定的胶质瘤
1.6.1 星形母细胞瘤
1.6.2 大脑胶质瘤病(WHO Ⅲ级)
1.6.3 第三脑室脊索样胶质瘤(WHO Ⅱ级)
1.7 神经元和混合性神经元-胶质瘤
1.7.1 节细胞瘤(WHO Ⅰ级)
1.7.2 小脑发育不良性节细胞瘤(Lhermitte-Duclos 病)(WHO Ⅰ级)
1.7.3 婴儿促纤维增生性星形细胞瘤/节细胞胶质瘤(WHO Ⅰ级)
1.7.4 胚胎发育不良性神经上皮瘤(WHO Ⅰ级)
1.7.5 节细胞胶质瘤(WHO Ⅰ级或Ⅱ级)
1.7.6 间变型节细胞胶质瘤(WHO Ⅲ级,最近报道有少数病例伴有Ⅳ级胶质母细胞瘤成分)
1.7.7 中枢神经细胞瘤(WHO Ⅱ级)
1.7.8 小脑脂肪神经细胞瘤(WHO Ⅱ级)
1.7.9 终丝副神经节瘤(WHO Ⅰ级)
1.8 神经母细胞瘤
1.8.1 嗅神经母细胞瘤(感觉神经母细胞瘤)
1.8.2 嗅神经上皮瘤
1.8.3 肾上腺和植物神经系统神经母细胞瘤
1.9 松果体主质细胞肿瘤
1.9.1 松果体细胞瘤(WHO Ⅱ级)
1.9.2 松果体母细胞瘤(WHO Ⅳ级)
1.9.3 中分化松果体主质细胞肿瘤
1.10 胚胎性肿瘤
1.10.1 髓上皮瘤(WHO Ⅳ级)
1.10.2 室管膜母细胞瘤(WHO Ⅳ级)
1.10.3 髓母细胞瘤(WHO Ⅳ级)
1.10.3.1 促纤维增生型髓母细胞瘤
1.10.3.2 大细胞髓母细胞瘤
1.10.3.3 髓肌母细胞瘤
1.10.3.4 黑色素性髓母细胞瘤
1.10.4 幕上原发性原始神经外胚层肿瘤(PNET)(WHO Ⅳ级)
1.10.4.1 神经母细胞瘤
1.10.4.2 节细胞神经母细胞瘤
1.10.5 非典型畸胎瘤样/横纹肌样瘤(WHO Ⅳ级)
2 外周神经肿瘤
2.1 神经鞘瘤(WHO Ⅰ级)
2.1.1 细胞性
2.1.2 丛状
2.1.3 黑色素性
2.2 神经纤维瘤(WHO Ⅰ级)
2.2.1 丛状
2.3 神经束膜瘤(WHO Ⅰ级)
2.3.1 神经内神经束膜瘤(WHO Ⅰ级)
2.3.2 软组织神经束膜瘤
2.4 恶性外周神经鞘肿瘤(MPNST)(WHO Ⅲ级或Ⅳ级)
2.4.1 上皮样
2.4.2 MPNST 伴间质分化/或上皮分化型
2.4.3 黑色素性
2.4.4 黑色素砂砾体性
3 脑膜肿瘤
3.1 脑膜上皮细胞肿瘤
3.1.1 脑膜瘤
3.1.1.1 脑膜上皮细胞(合体细胞)型(WHO Ⅰ级)

3.1.1.2 纤维型(纤维母细胞型)(WHO Ⅰ级)

3.1.1.3 过渡型(混合型)(WHO Ⅰ级)

3.1.1.4 砂砾体型(WHO Ⅰ级)

3.1.1.5 血管瘤型(WHO Ⅰ级)

3.1.1.6 微囊型(WHO Ⅰ级)

3.1.1.7 分泌型(WHO Ⅰ级)

3.1.1.8 富于淋巴浆细胞型(WHO Ⅰ级)

3.1.1.9 化生型(WHO Ⅰ级)

3.1.1.10 透明细胞型(WHO Ⅱ级)

3.1.1.11 脊索瘤样型(WHO Ⅱ级)

3.1.1.12 不典型(WHO Ⅱ级)

3.1.1.13 乳头型(WHO Ⅲ级)

3.1.1.14 横纹肌样型(WHO Ⅲ级)

3.1.1.15 间变型(WHO Ⅲ级)

3.2 间叶,非脑膜上皮细胞肿瘤

3.2.1 脂肪瘤

3.2.2 血管脂肪瘤

3.2.3 冬眠瘤

3.2.4 脂肪肉瘤(颅内)

3.2.5 孤立性纤维瘤

3.2.6 纤维肉瘤样瘤

3.2.7 恶性纤维组织细胞瘤

3.2.8 平滑肌瘤

3.2.9 平滑肌肉瘤

3.2.10 横纹肌瘤

3.2.11 横纹肌肉瘤

3.2.12 软骨瘤

3.2.13 软骨肉瘤

3.2.14 骨瘤

3.2.15 骨肉瘤

3.2.16 骨软骨瘤

3.2.17 血管瘤

3.2.18 上皮样血管内皮瘤

3.2.19 血管外皮瘤

3.2.20 血管肉瘤

3.2.21 卡波西肉瘤

3.3 原发性黑色素细胞病变

3.3.1 弥漫性黑变病

3.3.2 黑色素细胞瘤

3.3.3 恶性黑色素细胞瘤

3.3.4 脑膜黑色素瘤病

3.4 来源未明肿瘤

3.4.1 血管母细胞瘤

4 淋巴瘤和造血性肿瘤

4.1 恶性淋巴瘤

4.2 浆细胞瘤

4.3 颗粒细胞肉瘤

5 生殖细胞肿瘤

5.1 生殖细胞瘤

5.2 胚胎性癌

5.3 卵黄囊瘤(内胚窦瘤)

5.4 绒毛膜癌

5.5 畸胎瘤

5.5.1 成熟性

5.5.2 不成熟性

5.5.3 畸胎瘤伴恶变

5.6 混合性生殖细胞瘤

6 鞍区肿瘤

6.1 颅咽管瘤(WHO Ⅰ级)

6.1.1 造釉细胞型

6.1.2 乳头状

6.2 颗粒细胞瘤(WHO Ⅰ级)

7 其他肿瘤

4. 星形细胞肿瘤(astrocytic neoplasms) 也称星形胶质瘤(astrocytic glioma)或胶质瘤(glioma),包括一大类肿瘤。

（1）弥漫浸润型星形细胞瘤（diffusely infiltrating astrocytomas）

【定义】 弥漫浸润型星细胞瘤具有以下特点:①可发生在中枢神经系统的任何部位,特别是大脑半球;②好发于成年人;③组织学特点和生物学行为变化很大;④向周围和远处脑组织弥漫浸润与组织学分级一般没有什么关系;⑤具有肿瘤恶性程度不断增加的倾向,直到发展成胶质母细胞瘤为止。

【发病率】 弥漫浸润型星形细胞肿瘤是中枢神经系统内最常见的肿瘤,约占颅内肿瘤的30%,占神经上皮组织肿瘤的70%以上,其中多形性胶质母细胞瘤占50%,大脑的星形胶质瘤占25%~30%,小脑的星形胶质瘤约占8%(占儿童期胶质瘤的30%)。

【年龄和性别】 本型肿瘤在任何年龄均可发病,发病高峰因部位而异,例如大脑半球的星形胶质瘤,常发生于30~50岁的成人;下丘脑、小脑和桥脑的星形胶质瘤,常发生于儿童和青年,占小脑胶质瘤的80%;小脑之弥漫型星形胶质瘤多发于成人(平均年龄为24岁)。多形性胶质母细胞瘤常好发于45~55岁的成人。男性多于女性,约为1.8∶1。

【部位】 本型肿瘤可发生在中枢神经系统的任何部位,但无论是儿童还是成人均好发于幕上,常累及额叶和颞叶,其次是脑干和脊髓。

【临床表现】 本瘤的临床表现与肿瘤的生长速度和部位有关。Ⅱ级的星形胶质瘤,生长缓慢,起病慢,呈隐匿性,或以局灶性癫痫开始,病程可历时数年;恶性程度增高时,肿瘤生长较快,可出现感觉或运动损害及颅内压增高等症状。第三脑室周围的肿瘤常生长缓慢,临床上往往有较长期的下视丘损害症状。位于小脑的肿瘤可出现后颅凹肿瘤所共有的症状和体征。桥脑的胶质瘤引起颅神经损害和长纤维束受损。脊髓的胶质瘤常引起病变节段以下之感觉和运动的障碍(截瘫)。Ⅲ、Ⅳ级星形胶质瘤生长迅速,整个病程不超过6个月,除发生颅内压增高的症状和体征外,其他症状多与肿瘤的生长部位有关。因肿瘤好发于额叶和颞叶,并累及胼胝体,则出现相应的有关症状。

【组织发生】 大多数星形胶质瘤起源于纤维性星形胶质细胞,少数肿瘤可起源于原浆性星形胶质细胞。纤维性星形胶质分布于脑皮质表面和深部及白质内,其突起较平直、少分枝,内含许多细丝状神经胶质纤维,能为 GFAP 起阳性免疫标记反应;原浆性星形胶质分布于脑皮质中层和基底节,形如星芒状,突起多分枝,上有羊齿叶状的嵴(Cajal 升华金染色法),但细胞质和突起内无胶质原纤维,因而对 GFAP 无阳性免疫反应。电镜下,胶原纤维为Ⅰ型微丝(直径8~9nm)。

对于多形胶质母细胞瘤的来源。Scherer(1940年)认为有两种可能:一组来源于原始胚胎细胞(原发性);另一组为原有星形细胞瘤去分化的结果。Rubinstein 认为都是从迅速生长的去分化的星形细胞瘤发展起来。

按肿瘤的分化程度可将弥漫浸润型星形细胞瘤分为Ⅱ级、Ⅲ级和Ⅳ级。

【巨体形态】 星形胶质瘤的巨体形态多种多样，与生长部位及良恶性程度有关。一般说来，大脑半球的星形胶质瘤，恶性程度较低者，肿块多数呈灰白色或血管丰富时呈粉红色，出血常见。肿瘤边界不清，当浸润皮层时，该皮层增厚，与白质之界限消失；浸润基底节时其体积变得宽大，只在肿块限于中央白质时，才长成呈半透明的圆形或卵圆形块物。肿瘤组织的质地不等，细胞分化成熟、纤维突起丰富者，其质地常硬；细胞分化差、密度高者或肥胖型星形胶质瘤，则质地柔软如胶冻状或稍有颗粒状表面。大脑半球内高分化的胶质瘤还可发生瘤性变，呈多数微小囊肿（如海绵状）或少数几个大囊肿，囊内液体澄清或淡黄色，有时也呈果酱样。肉眼少见钙化，手摸有砂砾感。大脑半球的较恶性的星形胶质瘤（间变型和多形性胶质母细胞瘤），与正常脑组织的分界不清，但对比明显，切面常呈灰红色，夹杂着分散的黄色坏死区，其间还有红色新鲜出血灶和棕色的陈旧出血灶，坏死和出血灶液化而形成囊肿。肿瘤内血管数目明显增多，管腔断面大小不一、管壁厚薄不均，易与动静脉性血管畸形相混淆。小脑的星形胶质瘤，绝大多数恶性程度较低，常位于小脑的侧叶和蚓部，多数侵犯双侧，并累及第四脑室。切面呈灰白色鱼肉状，含有一大囊肿或许多小囊肿，或以一瘤结节附着于囊肿壁上。成年人小脑的星形胶质瘤也可呈弥漫性，如同大脑半球肿瘤。

桥脑星形胶质瘤，常见于儿童和青年，其外形为桥脑和（或）延脑对称性结节状肿大，致桥脑腹侧的基底动脉压迹加深成沟状，同时将基底动脉包裹其中。矢状切面上，桥脑为弥漫性灰白色肿瘤所代替，呈均质性胶样，有时中央有出血或坏死。脊髓的星形胶质瘤，致脊髓梭形肿大，以位于胸段和颈段较多、呈灰白色、均质性之质硬的肿瘤，极少发生出血和坏死。

星形胶质瘤在中枢神经系统中的分布部位和恶性程度有如下规律：大脑额叶和颞叶者，不仅数量多，而且恶性程度高；顶叶和三角区次之；而枕叶内不仅数量少，且大多偏良性的；小脑者大多数为良性、囊性的肿瘤。

【组织病理学分型】

1）弥漫型星形细胞瘤（diffuse astroctyomas）：弥漫型星形细胞瘤以细胞高分化为特点，它生长缓慢，弥漫侵及周围脑组织，好发于年轻人并具有恶变成间变型星形细胞瘤的潜能，并最终发展成胶质母细胞瘤。相当于 WHO Ⅱ级。

肿瘤由分化好的肿瘤性纤维性或肥胖性星形细胞构成，背景疏松，囊性变多见。细胞密度中等度增加，核异型性少见，核分裂象常没有。一般无出血和坏死发生。出现坏死或微血管增生不能诊断弥漫型星形细胞瘤。在 HE 染色的组织切片中辨认瘤性星形细胞主要看核的变化。正常星形细胞核卵圆形到长梭形，横切面可呈圆形，明显空泡状，染色质中等大小，常有一个清晰的核仁，没有胞质。反应性星形细胞核增大，胞质明显，与肥胖细胞类似，核偏位，胞质红染，边缘渐淡。

根据优势细胞类型的不同，可分为 3 个不同的亚型，但并不实用。

纤维型星型细胞瘤（fibrillary astrocytoma）（图 13-3） 该型是星形细胞瘤最常见的一种类型。主要由纤维形瘤性星形细胞构成。核的异型性是诊断要点。无核分裂象、坏死和微血管增生。细胞密度低到中等。胞质不明显，呈"裸核"状，即伸长雪茄烟状，或不规则浓染核，这是与正常或反应性星形细胞区别的要点。胶质纤维酸性蛋白（GFAP）弥漫表达。

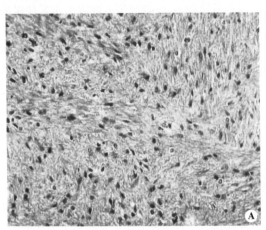

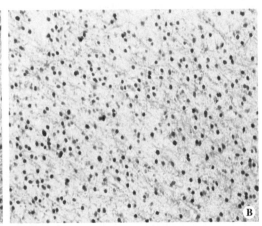

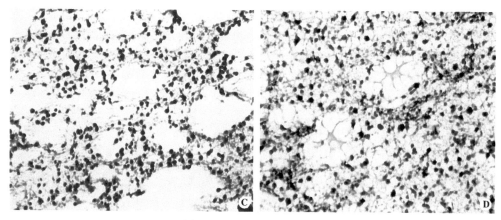

图 13-3　纤维型星形细胞瘤

A. 低密度细胞,核轻度异型;B. 疏松瘤性间质背景中的肿瘤性纤维星形细胞;C. 弥漫性微囊形成;D. 不同程度的弥漫性 GFAP 表达

　　肥胖细胞型星型细胞瘤(gemistocytic astrocytoma)(图 13-4)　该型以存在大量肥胖细胞形瘤细胞为特征。肥胖细胞应在所有瘤细胞中占>20%。在弥漫型星形细胞瘤中也可存在少许肥胖细胞,但不能诊断为肥胖型星形细胞瘤。肥胖细胞的组织学特点是具有丰富的毛玻璃状的嗜酸性胞质,胞体角状。肥胖的、无方向性的胞突形成致密的纤维网。核常偏位,有小核仁。

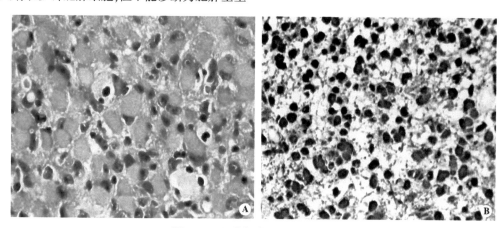

图 13-4　肥胖细胞型星形细胞瘤

A. 肿瘤细胞质丰富,轻度嗜酸性,核偏向周边;B. GFAP 强阳性

　　原浆型星形细胞瘤(protoplasmic astrocytoma)(图 13-5)原浆型星形细胞瘤是弥漫型星形细胞瘤的少见亚型,含大量肿瘤性星形细胞,细胞体积小。黏液变和微囊形成是常见的特征性病变。核较一致,圆形或卵圆形,GFAP 免疫阳性率低。临床上此型肿瘤多位于颞叶,常有平均 6 年癫痫病史。MIB 标记生长分数<1%。肿瘤组织中存在大量微囊预后好。

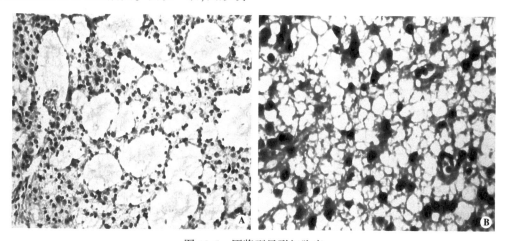

图 13-5　原浆型星形细胞瘤

A. 弥漫黏液变性;B. 在微囊背景中肿瘤细胞有少许依稀可见的胞质

2）间变型星形细胞瘤（anaplastic astrocytom）（图13-6）：原则上同弥漫型星形细胞瘤，但细胞密度、核异型性和核分裂象增加。是恶性程度较高的肿瘤，相当于WHO Ⅲ级。细胞大小变异甚大，细胞核奇形怪状，出现多形巨核、核染色深浅不一，核分裂象多，突起粗短分枝少，有坏死灶及灶周的假栅栏状排列。血管数量多，且为异常血管伴内皮增生。常有出血灶。囊性变和钙化极少。区域性或弥漫性高密度细胞区是重要的诊断标准。瘤细胞GFAP、TP53普遍阳性。

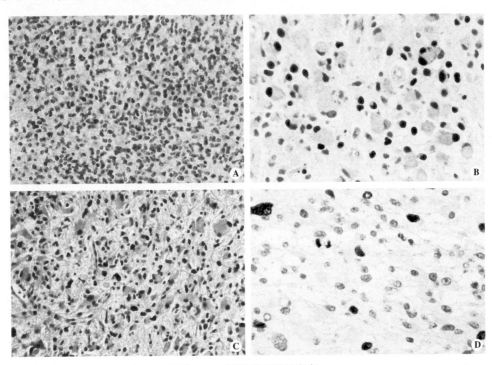

图13-6 间变型星形细胞瘤

A. 高密度细胞；B. 大部分肿瘤细胞核内聚集TP53蛋白；C. 在肿瘤性星形和肥胖细胞区域明显的核异型和分裂活性；
D. 有些肿瘤细胞增生标记物MIB-1阳性，包括正在分裂的细胞

3）胶质母细胞瘤（gliobastoma）：相当于WHO Ⅳ级，是恶性程度最高的星形细胞肿瘤。组织病理学，肿瘤性星形细胞分化差，常呈多形性，间变性病变表现为细胞密度高、明显的核异型和活跃的分裂活性。明显的微血管增生和（或）坏死是诊断的基本要点。有些病变显示细胞密度高，核多形性伴大量多核瘤巨细胞；有些病变细胞密度高，但相当一致。肿瘤的星形细胞本质很难确认，至少局部可以发现星形细胞的特点。有些肿瘤因细胞的高度异型，很难辨认起源。

【组织学形态】 诊断胶质母细胞瘤主要取决于组织类型而不是某种细胞类型，必须存在高度间变的胶质细胞、分裂活性、血管增生和（或）坏死。在肿瘤中这些关键病变分布不均，但大片坏死常位于肿瘤中心，依然存活的瘤细胞围绕在坏死周围。血管增生遍及病变，并易出现在坏死和浸润带周围（图13-7）。

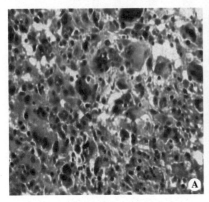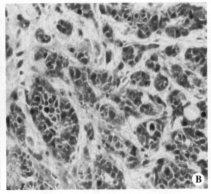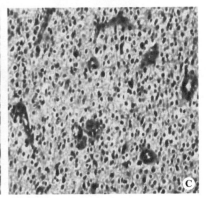

图13-7 多形性胶质母细胞瘤

A. 具有高度间变的胶质母细胞瘤；B. 腺样GBM形成腺样结构；C. GBM中少突胶质细胞成分

继发结构:胶质母细胞瘤细胞在中枢神经系统的迁移能力在到达屏障结构边缘就显而易见:肿瘤细胞排列聚集在皮质的软脑膜下、室管膜区和神经元周围(卫星现象)。这种病变特点称为"继发结构"。这是由胶质瘤细胞与宿主脑结构之间的反应造成,具有很高的诊断价值。肿瘤为适应髓神经纤维通路,常形成纺锤状或双极状,这也叫继发结构。在病灶周围水中区和更远的部位很易辨认肿瘤性星形细胞。许多胶质母细胞瘤特别是小细胞亚型最易累及大脑皮质。在胶质瘤病和少突胶质细胞瘤也可见到继发结构。在疾病的后期,室管膜下区也可被弥漫浸润。

上皮结构:胶质母细胞瘤偶尔含腺样和带状上皮结构。细胞核大、卵圆形,核仁明显,圆形,胞质明显。常被叫做"腺样"胶质母细胞瘤。这些区域 GFAP 可呈弱阳性反应,但星形细胞本质很易辨认。小细胞甚至更具上皮特点,很少相互黏着。黏液背景和"间充质"成分(胶质肉瘤)在该肿瘤中不少见。

细胞成分:人类很少有肿瘤像胶质母细胞瘤那样含血管成分。当瘤细胞分化差,梭形、圆形或多形细胞占大多数时,局部仍可见分化较好的肿瘤性星形细胞,这提示该胶质瘤母细胞瘤起源于弥漫型星形细胞瘤 WHO II 级。移行区域可见分化的星形细胞与高度间变细胞延续或突然变成高度间变的瘤细胞。形态学的突然变化反映出通过新基因变化而新出现的肿瘤表型。

细胞的多形性表现为瘤细胞小、未分化、含脂的、颗粒细胞和巨细胞。另外,双极、梭形细胞形成相互交叉束状和簇状。高度多形性肿瘤细胞胞膜清晰,无胞突,很像癌和黑色素瘤。

多核巨细胞:多核瘤巨细胞是胶质母细胞瘤的标志,但它既不是必有的特征也与临床进程无关。除了多核巨细胞的恶性表现外,这些细胞还被认为是退行性变的一种类型。如果巨细胞成分占优势,则诊断巨细胞胶质母细胞瘤。

肥胖细胞:胶质母细胞瘤可向"肥胖细胞"和"纤维形星形细胞"分化。肥胖细胞胞质丰富,毛玻璃状,胞突不呈纤维状而呈粗短放射状或角状,胞核偏位于细胞周围。GFAP 染色位于细胞周边部位,富于细胞器的胞质中心透明区不着色。在同一肿瘤的肥胖细胞区血管周围常聚集大量的淋巴细胞。

血管周围淋巴细胞套:血管周围淋巴细胞套在许多胶质母细胞瘤中都可以看到。最典型的是淋巴细胞常在胶质母细胞瘤的肥胖细胞瘤区出现。这些细胞的表型由免疫组化染色确定。CD8+ T 淋巴细胞,MHC-1 型限制,可见于 75% 的肿瘤。CD8+ 淋巴细胞数量少,B 淋巴细胞见于 <10% 的病例中。CD44 和 ICAM-1 胶质瘤细胞阳性,但在肿瘤中浸润的淋巴细胞阴性。

微血管增生:除了坏死以外,微血管增生(前面称微血管内皮细胞增生)是胶质母细胞瘤的另一个组织学标志。在光镜下,典型的血管增生表现为"肾小球丛"状,常位于坏死附近。在组织学上,典型的微血管增生包括多层的,核分裂活跃的内皮细胞和平滑肌细胞/血管周细胞。血管 MIB-1 标记指数为 2%~4%,增生血管指数>10%。常发生血栓形成,引起肿瘤缺血性坏死。

坏死和凋亡:坏死有两种类型。第一种类型肉眼/无增强神经影像学表现为大片破坏的肿瘤组织,占肿瘤肿块的 80%。显微镜下,在坏死中央区胶质瘤细胞仍可辨认,一般不趋化大量的巨噬细胞,同时还可见到轮廓尚存的扩张血管,偶尔尚存活的肿瘤血管周围可见皇冠状排列的肿瘤细胞,所以这种大片坏死是血供不足所致,实质上是缺血性坏死。大面积的坏死是原发性胶质母细胞瘤的标志。虽然 Fas 受体易于标记坏死周围的胶质细胞,但凋亡并不常见。调节胶质瘤死亡的另一种可能重要途径是 APO2L/TRAIL 及其受体。APO2L 在星形细胞瘤持续表达并与肿瘤恶性程度无关。第二种坏死类型的特点是多灶性小的不规则带状或假栅栏状病灶,放射状围以栅栏状排列的致密梭形胶质细胞,这是诊断胶质母细胞瘤的标志(图 13-8)。坏死中心常见纤维的网状结构,其中见不到坏死的胶质瘤细胞。相反,栅栏状排列的胶质瘤细胞常发生凋亡,这提示这种一致性的组织类型是由低氧情况下历经程序性坏死所致。这种假栅栏状坏死在原发性和继发性胶质母细胞瘤中发生率相同。这些假栅栏细胞 VEGF 强表达,这种表达上调是由缺氧造成并与血管增生有关。尽管许多有坏死的观点有待证实,但胶质母细胞瘤的组织学形态表明坏死始于小簇状的凋亡细胞,然后扩大成假栅栏状坏死,最后是大面积的缺血性坏死。

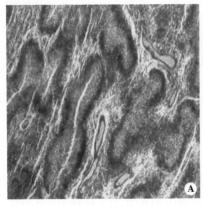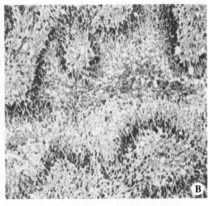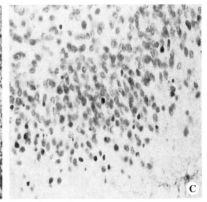

图 13-8　胶质母细胞瘤坏死形成

A. 多个蜿蜒的假栅栏坏死；B. 高倍镜显示瘤细胞在坏死周围聚集形成栅栏结构；C. 用 TUNEL 免疫组化法显示许多细胞凋亡

【预后】　多形性胶质母细胞瘤是人类恶性程度最高的肿瘤之一，原发性胶质母细胞瘤的生存期仅在 1 年以内。

胶质母细胞瘤的亚型有巨细胞胶质母细胞瘤（giant cell glioblastoma）和胶质肉瘤（gliosarcoma），都相当于 WHO Ⅳ 级。

巨细胞胶质母细胞瘤（图 13-9）：其组织学特征为肿瘤含有较多的巨怪形多核巨细胞、小纺锤状的合体细胞和含量不等的网状纤维。巨细胞形态怪异，直径 > 500μm，核可 20 多个，常为角状，并含有明显的核仁，有时可见胞质内包涵体、假栅栏状坏死和大片缺血性坏死。核分裂象常见。GFAP 表达差异很大。

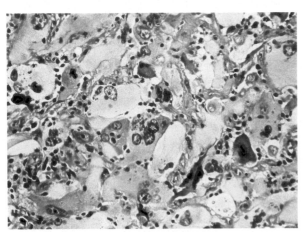

图 13-9　巨细胞胶质母细胞瘤
含典型的巨怪核细胞，核大小不一

胶质肉瘤：其组织学特征为肿瘤具有胶质和间叶组织双向分化。胶质成分显示典型的胶质母细胞瘤的特点，有不同程度的间变和 GFAP 表达。肉瘤区域常显示致密的长梭形细胞排列成鱼刺样纤维肉瘤结构。肉瘤成分可有恶性特征，如核不典型，核分裂活跃和坏死。肉瘤区因形成网状纤维所以与胶质瘤区分界清。为了诊断的目的，在肉瘤中显示网状纤维和

在胶质瘤成分中显示 GFAP 是非常重要的。

【播散和转移】　少数弥漫性星形细胞瘤（Ⅱ级），可发生脑室内或蛛网膜下腔的播散和种植。间变性星形细胞瘤（Ⅲ级）和多形性胶质母细胞瘤（Ⅳ级），沿此途径播散者并不少见，只要肿瘤侵入脑室壁或蛛网膜下腔，或因肿瘤自发性破裂，或大部切除术后，均可发生。脑室面大小不等的蜡样沉积物、蛛网膜下腔有云雾状或蜡滴样沉积物。光镜下为胶质瘤组织内含较多的梭形细胞，易误诊为"脑膜肉瘤"，需用 GFAP 免疫标记作鉴别。低级别的星形胶质瘤不发生远处转移，而高级别的星形胶质瘤Ⅲ、Ⅳ级（间变型、多形性胶质母细胞瘤），发生远处转移的报道越来越多。在发生颅外转移的颅内肿瘤中，约有半数是多形性胶质母细胞瘤。

（2）毛细胞型星形细胞瘤（pilocytic astrocytoma）毛细胞型星形细胞瘤相当于 WHO Ⅰ 级，好发于儿童，分别占大脑和小脑星形细胞瘤的 10% 和 85%。

【好发部位】　毛细胞型星形细胞瘤可发生在所有神经轴，好发部位包括：①视神经（视神经胶质瘤）；②视交叉/下丘脑；③丘脑和基底节；④大脑半球；⑤小脑（小脑星形细胞瘤）；⑥脑干（背外脑干胶质瘤）。脊髓的毛细胞型星形细胞瘤不太多见。下丘脑、丘脑和脑干大的病变突入脑室内，所以很难确定它们的原发部位。

【症状和体征】　患者可出现局灶性神经功能障碍或巨颅症、头痛、内分泌紊乱、颅内压高等非特异体征，这是由肿瘤的占位效应和脑室梗阻引起的。肿瘤很少累及大脑皮质故癫痫发作少。肿瘤生长速度慢，所以不会出现肿瘤快速生长的症状。

【巨检】　大部分毛细胞型星形细胞瘤质软，色灰，相当疏松。脊髓可以形成明显的空洞并能延伸至许多阶段。慢性病变包括钙化或含铁血黄素沉积。视神经肿瘤常像套袖一样累及蛛网膜下腔。

【组织病理学】 毛细胞型星形细胞瘤细胞密度低,组织双相型,由致密区含 Rosenthal 纤维的梭形细胞和疏松区多极细胞伴微囊和颗粒小体形成特点。

核分裂罕见,偶见染色质浓染的核,可见微血管增生和脑膜浸润,这不是恶性的指征(图 13-10)。

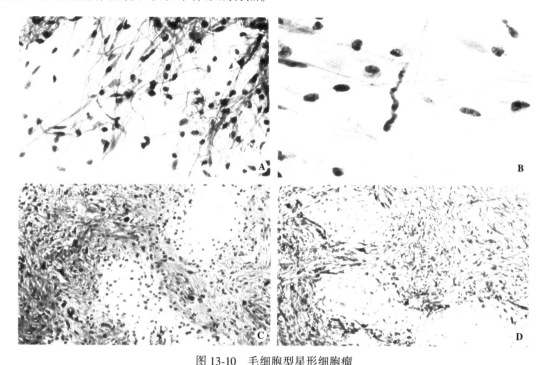

图 13-10 毛细胞型星形细胞瘤

A. 手术中毛细胞型星形细胞瘤印片显示长的双极瘤细胞;B. Rosenthal 纤维;C、D. 典型的双相成分,富有纤维, GFAP 阳性区和少细胞区伴小囊形成

由于组织特点的异质性,在细胞涂片中毛细胞型星形细胞瘤的细胞形态多种多样。可见两种基本细胞形态,常混合出现。致密区的双极毛状细胞表现为长长的毛发样突起,突起可以延伸一个显微镜视野,常与 Rosenthal 纤维相伴随。毛状细胞核长梭形,淡染。细胞富含纤维,GFAP 染色阳性。

退行性变:毛细胞型星形细胞瘤的惰性本质和漫长的临床病程,常可在肿瘤中见到退行性改变。它们常见于小脑和大脑半球的长程病变。表现为明显的血管透明变性、扩张。当瘤细胞少的时候,很难与海绵状血管瘤伴毛细胞增生区别。出现陈旧性出血(含铁血黄素)更易使人误诊。陈旧性出血常见,但急性出血却不常见。钙化,坏死和淋巴细胞浸润是另一种退行性变的例子。钙化在毛细胞型星形细胞瘤中常见,却罕见于视神经或丘脑下/丘脑毛细胞型星形细胞瘤中。

组织类型:典型的病变包括变异的致密组织含毛发样细胞和富于所谓的原浆型星形细胞微囊组织。这种双向组织特点最易在小脑肿瘤中见到;微囊周边含泡状胶质。EGB 主要见于微囊组织,Rosenthal 纤维常聚集在致密区。在致密区,有时因存在黏液长梭形细胞排列不致密,这是就能见到每一个细胞的胞突和不同的细胞形态,包括比较丰富的胞体和多形性,

毛发样细胞不太明显。当脑膜受累,纤维组织反应性增生时就会形成明显的分叶状结构。在此区域,组织结构不同,但 Rosenthal 纤维丰富。

(3) 多形性黄色星形细胞瘤(pleomorphic xanthoastrocytoma):预后相对较好的星形细胞瘤,好发于儿童和年轻人,常位于大脑半球表面,累及脑膜。典型的组织学特点包括多形性、含脂细胞、表达 GFAP 并常围绕网状纤维和嗜尹红颗粒小体。

多形性黄色星形细胞瘤相当于 WHO Ⅱ 级。伴有明显核分裂活性(≥5/10HPF)和(或)坏死的病例可诊断为伴有间变特征得多形性黄色星形细胞瘤。

【巨检】 多形性黄色星形细胞瘤与脑膜相连常伴囊腔形成,有时在囊壁形成附壁结节。除了累及脑膜以外,最近有报道多形性黄色星形细胞瘤也广泛累及小脑幕和大脑镰。多形性黄色星形细胞瘤弥漫软脑膜播散(伴脑脊液细胞学阳性)最早累及左大脑外侧裂。

【组织病理学】 肿瘤由纤维性巨大多核的肿瘤性星形细胞构成。诊断特征是大的黄色瘤样细胞表达 GFAP,致密的网织纤维和淋巴细胞浸润(图 13-11)。

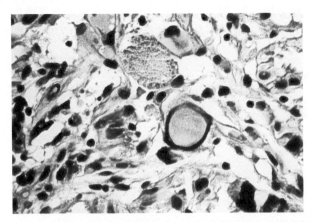

图13-11 多形性黄色星形细胞瘤。瘤细胞的胞质内充满嗜伊红颗粒。图中下面的细胞可见一个大的核内胞质包涵体

"多形性"指肿瘤组织学表现多种,可见梭形成分于单个或多核瘤细胞相混,巨细胞核的大小和染色相差很大。有些病例肿瘤性星形细胞紧密排列在一起,形成"上皮样"结构。"黄色瘤"指肿瘤中的许多瘤细胞内含脂肪。脂肪小滴占据胞体的大部,将胞质结构(包括胶质纤维)挤向周边,常规染色方法或免疫组化方法易显示星形细胞本质。嗜伊红颗粒小体在毛细胞型星形细胞瘤和节细胞瘤中也可见到,还可见到灶性聚集的良性反应性淋巴细胞,偶尔伴浆细胞。

多形性黄色星形细胞瘤的第三个特征是用浸银染色显示致密的网状纤维。并不仅是脑膜反应性变化使网状纤维形成,每一个肿瘤都被网织染色阳性的基膜围绕,电镜下为细胞周基板。

5. 少突胶质细胞肿瘤 本肿瘤包括少突胶质细胞瘤、间变型少突胶质细胞瘤、混合型胶质瘤少突星形细胞瘤、间变型少突星形细胞瘤。

(1)少突胶质细胞瘤(oligodendroglioma):占颅内神经上皮组织肿瘤的6.8%。男性稍高于女性。发病年龄多在20~40岁,高峰在31~40岁。此瘤生长缓慢,病程在5~16年。其生长部位以大脑额叶为最多见,顶叶和颞叶次之。有的瘤可长入脑室内。位于小脑或脊髓者罕见。临床多表现为长期的局限性症状,如癫痫发作。有些病例的病史较短或在局限症状基础上近期加剧表现。

【巨检】 少突胶质细胞瘤边界较清,质软,灰粉色。如果肿瘤广泛黏液变性可呈胶冻样。肿瘤常位于大脑皮质和白质,可见软脑膜浸润。钙化常见,特别在肿瘤周边和大脑皮质附近。还可见囊性变和肿瘤内出血。

【组织病理学】 少突胶质细胞瘤细胞密度中等,核圆,大小一致,在石蜡切片,胞质肿胀,透亮(蜂窝状)。其他的特点包括微钙化、黏液/囊性变和致密的分支状毛细血管网。明显的核异型和少见的分裂象仍可诊断WHO Ⅱ级少突胶质细胞瘤,但明显活跃的核分裂、微血管增生或显著坏死表明肿瘤进展到间变型WHO Ⅲ级少突胶质细胞瘤(图13-12)。

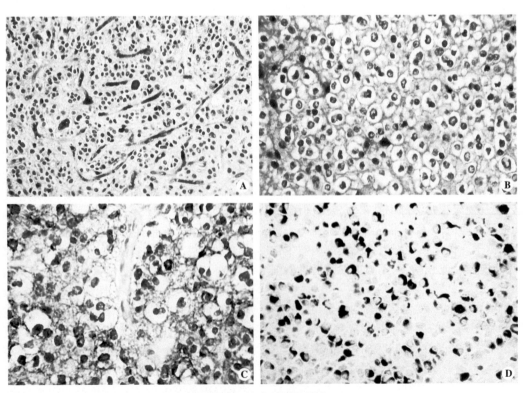

图13-12 少突胶质细胞瘤

A. 典型的致密分枝状血管网;B. 瘤细胞胞质透明,细胞膜明显;C. 瘤性少突胶质细胞 EGFR 阳性;D. 小肥胖细胞伴明显的核周 GFAP 免疫反应

细胞成分：少突胶质细胞瘤是中等细胞密度，形态单一的胶质瘤，虽然有些小标本仅显示散在的少突胶质细胞瘤细胞，但通过典型的核、脑实质浸润性生长就可确诊。一些分化好的肿瘤组织中常可见边界清楚的高密度细胞结节。瘤细胞核圆形，大小一致，比正常少突胶质细胞稍大，染色质较深。核分裂象缺乏或少。在常规甲醛固定、石蜡包埋的组织中，肿瘤细胞由于急性肿胀而变性，细胞膜清楚，胞质透亮，核位于中央，产生了典型的蜂窝状特点，这虽然是人为现象，但对诊断很有帮助。这种人为特点见于涂片或冷冻切片，但在冷冻后快速固定的石蜡切片中消失。

【鉴别诊断】 ①脑膜瘤。当少突胶质瘤生长于矢状窦旁的额叶、顶叶时，常与脑膜有粘连，易与脑膜瘤混淆。但脑膜瘤与硬脑膜粘连紧密，包膜与脑组织分开；切面呈颗粒状，含众多纤维条索，质地较硬而致密，很少合并出血和囊性变。光镜下由合体细胞、多角形细胞或梭形细胞构成，常有洋葱皮样、漩涡状结构和砂粒小体。对 VM 和 EMA 呈阳性反应。②垂体腺瘤（嫌色细胞型）。当少突胶质瘤生长于下视丘或额、颞叶的底部时，需与嫌色细胞型垂体腺瘤作鉴别诊断。但本瘤从蝶鞍内长出，具有包膜，较少发生囊性变和钙化。光镜下示瘤细胞核呈圆和卵圆形，有小核仁，且缺少一致的核周空晕。瘤细胞常沿血管或血窦形成窦样、乳头状或腺样结构。瘤细胞对促生长素、促乳索等激素抗体呈阳性免疫反应。③恶性淋巴瘤。瘤组织无胶样光泽，坏死、水肿严重。瘤细胞呈弥漫分布。细胞核呈圆形、切迹或分叶状，核周无空晕，细胞质甚少。血管很少，瘤细胞在其周围形成袖套状。对 LCA 呈免疫阳性反应。

（2）间变型少突胶质细胞瘤（anaplastic oligo-dendroglioma）：具有灶性或弥漫恶性病变特征的少突胶质细胞瘤，预后差。相当于 WHO Ⅲ 级。

【组织病理学】 间变型少突胶质细胞瘤伴灶性或弥漫恶性组织学特征：如细胞密度增高、明显的细胞异型性和和分裂象增多，可见微血管增生和坏死。间变型少突胶质细胞瘤是多量细胞弥漫浸润性胶质瘤，形态表现相当不一致。许多肿瘤细胞仍保持少突胶质细胞的特点，即圆形深染核，核周有空晕，细胞突少，核分裂象易见。有少数肿瘤以瘤细胞多形性伴多核巨细胞（多形性亚型）为特点，或有明显的梭形细胞。胶质纤维少突胶质细胞和小肥胖细胞常见于间变型少突胶质细胞瘤，他们的存在不影响诊断也不具有判断预后的价值。间变型少突胶质细胞瘤也可出现微血管增生，伴或不伴假栅栏状坏死，这些特征并不支持胶质母细胞瘤的诊断。不同的恶性特征与患者预后间的关系还不清楚，也不清楚把间变型少突胶质细胞瘤进一步分成Ⅲ级或Ⅳ级是否合理。如果间变型少突星形细胞瘤似乎更合适。在少突胶质细胞瘤内含大量星形细胞成分，诊断间变型少突星形细胞瘤似乎更合适。在少突胶质细胞肿瘤中还可见到肉瘤样肿瘤区（图 13-13）。

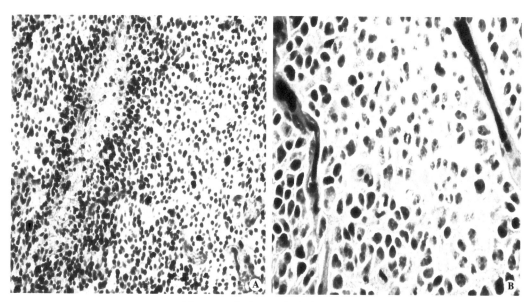

图 13-13　间变型少突胶质细胞瘤
A. 显示假栅栏状坏死，明显的核异型以及初期微血管增生；B. 高度异型的瘤细胞伴活跃的核分裂

（3）少突星形细胞瘤（oligoastrocytoma）

【组织病理学】 诊断少突星形细胞瘤必须确认肿瘤存在两种不同的胶质瘤成分。少突星形细胞瘤可分为双相（致密）和混合（弥漫）两种亚型。在双向型，少突胶质细胞和星形细胞瘤分化成分区域并列存在，在混合型，两种成分混合存在。诊断混合型比较困难，

特别是在少突胶质细胞瘤中混有 GFAP 阳性小肥胖细胞和胶质纤维少突胶质细胞时,不要把少突胶质细胞瘤诊断为少突星形细胞瘤。只有在肿瘤中除了有少突胶质成分还有明显的纤维、原浆或典型的肥胖型星形细胞成分时才能诊断少突星形细胞瘤。同时,如果存在大量的小肥胖细胞要仔细寻找星形细胞成分(图 13-14)。

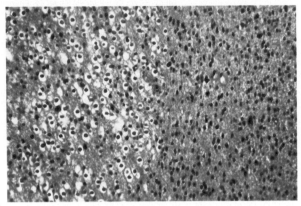

图 13-14 少突星形细胞瘤:含两种不同的成分可见少突胶质细胞(左)和星形细胞(右)分化

(4) 间变型少突星形细胞瘤(anaplastic oligoastrocytoma)

【组织病理学】 间变型少突星形细胞瘤是少突星形细胞瘤加间变的组织学特点,包括核异型、细胞多形性、细胞密度高和核分裂活跃,另外还可见小血管增生和坏死。恶性组织学特征可在少突胶质成分、星形胶质成分或两种成分中见到。

间变型少突星形细胞瘤的鉴别诊断包括间变型少突胶质细胞瘤和间变型星形细胞瘤。如果病变中见到少突胶质细胞瘤成分就很易与间变型少突星形细胞瘤区别。

6. 室管膜肿瘤(ependymal neoplasms) 本肿瘤包括室管膜瘤、间变性室管膜瘤、黏液乳头型室管膜瘤和室管膜下瘤。

(1) 室管膜瘤(ependymoma):肿瘤发生于儿童和年轻人,起源于脑室或脊髓中央管管壁,由肿瘤性室管膜细胞构成。相当于 WHO Ⅱ级。

【巨检】 室管膜瘤根据部位和大小的不同,大体形态可不同。在后颅凹,起源于底部或第四脑室顶部的室管膜瘤进入脑室腔,肿瘤科延伸到小脑桥角,突入小脑延髓池,通过第四脑室正中孔沿着脑干表面扩展。室管膜瘤一般边界较清,偶尔可侵及周围脑实质。室管膜瘤质软,灰红、有时呈囊状、灶性坏死和出血。脊髓内室管膜瘤可累及几个节段,肿瘤边界清楚。

【组织病理学】 室管膜瘤细胞中等密度,瘤细胞形态一致。最具特征的组织改变是血管周围有假菊形团和室管膜菊形团。核分裂象罕见或缺如,偶见非栅栏状坏死,仍诊断室管膜瘤 WHO Ⅱ级。

肿瘤与脑实质分界清楚。血管周围假菊形团表现为肿瘤细胞放射状分布在血管周围,大部分肿瘤都含有这种成分。室管膜菊形团和室管膜腔隙由柱状细胞围成腺样结构而构成,这种成分只见于少数肿瘤中。退行性变包括黏液变性、肿瘤内出血和钙化,偶尔出现灶性软骨和骨组织。明显的肿瘤血管透明变性并不少见,并先于钙化出现(图 13-15)。

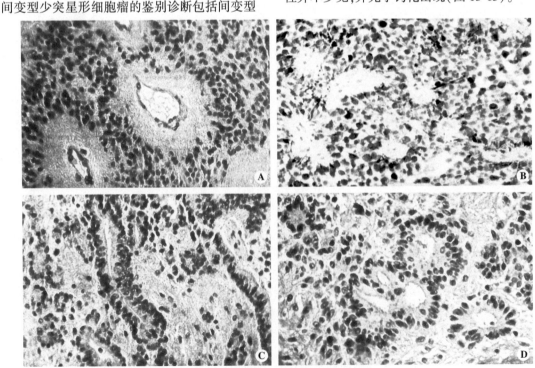

图 13-15 室管膜瘤的组织学特点
A. 血管周围假菊形团;B. 肿瘤血管周围瘤细胞 GFAP 阳性;C. 室管膜裂隙;D. 菊形团

室管膜瘤亚型如下(图 13-16)：

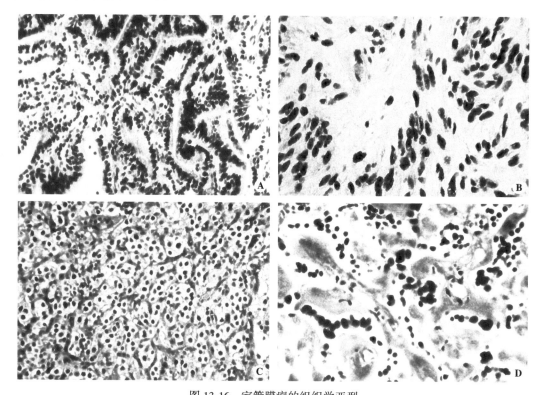

图 13-16　室管膜瘤的组织学亚型

A. 乳头状分化；B. 伸长细胞分化；C. 透明细胞室管膜瘤；D. 室管膜瘤伴大量血管透明变性,常易钙化

1) 细胞形室管膜瘤：细胞密度高,但核分裂象不多,假菊形团可不明显,真菊形团可不存在,无间变特征,因此归入 WHO Ⅱ 级。

2) 乳头状室管膜瘤：该型肿瘤少见,以形成乳头状结构为特点,血管周围绕一层肿瘤细胞。靠近血管的瘤细胞突 GFAP 阳性。免疫组化染色可帮助鉴别诊断脉络丛乳头状瘤(角蛋白阳性)、转移性乳头状癌(角蛋白阳性,GFAP 阴性)和乳头状脑膜瘤(上皮膜抗原阳性)。

3) 透明细胞型室管膜瘤：肿瘤细胞组织学特点像少突胶质细胞,可见核周空晕。该亚型好发于年轻人的幕上位置。透明细胞性室管膜瘤需与少突胶质细胞瘤、中枢神经细胞瘤、透明细胞癌和血管母细胞瘤相鉴别。室管膜和血管周围菊形团免疫组化染色 GFAP 阳性,电镜研究有助于鉴别诊断。透明细胞室管膜瘤亚型以前分类为室间孔室管膜瘤,现在大部分肿瘤为中枢神经细胞瘤。

4) 伸长细胞型室管膜瘤：密度不等的肿瘤细胞排列成宽窄不一的栅栏状,细胞细长,双极,很像室管膜旁的上棱型细胞,该细胞伸出胞突在脑室表面。"tanyos"有希腊语衍生而来,意为伸长。由于缺乏典型的室管膜菊形团而假菊形团仅依稀可见,该病变可能与星形细胞瘤相混淆。电镜结构示典型的室管膜源性。伸长型室管膜瘤好发于脊髓。

(2) 间变型室管膜瘤(anaplastic ependymoma)：起源于室管膜的恶性胶质瘤,尤其是儿童,肿瘤生长迅速,临床过程差。间变型室管膜瘤组织学相当于 WHO Ⅲ 级。

【组织病理学】 间变型室管膜瘤细胞密度明显增高,核分裂活跃,常伴为血管增生和假栅栏状坏死。血管周围假菊形团是组织学特征但室管膜菊形团少见或缺失。

间变型室管膜瘤边界仍较清楚,但偶尔也可表现为明显的侵袭性生长。它们常常表现为细胞密度增高,细胞分化差,伴窄的假菊形团形成,很少形成真菊形团。核分裂易见,有些病例有明显的微血管增生和假栅栏状坏死。有些坏死不呈栅栏状(特别在颅后凹的室管膜瘤),不支持间变的诊断。在无电镜的情况下,分化差的病例很难诊断为室管膜瘤。根据定义,并不出现胚胎性成分和室管膜母细胞菊形团。

(3) 黏液乳头型室管膜瘤(myxopapillary ependymoma)：黏液乳头型室管膜瘤是生长缓慢的胶质瘤,好发于年轻人,几乎无例外地位于脊髓圆锥马尾终丝。组织学以肿瘤细胞围绕血管黏液样间质为轴心排列成乳头状结构为特点。相当于 WHO Ⅰ 级。

【巨检】 黏液乳头型室管膜瘤常分为叶状、质软、色灰、有包膜、肉眼表现无浸润性。

【组织病理学】 黏液乳头性室管膜瘤表达

GFAP,瘤细胞立方到长梭形,以乳头放射状排列在血管间质轴心周围。黏液聚集在血管和瘤细胞之间和囊腔内。核分裂象当少或缺如。免疫组化染色,GFAP、S-100和波形蛋白阳性,角蛋白阴性。核仁相关组成区染色显示低增生指数0.4%~1.6%。与黏液室管膜瘤相鉴别的肿瘤包括脊索瘤、黏液样脊索肉瘤、副神经节瘤、间皮瘤和乳头状癌。免疫组化染色这些肿瘤GFAP阴性、角蛋白阳性可资区别。

【预后】 肿瘤全切或部分切除存活时间>10年,复发和转移相当少见。

(4)室管膜下瘤(subependymoma):生长缓慢的良性肿瘤,位于脑室,丛状胶质细胞包埋在丰富的纤维基质中,常伴微囊形成。相当于WHO Ⅰ级。

【巨检】 这些肿瘤表现为大小不一的质硬结节,突入脑室膜。大多数病例,肿瘤大小不超过1~2cm。脑室内和脊髓的室管膜下瘤边界清楚。第四脑室的室管膜下瘤可压迫脑干。发生于侧脑室的小肿瘤,表面光滑,呈无柄圆屋顶样或息肉样的赘生物,常位于室间孔。发生于后颅凹的肿瘤常起源于第四脑室底部,呈多结节状,灰色,脊髓的肿瘤常形成边界清楚的髓内包块。

【组织病理学】 室管膜下瘤的特点为簇状细胞核埋入致密的胶质细胞纤维基质之中,常伴小囊腔形成。核分裂偶见或缺如。瘤细胞核形态一致,类似室管膜下胶质瘤细胞,偶尔可见多形性细胞核。室管膜下瘤可见少许核分裂,但这是例外。典型的病变特点为晓得又是融合的囊腔,特别是发生于侧脑室的肿瘤。钙化和出血可见,肿瘤微血管可增生,偶尔细胞突起可围绕在血管周围,形成室管膜假菊形团。有些病例还可见到其他室管膜瘤成分。这种混合性肿瘤可诊断为混合性室管膜瘤/室管膜下瘤WHO Ⅱ级,这些室管膜瘤成分可以决定预后。有些室管膜下瘤可伴黑色素形成、横纹肌肉瘤分化和血管间成分的恶变。免疫组化染色GFAP可存在但强弱不等。

室管膜下瘤预后好。大脑和脊髓的室管膜下瘤手术可以治愈。

7. 脉络丛肿瘤(choroid plexus tumors) 可分为脉络丛乳头状瘤和乳头状瘤,脉络丛乳头状瘤由成熟的脉络丛上皮所组成。此瘤较少见,约占颅内肿瘤的1%以下。青少年者多见,也有先天性病例。男性多于女性。脉络丛乳头状瘤均生长于脑室内,以第四脑室最多见,其次为侧脑室,偶见于第三脑室或小脑桥脑角,后者是从第四脑室向侧隐窝长出的肿瘤。成年人以天幕上为多。少数病例可产生交通性脑积水症状。

【巨体形态】 肿瘤呈粉红色或红色菜花样的球形肿块,切开时颗粒状组织易碎落,一般无出血和坏死。恶性者肿瘤体积大,常浸润邻近脑组织。切面示部分为颗粒状,也有呈胶冻状,伴有出血、坏死灶。

【组织形态】 瘤的组织形态与正常的脉络丛组织很相似,每个乳头表面覆盖单层立方或柱状上皮细胞,偶见上皮细胞重叠成假复层(图13-17)。此时细胞核呈长圆形,深染,轻度异形,无核分裂象。乳头中央为血管和少量纤维组织。婴幼儿的肿瘤,部分细胞可有纤毛和鞭毛体构成。另一些上皮细胞有黏液分泌,呈PAS染色阳性,称为黏液性乳头状或腺泡性腺瘤。极少数恶性肿瘤,其瘤组织为实质性,部分呈乳头状或腺管状结构。瘤细胞为多形性,细胞核明显异形而深染,可有多形、巨核,核分裂象多见,出血和坏死严重,称脉络丛乳头状癌。有的病例尚有黑色素成分。

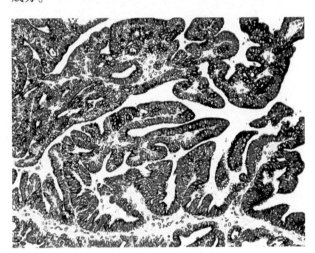

图13-17 脉络丛乳头状瘤
瘤的组织形态与正常的脉络丛组织很相似

【鉴别诊断】 良性者需与室管膜胶质瘤,而恶性者需与转移性乳头状癌相鉴别。然而,乳头型室管膜胶质瘤的组织比较致密,瘤细胞排列成血管心菊形团结构,无核区明显,该区对S-100和GFAP呈阳性免疫酶标反应。转移性乳头状腺癌约60%以上来自肺支气管腺癌,其次为消化道腺癌、甲状腺乳头状腺癌或前列腺癌等。光镜下乳头状结构差异悬殊,癌细胞分化程度不一,但对HLC₃-AB等单克隆抗体呈现阳性反应,借以与脉络丛乳头状癌相鉴别。

8. 神经细胞肿瘤和神经元与胶质细胞混合的肿瘤 根据WHO分类,可包括节细胞瘤,小脑发育不良性节细胞瘤,婴儿多纤维性神经节细胞胶质瘤、胚胎发育不良性神经上皮肿瘤、神经节细胞胶质瘤,间变性(恶性)神经节细胞胶质瘤,中央性神经母细胞瘤、嗅神经的神经母细胞瘤。这些肿瘤比较少见,它们由神经节细胞或神经母细胞和胶质细胞组成,呈良性或中、低度恶性。现介绍下列几种。

(1)节细胞瘤(gangliocytoma)与节细胞胶质瘤

（ganglioglioma）：前者又称神经细胞瘤,主要由成熟的神经节细胞组成,所含胶质细胞甚少；后者则由神经节细胞和较多的星形胶质细胞所组成。事实上,两者都是混合性肿瘤,可统称节细胞胶质瘤。

此瘤罕见,只占颅内肿瘤的 0.5% 以下,男性多于女性。好发于儿童和青年人,也见于成、壮年人,30岁以下占 72.2% 。

此瘤在脑的各部位均可发生,以透明隔、第三脑室底和下丘脑部最多,其次为颞叶、额叶和基底节,偶见于小脑和脊髓。肿瘤生长缓慢,临床症状与其发生部位相应,如出现肥胖、糖尿病、食欲过旺等以及长期的局限性癫痫或颞叶癫痫等。

【巨体形态】　肿瘤常为小而硬的结节,边界清楚,但无包膜,均质性或富有血管。切面见囊性变和钙化。恶性者则呈粉红色鱼肉状或紫红色胶冻状,伴有坏死和出血,形如多形性胶质母细胞瘤。

【组织形态】　因肿瘤组织的细胞成分不同,其形态上有其很大的差异。神经节细胞瘤由成熟的神经细胞组成,呈三五成群分布,细胞核较大、圆形,易见双核,核仁大而清楚,如猫头鹰眼。细胞质丰富,常有空泡变,分化极好者可有尼氏小体,突起明显、粗大,含有神经元纤维。间质内含有少量星形或少突胶质细胞,伴囊性变和钙化,血管丰富,管腔大小不等,管壁正常。而节细胞胶质瘤常以胶质细胞占优势。其形态与星形胶质瘤者相似,只是其间散在或巢状分布的神经节细胞（图 13-18）。

当肿瘤恶变时,不仅神经节细胞变得多形性,而且星形胶质细胞也转向多形性。严重者与星形胶质瘤Ⅲ、Ⅳ级相似。只有神经节细胞仍保持某些神经元的特性,此时可称其为间变性节细胞胶质瘤或节细胞胶质瘤Ⅲ或Ⅳ级。

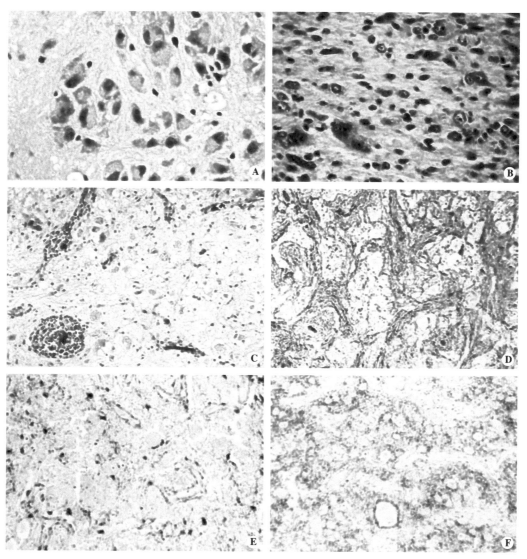

图 13-18　节细胞胶质瘤

A. 节细胞胶质瘤内形态不一的成熟节细胞；B. 节细胞胶质瘤内可见形态欠佳以及少数双核的神经元和肿瘤性胶质细胞；C. 节细胞胶质瘤伴血管周围淋巴细胞浸润；D. 分叶状结构伴间质反应；E. 肿瘤性胶质细胞表达 GFAP；F. 神经节细胞和胞突强表达突触素。注意双核神经元突触显示突触素染色

【鉴别诊断】 与本瘤需作鉴别的病变，包括：①星形胶质瘤：当星形胶质瘤浸润皮层或基底节时，残留的神经细胞可因数量少，散在分布，找不到双核而与本瘤相似，但可常伴有明显的各种变性而可作鉴别；②脑血管畸形：其中的神经细胞和胶质细胞也常分布不均，但无双核神经细胞，而有明显的畸形动脉和静脉，易于区别；③其他还有发育不良性神经节细胞瘤、中央型神经母细胞瘤、嗅神经母细胞瘤。

（2）胚胎发育不良性神经上皮肿瘤（dysembryoplastic neuroepithelial tumor）：此瘤为先天性发育异常，在大脑皮质或小脑皮层则表现为巨脑回、中央白质内的结节状灰质块。光镜下示该处正常结构消失，但神经细胞形态如常或发生变性，故也称错构畸形，如小脑皮层全为蒲肯细胞所代替。

（3）中央型神经母细胞瘤（central neuroblastoma）：分布于透明隔或脑室壁附近，瘤细胞核呈圆形，大小一致，细胞质少，多神经细纤维形成神经毡状，偶见纤维心菊形团。

（4）嗅神经母细胞瘤（olfactory neuroblastoma）：位于额底嗅沟处，临床有鼻塞或鼻出血症状。肿瘤切面呈鱼肉状，瘤细胞呈弥漫或巢状分布，细胞核为圆形或卵圆形，大小一致，细胞质和突起少，易找到纤维心菊形团。

9. 髓母细胞瘤（medulloblastoma） 本瘤是位于小脑的一种原始神经上皮性肿瘤，也称未分化或低分化神经元胶质瘤，组织学相当于 WHO Ⅳ级。髓母细胞瘤并不少见，国内报道占颅内肿瘤的 5%，与国外报道的 6% 十分接近。占儿童中枢神经系统肿瘤的 27%，仅次于星形胶质瘤。此瘤好发于儿童，13 岁以下者占 71%，20 岁以下者占 91%。发病年龄高峰为 7~9 岁，20 岁以后发病者显著减少。男性多于女性，为 2~3 : 1，本组为 2.6 : 1。

肿瘤的好发部位是小脑蚓部，约占 2/3；其次是小脑半球和第四脑室，约占 1/3，后者多自蚓部长入。婴幼儿以位于中线位置者多，成人多位于小脑半球外侧者。临床上以后颅凹或小脑肿瘤的症状为主，如头痛、呕吐、视力模糊和步态不稳等。

【巨体形态】 肿瘤位于小脑实质，直径一般为 5~6cm，最大者可达 10cm，境界不清，呈粉红色，质地软而脆。切面呈均质鱼肉状、半透明胶样；中央可见小坏死灶，但出血、囊性变和钙化少见。位于小脑半球的肿瘤，常为结节状实性肿块，有时质硬如木，此因伴有脑膜纤维组织增生之故。此瘤可沿蛛网膜下腔生长，形成斑块状、蜡滴样转移灶。

【组织学形态】 瘤细胞丰富，多呈片状或（和）束状排列，细胞质少，细胞核大，呈卵圆形或圆形，大小一致而深染，核分裂象多见，细胞质突起不明显。瘤细胞常形成典型或不典型的纤维心菊形团，具有一定的诊断意义（图 13-19）。电镜下显示细胞质内细胞器稀少，只见约 20nm 粗细的微管结构。免疫组织化学证实神经元特异性烯醇酶呈阳性反应。瘤细胞可向星形胶质、少突胶质、室管膜胶质或神经元方向分化和过渡。向神经元分化时，可出现两种形态：一是向颗粒细胞分化，与小脑皮层的颗细胞极相似，有人称此为颗粒母细胞瘤；另一种向神经节细胞分化，该细胞具有细胞核大，呈圆形、染色淡而核仁显著等特点。极少数肿瘤还出现大细胞与小细胞相嵌分布，形如混合型松果体肿瘤。偶见瘤内出现黑色素性乳头状结构，被称为视网膜突变瘤、黑色素突变瘤或黑色素细胞髓母细胞瘤。如瘤内出现平滑肌或横纹肌细胞，则称为肌母细胞性髓母细胞瘤。这些成分的出现，表明肿瘤组织的幼稚性、有畸胎样或幼稚胚层组织成分参与。免疫组织化学染色可显示出相应抗体的阳性反应，有利于诊断的确定。

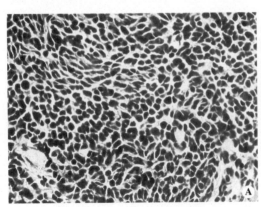
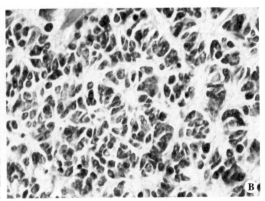

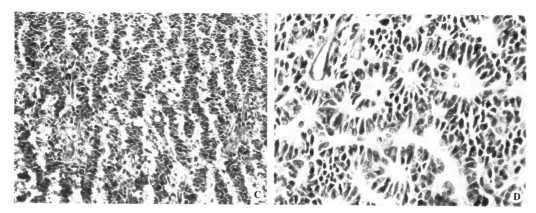

图 13-19　髓母细胞瘤组织学特点

A. 典型的未分化肿瘤细胞片状排列；B. Homer-Wright（神经母细胞性）菊形团；C. 肿瘤细胞平行排列；D. 产生假腺样结构的栅栏状肿瘤细胞

当髓母细胞瘤浸润脑膜前，常在软膜下浸润，形成 Scherer 继发性结构。当它浸润脑膜时，瘤细胞本身之细胞核常变成梭形，同时引起脑膜的反应性增生，相互嵌合形成束状或漩涡状结构，及花边或地毯状式样，胶原纤维和网状纤维增多，被称为成硬纤维性髓母细胞瘤。

【鉴别诊断】　①室管膜胶质瘤：此瘤多位于第四脑室，呈粉红色至紫红色，血管丰富，血管周的无核区、血管心菊形团和室管膜腔隙。细胞核较大且圆形，细胞质中含有胶质纤维，可为 PTAH 染成深紫色，对 GFAP 呈阳性免疫酶反应。②恶性淋巴瘤：此瘤常呈多灶性或融合状，细胞核呈圆形或切迹状，细胞质少、无突起，弥漫分布或在血管周形成袖套状。瘤细胞对白细胞共同抗原（LCA）等呈阳性反应。③小胶质肉瘤：此瘤以 30~50 岁者占多数，单发或多发，瘤周严重脑水肿。瘤细胞呈多角形，细胞核呈肾形、不规则形、色深有核仁，核分裂象多见。细胞质多，常见有吞噬现象。瘤细胞对巨噬细胞所具有的 α-ACT、MAC 等呈阳性反应。

髓母细胞瘤的恶性程度高，经单纯手术治疗的病例，在 2 年内几乎全部死于复发和转移。然而，本瘤对放射治疗敏感，如手术后补以放射治疗，则能提高其 5 年生存率。

10. 脑膜瘤（meningioma）　肿瘤为良性，生长缓慢，发生于硬脑膜，由肿瘤性脑膜上皮细胞（蛛网膜）构成。肿瘤常发生于成人，女性好发。大部分脑膜瘤为 WHO I 级，有些亚型预后不太好，相当于 WHO II 级和 III 级。

【巨体形态】　脑膜瘤通常有薄层纤维包膜，界限清楚。颅内脑膜瘤，出现症状时，均有胡桃大小，大者可达到拳头大小。脊膜瘤体积较小常如枣子大小。肿瘤外形为半球或球形，游离面多呈结节状，表面有薄层包膜。色泽和质地视其组成成分不同而异。如瘤细胞丰富，则呈灰白色而质软；血管丰富则色红而

似海绵状；若含很多砂粒或骨和软骨时，则很坚硬或软硬不一；胶原纤维较多时则较韧硬。切面见多数肿瘤呈灰白色或粉红色颗粒状，伴有条索状和漩涡状。如有脂肪沉积则呈淡黄色，出血而呈紫红色、坏死而为土黄色。偶见有多个小囊或大囊。

恶性脑膜瘤生长速度快，体积较大，界限不清，浸润颅骨、硬膜或脑组织。瘤组织质脆易碎，有明显的出血和坏死灶。极少数恶性肿瘤可沿蛛网膜弥漫浸润成地毯状。

【组织形态】　脑膜瘤的组织病理学改变多种多样，亚型较多，大部分亚型临床生物学行为相同，有些亚型可能易复发或病程进展较快（表 13-2）。

表 13-2　以复发和分级为依据的脑膜瘤分组表

低复发和低进展危险性的脑膜瘤	
脑膜上皮细胞型脑膜瘤	WHO I 级
纤维型脑膜瘤	WHO I 级
过渡型（混合性）脑膜瘤	WHO I 级
砂砾体型脑膜瘤	WHO I 级
血管瘤型脑膜瘤	WHO I 级
微囊型脑膜瘤	WHO I 级
分泌型脑膜瘤	WHO I 级
富于淋巴浆细胞型脑膜瘤	WHO I 级
化生型脑膜瘤	WHO I 级
高复发和高进展危险性的脑膜瘤	
非典型脑膜瘤	WHO II 级
透明细胞型脑膜瘤（颅内）	WHO II 级
脊索瘤样型脑膜瘤	WHO II 级
横纹肌样型脑膜瘤	WHO III 级
乳头状脑膜瘤	WHO III 级
间变型（恶性）脑膜瘤	WHO III 级
伴高生长指数和（或）脑浸润的任何脑膜瘤亚型	

【组织分型】（图 13-20）

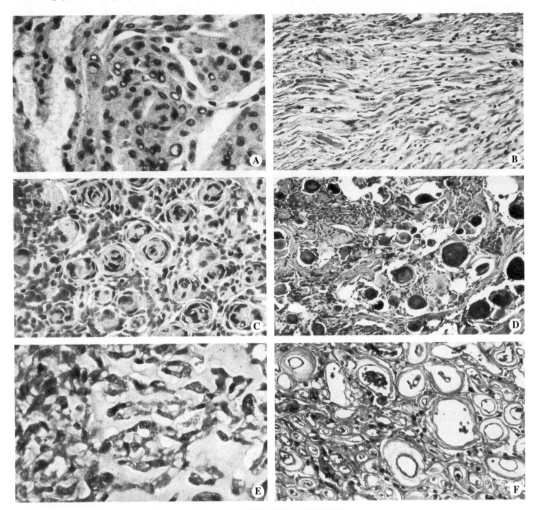

图 13-20　脑膜瘤的组织学特点

A. 上皮性脑膜瘤伴典型的核内包涵体；B. 纤维型脑膜瘤以平行束状排列的纤维母细胞为特点；C. 过渡型脑膜瘤可见大量同心圆洋葱球样结构；D. 砂粒体型脑膜瘤有大量钙化的砂砾体和不明显的脑膜皮细胞成分；E. 脊索瘤样脑膜瘤，丰富黏液背景里可见嗜伊红肿瘤细胞；F. 血管型脑膜瘤，大量血管之间为脑膜瘤细胞

1）脑膜上皮细胞型脑膜瘤（meningothelial meningioma）：该型常见，瘤细胞分叶状排列，间隔少许胶原纤维。在小叶内，瘤细胞像正常蛛网膜细胞一样，大小一致，核卵圆形，染色质细；合体状，细胞之间的边界不清。

2）纤维型（纤维母细胞型）脑膜瘤［fibrous（fibroblastic）meningioma］：纤维母细胞样的梭形细胞平行或束状交叉排列在富于胶原和网状纤维的基质内，漩涡状结构、砂砾体和核内假包涵体结构不常见。

该亚型常见，肿瘤细胞梭形，很像纤维母细胞，但瘤细胞的核具有脑膜上皮细胞型脑膜瘤细胞的特点，这对鉴别其他梭形细胞肿瘤如神经鞘瘤很有帮助。

3）过渡型（混合型）脑膜瘤［transitional（mixed）meningioma］：该亚型常见，具有脑膜上皮细胞型和纤维型脑膜瘤间的过渡特点。瘤细胞排列成分叶状和束状结构，漩涡结构丰富，砂砾体也多见。

4）砂粒体型脑膜瘤（psammomatous meningioma）：该亚型也可诊断为脑膜瘤富含砂砾体。肿瘤形成不规则钙化，少数情况下形成骨化小体。该肿瘤好发于胸段脊髓，尤其是中年女性。组织学表现为过渡型脑膜瘤漩涡状结构特点，有些肿瘤全部为砂砾体结构，仔细检查还是能找到脑膜上皮细胞的特点。

5）血管瘤型脑膜瘤（angiomatous meningioma）：富含血管的脑膜瘤。血管腔小～中等，管壁薄，或因透明变性而增厚，大部分血管小，管壁透明变性。鉴别诊断包括血管畸形和血管母细胞瘤，这取决于脑膜瘤血管的大小。

6）微囊型脑膜瘤（microcystic meningioma）：该肿瘤以胞突细长、背景疏松、黏液状、似有许多小囊为特点，多形细胞多见。

7）分泌型脑膜瘤（secretory miningioma）：亚型的特点是灶性上皮细胞分化，上皮内微腺腔里含 PAS

染色阳性嗜伊红物质。该结构称为假砂砾体,免疫组化染色 CEA 和其他上皮和分泌物呈不同程度的阳性反应,周围瘤细胞角蛋白阳性。这些肿瘤可能与循环 CEA 升高有关,患者同时还有乳腺癌。另外,分泌型脑膜瘤可出现明显的肿瘤周围脑水肿。

8)富于淋巴浆细胞型脑膜瘤(lymphoplasmacyte-rich meningiom):脑膜瘤内含丰富的慢性炎细胞浸润。

9)化生性脑膜瘤(metaplastic meningioma):具有间叶组织分化的脑膜瘤。脑膜上皮细胞型、纤维型和过渡型内可见间叶成分,如骨、软骨、脂肪、黏液或黄色瘤细胞。

上述脑膜瘤相当于 WHO Ⅰ级,下面要介绍的肿瘤常有复发和(或)具有侵袭性生物学行为特点。

10)脊索瘤样型脑膜瘤(chordoid meningioma):组织学类似脊索瘤的脑膜瘤,黏液背景,瘤细胞嗜伊红,空泡状,排列成小梁状。典型的脑膜瘤区域与脊索瘤样区相混,间质大量慢性炎细胞浸润。此亚型肿瘤具有侵袭性,次全切除后常复发,相当于 WHO Ⅱ级。

11)透明细胞型脑膜瘤(clear cell meningioma):含有多角形、胞质透明、富含糖原细胞的脑膜瘤。该亚型少见,由 PAS 染色阳性胞质透明细胞构成。典型的脑膜瘤特点不明显。肿瘤好发于小脑桥脑角和马尾。颅内透明细胞型脑膜瘤,临床生物学行为较具侵袭性(WHO Ⅱ级)。

12)不典型脑膜瘤(atypical meningioma):该亚型肿瘤核分裂活性增高或伴有 3 个或更多的如下特点:细胞密度高;小细胞大核;核浆比增高,核仁明显;无定型或片状生长方式和局部"海绵状"和"地图样坏死"。核分裂象增多≥4 个/10HPF,与高复发率成正相关关系。非典型脑膜瘤 MIB-1 标记指数中等,相当于组织学标准 WHO Ⅱ级。本型无明显浸润和转移等表现。

13)乳头状脑膜瘤(papillary meningioma):该型肿瘤罕见,部分区域存在血管周围假菊形团结构。

该肿瘤好发于儿童,75% 病例侵及局部和脑组织,55% 复发,20% 转移。由于肿瘤的侵袭性生物学行为,此亚型定为 WHO Ⅲ级。

14)横纹肌样型脑膜瘤(rhabdoid meningioma):该型肿瘤少见,含巢状或片状分布的横纹肌样细胞,细胞圆形,核偏位,核仁明显,有漩涡状中间丝构成的核内胞质包涵体。临床经过相当于 WHO Ⅲ级。

15)间变(恶性)脑膜瘤[anaplastic(malignant)meningioma]:比较少见。虽然肿瘤生长之始就可能呈恶性表现,然而,多数病例均为良性脑膜瘤多次复发和恶变的结果。该肿瘤恶性特点比非典型脑膜瘤多,肿瘤相当于 WHO Ⅲ级,存活均数<2 年。恶性脑膜瘤的诊断依据为:①局部浸润性生长,累及脑组织、颅骨或颅外软组织;②组织病理学的恶性特征:细胞极丰富,细胞核异形,核分裂象多(20 个/10HPF),出现乳头状结构及坏死灶;③转移,少数脑膜瘤可沿脑脊液通路播散和转移。偶见颅外转移至肺或颈部淋巴结居多。

【脑浸润和转移】 脑膜瘤浸润脑组织以不规则成团肿瘤细胞浸润周围脑组织为特点,在脑组织和肿瘤组织之间无软脑膜,浸润常引起星形细胞的增生。脑组织浸润可发生在组织学良性肿瘤、非典型或间变型脑膜瘤。存在脑浸润不一定是复发的标志,组织学良性的脑膜瘤伴脑浸润临床病程同非典型脑膜瘤。典型的高级别脑膜瘤和伴有脑浸润组织学良性脑膜瘤都未发现遗传学改变。恶性脑膜瘤可以转移。

【免疫组化】 大部分脑膜瘤表达上皮膜抗原(EMA),在非典型和间变型脑膜瘤阳性少见,波形蛋白在各型脑膜瘤均可阳性,有些脑膜瘤 S-100 蛋白阳性,但阳性一般不强。分泌型脑膜瘤假砂砾体 CEA 强阳性,假砂砾体周围细胞角蛋白阳性。

11. 转移性肿瘤(metastatic tumors) 经血道转移至中枢神经的肿瘤,多数是从原发灶的癌栓,直接由血道转移至颅内或椎骨内形成;只有少数病例则先经血道转移至颅骨或椎骨,然后破坏颅骨或椎骨后再侵入颅脑。

据外科检查材料统计,颅内转移性肿瘤约占颅内肿瘤的 5%。转移性癌占大多数(89%),肉瘤少见(7.3%),黑色素瘤更少(4.7%)。在上皮性癌中,则以腺癌最多(约占 70%),其次为未分化癌、鳞形细胞癌和绒毛膜上皮细胞癌。转移性癌的来源,据 Henschen 1542 例脑继发性肿瘤的统计,来自肺部者占 27.4%,乳腺占 21.1%,肾脏 9.5%,胃肠道 6.8%,黑色素瘤占 4.7%,子宫 3.0%,其他均属少见。多数转移性肿瘤为单发性或多发性肿块,临床上产生颅内压增高的症状;少数病例为脑和脑膜的弥漫性转移肆,临床表现为慢性脑膜炎、慢性脑膜脑脊髓炎或蛛网膜下腔出血的症状。有时颅内或椎管内症状可早于原发癌的症状,甚至在转移 1 年多以后才出现肺癌的痰中带血的表现。

【巨体形态】 脑内的转移性肿瘤,多数位于皮质与白质交界处,致局部脑膜紧张,脑回增宽隆起,呈灰紫色。少数肿瘤可位于深部脑实质内,及小脑或桥脑之中。肿块呈不规则圆形结节,切面为暗红色或灰白色,颗粒状有纤维间隔,常有黄色的坏死灶或暗红色出血灶(尤以绒癌为甚),也可液化成囊腔状。表浅灶可浸润蛛网膜下腔,引起腔内的播散和转移,深部者可破入脑室引起脑室内播散。两种转移灶均呈蜡滴状或脑膜(脑室)炎状改变。转移灶周脑组织严重水肿和软化。

【组织形态】 转移性肿瘤组织的细胞形态与原发性肿瘤相同。癌细胞常沿血管周围间隙向周围脑组织浸润,形成血管周癌细胞鞘或扩大成巢状、片状。周围脑组织稀疏、水肿和软化,内有众多的格子细胞和炎症细胞浸润,星形胶质增生。浸润脑膜或蛛网膜下腔,呈癌性脑膜脑病改变。偶尔也见癌肿转移至另一脑的原发性肿瘤中生长,如脑膜瘤或胶质瘤中出现癌细胞巢。电镜下可见各类型癌细胞的各种较为特征的亚微结构。免疫组织化学技术在诊断和鉴别诊断中,将起到重要的作用。应用 S-100、GFAP、NSE 和 NF 等可与中枢神经系统的原发性神经上皮性肿瘤相鉴别。应用 keratin、EMA、CEA、Vim、MG 和 SMA 等可确定癌瘤细胞的性质;应用 HLC$_3$-AB、MC$_4$、TG 和 PSA 等,在寻找原发灶中有较重要的价值。

【鉴别诊断】 转移性腺癌需与室管膜胶质瘤及脉络丛乳头瘤相鉴别;未分化癌中,其大细胞型需与星形胶质瘤 3~4 级相鉴别;其小细胞型需与 PNETs 相鉴别;转移性黑色素瘤需与脑膜黑色素瘤相鉴别。

12. 神经鞘瘤(schwannoma) 在国外多称为许旺细胞瘤,又称神经膜瘤或神经瘤。相当于 WHO I 级。这是一种孤立性的、有包膜的、生长缓慢的良性肿瘤。瘤组织由神经膜细胞组成,可发生于全身各处的周围神经,也常发生于颅内和椎管内的神经根或内脏的植物神经。颅内神经鞘瘤,以发生于第 8 对颅神经者位于小脑桥角的最多见,即称为听神经瘤。主要自前庭神经,形成肿块压迫面神经和三叉神经,推移桥脑和延脑,压迫小脑等,产生相应的临床症状;其次为发生于三叉神经的神经鞘瘤,产生三叉神经痛和面额部麻木等症状。

椎管内的神经鞘瘤,于椎管全长均可发生,但以颈段较多,胸段次之。多在硬膜下或硬膜外形成枣子样肿块,与神经根相连。若位于椎间孔处,则形成哑铃状。脊髓受压而致相应部位及以下(如肢体)部位出现麻木、乏力或瘫痪等症状,椎骨脊突压痛也很常见。

周围神经的神经鞘瘤,好发于较大的神经干,特别是四肢的屈侧。一般为单发性,多发性少见。位于下肢者最多,余者依次为上肢、颈部、躯干、颊面、口腔及后纵隔。周围神经的神经鞘瘤生长缓慢,常有疼痛及放射性酸麻感。检查时,可扪及长圆形肿块,与神经干长轴相平行,上下活动度小而向侧方活动度大,压迫肿块可产生酸麻感。

【巨体形态】 单发肿瘤一般均为圆形或卵圆形、包膜完整、表面光滑或稍呈结节状。多发性或丛状肿瘤为多个成串的梭形肿块,常与神经纤维相连接。瘤块大小不等,直径最小者约为 0.3cm,大者可达 20cm,但以 3~4cm 者最多见。肿瘤切面有三种形态表现:①实质性:为粉红色或灰白色透明晶莹,有时散在黄色斑块或漩涡状结构;②囊肿性:肿块含有大小不等的囊肿,甚至整个肿瘤成为单个囊肿。囊内含有草黄色或棕褐色液体或血块(易误认为血管瘤),只在囊肿壁或其间隔内见及少量半透明瘤组织残留;③坏死性:切面见浑浊污秽、色彩暗淡的坏死组织,乃为出血梗死的结果,易认为淋巴结结核。周围神经的神经鞘瘤以实质性多见,颅内和椎管内的神经鞘瘤则以囊变性较多见,坏死性肿瘤均少见。

【组织形态】 典型肿瘤的瘤组织,可由不同比例的束状区(Antoni A)和网状区(Antoni B)混合构成。束状区的瘤细胞紧密排列成栅状结构、交叉束状或漩涡状排列。瘤细胞核均为黄瓜形或杆状形、两端钝圆、染色中等,有小核仁,无核分裂象。细胞质界限不清或融合成合体细胞样。由于瘤细胞常以无丝分裂方式进行增殖,细胞成串或成簇分布。有时瘤细胞排列成洋葱皮样结构或形成触觉小体及环层小体样结构。网状区内的瘤细胞常呈星芒状,排列疏松而零乱。细胞核呈小梭形或圆形,细胞质少量,常以突起样结构相互连接成合胞体状。细胞内和细胞间有许多空泡或水样液体,形成微小的或融合成较大的囊腔。囊壁仍为神经膜细胞、胶原组织或增生的上皮样神经膜细胞。神经鞘瘤的组织病理学结构分为三型:①细胞型:也有称为经典型,最常见,其中大部分由束状区(A 区)和网状区(B 区)混合组成,两区的比例可不同,多为 A 区>B 区。如果胶原纤维显著增多,且发生玻璃样变性,则称为硬化型;②丛状型:结构与细胞型相似,只是为丛状多发性肿瘤;③黑色素型:瘤组织内含有数量不等的黑色素细胞(图 13-21)。

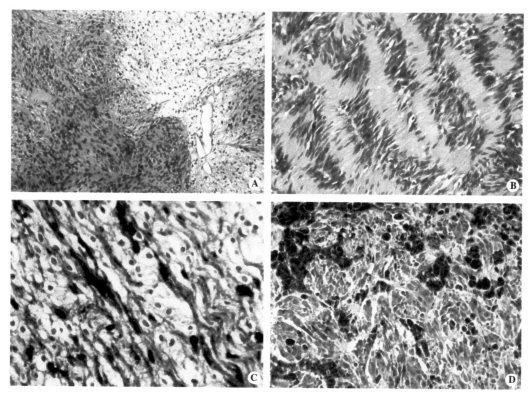

图 13-21　神经鞘瘤组织学特点

A. 双相性：多细胞 Antoni A 区和低密度细胞区 Antoni B 区；B. 神经鞘瘤细胞核形成栅栏状结构；C. 长梭形瘤细胞
S-100 阳性尤其在 Antoni B 区；D. 黑色素性神经鞘瘤内含大量色素的梭形肿瘤细胞，簇状排列

神经鞘瘤的血管是丰富的，常有管腔扩张、管壁纤维增厚和玻璃样变性，可伴有血栓形成或出血坏死，尚可见到许多泡沫细胞和吞噬含铁血黄素的巨噬细胞。肿瘤的纤维包膜内或包膜外可发现因受压而变性的残留神经纤维。

【鉴别诊断】　神经鞘瘤常需与平滑肌瘤、纤维型脑膜瘤作鉴别诊断，组织形态中存在的 A、B 区、PTAH 染色和免疫组化均有助于它们的鉴别。

大多数神经鞘瘤经切除治愈，少数发生于脑干、脊髓或主要神经干等部位者，因粘连紧密而不易切净，数年后会复发，一般仍为良性。但有极少数瘤经多次复发后，则恶变成恶性周围神经鞘膜瘤。

（王东林）

思考题
1. 掌握血管母细胞瘤、髓母细胞瘤的临床及病理特点？

2. 了解中枢神经系统肿瘤的发病性别、年龄、部位特点？掌握此系统肿瘤的组织结构特征？

3. 掌握星形细胞瘤 WHO 分级及神经系统肿瘤的 WHO 分类？

4. 弥漫浸润型星形细胞瘤有哪些类型？各型有何主要形态学特征？

5. 毛细胞型星形细胞瘤、多形性黄色星形细胞瘤的诊断依据是什么？

6. 少突胶质细胞肿瘤、室管膜肿瘤有哪些类型？掌握各型的病理学特征？

7. 如何区别脉络丛乳头状瘤和脉络丛乳头状癌？

8. 掌握脑膜瘤的分型及各型的临床、病理特点？

第 14 章 内分泌系统

第一节 垂 体

一、解剖、胚胎组织学

（一）解剖学

垂体位于丘脑下部的腹侧，为一卵圆形小体。垂体可分为腺垂体和神经垂体两大部分。神经垂体由神经部和漏斗部组成。垂体借漏斗连于下丘脑，呈椭圆形，位于颅中窝、蝶骨体上面的垂体窝内，外包坚韧的硬脑膜。腺垂体包括远侧部、结节部和中间部；位于后方的神经垂体较小，由第三脑室底向下突出形成。

（二）胚胎学

垂体是由外胚叶原始口腔顶部向上突起的颅颊囊与第三脑室底部间脑向下发展的漏斗和小泡两者结合而成，位于丘脑下部的腹侧，为一卵圆形小体。成人垂体大小约为 1.0cm×1.5cm×0.5cm，重约 0.5～0.6g，妇女妊娠期可稍大。垂体是身体内最复杂的内分泌腺，所产生的激素不但与身体生长发育有关，且可影响内分泌腺的活动。

（三）组织学

腺垂体细胞排列成互相吻合的索状或巢状，周围被基膜、网织纤维和毛细血管网分割。在 HE 染色切片中，依据腺细胞着色的差异，可将其分为嗜色细胞和嫌色细胞两大类。嗜色细胞又分为嗜酸性细胞和嗜碱性细胞两种。应用电镜及免疫细胞化学技术，可观察到各种腺细胞均具有分泌蛋白类激素细胞的结构特点，而各类腺细胞胞质内颗粒的形态结构、数量及所含激素的性质存在差异，可以此区分各种分泌不同激素的细胞，并以所分泌的激素来命名。

1. 嗜酸细胞 数量较多，呈圆形或椭圆形，直径 14～19μm，胞质内含嗜酸性颗粒，一般较嗜碱性细胞的颗粒大。嗜酸性细胞分两种：

（1）生长激素细胞（somatotroph，STH cell）：数量较多，电镜下见胞质内含大量电子密度高的分泌颗粒，直径 350～400nm。此细胞合成和释放的生长激素（growth hormone，GH；或 somatotropin）能促进体内多种代谢过程，尤其能刺激骺软骨生长，使骨增长。在幼年时期，生长激素分泌不足可致垂体侏儒症，分泌过多引起巨人症，成人则发生肢端肥大症。

（2）催乳激素细胞（mammotroph，prolactin cell）：男女两性的垂体均有此种细胞，但在女性较多。在正常生理情况下，胞质内分泌颗粒的直径小于200nm；而在妊娠和哺乳期，分泌颗粒的直径可增大至 600nm 以上，颗粒呈椭圆形或不规则形，细胞数量也增多并增大。此细胞分泌的催乳激素（mammotropin 或 pro-lactin）能促进乳腺发育和乳汁分泌。

2. 嗜碱细胞 数量较嗜酸性细胞少，呈椭圆形或多边形，直径 15～25μm，胞质内含嗜碱性颗粒。颗粒内含糖蛋白类激素，PAS 反应呈阳性，嗜碱性细胞分三种：

（1）促甲状腺激素细胞（thyrotroph，TSH cell）：呈多角形，颗粒较小，直径 100～150nm，分布在胞质边缘。此细胞分泌的促甲状腺激素（thyrotropin 或 thyroid stimulating hormone，TSH）能促进甲状腺激素的合成和释放。

（2）促性腺激素细胞（gonadotroph）：细胞大，呈圆形或椭圆形，胞质内颗粒大小中等，直径 250～400nm。该细胞分泌卵泡刺激素（follicle stimulating hormone，FSH）和黄体生成素（luteinizing hormone，LH）。应用电镜免疫细胞化学技术，发现上述两种激素共同存在于同一细胞的分泌颗粒内。卵泡刺激素在女性促进卵泡的发育，在男性则刺激生精小管的支持细胞合成雄激素结合蛋白，以促进精子的发生。黄体生成素在女性促进排卵和黄体形成，在男性则刺激睾丸间质细胞分泌雄激素，故又称间质细胞刺激素（interstitial cell stimulating hormone，ICSH）

（3）促肾上腺皮质激素细胞（corticotroph，ACTH cell）：呈多角形，胞质内的分泌颗粒大，直径 400～550nm。此细胞分泌促肾上腺皮质激素（adrenocorti-cotropin，ACTH）和促脂素（lipotropin 或 lipotrophic hor-mone，LPH）。前者促进肾上腺皮质分泌糖皮质激素，后者作用于脂肪细胞，使其产生脂肪酸。

3. 嫌色细胞 细胞数量多，体积小，呈圆形或多角形，胞质少，着色浅，细胞界限不清楚。电镜下，部分嫌色细胞胞质内含少量分泌颗粒，因此认为这些细胞可能是脱颗粒的嗜色细胞，或是处于形成嗜色细胞的初期阶段。其余大多数嫌色细胞具有长的分支突起，突起伸入腺细胞之间起支持作用。

二、垂体腺瘤

【概况】 垂体肿瘤约占颅内肿瘤的 10%～15%，常发生于成人，儿童少见，没有明显的性别差异。近年来，随着放射免疫测定、影像学技术和显微外科等技术的应用，垂体肿瘤的发生率有所上升。垂体腺瘤来源于腺垂体细胞，最常见于蝶鞍区。由于异位的腺垂体细胞可以发生于间脑的漏斗部、垂体柄和鼻咽与垂体窝之间的蝶骨，垂体腺瘤也可以出现在上述某一部位。

垂体腺瘤患者可能出现高激素的临床特征，然而，垂体腺瘤的共同特征是许多大腺瘤产生的肿块效应,这些症状包括颅内肿块症状,如头痛、视野紊乱、视野缺失、甚至视力完全消失。相反,垂体机能低下的症状和体征常见,其发作很隐匿,所以患者极少因性腺、甲状腺或肾上腺功能衰竭而就医。垂体腺瘤可以向下浸润鼻旁窦,向两侧浸润静脉窦(压迫颅神经导致眼肌麻痹)、向上浸润脑实质。

【分类】 依据组织学形态、免疫组织化学、超微结构以及生物化学、影像学及手术所见等综合考虑对垂体腺瘤进行分类。

1. 影像学分类 垂体腺瘤的影像学分类中将直径≤1cm 的腺瘤称为微腺瘤(microadenomas),较大的肿瘤称为大腺瘤(macroadenomas),>4cm 者称巨大腺瘤,后者非常少见。微腺瘤的影像学分级:0 级,鞍内微腺瘤,鞍区表现正常;Ⅰ 级,鞍内腺瘤,蝶鞍轻度增大;大腺瘤的分级自Ⅱ~Ⅳ级,Ⅱ 级,蝶鞍弥漫增大而无骨质侵蚀,Ⅲ 级,有局灶性骨侵蚀,Ⅳ 级,有广泛的骨侵蚀,包括颅底和鞍外结构。MRI 可精确地确定肿瘤三维结构的大小和浸润的范围,垂体的诊断性影像为影像的横切部分,借助多层重建功能和明显的软组织对比,MRI 是最佳的影像技术。

2. 功能性分类 见表 14-1。

表 14-1 垂体腺瘤的功能性分类

(1)内分泌功能亢进

　肢端肥大症/巨人症:血清生长激素/胰岛素样生长因子水平升高

　泌乳激素过高症和后遗症

　Cushing 病伴 ACTH 和皮质醇水平升高

　甲状腺功能亢进伴不当的促甲状腺激素分泌

　卵泡刺激素/黄体生成素/α 亚单位水平明显升高

　由多激素肿瘤或双腺瘤产生过多的多种激素

(2)临床无功能性

　不能明确所产生或释放的激素

　所产生的激素或激素片段不能引起临床症状:卵泡刺激素/黄体生成素/α 亚单位产生正常情况下可引起临床症状或体征的激素但实际上无临床或生物学表现:静止性的

　ACTH 或生长激素腺瘤

续表

　无生物活性的激素片段或激素产物

(3)功能状态未定型

3. 免疫表型分类 见表 14-2。

表 14-2 垂体腺瘤类型

腺瘤类型	免疫表型
疏颗粒型生长激素细胞腺瘤	GH,SU,PRL
密颗粒型生长激素细胞腺瘤	GH,α-SU,PRL,TSH
疏颗粒型泌乳激素细胞腺瘤	PRL
密颗粒型泌乳激素细胞腺瘤	PRL
混合性(GH 细胞+PRL 细胞)腺瘤	GH,α-SU,PRL,TSH
泌乳生长激素细胞腺瘤	GH,α-SU,PRL,TSH
嗜酸性干细胞腺瘤促	PRL,GH
促肾上腺皮质激素细胞腺瘤	ACTH
促甲状腺激素(TSH)细胞腺瘤	TSH,α-SU
促性腺激素细胞腺瘤	FSH,LH,α-SU
静止性促肾上腺皮质激素腺瘤,亚型 1	ACTH
静止性促肾上腺皮质激素腺瘤,亚型 2	β~内啡肽,ACTH
静止性腺瘤,亚型 3	无
零细胞腺瘤	FSH,LH,α-SU,TSH
多功能细胞瘤	FSH,LH,α-SU,TSH
未分类	NA

【诊断依据】 ①大体检查,垂体腺瘤通常实性,较软。依据血管丰富的程度颜色从灰色到红色。可以发生囊性变、出血和坏死。肉眼特征是肿瘤位于蝶鞍内和鞍上区。腺瘤浸润可以被影像学证实或在外科手术时直接看到,如果标本足够大的话在组织学检查时也可证实。②垂体腺瘤多数由单形性增生的细胞组成,瘤细胞核圆形、大小一致,纤细点彩状染色质、核仁不明显,中等量胞质(图 14-1)。③一般来说,大多数腺瘤不见核分裂。Ki-67 指数常<3%。有些腺瘤有非典型的形态特征提示有侵袭性行为,如浸润性生长。其他的特征包括核分裂指数升高、Ki-67 标记指数>3% 和弥漫性 P53 阳性表达。④免疫组化:这些特征包括,突触素(syn)总是阳性,嗜铬素 A(CgA)和高分子角蛋白阳性率低。

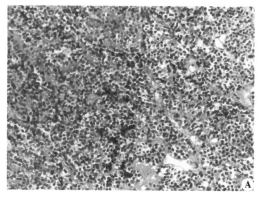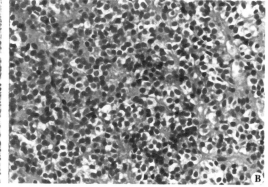

图 14-1　垂体腺瘤：细胞形态较单一，核圆形或卵圆形，大小一致，染色质点彩状
A. HE×100；B. HE×400

（一）PRL 细胞腺瘤（prolactin producing adenoma）

【概况】　PRL 腺瘤系最常见的前部垂体肿瘤，与高催乳素血症有关，血清 PRL 水平与肿瘤大小平行。在育龄期妇女，泌乳素瘤通常处于微小腺瘤阶段，而在男性和较年长的女性，催乳素瘤可以体积大，侵犯脑膜多见，通常超过蝶鞍的范围。巨大 PRL 腺瘤和癌几乎都发生于男性。

【诊断依据】　①PRL 腺瘤大部分质地软而一致、红至棕色，可以此与正常前叶组织区分。大腺瘤内可见纤维化和囊性变。②镜下肿瘤细胞呈嫌色性或略嗜酸性，PAS(-)，一般弥散排列，少数为乳头型，一些肿瘤出现显著的间质玻璃样变，大约 1/5 的病例显示微小钙化。③内分泌性淀粉样物质是 PRL 腺瘤常见的特征。④电镜下可见淀粉样物质在细胞内或细胞外呈"束状""沉积"或形成细胞外大球体，是这种肿瘤的病变特征。催乳素免疫阳性反应主要存在于核周区，相当于高尔基复合体区，出现"新月形"图像。⑤超微结构观察，细胞不规则，形成互相交错的指状突起。RER 丰富，排列成漩涡状是这种肿瘤的典型结构。分泌颗粒稀少，直径 150～300nm。⑥实验室检查，PRL 血浆水平超过 200ng/ml 即可考虑 PRL 腺瘤的诊断。

（二）GH 细胞腺瘤（growth hormone producing adenoma）

【概况】　生长激素腺瘤是巨人症最常见的原因，见于年轻患者。稀疏颗粒型生长激素和嗜酸性干细胞腺瘤年轻男性略多。肢端肥大症状常见于 25～35 岁。然而，由于临床过程十分隐匿，其诊断和治疗常常被延期。GH 肿瘤约占所有外科切除垂体腺瘤的 25%～30%，肿瘤主要为单发，多发者少见。

【诊断依据】
1）致密颗粒型生长激素腺瘤：①胞质颗粒丰富，染色强嗜酸性。②免疫染色显示弥漫分布，很像正常的生长激素。③在血清 GH 水平和肿瘤细胞的激素染色标志之间没有明确相关的关系。④超微结构特征是具有丰富的直径 300～600nm 的大球形分泌颗粒。

2）稀疏颗粒型生长激素腺瘤：①HE 染色是嫌色性的。②免疫染色缺乏 GH。③电镜下，分泌颗粒直径 100～300nm。④正常高尔基体的分布区域被缠绕的中间丝束所占据，其角蛋白和泛素免疫反应阳性。这些纤维小体是稀疏颗粒型 GH 腺瘤的特征。

一般认为两种 GH 细胞腺瘤是同一种肿瘤的不同亚型。然而从临床的角度区别两种类型是重要的，因为预后不同。致密颗粒型 GH 细胞腺瘤生长缓慢，分化程度高，常发生于年纪较大的患者，手术后复发率低。相反，稀疏颗粒型肿瘤体积大，发生在较年轻患者，生长较快，常见局部浸润和复发。

（三）混合性 PRL 和 GH 腺瘤

【概况】　肢端肥大症是一组异质性的垂体腺瘤，产生 GH 和 PRL 的临床表现。一般认为，产生 GH 的肿瘤细胞可以转化为产生促泌乳素而最终形成催乳素。对产生 GH 和 PRL 的垂体腺瘤进行 GH 与 PRL 基因表达和免疫反应研究提示，生长激素、催乳生长激素和混合性腺瘤相互混合关系密切。它们都由一个前体细胞衍生而来，这个前体细胞具有通过双激素的中间状态——催乳生长激素向生长激素或催乳素细胞样分化。确切诊断这些肿瘤需要免疫组化双重标记、电镜和原位杂交。

1. 混合性 GH 细胞—PRL 细胞腺瘤
【诊断依据】　①比单纯的 GH 细胞腺瘤具有攻击性。②患者有血清 GH 水平升高和不同程度的高催乳素血症。③免疫组织化学显示为双性的肿瘤，GH 和 PRL 是由不同细胞产生，这些细胞随机分布；④这种肿瘤最常见的组合是致密颗粒型 GH 细胞和稀疏颗粒型 PRL 细胞同时存在。

2. 生长催乳激素细胞腺瘤

【诊断依据】 ①伴有肢端肥大症和轻度高催乳素血症,生长缓慢。②这种强嗜酸性腺瘤 GH 免疫反应强阳性而 PRL 反应不一。③应用免疫双标技术,发现生长催乳激素细胞分泌颗粒中含有 GH 和 PRL 两种激素。④电镜特征为分泌颗粒大而多形性,排出的分泌物质保持高电子致密度的特点。

3. 嗜酸性干细胞腺瘤

【诊断依据】 ①嗜酸性干细胞腺瘤具有 GH 和 PRL 细胞的超微结构特征:线粒体聚集,出现巨大线粒体,这是该肿瘤的诊断性特征,其他任何腺瘤不出现此特征。此外,可见到中间丝形成的纤维小体。分泌颗粒稀少,体积小,150~200nm。②免疫组化显示 PRL 阳性,而 GH 很弱或阴性。纤维小体低分子细胞角蛋白阳性。

(四) ACTH 细胞腺瘤(ACTH producing adenoma)

【概述】 促肾上腺皮质激素腺瘤是临床和生物学行为异质性的一组肿瘤,约占所有垂体腺瘤 10%~15%。肿瘤的体积直径 4~6mm。ACTH 腺瘤是鞍内肿瘤,无明显的部位分布。由于外科标本体积过小使得诊断很困难甚至无法诊断。

【诊断依据】 ①光镜下肿瘤细胞排列成有特色的小梁状或窦状结构,嗜碱性,很少是嫌色性的。②多数腺瘤 PAS 强阳性。免疫组化显示肿瘤表达 ACTH、β~LPH 和 β~内啡肽。激素免疫反应的强度各不相同,嫌色性腺瘤可能弱或局灶阳性,而嗜碱性腺瘤强阳性。低分子量细胞角蛋白免疫组化鉴定为中间丝。③超微结构:分泌颗粒可沿细胞膜聚积或在胞质中散布。直径 200~700nm 不等。核周有直径 70nm 的微丝是 ACTH 瘤的重要诊断特征。④在典型的病例中可见整个胞质发生 Crooke 玻璃样变。

(五) 产生糖蛋白激素腺瘤

【概述】 垂体产生糖蛋白激素的细胞是促性腺激素和促甲状腺素细胞。这些细胞正常时合成异二聚体型的激素,该激素由各成员均有的 α-亚单位及决定特异性生化、免疫和功能特性的 β-亚单位构成。促性腺激素瘤和促甲状腺素腺瘤异常的激素合成导致大量 α-亚单位产生,可以作为糖蛋白激素腺瘤的诊断指标和治疗后的监测指标。

1. TSH 细胞腺瘤(TSH producing adenoma)

【概况】 TSH 细胞腺瘤是垂体腺瘤中最少见的类型,仅占全部肿瘤的 1%。肿瘤通常很大,但少数可以是微腺瘤。

【诊断依据】 ①肿瘤由细胞界限不清的嫌色细胞组成,有不同程度的核多形性。大多数肿瘤显示实体性或窦型结构,间质纤维化相当常见,偶见砂粒体。②PAS 染色显示强阳性,与溶酶体相应的胞质小球瘤细胞显示不同强度的 α-SU 和 β-TSH 免疫反应。免疫组化或原位杂交检测,有时可显示瘤细胞对 GH 和(或)PRL 多激素反应。③超微结构,许多促甲状腺激素肿瘤分化好,细胞有微小的颗粒,与非腺瘤增生的 TSH 颗粒很相似。

2. 促性腺激素腺瘤(gonadotropin producing adenoma)

【概况】 约占全部垂体腺瘤的 6%。常见于男性,女性少见。这种肿瘤生长缓慢,肉眼无浸润,一般体积大,易发生视力障碍、垂体功能低下及头痛。垂体卒中较其他类型多见。肿瘤很少出现血中促性腺激素水平增高。

【诊断依据】 ①肿瘤性促性腺激素细胞分泌颗粒很少,常规染色显示是嫌色性的。②多数促性腺素腺瘤由一致的高的有极性细胞组成,细胞形成围血管具有特征性假菊形团的窦样结构,另一种为十分明确的乳头状的结构,尽管很少见。十分少数的肿瘤呈弥漫性生长。③超微结构分泌颗粒平均直径 150nm。④仅少数病例显示出对这两种激素的普遍阳性表达。最常表现的是斑点状、不均匀,大的阳性或完全阴性区域交替的免疫活性克隆性分布,由于组织固定、抗体和免疫标记方法的差异,免疫组化的结果有很宽的可变性。

(六) 多激素腺瘤(plurihormonal adenomas)

【概况】 产生两种或更多激素的垂体腺瘤称为多激素腺瘤。可以是同一个肿瘤细胞产生多种激素,也可以由多种细胞克隆构成一个肿瘤,每种细胞产生不同的激素。大多数多激素腺瘤患者合并肢端肥大症(acromegaly)。多激素腺瘤在 GH 腺瘤中常见。约半数肿瘤含有 PRL、α-SU(糖蛋白激素亚单位),较少的有 β-TSH,不含 β-FSH 和 β-LH。这些激素的联合并不引起相关临床表现。

(七) 无功能细胞腺瘤

【概况】 这种肿瘤没有明显的临床和生化证据表明有激素产生,不显示激素的免疫反应或很微弱,电镜检查缺乏 5 种已知垂体细胞中任何一种的特征,仅有初级的高尔基复合体和稀少的分泌颗粒。这种肿瘤大多数是无功能细胞腺瘤,位于蝶鞍或鞍上,生长缓慢,好发于老年人,由于进行性视力丧失和垂体机能减退而就诊。

【诊断依据】 ①光镜下,无功能细胞腺瘤常为嫌色性,但也可出现不同程度的嗜酸性,肿瘤由多角形细胞组成,呈弥漫性或呈乳头状增生,常伴有假菊形团。②核多形性不明显,核分裂极少见。③无功能细胞腺瘤对垂体前叶激素和转录因子无免疫反应,但有些含有单个或成组的细胞对一种或多种垂体前叶激素免疫反应阳性,最常见的是 β-FSH、糖蛋白激素 α-SU,β-LH 少见。腺瘤显示 α-SU 或 β-SU 的免疫反应强于两个亚单位同时标记。它们常显示嗜铬素和突触素免疫反应。

三、不典型腺瘤

【诊断依据】 形态特点是核分裂指数升高,可以找到或>2/10HPF,Ki-67 指数>3%。可能具有侵袭性或潜在的复发性。15%不典型腺瘤表达 P53。

【鉴别诊断】 良性腺瘤亦可侵犯垂体实质、腺周硬脑膜或邻近的骨和软组织,所以不典型腺瘤不是基于肿瘤的侵袭性而是根据核分裂、Ki-67 指数和 P53 表达。

四、垂 体 癌

【概况】 当垂体腺瘤侵犯破坏周围硬脑膜及骨组织时称为侵袭性腺瘤。诊断癌的指标是出现转移。垂体癌一般起始为垂体腺瘤,可引起种种激素异常,或临床上无功能。只有出现转移或侵犯脑组织才能确诊为癌。大多数垂体癌是大的而且浸润鞍区结构或脑组织。可通过脑脊液,也可经脑、脊髓在中枢系统中播散。全身转移常为血源性,经海绵窦和颈静脉,主要累及肝、肺和骨。其他部位包括肾上腺,甚至卵巢或心脏。由于垂体区缺乏淋巴回流,颈部淋巴结累及罕见。

【诊断依据】 ①无特殊的改变,可出现细胞密集、坏死、出血、核分裂增多、核异型性明显,ki-67 指数高,可高达 12%,而腺瘤仅为 1% 左右,侵袭性腺瘤约 4.5%;但亦有的垂体癌 Ki-67 指数在腺瘤范畴内。②上述这些都并非垂体癌的确诊依据,其诊断的唯一金标准是出现转移;③免疫组化:除 NSE、Syn、CgA 阳性外,根据肿瘤的不同可显示出不同激素的阳性表达。

第二节 松 果 体

一、解剖及胚胎组织学

(一)解剖学

松果体为红褐色小体,因形如松果而得名。松果体大小约 10~14mm。松果体位于中线区,附着于第三脑室后方上部,下方为中脑顶盖与上丘,上方为胼胝体压部与 Galen 静脉。

(二)胚胎组织学

胚胎 2 个月时,松果体以憩室的形式起源于间脑第 3 脑室顶部。成年型松果体悬挂于第三脑室顶后部的柄上。松果体分泌褪黑素,并与生物钟节律有关。松果体由 95%的松果体细胞与 5%的星形胶质细胞构成,这些细胞由纤维血管间质分隔成小叶结构。松果体细胞为视网膜杆、球细胞相关的特化性神经元。

二、松果体细胞肿瘤

(一)松果体细胞瘤(pinealocytoma)

【概况】 松果体细胞瘤生长缓慢,为 WHO 分级 I 级,占松果体实质肿瘤的 14% ~60%。该肿瘤可以发生于任何年龄,但是以 23~35 岁为多见,无性别差异。预后好,5 年生存率可达 86%,部分研究报道肿瘤可由脑脊液种植或播散。

【诊断依据】 ①松果体细胞瘤由体积小、形态一致、呈分叶状,由分化成熟的松果体细胞构成。②肿瘤细胞排列成片状或模糊的结节状,并可见大量的菊心团样结构为其重要的特征。

(二)中分化松果体实质肿瘤(pineal parenchymal tumour,PPT)

【概况】 中分化松果体实质细胞瘤并被定为 WHO 分级 II 或 III 级。该肿瘤占所有松果体实质肿瘤 20%以下,可发生于任何年龄,但发病高峰为成人。肿瘤罕见,少量报道的病例其生物学行为表现并不一致。

【诊断依据】 ①PPT 大体形态与松果体细胞瘤相似。病变边界清晰,无坏死;②镜下可见肿瘤细胞形态单一,密度中等,并形成小菊形团,细胞可有轻度异型性,但是核分裂象少见,介于松果体细胞瘤与松果体母细胞瘤之间。

(三)松果体母细胞瘤(Pineoblastoma)

【概况】 松果体母细胞瘤为高度恶性 WHO 分级 IV 级肿瘤,占松果体实质肿瘤 45%。可发生于任何年龄,最常见于 20 岁以前,儿童常见,男性略多见。常浸润周围正常组织,并可通过脑脊液播散。预后较差,5 年生存率为 58%。

【诊断依据】 ①肿瘤细胞密集,类似于小细胞胚胎性或原始神经外胚层肿瘤。②细胞成圆形或不规则形,核浆比例高,细胞界限不清。③弥漫分布,可见菊心团样结构,坏死多见,核分裂象不一。

（四）生殖细胞肿瘤

【概况】 生殖细胞肿瘤占所有头颅肿瘤的1%~2%，90%患者小于20岁。在组织学及遗传学上，中枢神经系统生殖细胞肿瘤与卵巢无性细胞瘤及睾丸精原细胞瘤类似。50%~65%颅内生殖细胞肿瘤发生于松果体区，25%~35%位于鞍上区。松果体区肿瘤男性发生率比女性多10倍，而鞍上区肿瘤无性别差异。虽然脑脊液播散及邻近结构侵犯比较常见，但是预后较好（5年生存率至少90%），并且病变对放疗敏感。

【诊断依据】 ①肿瘤边界清晰，其内具有两种细胞：淋巴细胞与大多形角原始生殖细胞。②生殖细胞瘤可分为两类：单纯生殖细胞瘤与生殖细胞瘤伴合体滋养层细胞肿瘤。后者复发率较高，长期生存率降低，HCG水平升高。

第三节 甲 状 腺

一、解剖及胚胎组织学

（一）解剖学

甲状腺形如"H"，棕红色，分左右两个侧叶，中间以峡部相连。两侧叶贴附在喉下部和气管上部的外侧面，上达甲状软骨中部，下抵第六气管软骨处，峡部多位于第二至第四气管软骨的前方。有时自峡部向上伸出一个锥状叶，长短不一，长者可达舌骨，为胚胎发育的遗迹，常随年龄而逐渐退化，故儿童较成年人为多。

（二）胚胎学

原基作为中线结构出现于胚胎中，其位置对应于成人舌盲孔。从这儿开始，甲状腺原基作为甲状舌管的组成部分沿中线下降后到达颈中部。随后，第二鳃弓形成舌骨。甲状舌管通常位于舌骨前并被舌骨分为舌骨上和舌骨下两部分。正常情况下，甲状舌管闭锁并消失，约40%的正常个体留作甲状腺锥状叶残迹。同时，甲状腺原基向两侧扩展形成甲状腺叶。镜下，胚胎第9周滤泡细胞形成条索及细胞板，第10周出现小的滤泡腔，第12周可见明显的类胶质。第14周，腺体由发育良好的滤泡构成，腺腔内含有甲状腺球蛋白阳性的类胶质。

（三）组织学（图14-2）

1. 滤泡（follicle） 镜下滤泡是由单层排列的甲状腺滤泡上皮细胞（follicular epithelial cell）构成，其内充满胶状液体的泡状结构。滤泡直径为0.02~0.9mm，呈圆形、椭圆形或不规则形。滤泡上皮细胞

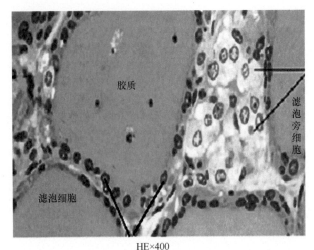

图14-2 甲状腺正常组织结构

的形态和滤泡内胶状液体的量与其功能状态密切相关。一般情况下，滤泡上皮细胞呈立方形。当甲状腺功能旺盛时，细胞变高呈柱状，可见细胞分裂现象，滤泡内胶状液体变少。当甲状腺功能低下时，滤泡上皮细胞变矮呈扁平状，而胶状液体增加。滤泡内胶状液体是甲状腺球蛋白，呈嗜酸性均质状着色，PAS反应呈阳性，说明是一种糖蛋白，由滤泡上皮细胞分泌。

免疫组化显示类胶质及滤泡细胞胞质均能表达甲状腺球蛋白（rhyroglobulin）、三碘甲状腺原氨酸（triiodothyronine，T3）和甲状腺素（thyroxine，T4）。甲状腺球蛋白是其中最有用的标记物，尤其是用单克隆抗体进行检测时，嗜酸性细胞阳性程度较弱。滤泡细胞还表达低分子量角蛋白、上皮膜抗原（epithelial membrane antigen，EMA）以及波形蛋白（vimentin）。滤泡位于基膜上，后者能与层粘连蛋白（laminin）及Ⅳ型胶原进行免疫反应

2. 滤泡旁细胞（parafollicular cell） 滤泡旁细胞又称C细胞，成团积聚在滤泡之间，少量镶嵌在滤泡上皮细胞之间，其腔面被滤泡上皮细胞覆盖，细胞体积较大，在HE染色标本下，胞质稍淡。用镀银法可见基底部胞质内有嗜银颗粒，颗粒内含有降钙素，以胞吐的方式分泌。降钙素是一种多肽，通过促进成骨细胞分泌类骨质、钙盐沉着和抑制骨质内钙的溶解使血钙降低。有报道，哺乳类滤泡旁细胞内还含有生长抑素、去甲肾上腺素、P物质和血管活性肠肽（vasoactive intestinal peptide，VIP）等。

电镜下，C细胞含有许多具有致密核心的神经内分泌型颗粒。Grimelius反应显示细胞嗜银性，甲苯胺蓝染色呈异染性，铅苏木素染色阳性。

免疫组化阳性表达的有降钙素、Katacalcin、降钙素基因相关肽、神经元特异性烯醇化酶（neuron~speclfic enolase，NSE）、嗜铬素A和B、分泌素Ⅱ（secretogranin Ⅱ）以及突触素（synaptophysin）。C细胞还可

以表达癌胚抗原(carcinoembryonic antigen, CEA),只是阳性程度低于髓样癌。

二、先天异常

(一)甲状舌骨囊肿(thyroglossal duct cyst)

【概况】 甲状舌管异常(thyroglossal duct anomalies)

是甲状舌管局限性持续存在的结果,它可以窦道的形式通往舌盲孔或通往胸骨上切迹皮肤组织,也可表现为盲管结构。被覆上皮分泌可造成囊性扩张,当囊性改变突出时称为甲状舌管囊肿,位于颈中线舌骨区。

【诊断依据】 ①囊肿被覆假复层纤毛上皮或鳞状上皮,周边间质中常见黏液腺和甲状腺滤泡。②常常继发炎症,尤其是伴有窦道的病例,其结果是被覆上皮可能部分脱落,间质有炎症细胞浸润(图14-3)。③存在于甲状舌管异常中的甲状腺组织可以发生恶性变,几乎总是恶变为乳头状癌。手术后预后极好,无需切除甲状腺。

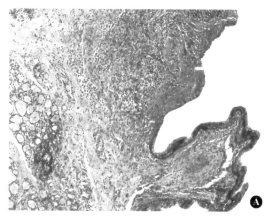
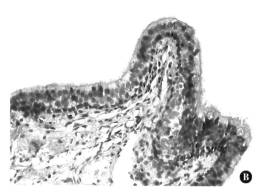

图14-3 甲状舌管囊肿:被覆纤毛柱状上皮(部分上皮脱落),囊壁可见甲状腺组织,间质炎症细胞浸润
A. HE×100;B. HE×200

(二)鳃囊异常(branchial pouch anomaly)

【概况】 鳃囊异常与甲状腺并无直接关系,因其发生部位紧靠甲状腺,故在此一并讨论。鳃囊异常可表现为开放性瘘管、单纯性窦道、封闭性囊肿或形成软骨岛。它们位于颈前外侧,确切位置取决于病变累及的具体鳃裂。第一鳃囊异常发生于耳前区或下颌骨后半部分的下方,并可与外耳道相连。第二鳃囊异常正好位于颈中部胸锁乳突肌前,可以在扁桃体上皱襞附近与咽形成开放性通道。第三及第四鳃囊位于下颈部,胸骨上或锁骨上区。部分病例曾被误认为气管源性囊肿。

【诊断依据】 ①这些囊肿或瘘管通常被覆鳞状上皮,但纤毛柱状上皮也很常见;上皮下有丰富的淋巴组织,常伴有生发中心形成。位于下颈部的囊肿还可含黏液腺、浆液腺和皮脂腺。②继发感染后可使镜下所见复杂化。鳃裂囊肿可以发生鳞癌,但非常罕见。颈侧部含有鳞状细胞癌的任何囊性肿物,必须考虑为淋巴结转移癌有囊性退变。③鳃囊残留有时以异位的软骨、胸腺组织或实性细胞巢的形式出现于甲状腺内。

三、甲状腺炎症性疾病

(一)急性甲状腺炎(acute thyroiditis)

【概况】 急性甲状腺炎通常为感染性炎。它可继发于上呼吸道及上消化道感染(如咽炎、扁桃体炎)、扩散型脓毒症或颈部开放性创伤。急性甲状腺炎易感人群是营养不良的婴儿、身体虚弱的老人、免疫功能受损的病人。最常见的致病菌有溶血性链球菌、金黄色葡萄球菌和肺炎球菌。

【诊断依据】 ①急性甲状腺炎镜下改变主要是中性粒细胞浸润及组织坏死。②可为化脓性炎亦可为非化脓性炎,化脓性炎有时可进展为脓肿。

(二)亚急性甲状腺炎(subacute thyroiditis)

【概况】 亚急性甲状腺炎又称肉芽肿性甲状腺炎,主要发生于中年妇女,伴有咽喉痛、吞咽痛以及触诊时甲状腺区明显压痛,常有发热和不适。一旦最初的症状消退,可能发生压迫症状和(或)轻微的甲状腺功能低下。然而大多数病例症状可以完全消退。由于有时病变呈不对称性累及腺体,临床易将此病误认为癌。本病病因不清,临床及流行病学常常提示病毒感染可能是发病原因,但尚无定论。

【诊断依据】 ①大体检查:病变通常累及整个腺体,但常呈不对称性增大。在典型的病例中,腺体肿大大约为正常时的2倍。在疾病后期,受累腺体质地坚硬。但与Riedel甲状腺炎不同,肉芽肿性甲状腺炎几乎不与周围组织粘连。②镜下表现:明显的炎症区域和含异物巨细胞的肉芽肿均可见到。这些肉芽肿的特征是围绕滤泡,而多核巨细胞(多数为组织细胞来源)的特征则为吞噬类胶质。肉芽肿没有明显的特殊之处,没有干酪样坏死。还可见到纤维化区域通常呈片块状分布。在同一腺体中可以见到不同阶段的病变。晚期病变CA199免疫反应呈强阳性,而肉芽肿中心CEA阳性则是急性期的一个特征(图14-4)。

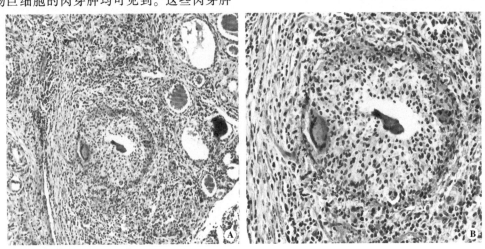

图14-4 亚急性甲状腺炎:炎症性背景中可见含巨细胞的肉芽肿

A. HE×100;B. HE×400

(三) 桥本氏甲状腺炎(Hashimoto's thyroiditis)

【概况】 主要发生于40岁以后的妇女。表现为甲状腺弥漫性实性增大,有时伴有气管或食管压迫症状。发病初期可伴有轻度甲状腺功能亢进,随后出现甲状腺功能低下。手术时甲状腺易与其他结构分离。位于甲状腺及气管间的筋膜有时可轻度增厚,但没有明显的粘连。由于病变腺体质地坚硬,易与癌混淆,但病变弥漫、与周围组织没有粘连是区别于癌的有力证据。

【诊断依据】 ①大体检查:典型病例腺体弥漫增大,有些病例腺叶腺体增大更为显著,还有些病例呈明显的多结节外观。质地坚硬,但不像Riedel甲状腺炎那样坚硬如石。病变不向甲状腺外延伸。切面质脆,呈不明显或明显结节状,黄灰色,类似增生的淋巴结。类胶质不能清楚地辨认出来,没有坏死和钙化。②镜下表现:两种主要改变是间质淋巴细胞浸润和滤泡上皮嗜酸性变。淋巴组织分布于小叶内以及小叶周边,总是可见具有突出生发中心的大的淋巴滤泡(图14-5)。③可见浆细胞以及散在滤泡内的多核巨细胞。

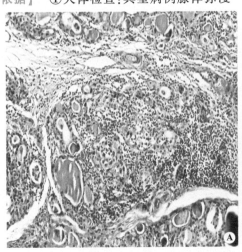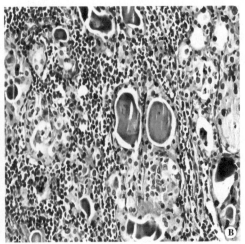

图14-5 桥本甲状腺炎:大量的淋巴细胞浸润,滤泡上皮显著的嗜酸性变

A. HE×100;B. HE×200

桥本甲状腺炎的并发症包括恶性淋巴瘤和白血病、乳头状癌以及嗜酸性细胞肿瘤。因为以上三种肿瘤分别由构成桥本甲状腺炎的成分之一逐渐发展而来，要做到早期诊断是极其困难的。这可能是各家所报告的并发症数显著不同的原因，尤其是乳头状癌和嗜酸性细胞肿瘤。关于这一点，桥本甲状腺炎的细胞核有时出现显著的透明和重叠现象，人们想知道这一改变是否为乳头状癌的前(肿瘤前)期病变。髓样癌也可发生于桥本甲状腺炎，但这可能只是一种巧合。

（四）Riedel 甲状腺炎（Riedel's thyroiditis）

【概况】 Riedel 甲状腺炎又称为 Riedel 甲状腺肿、纤维性甲状腺炎以及侵袭性甲状腺炎，是一种非常少见的病变，累及成年及老年人，女性发病机会略高。临床表现为甲状腺肿大、境界不清，常伴有重度呼吸困难。肿大的甲状腺异常坚硬，像铁圈一样箍住颈部软组织，并可将气管压迫成缝隙状。临床上常被误认为是癌。与肉芽肿性甲状腺炎不同，Riedel 甲状腺炎不存在急性炎症过程、也无压痛。该病不累及局部淋巴结。

【诊断依据】 ①大体检查：病变不对称，仅累及甲状腺局限性区域，病变部分坚硬如石，难于切割。致密纤维束从甲状腺包膜延伸到邻近肌肉组织，以致手术时组织层次不清。切面结构完全消失的部位与几乎正常的甲状腺交错存在。②镜下表现：广泛玻璃样变的纤维组织完全取代受累区域的腺体。病变结缔组织也常直接侵犯邻近的骨骼肌。见不到巨细胞。炎症呈片块状分布，主要为淋巴细胞和浆细胞一类的单核细胞。有时还可见到嗜酸粒细胞聚集。被纤维化包裹的中等静脉管壁内可见炎症，这是一个重要的诊断特征（图 14-6）。

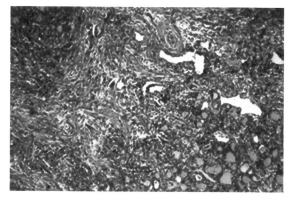

图 14-6 Riedel 甲状腺炎：可见大量增生活跃的纤维组织浸润甲状腺组织（HE×100）

【鉴别诊断】 主要应与纤维型桥本甲状腺炎进行鉴别，纤维型桥本甲状腺炎局限于甲状腺内，呈明显分叶状，伴有滤泡上皮广泛嗜酸性变。

四、甲状腺肿

（一）结节性甲状腺肿

【概况】 结节性甲状腺肿又称为结节性增生，分为地方性和散发性。地方性甲状腺肿主要与碘缺乏有关。

【诊断依据】 ①结节性甲状腺肿大小不一，有时可呈现巨大肿块，质量大于 2000g。肿瘤表面呈明显的结节状，切面结节大小不等，包膜不完整且厚薄不一。结节内出血坏死及囊性变常见，部分病例内可见纤维组织增生及钙化。②结节内滤泡大小不等，含有不等量的胶质。滤泡上皮扁平或立方，有时多个滤泡可融合成大的囊腔。③一些囊肿可呈现假乳头状结构，这些乳头被覆柱状上皮，亦可见到纤细的血管轴心，这时需要与甲状腺乳头状癌相鉴别（图 14-7）。

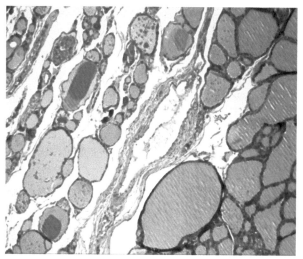

图 14-7 结节性甲状腺肿
（HE×200）

（二）Graves 病（Graves disease）

【概况】 Graves 病（又称为弥漫性毒性甲状腺肿以及突眼性甲状腺肿）主要发生在年轻的成年女性，表现为肌肉乏力、体重下降、突眼、易激惹、心动过速、甲状腺肿和明显的食欲增高。还可发生心房纤颤。后期的临床表现是局限性胫前黏液水肿和所谓的甲状腺性杵状指（thyroid acropachy）。Graves 病也可发生于儿童，是造成儿童甲状腺功能亢进最常见的原因。

【诊断依据】 ①实验室检查：结合型 T4、游离型 T4 或结合型 T3 水平升高。②大体检查：腺体呈轻到中度对称性、弥漫性增大，润泽而带有红色、质地与胰腺组织相近。切面均匀一致，灰色或红色取决于血供程度，病程较长者，腺体易碎，呈暗黄色。③镜下表现:滤泡高度增生,具有明显的乳头状突起,容易与乳头状癌混淆。被覆上皮呈柱状,核位于基底部,染色正常或浓染,胞质透亮,有时呈微小空泡状,含有糖原和脂肪。镜下还可见到数量不等的嗜酸性细胞,提示该病具有衍化为桥本甲状腺炎的可能。类胶质淡染呈现细小空泡状、类胶质与滤泡上皮邻接处呈扇贝样边缘。间质中淋巴细胞聚集伴有生发中心形成。病程较长者存在轻度纤维化(图14-8)。

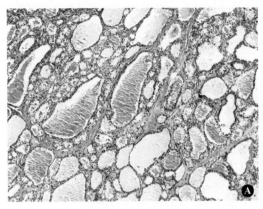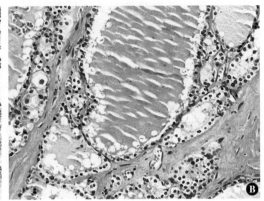

图 14-8 弥漫性毒性甲状腺肿:滤泡高度增生,滤泡上皮胞质透亮,类胶质呈细小空泡状
A. HE×100;B. HE×200

五、甲状腺腺瘤

【概况】 形态为单个有完整包膜的结节,直径一般在 4cm 以下,灰色或浅棕色,质软,肉样。大腺瘤常有出血、坏死、囊性变、纤维化和钙化。

【诊断依据】 组织学诊断标准(图14-9)为:①有完整的包膜;②腺瘤内滤泡及滤泡上皮细胞大小较一致;③腺瘤与周围甲状腺的实质不同;④压迫周围甲状腺组织。腺瘤与结节性甲状腺肿内单个的结节有时鉴别很困难。其区别可见表14-3。

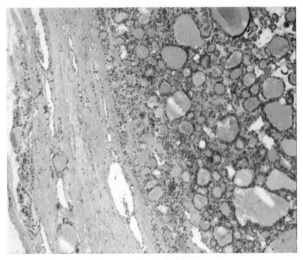

图 14-9 甲状腺腺瘤
(HE×200)

表 14-3 甲状腺腺瘤与结节性甲状腺肿的区别

鉴别要点	甲状腺腺瘤	结节性甲状腺肿
结节数量	一般单发	常为多发,也可单发
包膜	包膜完整,较厚,厚薄较一致	包膜不完整,厚,厚薄不均
滤泡结构	滤泡结构单一,大小一致	常混合两种(或者以上)滤泡结构
滤泡大小	一致,大多比正常小	滤泡大小不等,常比正常大
包膜内外的组织形态	包膜内外组织形态不一致,常围以被挤压的甲状腺组织	包膜内外组织形态一致,围以受挤压的弥漫性甲状腺肿组织
节内纤维	常无	常有

(一)滤泡性腺瘤

【概况】 滤泡性腺瘤是良性的、显示滤泡细胞分化证据的、具有包膜的甲状腺肿瘤。肿瘤可显示多样的结构,最常出现的是滤泡和梁状结构。瘤细胞呈立方、柱状或多角形,常有一致、深染的圆形核,尽管偶尔可见大的染色质增生的核,但核分裂罕见。肿瘤间质很少,由纤细的毛细血管血管化的间质(图14-10)。局灶性黏液变可见于包膜下区域。继发性改变比如间质水肿、纤维化、玻璃样变、出血、钙化、软骨化生、囊性变和梗死也可发现。

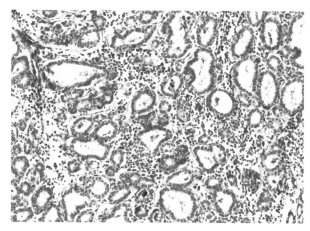

图 14-10 滤泡性腺瘤
（HE×200）

【组织学变型】

1. 嗜酸细胞腺瘤（oncocytic adenoma）

【诊断依据】 ①肿瘤为孤立性、边界清楚、有包膜，特征为独特的棕红色切面，常伴有中心区瘢痕。肿瘤尤其容易发生 FNAB 后梗死，但这种现象也可自然发生。②肿瘤由富于颗粒性嗜酸性胞质、大而明显的核仁、核淡染的细胞组成，罕见情况下核深染（图 14-11）。③与其他甲状腺滤泡腺瘤一样，嗜酸细胞腺瘤也有多种结构类型，它们自分化完好的滤泡至实性和（或）梁状结构。④胶质常致密，可形成类似砂粒体的结构。⑤可见灶性乳头状结构，偶尔几乎全是乳头状结构。⑥嗜酸细胞腺瘤多数表现为良性，但恶性的比例较一般滤泡性腺瘤为高。

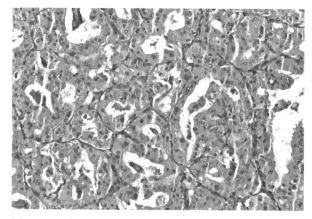

图 14-11 嗜酸细胞腺瘤：肿瘤细胞胞质内充满嗜酸性颗粒
（HE×200）

【鉴别诊断】

1）与嗜酸细胞乳头状癌，这种区别主要依赖确立肿瘤缺乏乳头状癌核特征。与嗜酸细胞滤泡癌的区别基于缺乏包膜和（或）血管浸润。

2）腺瘤样嗜酸细胞结节常与桥本（Hashimoto）甲状腺炎有关，与真性腺瘤区别困难。嗜酸细胞腺瘤由大的嗜酸性细胞构成，核大，核异型性明显。瘤细胞

排列成小梁状，偶尔可形成小滤泡，内含少量胶质。

2. 玻璃样变梁状肿瘤（HTT）

【诊断依据】 ①一种罕见的滤泡细胞来源的肿瘤，具有梁状结构和明显的小梁内玻璃样变。②HTT 系实性界限清楚、可能有薄的包膜包绕的上皮性肿瘤。③肿瘤表现梁状～腺泡状结构，瘤细胞为中等至大的、具有细颗粒状、嗜酸性、淡染或透明胞质，小梁内玻璃样物（PAS 阳性的基膜物质），瘤细胞呈多角形和梭形，核有明显的核沟、假包涵体和小的核仁，偶见核分裂，淡黄色的核旁胞质小体。砂粒体也可见。④瘤细胞排列成由纤细的纤维血管间质支持的窦状或整齐的梁状。PAS 阳性的玻璃样物类似淀粉样物，但是淀粉染色阴性。⑤胶质极少或缺乏。纤维间质的量少至中等。⑥免疫组化：TTF-1 和 TG 阳性，calcitonin 阴性。

3. 印戒细胞滤泡腺瘤

【诊断依据】 ①这种病变的特征为印戒肿瘤细胞具有分散的胞质空泡，胞核移至周边；②空泡 TG 免疫反应阳性，常染黏液样物质；③超微结构，瘤细胞显示由微绒毛衬覆的胞质内腔。

4. 滤泡腺瘤伴奇异型核（follicular adenoma with bizarre nuclei）

【诊断依据】 这一变型的特征是典型滤泡腺瘤内出现孤立的或呈小簇的具有大的深染核的奇异型肿瘤细胞。

（二）非典型腺瘤

【概况】 "非典型腺瘤"这个术语其涵义发生了变化，用于指那些显示高细胞密度、核非典型或少见的组织结构（如梭形细胞束），但充分取材缺乏血管和包膜浸润的滤泡腺瘤。尽管组织学上有令人担忧的表现，但是这种肿瘤总是延续一个良性过程。这个术语不鼓励使用。

【鉴别诊断】

1）区分滤泡腺瘤和腺瘤样结节（富于细胞性胶样结节）有时候是十分主观的。一般来讲，腺瘤样结节为多发性、缺乏完整的纤维包膜，组成滤泡类似周围的甲状腺组织。

2）区别滤泡癌和滤泡腺瘤唯一可靠的组织学特征是出现血管或包膜浸润，对任何可疑的病例为了找到这些特征，必须强调充分取材的重要性。包膜浸润应与先前细针穿刺活检的部位区分，后者最常见的表现为线性的通道恰好与包膜形成角度。血管内皮增生应与血管浸润鉴别，可应用内皮标记协助完成。总之，滤泡癌的纤维包膜常较滤泡腺瘤的包膜厚。

3）当一个假设为滤泡腺瘤描绘的肿瘤出现少见组织学特征时，如明显的纤维血管分隔、实性增生或

梭形细胞,应该除外髓样癌。发生于甲状腺内的甲状旁腺腺瘤可类似滤泡腺瘤的小滤泡型、透明细胞或嗜酸细胞型,细胞学(如,出现水样透明细胞)应当提供正确诊断的重要线索,这些线索可进一步由甲状旁腺激素和嗜铬素(CgA)免疫反应阳性证实。

4)与转移癌相鉴别。大多数甲状腺腺瘤为冷结节,少数可浓聚多量并伴甲亢,转移癌为 EMA、keratin 等阳性。

六、甲 状 腺 癌

(一)甲状腺乳头状癌

【概况】 是甲状腺最常见的恶性肿瘤,根据肿瘤的大小和浸润范围可分为三个类型:①微小乳头状癌:直径<1cm,平均5~7 mm。②甲状腺内;③甲状腺外。

【诊断依据】 (图 14-12)

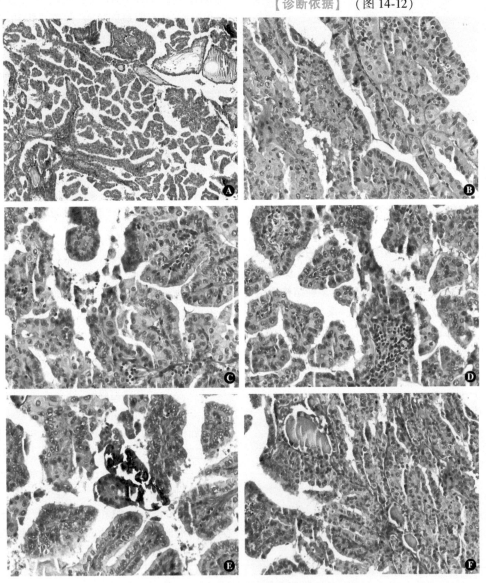

图 14-12 甲状腺乳头状癌

A. 流产型的乳头;B. 核密集重叠拥挤;C. 明显的核沟;
D. 核内包涵体;E. 砂粒体;F. 深染的胶质

经典型乳头状癌

诊断的主要标准	诊断乳头状癌的次要标准
1. 核呈卵圆形而不是圆形	1. 流产型乳头
2. 拥挤重叠(呈"上上下下"的核,无极性)	2. 明显伸长或不规则的滤泡

续表

诊断的主要标准	诊断乳头状癌的次要标准
3. 淡染或透亮的染色质(直至出现毛玻璃样形态);或有明显的核沟	3. 深染的胶质
4. 砂砾体	4. 核内的假包涵体
	5. 滤泡腔内多核组织细胞

诊断乳头状癌的严格标准：≥3 个 主要标准或 2 个主要标准+ ≥4 个次要标准

【免疫组化】　TG、TTF-1 阳性，而 Syn 和 CgA 阴性，CK19 已经普遍作为乳头状癌的标记，但依然存在争议，因为淋巴细胞甲状腺炎和先前针细部位的反应也可见 CK19 阳性表达。其他研究提出的恶性乳头状病变的标记包括 HBME-1 和 galectin-3，尽管 HBME-1 和 galectin-3 在很高比例的乳头状癌中表达，但是它们对这些肿瘤均无特异性。

【预后】　甲状腺乳头状癌的预后好，影响预后的因素有侵犯血管、核异型性、肿瘤侵至甲状腺外以及老年人。

【鉴别诊断】　主要与结节性甲状腺肿和腺瘤中的假乳头，特别是增生性乳头相鉴别。假乳头常位于扩张的滤泡腔或囊性变区，细胞没有乳头状癌细胞的形态特点如毛玻璃样核和核重叠等。用 CK19 和 RET（原癌基因）免疫组化有一定帮助，乳头状癌 CK19 和 RET 可呈弥漫或灶性阳性。

（二）滤泡癌

【概况】　滤泡性癌占甲状腺癌的 20%～25%。多数患者在 40 岁以上，女性较男性常见，嗜酸性滤泡癌的发病高峰较普通型滤泡癌大约晚 10 年。不同于

乳头状癌，滤泡癌罕见于儿童。恶性程度较乳头状癌高。血行转移率高，主要转移至肺及骨等处，淋巴结转移少。其 10 年及 20 年存活率在 30% 以下。滤泡癌中非整倍体可高达 60%，而乳头状癌仅 28%。

甲状腺滤泡癌分二型：①有包膜，但有显微镜下血管和（或）包膜浸润，此型称为包裹性血管浸润型（encapsulated angioinvasive type）；②包膜不完整并明显浸润周围甲状腺组织，此型称为浸润型（invasive type）。包裹性血管浸润型滤泡癌肉眼观察像甲状腺滤泡性腺瘤。

【诊断依据】　①滤泡癌常为有包膜的圆形至卵圆形实体性肿瘤，一般直径大于 1cm。切面，表面膨出，颜色灰褐色至棕色不等。②大体标本微浸润型肿瘤除了有较厚和不规则的包膜外不能与滤泡腺瘤区分。广泛浸润型滤泡癌可以显示广泛的包膜渗透。然而，有些广泛浸润型的例子可以缺乏包膜的任何证据。③滤泡癌显示多种形态学，自形态完好的含胶质滤泡至实体性或梁状增生结构。分化差的滤泡或非典型结构（如筛状）可以出现和多种结构共存。④肿瘤自身既无组织结构的非典型性也无细胞学非典型性作为可靠的恶性标准，因为这些改变也可见于良性病变，包括结节性（腺瘤性）甲状腺肿和腺瘤。

滤泡癌的诊断标准依然是侵犯包膜和血管（包膜内和包膜外血管）（图 14-13）。

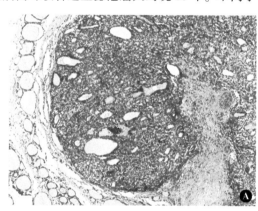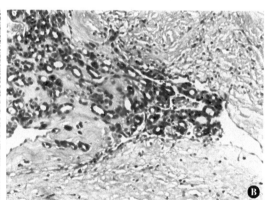

图 14-13　甲状腺滤泡性癌
A. 包膜侵犯 HE×100；B. 血管侵犯 HE×200

1）包膜侵犯：①肿瘤细胞完全穿过包膜（虽然蘑菇形的肿瘤细胞芽很有意义，但只有当包膜被完全穿透才作为真正侵犯）；②小的结节紧位于完整的包膜外：细胞结构与主瘤相同。

2）血管侵犯：血管浸润、血管内出现肿瘤细胞，后者被覆内皮细胞或伴有血栓形成。为了证明血管浸润，受累血管必须位于包膜内或包膜外。

【免疫组化】　滤泡癌 TTF-1、甲状腺球蛋白、低分子量 CK 和 Bcl-2 阳性，P53（-）、cyclinD1 低表达，P27 高表达。Ki-67 指数<10%。

【组织学亚型】

a. 嗜酸细胞滤泡癌

【诊断依据】　①嗜酸细胞滤泡癌是滤泡细胞来源的恶性肿瘤，几乎全部或主要（>75%）由嗜酸细胞组成。②形态与嗜酸细胞腺瘤相似，但有包膜、血管和（或）邻近甲状腺实质浸润或有卫星结节形成。③嗜酸细胞滤泡癌的体积倾向大于嗜酸性腺瘤，倾向发生于老年人。与普通型滤泡癌对比，后者典型表现单灶性肿块，淋巴结转移的病例低于 5%，而嗜酸细胞滤泡癌淋巴结转移的病例接近 30%，偶见远处转移至肺和骨。

b. 透明细胞癌

【诊断依据】 ①滤泡癌可以主要由含有糖原、黏液、脂质和扩张的线粒体的透明细胞组成。②肿瘤由具有透明胞质的癌细胞构成。癌细胞界限清楚,胞质内富含糖原,核常中位,亦可偏位。应当注意的是,透明细胞变可能在嗜酸性细胞肿瘤尤为明显。

【鉴别诊断】

1) 滤泡癌主要与腺瘤特别是不典型腺瘤相鉴别。滤泡癌有血管或包膜浸润。诊断包膜侵犯时,要求肿瘤细胞完全穿透包膜或在包膜外形成子结节。而血管侵犯必须排除类似血管侵犯的情况:不规则形状,非内皮细胞被覆的肿瘤细胞群漂浮于血管腔内(手术/标本处理时造成的假性黏附);在肿瘤内或薄壁血管内肿瘤细胞向不规则形状的血管膨出;腔内缺乏内皮细胞被覆(收缩的假象);血管内皮细胞增生类似于血管侵犯。同时必须指出细胞核的异型性无鉴别诊断价值。

2) 滤泡性癌与转移性癌相鉴别。诊断甲状腺透明细胞癌必须先除外转移性肾透明细胞癌和甲状旁腺癌。可用免疫组化染色,甲状腺透明细胞癌为TTF-1 和 thyroglobulin 阳性。

(三)髓样癌

【概况】 髓样癌占甲状腺癌的 5%~10%。年龄高峰为 40~60 岁,亦可见于青少年和儿童。性别差别不大。髓样癌来自甲状腺的滤泡旁细胞(C 细胞),能分泌降钙素。大部分的髓样癌为散发性,少数病例呈家族性。

【诊断依据】 ①肿瘤实性,灰白色至棕褐色,有一致的砂粒感。病变界限清楚,而无包膜。肿瘤的大小自直径 1cm 至几个 cm 不等。散发性肿瘤典型为单侧,而家族性肿瘤典型为多发、双侧。②髓样癌的组织病理学表现是十分多变的,特征性的表现为片状、巢状或梁状多角形、圆形或梭形细胞,由数量不等的纤维血管间质分隔而形成或多或少的小叶(器官样)或梁状排列。有些肿瘤可有酷似类癌的组织结构。上皮巢的大小和形状变化不等。③肿瘤细胞含有圆形至卵圆形染色质粗糙的不规则核,核仁常不明显(嗜酸细胞变型除外),核分裂少见。偶见核增大、多形性、核深染甚或多核,但这些并不具有生物学意义。④髓样癌的另一特点是间质有淀粉样物质沉着。80%的病例有刚果红阳性染色的淀粉样间质沉积物,偶尔它们的出现与异物巨细胞反应和钙化有关。⑤约2/3病例手术时已有颈淋巴结转移。其他转移部位有上纵隔、肺、肝、肾上腺和骨等。⑥免疫组化:髓样癌常常嗜银染色阳性。肿瘤细胞降钙素免疫反应大多数阳性,其余病例可应用原位杂交技术揭示降钙素 mRNA。CEA 多数病例阳性。肿瘤细胞典型表达普通神经内分泌标记,如嗜铬素 A 和突触素(图 14-14)。

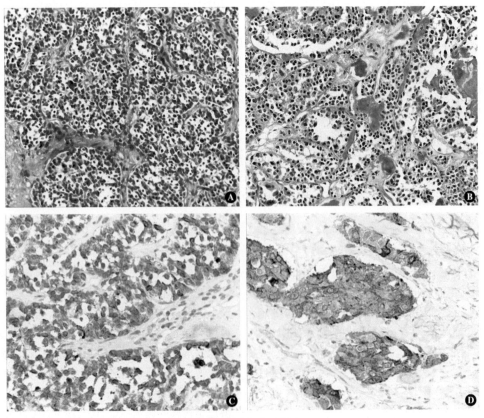

图 14-14 甲状腺髓样癌

A. 肿瘤细胞呈器官样排列;B. 间质淀粉样物沉积;C. Calcitonin 阳性表达;D. Syn 阳性表达

【预后】 手术时无淋巴结转移者预后好,10年存活率可达60%~70%;有淋巴结转移者10年存活率为40%左右。癌组织中有坏死、核分裂多和以梭形细胞为主者预后差。

近年来还发现滤泡上皮和C细胞混合型癌,称为髓样-滤泡混合型癌或髓样-乳头混合型癌。这是一种极具异质性的肿瘤。该肿瘤大多以髓样癌为主要成分,与数量不等的滤泡及演化结构混合,髓样癌占主要成分,结构无特殊。关于滤泡成分的数量,大多数肿瘤由单个滤泡与类似经典髓样癌的成分混合组成。

【鉴别诊断】 显示少见特征的任何甲状腺肿瘤都应该考虑诊断髓样癌。髓样癌组织病理学的鉴别诊断包括:甲状腺副神经节瘤、玻璃样梁状肿瘤、梁状增生型滤泡癌、伴实性、梁状或岛状结构的低分化癌、嗜酸细胞肿瘤、甲状腺内甲状旁腺肿瘤和自其他器官转移而来的罕见的神经内分泌癌。另一方面,髓样癌转移至淋巴结而无甲状腺有原发肿瘤的证据可能与转移性恶黑或其他器官的转移性神经内分泌癌混淆。瘤细胞特征性的细胞形态学、出现纤细的血管分隔、缺乏广泛的坏死、免疫组化降钙素、CEA和低分子角蛋白阳性有助于髓样癌的诊断。

(四) 低分化癌

【概况】 多见于老年人。其生物学行为介于分化好的甲状腺癌(乳头状癌和滤泡癌)与未分化癌之间。淋巴和血行转移率高,预后差,平均5年存活率50%。低分化癌有或无乳头状或滤泡癌去分化的证据,低分化甲状腺癌的组织病理学表现十分多样,有三个不同的组织学类型:岛状型、梁状型和实体型。诊断依赖于在大部分肿瘤中证实这些结构结合浸润性增生、坏死和明显的血管浸润。有关在高分化癌中出现少量低分化癌灶的预后意义确实存在分歧,但是一项研究显示这种结构超过10%,诊断时伴有甲状腺外浸润、淋巴结和远处转移。有些肿瘤显示透明和/或嗜酸性细胞。罕见情况下,这些肿瘤含有横纹肌样特征的细胞。

【诊断依据】 ①低分化癌特征为由薄层纤维血管分隔围绕的明确的细胞巢,常为人为的裂隙分隔。细胞巢主要为实体性,但可含有小滤泡。②肿瘤细胞一般为小而一致的、含有圆的深染或泡状核、无明显核仁。核分裂常见。偶尔周皮瘤样结构与坏死和(或)纤维化并存。梁状型特征为细胞呈索状或缎带状排列,而实体型显示大的片状瘤细胞,偶见小的流产型滤泡或一些胶质滴。③大多数低分化癌,不论其主要增生结构如何,粗略观察都类似乳头状癌的核。低分化癌可以含有少量显示乳头状或滤泡癌的特征。其他的病例可以显示灶状类似于未分化癌的核多形性(图14-15)。

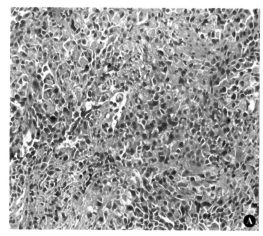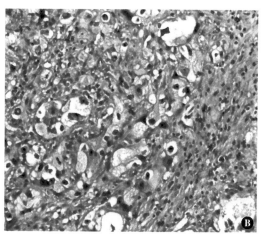

图 14-15 甲状腺低分化癌
A. HE×100;B. HE×200

【鉴别诊断】 低分化癌的诊断包括髓样癌、滤泡癌和乳头状癌实体变型。甲状腺转移性肿瘤,尤其是类癌,也是鉴别诊断应考虑的疾病。TG阳性有助于与髓样癌和转移癌鉴别。极少见情况,低分化癌可以有少数细胞共同表达降钙素和其他内分泌标记。甲状腺乳头状癌伴有实体性区域常发生于年轻患者而且典型毛玻璃样核和核沟。

(五) 未分化癌

【概况】 占甲状腺癌的5%~10%。多见于50岁以上的妇女。高度恶性,很早发生转移和浸润周围组织。组织学形态变异较多,常见的类型为梭形细胞型、巨细胞型和两者的混合型。有一种小细胞未分化癌,现已证实多数甲状腺所谓的小细胞未分化癌实际上是非霍奇金淋巴瘤,由于瘤组织中包含残存的滤泡而误认为癌。还有一些"小细胞未分化癌"可能是不含淀粉样物质的髓样癌或岛状癌未分化癌生长快,很快侵犯周围器官组织,引起呼吸吞咽困难和声音嘶哑。未分化癌预后极差,一般在诊断一年内死亡。

【诊断依据】 ①肿瘤体积大,灰白至棕褐色,常见坏死和出血。典型为浸润性病变,并且替代了大部分甲状腺实质,呈浸润周围的软组织和邻近结构,包括淋巴结、喉、咽、气管和食管。②组织学,大多数未分化癌是广泛的浸润性肿瘤,由不同比例梭形细胞、多形性巨细胞和上皮样细胞混合组成。梭形细胞可以瘦长或肥胖,巨细胞可含有单个或多个奇异型核③20%～30%的区域出现明显的上皮样区域,有时显示鳞样特征(图14-16)。④大多数病例常见核分裂。不规则和栅栏状边界的广泛性凝固性坏死常见。⑤梭形细胞为主或几乎是梭形细胞者常呈肉瘤样。当肿瘤细胞呈束状排列可类似于纤维肉瘤或平滑肌肉瘤;而当肿瘤细胞呈车幅状或席纹状(storiform)结构,可似恶性纤维组织细胞瘤。⑥肿瘤可以主要由含有单个或多个深染偏位核和致密的嗜酸性胞质的间变性大细胞组成。⑦有些肿瘤可以高度的血管化,肿瘤细胞可能排列成血管外皮瘤样结构或可以形成不规则吻合状衬覆细胞的似血管肉瘤的裂隙。⑧无论是哪一类型的未分化癌中都能找到分化较好的甲状腺癌如滤泡癌或乳头状癌成分,因此一般认为未分化癌是从已存在的分化较好的甲状腺癌转化而来。⑨免疫组化,细胞角蛋白最常表达于未分化癌(40%～100%)。TG几乎均为阴性,即便是有阳性,常为陷入的非肿瘤性甲状腺组织的弥散或残留的高分化肿瘤成分。TTF-1罕见在未分化癌中表达。未分化癌典型表达TP53强阳性。

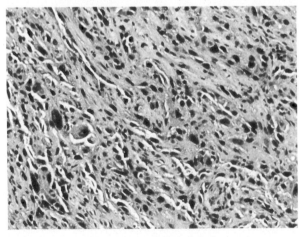

图14-16 甲状腺未分化癌
HE×400

【鉴别诊断】 主要与肉瘤、淋巴瘤、甲状腺髓样癌相鉴别,未分化癌为thyxoglobuliri和上皮细胞标记

阳性,LCA阴性,calcitonin阴性。电镜亦证实这些细胞显示为上皮性形态。

(六)鳞状细胞癌

【概况】 占甲状腺癌的1%以下(图14-17)。年龄高峰40～60岁。患者常有长时期的甲状腺炎史或甲状腺肿史。可能的组织发生为:①甲状舌管残留物;②鳞状上皮化生灶的肿瘤性转化。

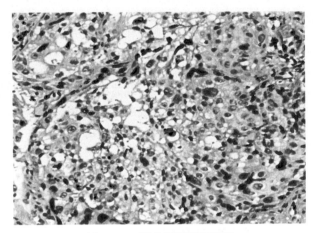

图14-17 甲状腺鳞状细胞癌
HE×400

(七)其他肿瘤和转移瘤

1. 淋巴造血系统肿瘤

【概况】 非霍奇金淋巴瘤主要为弥漫大B细胞和MALToma、霍奇金淋巴瘤、浆细胞瘤和Langerhans组织细胞增生症等。

2. 间叶组织来源的肿瘤

【概况】 良性少见,有脂肪瘤、血管瘤、平滑肌瘤、神经鞘瘤和孤立性纤维性肿瘤。肉瘤有平滑肌肉瘤、脂肪肉瘤、纤维肉瘤、MPNST、软骨肉瘤、骨肉瘤和血管肉瘤等。诊断甲状腺肉瘤必须先除外癌,特别是梭形细胞未分化癌。

3. 转移瘤

【概况】 除转移性肾癌可在甲状腺内形成较大瘤结外,大多数转移瘤都很小,均为显微镜下水平,所以临床很难发现最常见的转移瘤为来自头颈部的鳞癌,其次为黑色素瘤、乳腺癌和肺癌等。

第四节 甲状旁腺

一、解剖、胚胎组织学及功能

(一)解剖学

正常人体具有4个卵圆形、富于弹性的甲状旁腺,每个腺体大小下均为 4mm×3mm×1.5mm。少数情况下,腺体数目多于 4 个。腺体重量也存在一定的变异。腺体颜色因脂肪多少而异,可呈红棕色、浅褐色或黄色。脂肪含量取决于个体的年龄、营养及活动状况。

(二)胚胎学

甲状旁腺排列成上下两对。上面一对起源于第四鳃裂,胚胎时期随甲状腺下降,定位于甲状腺后侧缘 1/3 处;下面一对起源于第三鳃裂,随胸腺迁移至甲状腺下极,与甲状腺下动脉相邻。甲状旁腺通常对称分布。

(三)组织学

甲状旁腺的细胞组成:主细胞和嗜酸细胞(图 14-18)。

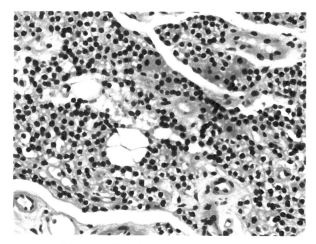

图 14-18　甲状旁腺:主细胞和嗜酸细胞
HE×200

1. 主细胞(chief cell)　数量多、胞核大,又分为暗细胞和明细胞两型。前者含有丰富的内质网、高尔基体和核糖体,染色较深,这种处于活跃期的细胞是合成和分泌甲状旁腺激素的主要场所;后者含内质网较少、高尔基体较小、但含高尔基体糖原较多、胞质清亮。长期高血钙可使主细胞萎缩,但仍能合成少量甲状旁腺激素;长期低血钙可刺激主细胞的内质网及高尔基体高度发达、分泌颗粒增多。免疫组化可以显示主细胞分泌的甲状旁腺素(parathormone,PTH)及甲状旁腺相关蛋白。另外,各型角蛋白(keratin)及嗜铬素 A(chromogranimA)亦呈阳性反应,而波形蛋白(vimentin)、胶质纤维酸性蛋白(glial fibrillary acidic protein,GFAP)、神经微丝(neurofilament,NF)及嗜铬素 B(chromograninB)均呈阴性反应。

2. 嗜酸性细胞(oxyphil cell)　嗜酸性细胞比主细胞大,核小而固缩,染色较深,数量少,常单个或成群存在于主细胞之间。胞质内含密集的嗜酸性颗粒,故有强的嗜酸性。电镜下,嗜酸性颗粒乃是线粒体,

其他细胞器均不达,糖原和脂滴也少,且无分泌颗粒。人体内这种细胞约在 4~7 岁开始出现,随着年龄增长而增多,其功能目前还不清楚。

各种类型的细胞所占比例随年龄而异。青春期前,腺体完全由主细胞构成,胞质内含糖原而不含脂肪;青春期后不久,胞质内出现非常细小的脂滴,同时出现嗜酸性细胞,其数目逐渐增多。40 岁以后,嗜酸性细胞可形成界限清楚而无包膜的细胞岛,细胞岛体积可以很大。

青春期后,间质内出现成熟脂肪。40 岁前,其量逐渐增多,此后,脂肪含量保持相对固定。成人甲状旁腺间质脂肪细胞所占的平均百分数约为 40%,但脂肪含量也存在一定变异(实质细胞成分保持相对稳定),因而仅靠脂肪含量判定甲状旁腺是否正常是非常困难的。研究已经证明,成人甲状旁腺偏小是因为间质脂肪含量减少,而不是实质细胞减少所致。

青春期后,大约半数的甲状旁腺出现少数大小不等的滤泡和囊腔,其内可以充满颗粒、细胞碎片或深蓝染的细颗粒样物质,其形态与甲状腺类胶质难以区分。这些物质有时淀粉样物质染色阳性,被认为是贮存的甲状旁腺素多肽发生构象变化的结果。滤泡的存在可能给甲状腺及甲状旁腺的鉴别造成困难。胞质内糖原丰富者,倾向于甲状旁腺。免疫组织化学检测甲状腺球蛋白(thyroglobulin)、PTH 和嗜铬素(chromogranin)有助于两者的区分。

(四)生理功能

甲状旁腺通过产生 PTH 来调节其内分泌功能。血循环中的 PTH 有几种形式,其内在关系虽不清楚,但已经知道 PTH 生物活性依赖于前 34 个氨基酸的存在。无论在体内还是在体外,主细胞对钙的浓度均很敏感。研究证明,当钙浓度较低时即出现相应于 PTH 分泌产物增加的明显的超微结构改变;这些活化了的细胞含有丰富的分泌颗粒、Golgi 体,但糖原颗粒却稀少。当钙浓度较高时,细胞几乎没有分泌,高尔基体不明显,但却含有丰富的糖原。结果证实:主细胞的功能和 PTH 的产生是受血清钙离子浓度调控的。

PTH 最重要的生理功能是促进肾对磷的排泄及肾小管对钙的重吸收,增加肠道对钙的吸收,并直接影响骨骼,后者主要表现为破骨细胞数量及其吞噬活性的增强,从而导致骨质吸收。

作用于骨及肾的可能是同一形式的 PTH,PTH 在受体组织中的作用机制是活化位于成骨细胞和肾小管细胞的特异性受体。在这些组织中,PTH 激活多种细胞内信号,其中包括环腺苷酸(环磷酸腺苷,cAMP)、磷酸肌醇、钙,还可激活蛋白激酶 A 和 C。

二、甲状旁腺功能亢进

【概况】 原发性甲状旁腺功能亢进（原发性甲旁亢）是指由甲状旁腺增生、腺瘤或癌引起的甲状旁腺素分泌过多。实验室检查为高血甲状旁腺素（PTH）、高血钙及低血磷。原发性甲旁亢在西方国家发病率高，我国发病率较低。女性多见。各年龄组均能发生，以40~50岁多见。

【临床表现】

1）高血钙表现。患者体内PTH分泌过多，使骨溶解以及肾小管和肠道对钙的吸收作用增强，血钙升高。

2）泌尿系症状。当血钙过高超过肾阈时尿钙排出增多，磷酸钙与草酸钙盐容易沉积于泌尿系统，形成泌尿系结石和肾钙化。半数患者有肾绞痛、血尿和尿砂石等症状。患者易发生泌尿系感染，导致肾功能损害，甚至尿毒症。此外，高血钙及高尿钙还能造成高渗性利尿，故患者常多尿、多饮。

3）骨骼改变。患者骨质普遍性脱钙，长期进展可出现全身性纤维囊性骨炎，特征性改变为指（趾）骨外缘出现骨皮质缺损，被称为骨膜下吸收，牙硬板也可被吸收；头颅X线相示砂粒样骨吸收改变；四肢长骨、肋骨、锁骨及骨盆等处可有囊性变、巨细胞瘤样改变或棕色瘤。患者常有局部或全身骨骼疼痛及压痛，行走、下蹲及起立均感困难，重者卧床不起，翻身困难。患者常有骨骼畸形和病理性骨折，身材可明显变矮；牙齿易于脱落。继发、三发性及假性甲旁亢尚可有原发疾病的表现。

【诊断】 确定甲状旁腺功能亢进的类型除要有甲状旁腺激素水平升高外，还要结合病史和其他检查结果进行综合分析。伴高血钙、低血磷、高尿钙、高尿磷者为原发性甲状旁腺功能亢进。低血钙、低尿钙、高血磷者为继发性甲状旁腺功能亢进，如果在此基础上出现高血钙则为散发性甲状旁腺功能亢进。高血钙而全段甲状旁腺激素低，则要高度警惕肿瘤引起的假性甲状旁腺功能亢进，必须进行全身检查确定肿瘤来源。需要指出的是上述分类方法不是绝对的或一成不变的。比如肾功能不全可以是原发性甲状旁腺功能亢进的结果，也可是继发性甲状旁腺功能亢进的原因，需要综合分析判断之。

【治疗】 如果引起继发性甲状旁腺机能的原因可以消除，则甲状旁腺功能亢进多是可消退的，甲状旁腺是无需切除的。至于由长期肾功能不全所致继发性甲状旁腺功能亢进是否需要手术主要取决于甲状旁腺功能亢进的程度。

三、甲状旁腺原发性增生

【概况】 甲状旁腺原发性增生是指不明原因的所有甲状旁腺均增生和功能亢进。原发性甲状旁腺增生约占原发性甲旁亢的15%，其中主细胞增生约占12%，透明细胞增生约占3%。

（一）主细胞增生

【概况】 主细胞增生是伴有PTH产物增加的一种状况，可以原发或继发于肾功能损害或慢性营养吸收障碍。原发性主细胞增生是多发性内分泌肿瘤（multiple endocrine neoplasia，MEN），典型的原发性主细胞增生病例所有腺体均增大（有时可达10g或更多），呈褐色或带有红色。上面一对腺体大于下面的一对，但上下两对腺体间的差异没有水样透明细胞增生时那么显著。在另外一些情况下，只有单个腺体明显增大，呈结节状，而其余腺体大小几乎正常。这种变型大体检查时可能与腺瘤混淆，因此称之为"假腺瘤样型"。还有一些病例（称为隐匿型）所有四个腺体大小似乎正常，但组织学检查可见细胞增生。

【诊断依据】 ①增生的主细胞排列成条索、片块或腺泡样结构。②间质有散在不等量的脂肪细胞。增生的腺体保存小叶结构。③偶尔增生的腺体完全由嗜酸性细胞构成或由主细胞、嗜酸性细胞和过渡型嗜酸性细胞混合而成。

（二）透明细胞增生

【概况】 观察4个腺体均显著增大，总重均超过1g，可达65g，亦有报道重达125g者。上腺比下腺大，有的病例上腺每一个重3~50g，而每个下腺仅重0.1~1g。正常情况下下腺较上腺为大。增生的腺体有伪足从腺体主体伸出很长距离。腺体质柔软，红褐色至黑棕色，常含大小不等的囊腔。

【诊断依据】 ①增生细胞体积大，界限清楚，直径10~40μm，平均15~20μm。胞质水样透明，1μm厚的半薄切片显示胞质内充满小的空泡。②核为圆形或卵圆形，直径6~7μm。核位于细胞的基底部。③细胞排列成索、片块、巢或腺泡状。④透明细胞增生的组织学与肾透明细胞癌相似。⑤增生的腺体内有大小不等的囊腔，囊内壁被覆单层透明细胞，囊内常含清亮液和脱落的细胞。

【鉴别诊断】 主细胞增生与腺瘤的鉴别。原发性甲旁亢是4种病理实体的结果即1个甲状旁腺的腺瘤、主细胞增生、透明细胞增生和甲状旁腺癌。甲状旁腺癌的大体和光镜下特点均已足以确诊，而且迄今为止还未见有多腺体累及的报道。透明细胞增生总是累及所有的甲状旁腺,而且大体和光镜亦很典型。最困难和最常遇到的鉴别诊断问题是主细胞增生和腺瘤。目前的鉴别方法还是采用光镜下间质有无脂肪细胞、细胞内脂质多寡、与正常甲状旁腺有无移行过程和是否保留小叶结构。腺瘤间质内无脂肪细胞、细胞内脂质少、与正常甲状旁腺无移行过程和无小叶结构。

四、甲状旁腺腺瘤

(一)典型腺瘤

【概况】 原发性甲旁亢的患者中 80% ~ 90% 是由甲状旁腺腺瘤、10% ~ 15% 由甲状旁腺增生、1% ~ 5% 由甲状旁腺癌引起。腺瘤一般累及单个腺体,偶尔可同时累及两个腺体。任何年龄均可发病,30 ~ 40 岁最为常见,偶见于儿童。头颈部放疗后的病人也可发生。甲状旁腺腺瘤绝大多数为单个结节,偶尔可有两个或三个腺瘤存在,但某些多发性腺瘤现在应该解释为主细胞增生。腺瘤的大小和重量不一,多数太小,颈部触诊时不能发现。有些小的腺瘤只能在显微镜下发现("微小腺瘤"),然而腺瘤常为卵圆形,略呈分叶状,通常有薄的结缔组织包膜。切面常呈灰棕色,可以发生出血、钙化、囊性变。大约 75% 的腺瘤发生于单侧下甲状旁腺,15% 发生于上甲状旁腺,其余 10% 发生于异位的甲状旁腺中。发生于异位甲状旁腺的腺瘤,70% 见于纵隔,20% 见于甲状腺,其余的见于食管后软组织或食管壁中。

【诊断依据】 ①腺瘤一般较小,平均重 0.5 ~ 5g,亦有重 10 ~ 20g 者,甚至达 100g 者。有包膜,腺瘤体积小时呈椭圆形,与正常腺体不同之处在于腺瘤色较暗,柔软性较差和边缘稍钝。大腺瘤可呈卵圆形、球形或泪滴状。质软、柔顺、包膜薄、灰色,切面均质肉样,常呈橘褐色,如腺瘤中含多量嗜酸性细胞则色暗呈巧克力色,可有灶性出血、囊性变或纤维化区。腺瘤包膜外常有一圈残留的正常甲状旁腺组织。②瘤细胞排列成巢、索或片块,亦有形成腺泡或假腺样结构。间质血管丰富。多数腺瘤由增大的主细胞为主要成分。瘤细胞核大深染,核异型性较明显。10% 的腺瘤可见巨核细胞。核分裂极罕见。瘤细胞胞质略嗜酸,偶尔呈颗粒状或空泡状。瘤细胞中常有散在和成簇的嗜酸性细胞和(或)过渡型嗜酸性细胞。③免疫组化:腺瘤为 PTH、CgA、CK8、CK18 和 CK19 阳性。Ki-67 指数低,如> 5% 应考虑恶性的可能性。分子生物学技术检查在 PTH 染色阳性和阴性的部分均能检出 PTHmRNA。

(二)不典型腺瘤(atypical adenoma)

【概况】 不典型腺瘤是指一些腺瘤有癌的形态,但没有明确的浸润性生长。所谓癌的形态包括与周围组织粘连,有核分裂、纤维化、小梁状生长方式和包膜内有瘤细胞,但无明确的包膜、血管或神经浸润,这种肿瘤属恶性潜能不明确的肿瘤。

(三)其他腺瘤

1. 嗜酸性腺瘤(oxyphil adenoma)

【概况】 专指全部或几乎全部由嗜酸性细胞构成的甲状旁腺肿瘤,因为嗜酸性细胞可以见于许多腺瘤中。按此定义,多数嗜酸性腺瘤应为无功能腺瘤,但仍有伴发甲状旁腺功能亢进的病例报告,超微结构、免疫组化以及组化证实有 PTH 和原甲状旁腺素(pro-parathyroid hormone)分泌。这些细胞的主要超微结构特征为胞质内充满了线粒体。

2. 脂肪腺瘤(lipoadenoma)

【概况】 脂肪腺瘤是一种形态变异的腺瘤,由大量的成熟脂肪与腺体成分混杂构成。这种损害也称为甲状旁腺脂肪增生(parathyroid lipohyerplasia)、甲状旁腺错构瘤(parathyroid hamartoma),以及具有黏液样间质的甲状旁腺腺瘤。多数脂肪腺瘤为功能性腺瘤。

五、甲状旁腺癌

【概况】 甲状旁腺癌约占原发性甲状旁腺功能亢进的 2% ~ 4%。甲状旁腺癌患者的年龄较腺瘤为轻,平均 44 岁。男女发病率相等。67% 患者有典型的骨改变(囊性纤维性骨炎)、尿路结石和肾实质病变等。甲状旁腺癌的生物学行为与甲状腺乳头状癌相似,即 5 年存活率较高。甲旁亢症状的再现预示有复发或转移。死亡常常是由于甲旁亢的并发症如高血钙,而不是由于癌的广泛浸润和转移。诊断甲状旁腺癌的标准为:局部浸润或局部淋巴结转移或远处脏器如肺、肝、骨等转移。

【诊断依据】 ①大多数文献报道的甲状旁腺癌累及一个甲状旁腺。体积较小,最大直径 1.3 ~ 6.2cm,平均 3.3 cm;重 0.8 ~ 42.4g,平均 12g。②形态不规则,分叶状或有伪足,常与周围组织如甲状腺、颈部软组织粘连浸润,质地较腺瘤实。③癌组织由纤维条索分隔成小梁,癌细胞体积较大,核染色质粗,核仁明显,有核分裂。大多数甲状旁腺癌的分化较好,给人以"良性"的错觉。

【鉴别诊断】 癌与腺瘤鉴别的要点是:①癌细胞呈小梁状排列,有厚的纤维条索分隔;②有包膜浸润;③血管侵犯;④有核分裂;⑤淋巴结和(或)其他脏器组织转移。核分裂在鉴别良恶性上最有价值,因正常甲状旁腺和甲状旁腺腺瘤中无或极少核分裂。癌的组织学形态与预后无关。

第五节 肾 上 腺

一、解剖、胚胎组织学及功能

(一)解剖学

肾上腺位于腹膜后间隙,肾脏的上内侧。正常成年人肾上腺重量不超过 6g,没有明显的性别差异。包绕肾上腺的完整的纤维包膜有时与肾和肝(右侧)被膜融合。

(二)胚胎组织学

肾上腺是由两个内分泌器官组成的复合体。一个来源于中胚层(皮质),另一个来源于神经外胚层(髓质)。

肾上腺皮质分球状带、束状带和网状带,这三个带均受促肾上腺皮质激素(ACTH)的影响。球状带,紧靠被膜下,是产生盐皮质激素(醛固酮)的部位。由聚集成小簇状和短梁状的边界清楚的细胞构成。束状带,是产生糖皮质激素和性激素的部位。是由具有明显胞膜的大细胞呈双排细胞条索状排列而形成的一个宽带。细胞质以小的含有脂质的空泡为特征。某些空泡使位于中部的细胞核形成凹陷,类似于皮脂腺细胞和脂肪母细胞。这些细胞有时也被称作海绵状细胞或透明细胞。网状带也参与分泌糖皮质激素和性激素(尤其是后者)。其细胞排列杂乱,比束状带细胞小,胞质嗜酸性颗粒状,几乎没有脂质。有些细胞胞质内含有脂褐素。

肾上腺髓质主要的细胞是嗜铬细胞(pheochromocyte,chromaffin cell),又称髓质细胞 medullary cell,其中混有散在的皮质细胞和神经节细胞。嗜铬细胞是相当大的多角形细胞,边界不清,其丰富的胞质呈显著的颗粒状,通常为嗜碱性,也可能为嗜双色性甚至为嗜酸性。少数细胞以胞质玻璃样小滴为特征,其呈 PAS 染色强阳性。髓质部位的第二种细胞是支持细胞,位于成巢和小梁状排列的嗜铬细胞的周围。常规染色难以确认,但 S-100 蛋白免疫染色却易于证实。

(三)功能

肾上腺皮质的功能是分泌几种称为皮质类固醇的类固醇激素。所有这些激素均由胆固醇通过一系列复杂的酶的作用产生。根据生物学活性将这些激素分为三组:糖皮质激素,盐皮质激素和性激素(肾上腺雄激素)。生化分析和免疫组化检查能够发现合成这些激素的酶。

二、肾上腺皮质病变

(一)先天性增生

【概况】 先天性增生是一种代谢错误,男女发病率相同,并通过一个常染色体隐性基因遗传。它是大多数出生后第一年内发病的肾上腺生殖器综合征的原因,但它也可以在成年期时出现首次临床表现。这些遗传性缺陷可以发生在从胆固醇合成皮质醇所需的五个酶化过程中的任何阶段,编码每一个类固醇生物合成酶的基因已经被克隆,并且已证明这些基因突变可以引起不同形式的先天性肾上腺增生。

【诊断依据】 各型的病理改变相同,特点为弥漫性的皮质增生,特别是网状带。

(二)后天性增生

【概况】 后天性增生总是双侧性的,可能导致肾上腺弥漫性或结节性增大。如果仔细剔出脂肪组织,成年人一个肾上腺的重量超过 6g 即可认为是增生。绝大多数弥漫性皮质增生是由于垂体或者是肺或其他器官能产生 ACTH 的肿瘤引起的 ACTH 生成过多造成的。因此,它们被称为 ACTH 依赖性或在前一种情况下垂体依赖性增生。然而,在一些病例中,发病机制仍不清楚。

【诊断依据】 ①网状带和束状带的厚度增加。不同的病例增生所占的相对比例不同。偶尔,在一些结节的细胞中可以见到大而深染的细胞核。许多束状带的细胞排列紧密,脂质减少。②超微结构显示这些细胞含有丰富的滑面内质网及与邻近细胞相互交织的长的微绒毛。③绝大多数的结节性皮质增生与 ACTH 的产生无关,因而被认为是非 ACTH 依赖性或肾上腺依赖性增生。

(三)肾上腺皮质腺瘤

【概况】 许多肾上腺皮质腺瘤都是在尸体解剖或因其他原因作放射学检查中偶然发现的。其余的是由于与激素高功能有关的症状和体征而被发现。在它们中间存在一个连续的功能性范围。

腺瘤通常为孤立性,且包膜完整。如前所述,一些腺瘤发生在异位部位。切面绝大多数为实性,均质性黄色。灶状出血和坏死少见,尽管出血可能偶尔会很广泛以至酷似血管肉瘤。腺瘤的特点是较小,很少超过 5cm 或 50g,这是在与癌做鉴别诊断时需要记住的一点。病变小于 50g 一般通过手术切除而治愈,并因此能放心地诊断为腺瘤。然而,也有例外发生。

【诊断依据】 ①腺瘤可以包括束状带、球状带的形态,更常见的是兼有两种形态(图14-19)。②正如大多数其他的内分泌肿瘤一样,偶可看见奇异核。然而,核分裂象特别罕见甚至缺乏。③由于色素的存在,腺瘤或增生的结节偶呈暗棕色或黑色,这些色素考虑为脂褐素或神经黑色素。④肿瘤细胞富于线粒体的肾上腺皮质肿瘤被称为肾上腺皮质嗜酸细胞瘤。⑤免疫组化显示肾上腺皮质腺瘤较之皮质癌更多的表达低分子量的角蛋白(keratin),而较少地表达波形蛋白(vimentin)。

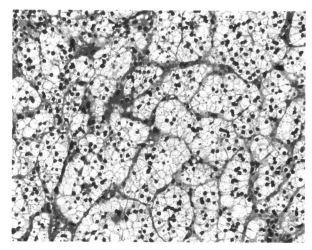

图14-19 肾上腺皮质腺瘤
HE×400

(四) 肾上腺皮质癌

【概况】 肾上腺皮质癌平均发病年龄大约50岁,在男女中分布相同。儿童病例很少但确有发生,肿瘤重量通常超过100g,有时在发现前能达到1000g或更重。CT检查对于发现肿瘤、治疗前分期以及决定肿瘤是否能够切除是一项最重要的技术。大约一半的病例伴有激素表现。每一例能触及到的肾上腺皮质肿瘤实际上都是恶性的。高度坏死的肿瘤可能导致发热,因此临床上类似于感染性疾病。家族性嗜铬细胞瘤发病年龄早,双侧性多见(可高达70%)。每一家族中发生嗜铬细胞瘤的患者的年龄和部位常常相同,这是一种常染色体显性遗传伴很高的外显率。由于有此遗传背景,所以家族性嗜铬细胞瘤常合并一些遗传基因缺陷病如Von Hippel-Lindau病、神经纤维瘤病和脊髓发育异常等,亦合并其他内分泌肿瘤如甲状腺髓样癌、甲状旁腺增生或腺瘤。

【诊断依据】 ①绝大多数肾上腺皮质癌均超过100g。切面显示多样化的形态,许多单个的结节质软而易碎。坏死和出血区常见。②可以有包膜,但常有

肿瘤浸润。侵犯大静脉也常见并经常导致血管腔完全堵塞、血栓形成和栓塞。③肿瘤的分化范围很广泛。一些肿瘤细胞与正常肾上腺皮质细胞非常相似,而另外一些肿瘤细胞则完全未分化,可见具有丰富的嗜酸性胞质和奇异深染细胞核的巨细胞及多核巨细胞。④免疫组化染色,肾上腺皮质癌细胞总是vimentin阳性,而Keratin的结果则不一致。EMA、CEA和B72.3阴性。涉及类固醇代谢的酶(类固醇生成酶)可以通过免疫组化和原位杂交技术证实。

【鉴别诊断】

1) 肾上腺皮质癌与肾上腺皮质腺瘤鉴别。与分化好的皮质癌鉴别诊断可能非常困难。正如已经指出的那样,大小和重量非常重要。组织学提示肾上腺皮质肿瘤为恶性指标:核分级为Ⅲ或Ⅳ级,核分裂象 > 5个/每50个高倍镜视野,非典型性核分裂,透明细胞稀少或全无,弥漫性的组织结构,坏死,包膜浸润以及脉管(静脉或窦状隙)浸润。提示恶性的另一个特征是肿瘤细胞梭形化。对此几乎所有研究均显示,除了发现肿瘤转移之外,没有一个单一的指标能够明确地把良性和恶性肿瘤鉴别开来,尤其是在儿科病例中。结合临床特征,肿瘤大小或重量以及镜下形态综合评估是必要的。

2) 肾上腺皮质腺癌与转移性肾细胞癌鉴别。肾细胞癌可以是直接浸润或转移到肾上腺,既可以是同侧性也可以是对侧性。镜下这两种肿瘤有许多相似之处,倾向于诊断肾细胞癌的两个特征是腺体的存在(特别是腺体含有大量的红细胞时)及细胞质中丰富的糖原。但没有一个是能确定诊断的。免疫组化染色,细胞角蛋白(cytokeratin)、EMA和Lewis血型同种抗原强阳性倾向于肾细胞癌的诊断。然而,存在于这些肿瘤细胞中的不均匀性程度要求在解释这些结果时持谨慎态度。

【扩散和转移】 肾上腺皮质癌经常扩散到腹膜后并侵犯肾脏。淋巴结转移少见,而血源性转移较常见。半数病例在诊断时已经发现有血源性转移。最常见的转移部位是肝(60%)、局部淋巴结(40%)、肺(40%)、腹膜和胸膜表面以及骨。分化差("间变型")的肿瘤还倾向转移到皮肤。在这些部位的转移中,一些肿瘤很像原发肿瘤。

三、肾上腺髓质病变

(一) 嗜铬细胞瘤

【概况】 WHO 2004年版中肾上腺髓质肿瘤中包括恶性嗜铬细胞瘤、良性嗜铬细胞瘤和组合性嗜铬细胞瘤、副节瘤;而肾上腺外嗜铬组织来源的肿瘤如

肾上腺外交感神经节和膀胱等归入肾上腺外副节瘤。

嗜铬细胞瘤多见于20~50岁。20%发生于儿童,儿童患者年龄高峰为9~14岁。性别无明显差异。肾上腺嗜铬细胞瘤右侧较多见,家族性嗜铬细胞瘤左侧较多见。约10%为双侧性或多发性。肾上腺外嗜铬细胞瘤最常见的部位为沿后颈部到盆底的交感神经链,主要是腹膜后和后纵隔。

家族性的嗜铬细胞瘤发病年龄早,双侧多见(可高达70%)。每一家族中发生嗜铬细胞瘤的患者的年龄和部位常常相同,这是一种长染色体显性遗传斑很高的外显率。由于有此遗传背景,所以家族性嗜铬细胞瘤常合并一些遗传基因缺陷病如:神经纤维瘤病和脊髓发育异常等,也可以合并其他神经内分泌肿瘤如甲状腺髓样癌、甲状旁腺增生或腺瘤。

【诊断依据】 ①肿瘤重量平均100g,直径1~10cm,平均3~5cm。多数肿瘤界限清楚有完整包膜。位于肾上腺内的小肿瘤有一薄的纤维包膜或由周围被压迫的肾上腺组织构成的假包膜。膀胱的嗜铬细胞瘤位于膀胱肌层内,可突入膀胱腔,界限清楚,但无包膜。②切面灰白或粉红色。经福尔马林固定后成棕黄色或棕黑色。大肿瘤切面常有出血、坏死和囊性变,有时有钙化。③包膜发出的纤维条索伸入瘤组织内将瘤组织分隔成分叶状。④瘤细胞多数为多角形,少数为梭形或柱状。小的多角形细胞与正常髓质中嗜铬细胞大小相似,而大的多角形细胞可比正常嗜铬细胞大2~4倍。瘤细胞胞质丰富,颗粒状、丝状或空泡状。经福尔马林固定的组织,瘤细胞胞质嗜碱。⑤瘤细胞核呈圆形或卵圆形,核仁明显,核异型性多见,但核分裂少或无。⑥瘤细胞排列成巢、短索、小梁或腺泡状。⑦有富含血管的纤维组织或薄壁血窦分隔。⑧有些肿瘤中可见到像神经母细胞样的小细胞,有些则可见成熟的神经节细胞。⑨胞质内有丰富的细胞器如大量线粒体、丰富的粗面和光面内质网、核糖体和溶酶体等,高尔基体较发达。胞质内有不等量的神经分泌颗粒,其形态与正常髓质嗜铬细胞的分泌颗粒相似。⑩免疫组化主要是 CgA 强阳性,epinephrine、Syn 也可阳性,其他标记 NSE、Leu7、Leuenkephalin、somatostatin、calcitonin、VIP、ACTH 等,S-100 染色支柱细胞(sustentacular cell)阳性,分子生物学技术检测出 CgA 和 CgB mRNA(图 14-20)。

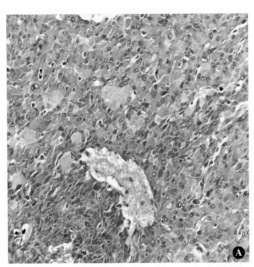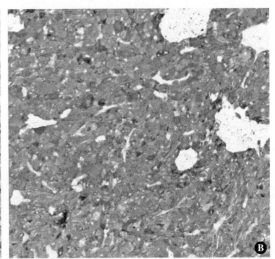

图 14-20　嗜铬细胞瘤
A. 肿瘤细胞呈大的多角形;B. syn 呈阳性表达

【鉴别诊断】 嗜铬细胞瘤的良恶性单从形态不能鉴别,良性瘤中常可见显著的核异型性、瘤巨细胞、甚至奇形怪状核的细胞。另一些肿瘤的细胞形态规则,核分裂少甚至没有,这种形态上"良性"的肿瘤却可发生转移,至于包膜浸润或侵入血管亦不能成为诊断恶性嗜铬细胞瘤的可靠指标,只有广泛浸润邻近脏器与组织以及在正常没有嗜铬组织的器官或组织内发生转移瘤才能诊断为恶性嗜铬细胞瘤。有研究认为 Ki-67 指数>3%,非整倍体,核分裂>1/10HPF 伴或不伴融合性凝固性坏死,这类肿瘤有很高的恶性潜能。由于嗜铬细胞瘤可多发,这些多发瘤可从在体内分布很广的嗜铬组织和副神经节发生,所以要确诊为转移瘤一定要先除外多发瘤。恶性嗜铬细胞瘤的发生率为10%,但肾上腺外嗜铬细胞瘤的恶性率可高达30%或更高。常见的转移部位为淋巴结、肝、肺和骨等。

有功能的嗜铬细胞瘤的诊断不困难。有少数功能不明显(只分泌多巴胺的肿瘤)与肾上腺皮质肿瘤、软组织腺泡状肉瘤、肾细胞癌等鉴别会有一定困难。电镜及免疫组化有一定帮助。嗜铬细胞瘤电镜下有典型的神经分泌颗粒,免疫组化显示 CgA 强阳性,Syn、NSE、CD15 阳性。皮质肿瘤 Syn、α- inhibin 和 melan A 阳性,NSE 部分阳性;肾细胞癌 CK、EMA 和 Vim 阳性;软组织腺泡状肉瘤 PAS 染色胞质内有晶状体样物,肌源性标记为阳性。

(二)肾上腺髓质增生

正常肾上腺不同部位皮髓质的比例不同。大部分的髓质位于肾上腺的头部和体部,而尾部和体的两翼部几乎完全由皮质构成,所以只有在尾部和翼部出现髓质才能考虑髓质增生。诊断髓质增生需先对切除的肾上腺作面积测量研究。临床考虑髓质增生是患者有嗜铬细胞瘤的症状,血内和尿内儿茶酚胺试验异常,但无嗜铬细胞瘤。

【诊断依据】 ①髓质增生可单侧或双侧性。肾上腺的重量和外形正常或增大。切面髓质弥漫性扩大,伸入尾部和两翼,可有孤立的小结节。结节直径<1cm 者为髓质结节状增生,如 >1cm 应诊断为嗜铬细胞瘤。②髓质嗜铬细胞核肥大,可见多核或巨核细胞,胞质空泡状或颗粒状,胞质内常见玻璃样点滴。免疫组化和电镜形态与嗜铬细胞瘤相同。

(三)神经母细胞瘤和神经节瘤

【概况】 神经母细胞瘤和神经节瘤是一组来自神经母细胞的肿瘤(包括神经母细胞瘤、节细胞神经母细胞瘤和神经节瘤),它们与嗜铬细胞瘤均来自交感神经原细胞。神经母细胞瘤是这组中最不成熟和最恶性的肿瘤,神经节瘤是分化成熟的良性肿瘤,节细胞神经母细胞瘤则是从神经母细胞瘤向神经节瘤分化过程中的中间阶段。这三种肿瘤都能分泌儿茶酸胺和它的产物如去甲肾上腺素、香草扁桃酸、多巴胺、高香草酸和多巴。尿内多巴胺和 HVA 排出量的增加是神经母细胞瘤的特征。神细母细胞瘤本身含很少量的儿茶酚胺,而且所分泌的儿茶酚胺在肿瘤内很快代谢,故多数神经母细胞瘤患者无高血压的症状和体征。

1. 神经母细胞瘤

【概况】 好发于婴幼儿,80% 为 5 岁以下,35% 为 2 岁以下。少数亦可发生于青少年或成人。成人年龄高峰 20~40 岁,最大者 70 岁以上。年龄与预后有密切关系,1 岁以下的患儿较 1 岁以上者预后好。部分神经母细胞瘤有家族史。神经母细胞瘤的转移发生得早而广泛。除局部浸润和局部淋巴结转移外,主要是由血行转移至肝、肺、骨和骨髓内播散。骨转移可呈溶骨性改变或伴新骨形成,以致 X 线下病变骨呈毛刺状或洋葱皮样。肾上腺神经母细胞瘤的预后比肾上腺外的差。分子生物学技术检测有 N-myc 癌基因表达者预后差。

【诊断依据】 ①好发部位为肾上腺髓质和腹膜后,约占 50% ~ 80%;其次为后纵隔脊椎旁、盆腔、颈部和下腹部交感神经链;偶尔亦可见于后颅凹或其他部位。②肿瘤软,分叶状,有完整或不完整的包膜。重量多数为 80~150g。切面灰红色。大肿瘤常有出血、坏死和(或)钙化。③瘤组织由弥漫成片或片块状排列的淋巴细胞样细胞构成。瘤细胞呈圆形、卵圆形或短梭形。核深染。胞质极少。多数肿瘤中可找到假菊形团(Homer Wright rosette),假菊形团中央为纤细的神经纤维微丝。④免疫组化:CD99、NF、Syn、NSE 及 CgA 阳性。

【鉴别诊断】 主要与其他小细胞恶性肿瘤如淋巴瘤、Ewing/PNET 瘤、小细胞未分化癌和胚胎性横纹肌肉瘤鉴别。

2. 神经节母细胞瘤

【概况】 属罕见的恶性肿瘤。约 1/3 发生于肾上腺,其余可位于腹膜后、纵隔和其他部位。多见于年龄较大的儿童和成人。

【诊断依据】 ①镜下由未分化神经母细胞、假菊形团、神经纤维和神经节细胞混合而成。②免疫组化:CgA、Syn、NSE、NF 及 S-100 阳性。

3. 神经节瘤

【概况】 良性肿瘤。儿童和成人都能发生。最常见的部位为后纵隔和腹膜后,其他部位有肾上腺和有交感神经链处,亦可发生于消化道、子宫、卵巢和皮肤。神经节瘤可分泌过量儿茶酚胺而导致高血压。

【诊断依据】 ①肿瘤为圆形,有包膜,质实。切面灰白色波纹状,可有散在的钙化和黏液性变区。②为无髓鞘的神经纤维中有成片或散在分化成熟的神经节细胞。③神经节细胞核大,核仁明显(图 14-21)。④胞质内含丰富的细胞器。有大量形态不一的线粒体、粗面内质网和扩张的光面内质网,高尔基体发达。神经分泌颗粒直径 100~700nm。⑤免疫组化:S-100 和 NSE 阳性。

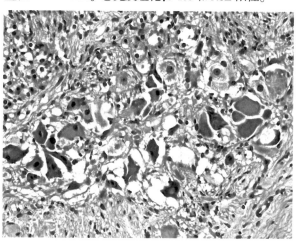

图 14-21　神经节细胞瘤
HE×400

4. 原发性恶性黑色素细胞性肿瘤 可以发生于颈部、后纵隔和腰部的交感神经节。认为其来源于可能产生黑色素的神经嵴衍生物,在一定程度上相当于神经纤维瘤、神经鞘瘤、恶性神经鞘瘤、神经母细胞瘤、神经节母细胞瘤及"黑色素性脑膜瘤"的表现形式。肿瘤表现为低度恶性,倾向于局部复发,有时能导致患者死亡。

(四) 肾上腺其他肿瘤及瘤样病变

1. 髓脂肪瘤

【概况】 髓脂肪瘤为肾上腺少见的良性肿瘤,由成熟的脂肪组织和造血组织构成。大部分为无功能性,近年来有少数功能性髓脂肪瘤的报道。症状有气短、腹痛、血尿、性激素分泌过多综合征或 Cushing 综合征等。

【诊断依据】 ①肿瘤大小差别很大,从显微镜下可见到直径 20cm 或更大。肿瘤呈圆形,质软。常无包膜,但与残留的肾上腺组织界限清楚。②切面红黄相间,红色区为造血组织,黄色区为脂肪组织。大肿瘤常有出血、钙化或骨化(图 14-22)。

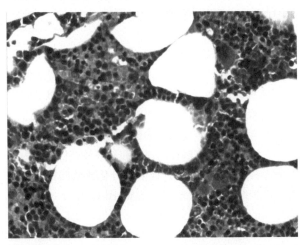

图 14-22 髓脂肪瘤:造血细胞的背景中可见散在的脂肪细胞

2. 肾上腺囊肿

【概况】 少见,体积小,多数为尸检时或手术时偶然发现,偶尔有直径达数厘米因引起症状而手术者。

组织学分类有:出血性假囊(囊壁内有含铁血黄素沉着、钙化和肾上腺组织结节)、淋巴管瘤样囊肿、寄生虫性囊肿和上皮性囊肿,后者最少见。

3. 其他有肾上腺间叶组织肿瘤 如间叶组织来源的肿瘤有血管瘤和血管肉瘤、淋巴管瘤、神经纤维瘤、神经鞘瘤、脂肪瘤、平滑肌瘤和平滑肌肉瘤、淋巴瘤、转移瘤等。

第六节 弥散神经内分泌系统

一、弥散神经内分泌系统的组成与肿瘤的特点

(一) 概念

除传统概念中的神经内分泌系外,机体的很多器官或组织中还散在分布着大量的神经内分泌细胞,这些细胞的共同特点是可通过摄取胺前体和脱羧产生胺或肽,所以将这一类细胞共同命名为 APUD 细胞(amine precursor uptake and decarboxylation cell)。随着研究不断深入,人们又在神经系统中发现了与 APUD 细胞功能类似的分泌性神经元,因此研究者们将这些分泌性神经元及 APUD 细胞统称为弥散神经内分泌系统(diffuse neuroendocrine system,DNES)

(二) DNES 的组成

弥散神经内分泌系统的细胞已达五十多种,分为中枢和周围两部分。中枢部分主要包括松果体、下丘脑、脑垂体等区域的分泌性神经元。周围部分包括胃肠道、胰岛、泌尿生殖道及心血管系统的散在内分泌细胞。尤其以胃肠道及胰岛的内分泌细胞种类最多,因此也有学者将其称为胃肠胰系统。这些细胞主要分泌的胺类物质和肽类从而参与机体内分泌功能的调节。

(三) DNES 肿瘤的特点

虽然 DNES 细胞的起源及分布各不相同,但在形成肿瘤时,其组织学形态具有一定的相似性。瘤细胞常排列成巢状、梁状、腺泡状、菊心团状或成弥漫的片状,细胞巢或者细胞条索被血窦或者富含血管的纤维组织所分隔,间质可发生玻璃样变性或淀粉样物沉着。肿瘤细胞可表现出一定的异型性,但是核分裂象少见或缺如。因此,在日常的病理工作中很难通过组织学的形态来确定肿瘤的生物学行为。此类肿瘤缺乏形态学特征,区分其类型较为困难,可通过电镜、免疫组化、原位杂交及放射免疫等方法来加以鉴别。

二、副神经节瘤(paraganglioma)

【概况】 副神经节包括颈动脉体(carotid body)、主动脉肺动脉体(aorticpulmonaiy)、颈静脉鼓室(juguktympanic)、迷走神经体(vagal body)、喉(laryngeal)

和散在于身体其他部位的副神经节。副神经节与副交感神经系统有密切关系,对血氧和二氧化碳张力的变异起反应,因此参与调节呼吸功能。副神经节发生的肿瘤(副节瘤,paraganglioma)一般均以解剖部位命名,如颈动脉体瘤。副节瘤一般无症状,约1%副节瘤可分泌儿茶酚胺或儿茶酚胺合成酶从而产生嗜铬细胞瘤样的临床症状。

(一)颈动脉体副节瘤(carotid body paraganglioma)

【概况】 副节瘤中以颈动脉体副节瘤最多见。各年龄段均能发生,最小3个月,但多数为40~50岁。女性稍多见。散发病例中3%~8%为双侧性,而有家庭史的病例中38%为双侧性。恶性肿瘤发生率1%~10%不等,可转移至淋巴结、骨、肺、肝等。

【诊断依据】 ①多数颈动脉体副节瘤最大径3~6cm,亦有>20cm者。肿瘤界限清楚,可有假包膜。②瘤细胞卵圆或多角形,较正常大。核可有异型性,但核分裂罕见。③瘤细胞排列成巢(细胞球)索或腺泡状。巢索之间有丰富的血窦,间质可硬化或血窦显著扩张而出血。④免疫组化显示瘤细胞CgA强阳性,支持细胞S-100阳性。

(二)其他副神经节瘤

还有颈静脉鼓室副节瘤、迷走副节瘤、喉副节瘤,主动脉肺副节瘤由位于心底部。可分为心脏和心外副节瘤。这些肿瘤的相当一部分可功能活跃,分泌过量的儿茶酚胺而产生嗜铬细胞瘤样临床症状;其他少见部位副节瘤有眼眶、翼状窝、鼻咽、食管、气管、甲状腺、涎腺、口腔等。

三、胰岛细胞肿瘤

【概况】 胰岛在胰腺内的分布不均匀,以尾部最多,体部次之,头部最少。体尾部的胰岛一般呈圆形或卵圆形,形态较规则;而胰头部的胰岛体积小而且形态不规则。全部胰岛的重量约1~2g,占整个胰腺体积的1%~2%。成人胰岛内主要含4种细胞,即分泌胰岛素的B细胞、分泌胰高血糖素的A细胞、分泌生长抑素的D细胞和分泌胰多肽的PP细胞。第5种细胞(D1细胞)据认为能分泌VIP样活性肽,但并不是所有抗VTP的血清均能染出这种胰岛细胞。除上述外还有极少数分泌生物胺的肠嗜铬细胞(EC细胞)和分泌促胰泌素的S细胞。胚胎和新生儿胰内可能有分泌胃泌素的G细胞。

胰腺内分泌肿瘤为神经内分泌肿瘤的重要部分,从临床有无功能可分为功能性和非功能性胰腺内分泌肿瘤两类;功能性胰腺内分泌肿瘤(过去称胰岛细胞瘤)是指因内分泌肿瘤分泌激素过多,引起临床上激素失衡而出现明显的临床表现或综合征的肿瘤。依据其分泌的激素和引起的临床表现可分为胰岛素瘤、胃泌素瘤、胰高血糖素瘤、生长抑素瘤、致腹泻性肿瘤(VIP瘤)和胰腺多肽瘤(PP瘤)。胰腺偶可见分泌异位ACTH、甲状旁腺素样激素、生长激素释放激素或5-羟色胺等的神经内分泌肿瘤。依据WHO2010年分类,胰腺内分泌肿瘤分成分化好的神经内分泌瘤,分化差的神经内分泌癌和混合性腺~神经内分泌癌。胰腺内分泌肿瘤可分成三级:1级和2级的肿瘤为神经内分泌瘤(NET),而3级肿瘤为神经内分泌癌(NEC)。混合型腺-神经内分泌癌为腺癌和神经内分泌癌混合构成,其中任一种成分至少不少于30%。包括混合性腺泡-神经内分泌癌、混合性导管-神经内分泌癌和混合性腺泡-内分泌癌-导管癌。其中的腺癌和神经内分泌癌的成分均要进行相应的分级。

(一)功能性胰腺内分泌肿瘤

【概况】 功能性胰腺内分泌肿瘤(胰岛细胞瘤)已知的有6种:即胰岛素瘤、胃泌素瘤、高血糖素瘤、生长抑素瘤、VIP瘤和PP瘤。这些功能性胰腺内分泌肿瘤在形态上很相似,单纯根据大体或光镜下形态不结合临床症状和激素测定很难确定其类型。这些肿瘤体积一般较小,包膜完整或不完整,与周围组织界限清楚。切面粉白至暗红色。一般质软,均质,但如间质纤维化、钙化和(或)砂粒体形成以及淀粉样变明显则质地韧或硬。

光镜下瘤细胞与正常胰岛细胞相似,核常显不同程度的异型性,但核分裂罕见。组织学主要有3种类型:①高柱状或立方形的瘤细胞排列成花带、小梁或脑回状,有丰富的薄壁血窦分隔;②腺泡样、腺样或菊形团样;③实性团块或弥漫成片。有人提出肿瘤的组织形态可反映所分泌的激素种类,如花带、小梁或脑回状多见于胰岛素瘤或高血糖素瘤,而腺泡样、腺样或菊形团样多见于胃泌素瘤或VIP瘤,但多数研究者分析的结果不能证实上述观点。胰腺内分泌肿瘤的良恶性的区别主要取决于有无转移和(或)浸润周围脏器组织。

1. 胰岛素瘤

【概况】 胰岛素瘤患者表现的症状可分为两个主要种类:神经症状和植物神经系统反应,最常见和令人信服的症状由神经低血糖引起,其次为儿茶酚胺反应。中枢神经系统功能障碍症状最显著,包括复视、视力模糊、精神恍惚、异常行为和健忘症。有些患者可产生意识丧失、昏迷甚至明显的脑损伤。当低血糖激发儿茶酚胺释放时产生如多汗、虚弱、饥饿、震颤、恶心、忧虑和心悸症状。这些症状尽管高度可疑，但并非是能确定低糖血症的病征，在症状发作时必须证实有低血糖水平。Whipple 三联征包括：①低血糖症状；②血糖水平<3.0mmol/L；③服糖后症状减轻。经放免确定血胰岛素和胰岛素原浓度极大地便利和简化了胰岛素瘤的诊断。胰岛素瘤是最早发现和最常见的功能性胰腺内分泌肿瘤，约占胰腺内分泌肿瘤的70%～75%。所有年龄组均有报道，但15岁以下极少见，40～60岁的发病率最高。多数报道显示女性略多于男性。胰岛素瘤多数为良性，恶性率<10%。90%为单发，10%为多发性，大多数肿瘤的最大径1～2cm。切面像淋巴结。

【诊断依据】 ①胰岛素瘤显示四种主要的组织结构，包括实体性、梁状、腺样（管状、腺泡状）肿瘤性增生和混合型。较大的肿瘤有包膜，但常不完整。较小的肿瘤和微腺瘤（见功能性腺瘤，微腺瘤或其他）极少有包膜。②瘤细胞常显示温和的细胞学特征，大核和多形性核细胞罕见，假若出现此特征并非预示恶性行为。③相当少见的，但是特征性发现为间质淀粉样物沉积；④显示胰岛素和胰岛素原免疫反应。约50%为多种激素表达，这些肿瘤中胰岛素阳性细胞与表达胰高血糖素、生长抑素、胰多肽或其他激素的细胞混合。

2. 胃泌素瘤

【概况】 胃泌素瘤是第二个常见的功能性胰腺内分泌肿瘤，占胰腺内分泌肿瘤的20%～25%。男性稍多见。过多胃泌素造成高胃酸和顽固性消化性溃疡，故此瘤被命名为胃泌素瘤，有上述症状、体征和胃泌素者为 Zollinger-Ellison 综合征（ZES）。ZES 患者75%的溃疡位于十二指肠近端，其次为胃，少数位于十二指肠第二段以外，甚至空肠。胰腺胃泌素瘤常见于胰头，90%以上的十二指肠胃泌素瘤位于第一、二段，54%限于黏膜下。占据胰头、十二指肠上、降段和相关淋巴结的解剖区域称为"胃泌素三角"，因为绝大多数肿瘤在此发生。其他少见部位有空肠、胃、肝门、脾门、卵巢、甲状旁腺和淋巴结等。胃泌素瘤恶性率高（50%～70%），体积小而多发（40%～60%为多发），所以手术时常常不易切净，一般认为只有肿瘤切除后血清胃泌素水平降至正常才能认为已切除干净。胃泌素瘤虽恶性率高但预后较好。

【诊断依据】 ①肿瘤直径一般<2cm，多发性多见。②免疫组化胃泌素和 CgA 阳性。

3. 高血糖素瘤

【概况】 高血糖素瘤占胰腺内分泌肿瘤的1%左右。胰高血糖素瘤综合征于1974年详细描述，而早在1960年便观察到了这组综合征。胰高血糖素瘤综合征反映了胰高血糖素水平过渡升高的代谢反应。最常见的胰高血糖素瘤综合征的特征是皮肤坏死性游走性红斑，约占所有患者的70%。红斑常始于腹股沟和会阴区，并且游走于四肢远端。这些症状也包括轻度葡萄糖无耐受性、正常色素正常红细胞性贫血、体重下降、抑郁、腹泻以及发生深静脉血栓的倾向。皮疹可伴口角炎、唇炎、萎缩性舌炎、秃头症、甲松离、外阴阴道炎和尿道炎。部分高血糖素瘤临床无症状，只是在血清测出血内高血糖素增高。80%的高血糖素瘤为恶性。高血糖素瘤多见于中年人，女性较多见。

【诊断依据】 ①胰高血糖素瘤常见于胰尾部或粘连于胰腺。一般为单发。②胰高血糖素瘤显示胰高血糖素弱阳性，胰高血糖素原演化的肽类也可阳性。核分裂少见。③电镜显示胰高血糖素瘤显示非典型的分泌颗粒，大小自150～300nm 不等。

4. 生长抑素瘤

【概况】 生长抑素瘤较少见。临床特点为糖尿病、低胃酸或无胃酸、胆石症、腹泻、脂肪泻、血内生长抑素水平增高等。生长抑素瘤占胃肠胰肝轴（GEPH）内分泌肿瘤的1%～2%，十二指肠生长抑素瘤似乎与胰腺发生者同样常见。与其他胃肠和胰腺内分泌肿瘤可发生于任何年龄不同，生长抑素瘤常见于25～85岁，大多数发生于40～60岁，女性为男性的2倍。

【诊断依据】 ①生长抑素瘤可以发生于胰腺内任何部位，但最常见于胰腺头部。胰外好发于十二指肠和壶腹部，十二指肠生长抑素瘤 常含不等量的砂粒体。②免疫组化几乎所有肿瘤细胞显示生长抑素弥漫强阳性，而嗜铬素表达不恒定。

5. 致腹泻性肿瘤（VIPoma）

【概况】 致腹泻性肿瘤约占胰内分泌肿瘤的3%～4%，这种患者有严重和顽固性的水样泻、低钾、低胃酸或无胃酸。胰内有非 B 细胞肿瘤。这一综合征称为 Verner-Morrison 综合征（VMS）。VMS 多数由胰内 VIP 瘤引起，但神经节瘤、神经节神经母细胞瘤以及分泌 VIP 的嗜铬细胞瘤亦能引起。为证实 VIP 瘤的诊断应该做血浆 VIP 标记，VIP 超过 60pmol/L 事实上为诊断性。其他确证的事实为血浆 PHM 升高，因为这种肽较 VIP 更具蛋白水解酶抗性。虽然正常成人胰腺内无 VIP 细胞，但大多数 VIP 瘤发生于胰腺。VIP 瘤胰腺内约占80%，胰腺外占20%。50%～75%的肿瘤为恶性。

【诊断依据】 ①肿瘤体积一般较大，直径 2～7cm。②免疫组化显示 VIP 和 PP 阳性。

6. 胰多肽瘤

【概况】 胰多肽瘤是消化道内分泌肿瘤之一，主要发生在胰腺内分泌细胞中含有胰多肽（PP）的细胞，临床上极为罕见。胰多肽瘤多数位于胰腺，胰头部较多见，胰体尾较少，少数肿瘤分布在胰外器官。本病多为恶性肿瘤，少数为良性肿瘤或 PP 细胞增生。

胰多肽瘤所引起的临床症状不特异,与 VIPoma 症状相似,所以有些学者将此瘤归入 VIPoma。另有一些胰多肽瘤临床功能不明显,因此此类胰多肽瘤被归入无功能胰腺内分泌肿瘤。大多数胰多肽瘤为良性。Tomita 等报道 1 例 26 岁男性患胰多肽瘤发生转移。

7. 多激素分泌性胰腺内分泌肿瘤

【概况】

胰腺内分泌肿瘤是源于胰腺多能神经内分泌干细胞的一类肿瘤,症状复杂多样,可由良性逐渐发展成恶性,病程缓慢,易与内分泌原发疾病相混淆。至少有 50% 或更多的功能性胰腺内分泌肿瘤为多激素分泌性。胰多肽是最常见的一种,特别是高血糖素瘤中可含多量胰多肽。其他胺和肽类激素有 5-羟色胺、前列腺素、绒毛膜促性腺激素、神经降压素、ACTH、促黑色素细胞激素(MSH)、降钙素、促胰泌素、VIP、胃泌素、胰岛素、高血糖素和生长抑素等多激素分泌性肿瘤少则分泌 2 种激素,多则可达 5 种以上,如胃泌素瘤中可测出胰岛素、高血糖素、胰多肽、VIP、促胰泌素、ACTH、MSH、绒毛膜促性腺激素和生长抑素等。

多激素分泌肿瘤在临床上绝大多数只表现为一种激素引起的症状,如胃泌素瘤可含其他激素,但临床大多数只表现为 ZES。很少数肿瘤可同时出现 2 种或 2 种以上激素所引起的症状或相继出现不同的综合征,如分泌胰岛素和胃泌素的肿瘤可同时或相继出现高胰岛素血症和 ZES。

8. 分泌异位激素的胰腺肿瘤

【概况】 有的胰腺肿瘤可分泌 ACTH 引起 Cushing 综合征或分泌生长激素释放激素(GHRH)引起肢端巨大症或分泌 PTH 而引起甲旁亢,这种肿瘤多数为恶性,有局部或远处转移。

(二) 无功能性胰腺内分泌肿瘤

【概况】 占胰腺内分泌肿瘤的 15%~20%。多见于青年女性。由于无症状,所以肿瘤体积较大,平均直径可达 10cm。有完整的包膜。切面常显出血、坏死及囊性变。光镜下形态与功能性肿瘤无区别。

近年来由于放射免疫测定和免疫组化等技术的应用已发现不少所谓的无功能性胰腺内分泌肿瘤,实际上含多种内分泌细胞,能分泌多种激素,只是这些激素不产生临床症状而已。一组 26 例无功能胰腺内分泌肿瘤中 88.5% 含 1~4 种肽类激素,69.2%(18/26)含多种(2~4种)激素,其中 38.8%(7/18)同时分泌 4 种激素。

电镜多数能找到不等量的神经分泌颗粒。一般无功能胰腺内分泌肿瘤免疫组化均显示 CgA、NSE 和 Syn 阳性。

(三) 胰岛增生

【概况】 一些具有高胰岛素血症的患者,手术时找不到胰岛肿瘤。这部分患者有些可能是由于胰岛增生所致。

【诊断依据】 胰岛增生,大小形态不一,弥漫分布于外分泌胰腺中。这种胰岛内的 B 细胞增生肥大,功能活跃,称为胰腺内分泌细胞增殖症(nesistosis)。

四、神经内分泌肿瘤

(一) 概述

关于神经内分泌肿瘤的分类,在 1980 年出台的第一版世界卫生组织(WHO)关于神经内分泌肿瘤的分类中,除了胰腺和甲状腺的内分泌肿瘤、副神经节瘤、肺小细胞癌和皮肤的 Merkel 细胞癌以外,大多数神经内分泌肿瘤采用了类癌的诊断术语。

2000 年,在 WHO 关于神经内分泌肿瘤的分类中将其分为三个基本类型,即高分化神经内分泌肿瘤、高分化神经内分泌癌和低分化神经内分泌癌/小细胞癌。该分类在分级系统中还加入了分期相关信息,比较复杂,临床应用受限。

2010 年,WHO 在关于消化系统肿瘤的蓝皮书中又提出了胃肠和胰腺神经内分泌肿瘤的分类,该分类吸纳了欧洲神经内分泌肿瘤学会(ENETS)提出的相关肿瘤分类的精神,将该肿瘤分为 4 类:①神经内分泌肿瘤(NET),其中包含了 NET1 级(类癌)和 NET2 级;② 神经内分泌癌(neuroendocrine Carcinoma,NEC),其中有小细胞癌和大细胞癌;③混合性腺神经内分泌癌(mixed adenoneuroendocrine Carcinoma,MANEC);④部位特异性和功能特异性神经内分泌肿瘤。

(二) 定义

1. 神经内分泌瘤(neuroendocrine tumor,NET) NET 为分化良好的神经内分泌肿瘤。肿瘤细胞类似正常肠道内分泌细胞,表达神经内分泌标记物(通常弥漫强烈表达 chromogranin A 和 synaptophysin)和激素,轻度或中度细胞核不典型性改变,低细胞核分裂数(<20/10HPF)。NET 包括第一级(G1)和第二级(G2)神经内分泌肿瘤。NET 也包括 WHO2000 年分类中的"类癌(carcinoid)"。

2. 神经内分泌癌(neuroendocrine carcinoma,NEC) NEC 为分化不良的高级别恶性肿瘤。肿瘤由小、中等或大细胞组成,偶有与 NET 相似的器官样结构,弥漫表达神经内分泌分化标记物(弥漫表达 synatophysin,局部表达 chromogranin),具有明显核非典型性改变,多灶性坏死,高核分裂数(>20/10HPF)。NEC 包括第三级(G3)神经内分泌肿瘤。此类肿瘤包括小细胞癌、大细胞神经内分泌癌以及低分化神经内分泌癌。

3. 混合腺神经内分泌癌（mixed adenoneuroendocrine carcinoma，MANEC） 表型上具有形成腺管的上皮细胞和神经内分泌细胞，且因为两者都是恶性而可定义为癌。偶有鳞癌成分但少见。一般人为的设定两种成分至少占肿瘤成分的30%以上才能诊断为混合癌。仅在腺癌中发现少量免疫组化阳性的神经内分泌细胞则不足以诊断混合癌。

（三）肿瘤分级

肿瘤的分级根据欧洲神经内分泌肿瘤协会（ENETS）提出的肿瘤形态学标准和细胞增生比例（Proliferation fraction）的评估来进行。有证据表明前肠来源（包括胃、十二指肠和胰腺）的神经内分泌肿瘤的细胞增生比例具有临床预后意义。根据细胞增生比例（细胞核分裂计数和 Ki-67 指数）将肿瘤分为三级：

Ⅰ级（G1）：核分裂 <2/10 高倍视野和（或）Ki-67 指数<或者=2%。

Ⅱ级（G2）：核分裂 2~20/10 高倍视野和（或）Ki-67 指数3%~20%。

Ⅲ级（G3）：核分裂>20/10 高倍视野和（或）Ki-67 指数>20%。

核分裂计数时要求至少 50 个高倍视野。计数 Ki-67 时要求 500~2000 个细胞。如果两者数据不一致，以高级别为准。

分类要将上述肿瘤分级系统与不同发生部位肿瘤的分期系统，即肿瘤的 TNM 分类（肿瘤，淋巴结累及，远处转移）相结合。

（四）病理诊断

神经内分泌肿瘤的病理诊断与其他类型的肿瘤相比较，神经内分泌肿瘤的形态学变异相对小，该肿瘤的一般病理形态学表现是其肿瘤细胞常呈器官样、梁状、岛状、栅栏状、带状或菊形团样排列。瘤细胞的形态较一致、异型性小，血窦丰富、间质少。

诊断性免疫表型标记有嗜铬粒蛋白 A（CgA）和突触素（Syn）。但是，有部分神经内分泌肿瘤常不表达 CgA，如发生在十二指肠的生长抑素阳性的 NET、直肠的 NET 和副神经节瘤等。而某些非神经内分泌肿瘤可能会表达 Syn，如肾上腺皮质肿瘤、胰腺的实性假乳头状肿瘤等。其他可选用的标记还有神经特异性烯醇化酶（NSE）和神经黏附因子 CD56 等。需要说明的是，尽管这些标记的敏感性较高，但其特异性均较差。对于形态学表现似神经内分泌肿瘤、而 CgA 和 Syn 均阴性的肿瘤，CD56 和（或）NSE 的表达对其诊断有一定的或有限的参考价值。

（五）神经内分泌肿瘤的报告

对于原发肿瘤的切除样本，病理诊断报告中应包含的信息包括：肿瘤的解剖部位、诊断、体积、是否存在不寻常的组织学表现（嗜酸性细胞、透明细胞、腺样结构等）、多中心性病变、选择性的一般神经内分泌标记的免疫组织化学染色检测（CgA、Syn、肽类激素等）、组织学分级、非缺血性肿瘤坏死、其他形态学表现、肿瘤浸润的范围（血管浸润、神经周浸润、切缘浸润）、淋巴结转移、TNM 分期以及非肿瘤性神经内分泌细胞的增生或其他异常表现等。

而对于原发肿瘤的活检样本，病理诊断报告中则应包括肿瘤的解剖部位、诊断、是否存在不寻常的组织学表现、选择性的一般神经内分泌标记的免疫组织化学染色检测、组织学分级、非缺血性肿瘤坏死以及非肿瘤性神经内分泌细胞的增生或其他异常表现等。

对于转移性肿瘤的手术切除样本，还应报告转移的部位、所切除样本中病变的数量、累及范围、最大转移病灶的最大直径，并应注意对其原发部位的识别检查等。

另外，功能性神经内分泌肿瘤的诊断主要根据患者的临床表现，如特殊的临床综合征和相应的激素水平的检测结果来确定。在病理诊断中，对于经免疫组织化学染色证实的一些激素的表达，只报告染色结果，而不再直接给出功能性肿瘤的诊断。

（金晓霞　朱兴华）

思考题

1. 垂体肿瘤如何分类？

2. 垂体腺瘤的一般特点有哪些？

3. 甲状腺常见的炎症性病变有哪几种？

4. 何谓 Graves 病？

5. 甲状腺腺瘤与甲状腺结节状增生的区别是什么？

6. 甲状腺常见癌有哪些？掌握它们的诊断标准？

7. 甲状旁腺增生与腺瘤的区别是什么？

8. 怎样区别肾上腺皮质腺瘤与肾上腺皮质癌？

9. 肾上腺髓质常见的肿瘤有哪些？

10. 了解弥散神经内分泌系统的定义及组成？

11. 胰岛细胞常见肿瘤有哪些？

12. 掌握神经内分泌肿瘤的定义、分级及诊断？

第 15 章 眼

第一节　眼　　睑

一、解剖组织学和胚胎学

眼睑（eyelid，palpebra）是覆盖在眼球前面能灵活运动的帘状组织，是眼球前面的屏障。主要生理功能是保护眼球、防止损伤。眼睑包括上睑和下睑，上下眼睑之间的裂隙为睑裂。眼睑外端联合处叫外眦，呈锐角。内端联合处叫内眦，钝圆。游离边缘叫睑缘。分前后两唇，前唇钝圆，有排列整齐的睫毛。睫毛的根部有毛囊，其周围有皮脂腺称为 Zeis 腺及变态汗腺称 Moll 腺。它们的排泄管开口于毛囊。后唇边缘较锐紧贴于眼球前部。两唇间皮肤与黏膜交界处形成浅灰色线，称睑间线或灰线。在灰线与后唇之间，有排成一行的细孔，为睑板腺的开口。近内眦部上下睑缘各有一乳头状隆起，中央有一小孔称上下泪小点。为泪小管的开口。在内眦角与眼球之间有一结膜形成的皱襞，呈半月状，称半月皱襞。此皱襞与内眦皮肤之间被围结成一低陷区，此处称为泪湖。泪湖中近半月皱襞处有一肉状隆起称泪阜，泪阜上生有少数细软之毳毛。

人类的上睑较宽大，上界为眉毛下缘，有时在此处形成一浅的沟称睑沟。上睑缘之上数毫米处有一浅沟称上睑沟，形成皱襞，称重睑，国人重睑人群发生率约为 60%。若睑缘上方无此皱襞者称单睑。下睑以眶下缘为界，有时在此处有一条横形的浅沟称为下睑沟，下视时较明显。

眼睑主要由皮肤构成，但比一般皮肤的结构复杂。它外被皮肤，内衬以结膜。紧贴结膜前面的是睑板，后者外面的纤维组织硬如软骨，成为眼睑的支柱，其后方包藏的睑板腺是全身最大的皮脂腺。位于睑板前面的是肌层，主要为眼轮匝肌和上睑提肌，还有一块平滑肌——睑板张肌即 Müller 肌。借助于眼轮匝肌的收缩和放松，可以改变眼睑皮肤的长度，使眼睑开闭自如。

1. 皮肤层　是人体最薄的皮肤之一，细嫩而富于弹性。因为下面的结构疏松，所以眼睑皮肤易滑动和形成皱褶。

2. 皮下组织　为疏松结缔组织和少量的脂肪，

是人体最松软的组织之一。便于眼睑轻巧灵活运动，最易引起水肿和皮下淤血。

3. 肌层 此层包含三种肌肉。眼轮匝肌、提上睑肌系横纹肌，而 Müller 肌系平滑肌。

（1）眼轮匝肌：肌纤维的走行是以睑裂为中心，环绕上下睑，形似一个扁环形。其范围很广，分为眶部、睑部和泪囊部。由面神经支配，司眼睑闭合。

（2）提上睑肌：起于视神经孔周围的腱环，沿眶上壁向前至眶缘呈扇形散开，一部分止于睑板前面，另一部分穿过眼轮匝肌止于上睑皮肤下。由动眼神经支配，司上睑提起。

（3）Müller 肌：上睑的肌肉起源于提上睑肌深面的肌纤维，向下走行于提上睑肌和结膜之间，止于睑板上缘。下睑的肌肉较小，起源于下直肌，附着于睑板下缘，该肌受交感神经支配，协助开睑。当交感神经兴奋如惊恐、愤怒或疼痛等时此肌收缩，加大睑裂开大程度。在眼轮匝肌与睑板之间有肌下组织层，使眼轮匝肌可以自由活动，此层内神经纤维特别丰富，是眼睑的感觉神经分布区。手术时可将麻药注入此层，不仅用量少且可收到良好的效果。

4. 纤维层 由睑板和眶隔膜两部分组成。

（1）睑板：由致密结缔组织及弹力纤维构成。质硬如软骨，是眼睑的支架。其长度和形状与眼睑相似，呈半月状，前凸后凹，两端移行于内外眦韧带上。睑板中含有高度发达的且与睑缘垂直、互相呈平行排列的睑板腺（Meibom 腺），开口于睑缘后唇，分泌油脂状物，以润滑睑缘、减少摩擦和防止泪液从睑缘外溢。油脂也参与构成泪液膜。

（2）眶隔膜：由睑板向眶骨膜延伸相连续的一层很薄而富于弹性的结缔组织膜，是隔开眼睑与眼眶的一个重要屏障。能够在一定程度上阻止炎症渗出物或出血等在眼眶与眼睑之间蔓延。

5. 睑结膜 为眼睑的最后一层，它和睑板后面紧密贴合而不易分离，与覆盖在眼球前面的球结膜及角膜直接接触。睑结膜与睑皮肤相会之处成睑缘灰线。

6. 眼睑的血管 眼睑血液供应丰富。动脉血供有两个来源。一是来自颈外动脉的分支：包括面动脉、颞浅动脉和眶下动脉。二是来自颈内动脉的眼动脉分支：包括鼻背动脉、眶上动脉、泪腺动脉和额动脉。眼睑的浅部组织由这些动脉分枝吻合形成的动脉网供应。深部组织则由这些动脉形成的眼睑动脉弓供应。一般下睑有两个动脉弓，即睑缘动脉弓及周围动脉弓；下睑只有一个下睑缘动脉弓。

眼睑静脉也分为两个系统。浅层位于睑板之前，回流到面前静脉和颞浅静脉；深层位于睑板之后，汇入眼眶静脉后回流到海绵窦或经面深部静脉，经翼状

丛再回流到海绵窦。深浅静脉系统之间有吻合，在面静脉处相遇，成为整个眼睑静脉系统的汇合点。眼睑静脉无瓣膜，因此炎症化脓时有可能蔓延到海绵窦及颅内而引起严重后果。

7. 眼睑的淋巴管 分为内外两组引流。下睑内侧 2/3 和上睑内侧 1/3 由内侧淋巴组引流汇入颌下淋巴结；上、下睑的共同部分则分深浅二组，分别由外侧淋巴组引流汇入耳前淋巴结和腮腺淋巴结。

8. 眼睑的神经 包括运动神经、感觉神经和交感神经三种。

（1）运动神经：①面神经的分支（颞支和颧支）支配眼轮匝肌，司眼睑闭合。②动眼神经的分支（上支）支配提上睑肌，司上睑提升。

（2）感觉神经：①眼神经，由此支发出的泪腺神经，司外眦附近感觉；眶上神经为上睑的主要感觉神经。滑车上、下神经支配内眦部上下睑。②上颌神经（三叉神经的第二支）由此支发出的眶下神经，是主要的下睑感觉神经。

（3）交感神经：来自颈交感神经的分支，主要支配 Müller 肌，并分布于血管及皮肤腺体。

9. 眼睑的胚胎发生 眼睑由视杯周围的眼睑褶形成。眼睑褶原基发生在胚长 16~32mm 阶段，其上皮成分（包括眼睑皮肤表皮、结膜上皮、眼睑皮肤附件上皮等）来自眼睑褶的外胚叶成分，其外侧面形成眼睑皮肤表皮，内侧面形成结膜上皮，两者之间，由中胚叶组织填充，形成眼睑肌肉、血管及间质组织。

睑缘的分化稍晚，发生在胚长 32~37mm 阶段，上下睑缘融合，睑缘部皮肤附件如毛囊、腺体等亦多在此时期发生。至胚胎 5 个月末，睑板腺已形成并有分泌物出现时，上下眼睑开始分开，从鼻侧开始，至胚胎 6 个月时完成，故 6 个月以后胎儿，生下时即能睁眼。

眼睑皮肤附件发生的步骤大致如下：当胚胎上下睑开始融合时（胚胎 2 个月或胚长 32mm 后），在融合缘的外侧角处，出现一排柱状上皮芽蕾，朝向间叶组织方向生长，后分化为毛囊，因而毛囊是眼睑缘附件之最先出现者。胚胎 4 个月时，在眼睑褶后缘稍前，一排柱状上皮开始凹陷，逐渐加深。向间叶组织方向生长，形成睑板腺始基及睑板腺（胚胎 5 个月时）。

与此同时，在睫毛毛囊侧壁上，有小的上皮突起，是为 Moll 腺导管，其后始有腺泡发生。胚胎 5 个月时，从毛囊侧壁上有一系列芽状突起发生，成为 Zeis 腺的始基。

二、炎症性疾病

1. 睑腺炎（stye） 即麦粒肿（hordeolum），是由葡萄球菌感染所引起的一种急性化脓性炎症。根据其

发生部位的不同,又分为内麦粒肿和外麦粒肿两种。

2. 睑板腺囊肿(chalazion) 又称霰粒肿(chalazion),为睑板腺的慢性炎性肉芽肿,是由于睑板腺排泄管阻塞引起分泌物淤积所致,多发生于上眼睑,病程进行缓慢,长达数周、数月,甚至数年。镜下所见为一慢性炎性肉芽肿,由淋巴细胞、浆细胞、类上皮细胞、纤维母细胞及异物巨细胞等组成,中性及嗜酸性白细胞则极少。异物巨细胞浆内,往往可见到被吞噬的异物。巨细胞数目多少不一,但大多数病例均可见到,其形态颇似郎罕巨细胞,因此,易将其误诊为结核,但霰粒肿决不发生干酪样坏死,且一般无典型结核结节形成。此外,在这肉芽肿中,有时可见到变性的腺组织残余和脂肪空泡散在。

3. 触染性软疣(molluscum contagiosum) 由病毒感染引起,触染性软疣病毒属于痘疹病毒类(poxvirus group),电镜可显示这种病毒大小约 $300 \times 240 \mu m$,由一电子致密的类核所组成,类核的长度约为 $230 \mu mm$,侧面看呈哑铃状,前面看呈长方形。由直接接触或通过污染物如毛巾、牙刷等染。光镜下,表皮细胞显著增生,并作分叶状向下陷入真皮内。开始在棘细胞层下部的细胞质内呈现单个微小的卵圆形嗜酸性包涵体(eosinophilic inclusion body),这些胞质内包涵体,称软疣小体(molluscum body)。软疣小体增大,几乎占据了整个胞质,而将细胞核挤压于一边。疣表面中央部的细胞可发生变性坏死,坏死物脱落而呈凹陷。疣周围的真皮内通常无明显炎症反应。

4. 淀粉样变性(amyloid degeneration) 淀粉样变性可分为全身性和局限性,局限性淀粉样变性时,往往由于淀粉样物质在局部沉积而形成肿块,而称为淀粉样瘤(amyloid tumor)。光镜下,在小血管壁、纤维组织、睑板腺等处,可见多少不等、形状不规则的红染块状淀粉样物质沉着。刚果红染色,淀粉样物质呈红色,PAS染色呈阳性反应。电镜下为直径 $6 \sim 10 nm$ 的呈直线形,不分支的细丝状纤维。

三、常见肿瘤及瘤样病变

1. 基底细胞癌(basal cell carcinoma)

【概况】 在眼睑恶性肿瘤中最多见,约占眼睑恶性肿瘤的50%以上,下睑发生最多,其次是内眦部。老年人多见,男稍多于女,年龄最高发病率在 $61 \sim 70$ 岁,男:女 $= 16 : 1$。本瘤的特点是病程较长,发展缓慢,一般仅在局部呈浸润性生长,很少发生转移。

【诊断依据】 ①典型例表现为一半透明结节,结节中央可有侵蚀性溃疡形成。晚期,可侵蚀眼睑、鼻背乃至面部的软组织。②镜下形态与皮肤基底细胞癌相似。

2. 鳞状细胞癌(squamous cell carcinoma)

【概况】 为眼睑皮肤或结膜上皮发生的恶性肿瘤,好发于下睑及睑缘,老年人多见,平均年龄50岁左右,男性较多。其发病率远较基底细胞上皮瘤为低,约占眼睑恶性肿瘤的8%,但其恶性程度却远比基底细胞上皮瘤为高。病程较短,发展较快,可破坏眼部组织,侵入鼻旁窦或颅内,约10%病例转移到局部淋巴结,下睑肿瘤易转移至上颈淋巴结,而上睑肿瘤易转移至耳前淋巴结。

【诊断依据】 详见第三章皮肤相关内容。

3. 眼睑皮脂腺腺瘤和皮脂腺腺癌

(1)眼睑皮脂腺腺瘤详见第三章皮肤相关内容。

(2)眼睑皮脂腺癌(sebaceous adenocarcinoma)

【概况】 是内睑板腺小叶或导管发生的恶性肿瘤,故曾称为睑板腺腺癌(meibomian gland adenocarcinoma),也可发生于睑缘毛囊周围的 Zeis 腺,眉弓或泪阜的皮脂腺。病程较长,平均为3年。早期酷似霰粒肿或有霰粒肿病史。

【诊断依据】 ①睑板增厚或出现结节,质硬,境界清楚,结膜较粗糙,肿块可发展到睑板外眼睑皮下,形成一分叶状核桃样肿块,使眼睑高度肥厚变形,但皮肤与结膜尚完整。②切面呈黄白色豆渣样。③根据其组织结构可以分为分化型、鳞状细胞型、基底细胞型、腺型及梭形细胞型等五种。其中以分化型最多见,特点是癌巢呈小叶状分布,类似正常睑板腺小叶,但远大于正常小叶结构($10 \sim 20$ 倍),且小叶大小、形状颇不一致。小叶中央可发生坏死或囊性变。④癌细胞呈圆形或多角形,核小位于中央,胞质淡染泡沫状。癌细胞可显示一定程度的异型性及核分裂象。⑤鳞状细胞型癌细胞较大,胞质染色较红,偶见角化珠;基底细胞型癌细胞较小,胞质较少;腺型的癌细胞呈柱状或立方形,偶有腺样腔出现;梭形细胞型癌细胞呈棱形、弥漫排列。⑥脂肪染色阳性(图15-1)。

【鉴别诊断】 ①霰粒肿:多见于青年人,病变部位多离睑缘较远,病变处结膜光滑。切开时,可见胶冻样物或液化物溢出,自动穿破后,可形成息肉样的肉芽组织,组织学上易与本癌区别。②基底细胞癌:部位较浅,早期似痣或囊肿,晚期形成典型的侵蚀性溃疡,基本上不发生转移。组织学上由基底细胞样瘤细胞构成巢,巢周边瘤细胞柱状,并呈栅状排列,一般易于诊断。③鳞状细胞癌:病变部位多在下睑,病变较浅,早期似痣或乳头状瘤,晚期形成菜花样肿块或典型的溃疡。组织学上常出现细胞间桥而无泡沫状癌细胞,必要时作脂肪染色,有助于两者鉴别。

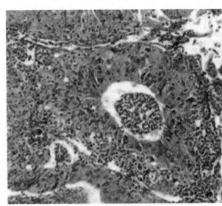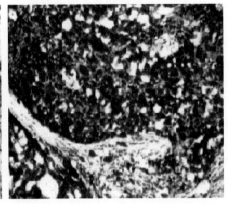

图 15-1　皮脂腺癌

A. HE 显示肿瘤排列不规则,分叶状,中央区有坏死;B. 苏丹红染色显示脂质染色阳性

第二节　泪　　　器

一、解剖组织学和胚胎学

泪器 (lacrimal apparatus) 包括泪腺和泪道两部分。

泪腺 (lacrimal gland) 位于眼眶外上方的泪腺窝内,长约 20mm,宽 12mm,借结缔组织固定于眶骨膜上,上睑提肌外侧肌腱从中通过,将其分隔成较大的框部泪腺和较小的睑部泪腺,正常时从眼睑不能触及。泪腺的排出管 10~12 根,开口于外侧上穹隆结膜。泪腺是外分泌腺,产生浆液,每一腺体含腺细胞和肌上皮细胞。血液供应来自眼动脉分支泪腺动脉。

泪腺神经有 3 种成分,其中第 V 脑神经眼支的分支为感觉纤维;来自面神经中的副交感神经纤维和颅内动脉丛的交感神经纤维,司泪腺分泌。

此外尚有位于穹隆结膜的 Krause 腺和 Wolfring 腺,分泌浆液,称副泪腺。

泪道 (lacrimal passages) 是泪液的排出通道,包括上下睑的泪点、泪小管、泪囊和鼻泪管。

泪点 (lacrimal puncta):是泪液引流的起点,位于上、下睑缘后唇,距内眦约 6.0~6.5mm 的乳头状突起上,直径为 0.2~0.3mm 的小孔,贴附于眼球表面。

泪小管 (lacrimal canaliculi):为连接泪点与泪囊的小管。从泪点开始后的 1~2mm 泪小管与睑缘垂直,然后呈一直角转为水平位,长约 8mm。到达泪囊前,上、下泪小管多先汇合成泪总管后进入泪囊中上部,亦有直接进入泪囊的。

泪囊 (lacrimal sac):位于内眦韧带后面、泪骨的泪囊窝内。其上方为盲端,下方与泪鼻管相连接,长约 10mm,宽约 3mm。

鼻泪管 (nasolacrimal duct):位于骨性鼻泪管内,上接泪囊,向下后稍外走行,开口于下鼻道,全长约 18mm。鼻泪管下端的开口处有一半月形瓣膜称 Hasner 瓣,有阀门作用。

泪液排出到结膜囊后,经眼睑瞬目运动分布于眼球的前表面,并汇聚于内眦处的泪湖,再由接触眼表面的泪点和泪小管的虹吸作用,进入泪囊、鼻泪管到鼻腔,经黏膜吸收。正常状态下泪液每分钟分泌 0.9~2.2μl,如超过 100 倍,即使泪道正常亦会出现溢泪。当眼部遭到外来有害物质刺激时,则反射性地分泌大量泪液,以冲洗和稀释有害物质(图 15-2)。

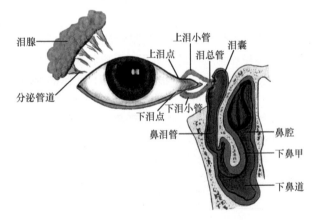

图 15-2　泪器示意图

二、泪腺常见肿瘤及瘤样病变

1. 炎性假瘤 (inflammatory pseudotumor)　既可是非肉芽肿性,也可是肉芽肿性,但以前者较多见。前者的特点是,腺实质内结缔组织明显增生,伴有慢性炎症细胞浸润,但在不同处可有不同的病变,部分处富有淋巴细胞,有时尚有淋巴滤泡形成;部分处则富

有胶原纤维组织。后者的特点是具有特殊组织形象，包括与结节病、结核病、梅毒或麻风等有关的特殊肉芽肿形成。

2. Mikulicz 病　特点是多个涎腺和泪腺的肿大。此病既可见于 Sjögren 综合征，也可见于结节病、巨球蛋白血症、白血病和恶性淋巴瘤等各种情况。镜下形态参见第八章第二节中相关内容。

3. 泪腺上皮性肿瘤

（1）泪腺混合瘤（mixed tumor of the lacrimal gland）

a. 良性混合瘤（benign mixed tumor）：经研究证明，此瘤发源于腺管上皮和肌上皮细胞，实际上纯为上皮性肿瘤。仅其构象显示多形性而已，应该称为多形性腺瘤（pleomorphic adenoma）。可发生在 16～70 岁，但以 35～50 岁多见，平均年龄为 37.4～41.4 岁。通常肿瘤生长缓慢，由于常无不适，故在症状出现之前大多已有肿块史 1～4 年。肿瘤长大，可使眼球前突，偶有突眼史长达 25～30 年之久；也可使眼球向鼻下方移位，造成眼球向上外转动受限和不同程度的睑水肿。肿块坚硬，偶或质软，结节状，略可活动。

b. 恶性混合瘤（malignant mixed tumor）

【概况】　又称多形性腺瘤内癌（carcinoma in pleomorphic adenoma）。瘤内既有良性混合瘤组织，又有恶性特征的瘤组织。其恶性成分可具有任何一型泪腺癌的特征，或组成肿块的绝大部分，或只组成肿瘤的一小部分，而全被原有良性瘤所包绕，因而需要多处切片检查，以免漏诊。恶性混合瘤远比良性混合瘤为少见。患者年龄通常较良性型者年老 15 岁左右。与良性型相比，肿瘤生长较速，终于引起突眼。瘤组织不仅侵占原先的良性瘤，而且侵及周围组织，若累及眶骨，可引起疼痛，X 线片上显示骨质破坏，甚至向颞部、颅内扩展；也可引起鼻塞。尚可发生局部淋巴结转移，偶见的血道转移，甚至有在骨转移后 5 年，才发现侵袭性原发性混合瘤的病例报道。

【诊断依据】　良性混合瘤的组织形象复杂多样，依其分化成熟度可从上皮细胞呈实体状、经小管实体状、囊状结构，到肌上皮黏液样变，转为软骨样变区。有时尚有鳞状细胞团。总之，与涎腺混合瘤的组织形态相同。而恶性混合瘤是在良性混合瘤组织内，见有恶性成分，通常是腺癌，有时是鳞状细胞癌；也可是肉瘤形态，但其少见（图 15-3）。

【临床病理联系】　泪腺良性混合瘤因有包膜较易切除，故预后比恶性型者为佳，但在手术切除时应连同包膜完整取出，否则由于手术不当，而易术后再发，甚或多次复发；再发瘤一般依然保持其良性形象，

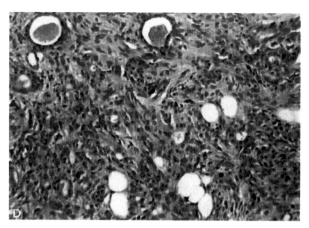

图 15-3　泪腺混合瘤
HE 示双层腺管，伴有脂肪和纤维样组织增生

但也可发生恶变。本瘤的临床行为不同于涎腺混合瘤，是与泪腺的解剖部位有关，除可较早引起临床症状外，且由于难以切除干净的可能性大，而导致术后再发较涎腺混合瘤为多见。泪腺良性混合瘤的病程越长，其恶变危险性越大。值得注意的是包膜内可有不同程度的肿瘤浸润现象，所以，不可单凭包膜有否浸润存在或完整与否，判断此瘤的良、恶性，而应和临床所见结合考虑。如肿瘤无包膜，有浸润破坏性生长，累及血管、神经和肌肉，特别是 X 线片上显示骨质破坏现象，镜下又见细胞异型性明显，核分裂易见，以及临床上有肿瘤生长迅速和患处疼痛史等；则应考虑是恶性混合瘤，由于此瘤对于放疗和化疗都不太敏感，故在治疗上主要是靠手术治疗；若是恶性混合瘤，则应考虑尽快施行眶内容物剜出术。

（2）泪腺癌（carcinoma of the lacrimal gland）：以腺样囊性癌最多见；而腺癌、鳞癌、黏液表皮样癌和未分化癌等，都甚少见。

a. 腺样囊性癌（adenoid cystic carcinoma）

【概况】　发生于泪腺者比发生于涎腺者为多见，而且恶性度较高，这是与其解剖部位邻近眶骨有关，在泪腺癌中以本癌最多见，占所有泪腺上皮性肿瘤的 25%～32.8%。发病年龄在 20～80 岁，但以 31～40 岁多见，平均年龄为 37.5～53 岁。其局部侵袭性大，呈恶性经过。

【诊断依据】　本癌组织结构和涎腺腺样囊性癌一样，十分复杂多样。因其来源细胞有向腺上皮和肌上皮两向性分化能力，故当来源细胞尚未分化时，瘤细胞呈实体性团索状；当向腺上皮分化时，立方状或柱状瘤细胞呈腺管样，内含由腺上皮产生的嗜酸性黏蛋白；当向肌上皮分化时，核深胞质少的基底细胞样瘤细胞，多围成大小不等的筛孔状小圆腔，甚至构成薄壁的腺囊状。单层肌上皮样细胞，状如甲状腺滤泡，内含由肌上皮产生的

嗜碱性黏液样物。间质也特别多变,或是黏液样物质;或是玻璃样物质,其中常有排列呈实性圆柱状瘤细胞索;或是数量不等的疏松结缔组织;或致密结缔组织。

临床病理联系 由于瘤组织有沿着组织平面、血管或神经蔓延扩大的倾向,故常引起疼痛。特别是骨膜受累而有疼痛时,则提示恶性肿瘤的可能。本瘤有高度浸润生长性质,所以,患者预后远比混合瘤为差,诊断时两者应严格区分开来。肿瘤向前可浸润至眼睑,向下可浸润至结膜,向后可浸润至眼眶组织,进而扩展到颅底,相邻骨质常易受累,不仅难将瘤组织切除干净,容易造成局部再发;而且也是导致颅内蔓延的主要原因。因此,手术时需将被浸润的骨组织全部切掉,或者进行眼眶内容物剜出术。因为本癌早期可发生耳前和颈部淋巴结转移,晚期尚可发生广泛血道转移,如至肺、骨、皮肤等处,因而术后可辅以放射疗法。

b. 其他罕见性癌:包括纯腺癌(pure adenocarcinoma)、鳞状细胞癌(squamous cell carcinoma)、黏液表皮样癌(mucoepidermoid carcinoma)和未分化性癌(undifferentiated carcinoma)等,均不多见。

泪腺癌中不论是腺样囊性癌,还是未分化性腺癌,均属较恶性或高度恶性肿瘤,一般发展快、转移早,且易蔓延至颅内。一旦确诊,应立即进行眶内容摘除术。若毗邻的骨受累,也应一并切除。

(3) 嗜酸性细胞腺瘤(oncocytoma or oxyphilic granular cell adenoma):由嗜酸性颗粒大细胞构成。通常嗜酸性颗粒大细胞是随着年龄增长而日益增多,特点是体积大,胞质嗜酸性、颗粒状。电镜下,胞质富有线粒体。与涎腺嗜酸性颗粒大细胞增生症一样,泪腺嗜酸性大细胞也可呈腺瘤样增殖。所以,泪腺也可发生嗜酸性颗粒细胞性腺瘤,但不多见。也有甚至发生嗜酸性颗粒细胞腺癌(oxyphilic granular cell adenocarcinoma)。

4. 淋巴网状组织肿瘤 泪腺区由于反应性淋巴样增殖而引起瘤样肿大者,较为常见。而真正淋巴组织肿瘤少见,偶有霍奇金病和非霍奇金淋巴瘤累及泪腺,使之肿大的病例报道。

5. 泪腺其他肿瘤 泪腺其他肿瘤均甚少见。包括血管瘤、黑色素瘤和神经节细胞神经瘤、继发性肿瘤等。泪腺继发性肿瘤其来源有二:一是由附近肿瘤直接蔓延而来,包括蔓状神经纤维瘤、恶性神经鞘瘤、脑膜瘤、血管内皮瘤、血管外皮细胞瘤、横纹肌肉瘤和眼睑原发性肿瘤等。二是由他处转移而来,但甚少见,以乳腺癌和支气管癌多见。

三、泪囊常见肿瘤及瘤样病变

1. 乳头状瘤(papilloma) 按其生长方式和细胞特征分为下列三型:

(1) 鳞状细胞性乳头状瘤(squamous cell papilloma):此型肿瘤呈外生性生长,多由复层分化良好棘细胞构成,增生的细胞从泪囊壁作指状突向腔内,形成蕈状肿块。此瘤也可发生在泪阜。

(2) 移行细胞性乳头状瘤(transitional cell papilloma):系泪囊中最多见的一型肿瘤。和上型相反,此型肿瘤呈内生性生长,瘤组织近似正常泪囊黏膜上皮(假复层柱状细胞中散有杯状细胞和纤毛柱状细胞),由高柱状或梭形细胞构成,杂有杯状黏液细胞;而且基膜分明。特点是瘤细胞由表面内折至下方的间质内,形成内翻性乳头状瘤(inverted papilloma)。虽然此型乳头状瘤一般属于良性,但若切除不当,或切除不完全,亦可再发,甚至恶变。由于此瘤生物行为变异较大,可从良性到恶性,故有人将其分为移行细胞性乳头状瘤、移行细胞癌和介于两者之间的中间型移行细胞瘤三大类。前者可由增生细胞达 20~30 层的真正复层细胞构成,有时柱状细胞变成梭形细胞,但大小、形状较一致,基膜完好,属于良性肿瘤。中间型移行细胞上皮性瘤的上皮细胞显示比上型细胞较不规则,有轻度多形性,可见核分裂;有时鳞状化生明显,基膜依然完好。相反的,移行细胞癌不仅细胞多形性明显,核分裂易见,而且癌细胞已突破基膜,向间质浸润生长。

(3) 混合细胞性乳头状瘤(mixed cell papilloma):由鳞状细胞和移行细胞混合组成。

2. 腺瘤(adenoma) 发生于泪囊者罕见。

3. 囊腺瘤(cystadenoma) 发生于泪囊者罕见。

4. 多形性腺瘤(pleomorphic adenoma) 发生于泪囊者罕见。

5. 嗜酸性细胞腺瘤(oncocytoma) 多见于老年妇女。Biggs 和 Font(1977)在嗜酸性颗粒细胞性病变 18 例中发现,嗜酸性颗粒细胞性腺瘤发生于泪阜者有 10 例,于结膜者 4 例,于眼睑的皮、结膜交界处者 1 例,于泪囊者 2 例和于泪腺者 1 例。

6. 泪道癌(carcinoma of the lacrimal passages) 泪囊恶性肿瘤中约半数为癌,可发生在 41~75 岁,平均年龄为 55 岁。通常以鳞状细胞癌多见,而且多为非角化型;其次是移行细胞癌和腺癌。

第三节　眼　球

一、解剖组织学和胚胎学

成人的眼球(eye ball)近似球形。其前后径约24mm,垂直径约23mm,水平径约23.5mm。眼球前面顶点称为前极,后面顶点称为后极。在前后极之间绕眼球一周称赤道。眼球位于眼眶的前半部,借筋膜与眶壁、周围脂肪、结缔组织和眼肌等包绕以维持其正常位置,减少眼球的震动。眼球前面的角膜和部分巩膜暴露在眼眶之外,眼球前面有上下眼睑保护。

眼球由眼球壁和眼内容物组成(图15-4)。

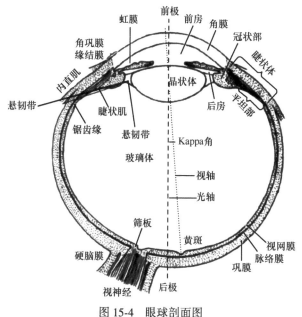

图 15-4　眼球剖面图

(一)眼球壁

1. 外层纤维膜(fibrous tunic)

为眼球的最外层,由坚韧致密的纤维组织构成。前1/6为透明的角膜,后5/6为瓷白色不透明的巩膜。两者结合处称角巩膜缘。眼球的外层具有保护眼球内部组织、维持眼球形状的作用,透明角膜还有屈光作用。

(1)角膜(cornea):位于眼球正前方,略呈横椭圆形,稍向前突出。横径为11.5～12mm,垂直径约为10.5～11mm。周边厚度约为1mm,中央稍薄约为0.6mm。其前表面的曲率半径为7.8mm,后表面为6.8mm。

组织学上,角膜由外向内分为五层(图15-5)。

1)上皮细胞层:由复层鳞状上皮构成,有5～6层细胞。在角膜缘处与球结膜上皮细胞相连。此层对

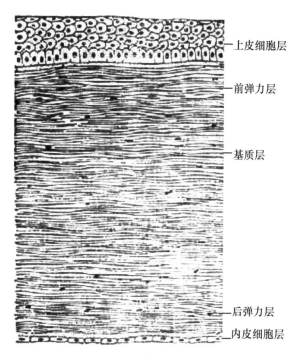

图 15-5　角膜的横切面示意图

细菌有较强的抵抗力,再生能力强,损伤后修复较快,且不留瘢痕。

2)前弹力层(Bowman's membrane):是一层均匀无结构的透明薄膜,损伤后不能再生。

3)基质层(实质层):占角膜全厚90%以上。约由200层排列整齐的纤维薄板构成。板层间互相交错排列,与角膜表面平行,极有规则,具有相同的屈光指数。板层由胶原纤维构成,其间有固定细胞和少数游走细胞,以及丰富的透明质酸和一定含量的黏多糖。基质层延伸至周围的巩膜组织中。此层损伤后不能完全再生,而由不透明的瘢痕组织所代替。

4)后弹力层(Descemet's membrane):系一层富有弹性的透明薄膜,坚韧、抵抗力较强,损伤后可迅速再生。

5)内皮细胞层:紧贴于后弹力层后面,由一层六角形细胞构成。具有角膜—房水屏障作用。损伤后不能再生,常引起基质层水肿,其缺损区依靠邻近的内皮细胞扩展和移行来覆盖。

除上述五层外,在角膜表面还有一层泪液膜(precorneal tear film),具有防止角膜干燥和维持角膜平滑以及光学性能的作用。泪液膜由外到内由脂质层、泪液层、黏液层三层构成。

角膜的生理特点是:①透明性,无角化层,无血管,细胞无色素,保证外界光线的透入。②屈光性,角膜的屈光指数为1.337,与空气的屈光指数(为1)相差大,其前后面有一定的曲率半径,一般具有+43D的屈光力。③无血管,其营养主要来源于角膜缘血管网和房水。

代谢所需的氧 80% 来自空气,15% 来自角膜缘血管网,5% 来自房水。④感觉神经丰富,第 V 颅神经的眼支密布于上皮细胞之间,无髓鞘,感觉灵敏,对保护角膜眼球具有重要的作用。⑤角膜与结膜、巩膜、虹膜在组织学上有密切联系。一些疾病常互相影响。

(2)巩膜(sclera):眼球后 5/6 外层为巩膜。质地坚韧、不透明呈瓷白色,厚度约为 0.3~1mm。其外面由眼球筋膜覆盖包裹,四周有眼外肌肌腱附着,前面被结膜覆盖。前部与角膜相连,其后稍偏内有视神经穿出,形成多孔的筛板。巩膜表面因血管、神经出入而形成许多小孔。后部的小孔在视神经周围,为睫状后动脉及睫状神经所通过。中部在眼赤道后约 4~6mm 处,有涡静脉的出口。前部距角膜缘约 2~4mm 处,有睫状前血管通过,此处巩膜常有色素细胞聚集成堆,呈青灰色斑点状,数量多时称先天性色素沉着症。组织学上,巩膜分为三层。

1)表层,由疏松结缔组织构成,与眼球筋膜相连。此层血管、神经较丰富。发炎时充血明显,有疼痛、压痛。

2)基质层,由致密结缔组织和弹力纤维构成,纤维合成束,互相交叉,排列不整齐,不透明,血管极少。

3)棕黑板,结缔组织纤维束细小、弹力纤维显著增多,有大量的色素细胞,使巩膜内面呈棕色外观。此层内面是脉络膜上腔。

巩膜的生理特点有:①除表层富有血管外,深层血管、神经极少,代谢缓慢,故炎症时不如其他组织急剧,但病程迁延。②巩膜各处厚度不同。视神经周围最厚约为 1mm,但视神经穿过的筛板处最薄弱,易受眼内压影响,在青光眼形成特异性凹陷,称青光眼杯。赤道部约厚 0.4~0.6mm,在直肌肌腱附着处约为 0.3mm。③由于巩膜致密、坚韧、透明,故对维护眼球形状、保护眼球不受损伤及遮光等具有重要作用。

(3)角膜缘和前房角(图 15-6)

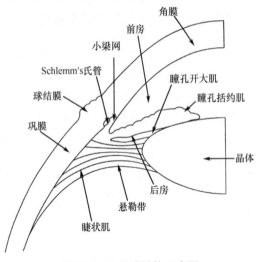

图 15-6　眼外膜结构示意图

角膜缘(limbus):是指从透明的角膜到不透明的巩膜之间灰白色的连接区,平均宽约 1mm,角膜前弹力层的止端是球结膜的附着缘,后弹力层的止端是小梁网组织的前附着缘。在切面上,此两缘的连线就是角、巩膜的分界线,此区内角膜嵌入膜,在内外表面分别形成巩膜内沟和外沟。

前房角(angle of anterior chamber):位于前房的边缘部内。由角膜缘、睫状体及虹膜根部围绕而成,其前壁为角膜缘,后膜为虹膜根部,两壁在睫状体前面相遇,构成房角隐窝。①前房角前壁的前界线称 Schwalbe 线,在前房角镜下呈一条灰白色发亮略成突起的线,为角膜后弹力层的终止部。②巩膜突,是巩膜内沟的后缘,向前房突起,为睫状肌纵行纤维的附着部。③巩膜静脉窦,即 Schlemm 管,是一个围绕前房角一周的环行管。位于巩膜突稍前的巩膜内沟中,表面由小梁网所覆盖,向外通过巩膜内静脉网或直接经房水静脉将房水运出球外,向内与前房交通。④小梁网(trabecular meshwork),为位于巩膜静脉窦内侧、Schwalbe 线和巩膜突之间的结构。房角镜下是一条宽约 0.5mm 的浅灰色透明带,随年龄增加呈黄色或棕色,常附有色素颗粒,是房水排出的主要区域。组织学上是以胶原纤维为核心、围以弹力纤维及玻璃样物质,最外层是内皮细胞。⑤前角后壁,为虹膜根部,它的形态与房角的宽窄有密切关系。⑥房角隐窝,由睫状体前端构成,房角镜下为一条灰黑色的条带称睫状体带。

临床上角膜缘、前房角的重要性在于:①后弹力层止端与巩膜突之间有巩膜静脉窦、小梁网等前房角结构,是眼内液循环房水排出的主要通道。与各种类型青光眼的发病和治疗有关。②角膜缘是内眼手术切口的重要进路。③此处组织结构薄弱,眼球受外伤时,容易破裂。

2. 中层葡萄膜(uvea)

由于此层颜色近似紫色葡萄故称葡萄膜,也称色素膜和血管膜。具有遮光、供给眼球营养的功能。自前向后分为虹膜、睫状体和脉络膜三部分(图 15-7)。

(1)虹膜(iris):是葡萄膜最前部分,位于晶体前,周边与睫状体相连续。形如圆盘状,中央有一直径为 2.5~4mm 的圆孔,称瞳孔(pupil)。虹膜表面不平坦,有凹陷的隐窝和辐射状条纹皱褶称虹膜纹理。距瞳孔缘约 1.5mm 处,有一环形锯齿状隆起,称虹膜卷缩轮(iris frill)是虹膜小动脉环所在处。由此轮将虹膜分为虹膜瞳孔部和虹膜睫状体部。虹膜与睫状体相连处称虹膜根部。在虹膜根部稍后方有虹膜动脉大环。虹膜有环行瞳孔括约肌受副交感神经支配和放射状的瞳孔开大肌受交感神经支配,能调节瞳孔的大小。瞳孔可随光线的强弱而改变其大小,称瞳孔对光反射。

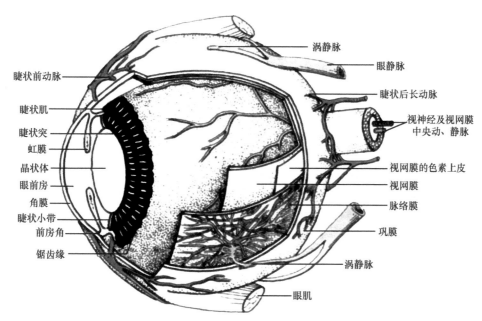

眼肌

图 15-7 眼球壁的层次

虹膜的组织结构主要分为两层。即虹膜基质层，由疏松结缔组织、血管、神经和色素细胞构成。内层为色素上皮层，其前面有瞳孔扩大肌。

虹膜的生理特点是：①主要为调节进入眼内的光线。②由于密布第 V 颅神经纤维网，在炎症时反应重，有剧烈的眼疼。

（2）睫状体（ciliary body）：贴附于巩膜内面，前接虹膜根部，后与脉络膜相连，是葡萄膜中间部分。宽约 6~6.5mm。睫状体分为两部分：前 1/3 宽约 2mm 较肥厚称睫状冠，其内侧面有 70~80 个纵行放射状突起叫睫状突，主要功能是产生房水。后 2/3 宽约 4~4.5mm，薄而平坦称睫状体平坦部（或睫状环）。从睫状体至晶状体赤道部有纤细的晶体悬韧带与晶体联系。睫状体内有睫状肌，与虹膜中的瞳孔括约肌、瞳孔扩大肌统称为眼内肌。组织学上睫状体从外向内主要由睫状体棕黑板、睫状肌、睫状上皮细胞等构成。睫状肌含有三种平滑肌纤维，即纵行肌纤维、放射状肌纤维和环行肌纤维。

睫状体的生理特点是：①睫状突的上皮细胞产生房水，与眼压及眼球内部组织营养代谢有关。②调节晶状体的屈光力。当睫状肌收缩时（主要是环行肌），悬韧带松弛，晶体借助于本身的弹性变凸，屈光力增加，可看清近处的物体。③睫状体也富有三叉神经末梢，在炎症时，眼疼明显。

（3）脉络膜（choroid）：为葡萄膜的后部，前起锯齿缘，后止于视乳头周围，介于视网膜与巩膜之间，有丰富的血管和黑色素细胞，组成小叶状结构。

脉络膜平均厚约 0.25mm，由三层血管组成：外侧的大血管层，中间的中血管层，内侧的毛细血管层，借

玻璃膜（Bruch membrane）与视网膜色素上皮相连。

睫状后长动脉、睫状后短动脉、睫状神经均经脉络膜上腔通过。血管神经穿过巩膜导水管处，脉络膜与巩膜黏着紧密。

3. 内层视网膜 视网膜是一层透明的膜，由内层的神经上皮和外层的色素上皮组成。其前界为锯齿缘，向后止于视盘，内层为玻璃体，外侧为脉络膜。视网膜上重要的标志有黄斑和视盘。

（1）视盘：距黄斑鼻侧约 3mm 处有一约 1.5mm× 1.75mm 境界清楚、橙红色的圆形盘状结构，称为视盘（optic disc），又称为视乳头（optic papilla），是视神经穿出眼球的部位。

（2）黄斑部：视网膜后极部上下血管弓之间的区域称为黄斑。因中央无血管的凹陷区富含叶黄素，使其外观色略黄而得名。

（二）眼球内容物

包括房水、晶状体和玻璃体三种透明物质，是光线进入眼内到达视网膜的通路，它们与角膜一并称为眼的屈光介质。

1. 房水（aqueous humor） 为眼内透明液体，充满前房与后房。前房（anterior chamber）指角膜后面与虹膜和瞳孔区晶状体前面之间的眼球内腔，容积约 0.2ml。前房中央部深约 2.5~3mm，周边部渐浅。后房（posterior chamber）为虹膜后面、睫状体内侧、晶状体悬韧带前面和晶状体前侧面的环形间隙，容积约 0.06ml。房水总量约占眼内容积的 4%，处于动态循环中。

2. 晶状体（lens） 形如双凸透镜，位于瞳孔和虹膜后面、玻璃体前面，由晶状体悬韧带与睫状体的冠

部联系固定。晶状体前面的曲率半径约10mm,后面约6mm,前后两面交界处称晶状体赤道部,两面的顶点分别称晶状体前极和后极。晶状体直径约9mm,厚度随年龄增长而缓慢增加,中央厚度一般约为4mm。

晶状体由晶状体囊和晶状体纤维组成。囊为一层具有弹性的均质基膜,前囊比后囊厚约一倍,后极部最薄约为$4\mu m$,赤道部最厚达$23\mu m$。前囊和赤道部囊下有一层立方上皮,后囊下缺如。晶状体纤维为赤道部上皮细胞向前、后极伸展、延长而成。一生中晶状体纤维不断生成并将原先的纤维挤向中心,逐渐硬化而形成晶状体核,晶状体核外较新的纤维称为晶状体皮质。晶状体富有弹性,但随年龄增长晶状体核逐渐浓缩、增大,弹性逐渐减弱。

3. 玻璃体（vitreous body）　为透明的胶质体,充满于玻璃体腔内,占眼球内容积的4/5,约4.5ml。玻璃体前面有一凹面称玻璃体凹,以容纳晶状体,其他部分与视网膜和睫状体相贴,其间以视盘边缘、黄斑中心凹周围及玻璃体基底部即锯齿缘前2mm和后4mm区域粘连紧密。玻璃体前表面和晶状体后囊间有圆环形粘连,在青少年时粘连较紧密,老年时变松弛。

二、眼球表面肿瘤及瘤样病变

1. 乳头状瘤（papilloma）　结膜乳头状瘤是由乳头瘤病毒引起。瘤体色鲜红,呈肉样隆起。常有蒂,质软,表面不规则。按其生长部分为结膜型和角膜缘型两种。病理显示乳头状瘤有以增殖上皮覆盖的结缔组织芯,上皮中度角化,偶有不规则生长。

2. 结膜鳞状细胞癌（squamous cell carcinoma）　结膜鳞状细胞癌常见,文献报道约占结膜恶性肿瘤的61.1%。男多于女。发病年龄大多在51~60岁。本癌的发生与日光中的紫外线照射有关,患者大多曾长期从事户外工作。维生素A缺乏及不同原因的炎症,可使结膜上皮增厚,使本癌的发生率增高,也有说法是由于结膜增厚,紫外线吸收增多故而发病。

本癌好发于角膜缘,少数见于睑结膜、穹隆部结膜及球结膜,呈弥漫性者颇少见。早期多为外生性,初为淡白色斑块状病变,继呈乳头状肿物,常沿上皮表面向角膜扩展,在睑裂部分可形成菜花状肿物,少数可向后沿球结膜蔓延至穹隆部,甚至整个结膜囊被灰白乳头状肿物所充满。

镜下,多数为分化良好的乳头状鳞状细胞癌,表面形成高低不等的乳头状物,并有不同程度的角化不全,癌细胞向下形成大小、形状极不规则的癌巢,可有多数散在的单个细胞角化（角化不良）及角化珠形成。少数为分化差的鳞状细胞癌,癌细胞主为弥漫排列的梭形细胞,极少出现棘细胞,亦无角化现象。梭形细胞呈多形性,癌细胞与间质分界不清,构成所谓梭形细胞癌（spindle cell carcinoma）。

鉴别诊断　①与结膜假上皮瘤样增生的鉴别。假上皮瘤样增生的鳞状上皮呈明显的棘细胞层肥厚,角化过渡及角化不全,并可向下生长,呈不规则的巢状结构。少数报道类似皮肤的角化棘皮瘤（keratoacanthoma）,形成火山口样结构,火山口内充满角化物质。但其增生的上皮为分化良好的鳞状上皮,向下生长的上皮互相连接,基底细胞层尚保存,增生的上皮周围有明显的炎性反应,这些可与鳞状细胞癌区别。②梭形细胞癌易与纤维肉瘤、恶性纤维组织细胞瘤、横纹肌肉瘤等混淆,必要时需作免疫组化进行鉴别,梭形细胞癌keratin表达阳性。

3. 黏液表皮样癌（mucoepidermoid carcinoma）　结膜黏液表皮样癌颇为罕见。位于角膜缘的肿瘤为红黄色质块,白斑及隆起的结膜溃疡,位于球结膜的则呈息肉状。本癌倾向于早期复发及局部侵犯,可有眼内扩展及侵犯眼眶组织。因此,应进行较广泛的局部切除,并对肿瘤边缘组织进行仔细检查和密切随诊。镜下形态参见第八章第二节中相关内容。

4. 色素痣（nevus pigmentosus）　结膜、角膜痣多见,常发生于角膜缘和内眦。且多早年发生,大小不一,棕至黑色,交界痣扁平,上皮下痣和复合痣常突起。其发生经过和组织结构与皮肤痣基本相向,小儿结膜痣常出现较多的核分裂象。有交界痣、复合痣、上皮下痣、气球样细胞痣和蓝痣等类型。结膜交界痣和复合痣可发生恶变,其恶性变表现亦与皮肤痣相似,呈现痣较迅速增大,色素深浅不一和炎性反应等变化。

5. 结膜恶性黑色素瘤（malignant melanoma）　恶性黑色素瘤少见。多数起自原发性黑色素瘤,一部分起自结膜色素痣。极少数起自正常结膜。多数可手术切除。组织结构类型与皮肤恶性黑色素瘤相似,常呈现松散排列成片的多形性上皮样细胞的特征。

三、葡萄膜病变

（一）炎症性疾病

炎症主要限于色素层时,称色素层炎或葡萄膜炎（uveitis）。往往不同程度地波及视网膜、视神经、角膜、巩膜以及前房角组织。色素层炎症和身体其他组织的炎症一样,可分为化脓性炎和非化脓性炎,后者又可分为一般的非肉芽肿性炎和特殊的肉芽肿性炎,如结核病、结节病、交感性眼炎等等。

1. 结核病（tuberculosis）　色素层结核病可作为全身粟粒性结核病的一部分,或由结核性脑膜炎蔓延所引起,似多数结核性色素层炎患者,身体健康情况良好,肺部不见活动性结核病灶。病变多呈增殖性,有典型的结核结节形成。

2. 结节病（sarcoidosis） 是一种全身性疾病。主要发生于青年人，几乎累及全身所有的器官和组织，病因和发病机理未明。结节病累及眼球时主要表现为前色素层炎。半数患者双眼发病，以肉芽肿性虹膜睫状体炎为特征，少数伴有视网膜炎或脉络膜视网膜炎。病变和发生于其他组织者一样，有许多类上皮细胞结节形成，类上皮细胞之间混以郎罕型或异物型多核巨细胞，不发生干酪样坏死，结节周边有网状纤维环绕。视网膜及脉络膜结节病比虹膜、睫状体者少得多，结节病病变倾向于沿血管分布，引起静脉周围炎、出血以及渗出物积聚，眼科镜检呈蜡烛滴样（candle wax dripping）改变。值得注意的是视网膜结节病一旦出现，常意味着中枢神经系统已发生结节病性病变。

3. 交感性眼炎（sympathetic ophthalmitis） 属于一种特殊类型的眼炎，即当一眼受穿透伤后，两侧眼球相继发生性质相同的全色素层炎，如不及时正确治疗，常导致双眼严重视力丧失。习惯上将受伤眼称主交感眼或激发眼（exciting eye），未受伤眼称被交感眼或简称交感眼（eympathising eye）。因此，交感性眼炎是双侧性眼病，是受伤眼与未受伤眼炎症的总称。患者大多数（约65%）发生于眼外伤后，少数（约25%）发生于眼科手术后。

【病因、发病机制】 交感性眼炎是一种自身免疫性疾病。在眼内，视网膜感光细胞、视网膜色素上皮、色素膜黑色素细胞和晶状体细胞等，皆来源于神经外胚叶，它们的细胞膜上具有共同的抗原决定簇；当眼组织受损伤后，抗原决定簇暴露，隐蔽抗原释放（如视网膜 sAg 等），引起自身免疫反应——T 细胞介导的迟发型变态反应，从而诱发疾病。

【诊断依据】 ①受伤眼与交感眼的病变基本相同，表现为弥漫性肉芽肿性色素层炎。②整个色素层，包括虹膜、睫状体和脉络膜均有不同程度的受累，而以脉络膜，尤其是脉络膜外层的病变最为明显。病变色素层明显增厚，尤以后极部为甚。③色素层内弥漫性淋巴细胞浸润，伴以类上皮细胞、多核巨细胞集聚而成的结节（即肉芽肿）形成。类上皮细胞和多核巨细胞胞质内常出现黑色素颗粒。在玻璃膜（Bruch 膜）与视网膜色素上皮之间出现的此种结节，称为 Dalen-Fuchs 比小体，为本病病变特征之一。

4. 化脓性色素层炎 常由外源性感染引起。病变色素层充血、水肿、大量中性白细胞浸润、组织坏死溶解和脓性渗出物的形成，和其他器官、组织的化脓性炎症相同。

5. 非肉芽肿性炎症 病因不明。可能与全身感染、病毒或过敏等有关。炎症常局限于色素层，特别是虹膜、睫状体，引起虹膜、睫状体炎。组织破坏较化脓性炎症为轻，浸润的炎性细胞主为淋巴细胞和浆细胞，常有 Russell 小体形成，不形成特殊性肉芽肿。

（二）常见肿瘤及瘤样病变

1. 色素层黑色素瘤

【概况】 色素层黑色素瘤（melanoma）是成人最常见的眼内恶性肿瘤，其发病率在国内仅次于视网膜母细胞瘤，居眼内恶性肿瘤的第 2 位。多发生于 30 岁以上的成人，特别是 50~60 岁的老人，男性略为多见，单眼发病；没有遗传倾向。色素层黑色素瘤，早期引起患者视力障碍及视网膜剥离，晚期则能因蔓延及转移，危及患者生命。

色素层黑色素瘤的类型：Callender 根据肿瘤细胞形态分为以下四型：①梭形细胞型；②上皮样细胞型；③混合型；④坏死型。上述各类型中，以梭形细胞型分化较好，恶性度较低，上皮样细胞型分化最差，恶性度最高。值得注意的是，坏死型的死亡率并不及混合型和上皮样细胞型的高，似可说明其与免疫有关。色素层黑色素瘤的任何一种类型的瘤细胞中，黑色素含量差异很大，有些富含黑色素，另一些则可完全不见黑色素颗粒。黑色素含量的多寡与预后无关。色素层黑色素瘤的发生部位以脉络膜最为常见，睫状体次之，虹膜较为少见。

【预后】 色素层黑色素瘤预后与下列因素有关：①细胞类型：上皮样细胞型及混合型预后差，转移及死亡率较高，梭形细胞预后较好。网状纤维含量也与预后有关，网状纤维含量与恶性度成反比，含量越多则恶性度越低。②肿瘤的大小：切除时黑色素瘤较小的患者，巩膜外蔓延及远处转移的可能性小，预后较好。③并发青光眼的患者，预后明显比不并发青光眼者差。④巩膜外扩展：是术后眼眶肿瘤复发的主要原因，多数由分化差的类型组成，预后不良。⑤治疗及时彻底与否和预后有关。

2. 睫状体上皮肿瘤
睫状体上皮的肿瘤非常少见。睫状体上皮有两层，外层为色素上皮层，是视网膜色素上皮的延续；内层为无色素上皮层，与视网膜感觉层相连接；两者皆属神经外胚叶来源。睫状体上皮肿瘤根据发病年龄、形态结构以及生长特性的不同，分为胚胎型即髓上皮瘤和成人型即睫状体上皮瘤两种，两者又各有良恶性之分。

（1）髓上皮瘤（medulloepithelioma）：发生于小儿的胚胎性肿瘤，称髓上皮瘤或胚胎型髓上皮瘤（embryonal type medulloepithelioma），或称视网膜胚瘤（dictyoma）。髓上皮瘤源自睫状体无色素上皮，有三种类型：

1）良性髓上皮瘤：肿块呈细小、灰白色、疣状，附着于睫状体表面，或为较大的突向玻璃体的肿块。镜下所见，典型的瘤组织由单层或多层柱状或梭形细胞呈索状或膜片状结构组成,迂曲回旋,构成各种形状大小不一的管腔,瘤细胞索一面界线清楚,有一界膜形成;另一面界线不清,瘤细胞与含血管的纤维间质相密接。瘤细胞索的这种极性与"胚胎视网膜阶段"的视杯内层相似,即一面形成外界膜;另一面则与模拟胚胎性玻璃体密接。

2)恶性髓上皮瘤:肿瘤组织浸润睫状体、虹膜及角膜等组织。镜下,保持睫状体上皮瘤的特征,即由有极性的瘤细胞索或片状结构组成,瘤细胞较大,核分裂象多见,且常出现于瘤细胞靠界膜一侧。有时可见瘤组织由密集核浓染的瘤细胞团组成,其中有菊形团出现,与视网膜母细胞瘤相似,但坏死、钙化少见。

3)畸胎瘤样髓上皮瘤(teratoid mudulloepithelioma):特点是除髓上皮瘤组织外,肿瘤中含有一种或多种正常不见于眼内的异种组织成分,其中最常见的是透明软骨、脑组织以及横纹肌组织,后者常呈中度分化的横纹肌肉瘤样表现。肿瘤组织中,如果出现恶性成分,则称之为恶性畸胎瘤样髓上皮瘤,否则为良性。

(2)睫状体上皮瘤:为发生于成人的先天性肿瘤,又称成人型髓上皮瘤(adult type medulloepithelioma)。有三种类型:

1)Fuch 腺瘤(Fuch's adenoma):是睫状体上皮的结节状增生,多见于老年人。结节小而呈白色,直径 0.2~1mm;镜下所见,肿瘤组织呈壶腹状结构,壶腹内充满盘旋增生的睫状体无色素上皮索,以及富含透明质酸的间质。生长缓慢,不出现症状;鉴于其发病率较高(Hiff 等统计 100 个成人眼球中,14 个眼球出现这种病变,因此,在鉴别诊断上有意义。

2)良性睫状体上皮瘤或腺瘤:发生于成人,常出现视力减退。这种睫状体上的肿瘤可达较大的体积;镜下,可见瘤组织由立方形或柱状细胞组成实体索状、腺管状或乳头状结构,瘤细胞索一般不具胚胎型髓上皮瘤样极性特征,但偶尔也可出现菊形团样结构,无色素性及色素性两类上皮均可出现,间质较少。

3)恶性睫状体上皮瘤或腺癌:也是成人罕见的睫状体上皮恶性肿瘤。呈一般腺癌结构,分化差,核分裂象多见,呈浸润破坏性生长。

3. 视网膜色素上皮肿瘤 为了方便叙述起见,将视网膜色素上皮肿瘤在此讨论。眼球内具有黑色素的组织有 2 种,即葡萄膜和视网膜色素上皮。眼内黑色素瘤全部发生于葡萄膜(即色素层),但葡萄膜黑色素细胞的反应性增生却很少见;相反,视网膜色素上皮常呈反应性增生,而真正的肿瘤却很少见。

视网膜色素上皮发生的肿瘤——视网膜色素上皮瘤(retinal pigment epithelioma):罕见。多见于成人,临床上常误诊为黑色素瘤,一般病程较长,发展缓慢。肿瘤为黑色结节,常位于眼球后极,表面所被覆

的视网膜萎缩。镜下所见,分化良好的视网膜色素上皮瘤,瘤细胞可出现胞质内大空泡甚至呈印戒细胞样。低分化型可出现巨核、怪核,核分裂象多见等明显异型性改变。瘤细胞间质很少,瘤组织中纤维组织间隔也稀少;瘤细胞胞质内出现黑色素颗粒,但各个肿瘤中黑色素颗粒沉着的程度不一。视网膜色素上皮瘤有多种组织学构型,如镶嵌型、管状型、乳头状型、空泡细胞型以及间变细胞型,其中镶嵌型分化良好,而空泡状细胞或乳头状管状构型者中度分化,间变细胞型预后最差。

尽管有组织学构型和分化高低之别,但均具有向局部视网膜、脉络膜及巩膜浸润的能力,或在玻璃体内种植性生长,然而未见肿瘤向眼外扩散或远处转移者。因此,视网膜色素上皮瘤属于低度恶性肿瘤。

四、视网膜病变

(一)渗出性视网膜炎(exudative retinitis)

此病于 1908 年首次由 Coats 所描述,故又称 Coats(Coats' disease)。是一种较少见的视网膜良性疾患。临床上以瞳孔出现黄白色闪光为特征,常误诊为视网膜母细胞瘤;患者可为儿童或成人,男性多见,单眼罹病,发展缓慢。本病病因尚未阐明。大多数研究者认为,血管壁本身的损伤是本病的始动变化。

镜下,病变部位之视网膜可见血管扩张、血浆渗出、泡沫细胞灶状积聚以及胆固醇结晶(裂隙状)沉着等。病变处视网膜被破坏、结构消失,并常伴有部分或全部视网膜脱离。随着时间的推移,病变逐渐为纤维性胆固醇性肉芽肿所代替,即在机化的纤维组织中,有胆固醇结晶沉积以及异物巨细胞反应。

(二)视网膜母细胞瘤(retinoblastoma)

【概况】 是儿童最常见的眼内恶性肿瘤,起源于视网膜原始干细胞。患者绝大多数为儿童,3 岁以下的幼儿尤为多见,约占 75%;成人罕见;患儿以出现"黑蒙性猫眼"(amaurotic cat's eye)为特征,早期影响视力,晚期则由于颅内蔓延或全身转移而危及生命。预后差,死亡率较高。视网膜母细胞瘤有非遗传型及遗传型两类。遗传学研究表明,视网膜母细胞瘤的发生与位于 13q14 的 Rb 基因有关。Rb 是世界上第一个被克隆和完成全序列测定的抗癌基因或称"抑癌基因",Rb 基因的丢失或失活可以导致视网膜母细胞瘤的发生。

【诊断依据】

1)肿瘤组织呈灰白色或粉红色,质地柔软似脑髓状。切面见一灰白色瘤组织中常杂有红色点状或线状扩张之血管、红褐色出血灶、黄色坏死区以及坚硬的白色钙化斑块。

2）视网膜母细胞瘤主要有两种组织构型：①未分化型：为肿瘤的主要组织构型。瘤细胞密集成团、弥漫分布，无特殊的排列结构。瘤细胞小而圆，或胞质一侧出现小突起而呈胡萝卜状，胞质极少；核大，圆形或类圆形，染色质丰富、深染，无明显核仁，核分裂象多见，瘤细胞间常有核碎屑散在；细胞间质极少。瘤组织常出现广泛坏死，坏处灶内可有钙盐沉着。有些病例，在未分化的肿瘤组织中，出现多少不一的、分化良好的、呈菊形团排列的瘤细胞。②菊形团型：较少见，有三种排列方式：第一，Flexner-Wintersteiner 型，为典型的菊形团型，每一菊形团由 15～30 个辐射状排列的柱状或梨形肿瘤细胞围绕一中央腔隙所构成，腔面有明显的界膜，常有许多微小突起通过界膜伸向腔内。第二，Homer-Wright 菊形团，由锥形肿瘤细胞围绕位于中央相互交织的细纤维团状的胞质突起所形成，无中央腔隙也无界膜形成，这种菊形团分化较差。第三，Fleurette 型：肿瘤细胞具有小而浓染的核，丰富而淡染的胞质，有较长的细胞突起，突起群集成束，通过界膜伸向细胞间质；所属肿瘤细胞或呈凹面排列，或似花瓣状散开，称之为"小花"（fleurette）。是菊形团中最少见、也是分化最好的一种类型。菊形团的形成代表肿瘤组织向光感受器（photo-receptor）分化的倾向，是分化较好的表现，故又称分化型。

3）视网膜母细胞瘤间质极少，在未分化型者尤甚，间质中血管多少不一，管壁薄，常呈局限性扩张。由于肿瘤生长迅速，特别是未分化型，血供不足，瘤组织常出现广泛变性、坏死。坏死灶间的血管周围，常有残存的瘤组织，后者围绕血管呈环状排列，形成所谓假菊形团（pseudorosette）。坏死灶内常有钙盐沉着。

【预后】 影响视网膜母细胞瘤预后的因素很多，其中，最主要的因素是眼球摘出时肿瘤扩散的范围；如果是单眼罹病，病变局限于视网膜和玻璃体者，预后较好；累及脉络膜全层者预后较差。巩膜受侵犯者，死亡率更高，视神经被侵犯者，则预后更差。肿瘤组织的分化程度对预后的影响次之，具有大量菊形团或双极样细胞者，预后比未分化型以及瘤组织广泛坏死、钙化者为好。

第四节 眼 眶

一、解剖组织学和胚胎学

眼眶（orbit）是指眶壁与除眼球以外的眶内容物而言（图 15-8）。眶壁由 7 块颅骨周成，形成一个四边圆锥体空腔，底向前，尖朝后内，眶口略呈四边形。眶上壁由额骨及蝶骨小翼构成，与额窦和颅前窝相邻，前外侧角有泪腺窝，前内侧角有滑车凹；下壁主要由上颌骨之眶板构成，与上颌窦紧邻；内侧壁自前向后由上颌骨之额突、泪骨、筛骨眶板和蝶骨体外侧面构成，与鼻腔、鼻窦相邻，近前缘处有泪囊窝，向下通鼻泪管，开口于鼻腔；外侧壁由蝶骨大翼、颧骨和额骨的一部分构成，故最坚实。

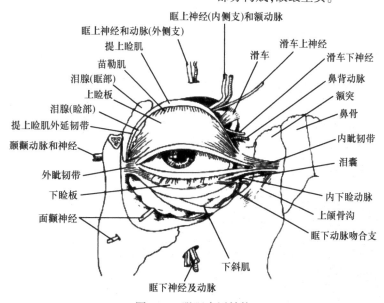

图 15-8 眼眶表层结构

眼眶有裂、孔与周围的空腔相通：①视神经孔（foramen opticum），位于眼眶深部，与颅腔相通，是视神经和眼动脉的通路。②眶上裂（Orbital superior fissure），位于视神经孔的外下侧，有动眼、滑车、外展神经和三叉神经第一支以及眼动、静脉通过。③眶下裂（Orbital inferior fissure）位于眶外壁和下壁交界处，眶下动脉经过。眶内容物包括眼外肌、神经、泪腺、血管、筋膜及脂肪组织。

眼外肌属横纹肌,包括上、下、内、外四直肌和上、下两斜肌。四直肌分别起自于眶尖部的肌腱环,向前分散组成肌圆锥。肌圆锥的底伸至眼球赤道部平面的前方,在此处四直肌分别止于巩膜上。上斜肌起于肌腱环,向前伸展至滑车凹处移行为腱穿过滑车,向下外转向止于眼球之后半部。下斜肌起于眶壁内下侧,向前伸展,附着于眼球后极部的外侧。眼外肌分别受动眼、外展和滑车神经支配。眼外肌的运动极为复杂,眼球的运动主要靠这6条肌肉共同发挥作用。其中任何一肌肉受到损伤,都可引起眼球运动障碍。

眶骨膜、筋膜及脂肪组织:眶骨膜系由硬脑膜延续而来,硬脑膜于视神经孔处分为内、外两层,内层形成视神经的硬膜,外层成为眼骨膜,疏松地附着于眶壁上,仅在眶缘,骨缝、裂、孔、窝处与眶骨牢固愈着。眼球筋膜又名丁农(Tenon)囊,为一纤维组织膜,前方起自角膜附近,后方止于视神经周围。前部筋膜与巩膜紧密附着,其他部分与巩膜表面分开,两者间之空隙,称巩膜上腔隙。筋膜下部增厚,形成韧带,对眼球起支持作用。眼眶脂肪组织填充在眼球,眼肌和泪器间空隙内,起着弹性软垫的作用。

根据眼眶的解剖特点特点,可将其分为三个空间,第一个空间为四直肌所围成的肌圆锥间隙,其内含有神经、血管和脂肪组织等;第二个空间位于肌肉与眶骨膜之间;第三个为眶骨膜与眶骨质间的潜在间隙。眼眶肿瘤分别发生于这三个间隙内。由于眼眶与周围的空腔相通,因此,眶内、外的病变往往可以互相蔓延。

二、常见肿瘤及瘤样病变

1. 眼眶假瘤(pseudotumor of the orbit) 临床上较为常见。可发生于任何年龄,但以青壮年多见,男多于女。病程长短不一,短者数月,长者可达数年。起病初期,患者常有反复眼睑及结膜红肿等炎症表现,数周或数月后出现进行性眼球突出、运动障碍、疼痛、复视、视力减退等症状,在眼眶周缘可扪及质地较硬而有压痛的肿块。肿块多位于眶底或眶顶部,少数环绕于视神经周围,压迫视神经引起视神经水肿、萎缩、视力丧失。多为单侧性,双侧者少见。部分病例晚期,X线检查有眼眶扩大或局部骨质吸收等现象。如果患者开始炎性病史不明显,局部又有骨质变化,往往与真性肿瘤难以鉴别,此时病理活检有助于确诊。

由于本病病理变化为一种非特异性增殖性改变,形态多种多样,如表现为淋巴细胞型、纤维增生型或硬化型、肌炎型、浆细胞型和肉芽肿型等。

2. 眼眶恶性淋巴瘤(malignant lymphoma) 眼眶原发性恶性淋巴瘤较为少见。多数是由邻近器官(泪腺、结膜、眼睑和鼻咽部)蔓延而来,或者是全身恶性淋巴瘤在眼眶的局部表现。眼眶无真正的淋巴组织,其原发性恶性淋巴瘤可能是起源于眶内淋巴组织的胚胎残留。眼眶恶性淋巴瘤以非霍奇金淋巴瘤多见,霍奇金淋巴瘤较少见。

(1)非霍奇金淋巴瘤:可发生于任何年龄,但以中年以上者多见,男多于女。临床表现为眼球突出及眼缘肿块,肿块多位于眶上缘,严重者可充满眼眶。肿块形状不规则。镜下所见与其他部位各型非霍奇金淋巴瘤结构相同。

(2)霍奇金淋巴瘤:较罕见。可为全身霍奇金淋巴瘤在眼眶的局部表现,或由邻近器官蔓延而来。

鉴别诊断:在诊断眼眶恶性淋巴瘤时,必须注意与眼眶淋巴细胞增生型假瘤相鉴别。前者为真性肿瘤,增生的淋巴细胞具有异型性,细胞较单一,在瘤组织中几乎不见浆细胞、嗜酸性粒细胞。此外,恶性淋巴瘤的免疫组化和基因重排为单克隆性,而淋巴细胞型假瘤则为多克隆性。

3. 视神经胶质细胞瘤(glioma of the optic nerve) 较少见。好发于青少年。过程缓慢,患者先有视力障碍,后出现眼球突出。视力障碍的主要原因,是由于肿瘤发生于视神经内的胶质成分,直接破坏视神经所致。因此,视力障碍较早出现,成为其与眼眶其他疾病区别的主要标志之一。肿块多位于球后和鼻上方,部分患者可在眶缘扪及肿块。X线检查,显示眼眶和视神经孔呈不同程度扩大。虽然患者视力预后较差,但一般不危及生命,肿瘤向颅内或经血道蔓延不常见,手术切除一般不复发。

巨检,肿瘤表面光滑,可有包膜,紫红或淡红色。质地较软,可发生囊状变性。镜下,视神经胶质细胞瘤大多数为星形细胞瘤,少数为少突胶质细胞瘤,且眼眶星形细胞瘤多为I级,II级者少见,III、IV级尚未发现。

(陆　鹏　周家名)

思考题
1. 内睑腺炎和外睑腺炎鉴别诊断?
2. 内睑腺炎和睑板腺囊肿的鉴别诊断?
3. 眼睑皮脂腺癌和霰粒肿鉴别诊断?
4. 眼睑皮脂腺癌和基底细胞癌鉴别诊断?
5. 泪腺混合瘤的诊断依据?
6. 交感性眼炎的发病机制和诊断依据?
7. 色素层黑色素瘤的分型和各型的病理学特点?
8. 脉络膜黑色素瘤与视网膜色素上皮瘤鉴别?
9. 视网膜母细胞瘤的分型和各型病理学特点?
10. 试总结眼球壁各层结构及好发肿瘤?

第 16 章 耳鼻咽喉

第一节　鼻

一、解剖组织学

鼻为呼吸道的始端，也是嗅觉器官。在解剖学上可分为外鼻、鼻腔和鼻窦三部分。

1. 外鼻　分为鼻根、鼻梁、鼻尖、鼻背和鼻翼等。表面为皮肤覆盖，内以骨和软骨作支架。

2. 鼻腔　由鼻中隔和鼻小柱分为左右两侧，每侧又可分为鼻前庭与固有鼻腔。鼻前庭覆以表皮，分为有毛区和无毛区，无毛区逐渐过渡至固有鼻腔的呼吸部。固有鼻腔即通常所指的鼻腔，其内壁为鼻中隔，外侧壁分别有上、中、下三个鼻甲及三条鼻道，表面衬以一层黏膜上皮。

鼻腔黏膜有呼吸部和嗅部之分：

（1）呼吸部黏膜：占鼻腔黏膜的大部分，表面为假复层纤毛柱状上皮，内嵌充满黏液的杯状细胞。上皮下为疏松的纤维弹性结缔组织，称为固有膜或间质，内有丰富的血管、淋巴管、神经、腺体及淋巴组织。下鼻甲的血管尤为丰富，由许多小静脉交错吻合组成网状的血管丛，有时扩大形成窦状血管。固有膜的腺体为浆液黏液混合腺，以鼻甲部更为多见，而鼻窦部则较少。固有膜淋巴组织较少，可有滤泡形成。

（2）嗅黏膜：仅占鼻腔的一小部分，限于鼻顶、上鼻甲、小部中鼻甲及与其相对的鼻中隔上部。嗅黏膜的上皮层由基底细胞、支持细胞和嗅细胞构成，表面无纤毛。固有膜内有嗅腺，形如弯曲分支的小管，管壁内壁为立方形或柱状上皮。此外有嗅神经纤维、血管、淋巴管和淋巴组织。

3. 鼻窦又称鼻旁窦　按其部位可分为上颌窦、筛窦、额窦和蝶窦，共四对，左右各一。鼻窦的黏膜被覆上皮与鼻腔呼吸道黏膜相同，也为假复层纤毛柱状上皮，但黏膜层较薄，腺体较少。

二、慢性炎症

（一）鼻息肉（nasal polyp）

为鼻腔常见的一种炎性瘤样病变，成人多见。多因鼻黏膜长期慢性炎症刺激或变态反应所致。好发于鼻中道和筛窦，其次为中鼻甲下缘、下鼻甲后端、上颌窦等。患者以鼻塞、流涕，重者出现头昏、记忆力减退等临床症状。病程长而息肉大者还可导致鼻外形膨起，有蛙形鼻之称。肉眼，表面光滑，苍白色，半透明，质柔软，似剥皮的葡萄，常有蒂。切面多为白色水肿，呈半透明状，有时可见潴留性囊肿形成，囊内充满乳白色分泌物。有时可见间质囊肿形成，囊内有稀薄分泌物。镜下，鼻息肉表面仍被覆假复层纤毛柱状上皮，少数病例可伴鳞形化生，间质高度水肿或伴大量浆液渗出，有时可有活跃增生的组织细胞和成纤维细胞，同时尚有程度不等的慢性炎症细胞的浸润。

（二）特异性炎症

在我国常见者为结核、硬结病和真菌感染。麻风和梅毒罕见。

1. 结核（tuberculosis）　参见呼吸系统相关章节。

2. 鼻硬结病（rhinoscleroma）　是一种慢性进行性传染性肉芽肿性炎症。在我国的分布以山东省最多见，其次河南、广西、浙江、山西、广东、安徽等省。一般认为此病是由鼻硬结杆菌引起。按病期进展，可出现下列三种不同的病变：

（1）早期：细胞浸润为主。上皮下以大量浆细胞、淋巴细胞及少量中性粒细胞、嗜酸性粒细胞浸润为表现，也可伴有少量不典型的泡沫细胞和嗜酸性小体。

（2）进行期：肉芽肿病变为主。常可包括以下五种变化：

1）大量典型的泡沫细胞浸润，多认为来源于组织细胞，以上皮下和浅表组织内为多。泡沫细胞（Mikulicz 细胞），直径约 $18\sim50\mu m$，呈圆形或卵圆形，胞质出现空泡，如泡沫状，染色很淡，呈透明细胞样，成片出现，胞质内有吞噬的碎片和细菌。细胞核小而圆形，居中央或偏一边，有核仁。

2）嗜酸性小体 eosinophilic body，可有两种：在细胞内者称乌纳（Unna）小体；细胞外者称拉塞尔（Russell）小体，为嗜酸性无结构物。圆形、卵圆形或颗粒形均可，直径约 $2\sim10\mu m$，偶尔可达 $20\mu m$，散在分布或群集成团。一般认为是由浆细胞或组织细胞的胞质强嗜酸性变而成。

3）慢性炎症细胞浸润，以浆细胞为主，常呈灶性浸润，伴数量不等的淋巴细胞，有的见少数多核巨细胞。

4）间质血管内皮肿胀，管壁纤维化或玻璃样变性，管腔狭窄以至闭塞，腺体萎缩。

5）表面鳞形上皮可有过渡角化和不全角化，棘细胞增生，上皮钉突向下延伸等改变。

（3）后期：瘢痕为主的病变，而泡沫细胞、嗜酸性小体、慢性炎细胞和腺体则大大减少以至消失，血管腔狭窄或闭塞。

三、常见良性肿瘤

（一）血管瘤（angeioma）

参见软组织肿瘤相关章节。

（二）乳头状瘤（papillary epithelioma）

按其生长方式可分为外生型和内翻型两型。

（三）混合瘤（mixed tumor）或（多形性腺瘤，pleomorphic adenoma）

组织形态与涎腺者同。

（四）骨瘤（osseous tumor）

组织形态可分为三型：①致密质骨瘤；②疏松质骨瘤；③纤维骨瘤或骨化纤维瘤。

（五）垂体腺瘤（hypophyseal adenoma）

侵及鼻腔的垂体腺瘤文献报道极少。

（六）脑膜脑膨出（meningoencephalocele）

因颅底骨质有先天性缺损裂孔，脑膜或与脑组织一起向鼻腔内或鼻根部附近的皮下突出所致。作者曾见到数例，均为儿童，镜下证实为硬脑膜或蛛网膜和脑组织。

（七）其他良性肿瘤

均不多见，如神经鞘瘤、纤维瘤、神经纤维瘤、血管平滑肌瘤、成釉细胞瘤等。

四、常见恶性肿瘤

（一）上皮性肿瘤

1. **鳞状细胞癌**（squamous carcinoma） 在上颌窦癌中，以分化较好的鳞状细胞癌最常见，其次为低分化癌。在鼻腔癌中，则以低分化癌最常见。鼻腔鼻窦鳞状细胞癌的细胞形态和其他部位的鳞状细胞癌相同，从分化好的有显著角化珠形成到分化差的无明显鳞形细胞特征的一系列阶段都可见到。另外，有少数发生于上颌窦者，癌细胞呈梭形，细胞核呈卵圆形或梭形，间质纤维组织增生。

2. **腺癌**（adenocarcinoma） 主要来源于黏膜的腺体，少数来源于黏膜表面的假复层纤毛柱状上皮。根据肿瘤的组织结构，常将它分为下列四型：

（1）一般性腺癌：根据癌细胞的分化程度和腺腔形成的多少，可分为Ⅰ、Ⅱ、Ⅲ级或分化较好型和低分化型。癌细胞可为立方形，或多边形，或柱状，胞质较丰富或空泡状，淡红色或略带嗜碱性，细胞核圆形或卵圆形，核分裂象较少。如以形成腺管为主者称为管状型腺癌，伴有乳头形成者称为乳头状腺癌。有时胞质有黏液而呈空泡状或形成印戒细胞，细胞外也可有大量黏液湖形成者则称黏液腺癌。

（2）腺样囊性癌（adenoid cystic carcinoma）：也称圆柱瘤型腺癌，Billroth（1859）最早称其为圆柱瘤。来源于腺体导管。据 Ash 报告，腺样囊性癌在上呼吸道的分布部位，以鼻腔最多见，占 30%；其次为上颌窦和鼻咽，共占 20%。

（3）腺泡细胞癌（acinic cell carcinoma）：较少见。来源于黏膜的小涎腺。除鼻腔鼻窦外，上呼吸道其他部位也可发生。这是分化较好的低度恶性的肿瘤。有时胞质全为空泡状，称为透明细胞癌。

（4）恶性混合瘤：少见，起源于黏膜小唾液腺，呈局部浸润性生长，无包膜，发展较快，病程短，故认为一开始即为恶性。由于此瘤对放射治疗不敏感，手术切除又不易彻底，故预后不佳。

3. **黏液表皮样癌**（mucoepidermoid carcinoma）来源于表面上皮或腺管。它与腺癌的不同之处是有较明显的鳞形上皮成分。

以上腺样囊性癌、腺泡细胞癌、恶性混合瘤、黏液表皮样癌的组织形态同大唾液腺来源者，此处不再赘述。

4. **未分化癌**（undifferentiated carcinoma） 一种具有高度侵袭性和特征性临床病理学改变的肿瘤，肿瘤细胞常呈多形性，坏死易见，给病理诊断造成困难。发病年龄广，中位发病年龄为 60 岁，男性多发。癌细胞呈小圆形或小梭形，胞质少，核圆形或小卵圆形，染色较深，有异形及核分裂象。癌细胞常弥散分布于大量慢性炎症细胞之间，容易误诊为黏膜慢性炎或恶性淋巴瘤。有时癌细胞较大，胞质较空，呈小巢状或成行排列，有时成腺样结构倾向，此型相当于未分化或低分化腺癌。淋巴管和血管浸润常见。肿瘤预后不佳，平均生存期少于 18 个月，5 年生存率低于 20%。

（二）恶性淋巴瘤（malignant lymphoma）

很常见，但比上皮性恶性肿瘤少见。好发于鼻腔。病理学表现参见第六章相关内容。

鼻腔恶性淋巴瘤，常需与下列几种疾病作鉴别：①黏膜慢性炎症；②未分化癌；③髓外浆细胞瘤。

（三）间叶组织肿瘤

本类肿瘤少见。较常见者为纤维肉瘤、横纹肌肉瘤、软骨肉瘤、骨肉瘤等。

（四）嗅神经上皮瘤（olfactory neuroepithelioma）（嗅神经母细胞瘤）

【概况】 来源于鼻腔鼻窦嗅上皮的恶性神经外胚层肿瘤。本瘤不常见，大约占鼻腔、鼻窦肿瘤的 2%~3%。估计发病率为 0.4/100 万。年龄小至 2 岁大至 90 岁，年龄分布有 10~20 岁及 50~60 岁两个峰值。男女发病无差异。最常见的原发部位为鼻腔顶筛板区。5 年生存率为：单独手术者 64%，单独放射者 38%，放射加手术者 50%。

【诊断依据】 ①大体常为血管丰富的息肉样肿物，有光泽，被覆黏膜，质软。②肿瘤实质细胞丰富，由两种细胞构成，即数量较多的小圆细胞和数量较少散布在小圆细胞之中的柱状细胞。小圆细胞是未分化的神经母细胞，比淋巴细胞稍大，细胞核多为圆形，也可为卵圆形，核膜清楚，染色质较细，核分裂象少见，细胞质少，常使细胞表现为一个裸核。少数细胞可见其细胞质伸出小的突起或纤维。③瘤细胞常分布为岛状、片状或大小不等的分叶状，片间或小叶之间，为纤维血管间隔，或较致密的结缔组织小梁。④细胞排列紧密或疏松，在细胞之间或小叶之间的纤维间隔或小梁内，可见穿插着纤细的纤维，比一般结缔组织纤维为细，可呈波浪形，多少不一定。Obert 曾强调指出，如果找不到细纤维，此瘤的诊断就不能成立。⑤除了岛状、片状或小叶状分布之外，约有 10%

的病例,小圆细胞和柱状细胞还可排列成菊花团(玫瑰花团)的特征性结构,为诊断的重要依据。⑥免疫表型,大部分肿瘤一致地表达 NSE,大多数病例还表达 Syn,NFP,Ⅲ类 β 微管蛋白和微管相关蛋白。S-100 蛋白染色特征性的只表达于肿瘤小叶周围的支持细胞,尽管这些细胞在恶性程度高的肿瘤中很少。另外,也可有 CgA,GFAP 和 Leu-7 的免疫表达。CK 常阴性,但有些病例中可见阳性细胞。上皮标记物包括 EMA 和 CEA 均不表达。也不表达 LCA、HMB-45、desmin 和 CD99。

(五) 恶性黑色素瘤(malignant melanoma)

上呼吸道恶性黑色素瘤比良性色素痣远为多见。发病年龄都在 30 岁以上,以 51~60 岁常见。肉眼上肿瘤呈分叶状或菜花状,典型者呈黑色,部分病例肿瘤表面大部分为红色,小部分为灰色区域。组织形态同其他部位黑色素瘤。

(六) 韦格纳(Wegener)肉芽肿

【概况】 1936 年由 Wegener 所描述的病例,其临床特征包括三种主要病变:①呼吸道坏死性肉芽肿性病变;②全身性局灶性坏死性脉管炎;③坏死性肾小球肾炎。上呼吸道最易受累,鼻腔是好发部位。病变仅限于上、下呼吸道者称为局限型,合并累及肾及其他器官者称为全身型或系统型。免疫抑制剂和皮质激素是治疗本病的首选药物。

1) 呼吸道:鼻部表现为通气不畅、流涕、鼻黏膜肿胀、溃疡、坏死、肉芽肿等。破坏性不如恶性肉芽肿严重,鼻中隔软骨及骨质破坏可造成鼻中隔穿孔和鞍鼻,但很少侵及面部皮肤。肺部 X 线和 CT 检查所见的特点是有孤立的或多发的结节样密度增高或浸润,境界清楚或模糊,结节中央可形成空腔,并可有液平面。喉和气管亦常被累及,声门下有肉芽肿而致喉狭窄。

2) 肾:尿中可出现蛋白、血尿及管型。严重时肾功能损害。

3) 其他:眼、耳、皮肤、肌肉、关节、神经系统等全身任何器官都可发生肉芽肿及血管炎。

【诊断依据】 ①坏死及炎性渗出。②黏膜组织慢性炎。③巨细胞及坏死性血管,无异形细胞浸润,散在多核巨细胞分布无一定规律,不形成结核结节。小血管病变多在管壁中层有纤维素性渗出物,以后扩展至内膜下层,进一步出现坏死,破坏其弹性,致使管壁内膜广泛增厚,管腔狭窄以至闭塞。

第二节 鼻 咽

一、解剖组织学

鼻咽是一个近似长方体的腔道,有前壁、顶壁、后壁、左侧壁、右侧壁和底壁等六个壁。鼻咽腔的前后径约为 2~3cm,垂直径约 4cm,横径约 3cm。前壁有左右两个后鼻孔和鼻腔相通,两后鼻孔之间为鼻中隔的后缘。顶壁为颅底,相当于蝶骨体和枕骨基底部。后壁相当于第一、二颈椎前面。顶壁和后壁连接时,或为倾斜形,或为圆拱形,故无明确的分界线。侧壁有咽鼓管开口,经咽鼓管与中耳腔相通。咽鼓管开口上方为咽鼓管隆突,或称圆枕。隆突后方与鼻咽侧壁之间的凹陷区,称为咽隐窝,深约 0.5~1cm,上端达颅底,离破裂孔约 1cm。鼻咽底壁为软腭的背面,在吞咽动作时,软腭和咽后壁接触,使鼻咽腔和口咽分开。鼻咽和口咽的分界线相当于软腭的水平面。

(1) 鼻咽黏膜上皮:大部分为假复层纤毛柱状上皮,内有杯状细胞;小部分(鼻咽腔下部靠近口咽处)为非角化的复层鳞形上皮。它们的交界连接处通常在鼻咽后壁的上半部和与其相应的侧壁及底壁。上皮的最底层常为排列整齐的基底细胞,这种细胞具有双相分化的潜能,可向柱状细胞或鳞形细胞分化,在鼻咽癌的发生中起着重要作用。中山医科大学根据 151 例非癌尸体的完整鼻咽黏膜的组织学检查,发现上述两种上皮的过渡有三种形式:①纤毛柱状上皮突然变为复层扁平上皮;②假复层纤毛柱状上皮先变为没有纤毛的复层柱状上皮或过渡型上皮,再转为复层扁平上皮;③假复层纤毛柱状上皮与复层扁平上皮互相交叉两三次后,才转变成稳定的复层扁平上皮。但在不同病例或同一病例的不同部位(如顶后壁与侧壁),其上皮过渡形式也不尽相同。

(2) 鼻咽黏膜陷窝:是指黏膜上皮陷入间质淋巴组织内所形成的绕状结构。在横切面上,有时形如腺腔结构,但其上皮仍为纤毛柱状上皮,不是腺上皮,故与黏膜的腺体不同。有时在横切面上不见腺腔,仅见实质性的上皮团,可被误诊为浸润在间质的癌巢,尤其在上皮增生、细胞核肥大时。

(3) 鼻咽黏膜间质:黏膜上皮下的间质包括几种成分:

1) 淋巴组织:很丰富,在一般鼻咽活组织检查的切片中,主要见上皮及淋巴组织两种成分。常形成淋巴滤泡,也可呈弥漫性分布。淋巴组织常与上皮紧密相连,并且在上皮层内,也经常可见游走的淋巴细胞。

2) 腺体:主要是浆液黏液腺,尤以鼻咽侧壁咽鼓管隆突及附近为多见。在复层扁平上皮被覆处,也可有少量黏液腺。而鼻咽顶部则腺体较少。

3)其他成分:血管,在炎症时可增生,而淋巴管和神经纤维等很少见到。

(4)鼻咽淋巴组织的解剖部位:多分布于鼻咽顶部,常聚集成块状成分叶状,称为咽扁桃体或增殖体或腺样体。肉眼检查可见其表面有陷窝形成的纵沟。咽鼓管隆突后方的咽隐窝和隆突上方等处也常见淋巴组织分布。

(5)鼻咽的淋巴引流:鼻咽的主要淋巴管集中于鼻咽侧壁前方和后方,第一站引流淋巴结即外侧咽后淋巴结位于第一颈椎旁的咽后壁结缔组织内,以后再由绕颈动脉鞘的淋巴管往后进入颈深上淋巴结。但是,鼻咽淋巴管常直接引流至颈深淋巴结或颈后三角的副神经链淋巴结。颈深淋巴结分上、下两组,上组又分前、后两组,前组在二腹肌后腹下方,即下颌骨角下后和胸锁乳突肌上端的前缘;后组在乳突尖的下力和胸锁乳突肌深面,它们是鼻咽癌最常见的转移部位。也是颈部穿刺细胞学检查的部位,但一般应以直接采取鼻咽原发灶做活组织检查为宜。

二、良性肿瘤和瘤样病变

(一)鼻咽血管纤维瘤(nasopharyngeal angiofibroma)

【概况】 鼻咽血管纤维瘤是男性鼻咽部发生的良性肿瘤,是富含细胞和血管的间充质肿瘤。有人称之为"男性青春期出血性鼻咽血管纤维瘤",这一冗长的名称,清楚地概括了此瘤的临床和病理特征。鼻咽是其特定的原发部位。鼻咽血管纤维瘤患者主要为男青年,10~25岁最多见。临床表现为反复大量鼻出血,有时一次多达1000ml,伴有鼻阻塞、听力障碍、头痛等。有些文献报道此瘤到成年时可自行消退,故认为它的发病与内分泌有关。肿瘤原发于鼻咽部,且常向周围器官蔓延;向前侵及鼻腔直至前鼻孔;向下压迫软腭使其下榻;向前外侧至翼腭窝、上颌窦甚至在面颊部皮下形成巨大肿块;还可侵犯眼眶、蝶窦、颅底和颅内。临床检查见鼻咽肿瘤呈红色或淡红色,表面光滑,为黏膜被覆,有时可见血管纹。肿瘤表面一般无坏死和溃疡。此瘤在活检时可引起大出血甚至危及生命,故切忌做活检,在临床确诊后,即可行手术根治摘除。肿瘤虽属良性,但因破裂时易致大出血,且部位较深,无包膜,可累及周围重要器官,手术不易彻底而易复发,对放射治疗也不敏感,故较难治疗。严重后果多因肿瘤大出血或蔓延到颅内造成。

【诊断依据】 ①肿瘤多数为不规则分叶状,无完整包膜,基底广,质地坚韧。切面灰白色,有条纹状结构,其间有数量不等的细小管腔。②肿瘤由纤维组织和血管构成。纤维组织纵横交错排列,粗细不匀,疏密不一,细胞分化程度由成纤维细胞至成熟的纤维细胞不等,多核细胞很少见。在生长活跃时的病例或某些区域,成纤维细胞密集成片,易误诊为纤维肉瘤,但细胞形态一致,无异形和核分裂象。肿瘤分化较成熟者,主要为纤维细胞,有胶原化和玻璃样变性。少数病例有水肿及黏液变。在纤维组织之间,散布着许多血管,管腔形状和大小不一,大多数为薄壁的毛细血管,被压成不规则的、狭长的裂隙状或分支状,管壁为胚胎的间质细胞,即成血管细胞构成,仅见内皮层,即使在较大血管,管壁也很少有平滑肌,没有弹力纤维。在生长较活跃的区域,血管壁的内皮细胞或外皮细胞逐步过渡至周围的成纤维细胞,形态上无明显的分界线。在纤维组织较成熟处,血管和纤维组织分界明显,有些血管周围可见到出血灶。

(二)鼻咽乳头状瘤

多由鳞形上皮组成,少数可为复层柱状上皮,肿瘤常向黏膜表面生长,也可呈窦道状延伸到间质内,并有腺样结构形成。细胞分化好,排列整齐,无异形。手术摘除后一般不复发。

(三)鼻咽血管瘤

由增生的血管构成,不伴有纤维组织的肿瘤性增生。形态上可为毛细血管瘤和海绵型血管瘤。手术摘除效果良好。

(四)混合瘤(多形性腺瘤)

因其间质黏液变及软骨化生,形态上要注意和脊索瘤鉴别。其特征为肌上皮细胞及腺腔形成,而脊索瘤的瘤细胞可见大而呈多边形的细胞,常见细胞质呈空泡状,有的细胞质内有很多小空泡,细胞核内也可见空泡。

(五)淀粉样瘤(amyloid tumor)(淀粉样变性)

此病不是真性肿瘤,常为上呼吸道黏膜淀粉样变性的一部分。镜下表现为黏膜间质内有多量结构均一的毛玻璃样的淀粉样物沉积,结晶紫或刚果红染色阳性。

三、恶性肿瘤(鼻咽癌)

【概况】 鼻咽癌(nasopharyngeal carcinoma, NPC)是我国常见恶性肿瘤之一,其死亡率为我国恶性肿瘤的第八位。肿瘤的发生有独特的地理分布,由北向南逐渐增高,多集中分布于广东、广西、福建、湖南、江西五省。据鼻咽癌死亡率的统计,男性明显高于女性,为1.96倍。患者发病年龄最小4岁,最大86岁,高峰组在40~49岁,其次为30~39岁和50~59岁。鼻咽部侧壁最常见,特别是咽隐窝,其次是后上侧壁。颈部淋巴结转移常见。半数以上患者有多种临床症状,但10%的患者无症状。无痛性颈部淋巴结肿大是最常见的特征。接近半数的患者有鼻部症状,特别是血性鼻涕。咽鼓管阻塞引起的症状(如浆液性中耳炎)也常见。头痛与颅神经受累有关的症状是疾病发展的标志。本瘤的转移以淋巴道为主,颈淋巴结转移最多见,尤其是颈深淋巴结上组。全身各器官均可发生转移,但以骨、肺、肝的转移最多见,也可同时出现多处转移。鼻咽癌的病理组织学类型以低分化癌和未分化癌为多见,因对放射治疗较敏感,且手术较为困难,故以放射治疗为主。

【发病因素】 鼻咽癌有着明显的地理和种族分布,但其发病原因迄今不明。已知有关的因素有下列几方面:

1) 遗传因素:以下列事实为依据:①种族易感性。黄种人多于白种人,发病率高的种族,迁居国外,其后裔仍保持高发病率的倾向;移居外省的广东人,鼻咽癌的发病率较当地人高。②家族聚集性比其他癌症常见。③免疫遗传标记,人类白细胞抗原(HLA)中A位点的HLA-A2和B位点的新加坡2与中国人的鼻咽癌有关。

2) 环境因素:国内经许多调查,广东一些报告分别认为与饮水中硝酸盐含量高,土壤含钼量低、咸肉、腊味和熏肉中含有亚硝胺化合物有关,但另外一些报告则不支持这些论点。湖南医学院分别或联合使用二甲基苯蒽和二乙基亚硝胺诱发大白鼠鼻咽癌,均获成功。

3) 病毒因素:1969年,国外学者首次从鼻咽癌组织培养的类淋巴母细胞株中,发现类疱疹病毒(EB病毒);在鼻咽癌细胞的核酸内,包含着EB病毒核酸;鼻咽癌病人血清抗EB病毒相关抗体效价较对照组人群明显偏高。

【组织发生】 经研究表明从正常鼻咽黏膜上皮发展至浸润癌,可经历几个不同的阶段,现介绍如下:

1) 单纯性病变:包括单纯性增生和单纯性鳞形上皮化生。

a. 单纯性增生:无论柱状上皮,鳞形上皮或过渡上皮,都可发生单纯性增生。主要改变为基底细胞多层化(3~5层),细胞形状、大小及核染色较一致。有些增生的上皮向黏膜表面或向陷窝内形成乳头,或向间质形成上皮突生长,但细胞分化良好,基膜完整。

b. 单纯性鳞形上皮化生:指假复层柱状上皮化生为鳞形上皮。

2) 异型性或非典型性病变

a. 基底细胞不典型增生:指病变局限于上皮底层的基底细胞。表现为增生、核肥大和异形,染色质增加,分布不均,呈粗颗粒或小片块状。但基膜仍完整。

b. 原位不典型增生:病变局限在上皮层内,基底细胞增殖,层次增加而不清,密度增大,分布不均匀,极性稍乱。细胞分化成熟障碍,轻度异形,核膜增厚,染色质增加,核仁增大。

c. 内生性不典型增生:细胞形态与上型基本相同,但增殖的细胞往间质内伸展,形成"增生性生长尖端",此型可不经过原位癌阶段而发展为早期浸润癌。

d. 乳头状不典型增生:细胞形态与前两型基本相同,但上皮增殖形成乳头,并由间质作为乳头的中心柱。

上述四种不典型增生都可转变为原位癌或早期浸润癌,因此都属于癌前期病变。

e. 异形鳞形上皮化生:常出现在陷窝或过渡上皮的区域。它与单纯性鳞形化生的不同之处在于化生的鳞形上皮有细胞异型性,数目增多,常分散地分布在上皮下的网状淋巴组织之中。部分或大部分化生细胞呈大多边形,有大而圆的泡状核,并具有1~2个大核仁,胞质丰富,可呈不全角化或角化。

3) 恶性病变

a. 原位癌:上皮全层或大部分(2/3以上)间变,细胞显著异形,排列紊乱,层次消失,但基膜保持完整。原位癌包括三种细胞:①小梭形细胞,其大小与基细胞相似,核深染,极性丧失;②多形细胞,细胞较大,大小不等,有时出现巨核间变细胞,染色质颗粒粗细不等,核仁增大,易见核分裂象;③大圆细胞,大而圆的泡状核,染色质呈淡染的微尘样或云雾状,核仁粗大。上述三型细胞常混合存在或以某一型为主。

b. 早期浸润癌:可以由原位癌扩展而成,但也可以不经过原位癌阶段而直接形成。

【组织形态】 WHO将鼻咽癌分为:a. 非角化性癌:分化型,未分化型;b. 角化性鳞状细胞癌;c. 基底样鳞状细胞癌。此外,还有乳头状腺癌、涎腺型腺癌罕见类型。

低分化(分化差)的鳞癌最常见。癌巢明显,巢周边部的癌细胞呈基底细胞样栅状排列,巢内的细胞则呈层状或铺砖样。癌细胞是卵圆形、梭形或多边形以至不规则形,细胞质丰富,细胞界限清楚或隐约存在,能找到数量很少的细胞间桥或细胞内角化,有时可见不少癌细胞质呈透明状或空泡状,表明其起源细胞具有双相分化的能力,一方面向鳞形细胞分化,另一方面向具有分泌功能的柱状细胞、杯状细胞分化。癌细胞的细胞核多呈圆形或卵圆形,染色较深,染色质较多。有时见少数癌细胞核呈空泡状,染色质少,核仁明显,如泡状核型细胞癌。癌巢内有数量不等的淋巴细胞浸润。有时癌细胞呈中等大或较大的梭形,细胞质较丰富(小梭形细胞而细胞质很少者列入未分化癌),细胞呈束状或小片状排列。有时癌细胞呈现多形细胞癌的表现,大小及形态差别明显。癌巢与间质的分界,一般比较清楚,但也可与间质交错混杂在一起,比较弥漫性分布。

泡状核细胞癌 较常见。尤其在年龄较轻的患者。曾称"淋巴上皮癌"或"大圆细胞癌"。多数可能为分化差的鳞癌,也有分化差的腺癌。形态特点:核空而色淡,核仁明显(一个或一个以上),核膜清楚,核相对较大,可圆形、卵圆形、大梭形、不规则形,胞质相对较多,但细胞界限不清,常形成合体细胞样。在癌细胞之间,常见淋巴细胞浸润。

未分化癌 这是分化程度极低的癌。在光镜下找不到细胞间桥和角化,而在电镜下则见有桥粒和张力原纤维,显示一定程度的鳞形分化的特征。肿瘤成分以一致性小细胞为主,呈小圆形、小梭形,细胞质极少,略呈嗜碱性,细胞核小圆或小梭形,染色深。癌细胞分布弥散,易误诊为恶性淋巴瘤。仔细寻找,偶可见小巢状或小条索状排列,诊断常依靠免疫组化作出。

【鉴别诊断】 需与鼻咽癌作鉴别的疾病有淋巴组织反应性增生、鼻咽黏膜陷窝上皮、脊索瘤和恶性淋巴瘤等。此外,还应注意鼻咽癌颈淋巴结转移和淋巴上皮病的鉴别。

第三节 口 咽

一、解剖组织学

(一)解剖学

口咽为呼吸和食物的通道。前通口腔,上与鼻咽、下与喉咽相通。软腭下缘中央有悬雍垂,软腭外侧有两条黏膜皱襞,前面的称咽前柱(舌腭弓),后面的称咽后柱(咽腭弓)。两者之间为扁桃体窝,腭扁桃体(通常俗称扁桃体)即位于其中,咽后柱后面为咽侧壁,咽侧壁向后和咽后壁相连。

(二)组织学

口咽部黏膜均为复层扁平上皮被覆。黏膜间质内有丰富的淋巴组织,扁桃体是口咽肉眼所见的最大的淋巴器官,其他尚有位于咽后柱后方的咽侧淋巴束,以及散布于咽后壁、咽前柱、咽后柱、软腭边缘等处的淋巴组织。此外,在黏膜间质内还有黏液浆液腺(小唾液腺)。

扁桃体是一个椭圆形的淋巴器官。但其组织结构与一般淋巴结略有不同:①咽部的游离面有黏膜被覆,并形成陷窝;②只有输出淋巴管,没有输入淋巴管;③没有淋巴窦和窦细胞。

扁桃体黏膜表面的复层扁平上皮向间质内凹陷,形成盲管,称为陷窝,约有 10~20 个。陷窝可成树枝状分支,也可为单个盲管且深浅不一。陷窝复层扁平上皮表面有角化。陷窝深部的复层扁平上皮和淋巴组织关系密切,常见淋巴细胞游出至上皮层内和陷窝腔内。扁桃体外则没有黏膜被覆而为纤维组织包膜,包膜内、外含有浆液黏液腺。包膜的织缔组织也呈分支状伸入扁桃体内形成小梁,最终则成为扁桃体间质的结缔组织网和胶原纤维。

扁桃体的淋巴组织主要由许多淋巴滤泡组成,在淋巴滤泡之间为弥散分布的淋巴细胞。在儿童时期,淋巴细胞生长活跃,淋巴滤泡的生发中心内易见核分裂象。到成人期,扁桃体逐渐开始退化。扁桃体退化的形态变化常包括淋巴组织、黏膜和间质的减少,而包膜和小梁出现胶原化。

扁桃体具有淋巴上皮屏障功能,由于它位于消化道和呼吸道的入口,故对于抵抗细菌及其他外来因子的入侵起着极其重要的防御作用。

二、炎 症

(一)慢性扁桃体炎(chronic tonsillitis)

临床表现为反复发作、咽部疼痛、有时伴发热。体检见扁桃体肿大,发作时表面充血,陷窝口常有白色渗出物。组织形态学:①陷窝:陷窝的鳞形上皮,常有增生、脱落或形成溃疡,陷窝内充满角化物质、淋巴细胞、浆细胞、红细胞、脱落上皮、坏死物质及细菌等,偶见中性粒细胞,如陷窝开口粘连闭塞,内容物不断积聚,致使陷窝扩大而形成潴留囊肿;②淋巴组织:滤泡增生,生发中心活跃,有吞噬现象;③血管:可发生增生、血管内皮肿胀,管壁结缔组织增厚,管腔狭窄甚至闭塞(闭塞性脉管炎)。少数病例,血管壁有纤维蛋白样变性或坏死,或血浆渗出,有时在包膜血管用周围可见淋巴细胞浸润(血管周围炎);④纤维组织常增生、胶原化,在上皮基膜下,可形成一层增厚的结缔组织带;有时包膜或小梁内可有软骨化生或骨化生。

(二)咽黏膜慢性溃疡

临床表现为咽部黏膜单个或多个溃疡,深浅不一,可呈肉芽状,表面有白色或黄白色假膜。组织形态为黏膜的一般慢性炎症,伴坏死和肉芽形成。

(三)特异性炎症

1. **咽结核** 可以是全身性粟粒性结核的一部分,但极少见。

2. **咽硬结病** 常为呼吸道硬结病的一部分,但远比鼻硬结病少见。

3. **咽黏膜淀粉样变性** 常为上呼吸道黏膜淀粉样变性的一部分。临床表现为黏膜弥漫性肿胀或呈结节状或颗粒状。

三、良性肿瘤

(一)乳头状瘤

临床上常表现为其大小直径为数毫米的细颗粒,镜下为典型的由鳞形细胞组成的外生型乳头状瘤。

(二)咽旁间隙神经鞘瘤(parapharyngeal space neurilemmoma)

光镜下形态同一般神经鞘瘤。

(三)口咽多形性腺瘤

可发生于口咽各处。起源部位较浅,多位于黏膜下层;光镜下形态同一般混合瘤。

四、恶性肿瘤

(一)扁桃体癌和口咽癌

(二)扁桃体和口咽恶性淋巴瘤

(三)口咽和扁桃体其他原发性肿瘤

罕见,包括:脊索瘤、横纹肌肉瘤、恶性纤维组织细胞瘤、黏液纤维肉瘤、黏液脂肪纤维肉瘤、恶性神经鞘瘤等。

(四)扁桃体转移性恶性肿瘤

非常罕见。

第四节　喉

一、解剖组织学

喉位于颈前正中部,在舌骨之下,相当于第四至第六颈椎的高度,下接气管,是一个锥形管腔状器官。由软骨构成支架,保持管腔通畅,以便气体进出。前面为皮肤、筋膜、肌肉和甲状腺所覆盖,后面与食管前壁相邻。两侧有梨状窝而与喉咽侧壁相连续。

喉腔分为三部:上部自喉入口至假声带上缘,称喉前庭或声门上区;中部界于两侧声带与假声带之间,称声门区;下部位于声带下缘至环状软骨下缘之间,称声门下区。

喉内主要结构有声带、喉室和假声带(又称室带)。声带左右各一,呈条带状位于喉腔侧侧壁,前起于甲状软骨板交角的内面,后止于构杓状软骨声带突,两侧声带前端交会处称前联合。声带由黏膜、声韧带及声带肌组成。声带黏膜与声韧带粘连甚紧,血液供应少,故呈白色。假声带位于声带上方并与其平行,左右各一,由黏膜、室韧带及少量肌纤维组成,并有浆液黏液腺。在每侧声带和假声带之间的喉腔侧壁,凹入如袋状,称为喉室。喉室黏膜内有丰富的浆液黏液腺,分泌液体以润滑声带。

喉腔内壁有黏膜被覆,上接喉咽黏膜,下连气管黏膜。被覆上皮主要有两种:①复层鳞形上皮,被覆于声带、会厌舌面和喉入口;②假复层柱状纤毛上皮,被覆于除上述区域以外的喉腔,包括假声带、喉室、声门下区等处。

喉的淋巴引流,主要汇入颈内静脉周围的颈深淋巴结。故喉癌常转移至此。其次还可转移至舌骨下、喉前、气管前及气管旁和锁骨上等淋巴结,但均少见。

二、声带息肉(polyp of vocal cord)

【概况】 它是喉活检标本中最常见的一种病变,发病原因有黏膜慢性炎症、吸入刺激性物质,发音不当等。临床症状主要为声音嘶哑。发病部位多在声带前三分之一和中三分之一交界处的游离缘,多为单侧性,也可为双侧性。常有蒂或基底较广,颜色多为淡红或鲜红,少数为白色。一般体积较小,直径仅数毫米。声带息肉用手术摘除,效果良好。

【诊断依据】 表面为鳞形上皮覆盖,细胞数层至十余层。排列整齐,基膜平整。有些病例上皮可向表面或间质局限性增生,但不形成乳头。少数病例有轻度角化或空泡变性。间质变化可分为三型:①血管型,最多见。表现为较多薄壁毛细血管,呈窦性扩张,可有血栓形成。部分血管周围有血浆渗出,或新旧出血和含铁血黄素沉着。间质内有数量不多的慢性炎症细胞。临床上息肉常表现为淡红色或红色。②水肿型,以疏松的结缔组织水肿为主,血管较少而不呈窦性扩张,并有少量慢性炎症细胞浸润,临床表现为白色息肉或声带息肉样肥厚。③纤维型,为上述两型长期病变的结果,间质为较致密的结缔组织构成,水肿不明显,血管少但管壁增厚。④囊肿型,间质内有小的表皮囊肿,内衬鳞形上皮,囊内有角化物。

三、良性肿瘤和瘤样病变

(一)乳头状瘤(papillary epithelioma)

【概况】 本瘤是喉部最常见的良性肿瘤,占90%以上。主要发生于声带、假声带,其他部位如披裂、会厌等处均少见。任何年龄都可发生,但以成人为多见。喉乳头状瘤的治疗主要为手术切除,但容易复发。

【诊断依据】 喉乳头状瘤由鳞形上皮增生造成。上皮向外生长,形成单个或分支状乳头。上皮层次分明,底层为基底细胞,中层为棘细胞,有细胞间桥,表层为扁平细胞,有时见细胞有空泡变性,上皮表面可有过渡角化和不全角化。乳头的中心柱由纤维组织和血管组成。上皮钉突也可向间质生长,棘细胞增生成片状或团块状,没有中心柱,但细胞无异形,极性不乱。基底膜完整。在外生的乳头和向间质增生的细胞中,可找到少数核分裂象。

(二)喉白斑病(leukoplakia of larynx)

本病又名喉角化症、喉厚皮病,这是一个临床诊断名称。但在病理上,不同的作者可有不同的标准。有人把喉黏膜出现过渡角化和棘细胞增生统称为白斑,但有人则仅指上皮细胞间变伴角化不良者。白斑本身不是肿瘤,而是癌前期病变。男性较多发生,好发部位为声带。病理上对白斑宜作描述性诊断。

(三)喉黏膜淀粉样变性(淀粉样瘤)

本病变的发生原因不明,可能为代谢障碍所致。组织学上,以上皮下结缔组织呈淡伊红色毛玻璃样无结构物质沉积为特征,结晶紫染色呈紫红色。黏膜上皮常无明显病变。

(四)喉部其他良性肿瘤

喉部其他少见的良性肿瘤,如混合瘤、血管瘤、软骨瘤、神经鞘瘤、神经纤维瘤、颗粒细胞瘤、纤维瘤、黏液纤维瘤、黏液软骨瘤、黄色瘤。

四、恶性肿瘤

(一)喉癌(cancer of larynx)

【概况】 本病多发生于成年人,以60~69岁为最多见,男女之比约为7.8:1。喉癌的病因不明,可能有关的因素是慢性刺激,如吸烟、慢性喉炎等;少数病例可能来自乳头状瘤恶变或喉白斑病恶变。

【诊断依据】 喉癌的组织学类型主要有鳞形细胞癌、腺癌和未分化癌三种。喉鳞形细胞癌以分化较好者为常见。"疣状癌"是一种分化很好的鳞形细胞癌,恶性程度低,整个肿块形成疣状。一般生长很慢而不发生转移。镜下表现为鳞形上皮呈乳头状增生,细胞分化较好,棘细胞层增厚,表面有显著角化。肿瘤向间质呈膨胀性生长,基膜可保持完整而无浸润现象。

(二)其他恶性肿瘤

喉肉瘤不多见,可发生淋巴瘤、纤维肉瘤、横纹肌肉瘤、恶性黑色素瘤、恶性纤维组织细胞瘤、黏液肉瘤、恶性神经纤维瘤、髓外浆细胞瘤。

(三)喉部继发性肿瘤

喉部恶性肿瘤几乎为原发性,继发性极罕见。较常遇见者为邻近器官如食管、甲状腺等直接蔓延而来。从远处转移来的如肾上腺癌、消化道腺癌、乳腺癌、肺癌等偶有报道。

第五节 耳

一、解剖组织学

耳在解剖学上分为外界、中耳和内耳三部分。

外耳包括耳廓和外耳道。耳廓除耳垂由脂肪组成外,其余都由弹性软骨构成支架,表面为皮肤覆盖,皮下结缔组织较少,其中有毛囊、汗腺和皮脂腺。耳廓肿瘤绝大多数起源于鳞形上皮及其基底细胞。

外耳道全长2.5~3.5cm,自外耳道口至鼓膜,外三分之一段为软骨部,此部皮肤有毛囊、皮脂腺和耵聍腺。耵聍腺为顶浆分泌腺,由两层细胞组成,位于基底者为肌上皮细胞;靠近腺腔者为柱状细胞或立方形细胞,核位于细胞基部,细胞表面和腺腔内有蜡样分泌,胞质内有时可见分泌颗粒。外耳道内2/3段为骨部皮肤与骨膜附着较紧,没有毛囊和腺体。因此外耳道疖和耵聍腺肿瘤的原发部位只在软骨部。外耳道内段皮肤的复层扁平上皮过渡至鼓膜的表皮层。鼓膜薄,分三层:外层为表皮层;中间层为薄的纤维层;内层为中耳黏膜,上皮为单层扁平细胞。

中耳和乳突是颞骨内的含气空腔,腔内黏膜是鼻咽和咽鼓管黏膜的延续。咽鼓管及其鼓室开口附近黏膜的被覆上皮和鼻咽黏膜上皮的来源及形态相同,是假复层纤毛柱状上皮,其中央有杯状细胞,上皮下有浆液黏液腺。中耳其他部分和乳突腔黏膜分别为复层立方或柱状上皮,立方形上皮直至扁平上皮。黏膜下除上述腺体外,还有血管、淋巴管、结缔组织等。但淋巴组织很少,因此耳部原发性恶性淋巴瘤非常罕见。

颈静脉球体位于鼓室底壁下方的颈静脉球外膜,通常为一个或数个,呈扁平圆形,大小约 0.5mm×0.5mm×0.25mm。其组织学结构和颈动脉球体相同,都属于非嗜铬性副神经节。关于其生理功能,尚在研究中,虽被认为化学感受器,能接受血液中二氧化碳和氧的压力改变的刺激,但其作用远不如颈动脉球体。除了颈静脉球体以外,在中鼓室内壁鼓岬部也存在这种组织,称为鼓室体。颈静脉球体瘤属于化学感受器瘤或非嗜铬副神经节瘤。

内耳除第八对颅神经能发生神经鞘瘤外,其他病变则罕见,故有关它的解剖组织学不再赘述。

二、炎 症

(一)慢性化脓性中耳炎

本病十分常见。是中耳黏膜、黏膜下层或深至骨膜、骨质的慢性化脓性炎症。常与慢性乳突炎同时存在。常见致病菌有变形杆菌、绿脓杆菌、葡萄球菌等。临床症状为长期持续性或间歇性耳流脓,鼓膜穿孔。组织形态,轻者为黏膜充血、水肿,有慢性炎症细胞浸润。稍重者有溃疡、肉芽形成。肉芽可限于中耳腔,也可增生较甚,穿过鼓膜的穿孔至外耳道。中耳和外耳道的炎性肉芽组织,与身体其他部位者有所不同,往往伴有下列形态特征:①胆固醇结晶沉积而呈裂隙状;②异物巨细胞形成多见;③纤维肉芽组织较多;④鳞形上皮易发生过渡角化及角化脱屑,较重者可形成胆脂瘤。

(二)胆脂瘤(cholesteatoma)

中耳乳突胆脂瘤可有先天性和后天性两种,前者为真性肿瘤,较少见,见后述。后天性者多为慢性中耳乳突炎的后果,不是真性肿瘤。关于其形成机理,尚无定论。但其形成的关键是必须有鳞形上皮通过鼓膜的穿孔,长入鼓室、鼓窦及乳突腔内,它们是胆脂瘤形成的基础,长入的鳞形上皮的形态和皮肤的鳞形上皮相似,但缺少皮肤附属器。由于鳞形上皮不断形成角化物和脱屑,层层堆积,聚成团块,其中央可发生腐败分解或变性。随着团块的体积日渐增大,以及酶的作用,可压迫破坏中耳黏膜、听骨及邻近的骨组织,形成边缘光滑的空腔。肉眼形态,胆脂瘤呈白色或灰白色牙膏样或豆腐渣样物,有时表面可见一层薄的白色包膜。镜下见肿瘤为大量层状排列的伊红色角化脱屑,无细胞核。但有时则为不全角化,尚能见细胞核存在。如有包膜,则镜下为复层扁平上皮或鳞形上皮,从而构成胆脂瘤的基质。

(三)结核

结核性中耳乳突炎多继发于其他结核病变,尤其是肺结核之后,原发者较少见。

三、发育异常和良性肿瘤

(一)耳部腮瘘管和腮囊肿

两者都是胚胎时期腮器官发育异常所致。可见于任何年龄,典型者出生时即发现,至 21~30 岁时囊肿才明显。单侧或双侧均可。它们的发生部位,上至耳前区,向下沿胸锁乳突肌前缘直至锁骨区。腮囊肿常呈无痛性肿块,质地柔软,生长缓慢,大小直径常为 1~2cm,因切开排脓或继发感染后自发性穿破,均可造成继发性瘘。镜下,腮瘘管的内衬上皮为复层扁平上皮,管腔常呈分支状,如继发感染管内及周围有炎症细胞浸润,往往伴纤维化及胶原化,瘢痕形成。

(二)外耳色素痣

好发部位为外耳道口,其次为耳廓。镜下表现绝大多数为皮内痣,极少数为复合痣。

(三)鳞形细胞乳头状瘤

本瘤简称乳头状瘤,是耳部最常见的良性肿瘤。一般认为外耳道乳头状瘤的发生和病毒感染有关,且往往以外伤、炎症等作为基础。不洁的挖耳器械常为其传染媒介。

(四)基底细胞乳头状瘤(basal cell papilloma)

因常有色素,故又称色素性基底细胞乳头状瘤,或老年性疣。耳部的发病部位在耳廓,尤多见于耳甲腔。形态上需注意与色素痣及恶性黑色素瘤等鉴别。

（五）耵聍腺瘤（ceruminal adenoma）

【概况】 耵聍腺位于外耳道软骨部皮肤组织内,是一种变异的汗腺,它所发生的肿瘤,良性者有耵聍腺瘤和混合瘤,恶性者有耵聍腺癌和腺样囊性癌。恶性者比良性常见。发生部位以外耳道前壁和底壁较多。病程自数月至数年。多无自觉症状,阻塞外耳道时可引起听力障碍。临床检查见外耳道皮下隆起,质地中等,表面皮肤光滑完整。

【组织形态】 耵聍腺增生,增生的细胞为柱状、立方状或多边形上皮,胞质较空、核圆形。细胞形成大小不一的腺泡或实心的团块。细胞分化良好,无异形,无核分裂象。腺泡或细胞团块之间为结缔组织间隔,有时可见正常的皮脂腺或毛囊。

（六）先天性胆脂瘤（congenital cholesteatoma）

本瘤来源于胚胎发育时的残余上皮。好发部位为颅内和颅骨,而以颅底颞骨为最常见。X线和CT摄片可显示颅骨有边缘清楚的骨质吸收破坏空腔。组织形态表现为表皮囊肿,由鳞形上皮及其形成的角化物构成。

（七）神经鞘瘤（schwannoma）

本瘤发生在耳部者主要位于第Ⅷ对颅神经,称为"听神经瘤",少数病例可发生于面神经。此外,还有少数发生在外耳道。

（八）其他良性肿瘤

其他良性肿瘤有:外耳道骨瘤、血管瘤、骨化纤维瘤、骨母细胞瘤、纤维瘤、神经纤维瘤、混合瘤、皮肤附属器肿瘤、纤维组织细胞瘤、浆细胞瘤。

四、恶性肿瘤

（一）外耳恶性肿瘤

1. 鳞形细胞癌和基底细胞癌（basal cell carcinoma） 它们是外耳最常见的恶性肿瘤。组织形态多属于分化良好的Ⅰ级和Ⅱ级。

2. 腺样囊性癌 原发于外耳道软骨段皮肤,来源于耵聍腺导管上皮或肌上皮。组织形态一般都比较典型,故诊断不难。

3. 耵聍腺癌

【概况】 起源于耵聍腺,其命名及分类的意见不甚一致。从广义来说,腺样囊性癌是耵聍腺癌最常见的一种。至于狭义的耵聍腺癌,则不包括腺样囊性癌,而是指来源于耵聍腺腺泡或腺管上皮的腺癌,没有肌上皮细胞的参与,不能形成筛状结构。

【诊断依据】 ①癌细胞的形态不一,大小不等,但主要组成细胞类似耵聍腺泡或腺管,细胞多数呈多边形、大圆形、立方形,体积较大,细胞界限清楚,细胞质丰富,常可见淡伊红色的细颗粒或均匀一片的分泌物,细胞核多数为圆形或卵圆形或稍不规则形,着色较淡,染色质为细致颗粒状,可找到少数核分裂象。②癌细胞的分布有两种方式,一种是成片状浸润,从几个细胞小巢到大片的细胞不等,巢或片的周围为纤维组织;另一种是形成腺泡或腺管结构。这两种方式的数量不等,有时在一张切片内仅可偶见几个腺管,由少数几个细胞围成小管状,中央为小管腔。相反,有时则以腺泡和腺管为主,而成片状的分布较少,与良性的腺瘤难以区别。③耵聍腺瘤和耵聍腺癌在形态上无截然分界,细胞呈大小不等的片状、巢状浸润和找到核分裂象可作为恶性诊断的依据。

（二）中耳乳突恶性肿瘤

1. 中耳癌（cancer of middle ear） 这是中耳乳突最常见的恶性肿瘤。其病因与慢性化脓性中耳炎有密切关系,患者大多数有长期耳流脓史,由于慢性炎症的长期刺激而引起中耳黏膜上皮增生和癌变。镜下形态,常为分化较好的鳞癌（Ⅱ级）,而且常呈乳头状生长,可称为乳头状鳞癌。其乳头的全层细胞均为间变的棘细胞,层次消失,极性紊乱;而乳头状瘤的细胞分化好,层次清楚,有基底细胞层、棘细胞层、颗粒细胞层,排列有序。据此可将两者区别。

腺癌原发于中耳者非常罕见,多为外耳道腺样囊性癌或更少见耵聍腺癌蔓延扩展而来。

2. 中耳乳突肉瘤 远较上皮性癌少见。其中较常见者为胚胎性横纹肌肉瘤,其他罕见者有乳突软骨肉瘤、骨肉瘤、软组织肉瘤、恶性神经纤维瘤、恶性血管源性肿瘤等。

3. 颈静脉球体瘤（glomus jugular tumor） 本瘤属于非嗜铬性副神经节瘤。中耳的颈静脉球体瘤90%以上来自中耳底壁的颈静脉球,其余来自中耳内壁鼓岬黏膜下的鼓室球体,临床上,前者多引起颈静脉孔综合征,出现第Ⅸ、Ⅹ、Ⅺ颅神经麻痹;后者的特征为传导性耳聋、耳内胀满感,搏动性耳鸣。两者部位可相互受累而出现混合症状。病理学上以往常误诊为血管内皮瘤。组织形态与颈动脉瘤相同,由上皮细胞团块围绕着薄壁的血管,形成小泡状,核分裂象少见,嗜铬反应阴性。

关于颈静脉球体瘤的良恶性问题,尚有争论。形态上虽属良性,但常表现为浸润性生长、局部侵犯和破坏,或向邻近组织及骨壁扩展,侵犯颅内等,约4%病例有远处转移至肺、肝、脾、脊柱、肋骨或颈淋巴结等处。放射和手术综合治疗,效果可能较好。最常见的死亡原因为颅内广泛受侵犯。据文献综合的62例统计,死亡率为21.5%。

4. 耳部嗜酸性肉芽肿(eosinophilic granuloma) 本病病因尚未肯定,它与 Letterer-Siwe 病(L-S 病)、Hand-Schuller-Christian 病(H-S-C 病)同属分化性组织细胞增生症。目前多数人认为,三者是同一类疾病在不同阶段的不同表现,L-S 病属于急性分化性组织细胞增生症,H-S-C 病和嗜酸性肉芽肿则属于慢性分化性组织细胞增生症。

嗜酸性肉芽肿的组织病理学特性是大量组织细胞增生和嗜酸性粒细胞浸润。这些细胞缺乏新生物的细胞异型性,但由于它在生物学行为上呈浸润性、进展性生长,所以一般作为网状系统恶性疾病看待。

骨嗜酸性肉芽肿半数发生于颅骨、肋骨或椎骨。耳部所在的颞骨也可发生。患者以儿童及青少年为常见。男性多于女性。病变常为单发,但亦可累及周围骨如颧骨、下颌骨等。放射治疗对本病效果好。

(曹晓蕾)

思考题

1. 鼻部常见特异性炎症和常见良恶性肿瘤有哪些?

2. 嗅神经母细胞瘤的临床、病理特点有哪些?

3. 掌握鼻咽癌的临床特点、病因、组织发生、形态学特点及鉴别诊断?

4. 口咽部常见炎症及常见良恶性肿瘤有哪些?

5. 喉部常见良恶性肿瘤有哪些?

6. 何谓胆脂瘤、耵聍腺瘤、耵聍腺癌?如何诊断?

第 17 章 纵　　隔

第一节　纵　　隔

一、解　剖　学

(一)纵隔的界限

纵隔位于左右胸膜腔之间,前为胸骨,两侧为纵隔胸膜,后为胸椎前缘,上界为胸腔上口(胸骨柄上缘至第 1 胸椎上缘平面),下界为膈肌。

(二)纵隔的分区

由于纵隔肿瘤常发生在特定的部位,为了临床诊断及治疗的需要,临床学家与影像学家常将纵隔人为分成几个区。常用的为纵隔的四区分法(图 17-1):纵隔分为上、前、中及后纵隔四个区,此分法在胸骨角与第 4 胸椎间盘间连一虚线,此线以上为上纵隔区,此区较狭窄,许多临床学家不再将其进一步划分。此虚线以下为下纵隔区。下纵隔以心包为界。进一步将下纵隔分为三个区。心包前缘为(下)前纵隔区,心包后缘以后为(下)后纵隔区,心包前后缘之间则为(下)中纵隔区。

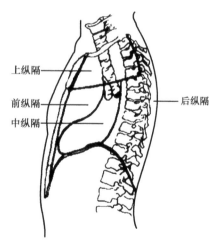

图 17-1　纵隔四分区法示意图

（标注：上纵隔、前纵隔、中纵隔、后纵隔）

(三)纵隔的器官

1. 上前纵隔　前界为胸骨柄,后界为气管,内有众多器官,如胸腺,主动脉弓,无名动脉,左颈总动脉胸段,左锁骨下动脉,上腔静脉,左右无名静脉,气管及上纵隔淋巴结。

2. 上后纵隔　前界气管,后界上 4 个胸椎。内有左右迷走神经,左右膈神经,左喉返神经,食管,胸导

421

管,交感神经节链。

3. 下前纵隔 前界胸骨柄,后界心包。此区有脂肪及蜂窝组织淋巴管,淋巴结及胸腺下极。

4. 下中纵隔 范围较大,包括心包,心脏升主动脉,上腔静脉下部分,奇静脉末部入腔静脉部分。上有气管及其分叉及左右总支气管及其附近淋巴结,此外尚有肺动脉及其左右分支,支气管动脉和左右膈神经。

5. 下后纵隔 前界为心包后缘,下为膈肌,后为第4胸椎至第12胸椎,内有降主动脉,半奇静脉,左右迷走神经,食管,胸导管,下腔静脉和交感神经节链等。

二、疾病分类及其发生率

纵隔虽然是位于左右两个胸膜腔之间的一间隙,但其内组织器官较多,来源复杂,因此可发生各种类型原发性和继发性的囊肿与肿瘤。以继发多见,但多有原发恶性肿瘤的来源。这些肿瘤与囊肿都有其好发部位,然也有出现跨区或发生在反常部位(表17-1)。在纵隔肿瘤中以三大肿瘤为主,即神经源性、畸胎瘤类及胸腺肿瘤。此外,有众多囊肿与少见肿瘤。

表 17-1　纵隔各区常见肿瘤类型

上纵隔	前纵隔	中纵隔	后纵隔
胸腺瘤	胸腺瘤	纤维肉瘤	神经源性肿瘤
淋巴瘤	畸胎瘤	支气管囊肿	肠源性肿瘤
胸内甲状腺肿	淋巴管瘤	淋巴瘤	嗜铬细胞瘤
甲状旁腺腺瘤	血管瘤	间皮瘤	胸导管囊肿
	脂肪瘤		
	纤维瘤		
	纤维肉瘤		

原发性纵隔肿瘤与囊肿可在体内多年而无症状,往往因与纵隔肿瘤无关的原因胸部拍片而意外发现。任何纵隔间隙发生病变都将影响相邻器官,若肿瘤生长巨大,恶变,感染或溃破则可出现症状。纵隔肿瘤以良性为主,恶性占 10.1% ~ 25%。有学者介绍无症状者 95% 为良性,有症状者良恶各半。恶性以胸腺肿瘤居多,其次为畸胎类肿瘤与恶性神经性肿瘤。良性纵隔肿瘤恶性变少见,但生长巨大可产生压迫症状。因此巨大良性肿瘤也可产生恶性后果(非转移性)。

三、囊肿(cyst of mediastinum)

1. 支气管囊肿 支气管囊肿多属先天性,来自胚胎期前肠部位,随支气管和肺的发育进入胸腔内形成。可发生在纵隔的任何部位,多半位于气管分叉或主支气管附近,可突出于前后或上纵隔,部位变化较多,恶变者极少。囊肿内膜为假复层纤毛柱状上皮,外层有平滑肌及软骨,囊内含黄血色黏液。如无并发症,一般无症状。如囊肿破入支气管,可继发感染,出现咳嗽、咯血、脓痰,甚至发生脓胸。

2. 食管囊肿 食管囊肿系胚胎期上消化道空泡未能互相融合而发生,与食管壁相连。其病理特点有二:①囊肿内层黏膜多为典型的胃黏膜,且具有分泌胃酸功能。部分为肠黏膜,而食管黏膜为少见。②囊肿外壁与食管壁相似,由环纵两层平滑肌组成,多数病例囊肿肌层与食管肌层融合在一起,无明显界限,肌层外面无浆膜,与食管间一般无瘘道通连。

3. 胃和肠囊肿 通常位于后纵隔脊柱旁,附着在食管壁上或甚至嵌入食管肌层中。几乎所有病例伴发脊柱畸形。胃囊肿内衬胃型上皮、肠囊肿内衬上皮相似于正常肠上皮。此外,还可见胃肠混合型,称之为胃肠囊肿。其中常见神经纤维和神经节结构。

这组先天性囊肿偶见与气管-支气管树或食管相通。它们不属于肿瘤性质,恶变少见。恶变时常为腺癌。

4. 心包囊肿 心包囊肿是发生于心包附近的囊肿,其最常见部位为右侧心膈角处,但亦有发生较高位置,甚至延伸至上纵隔。一般认为起源于原始心包发育不全,心包腔不能融合或胚胎胸膜异常,皱襞或系由胚胎时组成心包的芽胞遗留下来的组织所形成,常附着于心包外壁,为良性病变,极少引起压迫症状。

心包囊肿的特点是:①壁薄,几乎透明;②质软,单房,有时可呈多房;③囊内含有液体,有的则与心包相交通;④囊壁内被覆单层扁平或立方间皮细胞,免疫组化角蛋白(Keratin)染色强阳性。

四、异位(dystopia of mediastinum)

1. 胸内甲状腺肿(或肿瘤) 全部甲状腺均位于胸腔内或腺体最大径的位置为胸骨柄、后为第一胸椎体处,侧为第一肋骨。胸内甲状腺肿多因颈部甲状腺的下极、峡部的腺瘤或结节,因重力作用、颈部的屈伸、吞咽活动以及胸腔内负压的作用逐渐沿椎体前筋膜之前、气管前筋膜之后,下降至纵隔内。因主动脉在上纵隔左侧,所以下坠的甲状腺多在右侧,位于气管前颈动脉鞘、无名静脉及上腔静脉之前,少数位于食管前后;有时亦可位于左上纵隔,将气管推向右侧;另一种是比较少见的胚胎发育异常,即迷走异位甲状腺。在胚胎期甲状腺、甲状旁腺均来自第3、4鳃弓(在鳃弓、鳃裂的内侧)与心包大血管相邻,若发育异常,异位迷走甲状腺可与心包、大血管共同由颈部下降到胸腔内,位于上、下纵隔。若在上纵隔有纤维带与颈部甲状腺相连。有时可位于胸骨的后方或下方,气管、食管后等处。

胸内甲状腺肿与颈部甲状腺肿大的发病率有关,原发纵隔肿瘤中,胸内甲状腺瘤所占的比例亦因地而异。胸内甲状腺肿恶变者较颈部者多见(约为 2% ~3%)。

诊断的主要依据是:①部分患者颈部曾有过肿块出现历史;②由于肿块存在,而致气管移位;③在透视下可见肿块随吞咽动作上下移动;(据统计此类肿瘤有 40% 可变为恶性)。④应用放射性碘检查伴纵隔扫描有助于确定胸内甲状腺肿瘤的诊断。

2. 甲状旁腺 甲状旁腺肿瘤及瘤样病变,也可发生于纵隔内,主要和甲状旁腺的胚胎发生及甲状旁腺与胸腺间密切的关系有关。起自上甲状旁腺的纵隔甲状旁腺腺瘤(mediastinal parathyroid adenoma),常有一个长蒂连于甲状腺上;而起自下甲状旁腺的,通常位于胸腺内,或与胸腺紧密相连;也有伸达肺根的肿瘤。约 7% 的甲状旁腺腺瘤见于上纵隔中,大部分可经颅胸骨上切口切除。纵隔内甲状旁腺腺瘤的体积可比颈部相应腺瘤大得多。这类肿瘤患者,临床上可伴发肾结石和骨的变化。纵隔甲状旁腺腺癌也有报道,有些为非功能性肿瘤。

五、肿瘤(mediastinal tumor)

(一)纵隔生殖细胞源性肿瘤(mediastinal germ cell tumor)

生殖细胞源性肿瘤好发于卵巢和睾丸,而原发于性腺以外特别是沿着人体中线的纵隔、腹膜后、骶尾和松果体等处者,较为少见。纵隔生殖细胞源性肿瘤占生殖腺体外生殖细胞瘤的 50% ~70%,好发于前纵隔,少数出现在后纵隔。其占所有纵隔肿瘤的 10% ~15%。

1. 畸胎瘤(teratoma) 纵隔畸胎类肿瘤也是纵隔三大常见肿瘤之一,系先天性多胚层肿瘤。有外胚层组织为主的囊性畸胎瘤及三种胚层组织所组成的实性畸胎瘤。

本病绝大多数为单发,极少数多发。发生部位多在前上纵隔,突向一侧,体积自鸽卵大小至满一侧胸腔,很少见于颈部、胸骨上缘、后纵隔,极少数见于支气管内。肿瘤圆形或椭圆形,也有分叶、哑铃形不等。有包膜,与邻近组织粘连不甚紧密,若紧密粘连则多发生在大血管及气管旁。瘤体直径大小不等,为 2 ~30cm,恶性则较大,为 10 ~30cm。

囊性畸胎瘤:常为一个大囊,呈光滑圆形,以外胚层组织为主,如皮肤及毛发,但显微镜下也可发现中

胚层及内胚层组织,如肌肉、腺体。内壁被以假复层纤毛上皮、柱状或鳞状上皮,外壁为纤维组织,感染时增厚。囊内容物为黏稠混浊的黄或血色液,并含有毛发、牙齿、皮脂腺、胆固醇结晶、肌肉、软骨、骨骼、血管等,或含有胰腺、胸腺、甲状腺、支气管上皮、肠上皮和肝脏等内胚层组织。易由 X 线照片显出,常位于前下纵隔,主要症状为胸骨后闷胀、胸痛及气短。此类肿瘤一般均为良性,但有 40% 最后发生恶性变。

实性畸胎瘤:常为实性,内也可有囊,系来自三个胚叶组织,如皮肤,毛发,肌肉,骨及软骨,牙及各种腺体组织等。恶性多见,呈圆形或卵圆形,此与轮廓光滑的皮样囊肿完全相反,个别畸胎瘤呈分叶状,阴影密度一般均匀,术前 X 线检查有骨、牙齿于肿瘤之内,诊断即可明确。治疗主要是手术摘除。

组织学上,可分为成熟和未成熟畸胎瘤。前者多为良性囊性型,后者多为恶性实体型。

(1)成熟畸胎瘤(mature teratoma):是纵隔生殖细胞源性肿瘤的最常见类型。此型畸胎瘤又分囊性和实性二种:

1)囊性成熟畸胎瘤(cystic mature teratoma):又名皮样囊肿(dermoid cyst)。它可以是单房性薄壁囊肿,而更常是分叶状多房性囊肿。外表光滑,包膜完整。肿瘤附近见有正常胸腺组织者,并不少见。囊腔内容物在体温条件下多为黄色油样液体,而冷却之后迅即凝成粥状皮脂样物,其中常常混有毛发,可继发显著的黄色肉芽肿样炎性反应。镜下所见,与常见的卵巢成熟囊性畸胎瘤相似(图 17-2)。皮样囊肿发生恶变者不多见,占 9% ~15%。其中以恶变成鳞状细胞癌者最常见,而恶变成腺癌或癌肉瘤等者十分少见。

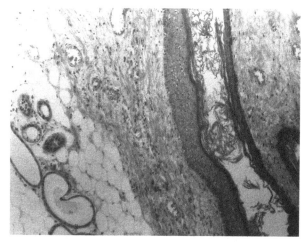

图 17-2 纵隔成熟囊性畸胎瘤,可见分化成熟的
鳞状上皮及脂肪组织

2)实性成熟畸胎瘤(solid mature teratoma):主要为实性肿块,切面上也可杂有多数大小不等的小囊腔和出血坏死区。镜下可见源自所有胚层的各种组织

成分,内以内胚层源性上皮成分居多,而外胚层源性皮肤和神经组织等则较囊性型者为少见。就瘤组织的成熟度而言,此型畸胎瘤为介于良性囊性畸胎瘤和恶性未成熟畸胎瘤之间的中间型畸胎瘤。

(2)未成熟畸胎瘤(immature teratoma):由未分化成熟组织,甚至主要由胚胎性组织构成(图17-3)。临床上常为恶性,几乎所有患者都有症状。肿瘤生长快,呈浸润性生长,可与邻近组织发生粘连。导致大血管缩窄、颈和胸前壁的静脉怒张,甚至直接侵犯心包和肺,引起血性胸水,也可转移到支气管旁淋巴结、肺、肝和骨等处。

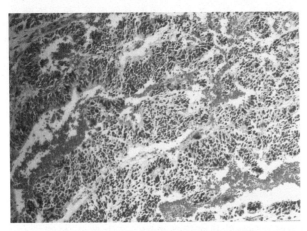

图17-3　未成熟畸胎瘤,可见幼稚神经管

镜下,其原始上皮细胞排成腺泡、小管、乳头状或实体状,通常以腺癌形态常见。结缔组织性间质数量不等,排列疏松,有时呈黏液瘤样(良性型的间质为排列致密的成熟结缔组织),无向软骨和骨分化的趋向。一般不见由外胚层衍生的神经组织、皮肤和牙齿等。

2.精原细胞瘤(seminoma)　较少见,发病年龄平均23.5岁。几乎都发生在胸腺。临床上可出现胸痛或无症状,通常是从常规胸部X线片上或尸检时偶然发现的。肉眼上,肿块大多呈实体橡皮样,分叶状,X线片上可跨越中线伸至两侧。

肿瘤的形态学表现与睾丸精原细胞瘤一致(图17-4)。

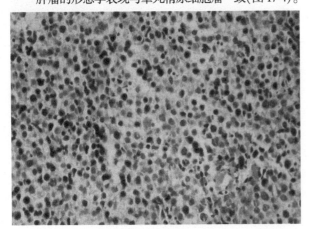

图17-4　精原细胞瘤瘤细胞胞质丰富透明,核仁呈团块状,可见灶性坏死

(二)神经源性肿瘤

神经组织肿瘤系纵隔内最常见的或居第二位的肿瘤(约占25%～50%)。男女发生率几乎相等,可见于任何年龄,常发生于肋间神经或脊神经根部。因此,绝大多数位于后纵隔脊柱旁沟内。单侧性常见,双侧性偶见。组织学上,根据组织起源通常将神经源性肿瘤分为三类:①起源于神经鞘细胞的,有神经鞘瘤、神经纤维瘤、恶性神经鞘瘤;②起源于神经细胞的,如神经节瘤、神经节母细胞瘤及神经母细胞瘤;③起源于副神经节细胞的,如副神经节细胞瘤。通常神经纤维瘤和神经鞘瘤以及神经源性肉瘤,都以成人多见,而神经母细胞瘤则以儿童多见。大多数神经鞘细胞瘤,包括神经鞘瘤、神经纤维瘤,起源于高度分化成熟的雪旺(Schwann)氏细胞,通常为良性肿瘤。这些肿瘤呈圆形,有完整包膜。术中所见肿瘤包膜均与周围组织器官外膜附着不牢。约有10%的纵隔神经源性肿瘤,往往延伸至椎间孔,以致有部分肿瘤生长在椎管内,这种所谓哑铃状肿瘤大约有2/3的病例起源于神经鞘。来源于肋间神经者少见,而且位于前纵隔内;来源于迷走神经者则更少见,可位于前纵隔,也可位于中纵隔。患者多无症状或症状轻微。肿块长大压迫神经、气管和肺,则可引起胸痛、霍纳(Horner)综合征(颈交感神经受累所致)、脊髓麻痹、咳嗽和气急等症状。这些症状的出现,意味着肿瘤生长变快和有肿瘤恶变的可能,恶变率最高可达40%。特别是源自前胸壁的神经性肿瘤,多属恶性。

1.神经鞘瘤(neurilemmoma)　又名雪旺瘤(schwannoma)。肿块大小不一,球形或卵圆形,包膜完整,表面光滑,质实。切面呈旋涡状,灰白色,可杂有不规则的黄色坏死区。镜下所见,与软组织神经鞘瘤相同。

2.神经纤维瘤(neurofibroma)　虽无完整包膜,但其境界尚分明。表面光滑,常同交感神经干或肋间神经紧密相连,质坚实或带弹性。切面呈旋涡状白而发亮,常呈分叶状。一般无神经鞘瘤中所见的变性变化。镜下所见,与软组织神经鞘瘤相同。

3.神经源性肉瘤(neurogenic sarcoma)　又称恶性雪旺瘤(malignant schwannoma)、恶性神经鞘瘤(malignant neurilemmoma),十分少见。肉眼,瘤块境界清楚,可沿着神经出现多个大小不等的肿块。通常表面光滑,质地硬。切面呈明显旋涡状,灰色。可见出血坏死灶,甚至大片的坏死。镜下所见,与软组织神经鞘瘤相同。

4. 颗粒细胞瘤 目前一般认为是神经膜细胞源性肿瘤;良性者居多,恶性者少见。纵隔内颗粒细胞瘤罕见。可见于任何年龄,平均38岁左右。女性多见。镜下所见,与软组织神经鞘瘤相同。

(三)交感神经源性肿瘤

1. 神经母细胞瘤(neuroblastoma)

【概况】 纵隔部位的神经母细胞瘤相当少见,表现为侵袭性肿块,常发生于后纵隔。几乎仅见于儿童。通常此瘤恶性度颇高,能早期转移到骨、淋巴结、肺和肝等处。但文献上有报道,此瘤具有自身分化成熟的能力。特别是青春期以前发生的神经母细胞瘤,切除后的每次复发都较前为分化,最终可成为神经节细胞瘤。此时切除可不再发。交感神经细胞源性肿瘤,往往具有神经内分泌活性,其所产生的儿茶酚胺衍生物,能引起高血压、腹泻、出汗和心悸等症状。肿块切除后这些症状可消失。因此,儿茶酚胺的测定对随访观察有意义。

【诊断依据】 ①肉眼,肿块常巨大,质实而软。切面黄色或黄褐色,内有许多纤维性小梁。瘤内有时出血坏死明显。瘤组织可向邻接组织和胸壁内浸润。②瘤细胞为圆形或卵圆形,状似淋巴细胞。仔细观察,较淋巴细胞大2倍左右,核呈泡状;胞质量也较淋巴细胞略多和较嗜酸性。核分裂象不常见。有时瘤细胞排成菊形团或假菊形团样。瘤内可散在分布未成熟的神经节细胞,胞质较丰富,胞核较大。瘤实质常被纤维性小梁分割成小叶状。瘤内可有明显的出血坏死和钙盐沉着。

2. 节细胞性神经母细胞瘤(ganglioneuroblastoma)

【概况】 系介于完全分化的神经节细胞瘤与交感神经母细胞瘤之间的一种肿瘤,又称部分分化型神经节细胞瘤。主要由未分化细胞和分化细胞共同混合而成,偶可发生转移。此瘤患者通常较成熟型神经节细胞瘤患者为年轻,故以儿童多见,但也见于成年人。

【诊断依据】 ①肿瘤可有包膜,质硬,切面呈旋涡状,黄白色或黄褐色。②镜下,瘤内可出现不同分化成熟度的神经节细胞群,由胚性小圆形到成熟的各种移行阶段的神经细胞,通常以成熟的神经节细胞居多。

3. 神经节细胞瘤(ganglioneuroma)

发生于年龄较大的儿童和成人。肉眼所见:肿物光滑,有包膜,常位于后纵隔。质硬,切面灰黄色,可含有囊性区和脂肪变性区,但没有新鲜坏死区(图17-5)。

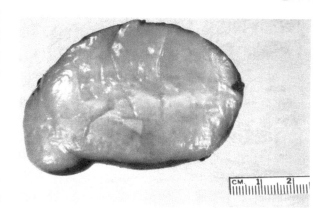

图 17-5 纵隔神经节细胞瘤:实性,均质,微黄色

镜下,肿瘤由成熟的神经节细胞和梭形细胞组成,可被看作为神经鞘细胞或星形细胞。神经节细胞可有几个细胞核,常排列成团。常见灶状淋巴细胞聚集,不要把这些淋巴细胞与神经节母细胞瘤中的未成熟细胞相混淆。神经节细胞瘤可以多发。可发生在不同部位并呈不同程度的分化。

4. 副神经节瘤(paraganglioma)

多数纵隔副神经节瘤的发生与主动脉、肺动脉副神经节有关,因此,多发于前上纵隔邻近心脏基底部。其他来源于纵隔主动脉交感神经副神经节者则位于后纵隔沿肋椎沟处。肿瘤形态表现与其他部位(如颈动脉体)的副神经节瘤相同。这类肿瘤多数为无功能性。但是,有些(特别是与交感系统有关的)肿瘤可造成高血压。这类肿瘤有时称作肾上腺外嗜铬细胞瘤。有些纵隔副神经节瘤作为所谓的 Carney 三联症的一个部分。同时还伴有肺错构瘤和胃肠道恶性间质肿瘤。传统上,纵隔副神经节瘤一般被认为是良性肿瘤。但是,经过长期随访研究发现,其中近半数病例表现侵袭性行为,致使病情严重并有时致死。

肿块多无包膜,常与毗邻的大血管紧密相连,难以完整切除。切面白色或灰红色,质地坚实。典型病例镜下见其多角形上皮样细胞排成腺泡状,细胞巢之间为富有薄壁血管的间质(图17-6)。

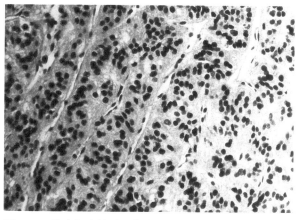

图 17-6 肿瘤细胞排列成条索状,胞质丰富,间质血管丰富

（四）淋巴结源性肿瘤

1. 纵隔巨大淋巴结增生（giant lymph node hyperplasia of the mediastinum） 又称血管滤泡性淋巴结增生（angiofollicular lymph node hyperplasia）或 castleman 病（lymph node hyperplasia of castleman；castleman disease）。这是一种特殊类型的淋巴结增生，不是肿瘤也不是错构瘤。可发生于任何年龄。

巨大淋巴结增生最常发生于纵隔淋巴结，也可见于肺门淋巴结及颈部、腋窝、肠系膜、阔韧带和腹膜后淋巴结。淋巴结明显肿大，大的直径 3～7cm，可达 16cm，常呈圆形，包膜完整，界限清楚，切面呈灰白色。镜下可分为两种亚型：（1）血管滤泡型；（2）浆细胞型。

详见第六章相关内容。

2. 淋巴瘤（lymphoma） 胸腔内任何类型的淋巴瘤，均可发生于中或后纵隔，但前纵隔是胸内淋巴瘤最常好发部位，其次肺实质和胸膜也可发生淋巴瘤。淋巴瘤是 4 岁以上儿童最常见的恶性肿瘤。在一组纵隔肿瘤病例中，淋巴瘤是最常见的儿童纵隔肿瘤，占所有前纵隔肿瘤的 75% 以上。生长快，常有远位转移。临床表现主要为咳嗽、发热、胸闷、呼吸困难、乏力、胸腔积液以及气管和上腔静脉常有受压征象。

（五）间叶肿瘤

（1）囊性淋巴管瘤（cystic lymphangioma）：又称囊状水瘤，是由原始淋巴管发育增生形成的充满淋巴液的肿物，是一种先天性发育畸形，与周围正常淋巴管不相连。属于错构瘤性质，是肿瘤和畸形之间交界性病变。本病多见于儿童，病程缓慢，以无痛性囊性肿大为主要特征。

肿块性质柔软，囊性，分叶状结构，能透光，轻微压缩性。用针穿刺可抽出草黄色胆固醇结晶液性、透明，很快凝固，与淋巴液性质相似。无肿大压迫时，临床上没有任何自觉症状。发生囊内出血时，瘤体骤然增大，张力增高，呈青紫色，压迫周围器官可产生相应的症状。如继发感染，弥漫性肿大可加剧压迫症状。压迫气管、食管时，可引起呼吸窘迫和咽下困难，甚至危及生命。

（2）脂肪瘤（lipoma）：纵隔脂肪瘤非常少见，可见于任何年龄，发生原因不明。有人认为是来自前纵隔胸膜下或胸壁皮下脂肪组织；也有人认为来自退化的胸腺脂肪组织。肿瘤由成熟的脂肪组织构成，体积较大，外围有完整的包膜。多发生在前纵隔下部和心隔角处。一般无临床症状，多在 X 线检查时偶被发现。如肿块较大，可压迫肺或纵隔引起咳嗽、气急、胸骨后闷痛等。一般不发生邻近器官转移。

第二节 胸　　腺

一、胚胎学和解剖组织学

1. 胚胎学 胚胎 6 周时，由第三咽囊长出 1 个上皮芽，即胸腺原基。以后变成窄腔的管状结构并变长。其上部退化，下部扩大，向胸内下降，同时左右胸腺原基互相接近，最终在中线会合，但不完全融合。胚胎 7 周时，管腔消失，此原基变为实心上皮细胞群，绕以内含血管的间叶组织。毛细血管和大淋巴细胞进入原基，使其上皮群变为上皮网。由大淋巴细胞分化出日益增多的小淋巴细胞，构成皮质；而由增多变大的组织细胞构成髓质，并以此为轴心组成互相连续的髓质树，其分支在切面上呈小叶状。小叶周边的皮质层，几乎全由小淋巴细胞密集而成。髓质内散布的胸腺小体，初是单个细胞的变圆或扩大，形成单细胞胸腺小体；之后，邻接的组织细胞向心性成层排列于上，形成胸腺小体，其中尚可显示角化、变性和囊腔形成等不同阶段的退化现象。儿童期胸腺的淋巴上皮性结构明显，青春期后则逐渐萎缩，成年时已为纤维脂肪组织所取代。

2. 解剖组织学 胸腺位于胸腔前纵隔，胸骨之后，紧靠心脏，呈灰赤色，扁平椭圆形，分左、右两叶，由淋巴组织构成。胚胎后期及初生时，人胸腺约重 10～15g，是一生中重量相对最大的时期。随年龄增长，胸腺继续发育，到青春期约 30～40g。此后胸腺逐渐退化，淋巴细胞减少，脂肪组织增多，至老年仅 15g。

胸腺表面有结缔组织被膜，结缔组织伸入胸腺实质把胸腺分成许多不完全分隔的小叶。小叶周边为皮质，深部为髓质。皮质不完全包围髓质，相邻小叶髓质彼此衔接。皮质主要由淋巴细胞和上皮性网状细胞构成，胞质中有颗粒及泡状结构。网状细胞间有密集的淋巴细胞。胸腺的淋巴细胞又称为胸腺细胞，在皮质浅层细胞较大，为较原始的淋巴细胞。中层为中等大小的淋巴细胞，深层为小淋巴细胞。从浅层到深层为造血干细胞增殖分化为小淋巴细胞的过程。皮质内还有巨噬细胞，无淋巴小结。髓质中淋巴细胞少而稀疏，上皮性网状细胞多而显著。形态多样，胞质中有颗粒及泡状结构，为其分泌物。尚有散在的圆形的胸腺小体。作用不清。

胸腺是造血器官，能产生淋巴细胞，并运送到淋巴结和脾脏等处。这种淋巴细胞对机体的细胞免疫具有重要作用。生长激素和甲状腺素能刺激胸腺生长，而性激素则促使胸腺退化。胸腺为机体的重要淋巴器官。其功能与免疫密切相关，分泌胸腺激素及激素类物质，是具有内分泌机能的器官。

二、囊肿（thymic cyst）

胸腺囊肿可分为两种类型：①单房胸腺囊肿（unilocular thymic cyst）：来源于第三对鳃囊衍变成胸腺咽导管的残余部。这类囊肿通常体积小，更常见于颈部，纵隔部位少见。囊肿壁薄，呈半透明状，常无炎性表现。内衬扁平、立方、柱状或（少见）鳞状上皮。囊壁内可见胸腺组织。②多房胸腺囊肿（multilocular thymic cyst）：很可能是一种继发性反应性病变。这类囊肿表现为多房，且总是伴有炎症及纤维化等表现。可以是在显微镜下偶然被发现的，也可形成一个大的瘤样肿块，粘连于纵隔其他结构上，胸廓手术中所见与恶性肿瘤相似。囊肿可内衬扁平、立方、纤毛柱状或（常常）鳞状上皮，上皮单层或复层。有些区域可能无内衬上皮，而另一些区域可表现为上皮反应性高度增生，偶见假上皮瘤样增生。常见胆固醇肉芽肿（图17-7、图17-8）。

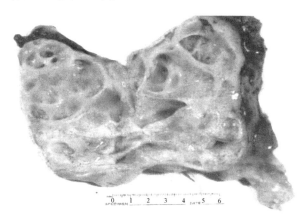

图17-7　多房性胸腺囊肿

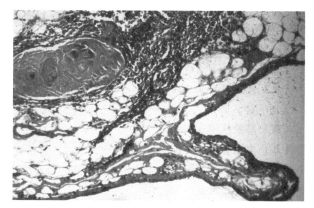

图17-8　胸腺囊肿　囊肿壁为胸腺及脂肪组织，内衬立方状上皮

三、增生（thymic hyperplasia）

胸腺增生是胸腺的瘤样病变，较少见，多发生于重症肌无力患者。本病变大多位于前上纵隔，巨大增生的胸腺，可占满整个左侧胸腔。呈分叶状，暗红色，质软。肉眼观，肿瘤形态类似正常胸腺组织。光镜下，见胸腺小叶结构仍保存，皮髓质分界清楚，皮质结构正常，髓质内可见胸腺小体，且出现具有生发中心的淋巴滤泡，此为诊断特征（图17-9）。有时增生的淋巴滤泡可扩展至皮质，并可压迫皮质使之萎缩。

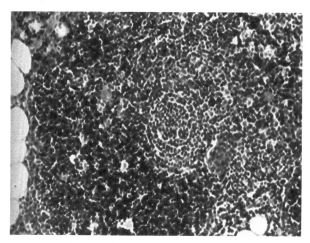

图17-9　胸腺增生症：髓质内滤泡增多

鉴别诊断：主要与淋巴型与混合型胸腺瘤相鉴别。这两种胸腺肿瘤的内皮髓质结构破坏，并且没有胸腺增生的典型结构。

四、胸腺瘤（thymoma）

【概况】　胸腺瘤仅限于胸腺上皮细胞的肿瘤，而不取决于淋巴细胞的存在或数量。精原细胞瘤、霍奇金淋巴瘤等均可累及胸腺；它们可被看成胸腺的肿瘤，但不可被认为是胸腺瘤的某一类型。几乎所有的胸腺瘤均发生于成人。男女发病相等，男性略多见。胸腺瘤多位于前上纵隔或前中纵隔，约占原发性纵隔肿瘤的1/4~1/5；来源于异位胸腺的胸腺瘤，则可见于颈部、甲状腺、肺和后纵隔等处。肿瘤多呈膨胀性生长，较少呈局部浸润性生长，一般只在胸内蔓延，甚少发生远隔转移。良性者常无症状，偶在X线检查时发现。

典型的胸腺瘤大部分或完全为实性、灰黄色，由结缔组织分隔成小叶。大约80%的肿瘤包膜完整，易被切除。其余的术中可见周围组织浸润。胸腺瘤大多由肿瘤性上皮细胞和非肿瘤性淋巴细胞混合组成，比例在不同病例之间变化很大，同一肿瘤的不同小叶中也变化很大。

恶性胸腺瘤易侵犯周围组织，可发生程度不等的胸骨后疼痛和气急，晚期患者可产生血管、神经受压的症状，如上腔静脉阻塞综合征，膈肌麻痹，声音嘶哑等。约10%~75%胸腺瘤患者可有重症肌无力的症状，但重症肌无力患者仅有 15%~20% 有胸腺的病变。切除肿瘤后约 2/3 患者的重症肌无力症状得到改善。少数患者可发生再生障碍性贫血、皮质醇增多症、红斑狼疮、γ-球蛋白缺乏症和特发性肉芽肿性肌炎。

胸腺瘤的治疗与纵隔大多数肿瘤一样,首选的治疗手段是早期手术切除肿瘤。良性者效果满意,恶性者应尽量行彻底切除,术后并给予放射治疗,甚至在出现胸膜转移,或者其他局部侵犯体征时,仍应争取彻底切除。肿瘤切除后的复发率,与其浸润性生长有关。

(一) WHO 胸腺肿瘤组织学分类 (2015 年)

胸腺瘤	胸腺癌
A 型	鳞状细胞癌
AB 型	基底细胞样癌
B1 型	黏液表皮样癌
B2 型	淋巴上皮瘤样癌
B3 型	肉瘤样癌(癌肉瘤)
	腺癌

(二) A 型胸腺瘤

【概述】 A 型胸腺瘤是一种由肿瘤性胸腺上皮性细胞群组成的肿瘤,细胞呈梭形/卵圆形,核无异型,伴有极少量或不伴有淋巴细胞。少见,约占胸腺瘤的 4%~19%。发病平均年龄 61 岁。24% 的患者伴有重症肌无力。

【诊断依据】

1) 主要诊断标准:①肿瘤细胞呈梭形/卵圆形,核无异型;②仅有稀少或缺乏未成熟的 TdT(+)T 淋巴细胞。

2) 次要诊断标准:①玫瑰花环样结构(没有中心腔隙)及被膜下囊腔;②可见腺样结构及血管外皮瘤样结构;③无或极少见血管周围间隙;④无胸腺小体;⑤界清,包膜完整或大部分有包膜;⑥肿瘤细胞表达 CK、CD20(图 17-10~图 17-13)。

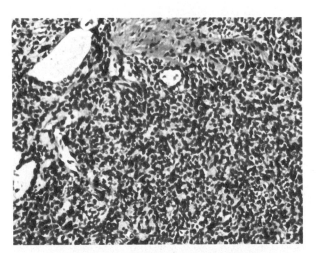

图 17-10 A 型胸腺瘤肿瘤细胞呈卵圆形

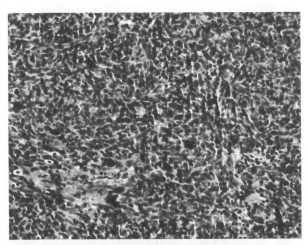

图 17-11 A 型胸腺瘤肿瘤细胞呈梭形

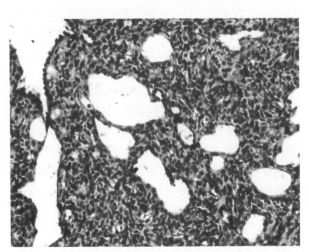

图 17-12 A 型胸腺瘤可形成大小不等的囊腔

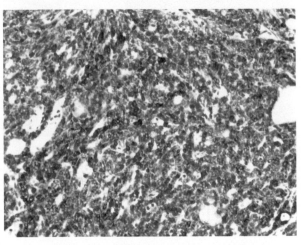

图 17-13 A 型胸腺瘤肿瘤细胞 CK 强阳性

【鉴别诊断】 不典型 A 型胸腺瘤。其核分裂≥4 个/10HPF 和肿瘤的凝固性坏死;其他标准(细胞增多、核增大,增殖指数增高及不典型程度)仅作参考。

(三) AB 型胸腺瘤

【概述】 AB 型胸腺瘤具有 A 型胸腺瘤成分和富于淋巴细胞的 B 型胸腺瘤成分。约占胸腺瘤的 15% ~ 43%。发病平均年龄 55 岁。14% 的患者伴有重症肌无力。

【诊断依据】

1) 低倍镜下显示双相型(图 17-14、图 17-15): ①A型区可见梭形或卵圆形上皮细胞;②B 型区可见小多角形上皮细胞,胞核小圆形、卵圆形,核仁小或不清,可见很少量的髓质岛。

2) 大叶状生长方式。

3) A 型成分和 B 型成分相互混合或分隔。

4) 血管周围间隙极少见。

5) 免疫组化: A 区肿瘤细胞表达 CK、EMA、CD20, B 区肿瘤细胞表达 CK14;淋巴细胞表达 CD3、CD5、CD99、CD1α、TdT。

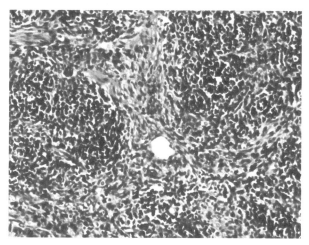

图 17-14 B 型成分和 A 型成分相互混合

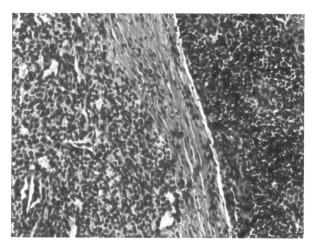

图 17-15 A 型成分(左)和 B 型成分(右)

【鉴别诊断】 与 A 型胸腺瘤相比,AB 型胸腺瘤在低倍镜下显示双相型,TdT 阳性的 T 细胞大于全部的 10%,可以见到极少量的髓质岛,另外在 B 型区肿瘤细胞表达皮质标志物。

(四) B1 型胸腺瘤

【概述】 B1 型胸腺瘤是一种胸腺上皮细胞性肿瘤,类似于正常功能性胸腺的肿瘤,其大片区域与正常胸腺皮质不易区分,并见类似于胸腺髓质的区域。约占胸腺瘤的 6% ~ 7%。发病平均年龄 41~47 岁。B1 型胸腺瘤得到诊断常因为伴有重症肌无力等自身免疫性疾病。

【诊断依据】

1) 主要组织学特征: ①均类似于正常的胸腺样结构,表现为丰富的淋巴细胞,上皮细胞少量且分散,卵圆形,可见小核仁;②髓质岛常见,可有或无胸腺小体;③缺乏 A 型区域。

2) 次要组织学特征: ①大叶状生长方式;②血管周围间隙常有,但往往不明显。

3) 免疫组化:肿瘤细胞表达 CK19,不表达 CD20;皮质区淋巴细胞表达 CD4、CD8、CD99、CD1α、TdT,Ki67 增殖指数高。髓质区淋巴细胞表达 CD3、CD5(图 17-16、图 17-17)。

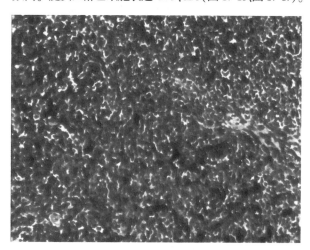

图 17-16 B1 型胸腺瘤 大量淋巴细胞与不显著的上皮细胞

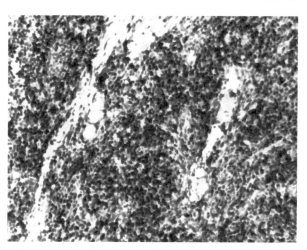

图 17-17 B1 型胸腺瘤 未成熟的 T 淋巴细胞表达 TdT

（五）B2 型胸腺瘤

【概述】　B2 型胸腺瘤是一种胸腺上皮细胞性肿瘤，由大多角形肿瘤细胞组成，细胞具有泡状核及明显的核仁，分布于大量的淋巴细胞之间。

【诊断依据】

1）主要组织学特征：①低倍镜下就可观察到上皮细胞增多，见到上皮细胞簇（至少三个连续上皮细胞），细胞具有泡状核及明显的核仁；②髓质岛有时可见；③缺乏 A 型区域。

2）次要组织学特征：①小叶状生长方式；②常可见到血管周围间隙；③CK 阳性的细胞网比正常胸腺密集。

3）免疫组化：肿瘤细胞表达 CK19、CK5/6，不表达 CD20；皮质区淋巴细胞表达 CD4、CD5、CD8、CD99、CD1α、TdT，Ki67 增殖指数高（70%～90%）；髓质区淋巴细胞表达 CD3、CD5（图 17-18～图 17-21）。

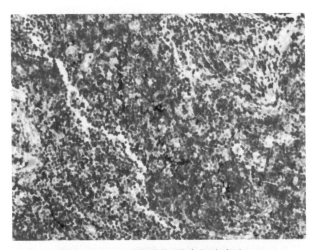

图 17-20　B2 型胸腺瘤　肿瘤细胞表达 CK

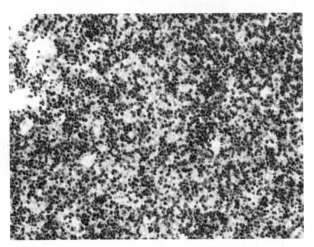

图 17-21　B2 型胸腺瘤　未成熟的 T 淋巴细胞表达 TdT

【鉴别诊断】

与 B1 型胸腺瘤相鉴别，见表 17-2。

表 17-2　B1 型与 B2 型胸腺瘤鉴别诊断

组织学特征	B1 型胸腺瘤	B2 型胸腺瘤
主要		
全部呈胸腺样结构	一直存在	极少见
髓质岛（有/无胸腺小体）	一直存在	有时可见
上皮细胞数量	少，类似正常胸腺	增多，可见上皮簇
次要		
生长方式	常见大叶状生长	常见小叶状生长
血管周围间隙	常有，但往往不明显	常见
CK 阳性的细胞网	类似正常胸腺	比正常胸腺密集

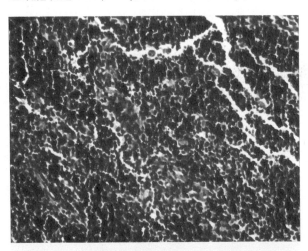

图 17-18　B2 型胸腺瘤　较多的淋巴细胞中成片肿瘤细胞

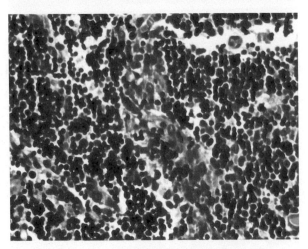

图 17-19　B2 型胸腺瘤　较多的淋巴细胞中成片，肿瘤细胞，其核仁中等大小

（六）B3 型胸腺瘤

【概述】　B3 型胸腺瘤是一种胸腺上皮细胞性肿瘤，上皮细胞为圆形或多角形，中等大小，轻度异型性，片状生长，混有少量淋巴细胞。

【诊断依据】

1) 镜下特点:①上皮细胞呈片状生长,细胞为圆形或多角形,中等大小,轻度异型性,细胞较 B2 型胸腺瘤瘤细胞小,核仁不突出;②淋巴细胞较少,髓质岛有时可见;③血管周围间隙及血管周栅栏状排列;④偶见鳞状细胞样成分。

2) 免疫组化:①肿瘤细胞表达 CK,不表达 CD5、CD20;②大部分淋巴细胞表达 CD4、CD5、CD8、CD99、CD1α、TdT(图 17-22、图 17-23)。

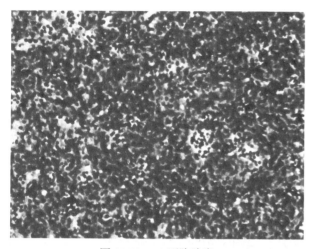

图 17-22　B3 型胸腺瘤
大量的肿瘤细胞,淋巴细胞较少

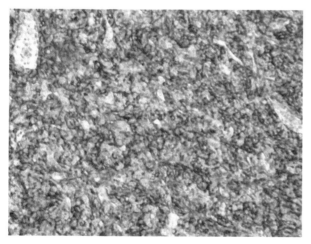

图 17-23　B3 型胸腺瘤
肿瘤细胞表达 CK

【鉴别诊断】

与 B2 型胸腺瘤相鉴别:B3 型与 B2 型胸腺瘤相比,上皮细胞明显增多、轻度异型性、较小、核仁不突出、T 细胞数量显著减少,在 HE 染色分别显示"粉色"和"蓝色"。

(七) 胸腺癌

肿瘤显示出明显的细胞学异型性及其结构特征不再是胸腺特异的(如 A 型、AB 型、B 型胸腺瘤的特征),而类似于其他器官癌的特点。

1. 鳞状细胞癌

【概述】　胸腺鳞状细胞癌的表现与其他部位的鳞状细胞癌相同,缺少未成熟 T 淋巴细胞。在胸腺癌中鳞状细胞癌是最常见的,好发于中年人,好发部位为前纵隔。

【诊断依据】

1) 镜下特点:①明显异型的上皮细胞呈成片、成巢或呈条索状生长;②细胞呈大多角形,明显角化、细胞间桥,核空泡状或染色深,核仁突出,胞质红染;③纤维间隔广泛透明变性;④可见到小叶状结构及血管周围间隙;⑤可有成熟的淋巴细胞及浆细胞。

2) 免疫组化:肿瘤细胞表达 CK5/6、表达 CD5、CD70 及 CD117;肿瘤细胞局部或广泛表达神经内分泌标记(CgA、Syn 等)(图 17-24、图 17-25)。

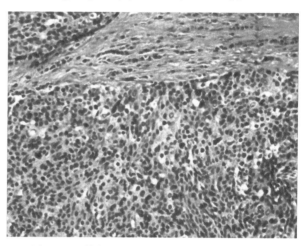

图 17-24　鳞癌细胞呈巢生长,纤维间隔透明变性

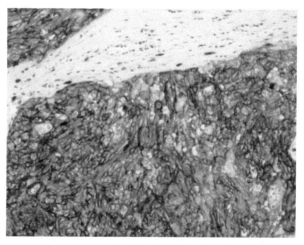

图 17-25　肿瘤细胞 CD5 弥漫表达

【鉴别诊断】

1) 与 B3 型胸腺瘤相鉴别。①根据胸腺癌上皮的分化、异型性、无器官样结构以及缺乏 TdT(+)未成熟 T 淋巴细胞,一般情况下易与胸腺瘤区别;②组织学典型的 B3 型胸腺瘤可出现局部细胞间变,在诊断中应提示但不应诊断为癌;③组织学典型的 B3 型胸腺瘤可存在

CD5、CD117 等表达,不应诊断为癌;④缺乏 TdT(+)未成熟 T 淋巴细胞,CD5、CD117 表达阴性,但具有其他典型 B3 型胸腺瘤特征的病例,仍应诊断为 B3 型胸腺瘤。

2)与转移性鳞状细胞癌相鉴别。胸腺癌表达 CD5、CD117,转移性鳞状细胞癌一般不表达 CD5、CD117。

2. 基底细胞样癌

【概述】 胸腺基底细胞样癌由肿瘤细胞构成致密小叶状结构(境界清楚的上皮细胞岛),小叶周围瘤细胞呈栅栏状排列。在胸腺癌中,基底细胞样癌占 5%,发病年龄在 50 岁左右。

【诊断依据】

1)镜下特点:①肿瘤细胞构成致密小叶状结构,有的排列成小梁状、索状、巢状,周围瘤细胞呈栅栏状排列,形似基底细胞癌;②细胞小到中等大小,比较一致,细胞圆形或卵圆形、柱状或短梭形,细胞质少,核浆比高,核深染,核分裂象易见(图 17-26、图 17-27);③偶见癌巢中央局部角化;④部分病例可见到嗜伊红色小球状基膜样物质沉积;⑤血管周围间隙易见;⑥可见到形成不良的腺样囊性间隙,间隙中见有 PAS 阳性的基质黏蛋白。

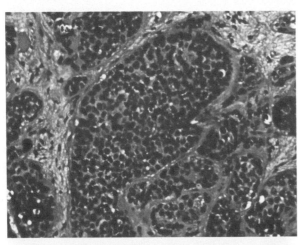

图 17-26 基底细胞样癌周围的肿瘤细胞呈栅栏状排列

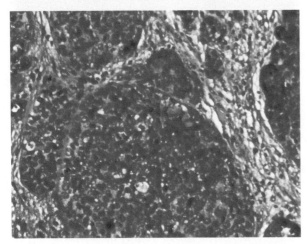

图 17-27 基底细胞样癌可见小球状嗜伊红物质沉积

2)免疫组化:肿瘤细胞表达 CK、EMA,也可表达 CD5。

3. 黏液表皮样癌

【概述】 胸腺黏液表皮样癌极其少见,鳞状细胞分化区、产生黏液的腺体分化区和中间细胞区交替出现。在胸腺癌中,黏液表皮样癌占 2%,常见于老年人。

【诊断依据】 ①鳞状细胞分化区呈实性或部分囊肿内衬,细胞轻至中度异型性,核分裂不易见到。②产生黏液的腺上皮细胞 PAS 强阳性。③中间细胞多角形或梭形、胞质红染、中等量,核仁圆形或卵圆形,染色细腻(图 17-28)。

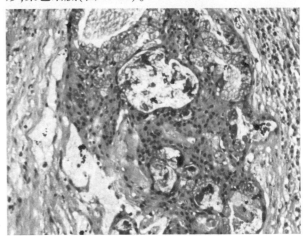

图 17-28 胸腺黏液表皮样癌。混有产黏液细胞和鳞状细胞

4. 淋巴上皮瘤样癌

【概述】 肿瘤形态类似于所谓鼻咽部的"淋巴上皮瘤样癌","合体细胞"是其特点。该肿瘤与 EB 病毒的关系不确切。

【诊断依据】

1)肿瘤主要由淋巴浆细胞和呈巢或条索的合体细胞样的癌细胞组成:①肿瘤细胞无角化和细胞间桥,细胞有大的空泡状核,染色质散在分布,嗜酸性核仁明显,一个或多个;核分裂象易见;核拥挤或重叠;②淋巴细胞与癌细胞混合。

2)免疫组化:①癌细胞阳性表达 AE1,阴性表达 AE3,局部可表达 CD5;②淋巴细胞具有成熟外周 T 细胞表型,表达 CD3、CD5,不表达 CD99、CD1α、TdT。

5. 肉瘤样癌(癌肉瘤)

【概述】 肉瘤样癌在形态学上部分或全部呈恶性间叶性肿瘤,呈弥漫性生长。少见,占胸腺癌的 7%,好发于中老年人,好发部位为前纵隔。

【诊断依据】

1)肿瘤主要表现为癌和肉瘤样两种成分:①癌性成分常呈成片或簇的低分化癌表现,在有些病例中,可能不易找到癌性成分,借助免疫组化或电镜才能证明;②肉瘤样细胞常呈梭形,核多形性,染色质粗,核仁明显,核分裂象易见;③另可有异质性成分,最常见的是横纹肌肉瘤样成分,有时可见到骨肉瘤样成分。

2）免疫组化:①癌性成分表达 CK、EMA;②肉瘤样细胞表达细胞角蛋白的情况差异很大,强弱不等、甚至缺失;在横纹肌肉瘤样成分中,不同程度表达肌源性标记(如 desmin、myogenin、myoD1)。

6. 腺癌

【概述】 腺癌在胸腺癌中非常少见,分为乳头状腺癌和非乳头状腺癌,后者包括伴有腺样分化的腺癌、腺样囊性癌、黏液腺癌等。

【诊断依据】

1）乳头状腺癌:①类似于甲状腺乳头状癌的小管、乳头状结构;②单层排列、一致的立方圆柱状细胞,胞质嗜酸或透明,核染色质粗,核仁小而明显;③可出现沙砾体。

2）非乳头状腺癌的病例很少,包括起源于胸腺囊肿的腺样分化的腺癌,腺样囊性癌及黏液癌。

五、脂肪瘤(thymolipoma or lipothymoma)

十分少见。多位于前纵隔心旁区,以青少年多见。男女发病率无明显差异,男性略多见。一般无症状,常在较晚期才被发现。个别病例因肿瘤增大而有胸部牵引性痛、咳嗽、活动时呼吸困难和阵发性心动过速等症状。一般不出现重症肌无力,但有伴发再生障碍性贫血和巴塞杜病的病例报道。

肉眼所见:肿块分叶状,大小不一。切面上在黄色脂肪组织内到处夹杂不规则的深色胸腺组织区。镜下所见:正常复旧的胸腺内富有脂肪组织,故在脂肪组织和胸腺组织都呈肿瘤性增生时,方可诊断此瘤(图17-29)。即在成熟脂肪组织增生的同时,尚有成片的胸腺组织的增生。

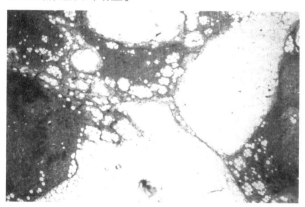

图 17-29 胸腺脂肪瘤。镜下,成熟脂肪组织和
正常胸腺组织混合

六、类癌(thymic carcinoid)

胸腺类癌是一组具有独特临床病理学特征的肿瘤。往往容易与真正的胸腺瘤相混淆。肿瘤由胸腺的神经内分泌细胞组成,其形态表现和自然病程与其他部位的类癌相似。特别与前肠来源的肿瘤相似。这是一种恶性肿瘤,常见局部侵犯或远处转移,可伴发其他部位类癌。但是,境界清楚的局限性肿瘤,常可经手术切除而治愈。临床上,2/3～3/4 的胸腺类癌见于成年男性患者,男女比例约为 3：1,平均年龄介于 42～50.6 岁。1/3～1/2 的患者在手术确诊前无症状,在胸部 X 线检查中无意发现。而少数病人仅有前胸疼痛、咳嗽、咯血、气促等非特异性症状。若肿瘤侵犯上腔静脉则可出现上腔静脉综合征。个别者也可表现为疲劳、发热、盗汗等。30%～40% 胸腺类癌病人在确诊前常出现典型的库欣综合征(Cushing 综合征),这是由于胸腺类癌中的神经内分泌细胞产生异位性 ACTH 所致。其他内分泌紊乱综合征如抗利尿激素增多症、甲状旁腺功能亢进、胰岛细胞瘤、多发性内分泌腺瘤 I 型综合征、马方综合征和肥大性骨关节病等亦不少见。胸腺类癌患者容易发生远处转移,20%～30% 的患者就诊时就有骨或皮肤的远处转移。

肉眼观,胸腺类癌呈实性,常境界清楚。无包膜,无明显的分叶状结构。镜下,典型的胸腺类癌表现为条状、彩带状,有中心腔隙的玫瑰花结结构,成团细胞中心可见坏死和钙化,间质血管丰富,常见淋巴管、血管浸润。无胸腺瘤的某些特征表现,如淋巴细胞、血管旁间隙等。瘤细胞较胸腺瘤的细胞更多见颗粒样胞质、核染色质稍粗,常见核分裂象(图 17-30)。

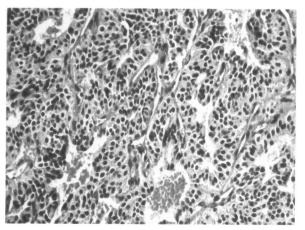

图 17-30 胸腺类癌:瘤细胞形态一致,实性生长,
形成分不规则的玫瑰花结构

特殊技术对确立胸腺类癌诊断很有帮助。虽然瘤细胞不表达亲银性，但有些表达嗜银性。电镜下，瘤细胞可见交错的短细胞突起、灶状基膜、稀疏的连接、无复合性桥粒或张力丝。胞质中含有致密核心颗粒，有时核周可见微丝漩涡。免疫组化染色，瘤细胞对角蛋白、NSE、chromogranin 和其他一般的内分泌标记物反应阳性。此外，伴有 Cushing 综合征的肿瘤还显示促肾上腺皮质激素（ACTH）阳性。在肿瘤中还发现其他物质，其中包括 5-羟色胺、生长激素释放抑制因子（somatostatin）、胆囊激肽、神经紧张素（neurotensin）及 metenkephalin。

（秦　婧　李春笋）

思考题

1. 了解纵隔的解剖学特点？纵隔各区常见肿瘤有哪些类型？各有何病理特点？

2. 掌握 WHO 胸腺肿瘤组织学分类？

3. A 型胸腺瘤、AB 型胸腺瘤、B 型胸腺瘤、胸腺癌的诊断依据有哪些？如何进行相互鉴别诊断？

第 18 章 现代病理研究方法简介

　　在经典病理学的基础上,借鉴、参考或利用相关学科的理论、方法和技术操作而发展起来了现代病理技术,包括组织化学及免疫组织化学技术、电镜技术、分子生物学技术和计算机网络技术,等。极大地丰富了病理诊断和研究的手段,成为现代诊断病理学新进展的重要组成部分。

一、常规组织切片技术与组织化学染色技术

　　在细胞和组织中通过组织切片与化学染色技术,可以对某些特殊物质、反应基团和酶促活性进行识别,定位和定量。

　　1. HE 切片的制作过程

　　(1) 水洗:固定后水洗视组织大小而不限制时间,对需作免疫组化的组织不应忽视将固定液甲醛尽量洗脱以使组织后续染色鲜明。

　　(2) 脱水和透明:大标本脱水时间(室温18℃),从 70% 乙醇溶液开始,经 75%、80%、85%、90%、95%、95%,每次 2~3h,无水乙醇两道,0.5~1h。室温增加时可适当缩短时间。胃肠、宫颈等活检小块组织只需 80%~100% 乙醇溶液各 30~45min。脱水后,用两道二甲苯使组织透明,每道各 30~40min。

　　(3) 浸蜡:组织透明后,在熔化的石蜡内浸渍,蜡的熔点在 52~56℃,可视具体情况而定,室温低,用稍低熔点蜡,室温高,应用高熔点硬蜡。浸蜡温度控制在 60~62℃左右,每道 1.5~2h,共两道,总浸蜡时间不宜超过 4h。

　　(4) 包埋:最常用的是石蜡包埋法,先将熔化的石蜡倒入包埋框,用加温的镊子将浸蜡的组织块放入,首先注意有无特殊包埋面(如胃黏膜、表皮痣等)用镊子轻压组织块拱起部分,使之平贴于底部,包埋

面要平整,通常采用组织的最大面包埋。小块多颗组织尽量放在一起,聚集平铺,并保证在一个平面上。蜡的熔点应在 58~62℃。需要注意的是部分组织有特殊包埋面的要求,如:①黏膜组织、皮肤、分层组织等应使各组织层次平铺于包埋面,使切片时各层都可切到。②同时包埋多个组织块,应做好标记使大小组织块的最大切面在同一包埋平面上。包埋完毕,蜡块稍凝后,用冷水冲洗,待其凝固,取出蜡块,修整切面,置冰室冷冻使之加速凝固。

　　(5) 切片:首先需修理蜡块,切去标本周围过多的蜡,然后将修好的蜡块放入冰箱冷却。首先进行粗切,刀刃与蜡块表面是 5°夹角,切片厚度大约在 50~100 μm,至组织全部暴露后才进行细切。切片时用力均匀、柔和,均速。切片厚度一般为 4~6 μm,切下的蜡片要求完整、薄、均匀。其片膜大小形状应与组织块一致。切出蜡片后,用毛笔轻轻托起,正面向上铺在温水中(水温应低于蜡熔点 10~12℃)。夏天切片应准备些冰块,以冷却蜡块与刀片。

　　(6) 展片与捞片:展片水温应在 42~45℃。捞片时载玻片应干净,选择完整、无皱褶的蜡片,贴覆于玻片 1/3 处,皮肤组织表面向上,胃肠等应将浆膜面向上铺片。

　　(7) 烤片和脱蜡:一般在 60℃的温箱内烤片 0.5~1h,血凝块、皮肤组织应即时烤片,脑组织应待晾干后烤片。脱蜡经二甲苯两道,分别 20min 和 15min,无水乙醇 5~10min,95%、90%、85%酒精各两分钟,自来水水洗两分钟。

　　(8) HE 染色:苏木素染色时间一般为 1~5min,经水略洗 1min,用 1% 盐酸酒精分化 20s,充分水洗 10min,可用自来水或弱碱液(稀氨水 1% 反蓝 30s)蓝化并流水冲洗 5min 以上,最后入伊红复染 1min 左右(视温度与染液的新鲜程度而定),水洗至清。

　　(9) 脱水和封片:脱水时,80% 乙醇溶液一道,

85%、90%、95%各两道,各一分钟,无水两道各2min,二甲苯三道各2min,随后用中性树胶封固,盖上盖玻片,不能留有气泡,封片时不能对切片呼气,最后粘贴标签,做好标记。

(10)判断标准:一张好的石蜡HE染色切片应具备的条件:①切片完整,厚度4~6μm,厚薄均匀,无皱褶、无刀痕。②染色核浆分明,红蓝适度,透明洁净。③封片美观。

2. 组织化学技术　组织化学技术是指在细胞和组织中,以化学或物理试验法,对某些特殊物质、反应基团和酶促活性进行识别,定位和定量。除常规HE染色之外的组织化学染色称之为"特殊染色"。如应用Masson氏染色法,可将胶原纤维染色蓝色或绿色,肌源性组织被染为红色;胶原纤维在苦味酸中被覆红染色,淡绿可将胶原纤维染为绿色、用甲苯胺蓝可将其染为蓝色;胶原纤维坏死或透明变性时与淀粉样物在HE染色中均显示为粉红色不易区别,应用Van Gieson(VG)染色可将胶原纤维染为粉红色,而淀粉样物将被染为黄色。因为网状纤维对银的浸染着色特别显著故被称为嗜银纤维,网状纤维的显示方法有Gomori's法、Godon and sweet's法、Wilder's法和Foot's法均将网状纤维染成黑色,可用于区别癌和肉瘤、血管内皮瘤(肉瘤)和血管外皮瘤(肉瘤)、原位癌(有完整的基膜)和浸润性癌(基膜被破坏)。横纹肌肉瘤、恶性Mullerican混合瘤(含有横纹肌分化的成分)都是恶性度很高的肿瘤,常与纤维肉瘤、多型性脂肪瘤、恶性纤维组织细胞瘤相混淆,在HE的情况下,它们有许多共同之处,但通过磷钨酸苏木素染色法(phsphotungstic atid,hamatoxy lin,PTAH)将横纹肌纤维,纤维素,胞核,核仁和神经胶原纤维等染成蓝色,胶原纤维,网状纤维,软骨基质染成棕红色,弹力纤维呈紫色,可以鉴别横纹肌肉瘤和恶性Mullerican混合瘤。六胺银法(Hexamine silver)显示基膜呈深黑色,可以观察肿瘤突破基膜的情况。Warthin-Starry法显示幽门弯曲菌呈棕黄至棕黑色,常是胃黏膜相关淋巴瘤的病因。

二、免疫组织化学技术和免疫荧光法（Imunohistochemistry and imuno-fluoresence）

根据抗原抗体特异性结合的免疫学原理,免疫组化技术是通过特异性抗体检测人体肿瘤组织中存在的抗原。相比较而言,免疫荧光技术需要特殊的荧光显微镜,其染色液不可长久保留易退色,因此免疫组化技术更加普及。由于分子生物学克隆技术的突飞猛进,提纯的特异性蛋白抗体的种类越来越多,带动了该项技术的飞速发展,目前已经成为临床病理检验常规手段。

利用免疫组织化学技术可了解癌基因(ras/cerbB2/BCL-2等)、抑癌基因(P53/P16等)、抑癌转移基因(nm23等)、生长因子及受体(EGFR/ER/PR等)在癌症组织中的表达状态,从而得到诊断和相应治疗以及预后评估。如常用于鉴别肿瘤来源的肿瘤标记物有:CK,EMA,Vim,CD45Ro,CD3,CD20,F8,CD34,CD117,TG,Lys,SMA,ACT,S-100,NSE,Syn,PSA,Mc,Cal等。辅组区分良恶性的标记物有:CA125,CA15-3,CEA,AFP,P504s,c-erbB-2等。必须注意,免疫标记大多没有绝对的特异性,通常需要使用一组(panel)标记,而且同时需要有良好的阳性对照和阴性对照,才有助于组织学诊断,否则容易导致不恰当的结论。在免疫细胞化学染色中,胶原纤维由于含的负电荷过多,常导致某些非特异性的染色,应特别注意。固定剂中含有酸性物质时易导致抗原的丢失,蛋白质三级、四级结构受损,因此使用中性或接近于生理pH的固定剂可获得满意的形态及抗原保存效果。现在提倡使用10%缓冲甲醛固定液。抗原的保存量与固定时间负相关,组织块固定于甲醛3天后,抗原染色密度显著下降,7天后大多数抗原丢失。一些尸检组织长时间固定将影响免疫组化结果。因此要想获得满意结果,固定时间最好不要超过12h。在各种免疫组化显色剂中,3,3'-二氨基联苯胺(3,3'-diaminobenzidine,DAB)的棕色反应产物清晰可见,且不溶于酒精,因此适用于多种抗体染色,是目前使用最普遍的。其他还有3-氨基-9-乙基卡巴唑(AEC)为红色终产物,溶于酒精,使用该显色剂反应产物不稳定,在贮存过程中易降解。4-氯-1-萘酚终产物为蓝色,溶于酒精。盐酸对苯二胺/焦性儿萘酚终末产物(BCIP/NBT)为蓝黑色,这些显色剂均具有致癌性,使用中注意防护,废弃物应妥善处理。常用于核复染的是苏术素(蓝色)、甲基绿(绿色)和钴蓝B(蓝-绿色)。免疫组织化学多重标记染色即:在组织学切片上的同一组织及其细胞同时或先后标记并显示两种以上的抗原成分,应用于研究多种不同抗原之间的相互关系。在研究多种不同抗原,尤其是具有组织学空间定位不同抗原时,常能取得比较好的效果,如核与胞质对照,癌细胞与间质血管对照等。免疫荧光显色剂中常用的抗体由FITC标记呈绿色,由TRITC标记呈红色,由Hoechst 33258标记呈核蓝色,观察抗原或蛋白共定位时荧光显微镜将不同通道重叠胞质呈黄色(绿色和红色重叠的结果),核呈蓝色。

三、电子显微镜技术（electron microscopy）

电子显微镜是研究细胞超微结构的最重要手段,

是探索生物医学领域微观世界的最重要的工具。根据其利用电子信号及其成像原理的不同，电镜主要有透射电子显微镜和扫描电子显微镜两大类；扫描透射电子显微镜兼有两者的性能。根据电压区分的如高压、超高压电镜；根据用途区分的如环境扫描电镜，分析电镜，扫描探针电镜等。电子显微镜和光学显微镜不同的是，电镜的照明光源是电子束而不是可见光；透镜不是玻璃的而是轴对称的电场或磁场。分辨率和放大倍率是衡量电子显微镜性能的重要标志。分辨率（resolution）是表示人眼或光学仪器所能够辨别两点之间的最小距离。两点间的距离越小，表示分辨率越高，则仪器所能分清被观察物体的细节也就越多越丰富。光学显微镜的分辨率为 0.2μm，而电镜的分辨本领可以达到 0.2 nm 甚至达 0.1 nm，两者相差达 1000~2000 倍；人眼的分辨率约为 0.1~0.2mm，即人眼在 25 厘米的明视距离处的分辨率。通过电子显微镜具有的高分辨率和放大倍率，能观察到某些细胞的超微结构，如神经内分泌颗粒、黑色素小体、幼稚横纹肌细胞内横纹和肌丝，等。

1. 电镜样本的制备　电镜检测组织取材要在低温环境下进行，以抑制溶酶体酶的活性，减少组织自溶。组织块应小于1mm³，快速力争在 1min 内将所取组织浸入固定液，从而使所取材料能尽量保持其新鲜生活状态。常用的固定剂有锇酸（四氧化锇 Osmiumtetroxide, OsO4）：锇酸为强氧化剂，对氮有很强的亲和力，能与蛋白质形成交联、是蛋白质的良好固定剂。此外，它对脂肪也有很好的固定作用，能与不饱和脂肪酸链结合形成复合物。由于金属锇的密度高，与被固定的组织成分结合，能产生较好的电子反差，起到"电子染色"的作用。锇酸的主要缺点是分子较大，渗透力弱（0.1~0.3mm/h）；其对糖原、核酸的固定效果不好，能使酶活性丧失，一般不能用于酶细胞化学研究。戊二醛（Glutaraldehyde, $C_5H_8O_2$）：也是最常用的固定剂，其结构上的两个醛基能与蛋白质形成交联，对蛋白质有良好的固定作用；同时也能对糖原、糖蛋白、尤其是对微丝、微管、内质网等细胞的膜系统有良好的保护作用；此外，他还能保存某些酶的活性，可以用作酶细胞化学研究。但是其不具有"电子染色"作用，不能增加图像的电子反差。戊二醛对组织的渗透能力强，固定速度快，而且被固定的组织可以在戊二醛溶液中保存数周而不会影响超微结构的观察。目前常用戊二醛-锇酸双重固定法，以充分发挥两种固定液的优点，适合大多数情况。先用 2.5%~4%的戊二醛（磷酸盐缓冲液或二甲砷酸钠缓冲液配置）作前固定，一般固定液的用量不宜少于组织块体积的 40 倍。固定时间在 4℃下不少于 1~2h。然后在 4℃下用配置固定液的同系列缓冲液充分洗涤后，再

用1%锇酸固定 1.5~2h，保证样品得到充分固定，继而脱水、浸透与包埋、超薄切片（小于 100 nm），采用重金属醋酸铀（Uranyl acetate）或柠檬酸铅（lead citrate）进行电子染色。以提高反差和分辨率。

2. 电镜技术在病理诊断中的应用　电镜在确定肿瘤的组织发生、类型和分化程度上起着重要作用。可根据各种肿瘤细胞的超微结构特点来协助区别分化差的癌和肉瘤、各种梭形细胞恶性肿瘤、各种恶性小圆细胞肿瘤、各种神经内分泌肿瘤及恶性黑色素瘤等。如桥粒、张力丝-桥粒复合体、成束的张力纤维以及癌巢周围的基板等是鳞状细胞癌的特征；微腺腔或胞质内微囊可作为腺癌分化的依据；在各种神经内分泌肿瘤中均可发现神经分泌颗粒，而且针对分泌颗粒的超微结构特点还可对类癌、胰岛细胞瘤、甲状腺髓样癌、皮肤 Merkel 细胞癌、肺小细胞癌等作出明确诊断。在无色素性黑色素瘤细胞中可找到未成熟的前黑色素小体。在肿瘤细胞胞质中可见到 Weible-Palade 小体是诊断血管内皮细胞瘤的可靠依据；组织细胞增生症 X 的特征性结构是在其细胞质内有特殊的 Birbeck 颗粒；肌源性肿瘤含横纹肌或平滑肌肌微丝等。

四、激光扫描共聚焦显微镜
（laser scanningconfocal microscope, LSCM）

LSCM 是近代生物医学图像分析仪器最重要的发展之一，它是将光学显微镜、激光扫描技术和计算机图像处理技术相结合而成的技术设备，其主要部件有激光器、扫描头、显微镜和计算机等。共聚焦成像利用照明点和探测点共扼这一特性，可有效抑制同一焦平面上非测量点的杂散荧光及来自样品的非焦平面荧光，从而获得普通光学显微镜无法达到的分辨率，同时具有深度识别能力及纵向分辨能力，因而能看到较厚生物样品中的细节。

LSCM 的主要功能有：细胞、组织的光学切片，该功能被形象地称为细胞 CT；三维图像重建，对活细胞长时间观察，细胞内酸碱度及细胞离子的定量测定；荧光漂白恢复技术，即利用高强度脉冲式激光照射细胞的某一区域，造成该区域荧光分子的漂白，而该区域周围非荧光漂白分子将以一定的速率向照射区扩散，使激光扫描共聚焦显微镜可以直接监测扩散分子的速率。荧光漂白恢复技术可用于细胞间通讯、细胞骨架构成、生物膜结构和大分子组装等研究；细胞间通讯的研究、细胞膜流动性测定和光活化技术等功能。

LSCM 主要用于培养细胞的样本、也可用于冷冻组织切片，但不适用于石蜡组织切片。激光扫描共聚焦显微镜主要使用直接或间接免疫荧光染色或荧光

原位杂交技术,其荧光标记探针或抗体质量会直接影响观察结果。

五、显微切割技术(microdissection)

显微切割技术是从组织切片和细胞涂片中的任何区域内切割下几百个、几十个同类细胞,甚至单个细胞。用于显微切割的组织切片可以是冷冻或石蜡包埋的组织切片。切片厚度 $4 \sim 10 \mu m$,冷冻切片需经甲醛或乙醇固定。用于显微切割的组织必须染色以便进行目标细胞群或单个靶细胞的定位,染色可用普通的方法,如 $1\% \sim 2\%$ 的甲基绿、0.1% 的核固红、3.6% 的瑞氏染液或 2% 的苏木素等,也可用免疫组化染色。如需切割霍奇金淋巴瘤中的 R-S 细胞时,可用 CD15、CD30 单克隆抗体染色进行靶细胞示踪。显微切割的方法有手工操作和激光显微切割法。激光捕获显微切割(laser capture microdissection,LCM)技术的基本原理是:将组织切片放在倒置显微镜的载物台上,并在切片表面覆盖一层乙烯乙酸乙烯酯(ethylene vinyl acetate,EVA)薄膜。激光束从切片的上方直接照下来,使其光路与显微镜聚光器的光路共轴,光斑正好落在显微镜视野中心,即要切割的区域。该区域 EVA 膜受激光照射后,瞬间温度升高并与其下方的细胞相粘连,但不损伤细胞。然后揭下 EVA 膜,细胞也随之被完整地切割下来。带有细胞的 EVA 膜放入试管内经蛋白酶消化使细胞和膜分开,同时将细胞裂解,获得待提物质,如 DNA、RNA,或蛋白质等。

显微切割技术的特点是可从构成复杂的组织中获得某一特定的同类细胞或单一细胞,尤其适用于肿瘤的分子生物学研究,如细胞的克隆性分析、肿瘤发生和演进过程中各阶段细胞基因改变的比较研究和肿瘤细胞内某些酶活性的定量检测等。该技术的不足之处是使用手工操作的技术难度较大,用 LCM 虽然操作简便、耗时少、取材简便,但需特殊的设备,激光器造价高。

六、分子病理学技术

从 20 世纪 50 年代提出 DNA 分子双螺旋结构学说之后,分子生物学技术、重组 DNA 技术得到了迅猛发展。如今,分子生物学已成为生命科学基础研究领域中的主干学科,并引领生命科学各分支学科的迅速发展。分子生物学的一些基本技术与病理形态学的特点相结合之后,有助于人们从蛋白质、mRNA 和 DNA 水平揭示疾病的发生、发展规律以及病因学和发病机制,为疾病的诊断、判断预后、治疗和预防提供新的途径和方法。

分子病理学(Molecular pathology)是在蛋白质和核酸水平上,应用分子生物学技术研究疾病发生、发展过程的病理学的分支学科。其主要的任务是在研究生命现象的分子基础上,探索疾病状态及愈复过程中出现的细胞生物学和分子生物学现象,揭示由于基因组错误引起的分子化学结构缺陷和指导氨基酸合成的碱基序列错误等的疾病基础。如利用原位杂交技术,在组织切片和细胞培养液中,可以看到一些特殊基因和他们的信使 RNA 的存在。用特异性的寡核苷酸引物通过聚合酶链反应(PCR)对极少量的核酸进行扩增用于肿瘤基因的研究,并发现肿瘤导致的某些核酸和蛋白质分子水平的变化(基因变异),以及调控细胞生长的基因改变、某些染色体位点改变、检测感染因子(细菌、病毒)、个体基因型分析[性染色体检查、DNA 指纹(Fingerprints)]等,使某些肿瘤的病因得以阐明。

(一)生物芯片在病理中的应用

随着人类基因组计划(Human Genome project HGP)即全部核苷酸序列(编码人类全部染色体的约 10 万条基因)的完成,人类基因组研究的重心逐渐进入后基因组时代(Postgenome Era),向基因的功能调控机制及基因的多样性倾斜。对基因组的表达全貌进行扫描或是对具有大量多态性的人群基因组进行研究,从而阐明人类的整个生命活动。基因芯片(Gene chip)是以基因序列为分析对象的"微阵列(microarray)",也被称为 DNA 芯片(DNA chip)。其基本原理是根据分子间特异性相互作用的原理,将大量寡核苷酸分子固定于支持物上,然后与标记的样品进行杂交,通过检测杂交信号的强弱进而判断样品中靶分子的数量,以实现对细胞、蛋白质、基因及其他生物组分准确、快速、大信息量的检测。它是在基因探针的基础上研制出的。所谓基因探针只是一段人工合成的碱基序列,在探针上连接一些可检测的物质,根据碱基互补的原理,利用基因探针到基因混合物中识别特定基因。基因芯片的本质是进行生物信号的平行分析,它利用微点阵技术将成千上万的生物信息密码集中到芯片上,从而使一些传统的生物学分析手段实现了高效、快速、低成本的检测和分析。

通过基因芯片技术对肿瘤的研究可以发现大量差异表达基因,即研究与肿瘤相关的基因群,既可以发现更多的肿瘤标记蛋白,用于临床诊断与治疗,亦有大规模研究新基因的初步功能。从基因学上进行肿瘤分类,从判断肿瘤细胞分子异质性上解释肿瘤患者临床表现的差异。同时芯片提供了评价肿瘤治疗的新手段。由于发现在肿瘤基因谱中成百上千的基因参与肿瘤恶性表型,提示新的肿瘤基因治疗或功能治疗手段将是瞄准信号传递的上游关键性分子。

组织芯片是将更多的组织标本集成在一张固相载体上所形成的组织微阵列标本芯片,是 DNA 芯片技术的发展和延伸。组织芯片为肿瘤分子生物学研究提供了一种高通量、大样本以及快速的分子水平的分析工具。使人类有可能利用成百份肿瘤的组织标本,同时研究某一个特定基因和基因所表达的相应产物,这对人类后基因组学的深入研究与发展,特别是对研究特定基因及其所表达的蛋白质与肿瘤之间的相互关系,肿瘤的分子诊断、预后指标的确定、治疗靶点的定位、治疗效果的预测、抗体和药物的筛选以及基因治疗的研发等方面均有实用价值。组织芯片技术可以广泛地与传统的病理学技术、组织化学、免疫组织化学、原位杂交、原位 PCR、原位 RT-PCR、原位 DNA 合成等技术相结合,分别在基因、转录和表达产物的三个生物学功能水平上进行研究。

随着基因芯片和组织芯片技术的不断应用,组织病理学家的作用将面临转变,即在肿瘤基因分型的时候不再把重点仅放在组织学改变上。分子病理学家也应该全面地评价包括遗传风险和肿瘤类型在内的各种因素,为临床医生确定治疗策略提供更多的资料。有人预言:生物芯片将为整个生命期中疾病预防提供永久性“线路图”,该项技术的应用前景看好,不仅将用于许多创新性的研究,如肿瘤发生机制的研究等,而且还将代替传统体格检查和肿瘤诊断方法,尽早预知肿瘤。当代与信息产业相伴随的计算机、精密机械等科学技术是大规模解析基因信息的基础,而基因芯片从实验室走向工业化却是直接得益于探针影像原位合成技术和照相平版印刷技术的有机结合,双色荧光探针杂交系统的建立以及激光共聚焦显微技术的使用,它使合成、固定高密度的数以万计的探针分子切实可行,而且借助激光共聚焦显微扫描技术可以对杂交信号进行实时、灵敏、准确的检测和分析。目前基因芯片与组织芯片技术进入了广泛研究和应用时期。

(二)核酸分子原位杂交技术

原位核酸分子杂交技术简称原位杂交(in situ hybridization,ISH),用已知碱基序列并带有标记的核酸探针与组织或细胞中待检测核酸,按碱基配对的原则进行特异性结合形成杂交体,然后用与标记物相应的检测系统通过组化或免疫组化方法在被检测的核酸原位形成带颜色的杂交信号,在显微镜下进行细胞内定位。这一技术为研究单一细胞中 DNA 和编码各种蛋白质、多肽的相应信使 RNA(message RNA,mRNA)的定位提供了可能,为分子水平研究的细胞内基因表达及相关基因调控提供了有效的工具,该项技术在肿瘤研究中的应用有:基因组图(Gene Mapping)、转基

因检测、基因表达定位(localization of gene expression)、核 DNA、RNA 和 mRNA 的排列和运输(arrangement and transport of mNA)、复制(replication)和肿瘤的分类(Sorting of tumors)。原位杂交技术的基本流程包括:①杂交前准备(固定、取材、玻片和组织的处理,如何增强核酸探针的穿透性、减低背景染色等);②杂交;③杂交后处理;④显示(visualization)(包括放射自显影和非放射性标记的组织化学或免疫组织化学显色)。随着核酸探针的制备,标记方法和基本操作方法的不断改进,新的技术不断涌现,如原位杂交与免疫组化并检或多重 RNA 的原位杂交、双重原位杂交、原位杂交的 PCR 增敏等,该技术为肿瘤研究开拓了新的领域,并将产生重大的突破。

(三)PCR 技术

聚合酶链反应(polymerase chain reaction,PCR)是指在 DNA 聚合酶催化下,以母链 DNA 为模板,以特定引物为延伸起点,通过变性、退火、延伸等步骤,体外复制出与母链模板 DNA 互补的子链 DNA 的过程。PCR 技术模拟体内 DNA 的复制,但在体内,DNA 复制只发生在细胞分裂的特定时期,而且只复制一次,有着严格的调控机制,才得以保证子代细胞中均有一份 DNA 拷贝。而体外的 DNA 扩增可以“随心所欲”通过 PCR 得到 109 拷贝。这是一项 DNA 体外合成放大技术,能快速特异地在体外扩增任何目的 DNA。用于基因分离克隆,序列分析,基因表达调控,基因多态性研究等诸多方面。标准的 PCR 过程分为三步:①DNA 变性(90~96℃):双链 DNA 模板在热作用下,氢键断裂,形成单链 DNA;②退火(25~65℃):系统温度降低时引物与 DNA 模板结合,形成局部双链;③延伸(70~75℃):在 Taq 酶(一种耐高温的 DNA 聚合酶,在 72℃左右最佳的活性)的作用下,以 dNTP 为原料,从引物的 5' 端→3' 端延伸,合成与模板互补的 DNA 链。每一循环经过变性、退火和延伸,DNA 含量即增加一倍。有些 PCR 因为扩增区很短,即使 Taq 酶活性不是最佳也能在很短的时间内复制完成,因此可以改为两步法,即退火和延伸同时在 60~65℃进行,以减少一次升降温过程,提高了反应速度。PCR 可直接用于鉴定特定基因的存在与否,也可以用于侦测基因是否有异常(突变、缺失、重排)、细胞间讯息的传递分子,诸如白介素(Interleukines)及各种生长因子(Growth factors)基因的表现等诊断肿瘤及评估预后。

(四)肿瘤细胞遗传学技术

遗传学和细胞学结合建立了细胞遗传学(cytogenetics),主要是从细胞学的角度,特别是从染色体的结构和功能,以及染色体和其他细胞器的关系来研究

遗传现象,阐明遗传和变异的机制。

1. DNA 水平的研究

(1) 利用各种 DNA 多态性标记对癌基因或抑癌基因进行染色体定位进而克隆该基因。定位克隆目前主要有两种策略:一是对遗传性肿瘤家系进行连锁分析,将癌基因定位于染色体某一位置再进行克隆。其二,进行染色体杂合缺失的研究,找出某种肿瘤共同缺失的片段,再克隆包含在该片段中的抑癌基因。目前常用的 DNA 多态性标记是遍布基因组的各种微、小卫星 DNA 标记。研究证实几乎所有的肿瘤细胞都存在染色体片段的非随机性丢失。这意味着这些丢失的片段中必然包含着某些与肿瘤相关的基因,这就是杂合性缺失(loss of heterozygosity)的概念。所谓杂合性缺失即一个位点上两个多态性的等位基因中的一个出现缺失。杂合性缺失在肿瘤细胞中是一种很常见的 DNA 变异。抑癌基因的杂合性缺失会导致肿瘤的发生。利用此方法,检测出在肿瘤的发生中染色体 17p 和 18q 存在很高的杂合性缺失频率,分别达 70% 和 75% 之多。

(2) 比较基因组杂交(comparative genomic hybridization,CGH):是将肿瘤组织 DNA 与正常组织参照 DNA 同时在同一套正常染色体上作对比杂交,用不同的染料分别标记肿瘤组织 DNA 与正常组织参照 DNA,通过特殊相机(CCD)对杂交后的图谱进行扫描测量不同颜色的对比度加以定量,进而检测出肿瘤细胞 DNA 在染色体上发生的缺失或扩增。CGH 应用于肿瘤遗传学的研究中,通过提供一个全基因组的"扫描图",形象地表现出肿瘤 DNA 在整个染色体组的哪个特定位置存在缺失,这些部位即可能包含一些抑癌基因。哪些位置发生了扩增,这些位置极可能存在致癌基因。至今以此方法已发现了多种肿瘤中某些位置存在高频率的变异。

(3) 代表性差异分析(representational difference analysis,RDA):可用于检测两种不同 DNA 群中所存在的序列上的差异,从而发现肿瘤的发生过程中,体细胞发生遗传物质丢失或重排的频率。RDA 用于检测肿瘤样本的 DNA 变异时,将肿瘤样本的 DNA 作为检测 DNA,而将正常基因组的 DNA 作为驱动 DNA,通过杂交复性,没有突变的部位都可以与正常的驱动扩增子单链复性结合而使这些部分不被扩增。而存在突变的位点只能与自身的肿瘤 DNA 结合复性,这样的双链肿瘤 DNA 被再扩增,因此得到的扩增产物极有可能是发生了遗传序列突变的抑癌基因,反之则是癌基因。

2. RNA 水平的研究

(1) 消减杂交(subtractive hybridization):主要是检测肿瘤细胞与正常细胞间 mRNA 水平上的差异。筛选抑癌基因时,正常组织 cDNA 以 1:10 的比例与肿瘤的 mRNA 杂交,之后去除异源双链杂交体,将剩余正常组织的单链 cDAN 再以 1:10 的比例与肿瘤的 mRNA 进行第二轮杂交,依此筛选,最后剩余的未能与肿瘤 mRNA 复性结合的单链 cDNA 作克隆测序分析,这些序列无法与肿瘤的 mRNA 互补结合,故极有可能是因为肿瘤细胞的 mRNA 在这些部分发生了变异导致肿瘤的形成,这些序列中便可能包含有抑癌相关基因,反之,筛选致癌基因时,肿瘤 cDNA 以 10:1 与正常组织 mRNA 进行筛选杂交。

(2) 差异显示 PCR(differential display PCR,DD-PCR):是从 mRNA 水平研究不同基因组之间的差异。它的策略是将不同样本的 RNA 反转录后随机扩增得到许多短的表达顺序标签(express sequenced tag,EST),以测序胶检测这一系列短片段产物。对比不同样本间的 PCR 产物,对差异条带进行克隆,测序分析。该方法可以搜寻同一肿瘤的不同亚型之间,或癌与癌周组织之间的差异 EST,进而发现新的肿瘤相关基因。DD-PCR 可以直观地在整个 mRNA 水平展示出肿瘤细胞在表达上所发生的各种变异。

(3) cDNA 代表性差异分析(cDNA representional difference analysis,cDNA-RDA):综合了 DD-PCR 技术与基因组 RDA 的两方面的优势,它区别于基因组 RDA 的一个主要方面是首先将 mRNA 反转录为 cDNA 之后对 cDNA 以内切酶消化制作代表性片段。相比于 DD-PCR,cDNA-RDA 具有其明显的优点,cDNA 不再扩增 DD-PCR 中两个样本所具有的相同片段,只扩增差异片段,并且产物易于检测,琼脂糖凝胶电泳即可。与基因组 RDA 相比,cDNA-RDA 也具有其独特的优势,第一,cDNA-RDA 可以检测出任何导致特异表型低量表达的基因,而基因组 RDA 仅能检测出染色体序列上所发生的变异。第二,cDNA-RNA 可检测时间信赖性的瞬时表达基因,如发育过程中的基因。第三,cDNA-RNA 可检测不同表型之间的差异表达基因,有可能这些序列在染色体水平上是相同的。因此以 cDNA-RNA 研究肿瘤基因突变时可以直接搜寻到与肿瘤相关的表达基因。

(五) 核酸干扰技术

核酸干扰(RNA interference,RNAi)是真核生物中普遍存在的一种自然现象,生物体内利用双链 RNA(double stranded RNA,dsRNA)诱导同源靶基因 mRNA 发生特异性降解,从而导致基因沉默。由于这种现象发生在转录后水平,故又称之为转录后基因沉默(post-transcriptional gene silencing,PTGS)。这是生物体在进化过程中形成的一种内在基因表达调控机制,具有抵抗病毒入侵和维持基因组稳定性的作用。

在 RNAi 过程中,dsRNA 被 dsRNA 特异性核酸内切酶(dsRNA specific endonuelease, Dicer)切割成约21~23 nt的由正义序列和反义序列组成的小干扰RNA(small interference RNA, siRNA)。siRNA中的反义序列指导形成一种核蛋白体,该核蛋白体被称为RNA诱导的沉默复合物(RNA induced silencing complex, RISC),并以此作为模板识别靶mRNA,然后通过碱基互补配对的原则mRNA与siRNA进行结合,同时RISC介导切割靶mRNA分子中与siRNA反义序列互补的区域导致其降解以阻断相应基因的表达。siRNA还可作为一种特殊引物,在RNA依赖RNA聚合酶(RNA dependent RNA polymerase, RdRp)作用下,以靶mRNA为模板合成dsRNA,后者再次被Dicer切割成siRNA,siRNA又可进入上述循环,这种新生成的dsRNA被反复合成与降解,不断产生大量新的siRNA,从而使靶mRNA渐进性减少,产生RNAi的放大效应,有效抑制靶向基因蛋白质或多肽合成。RNAi技术因其高度的序列特异性和基因沉默的高效性成为肿瘤基因研究和抗肿瘤药物开发的重要工具,特别是多靶siRNA目前的发展态势及其针对Dicer底物的各种结构性修饰,通过使用这些结构修饰的siRNA提高基因沉默的效率,避免细胞毒性,降低或消除了内源性的免疫反应。表明多靶向siRNA的基因治疗将开创新的针对疾病治疗的策略。

(六)CRISPR/Cas9基因定点修饰技术

CRISPRs/Cas(clustered regularly interspaced short palindromic repeats/CRISPR-associated)系统作为一种细菌获得性免疫系统,为一段规律成簇间隔短回文重复,保护细菌和古生菌免遭病毒、质粒等的入侵。这种免疫系统是由一种小RNA和多结构域蛋白质/蛋白复合物构成,其作用机理可能与真核生物的RNA干扰过程类似。这个系统已发展为一种全新的人工核酸内切酶CRISPR/Cas,系统已成功应用到细胞、干细胞、小鼠、斑马鱼及植物等多种生物,使得基因编辑和修饰变得更加有效和简易,是研究基因功能的重要手段之一。

CRISPR/Cas的作用原理:CRISPR通过与一系列相关蛋白、前导序列一起,为原核生物提供对抗噬菌体等外源基因的获得性免疫能力。这种结构的作用机理可能与真核生物的RNA干扰过程类似。CRISPR作为一个特殊的DNA重复序列家族,广泛分布于细菌和古细菌基因组中。CRISPR位点通常由短的重复序列组成,重复序列的长度通常为21~48 bp,重复序列之间被26~72 bp间隔序列隔开,CRISPR就是通过这些间隔序列与靶基因进行识别。CRISPR重复序列高度保守,甚至在同一个细菌内的不同CRISPR基因座的重复序列也有不同,但它的5'端和3'端部分为保守序列,分别为GTTT/g和GAAAC的

重复序列里还包含部分回文结构,转录出的RNA能形成稳定且保守的二级结构,可能在与Cas蛋白结合形成核糖核蛋白复合物的过程中发挥重要作用。Cas基因(CRISPR associated)是一种双链DNA核酸酶,位于CRISPR基因座附近,包含一组保守的蛋白编码基因,能在向导RNA(guidance RNA)引导下对靶位点进行切割。它与folk酶功能类似,但是它并不需要形成二聚体才能发挥作用。CRISPR-Cas系统赋予原核细胞针对外源DNA特异性免疫,而这种特异性是由间隔序列决定的。这些Cas蛋白与CRISPR转录出的RNA结合形成核糖核蛋白复合物协同行使CRISPR/Cas系统的免疫功能。

CRISPR的分类:通过对数据库中的CRISPR序列信息将CRISPR/Cas系统分为:TypeI、TypeII、TypeIII三种不同类型。TypeI系统是CRISPR/Cas系统中Cas蛋白最多和最复杂的系统,包含6个蛋白,其中有特征性的Cas3蛋白,该蛋白具有解旋酶和核酸酶功能。TypeII系统的主要特征是包含一个标志性的Cas9蛋白(分子质量很大的多功能蛋白)参与crRNA的成熟以及降解入侵的噬菌体DNA或是外源质粒。Cas9蛋白包含两个功能结构域,一个在N端,有类似于Ruc核酸酶的活性,一个在中部有类似HNH核酸酶的活性。CRISPR/Cas系统编码tracrRNA(trans-activating crRNA),其指导RNaseIII和Cas9完成前体crRNA的成熟。随后tracrRNA还能与成熟的crRNA的重复序列配对形成RNA二聚体,进而和Cas9蛋白结合成核糖核蛋白复合体,发挥识别和降解入侵的外源DNA功能。Type III系统包含特征性的Cas10蛋白,其具有RNA酶活性和类似于Type I的CASCAD功能。虽然有很多CRISPR/Cas系统需要多种蛋白的参与,但是在很多细菌的胞内都只需要Cas9内切酶就足够,因此CRISPR/Cas9的简便性而应用得更多。结合慢病毒、腺病毒载体等基因转运工具使用CRlSPR/Cas系统也展现出了极好的应用前景。

七、计算机网络技术

计算机网络技术是近代科学发展最为迅速的高新技术,已经融入各个行业。随着分析软件程序变更、网络升级,该技术在病理方面应用范围不断拓展。

1. 定量病理学 在病理诊断中将形态学结果或分子生物学检测结果与带特定分析软件程序的计算机连接,从定性诊断发展到量化诊断。

(1)显微分光光度计可以测量细胞核大小,作为肿瘤组织学分级指标;测量核分裂作为肿瘤预后判断指标等。

(2)流式细胞术(flowcytometry FCM):可以快速定量细胞内DNA,用于测定肿瘤细胞DNA的倍体类型和肿瘤组织中S+G2/M期的细胞所占的比例(生长

分数）。良性肿瘤生长慢多为二倍体。生长快的恶性肿瘤生长分数较高，瘤细胞中DNA含量不规则增多，主要为多倍体（polyploid）和非整倍体（aneuploid）。如肠型胃癌早期有不同的D1期细胞引发多型亚克隆，黏膜病灶常表现为高D1异倍体（>1.3）。弥漫性胃癌中多型亚克隆主要在进展期发生，黏膜病灶表现为低D1异倍体（<1.2），当肿瘤进展到黏膜下时，黏膜内癌高D1异倍体克隆获得浸润力，说明肿瘤浸润中DNA异倍体细胞起主要作用。

（3）病理图像的采集：通过全自动显微镜扫描平台、专业摄像头、智能控制系统与扫描软件系统把整张病理教学切片进行无缝拼接成整张高分辨率的数字化图像（whole slide image，WSI）即数字切片（digital slide）或虚拟切片（virtual slide），并能从存储系统检索，在计算机上运行图像管理软件之后在计算机屏幕上显示。数字切片浏览直接在计算机上进行阅片，连续观察不同视野、在图片分辨率无损的情况下随意缩放，并显示全景导航。还可以通过局域网、校园网或互联网建立共享病理学诊断平台，也可以通过用户认证进行一定范围的病例讨论、诊断和会诊，有利于远程病理会诊的开展。数字化切片较好地解决了切片能保持信息完整、结构典型、一致性好、不褪色、能永久保存等的问题，有利于病理科的信息管理。在病理学科学研究中也显示了显著的优势，如细胞定量检测、基因表达分析等。

（4）图像分析技术（image analysis）：作为体视学的范畴可以弥补病理形态学观察缺乏精确客观定量的缺点。随电子计算机技术的发展，形态定量技术已从二维空间向三维空间发展。用体视学的方法和原理定量地描述生物组织的形态结构，并根据生物组织结构特点研究适用于生物组织的体视学测估理论和方法，即生物体视学。计算机图像分析是体视学的重要测估工具。病理图像处理的贡献在于将一门纯形态学科（临床病理诊断极偏重于经验的现象）转变为量化指标，使病理形态分析更为客观、可信和能够重复印证。图像分析技术应用于肿瘤方面的研究，主要是测定核形态参数，如核直径、周长、面积、体积、形态因子等，通过测定的数据分析，区别良、恶性肿瘤、癌前病变和癌及肿瘤的组织病理分级等，也用于检测肿瘤组织中特定抗原、癌基因蛋白表达等定量分析。如定量乳腺癌细胞膜上的ER、PR，使临床的内分泌干预疗法更有效。

2. 远程病理学（telemedicine）　随着计算机技术与互联网络的广泛应用，远程医学应运而生，也促使病理学向病理信息学（pathological information）发展。远程病理学或称为传真病理学（telepathology）是利用计算机及网络通讯技术在相距遥远的两个或更多的地域间传输数据和图像进行病理诊断、病理会诊、教学和研究等。远程病理学对肿瘤患者的诊断不受时空限制，其特点为：①多功能：对肿瘤组织的会诊可以通过电话、电子邮件（email）和视频会议（videoconfer-encing）等进行，可以是实时的（电话）或通过储存回放（store-and-forward）技术，方便了医患沟通、方便了病理医生与外科医生之间的交流。②广覆盖：只要有电话网络可以到达的区域，远程病理和会诊就可实现。如没有术中快速病理诊断条件的医院，可通过远程诊断"把专家请到家"，可以使患者受益。③中心与非中心概念：可以以病患为中心，也可以集中病理专家形成会诊中心，还可以发挥中心医院的辐射作用，利用网络资源、切片传输的图像等，为不同地区的病患服务，及时帮助与提高各地医院医生的诊疗工作与水平，同时释放基层医院可能的医疗风险。④降低医疗成本：远程诊断将代替患者的长途跋涉，减少携带标本可能的污染与破坏。但是目前开展远程病理也受到技术制约，如通讯速度和切片传输的图像质量将直接影响诊断。同样远程病理本身面临的问题包括如何落实会诊专家责任、病人隐私权如何保护和会诊病理资料如何管理等问题。

经过数十年的发展，经典的病理技术在形态学观察的基础上逐步吸收并融合了当今分子生物学等学科的新技术精华，弥补了经典病理诊断的不足，使病理诊断水平得到显著提高。新方法、新技术不断涌现，如超声临床肿瘤病理学成像、计算机断层扫描（CT）、磁共振断层扫描（MRI）等技术，已经不需手术即可了解人体各断层形态，使诊断方法上发生了革命性的变化和进步。不可否认，今后影像技术可能会发展到亚显微或显微水平。但是，建立在人体解剖学和组织学基础上的病理技术，是不可能在能预见的将来被彻底淘汰的。因为疾病分类学的很大一部分是建立在病理解剖组织学基础上，这种疾病分类对治疗和预后仍然具有不可取代的意义。但仅凭对疾病的病理诊断已经不能满足某些疾病特异性治疗的需要。如以肿瘤基因表达的病因分类代替形态学分类，除了考虑各种肿瘤的形态学特点和生物学行为，还考虑了具有特征性的细胞遗传学和分子遗传学改变，这将为肿瘤治疗带来显著进步。遗憾的是目前大多数导致肿瘤发生和起关键作用的基因不明，短时间内还不可能建立起肿瘤基因的病因分类学。但是，建立肿瘤的病因分类学是必然发展趋势。进一步利用DNA芯片技术对疾病细胞基因表达谱（expression profile）进行大规模的检测发现某些疾病中具有特征性的表达基因或起关键作用的基因，将有利于开展靶向性治疗。通过分子水平的检查进行疾病的分子诊断（molecular diagnosis）也将成为病理诊断的重要手段之一。

（陈　莉）